小儿与青少年妇科学

Pediatric and Adolescent Gynecology

主　编　石一复　朱雪琼

副主编　张治芬　李娟清　汪希鹏　徐肖文　孙莉颖

科 学 出 版 社

北　京

内 容 简 介

随着医学技术的发展和对疾病本质的深入认识，人们越来越注重从疾病的源头发现、诊断和预防疾病。女性健康生育问题是关键，因此小儿与青少年妇科就成为医学界备受关注的领域。

本书作者结合30余年的临床经验，全面系统地介绍了小儿与青少年妇科的相关知识。全书分为46章，主要内容包括小儿与青少年妇科组织解剖特点、生理、病理，病史采集、生殖器官检查，妇科炎症、外阴疾病，与内分泌相关的基本疾病（痛经、经前期综合征、子宫出血、闭经、性早熟、发育迟缓）、小儿与青少年肿瘤、女性生殖道畸形、乳房相关问题、性发育异常、遗传相关问题、女性保健、精神心理健康、手术麻醉、妇科护理、常用药物，以及与女性健康有关的一系列问题。内容丰富，论述详尽，贴近临床。

本书对各级妇产科、儿科临床医师和科研人员有很好的参考价值，也可成为医学院校教学辅助用书。

图书在版编目（CIP）数据

小儿与青少年妇科学 / 石一复　朱雪琼　主编；—北京：科学出版社，2019.6

ISBN 978-7-03-061400-1

Ⅰ. ①小…　Ⅱ. ①石…　②朱…　Ⅲ. ①小儿疾病－妇科病－诊疗②姑娘－妇科病－诊疗　Ⅳ. ① R711

中国版本图书馆CIP数据核字（2019）第104878号

责任编辑：郭　颖 / 责任校对：郭瑞芝

责任印制：肖　兴 / 封面设计：龙　岩

科学出版社 出版

北京东黄城根北街16号

邮政编码：100717

http://www.sciencep.com

北京画中画印刷有限公司　印刷

科学出版社发行　各地新华书店经销

*

2019年6月第　一　版　开本：787×1092　1/16

2019年6月第一次印刷　印张：48 1/4　插页：4

字数：1093 000

定价：298.00元

（如有印装质量问题，我社负责调换）

编著者名单

主　编　石一复　朱雪琼

副主编　张治芬　李娟清　汪希鹏　徐肖文　孙莉颖

编　者

浙江大学医学院附属妇产科医院

石一复（教授、主任医师、博士研究生导师）
孙惠兰（主任医师）
李娟清（副主任医师、医学博士）
陈晓端（主任医师、硕士研究生导师）
金　帆（教授、主任医师、硕士研究生导师）
黄秀峰（主任医师、医学硕士）
潘永苗（主任医师、医学硕士）

浙江大学医学院附属儿童医院

孙莉颖（副主任医师）

浙江大学医学院附属邵逸夫医院

杨建华（主任医师、医学博士、硕士研究生导师）

浙江大学医学院附属第一医院精神卫生中心

胡少华（主任医师、副教授、医学博士、博士研究生导师）

温州医科大学附属第二医院

王向阳（教授、主任医师、医学博士、博士研究生导师）
方必东（副主任医师、医学硕士）
朱雪琼（教授、主任医师、医学博士、博士研究生导师、博士后研究生合作导师）
朱敏丽（副主任医师、医学硕士）
许张晔（主任医师、副教授、医学博士、硕士研究生导师）
许崇永（主任医师、医学硕士、硕士研究生导师）
李　军（教授、主任医师、医学博士、硕士研究生导师）
李育梅（副主任护师）
张　弦（副主任医师、医学硕士）
陈尚勤（主任医师、医学硕士、硕士研究生导师）
郑　虹（副主任中医师）

郑　敏（副教授、副主任医师、医学博士）
赵雅萍（主任医师、医学硕士、硕士研究生导师）
徐肖文（主任医师、医学硕士、硕士研究生导师）
涂权梅（副主任医师、医学硕士）

杭州市妇产科医院

张治芬（教授、主任医师、医学硕士、博士研究生导师）
金雪静（主任医师、医学博士）
黄　坚（主任医师、副教授、医学硕士、硕士研究生导师）

杭州市滨江区学前教育管理中心

李　奕（高级教师、教育学硕士、国家二级心理咨询师）

山西医科大学附属第二医院

王志莲（主任医师、医学博士、硕士研究生导师）
平　毅（主任医师、医学硕士、硕士研究生导师）
李东燕（副教授、副主任医师、医学博士）
周建政（主任医师、医学硕士、硕士研究生导师）
郝　敏（教授、主任医师、医学博士、博士研究生导师）
郝晓莹（副主任医师、博士研究生后、硕士研究生导师）
姜鸿南（副主任医师、医学硕士）
魏　芳（主任医师、医学硕士、硕士研究生导师）

上海交通大学医学院附属新华医院

方旭红（副教授、医学硕士）
汪希鹏（主任医师、医学博士、博士研究生导师）

南京大学鼓楼医院

周怀君（主任医师、医学博士、硕士研究生导师）

江苏省肿瘤医院

吴裕中（主任医师、医学博士）

深圳大学第三附属医院

罗光楠（教授、主任医师）

河北医科大学附属第二医院

王惠兰（教授、主任医师、博士研究生导师）
董晓瑜（副主任医师）

学术秘书

林　敏（主治医师、医学硕士）
邹双微（主治医师、医学硕士）
盛　波（医师、硕士研究生）

☆☆☆ 主编简介

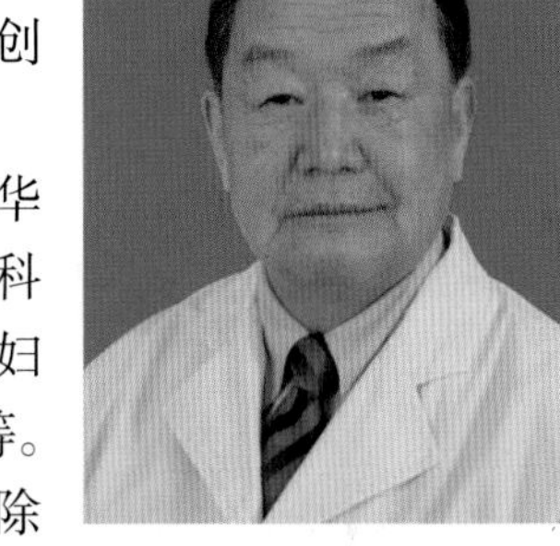

石一复 教授，主任医师，博士研究生导师。四次连任浙江医科大学附属妇产科医院院长，浙江省妇女保健院院长、浙江医科大学妇产科学教研室主任，为医院发展、学科提升、创立医院知名度、人才培养等做出贡献。

曾为浙江省妇产科学及妇科肿瘤学科带头人。担任多届中华妇产科学会常务委员、中华妇女保健学会常务委员、中华妇产科学会妇科肿瘤学组成员、浙江省妇产科学会主任委员、浙江省妇女保健学会主任委员、浙江省抗癌协会妇科肿瘤协会主任委员等。

曾应邀赴中国香港大学玛丽医院进行“子宫次广泛切除术”手术表演和交流。

目前担任全国和省内多个学会顾问，并任《中华妇产科杂志》《中国实用妇科与产科杂志》《中国妇产科临床杂志》《实用妇产科杂志》《中国计划生育和妇产科杂志》《中国妇产科临床杂志》《国际妇产科学杂志》《实用肿瘤杂志》《中华医学杂志》等国内 20 家杂志名誉主编、顾问、副主编、常务编委、编委、特约审稿人等。

1991 年起全国第二批享受国务院政府特殊津贴专家至今。先后获得全国优秀教师、全国妇幼卫生先进工作者、浙江省突出贡献专家、浙江省先进科技工作者、浙江省医德医风高尚先进工作者、浙江大学优秀博士生导师等荣誉称号及“中国妇科肿瘤特殊贡献奖”。2012 年获首届中国妇产科医师奖。1992 年被国务院学位委员会首次批准为浙江省妇科科学博士点及第一位妇产科学博士生导师，至今已先后培养博士和硕士研究生 70 余名。

1994 年亲自组织并参加“礼物婴儿”和“试管婴儿”工作，短期即喜获成功，填补了浙江省的空白。擅长妇科肿瘤（尤其自 1970 年起对妊娠滋养细胞疾病 / 肿瘤进行了长达 38 年的基础、临床、宫腔镜、腹腔镜、超声、染色体、病灶定位等研究，此专题在国内外发表 170 余篇论文和出版专著等。此外，《子宫内膜异位症》《妇科肿瘤生殖医学》《子宫腺肌症》《外阴阴道念珠菌病》等均为国内首次出版的妇科疾病专著）及妇科炎症等。对围生、新生儿等也有广泛兴趣并有论文和专著出版。

2010 年起任中华医学百科全书学术委员。2013 年、2016 年两次被聘为国内权威医学科普“大众医学”顾问。先后获科技成果奖 40 余项。公开发表医学论文、短篇报道等 900 余篇。出版教材、专业参考书 (主编或参编)70 余本。公开发表医学科普作品等 500 余篇，也为全国科普作家。

目前仍在门诊、查房、讲课、会诊、手术、院外顾问、编辑、审稿、组稿、写稿、著书等第一线工作。

☆☆☆ 主编简介

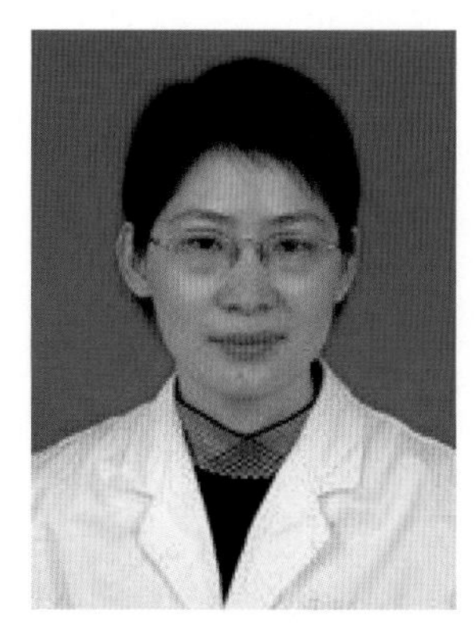

朱雪琼 教授，主任医师，妇产科学博士，博士生导师，博士后合作导师，美国俄亥俄州立大学医学中心、美国德克萨斯大学圣安东尼奥健康科学中心访问学者。

现为温州医科大学附属第二医院副院长、中国医疗保健国际交流促进会妇产科专业委员会委员、浙江省医学会妇科肿瘤学分会副主任委员、中国肿瘤防治联盟浙江省联盟妇产科专业委员会副主任委员、浙江省中西医结合学会妇产科专业委员会常务委员。被聘为 *cancer Management & Research* 杂志副主编，特邀担任 *Current Molecular Medicine*、*Current Drug Targets* 杂志的妇产科特刊编辑，并担任 *International Journal of Biomedical Science* (IJBS)、《国际妇产科杂志》《浙江医学》《温州医科大学学报》等国内外 10 家核心期刊的编委。为浙江省“新世纪 151 人才工程”第一层次培养人选、浙江省高校中青年学科带头人、浙江省卫生高层次创新人才。曾获得浙江省优秀教师第十二届浙江省青年科技奖、省医疗卫生系统优秀共产党员、省卫生科技教育工作先进个人等十余项荣誉称号。

主持各级各类课题 30 余项，包括国家自然科学基金项目（4 项）、浙江省科技计划项目、浙江省自然科学基金等省部级课题 6 项。主持完成的成果分别获中国第二届妇幼健康科学技术三等奖、浙江省科学技术三等奖 2 次，同时获得厅局级一等奖 2 次，二等奖 3 次。以第一作者和（或）通讯作者在国内外核心期刊发表论文 170 余篇，包括 *Clinical Cancer Reasearch*（影响因子 10.199）、*Fertil Steril* 等 SCI 收录的文章 56 篇，中华系列杂志近 20 篇。论文被引次数达 1300 余次，最高单篇被引 83 次（*Gynecologic Oncology*，2004）。参编著作、教材近 10 部，其中主编出版《女性肿瘤患者的生活和保健》《院外癌症病人护理指导》、担任《子宫体疾病》的副主编。注重产学研结合，获得授权专利 14 项，包括发明专利 5 项。已经与企业合作，开发 2 项专利。应邀参加国际、全国性大会交流 30 余次，将成果和经验向同行推广。

☆☆☆ 副主编简介

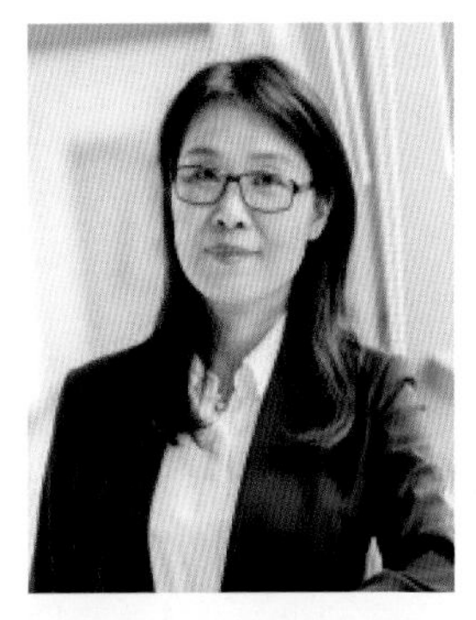

张治芬　教授，主任医生，博士生导师。现任杭州市妇产科医院院长。从事妇产科临床教学和科研工作30余年，有着丰富的临床经验，尤其擅长妇科内分泌疾病的诊治。2017年浙江省卫生领军人才培养对象，省部共建妇产科学学科带头人，浙北区域专病中心主任，杭州市妇产科学学科带头人。南京医科大学、浙江中医药大学博士生导师。近年来带领团队从事雌激素抗衰老机制、多囊卵巢综合征发病机制及卵泡微环境的研究，取得多项科研成果。主持国家自然科学基金等科研项目28项，在国内外核心期刊上发表论文80余篇，其中13篇被SCI收录。主编或参编妇产科专业著作9部。获浙江省及厅级科学技术奖数项。

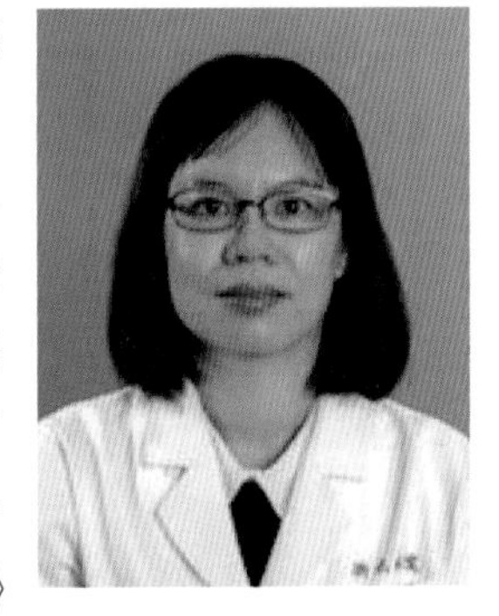

李娟清　副主任医师，博士。现任职于浙江大学医学院附属妇产科医院。先毕业于中国医科大学英文临床医学专业，后就读于浙江大学医学院妇产科学专业，获硕士和博士学位。毕业后一直在浙江大学医学院附属妇产科医院从事妇产科临床工作，参与多项有关普通妇科、妇科肿瘤的临床和基础课题研究。在国内外核心期刊发表学术论文40余篇，其中多篇被SCI收录。参编或副主编专著《妇科肿瘤生殖医学》《子宫肌瘤现代诊疗》《实用妇产科诊断和治疗技术》《卵巢疾病》《子宫体疾病》《实用老年妇科学》等12本，参编科普书2本；现任浙江省围绝经期质控委员，中国老年学会妇科分会青年委员副主委。

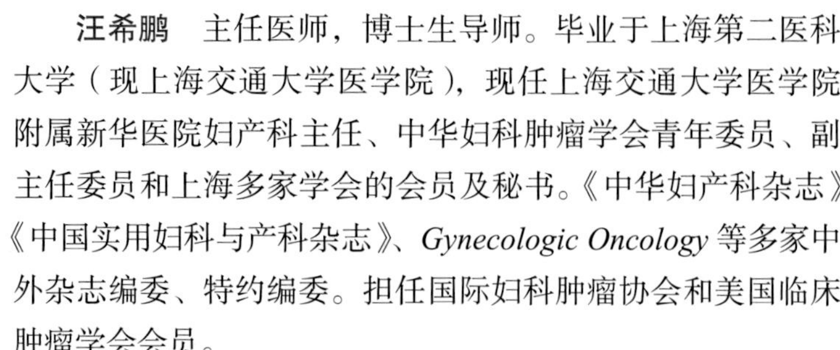

汪希鹏 主任医师，博士生导师。毕业于上海第二医科大学（现上海交通大学医学院），现任上海交通大学医学院附属新华医院妇产科主任、中华妇科肿瘤学会青年委员、副主任委员和上海多家学会的会员及秘书。《中华妇产科杂志》《中国实用妇科与产科杂志》、*Gynecologic Oncology* 等多家中外杂志编委、特约编委。担任国际妇科肿瘤协会和美国临床肿瘤学会会员。

目前，已获 3 项国家自然科学基金，上海市科学技术委员会、教育委员会、卫生和计划生育委员会等项目 10 余项。现已发表论文 90 余篇，参编中外文书籍多本。获 2008 年国家科技进步二等奖、促进人口与计划生育一等奖、上海市优秀青年教师等奖励和荣誉。

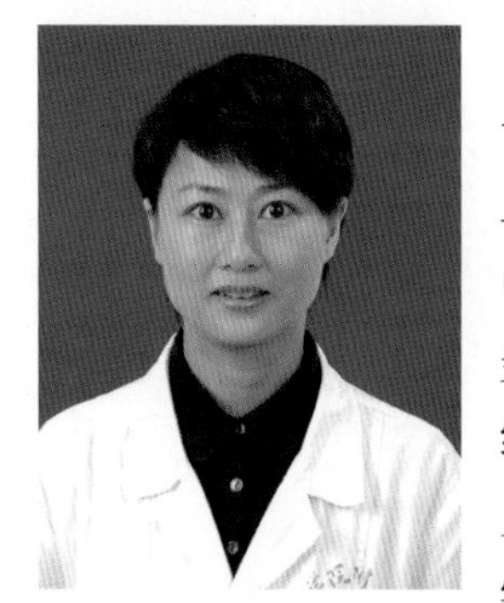

徐肖文 主任医师，医学硕士，硕士生导师。1993 年毕业于温州医科大学临床医学专业。现任职于温州医科大学附属第二医院。2003 年获复旦大学医学院生殖内分泌专业硕士学位。中国整形与美容协会科技创新与器官整复分会委员、中国整形美容协会女性生殖整复分会生殖保健学组委员、浙江省中西医结合内分泌分会委员、中华医学会浙江省医学会内分泌学组委员、中华医学会温州妇产科分会委员、中华医学会温州身心医学分会委员。从事妇产科医教研工作 25 年，专业领域为妇科生殖内分泌及生殖微创手术。曾多次获得浙江省高等学校青年教师现代教学技能比赛优秀奖、温州医科大学青年教师现代教学技能比赛一等奖、温州医科大学教坛新秀等荣誉。

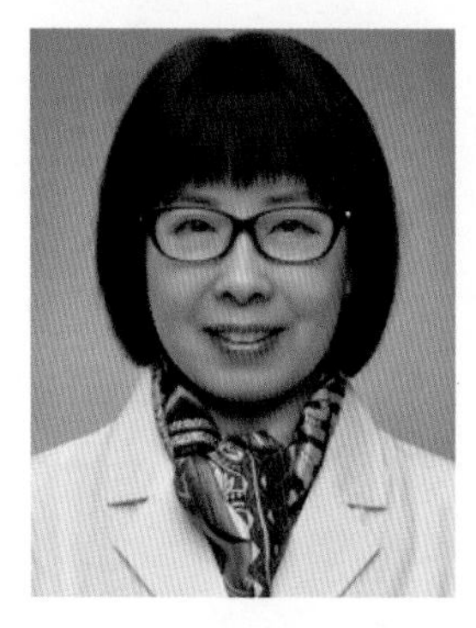

孙莉颖 副主任医师。现任职于浙江大学医学院附属儿童医院。2000 年创建了国内首家小儿与青少年妇科（pediatric and adolescent gynecology，PAG）门诊。浙江大学医学院附属儿童医院 PAG 团队是我国内地唯一一家获得国际小儿与青少年妇科联盟（FIGIJ）认可的 Training and Research Center on PAG in the World 的团队（全球目前共 19 个中心）。与美国健康基金会（HOPE）多年合作，开展了多场“宫颈癌与 HPV 预防的教育项目”。获“首届白求恩式好医生提名奖”。

担任中国医师协会青春期医学与健康专业委员会第 1、2 届委员会常务委员，中国医师协会中国医师协会青春期医学专业委员会妇科组组长，中国医师协会浙江医师协会青春期医学专业委员会副主任委员，浙江省医师协会 FIGIJ（The International Federation of Infantile and Juvenile Gynecology）委员、内地 FIGIJ Training and Research Center on PAG 的中心负责人。

前　　言

面向21世纪，对广义而不细分亚专科的妇产科而言，小儿与青少年妇科和老年妇科两大年龄段妇科问题日益受到重视。随着时代的变迁，社会和人口素质的变化，以及生殖健康等科学领域的发展，这两大年龄段的问题与妇产科疾病的关系更加突显。然而这“一小”和“一老”的妇产科相关问题在我国古代即有研究和记载，但此后发展滞后，这两个亚专科的学科发展起步均相对落后于国外，甚至还在“拓荒”阶段。

本书看似仅对小儿与青少年妇科学进行阐述，其内容实际涉及生命起源、遗传学、胚胎学、出生缺陷、儿科学、妇产科学、病理学、诊断学、治疗学、麻醉学、精神生理学等诸多学科，绝非仅是儿科与妇产科的简单“相加”，也绝非是成人妇产科的“缩微”。该学科必须与其他学科有机结合、深入研究，在原有基础上重新学习，组织专门的团队，积累资料和总结经验等才能有所发展，才能满足临床需求和时代的发展，真正有利于女性新生儿、儿童期及青春期的健康，也有利于为成年和老年妇女的健康奠定基础。

10余年来，我国小儿与青少年妇科学已逐渐起步，并正快速发展。20世纪80年代在武汉首先有小儿和青春期妇科专著出版，近10年杭州、广州、北京、青海等地一些有识之士也陆续有相关专著问世，也多次在妇产科学期刊上发表相关述评，以期唤起国内妇产科、儿科及相关学科的重视，特别是妇产科和（或）儿科专科医院、妇幼保健院等医疗单位的重视。然而迄今为止国内真正建立起的小儿与青少年妇科科室和专职人员还是屈指可数的。主要表现在大多数医院为非全日制或仅每周有一定时间开展相关工作；尚无完整的学术机构组织引导和开展工作；国内各类科院教材中几乎无小儿与青少年妇科学相关章节；较多妇产科和儿科医务人员对小儿与青少年妇科问题尚未重视和正确认识。

目前，我国该学科尚处于萌芽阶段，虽是萌芽也令人欣慰。除浙江大学附属儿童医院已坚持工作10余年且取得卓越成绩外，现有温州医科大学附属第二医院、上海交通大学医学院附属新华医院和国际和平妇婴保健院等均已经或拟开设小儿与青少年妇科，均将成为国内建立小儿与青少年妇科的先行单位。

为促进小儿与青少年妇科的发展，以浙江大学医学院附属妇产科医院石一复教授和温州医科大学附属第二医院朱雪琼教授为主，组织国内医学院校、三甲医院及幼教高级教师（均为副高及以上职称的有经验医生和高级教师）等联合编写《小儿与青少年妇科学》。本书系统和全面地介绍了小儿与青少年女性组织解剖、生理病理特点、病史采集、生殖器官检查，以及妇科发症、外阴疾病、内分泌相关疾病、小儿与青少年妇科肿瘤、生殖道畸形、乳房相关病症及其他临床相关问题等。其内容丰富，论述详尽，对妇产科、儿科、妇幼保健院医师极有帮助，对小儿与青少年妇科学科的建设和发展有极大的推动作用。通过此书的出版也为医学事业做出贡献。

上述虽是我们主编和编写者的愿望，但由于我们水平及知识面有限，可供系统查询的参考资料匮乏，虽已尽力而为，但仍有颇多不足，切盼广大读者批评指正。

愿共同为促进小儿与青少年妇科学的发展尽微薄之力。

石一复（浙江大学医学院附属妇产科医院）
朱雪琼（温州医科大学附属第二医院）

2019 年 6 月

☆☆☆ 目　录

基础部分

临床部分

妇科炎症篇

外阴疾病篇

内分泌篇

小儿与青少年妇科肿瘤篇

女性生殖道畸形篇

乳房相关问题篇

其他临床相关问题篇

附 录

第1章 绪　论

第一节　小儿与青少年妇科的发展和建设

小儿与青少年妇科（pediatric and adolescent gynecology，PAG）在我国源远流长，我国古医书《诸病源候论》《医心方》《卫生易简方》《普济方》《女科经论》和《室女疾病》等均有关于女童、少女外阴炎症及月经异常等诊疗的记载和论述。但至今这一学科在临床流行病学、教学、科研和培训等方面发展迟缓。虽国外 PAG 研究历史也只有 70 余年，但目前发展和重视程度相对我国更快和更高。为适应和符合各国小儿和青少年（其中将近 50% 为女性）人口数量增长的趋势，为保护这一年龄段女性健康和日后人类生殖健康的需求，应重视和大力发展 PAG。

面对 21 世纪人口老龄化，PAG 和老年妇科（geriatric gynecology，GG）是临床医学必须重视的两个亚学科。PAG 是妇产科学的重大问题之一，尤其是女性新生儿、女婴、女童、女青少年的先天发育、健康、体质和疾病等，影响自身和下一代的健康与安危，且会一代影响一代，一环紧扣一环。因此，对 PAG 的研究和临床实践均应了解、熟悉其间的相互关系和联系。

一、PAG 认识的扩展

人类的生长、发育、健康必须追溯到婚前男性、女性独立个体的体质水平，在精子和卵子自结合起即已发挥作用。

成人疾病的胎儿起源及健康和生命起源概念，即健康和疾病的发育起源（development origin of health and disease，DOHaD），国内书刊上称为“都哈”，是 DOHaD 的谐音，是指出生前的事件和儿童期环境因素（包括妊娠期糖尿病等在内的宫内营养不良、出生后营养过剩）等均可通过与个体基因相互作用，可以不断修饰、改变来自我们祖先所留下的健康印记，进而导致成年患病风险的增加。

早在 1995 年 Barker 也提出胎儿起源假说，从胎儿期注意环境因素的影响，发展到关注生命发育的全过程。从成人疾病的胎儿起源（fetal origins of adult disease，FOAD）概念发展和演进，DOHaD 概念与生殖系统的健康和疾病有密切关系。妊娠期前 6 周，男女两性的生殖系统在外观上相似，至妊娠 7 周生殖腺的形态和结构才开始显现。决定性别的关键是 Y 染色体短臂上的 Y 染色体性别决定基因（SRY）表达的睾丸决定因子（TDF）。不良发育环境，如营养不良、吸烟、内分泌的作用等，将影响下丘脑 - 垂体 - 性腺轴（HPG）的发育，导致远期生殖器官的形态和（或）功能异常。小于胎龄儿（SGA）卵巢体积减小 20%，子宫体积减小 38%，此外激素增加，发育可塑性、营养状态等与远期癌症也有一定关系。

在生命早期（第1000天即从孕育开始至2岁），此时的年龄期称为“机遇的窗口（window of opportunity）”，是影响人类未来的重要时期。男女胎儿、新生儿、婴童、青少年自身的健康和发育也会影响自身和下一代。所以各学科的医务人员均应对此有足够的认识，对PAG和妇产科尤应有足够的认识。

近年来，中国科学院院士、英国皇家妇产科学院荣誉院士黄荷凤教授在国际上首次提出“配子源性疾病”理论学说，对精/卵源性疾病的代间及跨代遗传/表观遗传机制进行了开创性的研究。针对辅助生殖技术（ART）出生的子代近远期健康的关键科学问题，通过ART出生队列和基础研究，创建生殖新技术，提高了试管婴儿的安全性，从源头阻断了遗传出生缺陷。

综上所述，有关PAG不能单纯地有病治病，而是应更加注意到遗传、环境、产前诊断、出生缺陷、营养等多方面的影响，甚至生命发育起源、成人疾病的胎儿起源。现今更是要从源头视野——“配子源性疾病”的角度去研究PAG和人类疾病的防治。

二、PAG国际发展概况

PAG是妇产科的亚学科和新分支，国际发展史约为70年，但发展也不平衡。据不完全记载，1939年匈牙利布达佩斯建立小儿妇科，此后其他国家也相继成立小儿妇科；1942年美国妇科医生Sohaufflor出版了第一本《小儿妇科学》；20世纪40年代捷克妇产医院内设立儿童妇科；1966年法国巴黎Denys、美国芝加哥Haffman、纽约Aitchek、奥地利Huber和Hircche分别开设PAG门诊；1971年在瑞士洛桑成立国际小儿和青少年妇科联盟（Federation International of Infantile and Juvennil Gynecology，FIGIJ），现有55个成员国，且建立网站（http：www.figij.org.）。1971年由Emags和Don Goldstein出版《小儿和青少年妇科学》，至今已多次再版。1980年英国Dewhur也主编出版《小儿和青少年妇科学》；1978年德国慕尼黑也成立小儿妇科；现今国际上已成立小儿妇科研究及医学中心。自1971年以来，FIGIJ已召开18届国际会议，成员国已遍布五大洲。1986年北美儿童和青少年妇科协会（North American Society of Pediatric and Adolescent Gynecology）成立，每年举行大型会议，也有专门期刊（*Journal of Pediatric and Adolescent Gynecology*）定期出版。欧洲已举行了14届PAG会议，亚洲有7个国家和中国香港地区加入小儿妇科组织。2017年6月在中国香港第25届亚太妇产科会议上讨论拟成立亚太PAG组织。FIGIJ对PAG的培训课程主要包括基础、遗传学、普通妇科和病理学、小儿和青少年内分泌学、青少年性问题、青少年妊娠和法律7大内容，并有选择病案讨论互动等。国际也召开多届小儿腔镜会议等。

三、PAG国内发展概况

我国至今能坚持开设小儿和青少年妇科门诊、病房及设立科室的单位寥寥无几，专职PAG的医生和护士人员奇缺，即使有也大多为兼职，开展PAG相关业务的必要设备和器械短缺，有关小儿和青少年妇科的专著甚少，仅见寥寥数册［1985年蔡桂茹、马庭元主编国内第一本《实用儿童和青少年妇科学》23万字，2003年杨冬梓、石一复主编《小儿和青春期妇科学》53万字，2008年杨冬梓、石一复主编《小儿和青春期妇科学》（第2版）64万字，2011年郎景和主编《青少年妇科学》30万字］。此外，还有2007年郎景和、向阳翻译出版《儿童和青少年妇科学》100万字，2013年芦莉主编《幼少女和青春期妇科疾病诊断和治疗》等。2013年杨冬梓在中华妇产科杂志撰写《我国儿童和青春期妇科有关研究进展》和2015年石一复在《国际妇产科学杂志》上撰写述评《重视小儿妇科学的建设和发展》两文。浙江大学医学院附属儿童医院小儿妇科孙莉颖主任2012～2017年每年组织和举办一次小儿妇科学术会议。2015年中国医师学会青春期医学专业委员会成立下设8个学组，均仅针对青春期女性，其中虽有青春期妇科学组，但不能包含全部PAG，还有其局限性。国内历版的医生和护理有关的妇产科教材中均未提及PAG问题，仅在2017年由薛凤霞、马玉燕主编的针对外国在华留学生使用的《妇产科学》教材中有“小儿和青少年妇科学”章节。国内妇产科专业参考书中1981年和1991年王淑贞主编《妇产科理论与实践》（第1、2版），2004年和2014年曹泽毅主编的《中华妇产科学》（第2、3版）中也有“小儿和青少年妇科”章节，其他几乎未提及。此也反映了我国妇产科医生对PAG的概念和思考等有待进一步的加强。我国尚无专业的PAG期刊，有关散在论文内容主要集中在青春期PCOS、功能失调性子宫出血、性发育异常、性早熟、青少年卵巢肿瘤、炎症和阴道异物、青少年人工流产等方面，其他内容相对较少或未涉及。虽然我国也逐步开展PAG，但目前我国小儿和青少年妇科发展名列前茅的浙江大学附属儿童医院，长年专设PAG门诊和病房，有6名专职医生，有小儿内科和小儿外科做后盾和支持，全年门诊量约为2.5万人次（除节假日和双休日外，平均每天约100人次），且开展与世界健康基金会宫颈癌HPV健康教学项目和PAG项目等的合作，以及与国外相关机构联系、交流，如此坚持进取，见有成效，这与浙江大学附属儿童医院第四至第六任的院长卓有远见、审时度势、重视支持分不开，也与小儿妇科主任和全体医务人员努力、克服种种困难分不开，现成为我国筹建PAG可借鉴的样板，已为我国PAG发展做出成效。我国小儿腔镜发展较快，小儿外科也有采用达芬奇机器人手术的记载。浙江大学附属儿童医院小儿妇科孙莉颖主任研制的小儿阴道分泌物采样器获国家专利。近年来我国PAG发展逐有进展。

四、PAG的特殊性

PAG对女性一生具有承上启下的作用，PAG不是成年妇科和老年妇科的缩影或缩小版，也不是“小大人”，有其特殊性。其涉及女胎在母体受精后，在子宫内生长发育，也是女性从幼年到青年、老年一生的问题。我国女性约占总人口的50%，而约1/4以上女性处于小儿期和青春期，保证妇女在生育年龄圆满完成做母亲的角色，从生殖健康角度考虑，应从精子卵子开始，必须从妊娠前和妊娠期开始，尤应注意婴幼儿期和青春期的保护；孕产期保护又与更年期、老年妇女健康有关。

目前我国每年出生1800万新生儿，有出生缺陷的约占5.5%，约有2000万人进入性成熟期，全国处于青春期青少年已达3亿以上，其中约50%为女性，所以尤其应重视PAG问题。PAG的特殊性问题主要包括遗传、先天发育、生殖器官缺陷和畸形、内分泌及其相关疾病、妇科炎症及其新动向、生殖道肿瘤、性和性教育、避孕、生育、计划生育、性侵犯和性虐待、宗教性割礼、妇科良性恶性肿瘤、精神心理、危险行为、残疾儿及其康复治疗、精神身心健康、胎儿监护、胎儿保健、产时和产后保健（胎儿、新生儿、婴儿、幼儿、青春期保健等）、药物和药代动力学，以及少女妊娠分娩后小孩的领养、法律、人文、文明等诸多特殊和相关问题。所以上述PAG的诊治理念、具体治疗、药物作用、麻醉、手术操作、保护女童及青少年女性健康、卵巢内分泌功能、生育功能、整个生殖健康等均应全面考虑。个体化、人性化处理，更应从近期和远期效果，以及生殖健康、生活质量等方面全面衡量。

PAG有关性侵或青春期少女有性欲开启和需求、婚前性行为，以及少女妊娠、分娩、流产、引产、足月分娩、胎死宫内等问题日渐增多，全世界每年约有1500万15～19岁少女分娩，占全球总分娩的1/5，我国也不例外。这些问题已成为社会问题和影响身心健康和后遗症的严重问题之一。

PAG研究有其特殊性，国外的经验可借鉴，但绝不可照抄硬搬，要结合我国国情，重视我国不同地区、不同民族、不同年龄段小儿和青少年女性的特点，上述不同情况PAG中有关解剖学、影像学、内分泌数据、全身各内外生殖器生长发育等数据均应有我国自己的资料，这对我国PAG的临床诊治十分有益。

五、加快我国PAG事业的发展及有待商榷的问题

1. 加快我国PAG建设和发展，已是当务之急。各级政府、卫生行政部门、相关团体、妇产科、儿科及学术团体、妇联、学校、幼儿园、各级医院、妇儿保健机构、社会工作者、法律工作者，以及儿童及其家长和广大群众对建立PAG的作用、影响和实际需求应加强认识。逐步设立小儿妇科门诊和病房，加快PAG人员培训，学术团体成立专业组织，开展医疗、教学、科研工作，进行流行病学调研，尽快融入国际PAG机构，加强交流和研讨等并与国际接轨。

2. 小儿、儿童、青少年女性年龄段划分和界定未臻统一，此也涉及小儿和青少年妇科的范围、含义、工作对象和命名等问题。

通常新生儿期指出生至1个月，婴儿期指新生儿期后至1岁，幼儿前期指1～3岁（托儿所年龄期），幼儿期指3～7岁（幼儿园年龄期），童年期6～12岁（小学年龄期），青春期一般为10～19岁（约在中学至进入大学时期），青年期为18～25岁。一般也有女性青春期从10岁左右开始（个别可早到8岁），多数17～18岁结束。Copley在*primary care of adolescent girls*一书中将青春期分为早期10～13岁，中期14～17岁，年轻成年期18～22岁。WHO定义的青春期年龄为10～19岁，已被广泛采用，其又分早期（月经初潮），中期（月经来潮，第二次性征迅速发育）和晚期（性腺发育成熟）。

有关外文、中文和辞海上的中外文翻译与上述记载也有出入，如新生儿（neonate）指刚出生至满月；婴儿（infant）一般指1岁以下；儿童期、幼儿期（children）指婴儿及幼儿的总称；儿童、儿科学（pediatric，pedia-为希腊字的前缀）；幼儿、少年、幼稚（juvenile），青少年（adolescent、teenager）；青少年、少年（puberty、pubescence、pubertas、adolescent）指12～16岁；青年（youth）指16～24岁。中文翻译名称也均不统一，涉及书写、名称，不同年龄段，不同疾病谱，学科的归属，科室划分，书名、工作对象的不同，如children and adolescent gynecology、pediatric and adolescent gynecology、pediatric gynecology、kinder gynecology、adolescent gynecology。若用puberty、pubescent、pubertas、teenage、juvenile指青少年、青春期、青年等含义，均只代表某一年龄段分法，不代表习惯所指。PAG虽然是一涉及面广的交叉学科，但如何正确、统一、规范地使用名称，对学科建设、发展可更明确和有方向，在临床诊治中也会避免因年龄的差异而发生推诿现象，还应根据诊治对象、年龄段、医院性质（专科医院或综合性医院）、医院技术力量和设备等综合考虑。我国是人口大国，女性小儿和青少年占比例较

高的实际需求差距甚大，应加快改变现状，确立既能适合我国小儿和青少年妇科发展，又能与国际相应学术组织相融合和接轨的名称，避免混乱和不统一。

3. PAG以妇科或儿科为主体，涉及妇科、产科、儿科、计划生育、生殖医学、泌尿科、全科医学、内科、内分泌、肿瘤、病理、细胞学、胚胎发育、出生缺陷、遗传学、药物学、麻醉学、精神心理、影像学、社会学、法学等多学科。除妇科与儿科维护主体外，其他相关学科人员对PAG的特殊性、相关性也应有所认识和知晓。

望各级政府、卫生行政部门，各医学大专院校，各有关学术团体，各三级综合性和妇产科专科医院的领导们重视PAG的建设和发展，物色人员，增添设备，加快培训，尽快与国际接轨。同时结合我国特有的中西医结合特点，为我国PAG学科发展、保护小儿和青少年女性生殖健康而努力，为提高中华民族人口素质作出贡献。

第二节 小儿与青少年妇科的特殊性

1. 从初生女婴到20岁，需经过新生儿期、婴儿期、幼儿期、儿童期及青春期各个不同年龄段，且在生长、发育、内分泌变化、生理、心理、精神、家庭、教育、社会、性、文化等方面发生不同的变化，对其妇科的正常、异常和一生的生殖健康均有密切的关系，现今因“青春期延长因素”，时间段更应适当延长。

2. 女性内外生殖器官先天发育异常（缺陷和畸形）或后天因素损伤或包括泌尿道和直肠肛管的病变，将影响女性一生的生理、心理、婚育、内分泌功能和生活质量。

3. 女性妇科肿瘤治疗，主要是手术、放疗、化疗等，使女性生殖器官丧失、功能不全等，或是非妇科肿瘤的诊治，影响女性内外生殖器官等，不仅是手术创伤、粘连、功能残缺，更可影响卵巢内分泌功能，妇产科有句名言“女性有两个完整的卵巢比只有一个卵巢好，有一个卵巢比留有一些卵巢皮质为好，留有一些卵巢皮质比没有为好”，可见卵巢对女性一生的重要性，更是对生理、心理及发育产生重要影响。

4. 女性青春期后妇科内分泌疾病，也是与女性一生息息相关的一大类疾病，与月经、排卵、孕育、性及性功能，以及相关疾病有直接或间接的终身联系，同时又与遗传、营养、生长、发育、环境等因素有关。

5. 由于女性内生殖器官解剖学及卵巢内分泌功能、阴道微生态因素，以及女性特有的月经、白带、妊娠、分娩等因素，妇科炎症从初生女婴到青春期的各年龄时段均可罹患，而且也会影响女性一生的生殖健康和生活质量。

6. 现今“青春期延长”，又涉及网络信息、学习、文化、青少年职业女性、就业、恋爱、婚姻、婚前同居、未婚先孕、少年妈妈、性开放、家庭暴力、社会暴力、学校暴力、抛弃、溺婴、领养、卖淫、性乱、吸毒、性传播疾病、避孕、辍学、离家出走、自杀、青少年犯罪及精神神经问题，以及司法和法律、道德问题。上述这些问题在青少年女性中所占比例不少，其结果又直接或间接与妇科问题相关，所以这些问题是近代小儿与青少年妇科应注意和重视的新的特殊内容，切不可忽视。

7. 小儿与青少年妇科并非成年妇科的“缩微”，确有其特殊性，如病史询问、全身和（或）妇科检查、检查方式、器械、内容，要求均有别于成年妇科，要根据不同年龄段及女性内外生殖器解剖特点，以及发育顺序目的和要求而异，绝不能套用成人妇科的常规措施。

8. 年龄段多，且非单一，各年龄段小儿和青少年女性妇科的保健，如新生女婴、婴儿期、幼儿期、儿童期、青春期女性的生理卫生、月经期、乳房等保健，以及性教育，也均有别于成年妇科，影响其健康的主要因素有环境、生活方式、卫生服务和遗传因素等，以及管理模式等。

9. 小儿与青少年妇科不是妇产科与儿科的拼凑。它是涉及诊断、治疗、保健及疾病预防，相互交叉，结合小儿及青少年女性各年龄段的解剖、生长、发育特点，是涉及多学科互相渗透的一个新兴亚专业学科。

10. 社会、环境、法学、道德、人文、精神疾病学等，在当今信息发达、社会发展快、家庭结构易变、疾病谱变更、局部战乱、移民迁居潮流，以及女权保障等各种因素影响下，小儿与青少年妇科不同于学科最初，应有新的视野，也不同于原有的针对小儿与青少年女性的防病治疗阶段。

第三节　小儿与青少年妇科涉及相关学科和诊疗内容

小儿与青少年妇科的关键词应如产科、女性的儿科和青春期。

妇产科中主要涉及女性的性别决定（遗传学），女性的生长和发育，女性生殖器的形成、发育、功能，性腺发育，性激素，内分泌及各种妇科疾病（以生殖器官发育异常和缺陷、妇科肿瘤、内分泌相关疾病、妇科内外生殖道炎症四大类疾病及其他妇科疾病为主）的诊治和预防，性教育，性、性功能异常，性传播性疾病，少女妊娠与分娩、避孕，以及损伤、乳腺、诊断和治疗学相关学科，如手术、药物治疗、影像学（X线、CT、MRI、超声）、放疗、化疗、病理、细胞学、检验、药物学、麻醉、外阴及相关皮肤疾病、其他诊疗学、理疗、内镜检查等。

儿科学中涉及小儿女性体格、心理行为、营养、生活安排、体格锻炼、各年龄段的卫生保健、幼儿园学校的卫生监督等方面。常见病尤其是直接或间接与妇科有关的疾病，内分泌疾病的性早熟、性发育延迟，以及青春期内分泌疾病、炎症、生殖道肿瘤、异物、生殖器发育异常应早发现，早治疗。

除上述主要两个学科外，泌尿科在小儿与青少年妇科中多见泌尿生殖道发育异常及肛肠先天发育异常、肿瘤等；小儿及青少年女性的遗传因素或肿瘤、神经精神系统等，以及家庭、社会遭受重大事件（外伤、性侵犯、失亲、遗弃、辍学、遭强暴、失业、残疾、重大心理社会问题等）后的精神问题，涉及社会学、精神学、神经学、社会犯罪学、毒品、凶杀、法律学、民族、宗教、人口学、性学、劳动就业、教育学、文化、出版、媒体、网络等直接或间接与小儿与青少年妇科诊疗、量刑、判别上有关系。

由此可见，小儿与青少年妇科学近期或远期、直接或间接与医学与社会学、法学、家庭、伦理与道德、经济与文化等关系密切，绝不是单纯的医学问题，应全面的认识和思考。

第四节 有关小儿妇科的命名的商榷

目前国内外小儿妇科均逐渐受到重视，有关专著的书名、期刊论文的题目、医疗机构开设的门诊或病房、学科的名称和归属等均可因名称和年龄段划分，因工作对象等而异。

“小儿妇科”只是百姓群众的通俗称呼，实际因年龄段范围也可从新生儿到青少年、青年女性，跨度也达20年左右，各器官发育、身体变化、生理、心理和内分泌等变化也有较大区别，所以正式称呼和命名为“小儿妇科”并不完全确切。通常小儿妇科的主要年龄段在14岁以下，而青春期（10～19岁）、青年期（18～25岁）与之有一些交叉但不包括其内。

“儿童妇科”通常也指14岁以下，而青春期（10～19岁）总的年龄段和青春中期（14～17岁）与之有些交叉。

“青少年妇科”青少年通常指12～16岁，该年龄的妇科问题与青少年妇科较为接近和符合青春期早期（10～13岁）和中期（14～19岁）年龄范围，与WHO定义的青春期年龄范围（10～19岁）基本符合。

“青春期妇科”与WHO界定年龄范围（10～19岁）符合，但新生儿、婴儿期、幼儿期、童年期，似乎均不包括在内。

近青春期年龄范围或可适当扩大。传统青春期年龄范围为13～19岁。因随青少年身体发育成长及个体社会角色的不断变化，加之结婚和生育年龄在推迟，有建议希望青春期重新定义。另外有原因认为：①现在孩子开始发育年龄越来越早；②过去女孩月经初潮常在13岁、14岁，现在许多初潮在8～10岁也算“正常”；③大脑发育过去认为20岁后停止生长，现发现大脑发育年龄会持续至24岁。若这一观点获得统一，则年龄段划分、跨年龄段的疾病谱，以及有关于性、婚育、疾病防治等一系列的社会、法律、学科划归等又将出现新的变动，小儿及青少年、青春期的交叉或扩大也将发生变化。此尚待进一步商榷。

“幼年期妇科”特指1～3岁的幼儿时期及3～7岁的幼年期的妇科问题，也有局限性和限制性。

儿科的业务范围，其本质为儿童的年龄标准，即多少岁以下为儿童，用以区别成年人。

我国北京地区多数三级医院对儿童年龄标准划分实行14周岁以下、16周岁以下和18周岁以下三种标准。

儿童年龄标准划定依据主要有三个。

1. 14周岁以下　标准是源于医学的判断。《儿科学》（第7版）将14周岁以下作为儿童的年龄标准。该标准的设立是由于儿童区别于成年人的生理状况，在疾病种类、临床表现、诊断治疗和预后预防均有别于成年人，应进行专门应对。

2. 16周岁以下　标准是源于医疗保险的规定。随着“三保合一”的推进，2017年11月《北京市城乡居民基本医疗保险办法》出台，其中对于儿童的定义为16周岁以下。该标准最初设立是出于保障义务教育期内儿童的就医需要，儿童经过9年义务教育后，初中毕业为16周岁及以下。各地也有参照执行，这是从我国特定的国情，以及医疗保险和义务教育的角度出发，而非完全从医学本身儿童生长发育角度的界定。

3. 18周岁以下　标准是源于法律准则。我国《民法总则》规定“18周岁以上的自然人为成年人，不满18周岁的自然人为未成年人”。该标准的设立符合我国的实际情况，结合我国年轻人的智力发育、身体发育情况而定。一般18岁代表一个人身体发育成熟，具备独立思考，理性判断能力的时间点。

联合国《儿童权利公约》规定："儿童系指18岁以下的任何人"。1990年8月29日我国政府签署《儿童权利公约》，成为签约国之一，因此同样执行此规定。而奥地利、意大利等国儿童为21岁以下，日本、瑞士为20岁以下，法国为18岁以下，可见世界各国对儿童年龄段的划分不一。我国对儿童年龄段的划分存在政策法规上的不统一，各级医院及医疗机构之间由于政策、医疗资源、技术力量和设备等不统一，给患者就医、出示医疗证明、判定标准的不同，也常带来诸多不便、矛盾或推诿或延迟诊疗等不便甚至弊端。儿科及医院对14～18周岁的诊疗行为还存在被认为超范围执业或抢病源之争。

想要真正解决目前存在的问题，应真正从医学角度出发，结合小儿及青少年的解剖、生理、心理不同于成年人，又根据国际上自20世纪70年代以来，个体完全进入成年阶段的时间大大推迟，他（她）们在接受教育、结束在校教育、选择职业、离开父母独自居住、然后结婚生育上需要很长的一段时间，青春期被延长了，也导致近些年青少年生活经历的变化。

所以从妇科角度全面考虑结合学科的开设和相应的连续和向成年人过渡，称"小儿与青少年妇科学"的名称更为恰当和适宜。原因为：①可避免年龄划分；②小儿也包括初生女婴到儿童的阶段；③现今生活、营养等改善，小学阶段已有不少男生和女生进入发育阶段，步入青春早期；④联合国《儿童权利公约》18周岁以下的任何人均称儿童也不完全符合医学上儿童的标准；⑤WHO划分的各年龄段及向成年阶段过渡，将≤19周岁归入青春期，故在医学上称"小儿与青少年"为好，同样该年龄段的女性有关问题归入"小儿及青少年妇科"较为合适，避免了某一年龄段的遗漏，有专门的学科和科室也可避免推诿；对进一步的诊疗、研究、保证从出生到过渡在真正各方面成熟和日后的健康更为有利。

综上所述，中文采用"小儿及青少年妇科"的名称则相对较好，能包含从初生女婴、婴儿期、幼儿期、童年期、青春期早中晚期及20岁左右各期，与WHO定义的青春期范围10～19岁基本可连接，也可代表习惯所指。根据上文所述，英文Pediatric and adolescent gynecology，（PAG）也可与中文"小儿及青少年妇科"相对一致，也符合我国习惯所称，以上是笔者的看法，也望大家批评指正。

（石一复）

参考文献

石一复，2015. 重视小儿妇科的学科建设和发展. 国际妇产科学杂志，42（1）：7-8.

石一复，2018. 再述必须重视小儿和青少年妇科的发展和建设. 中国实用妇科与产科杂志，34（4）：357-3601.

基 础 部 分

第2章 小儿与青少年女性生殖器组织及解剖学

第一节　外生殖器的分化

一、外生殖器未分化期及机制

胚胎发育的第3周，起源于原条区域的间质细胞迁移到泄殖腔膜的周围，形成一对略为高起的褶，即泄殖腔褶（cloacal fold）。胚胎第4周，泄殖腔褶在紧靠泄殖腔膜头端间充质增生，联合形成一小隆起称为生殖结节（genital tubercle）。生殖结节以后略长大，称为初阴（phallus）。在泄殖腔膜的两侧间充质增生，在其左右各形成两条隆起。内侧隆起为左右尿生殖褶（urogenital fold），外侧隆起为左右生殖隆起（labioscrotal swelling）。胚胎第6～7周，泄殖腔被尿直肠膈分隔为前面的尿生殖膜（urogenital membrane）与后面的肛膜（anal membrane），泄殖腔褶随之分为在尿生殖膜两侧的尿生殖褶与肛褶（anal fold）。左右尿生殖褶之间的凹沟，称为尿生殖沟（urogenital groove），沟底为尿生殖窦膜，约在第9周膜破裂，称为尿生殖孔（urogenital orifice）。尿生殖窦的初阴部末端在此开口。外阴结构在胚胎第8周发育完成，进一步的分化涉及这些结构的生长（图2-1）。

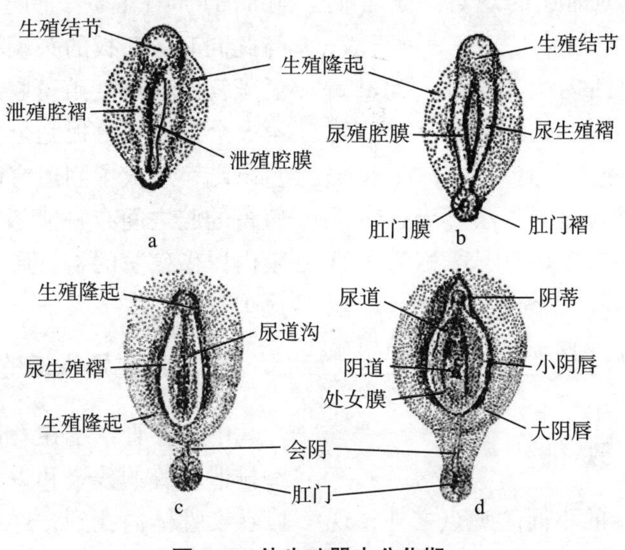

图2-1　外生殖器未分化期

二、女性外生殖器分化期

在胚胎第9～12周，初阴发育成为阴蒂(clitoris)。与周围器官相比，它的发育较差，因而相对地显得小。尿生殖褶形成小阴唇，其后端左右合并，形成小阴唇系带(frenulum of the labia minora)。生殖隆起发育增大形成大阴唇，其后端左右合并，形成唇后联合(posterior labial commissure)。来自内胚层的尿生殖窦的初阴部大部分在尿生殖沟扩展，形成左右小阴唇之间的前庭。这样使原来连在尿生殖窦的阴道连在前庭，以后在此开口。尿生殖窦初阴部的未扩展部分是女性尿道的下段，这样尿道成为在前庭开口。胎儿到第3个月时，才能根据外生殖器的形态，分辨其性别。

三、外生殖器性分化的机制

做动物实验，不论胚胎雌雄（性染色体为XX还是XY），若在外生殖器性分化之前，切除其生殖腺，使胚胎不受睾丸或卵巢所产生的任何因素的影响，其外生殖器总是向雌性方向分化。反之若给予雄激素，则其外生殖器向雄性方向分化。这说明外生殖器向雌（女）性方向分化是胚胎发育的自然趋向，它不需要雌激素的作用。外生殖器向雄（男）性方向分化，则必须有雄激素的作用。

（石一复）

第二节　阴　道

一、阴道的发生起源

关于人类阴道的起源，说法不一。最早认为是子宫阴道原基生成了子宫和整个阴道。后来观察到尿生殖窦后壁的实心突起变成空心成为管，并以这样的方式参与阴道的形成，因而推翻了前述的观点。学者们认为由Müller管发育分为头、中、尾三段，分别形成不同的女性内生殖管道，Müller管（来自中胚层）尾段左右两管合并的管道形成阴道的大部分，占上4/5，尿生殖窦（来自内胚层）形成阴道的一小部分，占下1/5。把副中肾管左右合并的下段称为子宫阴道原基(uterovaginal primordium)。现在又认为，阴道完全是由尿生殖窦单独衍生而来。

二、阴道的发生

除上述阴道发生的不同的观点之外，现在一般认为，阴道完全是由尿生殖窦发生而成。在胚胎发育第9周，副中肾管尾的实心末端就到达了尿生殖窦的后壁。之后，尿生殖窦的盆部有两个实心的向外突起到副中肾管的部分，称为窦阴道球，进一步增生、伸长，形成一块实心的板，即阴道板(vaginal plate)，阴道板包着子宫的实心末端，并且在胚胎11周左右时，阴道板的尾端开始有腔。与此同时，在板的头端增生继续进行，增大了子宫腔和尿生殖窦腔之间的距离。到胚胎第5个月，阴道板完全变成了管，环绕在子宫末端，形成了阴道穹窿。阴道的腔与尿生殖窦的腔之间有一薄膈膜，为处女膜。处女膜由尿生殖窦的上皮层和一层薄的中胚层构成（图2-2）。

三、性生殖管道的退化结构

中肾导管系统在女性胚胎发生退化，一些排泄小管的残余和一小部分的中肾管还可以在女性体内找到，这些残留的结构有时可以出现病变，如卵巢冠、囊状附件、卵巢旁体等，特别是加特纳管（Gartner duct），在国际解剖学会《胚胎学名词》（第 2 版）中称为残留输精管（ductus deferens vestigialis），是相当于男性输精管部分的中肾管的残留物，是存在于子宫阔韧带内，沿子宫左右两侧，下至阴道壁内的小管或成列的许多小囊。当感染时，可形成大的囊肿。在阴道壁的大囊肿，可凸入阴道腔内，使其阻塞。

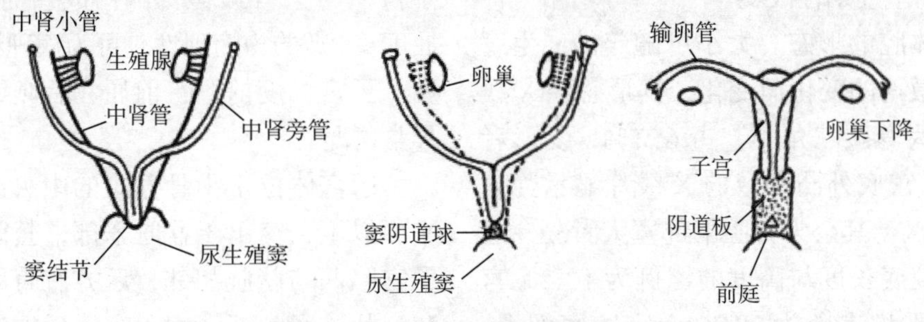

图 2-2　女性生殖管道的发生

（陈晓端）

第三节　子　宫

胚胎学（embryology）主要是研究从受精卵发育为新生个体的过程及其机制的科学，其研究内容包括生殖细胞的发生、受精、胚胎发育、胚胎与母体的关系、先天畸形等。

一、子宫的解剖学

子宫体（uterus）是女性重要的内生殖器官，为一壁厚腔小、具有伸展功能的纤维肌性中空器官，是孕育胚胎、胎儿和产生月经的器官，其解剖形状、大小、位置及结构随年龄的不同而异，并因月经周期和妊娠的影响而发生改变。

（一）子宫的形态

成人子宫体是子宫最宽大的上 2/3 部分，呈倒置的梨形，上宽下窄，有前后两面及左右两侧缘，前面稍凸出，后面扁平，上端（称为子宫底部）钝圆、隆突、游离，与回盲袢和乙状结肠相接触，下端（称为子宫峡部）缩细，与子宫颈相连，两侧缘与子宫阔韧带相连。子宫体与子宫颈的比例因年龄而异，婴儿期为 1∶2；生育期为 2∶1；老年期为 1∶1。其中，子宫底部两侧及子宫角是两侧输卵管入口处，此处肌层较薄弱，是探宫腔或刮宫易致子宫穿孔处。

子宫峡部于非妊娠期长 0.6～1cm，妊娠 12 周后逐渐伸展、变薄，成为子宫腔的一部分，于妊娠晚期逐渐伸长变宽，而宫壁变薄，成为软产道的一部分，足月临产时伸展为子宫下段，可达 7～11cm。峡部为胎儿娩出时产道的薄弱处，子宫破裂多发生于此处，剖宫产常在此处做切口，其优点为：①术后切口愈合好，再次分娩子宫破裂率低；②术中出血少；③子宫切口有腹膜遮盖，术后与大网膜及肠管等的粘连少；④术后腹膜感染、肠麻痹、腹膜炎的发生率低。

（二）子宫体腔

子宫体内为倒三角形的子宫体腔（uterine cavity），呈一上宽下窄的三角形裂隙，平均容量为 5ml。据资料统计，在生育 1～5 次的各胎次妇女中，非哺乳者宫腔长度较哺乳者略长，而且生育胎次越多，其宫腔长度越长，故其容量也增加。

子宫体腔底的两侧角各有一口，即输卵管子宫口，与输卵管相通。子宫体腔面光滑，可分为子宫底前壁、后壁和侧壁，其内衬以子宫内膜，故也称为子宫内膜腔，受卵巢激素的影响而呈周期性改变。

子宫体腔的形态、大小可随年龄、生育及周期性激素的变化而变化，其形态经X线测量大多为等腰三角形，占65.5%，菱形者占11.4%，宫底外凸所致的X线片显示为扇形者占2.3%，其余为宫腔下部宽大者。一般而言，宫腔底长度与高度的比例为1∶2。宫腔侧壁的平均夹角为28.76°，宫腔底朝上，其平均横径为3.08cm（1～5cm），全长平均为4.19cm。在正常未产妇，子宫体腔的前壁与后壁几乎相互接触，中间的腔隙仅为一裂隙，其切面呈三角形，而经产妇因其原突出的子宫侧缘往往变凹，故三角形不明显。

子宫体腔上段指子宫底水平横线上中下12～15mm的范围，形态类似等腰梯形，是子宫内膜腔最宽阔处，此段子宫壁较厚，为8～10mm。

子宫体腔下段为子宫峡部的内腔，称为子宫颈管（canal of cervix of uterus），为漏斗形短管，此段肌层多为环状及网状肌纤维，易受异物激惹而收缩，使子宫颈被动扩张。其上口称颈管内口，在解剖学上较狭窄，又称为解剖学内口（anatomical internal os）。下口称为颈管外口或组织学内口（histological internal os），为子宫内膜转变为子宫颈内膜的部位。此处最狭细，平均直径为0.38cm（0.2～0.7cm）。

（三）位置和毗邻

成年人正常子宫体长轴一般与盆腔轴一致，呈轻度前倾（子宫长轴与阴道长轴呈向前开放的90°以上夹角）、前屈位（子宫体与子宫颈间夹角为120°～140°）。子宫倾度指子宫体纵轴与身体纵轴的关系，依照子宫后倾的程度可分为：Ⅰ度，子宫体轴线指向骶骨，子宫长轴与身体长轴平行；Ⅱ度，子宫体纵轴指向骶骨凹；Ⅲ度，子宫体轴线指向子宫直肠陷凹。子宫屈度指子宫体与子宫颈的关系，子宫体与子宫颈不在一条直线上，以及子宫体与子宫颈移行部构成一向前的弯度，屈度＜90°的为病理性，可为病理性前屈或后屈。子宫极度前倾、前屈、后倾或后屈都属异常情况。

子宫体位于小骨盆腔的中央，盆腔入口平面以下，突出于盆腔下部，其前方借膀胱子宫陷凹与膀胱相邻，后方有直肠，小肠袢和乙状结肠常下降入子宫体后方的子宫直肠陷凹而与子宫毗邻。

1. 膀胱　为一空腔器官，位于子宫前方、耻骨联合后方。其大小、形状因其充盈度及邻近器官的情况而变化，充盈时甚至达腹腔。膀胱底部黏膜形成膀胱三角，三角的尖向下为尿道内口，三角底的两侧为输尿管口，两口相距约为2.5cm。

2. 输尿管　为一对肌性圆索状长管，起自肾盂，终于膀胱。输尿管在腹膜后，以肾盂开始沿腰大肌前面偏中线侧下降，左输尿管于骨盆入口处经左髂总动脉下端的前方入盆，右侧输尿管跨髂外动脉入盆，入盆后两侧输尿管均在腹膜后沿盆侧壁下行，至坐骨棘附近，向前穿过膀胱旁组织，末端自后向内行经宫颈外侧1.5～2cm处交叉于子宫动脉的后方，再经阴道侧穹窿顶端绕向前内方，穿过主韧带前方的输尿管隧道，进入膀胱底部，在膀胱肌壁内斜行1.5～2cm，开口于膀胱三角底的外侧角。由于输尿管与子宫、子宫动脉关系密切，以至于妇科手术易损伤输尿管，其最易损伤的部位有骨盆漏斗韧带水平、子宫动脉水平、膀胱输尿管连接处。

3. 直肠　位于骶骨前方，子宫及阴道的后方，为乙状结肠的延续部分，穿过盆腔与肛管相连，全长15～20cm。在妇产科手术中，直肠的损伤主要见于会阴切开缝合术、

Ⅲ度会阴裂伤修补术及宫颈癌子宫广泛切除术。

4. 乙状结肠　为结肠的末端，长约40cm，平左髂嵴，与降结肠相连，降至第 3 骶椎上缘高度移行为直肠，外观呈“乙”字形弯曲。其属腹膜内位器官，该结肠与腹后壁间有乙状结肠系膜相连，系膜根的附着线常呈“人”字形，其左支附着于髂外动脉中点处，向内上方在骶髂关节高度正是系膜根附着缘的尖端处。从此处成为右支向下内方，延至第 3 骶椎前面。系膜根尖端处形成向下开放的乙状结肠间隐窝，此隐窝的后方，有左侧输尿管经过，可作为手术中寻找左输尿管的标志，也是术中易导致输尿管损伤的位置之一。由于此系膜较长，活动度较大，故乙状结肠扭转的概率较大，乙状结肠袢常伸入直肠子宫陷凹内。

5. 子宫直肠侧窝　位于直肠的侧方，其内侧是输尿管、直肠外侧壁和宫骶韧带，外侧是髂内动脉，有时下方可以见到髂内静脉，后方是骶骨的一部分，前方是子宫动脉和子宫静脉，底部有一些纡曲的静脉。子宫直肠侧窝周围结构复杂，在手术过程中很容易发生损伤，尤其是血管的损伤。

6. 膀胱侧窝　也称为膀胱侧间隙，是在膀胱输尿管外，膀胱上动脉通过其间的区域，也是富含血管的疏松组织。膀胱侧窝顾名思义位于膀胱的侧方，因此其内侧为膀胱的外侧壁，外侧为髂内动脉的终末支即膀胱上动脉，此血管通过其间的区域，前方为骨盆耻骨，后方是子宫动静脉和疏松的结缔组织。此窝在深部和闭孔窝只有一膜之隔，手术过程中当清除闭孔淋巴结后，两窝合而为一。手术中切断圆韧带后，可顺势打开后腹膜和膀胱侧窝。膀胱侧窝是宫颈癌手术中最重要的解剖结构之一，术中如果暴露不好，就容易发生膀胱和血管的损伤。

7. 膀胱子宫陷凹　是膀胱上面的被覆腹膜，在膀胱后缘附近，相当于子宫内口平面，是腹膜移行于子宫体的前面形成的凹陷。

8. 子宫直肠陷凹　又称 Douglasi 腔，是腹膜在直肠与子宫之间移行形成的陷凹，为女性立位和半卧位时腹膜腔的最低部位，与阴道后穹窿仅隔阴道后壁和腹膜。腹膜腔的积液常积于此，使阴道穹窿后壁向阴道隆起、充盈而饱满，可经阴道后穹窿穿刺或引流。

正常情况下，子宫体具有移动性，其正常位置由盆底肌肉、筋膜结缔组织及韧带所维持，同时受体位的改变、膀胱的充盈程度及固定子宫韧带的紧张或松弛程度等因素的影响而发生改变。①体位变动：直立时，子宫体与地面平行，子宫底位于膀胱上，子宫颈向后，接近坐骨棘水平。②膀胱充盈而直肠空虚时，子宫底向后上方移动，子宫体前倾角度变小；当膀胱完全充盈时，子宫底可移向骶骨，甚至前屈消失；直肠充盈而膀胱空虚时，子宫体则稍向前下方移动，多过度前屈，且位于膀胱的上方；当膀胱和直肠都充盈时，子宫体向上移动并伸直。③妊娠时，子宫体的位置、大小随孕周的不同而变化。妊娠 12 周前，子宫体仍位于骨盆腔内；妊娠 12 周末，子宫底位于耻骨联合上缘以上 2～3 横指；妊娠 16 周末，子宫底位于脐耻之间；妊娠 20 周末，子宫底位于脐下 1 横指；妊娠 24 周末，子宫底位于脐上 1 横指；妊娠 28 周末，子宫底位于脐上 3 横指，妊娠 32 周末，子宫底位于脐与剑突之间；妊娠 36 周末，子宫底位于剑突下 2 横指；妊娠 40 周末，子宫底位于脐与剑突之间或略高。

（四）固定装置

除了盆膈及周围结缔组织外，维持子宫体的正常位置主要依靠 5 对韧带的固定装置。

1. 圆韧带（round ligament）　呈圆索状，较坚硬，长 12～14cm，直径约为 5mm。由子宫体部延续而来的平滑肌与结缔组织纤维参与韧带构成，起于子宫角的前面、输卵管子宫入口的稍下方，在子宫阔韧带前叶的覆盖下，向前下方外侧伸展至两侧骨盆腔侧壁，依次越过膀胱血管、闭孔血管和神经、脐动脉索及髂外血管等结构的上方，经腹股沟管腹环，绕过腹壁下动脉起始部外侧，穿过腹环入腹股沟管，出皮下环，止于阴阜及大阴唇的皮下组织中。圆韧带内有1条卵巢动脉、1条卵巢静脉丛的小分支、淋巴管与神经。其是维持子宫处于前倾位置的主要结构，能将子宫底拉向前，当膀胱膨胀或妊娠引起子宫生理性后移时，圆韧带能牵引子宫向前，以恢复子宫前屈的正常解剖位置，一旦恢复其正常前倾位置后，腹腔内压力作用于子宫后壁，使子宫继续前倾。当腹腔内压力使前倾的子宫体稍向下降，如子宫支持力量正常，则能恢复其原来的位置，但若子宫先天性后倾或生理性后移位，圆韧带无力使其向前复位时，腹腔内压力将作用于子宫前壁，压迫子宫下降入阴道内。但是，如果其他支持结构足够结实，即使有子宫后移位等不利条件，子宫仍可维持在正常平面上。

2. 阔韧带（broad ligament） 位于额状位，外观呈翼形、近似四边形的双层腹膜皱襞，即由覆盖子宫前后壁的腹膜向两侧延伸形成，连系于子宫侧缘与骨盆侧壁，将盆腔分为前、后两部分，前部有膀胱，后部有直肠。阔韧带分为前后两叶，上缘游离，内2/3包被输卵管（伞端无腹膜覆盖）；外1/3由伞端下方向外延伸至骨盆壁，形成卵巢悬韧带（suspensory ligament of ovary），又名骨盆漏斗韧带（infundilopelvic ligament），其内有卵巢动静脉通过；下缘附着于盆底，与盆底腹膜相移行；内侧缘于子宫侧缘移行为子宫前后面的腹膜；外缘下部与盆侧壁的腹膜相移行。

阔韧带的前层覆盖子宫圆韧带，后层包被卵巢和卵巢固有韧带。在子宫体和子宫颈两旁的阔韧带前后两叶有大量的疏松结缔组织，其中有丰富的血管、淋巴与神经，此区域称为子宫旁组织。子宫下段阔韧带的直切面呈三角形，子宫血管处于其宽阔的基线之上。

根据阔韧带包被的器官，将阔韧带分为三部分。①输卵管系膜（mesosalpinx）：输卵管和卵巢系膜根部之间的两层腹膜，卵巢动、静脉由此穿过。阔韧带两层腹膜间一些松弛的结缔组织，其中有可见的中肾管遗迹，如卵巢冠等。②卵巢系膜（mesovarium）：在卵巢前缘与阔韧带后叶的双层腹膜皱襞，是由阔韧带后叶包绕卵巢形成的。其内有卵巢血管、淋巴管和神经走行及胚胎残余器官。③子宫系膜（mesometrium）：在子宫侧缘和盆底之上的三角形腹膜皱襞。在子宫体两侧的子宫系膜称为子宫旁组织（parametrium），在子宫颈周围该组织特别发达，称为子宫颈旁组织（paracervical tissue），其向下与阴道旁组织相连，前接膀胱旁组织，后达直肠旁组织。子宫旁组织内含有子宫动脉、输尿管末端，以及丰富的静脉丛、淋巴管和卵巢固有韧带。

阔韧带可限制子宫向两侧移动，保持子宫在盆腔的正中位置。但阔韧带对生殖器官几乎没有支撑作用，只有在疾病状态下，如子宫内膜异位症、感染、放疗、手术后，阔韧带组织变硬，从而起到防止子宫下垂、限制子宫活动的作用。

阔韧带向下连阴道旁组织，向前连膀胱旁组织，向后接直肠旁组织。阔韧带基底部其内除含有丰富的血管、淋巴管及神经外，尚有输尿管经过，手术时需注意不要误伤。输尿管在向膀胱走行过程中，在骨盆入口处左输尿管经左髂总动脉下段的前方入盆，右侧则经右髂外动脉起始的前方入盆。入盆后，两侧输尿管均在腹膜后沿盆侧腹壁下行，经髂内、外血管，腰骶干及骶髂关节前方，转向闭孔神经至坐骨棘附近。阔韧带向前穿过膀胱旁组织，其末段自后向内行，经子宫颈外侧1.5～2.0cm处平行子宫颈走行7～12cm，在子宫颈外侧距阴道侧穹窿1.5cm处的外上方，在子宫动脉的后方与其交叉。由于输尿管是在子宫动脉下的这种交叉走行位置的关系，因而称为“桥下流水”。由于输尿管与子宫峡部关系密切，在行子宫切除术与广泛子宫全切术时，应分清其解剖关系，避免误伤输尿管。

3. 主韧带（cardinal ligament） 又称宫颈横韧带（transverse cervical ligament），为呈扇形的宽厚、坚硬的肌束带，主要由结缔组织及平滑肌纤维构成，上方起自子宫，下方起自阴道，内侧起自子宫颈、阴道穹窿及上阴道壁的侧缘，向脏层筋膜扇形展开，外侧达骨盆壁，向下附着于盆膈上筋膜，下方与膀胱筋膜、阴道筋膜相融合，上界为子宫动、静脉，在前面与耻骨膀胱韧带相连接，后面部分向上经直肠外侧达骶骨。其内有盆腔血管、神经等通过。

主韧带是维持及固定子宫、子宫颈及阴道侧壁上部处于正常位置的主要力量，其将子宫颈和阴道上部向后上方牵引，维持子宫于坐骨棘平面以上，防止子宫脱垂。

子宫主韧带位于子宫阔韧带基部深面，由连接于肛提肌腱弓同子宫颈与阴道上端之间的结缔组织及其网眼内的阴道和子宫静脉丛、子宫动脉及交感神经纤维、淋巴管组成。输尿管末端也走行于此韧带内。主韧带上方与阔韧带内腹膜外组织相连续。

4. 子宫骶骨韧带（uterosacral ligament） 为弧形，其较短、厚且坚实有力，韧带表面有腹膜覆盖，形成皱襞。子宫骶骨韧带由结缔组织和平滑肌纤维构成，起自子宫体与子宫颈交界处的后面（相当于宫颈组织学内口），向后绕直肠外侧呈扇形展开，附着于第2、3骶椎前面的筋膜或骨膜上。其后牵子宫颈靠近直肠，同时将其向上牵引，防止子宫前移，间接地保持子宫前倾的位置。折叠或缩短此韧带，可以治疗临床上出现的子宫后倾症，可恢复子宫前倾位。如先天性韧带延长或妊娠后韧带紧张减弱或消失，可使子宫颈向前下移位，并使子宫体向后移，导致子宫轴与阴道轴相一致，在腹压下易致子宫下降至阴道内。

5. 耻骨宫颈韧带（pubocervical ligament）起自子宫颈前面，向前呈弓形绕过膀胱外侧，经尿道两侧到达耻骨后面，附着于耻骨盆面，韧带表面的腹膜为膀胱子宫襞，可限制子宫后倾、后屈。

除上述5对韧带外，子宫、阴道周围结缔组织与盆膈、尿生殖膈肌、会阴体，对维持子宫正常位置与姿势有重要的意义。在正常情况下，子宫前后移动幅度较大，但其上下移动的幅度很小。如上述这些固定装置薄弱或松弛、损伤时，尤其是盆膈肌松弛，可引起子宫位置改变或出现不同程度的子宫脱垂。当子宫下降至坐骨棘平面以下时，即为子宫脱垂，严重者可使全子宫脱出阴道口外，甚至将膀胱、直肠等牵引向下。

（五）血管

子宫体血管包括子宫动、静脉和卵巢动、静脉。

1. 子宫动脉　子宫体血供主要来自子宫动脉，其为髂内动脉前干分支，在腹膜后沿骨盆侧壁向前下走行，向内穿过阔韧带基底部、宫旁组织到达子宫颈旁约2cm处，从前上方横跨输尿管到达子宫外侧壁，于阴道上宫颈部分为上、下两支。上支较粗，沿子宫体侧缘纡曲上行，称为子宫体支，其至宫角处又分为子宫底支、输卵管支及卵巢支，卵巢支与卵巢动脉分支吻合。下支较细，分布于宫颈及阴道上部，称为宫颈－阴道支。分布于子宫壁的血管分支有20～40条，并在中线处与对侧血管吻合。子宫动脉的升支沿途发出8～24支弓状动脉，横穿子宫壁。弓状动脉常是前后对应地分布于子宫前、后壁，分别称为前、后弓状动脉，两侧相对应的弓状动脉在中线互相吻合。弓状动脉垂直于子宫壁分出大量分支，向子宫内膜方向呈放射状进入肌层深层，称为放射动脉，其分支供应子宫内膜基底层，称为基底动脉；其终末支呈螺旋状供应子宫内膜，称为螺旋动脉，螺旋动脉随月经周期而变化。

螺旋动脉的终末支与小静脉有两种连接形式：①螺旋动脉在穿入功能层后再分为数支，在内膜表面彼此吻合形成毛细血管网，再由此汇集成小静脉；②动、静脉吻合，在吻合支进入小静脉处扩大成血窦。妊娠时，螺旋动脉变成弯曲、扩张的漏斗形血管，并开放进入胎盘绒毛间隙，穿过蜕膜板进入每一个胎盘母体叶，游离绒毛与固定绒毛似杯子盖在每根螺旋动脉上。

2. 卵巢动脉　为腹主动脉分支（左侧可来自左肾动脉），沿腰大肌前向下走行至骨盆腔，向内斜行，与髂外动脉交叉，经骨盆漏斗韧带穿过卵巢而进入卵巢髓质，形成螺旋状分支，呈放射状伸入皮质，在卵泡膜和黄体内形成毛细血管网，卵巢动脉终止于子宫角部，在此处与子宫动脉上行支相吻合。卵巢动脉在输卵管系膜中分支供应输卵管，终末支约在卵巢固有韧带和卵巢之间，与子宫动脉相吻合。

3. 子宫静脉　较发达。子宫静脉起自子宫壁中海绵状静脉间隙，注入肌层中较大的静脉，经子宫静脉离开子宫，在子宫下部两侧形成子宫静脉丛，发出小静脉后，再汇合成 2 支子宫静脉主干，分别为子宫上（浅）静脉丛和子宫下（深）静脉，与相应的动脉伴行，一同越过输尿管的前上方，注入髂内静脉。子宫静脉丛分别与阴道、直肠静脉丛相交通，子宫与阴道静脉丛合成子宫阴道静脉丛，在输尿管周围的结缔组织与静脉共同组成尿道隧道。此处的静脉无瓣膜，故可以彼此逆流。

4. 卵巢静脉　与同名的动脉相伴行，左侧回流入肾静脉，右侧回流入下腔静脉。卵巢静脉具有扩张性，此为其独特而重要的功能。由于在解剖上缺乏支持性筋膜鞘，故通过扩张来完成特定的功能。

（六）淋巴管

子宫内膜间质内存在有毛细淋巴管网，与年龄、功能密切相关，在性成熟期，可分为浅、深毛细淋巴管网。在经产妇，尤其是妊娠期，毛细淋巴管变粗，网眼变小，淋巴管密集。此淋巴管网与基层淋巴管相通。肌层内的毛细淋巴管网位于平滑肌纤维束间的结缔组织内。各肌层内的毛细淋巴管网的管径与网眼大小不同：子宫体肌层内层的毛细淋巴管较细而密集，网眼较小；外层的淋巴管最粗，且较为稀疏，网眼最大。各肌层淋巴管网相互吻合，并汇合成集合淋巴管，其向外与浆膜层淋巴管吻合，直接注入局部淋巴结。浆膜层毛细淋巴管及淋巴管位于浆膜间皮下的纤维组织内，注入位于浆膜深层的淋巴管丛，由此发出的集合淋巴管与动、静脉支伴行，注入局部淋巴结。浆膜层的淋巴管网可与邻近器官浆膜层的毛细淋巴管相吻合，肌层与浆膜层的集合淋巴管也可相互吻合交通。

子宫体的淋巴流向有两条：①子宫底和子宫体上 2/3 所发出的 2～5 条集合淋巴管，经阔韧带上部，沿卵巢固有韧带走向卵巢门，与输卵管及卵巢的淋巴管汇合，经卵巢悬韧带与卵巢血管伴行，至肾下极平面，转向内注入腰淋巴结。其中，子宫左侧半的淋巴管多注入主动脉旁淋巴结，少数注入主动脉前淋巴结。子宫右半的淋巴管主要注入主动脉腔静脉间淋巴结，另少数进入腔静脉旁淋巴结、腔静脉前和主动脉前淋巴结。从子宫底部两侧（宫角部）发出 1～3 条集合淋巴管，沿子宫圆韧带向前上行，至腹股沟管环处，一部分淋巴管转向下注入腹股沟深淋巴结或髂外淋巴结，其余经腹股沟管出皮下环注入腹股沟浅淋巴结。②子宫体下 1/3 部淋巴管大部分向外穿经阔韧带基底部至盆侧壁注入髂血管淋巴结，其余穿过主韧带注入闭孔淋巴结。

（七）神经

分布于子宫体的神经来源于交感神经和中枢神经系统，由大部分交感神经、少量的副交感神经及部分脊髓神经组成，主要来自盆神经丛（由腹下丛、卵巢丛及盆内脏神经共同组成）。盆腔神经丛组成为：①骶前神经丛的交感神经；②第 2～4 骶神经的副交感神经（含少量交感神经）；③脊髓神经的阴部神经分出的小部分副交感神经。

子宫体不同的部位由不同的神经支配。子宫体的交感神经运动纤维来自脊髓的第 5～10 胸节段，节前纤维在邻近的交感神经节内交换神经元，节后纤维参与组成降压神经丛和腹下神经丛，最后经骨盆神经进入子宫体。子宫体的交感神经感觉纤维经过骨盆神经丛、腹下神经丛、降压神经丛进入腰段和下胸段交感干，最后沿第 11 胸脊神经至第 1 腰脊神经进入脊髓。子宫峡部及子宫颈的运动和感觉主要由第 2～4 骶副交感神经传导，在其两侧和后方，有分支与来自骨盆神经丛的交感神经纤维汇合，形成子宫 - 阴道神经丛和子宫颈大神经节，其神经纤维分布于子宫颈和阴道上部。

子宫的传出神经由盆腔神经丛延伸至子宫颈两侧的子宫颈旁神经丛组成，在子宫峡部与子宫动脉的分支并进入子宫，伸展至子宫及子宫颈的肌层，神经进入肌壁后，沿子宫长轴走行，在整个肌层内的分布比较一致。进入子宫肌层内的神经继续分支，与矢状动脉并行通过子宫肌层到子宫内膜并分布于螺旋动脉周围。另有少数位于子宫体外侧的神经与子宫动脉上行支并行上升至宫底，分成较小的神经纤维，分布于卵巢及输卵管近端，且近输卵管处神经分布较丰富。

传入神经经子宫阴道丛，然后伴交感神经，经第 11、12 胸神经后根进入脊髓，只传导子宫底及子宫颈的痛觉。骨盆神经丛的神经纤维大多来自腹下神经丛，并接受来自第 2～4 骶神经和副交感神经，以及向心传导的感觉神经纤维。下腹下神经纤维一部分来自脊椎前和旁的交感神经节，一部分来自子宫 - 阴道连接处的交感神经节。子宫尚存在一些不同于其他脏器所有的独立神经元，其为短肾上腺素能神经元，其神经节非常接近肌细胞，切断脊髓甚至支配子宫的所有外部神经及其节前纤维，不会使此种短肾上腺素能神经元退化，功能仍保持原状，使子宫不会出现去神经的现象。非妊娠时，交感神经分布于子宫体和子宫颈部，尤其在两侧输卵管峡部和子宫颈部比较丰富。妊娠后，肾上腺素能神经在子宫下段及峡部相对减少。

二、子宫体年龄变化

子宫体的形状、大小及位置均随年龄的增长而产生变化，与不同年龄的雌激素水平密切相关。初生儿及胎儿的子宫位置较高，位于骨盆上口之上，子宫颈特别发达，子宫颈较子宫体长而粗，约占子宫全长的 2/3，但子宫颈阴道部却很短，子宫肌层薄，子宫底不明显。从初生到 10 岁，子宫发育迟缓，变化很小。3～8 岁幼女子宫长（包括子宫体和子宫颈长度）1.5～3cm，宽 0.5～1cm；10 岁子宫增大至 3.5cm 左右，13 岁增大至 6.2cm 左右。近性成熟期，子宫体发育迅速，宫壁增厚，宫腔扩大，至性成熟期，子宫底隆突，子宫体与子宫颈大致相等，宫颈口为圆形，子宫颈阴道部也增大，棕榈襞更加明显。未婚女性的和未产女性的子宫解剖外观并无差异。经产妇子宫较未产妇较大，内腔扩大呈卵圆形，子宫壁肌层显著加厚，子宫颈下部突入阴道内，宫颈口呈横裂状，且不规则。绝经后妇女子宫逐渐萎缩变小，呈苍白色，组织致密，质地变硬，尤以宫颈显著；子宫壁变薄，内膜萎缩，腺体退化；子宫颈阴道部逐渐缩小直至消失。

子宫体与子宫颈管的比例因年龄而异，新生儿期为2∶1；婴儿期为1∶2；静止期（4～7岁）为1∶1；青春前期（8～10岁）为1.5∶1；青春期及生育期为2∶1；老年期为1∶1。其中，子宫底部两侧及子宫角是两侧输卵管的入口处，此处肌层较薄弱，是探查宫腔或刮宫易致子宫穿孔处。

成年人子宫体是子宫最宽大的上2/3部分，呈倒置的梨形，上宽下窄，有前后两面及左右两侧缘，前面稍凸出，后面扁平，上端（称为子宫底部）钝圆、隆突、游离，与回盲袢和乙状结肠相接触，下端（称为子宫峡部）缩细与子宫颈相连，两侧缘与子宫阔韧带相连。

超声检测：子宫发育不良。子宫长1～3cm，子宫颈体不分，无内膜线回声。幼稚子宫：子宫小于正常，颈体比为1∶1，有子宫腔内膜线，卵巢发育正常。

宫体三径之和与子宫大小的关系：正常大，未生育者为11～16cm，已生育者为11～16cm；略大或饱满者为16～18cm；如妊娠40天大者为18cm；如妊娠50天大者为20cm；如妊娠2个月大者为22cm；如妊娠3个月大者为28cm。

子宫体与其他空腔器官相似，其壁由外层浆膜层、中层肌层和内层内膜层构成。

超声检测子宫内膜厚度：月经期子宫内膜厚度为1～4mm；增殖期（月经周期第6～14天）内膜厚度为5～7mm；分泌期（月经周期第15～28天）内膜厚度为7～16mm。

三、子宫内膜的年龄变化

（一）胚胎期子宫内膜

妊娠10周时女性生殖道由双侧苗勒管融合而形成输卵管、子宫及阴道上部，其表面被覆单层立方上皮，以后变成柱状或假复层上皮。上皮下为致密的间充质组织，将发展成为子宫内膜间质与子宫平滑肌。妊娠20周时子宫内膜层的分化完成，可见子宫腺体形成；妊娠22周时少许内膜腺体受雌激素刺激被覆上皮呈柱状；妊娠32周时子宫内膜腺上皮细胞呈高柱状，一些腺体将出现分泌功能，腺细胞基底部有糖原颗粒，腺腔内可见分泌物，间质水肿。子宫内膜达到一定的成熟阶段，开始对黄体酮起反应。腺体的弯曲度增加。出生时，腺体弯曲，细胞内碱性磷酸酶（alkaline phosphatase，ALP）和酸性磷酸酶（acid phosphatase，ACP）活性增高，内膜基质细胞小，可偶见前蜕膜细胞。Ober和Bernstein观察169例新生儿的子宫内膜，发现68%为增殖期，27%为分泌期，5%有前蜕膜改变或月经脱落的早期改变。

（二）青春前期子宫内膜

出生后激素撤退，有些女婴可以有内膜的脱落而发生阴道出血。出生后14天左右子宫内膜萎缩退化，厚度约为0.4mm，表面上皮变低，成立方形，腺体呈管状，数目少，分散在疏松的梭形间质细胞间，间质血管少，反映了产后雌、孕激素水平下降，这种内膜的静止状态可持续到发育前。当儿童开始发育，卵巢中雌激素促使内膜的腺体及间质生长，在月经初期后的数月往往是无排卵的出血，以后逐渐建立起正常的排卵周期。

（三）青春期、性成熟期子宫内膜

子宫内膜受卵巢雌激素和孕激素的影响而发生周期性变化，出现增生、分泌的变化，在月经来潮前子宫内膜崩解、脱落，月经来潮。据其组织学变化将其分为增生期内膜、分泌期内膜和月经期内膜（详见子宫内膜的周期性变化）。

（四）妊娠期子宫内膜（也称为蜕膜）

1. 形态学变化

（1）致密层：腺体较少且分散，常呈裂隙状，有时腔扩张，内衬为立方或扁平上皮。随着妊娠月份的增加，腺体逐渐消失，而后成为血窦。间质蜕膜样细胞继续增大，逐渐变成蜕膜细胞；细胞呈多边形，相互嵌紧呈砖砌状排列，胞质丰富，其中 RNA、糖原及各种酶活力都有增加；核卵为圆形并居于中央，染色略呈淡蓝色，核仁大而明显。非绒毛滋养细胞侵入血管，使血管壁部分平滑肌和弹力组织丧失，大量纤维蛋白样物质沉着，螺旋动脉在血流的冲击下不断扩张成漏斗形，于绒毛间隙开口。血管腔扩大，壁薄，内皮细胞增生。内膜颗粒细胞增多，有局部聚集现象。

（2）海绵层：质软，组织疏松呈海绵状。镜下见到腺体扩大、弯曲，分泌旺盛，腺上皮胞质丰富，腔缘模糊，有胞质溢出现象，腺腔内有分泌物。有时腺体相互挤紧，间质相对减少，腺上皮细胞胞质透亮呈蜂窝状簇状突起，细胞间断性或跳跃性地向腺腔突出、细胞核增大、深染而多型化，可呈圆形、椭圆形、梭形或不规则形，处在细胞的顶部，状如棒槌。组织化学检查细胞内有过碘酸－雪夫染色（糖原染色，PAS）阳性颗粒。电镜检查示腺上皮细胞分泌活跃，蛋白质代谢旺盛。这种妊娠期的内膜变化称为内膜腺体 A-S 现象或 A-S 反应。

（3）基底层：对激素不敏感，有些腺上皮表现轻度分泌现象。在孕卵种植内膜 17 天左右生长达最高峰，厚约 1cm。随着孕卵的生长发育，腺体消失，致密层和海绵层分界不清，都由肥大的蜕膜细胞组成，伴有丰富的血管。

妊娠 4 个月后，包蜕膜与真蜕膜互相融合。到足月妊娠时，蜕膜较早期为薄，致密层与海绵层分界不清，都由肥大的蜕膜细胞组成，伴有很丰富的血管。

2. 刮宫诊断　从刮宫内膜组织中诊断妊娠，需要分不同情况做出诊断。

（1）能够确诊为宫内妊娠的形态学指标为：①刮出物中见到妊娠产物，即胎盘绒毛与蜕膜组织；②刮出物中仅见有底蜕膜。底蜕膜是胎盘种植处，其表面有一层红染的纤维蛋白沉着，蜕膜组织中散在一些核大小不一、深染的滋养叶细胞。

（2）只能确诊为妊娠，而不能肯定为宫内妊娠：刮出物中仅见蜕膜组织，A-S 反应的腺体经仔细寻找未见绒毛或滋养叶细胞，不能除外异位妊娠的可能。诊断宫内妊娠必须见到绒毛，一般在凝血块中容易找到绒毛结构，早期绒毛表面仅被覆单层滋养叶细胞。

（3）蜕膜组织与间质细胞的蜕膜样反应必须辨认清楚：由于妊娠早期的蜕膜组织只是晚期分泌期宫内膜的延续，只有程度的差别而没有质的改变。一般认为蜕膜的细胞体积较大，胞质富于糖原，胞质空。妊娠早期的蜕膜组织中常见高度分泌的腺体，弯曲、腔大，且见有大的深染核向腔内突出。而间质细胞呈蜕膜样反应中的腺体为直管状，无弯曲，腔小，有的呈裂隙状，特别是在临床应用孕激素类药物，包括服用避孕药后内膜的改变时有典型的蜕膜样反应的组织表现，在这种情况下必须要结合临床情况做出诊断。

（4）流产后，在刮出物中可以见不到妊娠产物。内膜可呈各种不同反应，在多数情况下，腺体与间质不同步的分泌反应，也有的腺体呈增殖期改变。其常伴有慢性炎改变，结合临床病史，可以符合流产后子宫内膜炎改变。

（5）服大量黄体酮类药物治疗子宫出血

的患者，其排出物或刮出物常呈极好的蜕膜样反应。有时蜕膜样细胞的肥大程度与妊娠蜕膜细胞不相上下，极难区分。但是，此类内膜往往有很小的腺体分布在成片的肥大的间质细胞中，不像妊娠蜕膜腺体呈裂隙状。在诊断时要结合病史，了解所有药物的剂量及时间，不可轻易诊断为妊娠蜕膜组织。

有关绝经期和绝经后子宫内膜不在本书的叙述范围内。

四、子宫内膜的周期性变化

卵巢周期中，卵巢分泌的雌、孕激素作用于子宫内膜及其他生殖器官，使其发生支持生殖的周期性变化，尤以子宫内膜的周期性变化最为显著。子宫内膜分基底层和功能层。基底层靠近子宫肌层，不受卵巢激素周期性变化的影响，在月经期不发生脱落；功能层由基底层再生而来，受卵巢性激素的影响出现周期性变化，若未受孕功能层则坏死脱落，形成月经。正常一个月经周期以28天为例，其组织形态的周期性变化分为3期。

（一）增殖期（第5～14天/28天周期）

增生期相当于卵泡发育成熟阶段。在卵巢分泌的雌激素作用下，子宫内膜表面上皮、腺体、间质及血管等都是在一个逐渐生长的过程中。增殖期又分为早、中、晚3期。

子宫内膜从早期到晚期是一个逐渐增生的过程，其主要特点是：腺体由稀疏逐渐增多，腺体弯曲；腺上皮细胞增生由柱状到假复层，细胞核增大，继而水肿、疏松，核仁明显，分裂象增多，透亮细胞数目增加；螺旋小动脉向内膜表面生长，且血管增生，逐渐卷曲呈螺旋状。透亮细胞有两种形态：一种细胞出现在腺上皮顶部近腺腔缘，很像纤毛细胞的前身；另一种出现在腺体的底部近肌膜，细胞核小，核深染，可能是储备细胞。这类透亮细胞的出现都与雌激素的活力有关。

（二）分泌期（第15～28天/28天周期）

分泌期相当于黄体期。雌激素的存在使内膜继续增厚；在孕激素的作用下，子宫内膜呈分泌反应，血管迅速增加，更加弯曲，间质疏松水肿。此时内膜厚且松软，含丰富的营养物质，有利于受精卵着床。排卵期内膜有时在表层有出血灶，引起排卵期出血，发生于5%的妇女中。排卵后，黄体自发育到退化有一定的速度和节律。整个分泌期可分为早、中、晚3期。

（三）月经期（第1～4天/28天周期）

排卵后若未受孕，黄体于26～28天明显退化，雌、孕激素下降，腺体衰退，螺旋小动脉节律性收缩与舒张，继而出现逐渐加强，是血管痉挛性收缩、退变、扩张、节段性收缩。内膜组织缺血、坏死、崩解、脱落，月经来潮。月经第1～4天，子宫内膜海绵状功能层从基底层崩解脱落，这是黄体酮和雌激素撤退的最后结果。

月经第1天，表面内膜出血，呈蜕膜样变化的间质细胞收缩，细胞间隙增宽，细胞分散，有中性粒细胞浸润；腺体衰竭、皱缩，腺上皮细胞胞质变空，核浓缩、深染，有些腺体断裂成条索状；螺旋小动脉扩张，壁有蜕变，微血管及静脉窦扩张。月经第2天，只能见到破碎的腺上皮及间质细胞，有新鲜的出血及成堆的中性粒细胞浸润，呈现一种假炎症现象。

在月经停止前，内膜基底层的子宫腺残端细胞迅速分裂增生，并向内膜表面铺展，形成一层新的表面柱状上皮，子宫内膜周期应从增生期之初起始，但在实际应用中，一般将月经来潮的第1天作为周期的开始，许多哺乳动物的周期终止时，子宫内膜自行退变，不发生出血，灵长类可能由于子宫血管的高度分化，在周期终止时出现子宫内膜脱落的现象。

（四）再生期（第 5～7 天 /28 天周期）

月经来潮而内膜脱落后，脱落面逐渐由表面上皮所覆盖，月经血止。这种脱落及修复常同时进行，修复可能来自海绵体的下半部，也可能来自基底层。再生过程一般为 2～3 天，即月经的第 5～7 天。雌激素的刺激可加速再生，再生的发生、进展和持续时间每个人之间存在着差异。

五、子宫的功能

（一）月经及月经周期

正常生育年龄妇女的子宫内膜存在周期性变化，在下丘脑、垂体的生殖激素作用下，卵巢中的卵泡生长、发育、成熟，卵子排出，黄体形成；在性激素作用下子宫内膜呈现从增生到分泌的变化。若未受孕，则黄体萎缩，性激素水平下降，子宫内膜缺少性激素作用，而出现退化、破碎、出血。破碎的子宫内膜伴随血液等经阴道排出，即月经。青春期首次出现的月经称为初潮，提示生殖功能基本成熟。规律月经的建立是生殖功能成熟的标志之一。

月经周期是育龄妇女下丘脑－垂体－卵巢轴功能的反复表现及其生殖道靶器官－子宫内膜结构功能周期性变化的结果，为接纳胚胎着床做准备。月经周期是一个卵子成熟、子宫内膜呈分泌变化，以及为受孕、着床做准备的过程，在生育期循环不已，若受孕则月经闭止。因此月经周期是一生殖内分泌事件，其本质是为了生殖，故又称性周期。虽然月经时子宫出血是前一个周期子宫内膜从增殖、分泌到退化、脱落的结果，但为了便于确认，一般将月经来潮的第 1 天为本次月经周期的第 1 天，以此顺序类推，至下次月经来潮的前 1 天，便是本周期的最末 1 天。

初潮的月经大多无排卵，仅因雌激素波动而导致子宫内膜脱落、出血。一般在初潮后的一年，有排卵的月经占 10%～80%，而 5 年后 90% 为有排卵月经。无排卵的月经周期常不规则，月经期也长短不一。有排卵月经的周期具有明显的规律性，周期时间平均为 31 天（范围为 21～35 天），增生期时限变异较大，黄体期则较固定；月经期的出血时间平均为 5 天（范围为 3～7 天）。经期失血量以碱性正铁血红蛋白法客观的测定，平均为 35ml（范围为 20～80ml）。一般在经期第 2～3 天（24～36 小时）失血量最多，经血色鲜红或稍暗，黏稠而不凝固。这是由于正常月经的出血头 12 小时来自塌陷缺血的子宫内膜功能层破口，由于螺旋动脉高度螺旋化及内膜塌陷，血流缓慢，有利于血管内凝血，血管表面血小板血栓限制出血，故此阶段出血一般很少；24～36 小时子宫内膜功能层脱落，子宫内膜基底层血管残端暴露，此期是月经期出血最多的阶段；36 小时后由于内膜血管残端血栓形成及内膜修复，出血迅速减少并停止。75% 月经血来自动脉，25% 来自静脉，包含子宫内膜碎片、前列腺素、来自子宫内膜的大量纤维蛋白溶酶及宫颈黏液等成分。由于纤维蛋白溶酶对纤维蛋白的溶解作用，故月经血不凝，只有出血多的情况下出现凝血块。纤维蛋白溶酶和前列腺素通过对组织和纤维的液化作用及其子宫收缩作用促进子宫的排空。

有些妇女有经期下腹坠胀、腰骶部酸胀的感觉，是由经期盆腔器官充血所致，是一种生理现象。少数经期症状严重者可能影响正常的生活与工作。

（二）子宫体的生殖功能

1. 胚胎着床　除增生期外，子宫内胚胎着床进入子宫壁内是发育能够正常进行的必要条件。胚胎着床是一个关键而复杂的过程，即指从受精卵植入子宫内膜开始的一系列细胞、分子信号传递过程，其中包含多种因子及一系列的相互作用。不论胎盘的形成是侵入性的还是表面性的，胚胎都可能会与子宫上皮细胞发生持续或短暂的黏附作用。

2. 胚胎的生长、孵化和激活　胚胎只能植入着床窗口期的子宫内，它附着于子宫内膜表面，涉及多种多样的细胞间相互作用，包括细胞与细胞的直接作用和活性分子与细胞的间接作用。

（1）胚胎的生长：生长因子的分泌与来自输卵管和子宫内膜上皮细胞的雌、孕激素水平相适应，从而形成胚胎发育的环境。胚胎发育至胚泡期，出现一个明显的母胎信号，很多因子，如胰岛素、LIF、来普汀、肝素结合性表皮生长因子（heparin-binding epidermal growth factor，HB-EGF）、粒细胞巨噬细胞群落刺激因子（granulocyte-macrophage colony stimulating factor，GM-CSF）和 IGF-1 均显示出明显增加的趋势。

（2）胚胎的孵化：在胚胎附着于子宫的表面之前，它必须从透明带孵化。而胚胎产生的植入丝胺酸蛋白类（implantation serine proteinases，ISP）-1 和子宫腺体产生的 ISP-2 与孵化有关。这些酶类也可以促进母体组织的局部蛋白水解，作为侵入过程的一部分。

（3）胚泡的激活：胚泡的激活作用是通过阻断雌激素受体信号来完成。其中 HB-EGF 可能是参与激活的重要因素，子宫腔是极度低氧的环境，低氧发动金属蛋白酶介导的细胞滋养细胞 HB-EGF 分泌和合成，使细胞能够在低氧环境下存活，有助于防止低氧诱导的细胞凋亡。

3. 着床后子宫内膜受激素的作用　子宫内雌、孕激素的作用是维持管腔内胚泡存活的重要条件，同时雌、孕激素剂量的大小影响受精期的长短。此外，子宫收缩、子宫胎盘的血流灌注、血流调节等功能维持生殖功能。

（三）子宫体的内分泌功能

子宫不仅是一个受激素作用的靶器官，还是一个功能复杂的内分泌器官，它能够分泌包括多种激素、细胞因子、酶及功能蛋白等在内的人体所需的物质。子宫的内分泌功能主要由子宫内膜细胞产生。内膜细胞由腺上皮细胞（endometrial epithelial cells，EEC）及间质细胞（endometrial stromal cells，ESC）组成，两类细胞均具有复杂的内分泌功能。

1. 激素的分泌　子宫能够分泌前列腺素、泌乳素及内皮素，与调节女性生殖内分泌功能关系密切。前列腺素的主要功能有调节月经量、与痛经相关和参与妊娠许多环节的调节。早孕胚胎着床期前列腺素浓度较非妊娠期低，胚胎植入。此外，如宫颈成熟、子宫的收缩与弛张、分娩发生等内分泌环境均与前列腺素及其他各种调节因子有关，可调节生殖内分泌和心血管功能。泌乳素浓度可随月经周期分泌内皮素、松弛素。

2. 细胞因子的分泌　子宫局部产生的各种生长因子在许多生理过程中起关键作用，包括：①子宫内膜周期性的细胞分裂和分化；②吸引巨噬细胞到蜕膜样变的子宫内膜中；③子宫内膜－滋养细胞的相互作用；④早期妊娠的维持；⑤月经期子宫内膜的剥脱及再生过程。

如白细胞介素、白血病抑制因子、干扰素、表皮生长因子、胰岛素样生长因子、肿瘤坏死因子α等，还有多种酶和功能蛋白。

（四）子宫的免疫功能

广义地说，免疫细胞包括造血干细胞、淋巴细胞系、单核吞噬细胞系、粒细胞系、肥大细胞系、红细胞和血小板等。在神经－内分泌－免疫调节网络的调控下，它们各执行一定的免疫功能。哺乳动物子宫内的免疫细胞主要由淋巴细胞系、单核吞噬细胞系和肥大细胞系的细胞组成。

狭义地讲，免疫细胞一词是指淋巴细胞系、单核吞噬细胞系及免疫辅助细胞。哺乳动物子宫内的免疫细胞主要由淋巴细胞系、单核吞噬细胞系和肥大细胞系的细胞组成。调节网络和多种细胞因子均对它们发挥调节作用，并借此实现对子宫免疫状态的全面调节。因此，子宫免疫细胞的研究不仅是生殖免疫学的重要内容，还是妇产科学和计划生育科学的重要理论基础。

第四节　子　宫　颈

子宫颈的胚胎发育主要来自一对副中肾管（Müllerian 管），但中肾管（Wolffian 管）和尿生殖窦也参与子宫颈管的形成。

Müllerian 管即副中肾管，它在人类胚胎约 40 天时出现。各个管起始时观察到在中胚层中肾头端，外侧有体腔上皮增厚并内陷。内陷部位的头端后来变成伴有子宫管的腹口。每个副中肾管的前身在中胚层内以一实性细胞索伸向尾端，起始于中肾管很靠近。已有实验显示，中肾管诱导副中肾管并指引其下降，实际上生长着的副中肾管尾部末端位于中肾管的基膜之内。当副中肾管的细胞索继续下降时其头部显出一腔，它与胚内体腔连续。这个腔向尾端伸展在生长着的副中肾末端后面，使其转变成一个管。在下降的副中肾管从腹侧通过中肾管完成其到达尿生殖窦后部的过程，在中肾管中间的尿直肠膈之中，与对侧副中肾管紧密并列。事实上，副中肾管来到并彼此紧密接触甚至在其生长端到达尿生殖窦之前就开始融合。起始并列的中间壁的外侧面开始融合，最终管腔仅被一中膈所分隔。

在胚胎第 49 天，副中肾管达到尿生殖窦之前，在其后壁内部呈现一个结节，位于中肾管的开口之间。这个结节并非由副中肾管产生，但这通常是副中肾管在 56 天时尿生殖窦后壁融合的部位。

生殖道分化期，在胚胎期的末尾两根副中肾管的尾部在尿直肠膈之中已经融合。构成胎儿子宫远端 2/3 的子宫颈，一般相信为副中肾管来源。虽然有学者主张其黏膜由尿生殖窦衍生而来，但确切的副中肾管和窦组织在宫颈的分布仍不能肯定。17 周左右宫颈腺出现其未来的宫颈口可以辨认。曾有不同的报道在 22 周内翻的宫颈管被覆有复层扁平上皮，而从 22 周到临产鳞柱交接点据说位于宫颈口外面一些距离，产生先天性外翻。新生儿的宫颈上皮描述为复层或假复层柱状上皮。

一、新生儿及发育前儿童的宫颈

在胎儿期宫颈与宫体一样长或更长些。胎儿期柱状上皮由于受母体激素的刺激过度生长到宫颈阴道部。这种情况占早产儿的 1/3，足月新生儿增到 2/3，持续在发育前儿童中约 1/3，直到月经来潮。宫颈阴道部边缘部分被覆含糖原的复层扁平上皮与阴道黏膜的鳞状上皮相似。宫颈管黏膜上皮呈外翻暴露于阴道环境中。初潮之前，阴道 pH 是中性的。柱状上皮适合宫颈管的碱性条件，宫颈管暴露于阴道环境中，鳞状上皮化生可看作是修复的过程。胎儿宫颈的间质细胞由小而深染的较未分化的细胞组成，向上与子宫内膜间质中与之相似的细胞相连接。在儿童期间质发育成熟成纤维组织和少数平滑肌细胞，后者向内口方向逐渐增加数量。血管靠近上皮为薄壁血管，环绕外口区为数更多，大的血管存在于宫颈管壁的较深部位。

二、生育期子宫颈

在正常月经周期中宫颈管的长度和直径发生变化，其外口有相似的改变。宫颈黏液生化特性随性激素的周期性影响而变化，雌激素增加黏液的量、水和无机盐的成分及黏液产生羊齿结晶的能力。然而宫颈组织学检查，在一个正常月经周期中无明显形态学变化可见。

三、妊娠期子宫颈

妊娠期由于受绒毛促性腺激素的影响宫颈也发生相应的变化。宫颈腺体数目增生和腺体功能亢进，宫颈阴道部鳞状上皮变化较轻。

颈管内膜腺体数目增加，分泌功能亢进，产生多量黏液。这种变化在早孕时已显著，随着妊娠过程的进展而增加。腺体可深入间质并向颈管腔突出。颈管内膜厚度可达4～6mm，占整个宫颈管壁厚度的1/2。腺体增生形成许多分支使颈管内膜面皱襞增加，使切面呈蜂窝状。由于颈管黏膜增生，并向宫颈外口突出，使外口周围宫颈阴道部呈淡红色细颗粒状，称为妊娠期宫颈糜烂。

（郝　敏　石一复）

第五节　卵　巢

卵巢是产生与排出卵子，并分泌甾体激素的性器官。卵巢的大小及解剖位置与所处的时期及年龄有关。

卵巢左右各一，灰红色，较韧硬，呈扁平的椭圆形，位于输卵管的后下方。表面凸隆，幼女者表面平滑，性成熟后，由于卵泡的膨大和排卵后结瘢，致使其表面凹凸不平。

卵巢的大小和形状，因年龄不同而异。同一人左右卵巢并不一致，一般左侧大于右侧。

成人卵巢长度左侧平均为2.93cm，右侧平均为2.88cm；宽度左侧平均为1.48cm；右侧平均为1.38cm；厚度左侧平均为0.82cm，右侧平均为0.83cm，卵巢重为3～4g。35～45岁卵巢开始逐渐缩小，至绝经期以后，卵巢可逐渐缩小到原体积的1/2。

通常成年人卵巢的大小相当于本人拇指指头大小。由于卵巢屡次排卵，卵泡破裂、萎缩，由结缔组织代替，故其实质渐次变硬。

受精时已决定胚胎的遗传性别（genetic sex），胚胎细胞的性染色体为XX时，腺自然分化成卵巢人胚第10周后，初级性索向深部生长，在该处形成卵巢网（rete ovarii），随后成为卵巢髓质（medulla of ovary）和次级性索（secondary sex cord）或皮质索（cortical cord），约在第16周有原始卵泡（primordial follicle）。足月胎儿的卵巢内有600万～700万个（也有称1000万个）原始卵泡。

一、卵巢与年龄变化

（一）胚胎期（fetal period）

胚胎6～8周时，原始生殖细胞不断有丝分裂，细胞数增多、体积增大，成为卵原细胞（oogonium），约60万个。自胚胎11～12周开始卵原细胞进入第一次减数分裂，并静止于前期双线期，改称为初级卵母细胞（primary oocyte）。胚胎16～20周生殖细胞数目达到高峰，两侧卵巢共含600万～700万个，胎儿期的卵泡不断闭锁，出生时约剩200万个。

（二）新生儿期（neonatal period）

出生后4周为新生儿期。女性胎儿由于受胎盘及母体性腺产生的女性激素影响，卵巢已有一定程度的发育。

（三）儿童期（childhood）

从出生后4周到12岁左右称为儿童期。儿童早期（8岁前）由于下丘脑、垂体对低水平雌激素（≤10pg/ml）的负反馈及中枢性抑制因素高度敏感，下丘脑-垂体-卵巢轴功能处于抑制状态，此期卵巢长而窄，卵泡虽能大量自主生长，但仅发育到窦前期及萎缩、退化，卵巢位于腹腔内。儿童后期（约

8岁起）下丘脑促性腺激素释放激素抑制状态解除，卵巢内卵泡受促性腺激素的影响有一定发育并分泌性激素，但仍达不到成熟阶段。卵巢形态逐步变为扁卵圆形，卵巢逐渐下降至盆腔。

（四）青春期（adolescence or puberty）

卵巢作为女性的性腺，其主要功能是产生卵子并排卵和分泌女性激素。从青春期开始至绝经前，卵巢在形态和功能上发生周期性变化称为卵巢周期（ovarian cycle）。青春期发动始于8～10岁，此时中枢性负反馈抑制状态解除，促性腺激素释放激素（gonadotropin releasing hormone，GnRH）开始呈脉冲式释放，继而引起促性腺激素和卵巢性激素水平升高。在促性腺激素作用下，卵巢增大，卵泡开始发育和分泌雌激素，致使卵巢表面稍呈凹凸不平。此时虽已初步具有生育能力，但整个生殖系统功能尚未完善。在青春期，卵泡开始发育，约每隔28天2个卵巢交替有一个卵泡成熟并排卵。卵泡的整个发育过程，一般经历5个阶段（图2-3）。

1. 初级卵泡（primary follicle）　在皮质的浅层，由一个大的卵母细胞和包在它周围的一层扁平或立方形的卵泡细胞组成。在新生女婴，两个卵巢内至少已有初级卵泡30万～60万个。

2. 生长卵泡（growing follicle）　是初级卵泡经过生长期逐渐变成的。它的卵母细胞体积增大，卵母细胞外面开始形成一层透明的膜，称为透明带（zona pellucida），透明带外周的卵泡细胞很快分裂繁殖，由一层变为多层。这时卵泡细胞开始分泌卵泡液，液内含有雌激素。由于卵泡液的出现，在卵泡细胞之间遂有腔隙形成，为卵泡腔。卵泡周围的结缔组织，也随卵泡的发育而形成卵泡膜。

3. 成熟卵泡（matune follicle）　是卵泡发育的最后阶段，结构与晚期生长卵泡相似，不同之处在于初级卵母细胞此时已完成第一次成熟分裂，形成一个初级卵母细胞和一个第一极体，卵泡液增多，卵泡膜变薄，卵泡突出在卵巢表面。以后在神经-体液及机械作用的影响下，卵泡破裂，次级卵母细胞带着它周围的一些卵泡细胞（紧靠透明带的一层卵泡细胞称为放射冠）离开卵巢，进入腹腔，此过程即为排卵。

青春期时，每侧卵巢的卵泡数约8万个。35岁时，由于卵泡闭锁与排卵（ovulation）的损失，每侧卵巢只剩2.5万～5万个卵泡。到58岁时，每侧卵巢仅剩不足1000个卵泡。卵泡闭锁后残留的组织成分分散在卵巢间质，这些内分泌细胞称为卵巢间质细胞（ovarian interstitial cells）（图2-4、图2-5）。

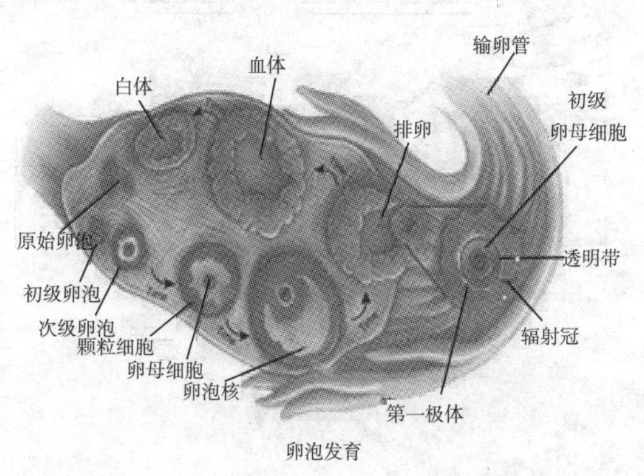

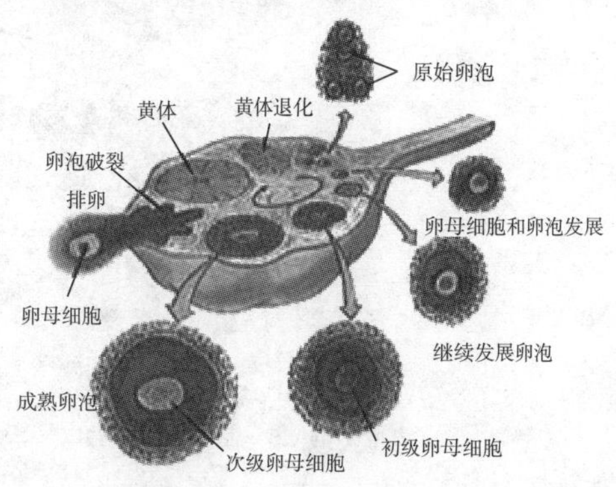

图2-3　卵巢的周期性变化

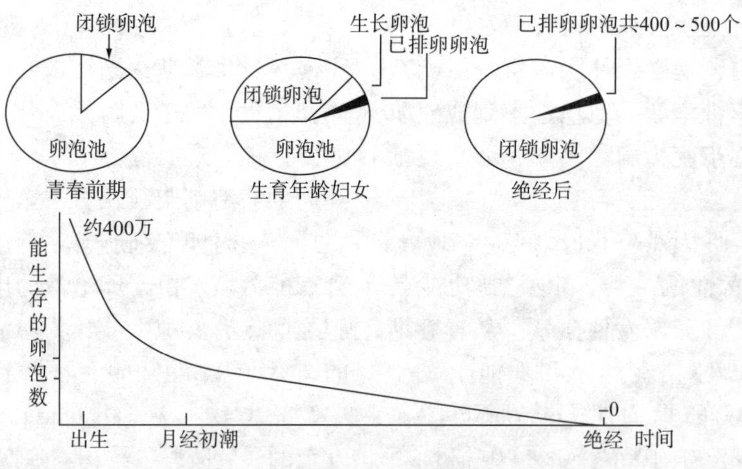

图 2-4　出生后卵泡数量的变化

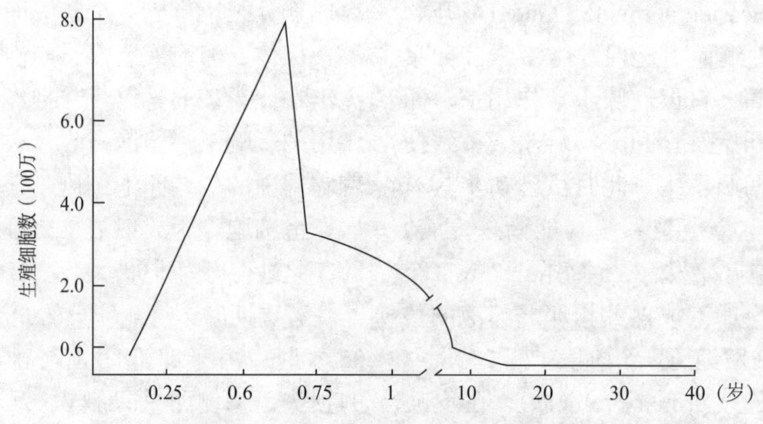

图 2-5　妇女一生中卵巢生殖细胞的变化

4. 卵泡发育成熟　目前认为卵泡（follicle）的发育成熟过程跨越的时间很长，仅从有膜的窦前卵泡发育至熟卵泡就需要85天（图2-6）

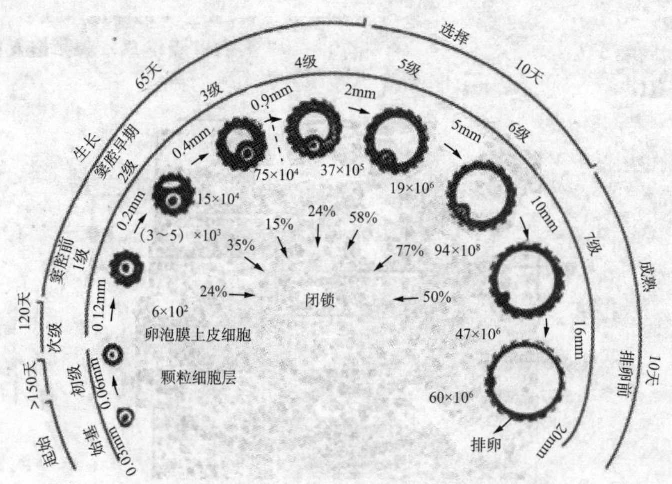

图 2-6　卵泡发育

5. 黄体形成（luteinization）　卵排出后，卵泡的残余部分，受腺垂体分泌的黄体生成素的作用，卵泡细胞变大，细胞质内出现黄色的颗粒，这些细胞构成黄体。黄体能分泌孕激素及少量雌激素。倘若排出的卵没有受精，则此黄体经 2 周左右开始退化，构成黄体的细胞就萎缩消失，为结缔组织所代替变为白体。若排出的卵发生受精，则黄体不但不退化，反而增大，至妊娠 5～6 个月后才开始退化。

故从青春期到绝经期，卵巢内不断地进行着卵泡的生长、成熟、排卵、黄体形成及退化等一系列变化。从一个卵泡发育成熟直至黄体退化的过程就称为一个卵巢周期。女性一生仅有 400～500 个卵泡发育、成熟、排出，其余的卵泡在发育到一定程度时即退化。

髓质位于卵巢的中央，不含卵泡，由疏松结缔组织构成，其中含有许多血管、淋巴管和神经。

（五）性成熟期（sexual maturity）

卵巢功能成熟并有周期性激素分泌及排卵的时期称为性成熟期。18 岁开始，历时 30 年。性成熟期，生殖器官及乳房在卵巢分泌的性激素作用下发生周期性变化，此期生育功能最旺盛，故也称生育期。生育期每月发育一批（3～11 个）卵泡，经过募集、选择，其中一般只有一个优势卵泡可达完全成熟，并排出卵子。其余卵泡发育到一定程度经过细胞凋亡机制自行退化，呈卵泡闭锁。女性一生中一般只有 400～500 个卵泡发育成熟并排卵，仅占总数的 0.1% 左右。

1. 卵泡的发育和成熟　根据卵泡的形态、大小、生长速度和组织学特征，可将卵泡生长过程分为原始卵泡、窦前卵泡、窦状卵泡和排卵前卵泡 4 阶段。

（1）原始卵泡：由停留于减数分裂双线期的初级卵母细胞被单层梭形前颗粒细胞围绕而形成。

（2）窦前卵泡（preantral follicle）：原始卵泡的梭形前颗粒细胞分化为单层立方形细胞之后成为初级卵泡。同时颗粒细胞合成和分泌黏多糖，在卵子周围形成一透明环状区，称为透明带，最后初级卵泡细胞的增殖使细胞的层数增加至 6～8 层（600 个细胞以下），卵泡增大，形成次级卵泡（secondary follicle）。此阶段颗粒细胞上出现卵泡生长发育所必备的三种特异性受体，即促卵泡激素（follicle-stimulating hormone，FSH）受体、雌激素（estrogen，E）受体和雄激素（androgen，A）受体。卵泡内膜出现了黄体生成素（luteinizing hormone，LH）受体，具备合成甾体类激素的能力。

（3）窦状卵泡（antral follicle）：在雌激素和 FSH 的协同作用下，颗粒细胞间积聚的卵泡液增加，最后融合形成卵泡腔，卵泡增大，直径达 500μm。窦状卵泡发育的后期，相当于前一个卵巢周期的黄体晚期及本周期卵泡早期，血清 FSH 水平及其生物活性增高，超过一定阈值后，卵巢内有被募集的发育卵泡群中 FSH 阈值最低的一个卵泡，优先发育成优势卵泡（dominant follicle），其余的卵泡逐渐退化闭锁，这个现象称为选择（selection）。月经周期第 11～13 天，优势卵泡增大至 18mm 左右，分泌雌激素量增多，是血清雌激素量达 300pg/ml 左右。此外，在 FSH 刺激下，颗粒细胞内出现 LH 受体及 PRL 受体，形成排卵前卵泡。

（4）排卵前卵泡（preovulatory follicle）：也称为格拉夫卵泡（Graafian follicle），为卵泡发育的最后阶段。卵泡急骤增加，卵泡腔增大，卵泡体积显著增大，直径可达 18～23mm，卵泡向卵巢表面突出，其结构从内到外依次为：①卵泡外膜，为致密的卵巢间质组织，与卵巢间质无明显界限。②卵泡内膜，血管丰富，细胞呈多边形，较颗粒细胞大，这种细胞也从卵巢皮质层间质细胞衍化而来。③颗粒细胞，无血管存在，其营养来自外围的卵泡内膜，细胞呈立方形。在颗粒细胞层与卵泡内膜层间有一基底膜。④卵泡腔，腔内充满大量清澈的卵泡液和雌激素。⑤卵丘，突出于卵泡腔，卵细胞深藏其中，形成卵丘。⑥放射冠，直接围绕卵细胞的一层颗粒细胞，呈放射状排列而得名。⑦透明带，在放射冠与卵细胞之间还有一层很薄的透明膜，称为透明带。

2. 排卵（ovulation） 卵母细胞及包绕它的卵丘颗粒细胞一起排出的过程称为排卵。排卵过程包括卵母细胞完成第一次减数分裂和卵泡壁胶原层的分解及小孔形成后卵子的排出活动。排卵前，由于成熟卵泡分泌的雌二醇在循环中达到对下丘脑起正反馈调节作用的峰值（$E_2 \geqslant 200pg/ml$），促使下丘脑 GnRH 的大量释放，继而引起垂体促性腺激素，出现 LH/FSH 峰。LH 峰是即将排卵的可靠指标，出现于卵泡破裂前 36 小时。LH 使初级卵母细胞完成第一次减数分裂，排出第一极体，成熟为次级卵母细胞。在 LH 峰作用下排卵前卵泡黄素化，产生少量黄体酮。LH/FSH 排卵峰与黄体酮协同作用，激活卵泡液内蛋白激酶活性，使卵泡壁隆起尖端部分的胶原消化形成小孔，称为排卵孔。排卵多发生在下次月经来潮前 14 天左右，卵子可由两侧卵巢轮流排出，也可由卵巢连续排出。卵子排出后，经输卵管伞端捡拾、输卵管壁蠕动及输卵管黏膜纤毛活动等协同作用，通过输卵管，并被运送到子宫腔。

3. 黄体的形成及退化 排卵后卵泡液流出，卵泡腔内压下降，卵泡壁塌陷，形成许多皱襞，卵泡壁的卵泡细胞和卵泡内膜细胞向内侵入，周围由结缔组织的卵泡外膜包围，共同形成黄体（corpus luteum）。卵泡细胞和卵泡内膜细胞在 LH 排卵峰的作用下进一步黄素化，分别形成颗粒黄体细胞和卵泡膜黄体细胞。黄体细胞的直径由原来的 12～14μm 增大到 35～50μm。排卵后 7～8 天（相当于月经周期第 22 天左右）黄体体积和功能达到高峰，直径为 1～2cm，外观黄色。正常黄体功能的建立需要理想的排卵前卵泡发育，特别是 FSH 刺激，以及一定水平的持续性 LH 维持。

若排出的卵子受精，则黄体在胚胎滋养细胞分泌的绒毛膜促性腺激素（human chorionic gonadotropin，hCG）作用下增大，转变为妊娠黄体，至妊娠 3 个月末才退化。此后胎盘形成并分泌甾体激素维持妊娠。

若卵子未受精，黄体在排卵后 9～10 天开始退化，黄体功能限于 14 天，黄体退化时黄体细胞逐渐萎缩变小，周围的结缔组织及成纤维细胞侵入黄体，逐渐由结缔组织代替，组织纤维化，外观白色，称为白体（corpus albicans）。黄体衰退后月经来潮，卵巢中又有新的卵泡发育，开始新的周期。

个别青少年和青年女性有卵巢早衰、手术、化疗、放疗等会提前出现绝经过渡期和绝经后期改变。

（1）绝经过渡期（menopausal transition period）：卵巢功能开始衰退至最后一次月经的时期。此期由于卵巢功能逐渐衰退，卵泡不能发育成熟及排卵，月经不规律，常为无排卵性月经。最终由于卵巢内卵泡自然耗竭，对垂体促性腺激素丧失反应，导致卵巢功能衰竭，直至绝经。

（2）绝经后期（postmenopausal period）：为绝经后的生命时期。早期卵巢虽然停止分泌雌激素，但其间质仍能分泌少量雌激素。此期由雄激素在外周转化而来的雌酮成为循环中的主要雌激素，妇女 60 岁后进入老年期，此期卵巢功能完全衰竭，生殖器官进一步萎缩老化。

二、卵巢的位置

卵巢位于子宫底的后外侧，与盆腔侧壁

相接。当妊娠时，由于子宫的移动，其位置也有极大的改变。胎儿娩出后，卵巢一般不再回到其原来位置。卵巢属于腹膜内位器官。卵巢与子宫阔韧带间的腹膜皱襞，称为卵巢系膜（mesovarium）。卵巢系膜很短，内有至卵巢的血管、淋巴管和神经通过。卵巢的移动性较大，其位置多受大肠充盈程度的影响。一般位于卵巢窝内，外侧与盆腔侧壁的腹膜相接。

胎儿卵巢的位置位于腰部和肾的附近。第 18 周时，生殖腺的位置已移至骨盆边缘，卵巢停留在骨盆缘稍下方。初生儿卵巢位置较高，成人的卵巢位置较低，老年女性的卵巢位置更低。卵巢的位置可因子宫位置的不同而受影响。所以，小儿和儿童因卵巢病变经常表现为下腹部症状。

三、卵巢和子宫的大小

新生女婴卵巢长 1cm，重 0.3g；8 岁前极小，8～10 岁发育较快约重 6g，较前增加 3g；月经初潮时卵巢并未完全成熟，重量仅为成熟的 30%；初潮后卵巢体积直线上升，由原来 6g 又可增加 3～4g；性成熟开始卵巢体积生长缓慢；17～20 岁卵巢体积停止生长。

在 6 岁前仅可见少数卵泡，直径＜4mm；6 岁后 20% 女孩出现单或双侧 4 个以上直径≥4mm 的卵泡；随年龄增长卵泡直径大者＜9mm，青春发育开始，卵泡增长明显，12 岁时可出现直径＞9mm 的卵泡，详见表 2-1，以上数目因各人报道而不一，但可供参考。

表 2-1　不同年龄段卵巢和子宫大小

年龄	卵巢容积（ml）	子宫容积（ml）	子宫形状	子宫内膜
新生儿	1～3.6	2.6～4	铲形	反射波
3 个月～1 岁	1～2.7	0.8～1.3	管形	低回声
1～2 岁	1～1.6	0.8～1.3	管形	低回声
2～8 岁	1～4.3	0.8～1.6	管形	低回声
8～16 岁	2～18.3	0.8～25	青春期 后为梨形	青春期后 周期性改变

摘自：Stranzinger E，Strouse PJ. Ultrasound of pediatric female pelvis. Semin Ultrasound CT & MRI，2008，29（2）：98-113

幼儿卵巢大小为 3mm × 2.5mm × 1.5mm，以后逐步增大，直至青春前期大小为长 21～41mm，厚 8.5～19.4mm，宽 15～24mm，接近成人大小。

3 岁前卵巢容积约为 1cm^3，至青春期前达到 9.8cm^3，接近成人大小。青少年期卵巢大小平均容积 3.0ml（标准差为 2.3），生育期卵巢大小平均容积为 9.8ml（标准差为 5.8）。

四、卵巢的内分泌功能

卵巢合成及分泌的性激素均为甾体激素（steroid hormone），主要有雌激素、孕激素和少量雄激素。

雌激素的大部分生物学作用是通过雌激素与其受体的结合而产生的。雌激素受体分布广泛，除生殖道及乳腺外，肝、皮肤黏膜、脂肪、骨骼、肾、脑、心血管均有雌激素受体存在。

（一）雌激素对生殖系统及其他系统的作用

1. 对子宫的作用　刺激其生长、发育，使子宫肌细胞增生肥大、肌层变厚，子宫体积增大；提高子宫肌层对缩宫素的敏感性；使子宫内膜细胞分裂活跃、内膜增生变厚呈增生期变化；同时也参与月经后内膜的再生与修复过程，促进子宫内膜增生，主要是功能层的上皮、腺体及螺旋小动脉增生，使宫颈口松弛，使宫颈黏液分泌增多、变稀、拉丝度增强，出现羊齿状结晶，有利于精子穿过。

2. 对输卵管的作用　促进输卵管内膜增生、平滑肌生长，加强节律性收缩，有利于配子的输送和受精。

3. 对阴道、外阴及盆膈的作用　能促进阴道上皮细胞的成熟、增生、角化，使阴道黏膜变厚并增加细胞内糖原的含量，有利于阴道乳酸杆菌利用糖原生成乳酸，使成年人阴道 pH 维持在 4.5～5.0，提高阴道清洁度和抗感染能力。雌激素可促进大、小阴唇色素沉着及脂肪沉积；也可促进盆膈肌肉、神经结缔组织的损伤后修复，增加盆膈组织神经纤维密度，对女性盆膈起到保护作用。

4. 对卵巢的作用　卵巢本身的发育、卵巢表面上皮的功能、皮质中各级卵泡的成长、卵细胞生命力的维持都需要雌激素的存在。雌激素与 LH 及 FSH 协同，在局部以自分泌和旁分泌方式调节卵泡的发育和成熟，促使 FSH 受体和 E_2 受体生成，有利于成熟胚胎早期存活。

5. 对下丘脑、垂体的作用　包括抑制性的负反馈和促进性的正反馈作用两方面。卵泡早期和黄体期，雌激素通过影响下丘脑，使 GnRH 分泌减少，进而使垂体 FSH 的分泌减少，使外周血中 FSH 维持低水平；月经周期中期雌二醇高峰时，正反馈作用于下丘脑－垂体，引起 GnRH-LH 高峰和排卵，是促进排卵的重要机制。

6. 对乳腺及第二性征的作用　雌激素对于乳腺的增生、发育十分重要，可作用于乳腺上皮细胞，促进 DNA 的合成，诱发乳腺芽体成熟。其主要是刺激乳腺腺管的增生发育，促进女性第二性征的形成，如女性体态的形成、脂肪的分布、骨盆变宽大、声调变高、阴毛与腋毛的生长分布等均受雌激素的影响。

7. 对骨骼的作用　降低甲状旁腺激素的骨吸收作用；促进降钙素的分泌；促进肾脏中维生素 D 的产生；抑制成骨细胞向破骨细胞转换。雌激素对骨的作用，通过直接调节维生素 D、甲状旁腺素（parathyroid hormone，PTH）、降钙素等激素的分泌和间接调节钙调节激素作用。雌激素对钙、磷代谢有一定影响，对骨质的成骨细胞有特殊的刺激作用，并影响长骨中心及骨骺的愈合。只有在足够量的雌激素存在时，钙盐及磷脂才能在骨质中沉积以维持正常骨质。更年期与老年期，由于雌激素缺乏，骨基质形成不够，钙盐无法沉积而发生骨质疏松。

8. 对机体代谢的作用　糖代谢、脂代谢、蛋白质代谢、水和无机盐代谢对心血管、中枢神经系统、皮肤均有作用。

（二）孕激素对生殖系统及其他系统的作用

1. 对子宫的作用　孕激素对子宫内膜上皮细胞增殖的负调控可阻止雌激素对子宫内膜的增生刺激，引起子宫内膜的分泌样变化；影响子宫平滑肌细胞膜的通透性，使细胞内钾离子浓度降低，而钠离子浓度升高，使肌纤维松弛，兴奋性降低，对缩宫素的敏感性也降低，从而减少子宫收缩；使子宫颈黏液减少变稠，细胞成分增加，结晶消失。孕激素可以使青春期和绝经过渡期的女性增殖的子宫内膜分化成熟，避免内膜异位生长。

2. 对阴道及输卵管的作用　孕激素影响阴道上皮细胞成熟，使成熟指数降低，角化现象消失并且降低阴道内乳酸杆菌数量和清洁度；抑制输卵管收缩及上皮纤毛生长，使输卵管收缩减慢，影响其蠕动，调节孕卵的运行。

3. 对下丘脑及垂体功能的影响　孕激素有负反馈调节作用。但排卵前孕激素增强雌二醇高峰对下丘脑垂体系统 GnRH-Gn 释放的正反馈作用，促进排卵。黄体期孕激素分泌高峰抑制 FSH、LH 分泌，使之于月经期降至最低点。

4. 对乳腺的作用　促进乳腺小叶及腺泡生长。在雌激素刺激乳腺腺管增生的基础上，黄体酮作用于乳腺腺泡，使之发育成熟；减少乳糖及乳酪蛋白的合成，抑制生乳过程。

5. 在妊娠期及分娩期的作用　孕激素有利于维持妊娠。妊娠末期孕激素浓度迅速下降被认为是分娩发动中关键的因素。

6. 其他作用　可兴奋下丘脑的体温调节中枢，使体温升高，用以监测排卵和孕激素的存在；促进蛋白分解；竞争性结合醛固酮受体，调节水钠；调节女性的精神、心理、情绪和认知能力。

（三）雄激素作用

卵巢分泌少量雄激素，一方面合成雌激素的前体，另一方面促进阴毛、腋毛生长，保持正常性欲，促进少女青春期的生长发育。

1. 对胚胎发育和性分化的影响　妊娠期第 6 周原始性腺开始分化。胚胎期雄激素促进女性胎儿泌尿生殖窦、生殖结节和生殖皱褶分别分化为阴道下段、阴蒂和大小阴唇。

2. 对下丘脑－垂体系统的作用　下丘脑存在雄激素靶反应细胞，雄激素负反馈抑制下丘脑－垂体 GnRH-Gn 的分泌，调节青春期少女第二性征的发育。

3. 对生长发育的影响　雄激素可促进蛋白质合成作用；能促进肌细胞生长和骨骼的造血功能；促进肾小管对钠、水、钙和氯离子的重吸收，引起钠水潴留；青春后期也可促进骨骺的愈合。雄激素是调节女性性功能的重要因素，可促进性毛和皮肤附属器发育。雄激素过高时，可引起一些男性化体征，如皮肤增厚变粗糙，阴毛、腋毛及身躯毛发增多，阴毛呈男性化分布，声音低沉，皮脂腺活性增加而发生痤疮等。

4. 雄激素　雄激素受体系统参与心脏的正常生长，并防止和延缓高血压继发的心肌重塑和纤维化。

（石一复）

第六节　输　卵　管

长期以来，在妇女生殖器官的各部分中，输卵管是精子和卵子的通道和结合场所，它本身也直接受卵巢内分泌激素的控制，具有极为复杂的生理功能，对卵子的摄取、精子的获能，以及卵子受精和受精卵的分裂、成熟和输送都起着极其重要的作用。小儿及青少年女性也可因一般性或特殊性炎症（结核性和性传播疾病）、手术、肿瘤播散等累及和影响输卵管，也可有先天性输卵管发育异常，或后天性或医源性影响输卵管功能等，造成疾病或影响生殖健康。

一、输卵管的发育

（一）胚胎时期输卵管的发生和演变

哺乳动物的输卵管由胚胎时期的 1 对中肾旁管（paramesonephric duct）发育而来。中肾旁管出现于受精后第 6 周，由体腔上皮内陷卷褶而成，分为上、中、下三段，头端开口于体腔。当生殖腺分化为卵巢时，左侧和右侧中肾旁管的上段和中段形成输卵管，两侧的下段在中央愈合形成子宫及阴道穹窿。

（二）增龄对输卵管结构的影响

在个体发育的过程中，随着年龄的增长，输卵管的结构和功能也发生相应的变化。

1. 增龄对输卵管形态结构的影响　输卵管的位置和长短因人而异，随着年龄的增长也有变化。胎儿早期输卵管管径近似，但峡部、壶腹部和伞部可辨。15 周开始三段外形形态特征十分明显：峡部管径较细，壶腹部较粗，伞部特征清楚。20周后壶腹部发生弯曲，弯曲度较大者使输卵管呈“S”形。随胎龄的增长，输卵管不断发育，长度每月增加3～5mm，重量4个月前每月增加2～3mg，5个月开始每月增加40～50mg。

新生儿的输卵管有明显的弯曲，输卵管伞较粗而短。小儿输卵管行程弯曲，输卵管随身体增高而增长，右侧略长于左侧。随年龄增长，输卵管峡部逐渐增长伸直，输卵管伞部也逐渐伸长。有资料显示，育龄期妇女，输卵管长度平均为13.53cm（9.22～18.84cm）。95%正常范围为（13.53±4.31）cm。

2. 增龄对输卵管纤毛细胞结构的影响　胚胎时期输卵管上皮层纤毛细胞的分化呈阶段性。

17周前胎儿输卵管黏膜上皮细胞尚处在较原始阶段，细胞分化尚不明显，此阶段纤毛细胞和分泌细胞尚不能区分。

19周输卵管上皮由一层柱状细胞构成，细胞核呈圆形或椭圆形，核仁大而明显。上皮细胞开始明显分化，可见少量纤毛细胞，其胞质内含有较多线粒体和粗面内质网，高尔基复合体明显，核上区可见到电子致密的溶酶体，糖原颗粒稀少，但纤毛细胞的纤毛较短，有的单根，有的多根，一般位于细胞一侧，不具有典型的（9×2+2）微管结构。直至30周，输卵管上皮层中纤毛细胞的数量仍然较小。

31～32周，上皮中纤毛细胞的数量增多，纤毛增长，横切面上具有典型的（9×2+2）微管结构，纤毛基部可见基粒，胞质内细胞器发达，糖原丰富。

36～38周，胎儿输卵管上皮层纤毛细胞分化已趋完善。在此阶段，上皮内可见大量分化良好的纤毛细胞，核呈锯齿状，异染色质沿核膜边集，核仁明显；胞质内线粒体和粗面内质网发达，核上区可见数量不等、大小不一的溶酶体。

以上结果显示，胎儿的输卵管上皮层中纤毛细胞的发育分为两个阶段：一是在胚胎发育中期，纤毛细胞开始分化；二是在胚胎发育晚期，纤毛细胞分化趋于完善，并且数量增多。

（三）成年女性在体和离体输卵管长度测量问题

国内有对女性输卵管进行在体长度测量，用硬脱外导管沿子宫解剖与伞部正常（即峡部、壶腹部和漏斗部三部的长度），共510例，平均右侧输卵管长（13.86±2.159）cm。左侧输卵管长（13.10±2.16）cm，右侧较左侧的长（$P<0.05$）。而离体输卵管长度为（7.64±1.65）cm。活体与离体输卵管长度的差异与测量方法、有无输卵管间质部、解剖标志的确认方法和差异、生理学方法与技术和显微测量方法等多种因素有关，一般教科书上记载输卵管长度为8～14cm，间质部潜行于子宫壁内，长约1cm，伞部呈级状，长1～1.5cm，此两部分均会影响输卵管测量的长度，离体输卵管常切至峡部，所以误差较大。

二、输卵管的解剖和位置

（一）位置

左、右输卵管各位于子宫一侧。它们由子宫底外侧角部向外，平行伸展，先达卵巢的子宫端，再沿卵巢系膜缘上行至卵巢的输卵管端，且呈弓形而覆盖于其上，然后向下向内行终止于卵巢的游离缘及其内侧面上部。输卵管完全为腹膜，即阔韧带两叶所包裹。输卵管与卵巢和卵巢固有韧带间的子宫阔韧带部分，统称为输卵管系膜，其中含有供应输卵管的血管、淋巴管和神经等。从输卵管壶腹部和卵巢上极处向骨盆侧壁延伸的阔韧带部分，称为卵巢悬韧带或骨盆漏斗韧带。卵巢冠与输卵管系膜卵管平行，而位于输卵管系膜内的始基管，即卵巢冠长管。

卵巢旁体位于输卵管峡部的输卵管系膜内，介于卵巢冠和子宫间的少数分散的始基管，多见于小孩。

卵巢冠、卵巢旁体都是中肾管的残余。在输卵管伞部或与伞部邻近的阔韧带处，几乎经常可见一个 0.5～1cm 直径大小的小泡，称为泡状附件。它起源于副中肾管，但在临床上并无任何意义。

左侧输卵管与小肠、乙状结肠相邻，右侧输卵管与小肠、阑尾接近。输卵管的活动度较大，不但能随子宫位置的改变而移动，而且自身也能因蠕动和收缩而变位。

（二）形态

输卵管呈管状，左右各一，长 8～12cm。每侧输卵管有两个开口，内侧开口于子宫角部的宫腔内，称为输卵管 - 子宫口，外侧开口于腹腔内，称为输卵管 - 腹腔口。通过腹腔口，使腹腔与体外直接相通。由内口到外口，输卵管分为四部分。

1. 间质部　为输卵管位于子宫肌壁内的部分，长约 1cm。管腔极细，直径为 0.5～1mm。其行径一般为由输卵管 - 子宫口斜直或弯曲上行，走向子宫底部，然后侧行而出子宫壁，但其行径也可能是迂回曲折的。在后一种情况下，当行输卵管吻合手术时，可发现间质部的管腔往往仅能通过极细而坚韧的马尾丝。

2. 峡部　由子宫壁向外延伸的部分为峡部。峡部直而短，占据输卵管内 1/3 段，长 2～3cm，壁厚而腔窄，管腔直径最小，仅 230μm，最大可达 2mm。

3. 壶腹部　由峡部往外延伸的膨大部分为输卵管壶腹部。壶腹部管壁薄而弯曲，占输卵管全长 1/2 以上，长 5～8cm。管腔直径在峡部连接处 1～2cm，愈近远端则愈大，甚至可达 1cm 以上。

4. 漏斗部　输卵管壶腹部往外逐渐膨大呈漏半部。漏斗部中央的开口即输卵管 - 腹腔口。漏斗周缘有多个放射状的不规则突起，称为输卵管伞。输卵管伞的长短不一，一般为 1～1.5cm。输卵管伞内面覆盖有黏膜，其中较大的输卵管伞有纵行黏膜襞，并向内移行至漏斗部黏膜纵襞。输卵管伞中有一个最长、黏膜纵襞也是最深的突起，与卵巢的输卵管端相接触，称为卵巢伞（ovarian fimbria）

新生儿输卵管弯曲，输卵管伞粗短。随着年龄的增长输卵管峡部逐渐伸直，输卵管伞也逐渐明显伸长。老年妇女输卵管变直，松弛下垂，伞部萎缩，黏膜襞消失。

（三）管壁

输卵管与其他空腔器官相似，其管壁由内层黏膜、中层肌肉和外层浆膜构成。

1. 黏膜　包括上皮和其下的纤维结缔组织层，后者又称为固有膜。黏膜沿输卵管长轴向管腔突出许多皱襞，每个皱襞又有第二级甚至第三级分支突起。因此，在输卵管横切面中，输卵管腔被无数的皱襞所占据。黏膜厚度和皱襞多寡不一，以腹部黏膜最厚，皱襞最多，在这里管腔纵横，有似迷路，峡部皱襞较少，至间质部则更短、更少。

2. 上皮层　为单层高柱状细胞，斜切时，可出现假复层。壶腹部细胞最高，愈近子宫端，其高度逐渐下降。上皮细胞可分为 4 种不同类型，即纤毛细胞、分泌细胞、楔形细胞和未分化细胞。

（1）纤毛细胞：较高且宽，胞质灰白反光，核周更明显，以致可见核周晕。胞质中含有匀细颗粒。细胞核较大，呈圆形成微卵圆形，其长轴常与细胞长轴垂直。纤毛细胞的细胞核远离基底膜，染色较淡。纤毛细长，长 7～8μm，在固定切片中，纤毛往往融合成片，像一层嗜酸性物质附着在细胞的表面。纤毛细胞常成堆出现，在上皮皱襞顶端较为明显，且在伞部和壶腹部最多，愈近峡部则愈少。

在电镜下，可见纤毛细胞胞质中有粗面

内质网和脂粒，线粒体甚大。每个纤毛细胞有200～300根纤毛。每根纤毛与位于细胞膜下方的基础小体（bask body）相连接。纤毛的表层盖有从细胞膜部分延续而来的薄膜。在纤毛内部除充满均匀的胞质以外，在其中央有1对被一层不明显的中央鞘所包围的中央细丝，另有9组成对的周围细丝排列在四周。周围细丝又被辐射状的细丝串联，附着在中央鞘上。

（2）分泌细胞：也称为无纤毛细胞，胞质染色深且布满微细颗粒，与染色浅淡的纤毛细胞灰白胞质形成鲜明对比。细胞核呈卵圆形，染色深，核染色体致密。分泌细胞在上皮皱襞的底部及皱襞间较为明显，其形态及核的位置均随月经周期而有所不同。

在电镜下，可见分泌细胞顶缘有胞质形成的微绒毛突起，内质网呈不规则伸展，线粒体较纤毛细胞者为小。

（3）楔形细胞：表现为被挤压在细胞间的、染色深而狭长的细胞核，仅有少量或无细胞质。在电镜下，可见其顶缘也有胞质形成的微绒毛穿越。在月经前期和月经期，楔形细胞多而明显，由于其形状与胞质部分排出后的分泌细胞相似，故有学者认为楔形细胞可能是分泌细胞的前身或为衰竭的分泌细胞，然而两者不过是细胞生命周期的不同时期相像而已。

（4）未分化细胞：也称游走细胞。细胞呈小圆形，位于上皮深部，大小如白细胞，胞质少而明亮，核居中央而染色深。虽然有学者认为未分化细胞是由间质层游走而来的淋巴细胞，但大多数人则认为是输卵管上皮的储备细胞，其他上皮细胞可能是由它产生和补充的。

3. 固有膜　上皮下的固有膜为一层疏松的、由细纤维所组成的结缔组织，内有许多游走细胞和肥大细胞。输卵管缺乏黏膜肌层，故固有膜直接移行于肌膜的结缔组织。固有膜内有血管、淋巴管网和无髓鞘的神经。输卵管妊娠时，固有膜内的结缔组织可转化为蜕膜细胞。

4. 肌层　输卵管肌层与子宫肌层相连，但子宫最内层的纵行肌至峡部消失。因此，在横断面中，输卵管肌肉仅有三层，且三层间并无明显分界。内层为近黏膜处的输卵管固有肌层，此层最厚，又可分为三组不同肌束，内、外为方向相反的纵行螺旋形束，中间为密螺旋状环肌束，其走向和结构与男性输精管的固有肌层相同。中层在固有肌层之外，为由肌纤维构成的网，其中伴有血管，这种血管周围的肌纤维进入固有肌层内。外层为纵行的浆膜下肌层，此层在输卵管的上方较明显，往下则与阔韧带相连而逐渐消失。

输卵管肌层的结构和厚度因不同节段而异。输卵管间质部位于子宫肌壁内，与子宫外的输卵管部分不同；其最内层仍为纵形肌包围，形成明显的肌束环。此外，在固有层以外的肌纤维构成的网中充满血管，当血管中充满血液时，可迫使间质部管腔闭合。因此，虽然间质部和子宫－峡部连接部（又称子宫－输卵管连接部）无括约肌，但仍具有一定的括约功能。

除间质部外，在输卵管其他部分，以峡部和壶腹部之间形成的峡－壶腹连接部，具有明显的括约功能。壶腹部的固有肌层较薄，无明显的内纵行肌束，仅有散在肌束分散在上皮的固有膜内，固有肌层的环形肌与外纵形肌相互交织在一起。漏斗部肌层最薄，但在其上皮的固有膜中有大量血管，血管周围有肌束包围，因而其构造颇似勃起组织，当血管充血时，此部分能肿胀勃起。伞部为漏斗部延伸部分，仅含散在的肌细胞，无纵行的浆膜下肌层。

（四）血管

输卵管的动脉血液来自子宫动脉和卵巢动脉分支。一般是子宫动脉分支供应输卵管间质部和内侧 2/3 段，其他部分由卵巢动脉分支供应，两分支血管各发出 20～30 小支，分布于管壁。虽然子宫动脉分支和卵巢动脉分支供应输卵管的范围可因人而异，但经动脉摄影证实，两动脉分支的末端在输卵管系膜内相互吻合。

输卵管的静脉血流与同名动脉并行。动脉与静脉间毛细血管网分布在输卵管黏膜、肌层和浆膜层。黏膜皱襞间毛细血管网引导流到黏膜和肌肉间的血管丛，黏膜和肌层毛细血管网引流至肌层内血管丛，浆膜层毛细血管网引流至浆膜下血管丛。所有上述三种血管丛均在浆膜下汇合，沿相应静脉向外引流。

（五）淋巴管

输卵管的黏膜、肌层和浆膜层都有淋巴管，且三者间的淋巴管是相通的。输卵管横切面，在黏膜皱襞间质中，靠近小动脉的外壁可见到镰刀形间隙。间隙内衬有光滑的内皮，一般认为上述间隙即为黏膜皱襞内的淋巴管。以上淋巴管均与黏膜基底部的淋巴管相连，并在此处形成丰富的淋巴丛。除输管伞黏膜处的淋巴管与输卵管系膜中的淋巴管直接相通外，所有其他黏膜基底部淋巴管均在小动脉伴随下，贯穿环形肌进入肌层内淋巴管。但与黏膜内淋巴管极细，往往不易被发现。浆膜和浆膜下层淋巴管极为丰富，且肌层内淋巴管均与之相通。上述三层淋巴丛通过与输卵管纵轴相垂直的淋巴管和输卵管系膜中的淋巴管相连接，并在卵巢下静脉丛处，与子宫和卵巢的淋巴管汇合；最后，经由共同的淋巴管，往上走行，终止于主动脉旁淋巴结。

除上述淋巴管外，有时另有两条淋巴管避开卵巢下淋巴丛，沿阔韧带两叶间走行，终止于髂动脉间淋巴结。还偶有单独的淋巴管，直接终止于臀上淋巴结。

虽然子宫与输卵管的淋巴系统是完全分开的，但因为它们的淋巴液均汇集到卵巢下淋巴丛，并经由共同通道终止于主动脉旁淋巴结，故当感染或肿瘤引起共同通道发生阻塞时，病变由其中一个器官通过淋巴管逆行扩散至另一器官，这不但是可能的，还往往是常见的。

（六）神经

输卵管受交感和副交感神经所支配。

交感神经的节前纤维来自第 10 胸节～第 2 腰节，其中部分纤维终止于下肠系膜神经节，从此再发出节后纤维经由腹下（盆、骶前）神经丛支配输卵管。另有一部分由第 10、11 胸节发出的交感神经节前纤维，在腹腔、腹主动脉和肾神经节中进行突触传递后，发出节后神经纤维至卵巢神经丛，由此分出的神经纤维支配输卵管壶腹部远端和伞部。上述由下肠系膜神经节，以及腹腔、腹主动脉和肾神经节发出的节后纤维均属于长肾上腺素能神经元。此外，还有部分节前纤维通过下肠系膜神经节和腹下神经丛，继续前行至宫颈 - 阴道神经丛，再由此外围神经节发出节后神经纤维，支配输卵管峡部和壶腹部近端。由外围神经节发出的节后纤维属于短肾上腺素能神经元。因此，输卵管的神经来源于两部分，即峡部由腹下神经丛、壶腹部由卵巢神经丛支配，其中既有来自长肾上腺素能神经元的神经，也有来自短肾上腺素能神经元的神经。

副交感神经的节前和节后纤维突触位于输卵管附近，因而节后纤维短而节前纤维较长，但在输卵管肌壁中未发现有神经节。支配输卵管的副交感神经来源有 2 个：从卵巢神经丛分出的迷走神经纤维支配输卵管壶腹部；由第 2～4 骶节发出的副交感神经纤维所组成的盆神经，传递至盆神经丛的终末神经后，发出短节后纤维支配输卵管峡部和间质部。

人和一些动物的输卵管均具有 α 和 β 两

种肾上腺素能受体，一般α受体具有兴奋作用，β受体具有抑制作用，但受体的兴奋程度取决于血液中雌激素和黄体酮的水平，前者增加α受体的敏感性，后者增强β受体的敏感性。

输卵管的痛觉输入神经纤维是沿第11、12胸节和第1、2腰节所组成的交感神经干，经由背侧神经根进入相应脊髓段。伞部及壶腹部的输入神经纤维也可经卵巢神经丛和内脏神经进入第10、第11胸节的脊髓段。

三、输卵管上皮的变化

在卵巢周期中、妊娠期、产后和绝经期以及在外源性雌激素和孕激素影响下，输卵管上皮均有明显改变，但在输卵管的不同节段其改变也有差异。

（一）卵巢周期中上皮变化

在增殖晚期，上皮达最大厚度（30μm），分泌细胞和纤毛细胞厚度相等，故管腔内缘整齐。至分泌期时，纤毛细胞变宽而矮，分泌细胞则高出于纤毛细胞水平，且呈圆顶形突起。分泌晚期，分泌细胞圆顶端破裂，细胞质溢入管腔，细胞厚度随之变薄，因而管腔内缘出现高低不平。从输卵管峡部到漏斗部，上述改变逐渐明显。月经期，细胞质及细胞核排出，细胞变薄。月经刚过后，上皮细胞最薄，厚度仅为10～15μm。楔形细胞在经前和经期最明显。

用扫描电镜观察，分泌细胞大小和内部形象有明显的周期变化。在增殖早期，分泌细胞中出现致密的高尔基体，内质网较小，线粒体减少；以后线粒体、内质网和高尔基体逐渐明显。在周期第10天左右，细胞中出现暗而致密的颗粒，细胞厚度增加。在增殖晚期，细胞表面呈圆顶状隆起，并有微绒毛突出，在靠近输卵管腔的细胞膜下，有分泌颗粒出现。在分泌早期，内质网扩大，大量分泌颗粒出现，高尔基体膨大，线粒体减少。至分泌中期，有些分泌细胞破裂，内容物排出。分泌晚期，脂肪粒数目增加。峡部的分泌功能较壶腹部明显（表2-2）。

表2-2　人类输卵管分泌细胞超微结构的周期变化

月经周期的天数（天）	细胞特点			
	线粒体	高尔基体	内质网	其　他
1	减少	小而致密	较小	
5～7	较多	积聚更为紧密	较大	
11		膨大		深暗的电子致密颗粒
15、16				除深暗的电子致密颗粒增多外，还出现大而浅灰的颗粒
16～18				有些细胞破裂，内容物排入管腔

通过电镜观察，发现随着月经周期进展，人类输卵管上皮的纤毛细胞体积增大，线粒体增多，并出现少量胞质颗粒，故目前多认为纤毛细胞在月经周期中有一定的形态改变和再生现象，但无周期性的去纤-纤毛化变化，更没有证据说明纤毛细胞可转化为分泌细胞。

（二）妊娠期输卵管上皮变化

妊娠时，由于大量黄体酮的作用，输卵管上皮变低薄，分泌细胞中有的细胞核被挤出，内质网继续扩大，纤毛细胞中出现脂肪滴。至分娩时，输卵管上皮的平均厚度为16μm，产褥期妇女，内源性雌激素和黄体酮均降至最低水平，分泌细胞的细胞核和细胞质排出，纤毛细胞体积缩小，数目减少。产后 2 周，整个上皮平均厚度仅为 10μm，类似妇女绝经多年后的输卵管上皮。如在产后第 1 天开始单独给予雌激素 5mg/d，连续 5～9 天，可见纤毛细胞和分泌细胞增生，前者尤为显著，细胞厚度可达 20～25μm。与此相反，如同时给予雌激素和黄体酮，则雌激素的作用被拮抗，纤毛细胞保持与分娩时相同的厚度（16μm）。如单独给予黄体酮，不能改变产褥期输卵管上皮的组织结构。

（三）绝经期输卵管上皮变化

关于绝经后输卵管上皮的形态有无改变存在着不同观点。有学者认为无论是纤毛细胞还是分泌细胞都有萎缩。另一些学者则认为直至妇女 60 岁时还很少有或甚至无萎缩。一般认为输卵管上皮的分泌功能在绝经后明显地停止活动，但纤毛细胞一直要到绝经后多年才出现纤毛脱落现象，在伞部尤其如此。

四、输卵管液的组成和功能

输卵管液是一种透明或略带黄色的液体，由黏膜上皮细胞的分泌物和血管的渗出物混合而成，输卵管液的成分有钠、钾、氯、镁、磷等离子，以及重碳酸盐、乳酸盐、丙酮酸盐、酶氨基酸、葡萄糖和蛋白等。

目前已知人的输卵管液中主要蛋白成分为 α_1- 白蛋白、α_2- 白蛋白、β_1- 白蛋白、β_2- 白蛋白和 γ- 球蛋白；它们的总量仅为血清中的 1/2，但其分布和血清中蛋白相同。输卵管液中葡萄糖含量也为血清中含量的 1/2；除钙离子浓度较低外，其他如钠、磷、镁离子的浓度均与血清中的浓度相等，从而证明部分输卵管液是由血清渗透而来。除渗透液外，从细胞学、组织化学和生物、物理学等方面进行研究的结果，已证实输卵管上皮具有明显的分泌功能；输卵管液中，含有血液中所缺乏的 β- 糖蛋白就是其中最确凿的证据之一。因此，可以认为人的输卵管液是由血管壁渗透和输卵管上皮分泌所组成的混合物。但目前尚不能肯定其中有无腹腔液和子宫液的可能存在，排卵期间还不能排除混有少量滤泡液体的可能。

输卵管液中含有多种氨基酸。孕卵在输卵管内第一次分裂时不需要氨基酸，但继续卵裂时就需要有半胱氨酸、色氨酸、苯 - 丙氨酸、赖氨酸、精氨酸和缬氨酸；再继续卵裂至桑葚阶段时还需要蛋氨酸、苏氨酸和谷氨酰胺。此外，丙酮酸盐特别是乳酸盐，是孕卵生长的重要能量来源，故在卵巢排卵后输卵管液内乳酸盐增加极为显著。

输卵管内的蛋白质包括白蛋白、球蛋白和糖蛋白。由于碳酸氢盐含量较高，输卵管液中的钾离子浓度明显高于血清中的钾离子的浓度。由于碳酸氢盐含量较高，输卵管受雌激素的调节随月经周期而变化，在排卵期达到峰值；排卵后雌激素水平下降，输卵管液分泌量及其蛋白质的含量也随之下降。一般情况下，输卵管液由壶腹部流向腹腔，排卵后则向相反的方向流向子宫。

输卵管液中的有些成分是卵子受精所不可缺少的。其中的高钾离子浓度能防止精子内钾离子的丢失，从而维持精子的氧化代谢。重碳酸盐离子能保证输卵管内碱性介质环境，提供碳代谢来源和促进精子呼吸率。放射冠细胞分散因素在体内受一种碳酸酐酶抑制物（carbonic anhydrase inhibitor）——乙酰唑胺（acetazolamide）所抑制，在兔交配时或交配后 10 小时内，给予此制剂能延迟兔卵的分裂。

输卵管除构成受精和早期胚胎发育的微环境，输卵管中的糖蛋白能促进精子的获能和顶体反应，并能促进卵裂和胚泡的发育。输卵管液的高钾状态能防止精子内钾离子的丢失，以维持精子的代谢活动；在峡部，高钾状态能抑制精子的活动，以暂时停留在临时的精子池（spem reservoir）内；当卵子进入输卵管时，高钾状态对精子的抑制作用能被丙酮酸盐解除，使精子活力更强，受精得以完成；高钾状态对胚泡的发育也有促进作用。输卵管中较高含量的碳酸氢盐除了维持输卵管液的pH外，还是分散放射冠细胞的重要因素。输卵管液中的葡萄糖是精子、卵子、受精卵和胚泡生存和发育所需能量的主要来源，并且还能转变为乳酸盐，而且输卵管液中的葡萄糖、乳酸盐、丙酮酸盐及氧张力对精子的运动和呼吸也具有直接作用。

在受精卵和早期胚胎的运送过程中，输卵管液的流动也起非常重要的推动作用。

此外，输卵管液中的免疫球蛋白具有抑制细菌的功能，在腹腔和子宫之间构成一道天然屏障。

一般输卵管液量在排卵前后最多，黄体酮能抑制雌激素，使输卵管液量减少。目前认为输卵管液逆流的产生，可能与以下生理因素有关：①月经周期内不同时期输卵管分泌的液量和生化性质的改变，服用避孕药所引起的输卵管分泌液的改变也要影响其动力学；②输卵管上皮纤毛细胞中的纤毛摆动；③由于输卵管肌肉收缩和黏膜皱襞方向改变，可导致输卵管不同隔间内径的经常变化。

五、输卵管的生殖功能

输卵管具有极其复杂而精细的生殖功能，能在一定的时间内将精子和卵子分别从相反的方向输送至壶腹部，并创造适宜环境，使两者结合为孕卵。孕卵继续停留在输卵管内发育分裂，直至子宫内膜已成熟而变得宜于孕卵着床时，则由输卵管进入子宫腔。虽然上述有关输卵管的生殖功能已在动物实验中获得证实，但输卵管是如何完成此复杂生理过程的，则仍有待继续探讨。

（一）精子的输送和获能

一般认为要达到受孕的目的，每毫升精子数不得少于2000万，但进入输卵管内的精子数仅在200个以上，原因目前尚不清楚。精子自身的鞭毛运动的速度约为0.6cm/min。人性交之后30分钟，即能在输卵管内发现精子；约68分钟后精子抵达壶腹部。但最近有学者对多育妇女在排卵期间进行输卵管结扎手术，术前经阴道行人工授精，发现在受精后5分钟即能在输卵管内找到精子。精子能在如此短促的时间内进入输卵管，说明除其自身活动外，还必须依靠女性生殖道各部分的协同配合，才能完成由输卵管的运行过程。

输卵管具有同时以相反方向输送精子和卵子的功能。输卵管液作为精子运送的载体，并为精子和受精卵提供营养。输卵管液的主流是从子宫与输卵管交界处向腹腔方向流动，是推动精子在输卵管内前进的一种动力。精子进入阴道后经过子宫到达输卵管，大部分停留在峡部的近端，在此获能，并等待排卵和受精。一旦排卵发生，精子即从峡部到达壶腹部受精。

输卵管峡部可控制精子的释放，其机制可能与排卵期体内雌孕激素升高，从而调节峡部平滑肌的收缩有关。排卵期输卵管峡部管腔内儿茶酚胺含量较高，也可调节峡部平滑肌的张力以控制储存精子的释放。精子在输卵管内可存活48小时。

精子获能的部位主要在雌性生殖道，可以是子宫，也可以是输卵管。排卵时，输卵管内的pH由7.1～7.3升高到7.5～7.8，利于精子的活动。

子宫-输卵管连接部：宫颈是精子进入输卵管的第一道屏障，子宫-输卵管连接部为第二道屏障。精子通过此处后，数目显著减少，故它具有调节精子进入输卵管的功能。卵巢分泌的黄体酮可影响精子的输送。在羊动情期给予激素类药物，并与正常动情期未给药组比较，发现在人工授精后，给药组的输卵管中，活动精子与精子进入输卵管外，子宫－输卵管连接部还可以有控制孕卵进入宫腔和防止经期内膜和经血倒流入输卵管的功能。

虽然如此，临床上将子宫－输卵管连接部切除，而行输卵管－子宫移植手术，仍能有正常生育的事实，说明子宫－输卵管连接部，并非正常妊娠所必不可少的部分。

峡部：输卵管峡部具有既朝卵巢方向输送精子至受精部位，又有将孕卵反射输送至子宫腔的双重功能。一般认为峡部有收缩和逆行收缩的节段波，可能是由于逆行收缩节段波和该收缩节段以内的输卵管液流协助精子向壶腹部移动。

目前一致认为在哺乳类动物中，输卵管的纤毛都是单向朝子宫－输卵管连接部摆动的。值得注意的是 Blandan 曾将小球和染色石松子颗粒放入排卵期兔的主体纵行切开的输卵管不同节段中进行观察，出乎意料地发现这些碎屑在峡部来回移动而在壶腹部则无此现象，因而认为，如果在哺乳类动物的输卵管峡部纤毛存在有双向摆动，则在输送精子方面，它们也可能起到一定作用。

（二）卵子及孕卵的输送

卵子由卵巢排出后，一般可分为卵子摄取、卵子到达符合壶腹部受精及孕卵通过峡部三个阶段。

1. 卵子摄取　卵子由卵巢排出后进入输卵管的机制，有输卵管负压吸引、输卵管肌肉及其附属韧带的收缩和纤毛摆动三种不同学说。但目前并无直接证据，足以说明输卵管内出现负压，因而能将卵子吸入管腔。在妇女排卵期利用陷凹镜进行观察，发现此时输卵管肌肉和卵巢表面的滤泡顶端。然后通过伞部黏膜皱襞中，特别是输卵管伞端的大量纤毛，与卵丘的收缩和纤毛摆动的协同作用而被摄入输卵管的。还有学者认为输卵管伞部肌肉活动的增强，不但能与卵巢直接接触，甚至还能“按摩”卵巢表面，从而导致滤泡排卵。由于性交前的调情活动如刺激或按摩乳房等可反射性地引起脑垂体后叶缩宫素的释放，而缩宫素又可直接刺激输卵管收缩，而对侧仅有卵巢的妇女仍曾受孕；也曾见到一侧输卵管中发现卵子，而在对侧卵巢中发现黄体者，从而说明输卵管不但可从同侧的卵巢中摄取排出的卵子，还可以从后陷凹中摄取对侧卵巢排出的卵子。

当输卵管炎症病变导致伞端黏膜完全破坏，或输卵管伞端切除绝育术后，如再进行输卵管修复手术，术后受孕率极低，从而可知输卵管伞部在摄取和输送卵子方面有极其重要的作用。

2. 卵子到达壶腹部和受精　卵子被摄入输卵管伞部后，由于输卵管肌肉的蠕动和同向纤毛摆动，迅速将卵子输送至峡－壶腹连接部，但因输卵管峡部的闭锁作用而暂时受阻于该处。根据 Cheviakoff 的实验，妇女排卵后数小时仍能在壶腹部中段找到卵子。现有学者认为人类卵子需在排卵后 30 小时或更多的时间，方能抵达峡－壶腹连接部。

排卵时，输卵管系膜平滑肌的收缩使输卵管伞端向卵巢排卵的部位移动。同时，输卵管伞部的平滑肌收缩，使伞部展开。此时，卵巢固有韧带收缩，卵巢沿其纵轴缓慢地来回转动，使张开的伞部贴于卵巢表面。然后，通过输卵管肌层收缩所产生的负压和输卵管伞端纤毛朝着输卵管腹腔口方向有力的同步摆动，促使卵子及其周围的卵细胞一起脱离卵泡，随卵泡液一起流向输卵管口。刚从卵巢排出的卵子表面黏性较强，可黏附在伞端的纤毛上，随纤毛的摆动移向输卵管口，进入输卵管，此即所谓的“扫拂效应”。卵子经扫拂进入输卵管，通过漏斗部和壶腹部，与在此等候的精子相遇、受精。

卵子在输卵管中的运送也靠肌肉的运动和纤毛的摆动，壶腹部管壁薄，皱襞高而多，卵子运行较慢；卵子在到达壶腹部与峡部交界时，要停留一段时间，称为输卵管封闭（tube-locking）。对人类来说，输卵管封闭对控制进入输卵管的精子的数量有重要意义。正常情况下，一次排出几亿精子进入女性生殖道，仅有约200个精子能进入输卵管，这种屏障作用可减少输卵管内精子的数量，为正常受精创造条件。若切除动物输卵管的峡部，将子宫部与输卵管壶腹部吻合，输卵管内的精子数即增多，多受精现象也增多。

卵子在输卵管中的运输也受激素的调节。适当剂量的雌激素可加速卵子在输卵管内的运行，但大剂量的雌激素则使卵子滞留在壶腹部与峡部交界处。

3. *孕卵通过峡部* 峡-壶腹连接部虽无括约肌存在，但因峡部肌层肥厚，且环形肌有大量α和β肾上腺素能受体。在排卵时，由于雌激素水平处于高峰，促进α肾上腺素能活动增强，从而引起峡部肌肉收缩而出现峡部闭锁，使卵子停留在峡-壶腹连接部。约在排卵后3天供体分泌的黄体酮水平上升，促进β受体或抑制α受体，从而使峡部肌肉放松，孕卵随即进入峡部。虽然由于黄体酮影响，雌激素优势所导致的峡部强烈收缩作用被抑制，但收缩并未完全停止，故仍可促使孕卵向子宫方向推进。可能也是在黄体酮影响下，当峡部肌肉收缩时，子宫-输卵管连接部松弛，在该处纤毛细胞的协同作用下，孕卵在子宫-输卵管连接部并不停留，而是随着输卵管液流，被冲入子宫腔内。

峡-壶腹连接部虽然被认为是控制卵子输送的极为重要的部分，但将兔的该部切除后并不影响兔的正常受孕，也不改变兔峡部的闭锁作用。临床上无论峡-壶腹部、部分峡部或子宫-输卵管连接部切除后再进行输卵管整复手术，均有可能恢复正常生育，说明以上各节段并非正常受孕所不可缺少的。

虽然输卵管是卵巢排出的卵子和上行精子结合为孕卵的输送管道，但在输卵管已有严重病变的妇女，切除双侧输卵管并将卵巢直接移植至子宫腔仍偶有正常宫腔内妊娠。最近Steptoe及Edwards成功地将卵子由妇女卵巢内取出，经过体外受精后，再将孕卵直接移植至妇女子宫腔而获得了正常的足月胎儿。这些事实都说明在人类的生殖过程中，输卵管虽然是重要的，但并非绝对不可缺少的组成部分。

（三）早期胚胎的发育

受精卵在从输卵管向子宫方向运动的过程中，在输卵管内进行一系列快速的有丝分裂，称为卵裂。卵裂是胚胎发育的开始。输卵管分泌多种蛋白质，其中输卵管分泌的特殊糖蛋白在早期胚胎的发育中起重要作用；分泌细胞不可分泌多种酶，如淀粉酶和乳酸脱氢酶等，这些酶能使糖原分解为丙酮酸和葡萄糖，为受精卵的分裂提供营养和能源。

（*石一复*）

参考文献

石一复，2000. 子宫颈疾病. 北京：人民卫生出版社：1-9.

石一复，2005. 外阴阴道疾病. 北京：人民卫生出版社：11-12，158-159.

石一复，2006. 输卵管疾病. 北京：人民军医出版社：1-5，30-37.

石一复，郝敏，2011. 子宫体疾病. 北京：人民军医出版社：21-31，7-11，3-17.

石一复，郝敏，2014. 卵巢疾病. 北京：人民军医出版社：7，11，35-41，21-32.

杨冬梓，石一复，2008. 小儿与青春期妇科学. 第2版. 北京：人民卫生出版社：4-5，33-37.

罗丽兰，2000. 输卵管的解剖和功能. 中华实用妇科与产科杂志，4（16）：213-214.

翟善云，孟云莲，刘少阳，2003. 输卵管生殖生理与临床. 武汉：武汉电子出版社：71-10，15.

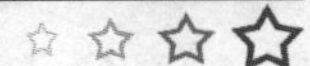

罗丽兰，2009. 不孕与不育 . 第 2 版 . 北京：人民卫生出版社：1-17；524-525.

李继俊，2009. 妇产科内分泌治疗学 . 第 2 版 . 北京：人民军医出版社：49-59.

Alan S, Katharine L,2002. Vulvar dermatoses. In Stanley J, Malcolm C, Peter Russell. Pathology of the female reproductive tract. London; Churchill Livingstone: 1-71.

Abir R, Orveto R Dicher D, et al, 2003. Preliminary studies on apoptosis in human fetal ovaries. Fertil Steril, 78(1): 259-264.

Xian CJ, 2007. Roles of epidermal growth factor family in the regulation of postnatal somatic growth. Endocr Rev, 28(3): 284-296.

Alan S, Katharine L, Vulvar dermatoses, 2002. In Stanley J, Malcolm C, Peter Russell. Pathology of the female reproductive tract. London; Churchill Livingstone: 1-71.

第3章 小儿与青少年女性生殖内分泌和生理变化

第一节 女性各期内分泌变化

女性生殖器官的生长及成熟直到性成熟期的完整功能均受内分泌和神经的调节，即女性一生中各个时期（年龄段）都伴随着内分泌的影响。但其影响的程度各异。

女性自身内分泌系统中特别是下丘脑－垂体－卵巢轴直接作用于生殖系统，维持女性身体发育、生理功能、女性特征，以及女性生殖和遗传的正常进行。

1. 新生儿　胎儿出生后4周内为新生儿期。在胎儿期，胎儿通过胎盘与母体进行物质和气体交换，妊娠期母体分泌的各种相关激素进入胎儿体内，保证了胎儿各系统和器官的正常发生、生长和发育。当发育完善的胎儿出生，体内仍会带有一定量的母体妊娠期分泌的各种激素，待断脐后新生儿开始了独立的内分泌活动。由于新生儿体内的性激素在出生后突然骤减，有些女婴会出现子宫内膜缺失雌激素支持而剥脱，出现少量阴道出血，此为“新生儿月经”，属正常生理现象，一般数天内即消失。

2. 儿童期　儿童约8岁之前，此时女孩的下丘脑－垂体－卵巢轴功能处于抑制状态，卵泡无雌激素分泌，性器官呈幼稚型。8岁后的女童，下丘脑－垂体－卵巢轴功能的抑制状态解除，垂体开始分泌促性腺激素，卵巢内卵泡有一定的发育并开始分泌性激素，但仍未达到成熟阶段。

儿童期血黄体生成素（LH）和促卵泡激素（FSH）的水平较低，随年龄增长仅有少量增加，FSH/LH比值>1，无昼夜差别。儿童期雌二醇（E_2）很低，常<10pg/ml。

实际从生命开始第15～30天，下丘脑－垂体－卵巢轴已逐步具有功能，至足月胎儿体内雌激素已高达5000pg/ml，胎盘可把甾体转为雌激素，出生初期可达高峰，并与促性腺激素分泌一致。在最初的4年，FSH较以后的儿童期升高，LH保持低水平。

婴儿期甾体激素水平再次升高，此期下丘脑－垂体－卵巢轴对大量甾体激素的负反馈不敏感，此期睾酮水平也升高，并通过芳香化转化为雌激素，而对下丘脑－垂体－卵巢轴发生作用。

2～10岁儿童的下丘脑－垂体轴的功能尚未成熟，促性腺激素保持低水平。卵巢处于休眠状态，雄激素及雌激素水平低。此时肾上腺素功能初步出现，也是下丘脑－垂体－肾上腺轴的成熟。

青春期开始由于类固醇分泌增加所致女性的雌二醇增高，卵巢活动增加，卵泡成熟和类固醇形成，是由于垂体促性腺激素（FSH及LH）的刺激所引起，而FSH及LH的合成和释放又是由丘脑下部的促性腺激素释放激素（GnRH）的刺激所致。垂体促性激素在胎儿 8 周已开始合成 FSH 及 LH，妊娠 12 周开始分泌，妊娠中期 FSH 及 LH 水平升高，然后开始下降，并维持低水平直至足月。这种下降提示负反馈机制的成熟。出生后胎盘来源的性类固醇激素突然停止，FSH 和 LH 水平升高，并有大幅度波动。女婴在出生 4～6 周，GnRH 的升高伴随雌激素水平升高，且呈昼夜节律变化，以间歇脉冲释放。

青春期中期的儿童激素水平由于最大睡眠加强脉冲释放而呈双相型，特别是 LH 脉冲释放增加，呈青春期生理特点。青春期早期出现特征性的睡眠期 LH 及 FSH 脉冲分泌，可作为预示青春期来临的标志。青春期开始时夜间睡眠期 LH 及 FSH 脉冲分泌增多，青春期中期日间也出现 LH 及 FSH 脉冲分泌；青春期晚期 24 小时均呈现有规律的脉冲分泌，血中 LH 及 FSH 基本达到成年人水平。整个青春期日间 LH 增加 4.5 倍以上，FHS 增加 2.5 倍以上。

性成熟女性 LH 的释放节律，在增生期和黄体早期为 60～90 分钟，在黄体中、晚期 LH 节律减为 3～4 小时，真性早熟和中枢性早熟更趋成熟的脉冲释放和昼夜节律。

青春期生长激素也开始分泌，也是睡眠时水平高，清醒时水平低或测不出。从儿童到青春期生长激素活性比较稳定。此外，促甲状腺激素、胰岛素等内分泌与促进生长和骨骼成熟等有关。

3. 青春期　是从性器官开始发育，第二性征出现呈生殖功能完全成熟，身高基本停止发育，WHO 将其定为 10～19 岁。青春期所分泌的激素开始增加，是生殖器官和第二性征发育最快的时期。此期主要是下丘脑－垂体－卵巢轴功能逐渐成熟，下丘脑对性腺的负反馈机制的敏感性进一步降低，而正反馈机制逐渐成熟，此时少女乳房发育、阴毛生长、体毛脂肪、骨骼发育等均趋正常成熟状态。

月经第一次来潮称为月经初潮，是青春期的重要标志。月经来潮提示卵巢产生的激素足以使子宫内膜增殖，但由于中枢神经对雌激素的正反馈机制尚未成熟，常仅有卵泡发育，但不能发育成熟并排卵。血中雌激素水平波动，引起子宫内膜不规则剥脱，发生无排卵性功能失调性出血（简称功血）。一般自月经初潮后需 5～7 年建立规律的周期性排卵后，月经才逐渐正常。

青春期发育启动后，腺垂体对 GnRH 脉冲刺激起反应，也呈脉冲式分泌。FSH 可直接促进卵巢窦前卵泡和窦状卵泡发育；激活芳香化酶，促进雌二醇的合成和分泌。在增生期与雌激素协同，为排卵和黄素化做准备。

血中黄体酮在青春晚期排卵功能建立后，才开始出现周期性升高，若黄体酮＞3.0ng/ml 则提示有黄素化。进入青春期后卵巢内发育的卵泡产生一定量雄烯二酮（A_2）和睾酮（T），但在血中浓度两者均不明显。

肾上腺功能一般先于性腺功能，有肾上腺雄激素分泌增加，对青春期少女的阴毛、腋毛生长及骨成熟起重要作用。青春期女孩已初步具备生育能力，但整个生殖系统的功能尚未完善。肾上腺雄激素增加早于青春期发育前 2 年，持续整个青春期，可持续至 25～30 岁。

4. 性成熟期　按 WHO 规定青春期为 10～19 岁，现有不少女性已达到此年龄段，其生活、学习、性活动、孕育等差异很大，有不少人已进入性成熟期，故仍需将性成熟期的有关内分泌变化予以叙述。

性成熟期时下丘脑－垂体－卵巢轴发育成熟，功能相对稳定，是生殖内分泌功能最佳时期。一般自 18 岁开始，历时 30 年。卵巢基本有规律排卵及周期性激素分泌引起的子宫内膜周期性剥脱出血（月经）。规律的月经是性成熟的主要特征，而此期全身各器官伴随着性激素变化而发生周期性变化。月经前半期卵泡发育，产生雌激素水平逐渐较高，子宫内膜呈增殖改变，排卵后形成黄体，孕激素分泌逐渐增加，子宫内膜由增殖状态变成分泌改变，如未受精则黄体开始萎缩，雌、孕激素分泌量减少，子宫内膜萎缩剥脱，继而月经来潮。

5. 绝经过渡期和绝经后期　一般小儿及青少年女性不会涉及此期，因年龄段与此不符，但若因女性先天发育异常，生殖内分泌功能异常，则出现卵巢早衰，或因手术、放疗、化疗对小儿及青少年女性的卵巢功能等损害，除可能影响全身发育、影响内分泌外，临床也可能出现此两个年龄段内分泌的变化和影响，所以小儿及青少年有关此类问题，读者、小儿家长及医务人员也均应知晓。

绝经过渡期是指从卵巢功能开始衰退，在临床上的特征，内分泌变化和生物学上开始出现绝经迹象，直至最后一次月经的年龄段。通常女性于40岁后开始，卵巢功能逐渐衰退，卵泡数量明显减少，且容易发生卵泡发育不全，常出现无排卵性月经，最后由于卵巢内卵泡耗竭或剩余的卵泡对垂体促性腺激素丧失反应，卵泡功能消失，卵泡几无，月经永久停止，则为绝经。

我国妇女平均绝经年龄为50岁，绝经过渡期历时长短不一，由1～2年到10～20年，此时也会有绝经过渡期相关症状（也常称为更年期相关症状），主要为血管舒张收缩障碍，有神经和精神症状，常有潮热、出汗、抑郁、烦躁、不安、失眠、记忆力下降，均称为绝经综合征。此时FSH和LH水平可正常、升高或降低，变化大。近绝经时FSH及LH水平常有升高，此时雌激素水平波动，但呈波动性下降，孕激素水平也降低，至绝经则水平极低。

（李娟清　石一复）

第二节　女童期划分与生殖生理变化

女童期指从新生儿期到青春早期，通常为婴儿期至10周岁的阶段。女童期一般包括婴儿期（出生后28天到1周岁之前）、幼儿期（1～2周岁）、学龄前期（3～5周岁）、学龄儿童期（6～10周岁）。女童期划分与生殖心理特点有关。

出生后性腺处于静止状态，直至垂体分泌促性腺激素刺激激素而致生殖系统成熟，最终成熟则称为青春期。青春期的严格定义是指性腺内分泌与卵子形成功能从初次发育到具备生育能力的时期。

青春期会出现肾上腺雄激素分泌增加，女孩出现在8～10岁。对女孩来说，青春期第一个表现是乳房开始发育，乳腺发育受卵巢雌激素和孕激素影响，雌激素主要促进乳腺导管生长，而孕激素主要促进乳腺小叶及腺泡生长。乳腺发育后出现阴毛、腋毛发育，其由肾上腺雄激素的作用。最后月经初潮，即第一次月经来潮。初期常为无排卵月经，初潮1年后，开始有规律排卵。

一、小儿及青少年女性各期特点

（一）新生儿期和婴儿期

新生儿出生后与母体分离，血中性激素水平逐渐下降，婴儿的垂体激素趋于抑制状态，性激素水平测不出。性器官处于未发育的幼稚型。外阴皮肤平滑苍白，黏膜菲薄。阴道长度为2～7.5cm。阴道内pH为8；子宫较小，颈部与体部比例为1∶1，卵巢长1cm，重约0.3g，表面光滑，皮质中无发育的卵泡，卵巢无激素分泌，从心理上说婴儿并没有形成性意识。

（二）幼儿期

此期性激素与内外生殖器官仍维持无抑制和静止状态。中枢神经系统发育迅速，逐步发育语言能力、感知觉，产生注意和记忆、自我意识和心理活动。2 岁后由于社会环境和后天学习，开始有了性意识的萌芽，随着年龄增长，儿童对异性的好奇感增加，性心理逐渐发展，对异性的兴趣大多仍停留在解剖结构上，会发现自己身上与异性的不同之处，开始形成性别的认同。

（三）学龄前期

儿童性激素和内外生殖器仍处于抑制和静止状态。5 岁时脑的大小和重量已接近成人水平，有一定的组织和自控能力，有夸张倾向，模仿多，创造少。3～4 岁开始明白自己是男性或女性。大多 4 岁已知性别终身不可改变及与性别相适应的性行为方式，如女孩要坐着或蹲着小便，衣着男女不同。

（四）学龄儿童期

8 岁以前，女童身体性征呈幼稚型，8 岁后开始出现性发育，卵巢开始有卵泡发育；子宫逐渐增大，宫颈开始发育，并有少量分泌功能，输卵管黏膜也有分泌功能。大阴唇逐渐发育丰满，皮肤增厚有皱纹，色素变深，但阴道前庭及阴道黏膜仍较薄。8～9 岁时乳晕增大。10～11 岁雌激素水平逐渐升高，此期女童对性有羞耻感，对性角色已有认识。

二、生长发育

所有动物，在胚胎期都甚小，女性也不例外，因为所有的生命形成都在基因的基础上构建自己独有的特征。

刚出生的女婴，体长为 47.5～50cm，相对于整个身体而言，头的比例很大，约占体长的 1/4。新生儿如被抚触或以某种方式抱着，会发生一些反抗。约 3 个月后，新生儿会有一些自发性的运动。

婴儿能看见 20～25cm 范围内的物体，会追寻声音、光线和动作，会本能地寻找母亲乳房和面颊接触乳房，会张开小嘴吸吮乳头；也会有抓推动作，此后，当她的脚接触到坚固的表面，她就会“迈步”。

（一）身体发育

女孩的生长发育在出生后的最初几年非常迅速。在之后的童年生涯，虽然其身高仍在迅速增长，但增长速度会减慢。

青春前期（从 9 岁开始），女孩会经历另一个生长高峰。此时期女孩生长迅速，腿的生长速度比身体其他部位更快。骨盆骨骼已经形成，脂肪开始在乳房、臀部、大腿处堆积，直到特征性的女性曲线形成。

月经初潮前第二性征快速发育，体形圆润，尤其是肩及臀部，身体快速发育（青春期发育），同时雌激素增加脂肪组织沉积，乳腺间质和导管开始生长，出现生理性白带。

（二）乳房

女性的乳房发育可分为几个特定的阶段：青春前期、开始发育阶段、体积增大阶段和乳晕形成阶段。上述阶段发育变化的年龄会有差异，通常从 9～14 岁开始。

青春前期（8 岁前），除一侧或两侧乳房增大外，无其他青春期第二性征（如阴毛、身高生长加速、子宫和卵巢发育、阴道出血等），为乳房早发育。一般增大的乳房不痛、无进行性增大，可伴乳晕和乳头皮肤颜色加深，乳房增大也仅略突起，不会达到青春期乳房大小；实验室检查示骨龄与血肾上腺素、性激素水平均正常。

乳房发育分期：1 期，青春期前，表现出乳头抬升；2 期，乳房萌芽期，乳房抬升及乳头降低，乳晕直径变大（8.2～13.8 岁）；3 期，乳房和乳头进一步增大，两者轮廓还未清晰分开（9.7～14.3 岁）；4 期，乳晕突出，乳头形成凸出乳房水平之上的第 2 隆起

（10.5～15.7 岁）。

（三）阴毛早发育

一般儿童 10～11 岁阴毛开始发育。儿童早、中期（女童<8 岁）阴毛发育称为阴毛发育异常。阴毛生长或在肾上腺雄激素控制下进入青春期（肾上腺性）。

耻骨区稀疏的长而微卷曲的浅色毛发转变为粗而卷曲的深色毛发，阴阜毛发呈基底朝上的倒三角形。

阴毛发育多是青春发育的体征之一，但阴毛不都是青春期发育的标志，也可完全与青春期无关。

阴毛早发育多与肾上腺或睾丸分泌雄激素水平较高有关，约 50% 毛囊可能对雄激素敏感。阴毛早发育可发生在正常女童。少数为性早熟、先天性肾上腺增生、肾上腺与性腺肿瘤或非典型肾上腺增生。也有特发性阴毛早发育，其与雌激素水平一过性增高有关，不需要治疗。

阴毛发育分期：1 期，青春期前，阴部汗毛不再像腹壁等部位一样继续生长，即没有阴毛；2 期，出现稀疏生长的较长的含少许色素的细毛，呈直的或稍微卷曲，主要沿阴唇分布（9.4～14.4 岁）；3 期，明显变黑变粗和卷曲，扩散越过阴部结合处（10.2～15.2 岁）；4 期，与成年人基本相似，但阴毛覆盖区仍小于成年人，没扩散到大腿内侧面（11.2～16 岁）；5 期，数量和类型呈现成年人型。

有关 Tanner 分类表 3-1 中也有阴毛发育的描述。

表 3-1 女性青春期发育的 Tanner 分类

期别	乳房发育	阴毛发育
Ⅰ	乳头突起（青春期前），无乳腺发育	无
Ⅱ	乳腺和乳头轻度发育	稀疏、长、色浅
Ⅲ	乳房和乳晕融合	更深、变粗、卷曲
Ⅳ	乳晕和乳头突起于乳房	成年人型阴毛
Ⅴ	乳头突起、成熟	横向分布

（四）女性内外生殖器官

1. 新生儿　大阴唇呈球状，小阴唇增厚而突出，处女膜肿胀、覆盖尿道外口。

2. 阴蒂　相对较大，正常指数≤0.6cm²，长约 2cm。

3. 阴道　多数女婴有阴道分泌物，可有血性，主要为宫颈黏液和阴道脱落细胞，部分有子宫内膜细胞脱落。出生后阴道长约 4cm，子宫长约 4cm，宫颈与宫体比例为 3∶1，柱状上皮外移至宫颈外口，呈红色的生理性外翻。

4. 卵巢　母亲妊娠 12～20 周，女性胎儿卵巢增生活跃，致表面上皮化生，长 2.5～5cm，厚 1.5～3cm，宽 0.7～1.5cm，重 4～8g

5. 幼儿　早期女性生殖器受少量雌激素刺激，大阴唇扁平，小阴唇为薄壁样结构，始于前庭上方两侧，止于 3 点和 9 点处，处女膜萎缩变薄，阴道黏膜皱襞较少，对创伤、感染抵抗力差，阴道内含中性和微碱性分泌物和混合菌群，青春期后阴道穹窿才开始发育。幼儿宫颈被穹窿包裹，宫颈口呈小缝隙，子宫缩小，直至 6 岁恢复出生时大小，卵巢体积为 1～2.7ml，可见原始卵泡。

6. 儿童期后期（7～10 岁）　外生殖器再次受雌激素影响，表现出相应变化：阴阜增厚、大阴唇增厚、小阴唇变圆润、处女膜增厚，不再菲薄透明。阴道长增加至8cm，黏膜增厚，子宫增大，子宫与宫颈比例为1∶1，宫颈依然由穹窿包裹。

女孩9～10岁时，子宫开始增长，由子宫肌层增生而导致子宫形状改变。月经初潮前出现子宫内膜逐渐增厚，子宫内膜腺体深度及复杂性发生中度增加。卵巢逐渐增大，并下降至盆腔，卵泡数量增多，但处于卵泡刚发育阶段，不会发生排卵。未生育成年女性子宫长7～8cm，最大横径为4～5cm。

青春早期（10～13岁）外生殖器呈成年外观，初潮前的前庭大腺（巴氏腺）开始分泌黏液，阴道长度达成年人长度（10～12cm），更富有伸展性，黏膜增厚，阴道分泌物呈明显酸性，乳杆菌重新出现，随阴道穹窿发育，宫颈与穹窿逐渐分离，宫体与宫颈生长明显，子宫体大小为宫颈的2倍，卵巢下降至真骨盆。

（五）特发性早初潮

正常女性初潮与青春期发育有关，极少数女童月经初潮年龄较小，可早于乳房和其他青春期第二性征发育。月经初潮11～15岁（98位–2位百分数）：10.3～15.7岁（99.6位—0.4位百分数），女童生长正常，雌激素水平不高，骨龄与年龄相符者为特发性早初潮。

（六）性发育异常

性发育异常又称两性同体。因性发育异常不影响生命，但易产生误解，且涉及对人权尊重问题。所以近年来性发育异常受许多学者和国家争议，建议使用中性体（intersex disorders）。中性体是一组先天性染色体、性腺发育、外生殖器和内生殖器（睾丸与卵巢）不一致的现象，其中有：①46，XX中性体（原称假两性畸形），肾上腺皮质增生症是病因，也可是胎儿期雄激素暴露，女童有卵巢，但外生殖器似男性表现。②46，XY中性体（男性假两性畸形），因睾丸发育不全，睾酮不足，雄激素不敏感综合征等所致。其表现为男童有睾丸，但外生殖器似女性。③真性雄性同体（真两性同体），同一体内有睾丸和卵巢，外生殖器发育不良的男性型、女性型或介于男性、女性之间。④复杂的或不明确的中性体，主要为染色体数目异常。性激素水平异常致性发育异常。患者的外生殖器发育正常，但性功能异常。

（七）生殖系统

随女性生长发育，生殖道的比例也会有变化。出生时由于母体血液中雌激素的作用，子宫体和子宫颈是等长的。出生后雌激素的水平很快下降，两者长度比例为1∶2，一直持续到青春期。青春期女孩，卵巢可产生大量的雌激素，从而影响子宫大小。

三、智力与技能

（一）移动技能

女婴学会独立移动的第一步是能支撑自己头部的重量，能控制头部后，就可学习端坐、打滚、用手来带动臀部使自己前进、爬行、直立、蹒跚行走、步行等，知道学会跑动。进一步的协调，则能上下楼梯、蹦跳，直至完善。

（二）操作技能

3～8月龄时，最初为抓握、摇动、敲打；1岁能投掷物体；2岁能学习自己穿脱衣服、转动门把、开启瓶盖、翻书等；3岁左右能画画，扣、解纽扣等。此后随年龄增长能有更进一步和逐步精细的动作。学会控制排泄功能是一个重要技能。5岁时，90%的孩子都不会尿床，并能很好地控制排便。女孩子达到这能力要比男孩早些。小孩常在2岁时乐意用自己的便盆。

（三）智力发育

智力发育是遗传和生长环境相互作用的结果。女孩一般6～8周开始会笑，说明已能认识亲密接触的人；16周开始形成幽默感；

28周能分辨熟悉的声音；36周能对自己的名字有反应；48周能识字；1岁能理解一些简单的要求；2岁能说话。绝大多数女孩在4～5岁时能翻阅书籍；青春期能理解民主和社会等抽象概念。

智力量化评价实际有一定困难，只能大体了解和测评，且标准和要求不一。智力商数（IQ）仅是一种一般性的测量方法，并未兼顾文化和社会的差异。

（四）语言能力

语言是重要的交流工具。儿童通过倾听和模仿周围环境中的声音来学习语言，有良好的语音环境的小孩子常会健谈，父母对他也有重要影响，一个常在噪声环境中成长的小孩，则学习说话的时间也相对长。

童年时期经常能接触两种或更多语言的女孩能学会双语或更多种语言。儿童在8岁前的口音有可变性。

（五）接受教育（学）

男孩在数学、物理、化学考试成绩高于女孩，而女孩在其他科目上比男孩更优秀。现实社会因经济、宗教、社会地位和习俗等诸多因素，女孩在接受教育方面比男孩少得多。

（六）性发育

女性进入青春期年龄存在个体差异，绝大多数在9～15岁，中间阶段为12～13岁，有明显差异。性成熟的标志是乳房和生殖器的成熟、髋宽大和出现阴毛。

1993年国外研究显示：女孩10岁、11～13岁、14～16岁、17～21岁自慰的分数分别为19%、25%、18%和15%；第一次性经历的年龄，女孩10岁、11～14岁、15～18岁、19～25岁分别为2%、13%、68%和16%。西方国家少女怀孕率最高的是英国，据1991年调查显示每15名少女中就有1名怀孕，16岁以下少女怀孕率增高至27%。

四、女性特有的周期变化

（一）月经周期

女性月经周期的整个过程是由脑部的下丘脑和垂体共同控制的。同时来自子宫和卵巢的反馈对保持整个月经周期的正常进行是关键。一旦反馈破坏，就会导致月经失调。

（二）子宫内膜变化

雌激素促进子宫内膜增生，促进血管螺旋弯曲生长。黄体酮则刺激子宫内膜细胞分泌酶和激素来支持受精卵。如果卵子未着床，雌激素和黄体酮水平会急剧下降，导致酶和激素分泌量下降，引起血管痉挛。血管收缩导致子宫内膜细胞和子宫内膜组织脱落。同时子宫收缩，将剥脱的子宫内膜组织和血液排出，这就是经血。不同国家、经济、文化、宗教、习俗等对月经有不同的认识。

女性一生中约一半时间每月经历一次月经来潮。从月经初潮开始，到绝经期月经结束，平均每个女性约有400个月经周期。女孩在她身体脂肪至少达到体重的17%时开始出现月经。月经初潮在11～15岁占多数。月经初潮是女性身体成熟的标志，有些民族将举行特殊典礼或仪式。我国台湾地区泰雅族女性会在每侧面颊上纹三道花纹，类似面纱一样的永久性刺青记号，作为女性成熟的标志。在非洲塞拉利昂的一些部落，女孩的面部和手臂要涂成白色，身体也要有当地特殊的装饰。

（杨建华　石一复）

参考文献

王临虹，2018. 中华医学百科全书 . 妇幼保健学 . 北京：中国协和医科大学出版社：38，41-44，248.

黎海茂，2017. 实用儿童保健学 . 北京：人民卫生出版社：159-160.

薛敏，2018. 实用妇科内分泌诊疗手册 . 第 3 版 . 北京：人民卫生出版社：1-3，5-6.

孙爱军，2013. 实用生殖内分泌疾病诊治精要，北京：中国医药科技出版社：11-20.

林宋清，2006. 生殖内分泌 . 第 5 版 . 北京：人民卫生出版社：219-224.

杨冬梓，石一复，2008. 小儿与青春期妇科学 . 第 2 版 . 北京：人民卫生出版社：27-30.

Oberfield SE, Sopher AB, GerkenAT, 2011. Approach to the girl with early onset of pubic hair. J Clin Endocrinol Metab, 96(6): 1610-1622.

Donohoue DA, 2011. Disorders of sex development(intersex). Nelson Texbooks of Pediatrics. 19thed. Philadelphia: Saunders Elsevier.

第4章

小儿与青少年妇科病理学

第一节 女性性腺及生殖器官发育特点

女性性腺及生殖器官的正常发育是一系列复杂的演化过程，整个过程有赖于胚胎的遗传信息（染色体的完整性）、生殖细胞的发育、性激素的影响、多种调控基因及转录因子的表达等。女性生殖系统包括性腺、生殖管道与外生殖器，分别源自不同的始基。大部分女性生殖器官起源于中胚层，生殖细胞起源于内胚层。女性性腺及生殖道的发育见表 4-1。正常卵巢组织结构图见图 4-1 和图 4-2。

表 4-1 女性性腺及生殖道的发育

胎龄	卵巢	生殖道（输卵管 / 子宫 / 阴道）	外阴
第 3 周	卵黄囊壁出现原始生殖细胞		原始间充质形成生殖结节及泄殖腔褶
第 4～6 周	生殖细胞迁移进入尿生殖嵴，形成初级性索	生殖嵴头端外侧，体腔上皮陷入形成中肾旁管（生殖道始基）	泄殖腔褶分化形成尿生殖褶及肛褶，尿生殖的外侧形成生殖隆起
第 7～8 周	表面体腔上皮穿透间充质形成皮质条索，间质雌二醇产物决定卵巢结局	双侧中肾旁管继续发育，上端开口于腹腔，尾端汇合，形成"Y"形	外生殖器呈未分化状态
第 3 个月	次级性索形成	中肾旁管头端分化成双输卵管，子宫阴道腔形成，阴道板出现	女性外阴开始分化
第 4～6 个月	次级性索细胞围绕卵原细胞形成粒层细胞，原始卵泡达最大数目（$>7\times10^6$）	至第 5 个月末，子宫基本分化完成，阴道腔化	外生殖器分化完全：生殖结节发育为阴蒂；尿生殖褶发育为小阴唇；生殖隆起发育为大阴唇
第 7 个月	卵原细胞停止增殖，进入减数分裂	输卵管 28 周后形成黏膜皱襞；子宫进一步发育	
足月	生殖细胞减少至 70%，卵原细胞消失	子宫发育基本完善，宫体与宫颈之比为 1∶2	
出生后	卵巢内有 100 万初级卵母细胞，青春期前停止在减数分裂期，性成熟期后分裂为次级卵母细胞	青春期后发育成熟，宫体与宫颈之比为 2∶1，阴道长度为 3～4cm	出生后为幼稚型，具备对性激素的反应能力，青春期后逐渐发育成成人型

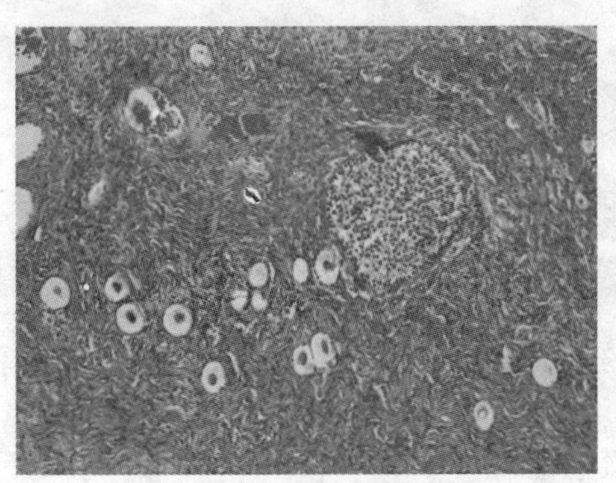

图 4-1　青春期卵巢始基卵泡

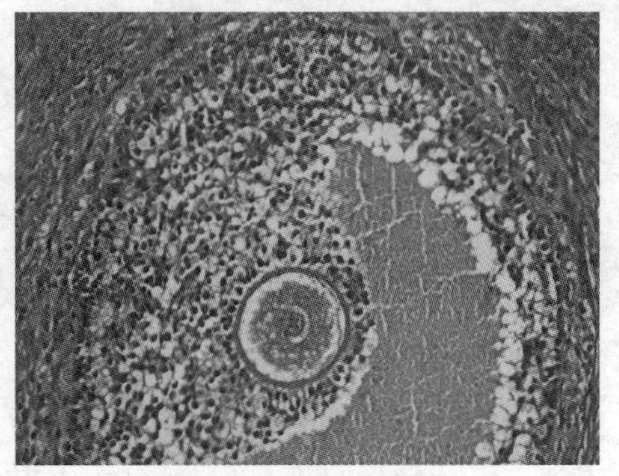

图 4-2　卵巢生长卵泡

性别的分化包括遗传性别、性腺性别与表型性别，三者未必一致，有多例人为改变性别的实例。遗传性别主要指性染色体及所携带的遗传信息。性腺性别是指性腺的种类、卵巢或是睾丸，或是其他性腺发育异常。表型性别常指社会性别，以外观和人为判别为主。对各种发育过程中发育机制的研究并非完全统一，可参照其他相关章节。本章仅从病理形态改变进行阐述。

第二节　常见性腺发育异常

性腺异常种类繁多，从接近正常、类似胚胎与胎儿期的未分化性腺或性腺发育不全，到异性性腺发育及兼有男女两性性腺成分，可见于幼儿及青春期发育过程中的任何阶段。性腺的发育受染色体核型与多基因的调控，各种影响因素均可导致性腺分化与发育异常。由于性腺的发育在时间上先于生殖道与外阴，并可产生性激素，常直接影响到靶器官生殖道与外阴的形态与功能。

提示性腺发育异常的体征，包括外生殖器形态模糊，男女分辨不清；女性外阴伴阴蒂肥大、阴唇后部融合和腹股沟阴唇肿块；男性外阴伴隐睾或小阴茎，单纯性尿道下裂或伴隐睾；右完全性雄激素不敏感综合征家族史；外生殖器表型与染色体核型不符等。

一、卵巢发育异常

1. 卵巢缺如　包括双侧卵巢缺如和单侧卵巢缺如。单侧卵巢缺如极少见，可见于表型正常的妇女，无明显临床表型，通常于术中或尸检时偶然发现。双侧卵巢缺如通常伴有异常染色体核型及性腺发育不全。核型通常为 46，XY，少数 46，XX。卵巢缺如的核型为 46，XY 者通常在腹腔及腹股沟管内找到睾丸组织。

2. 卵巢不发育　似见卵巢样组织，卵巢始基已形成，但未见进一步发育。可见生殖细胞，但无卵泡发育及相应的内分泌功能。患者染色体核型正常，原始生殖细胞既不发育也不迁徙。胚胎发育期由于母体胎盘雌激素的影响，外生殖器及苗勒管发育正常。与性腺发育不全的鉴别是后者条索状性腺内无或极少有生殖细胞，以纤维基质为主。

3. 分叶状卵巢　为正常卵巢组织被一个以上的沟或裂分隔形成 2 个或 2 个以上小叶。小叶之间可以是完全分离的，也可以由纤维组织或卵巢间质相连，不影响卵巢的组织和功能。分叶状卵巢多为单侧，也可为双侧，可能来自胚胎发育时期卵巢始基的分叶，很少伴有其他器官的发育异常。

4. 副卵巢　位于正常卵巢附近有一个较正常卵巢小的卵巢组织，并与原位卵巢直接或以蒂带样组织相连，结构上含有正常的卵巢成分，也有卵泡和排卵功能。可能为发育早期的始基卵巢分离出来的卵巢组织。

5. 异位卵巢　一侧或双侧卵巢位置异常，可位于肝水平面，高达肾下极，低至腹股沟，可位于网膜内或腹股沟疝囊内。卵巢结构和功能均正常。异位卵巢是由于卵巢下降、迁移入盆腔的过程发生异常所致。发生肿瘤时要和转移病变鉴别。

6. 额外卵巢　有正位的卵巢组织，与原位卵巢不相连的位置出现相似的卵巢结构。其可以位于盆腔内子宫、膀胱、盆壁或腹膜后、网膜内、主动脉旁、小肠、肠系膜或腹股沟等位置；可以是双侧或多发。额外卵巢大多小于1cm，更小的则不易识别。其发生机制可能为生殖细胞迁移后，生殖嵴中迁移的部分畸变，或为一些迁移的生殖细胞在异位的位置被捕获，并受周围组织诱导转化为卵巢组织。

额外卵巢具有功能，与正常卵巢功能相同。双侧卵巢切除术后仍可有月经，可以发生肿瘤性病变，可能是卵巢外部位发生卵巢性肿瘤的组织学发生基础。如盆腔非上皮性肿瘤（如颗粒-卵泡膜细胞瘤），不太可能是间皮或第二苗勒系统起源。

7. 脾性腺融合　是一种极其罕见的发育畸形，男∶女比例为9∶1。由于胚胎发育早期脾始基位于性腺始基和中肾管附近，是两者相融合所致，可伴有卵巢部分未降或多发性生殖道畸形。镜下见脾与卵巢及周围组织以纤维条索状结构相连，或表现为卵巢周围多发性脾组织结节。

二、性腺发育不全

性腺发育不全（dysgenesis of the ovary）包括单纯性性腺发育不全和混合性性腺发育不全。常见有45，X核型、Turner镶嵌、45，X/46，XY镶嵌、18-三体、结构性X染色体异常和Y染色体异常并具有女性表型者。有染色体镶嵌的患者性腺发育反映了正常和异常细胞的相对比例，性腺显示了介于正常卵巢和典型萌芽状性腺之间的胚条状性腺。

1. 单纯型性腺发育不全　又称为Swyer综合征。染色体核型为46，XY，生殖腺呈索条状，未能分化为睾丸。患者为女性表型，有发育不良的子宫、输卵管，阴道发育不良，但组织结构正常。外生殖器女性型，青春期有阴蒂肥大，身材高大，乳房及第二性征发育差，无月经来潮。外观性腺索条状，体积小，一般长2～3cm，仅厚几毫米，保留与周围的正常解剖学关系。镜下，发育不良的卵巢仅见纤维、脂肪和致密的卵巢间质组织，无法区分皮髓质、无卵泡及残留结构。容易伴发生殖腺肿瘤，特别是性腺母细胞瘤和无性细胞瘤。肿瘤发病年龄小，一旦确诊，建议尽早切除未分化性腺。

2. 混合型生殖腺发育不全　染色体核型多为45，X/46，XY或45，X与另一含有至少一个Y的嵌合型。一侧性腺为异常睾丸，另一侧为发育不良的性腺，呈条索状，生殖腺缺如或为卵睾或性腺肿瘤。青春期前睾丸结构正常，青春期后精曲管只含支持细胞，无生殖细胞。发育不良的性腺可见卵巢样间质或颗粒细胞围绕一中心为伊红物质的聚合体。睾丸一侧有输精管或输卵管或输精管、输卵管并存。条索状性腺一侧有输卵管。体内有幼稚子宫，外生殖器不定，可为女性（常有阴蒂肥大、小阴唇肥大），低生育能力的男性或正常男性表型，青春期前可为完全男性。混合性性腺发育不全病理检查两侧性腺不一致，易患性腺母细胞瘤和无性细胞瘤。

3. 先天性卵巢发育不全　由Turner于1938年首次描述，又被称为特纳综合征（Turner syndrome）。染色体核型为45，XO，单一的染色体大多来自母亲（75% 为母源性，25% 为父源性）。X 单体型为主（占 40%～60%），还可有 X 染色体缺失（46，X，del）及其他等臂染色体 46，X（Xqi）、嵌合体异常（45，X/46，XX、45，X/47，XXX、45，X/46，XY）。临床表型有很大差异，可从完全正常到典型的特纳综合征，可为女性表型，也可为男性表型。先天性卵巢发育不全病理显示双侧性腺未发育，条索状，含有少量不明确的性索结构及卵巢皮质，无卵母细胞。由于无卵泡发育及雌激素产生，体格发育异常，青春期第二性征不发育，原发性闭经，子宫小，生殖器官幼稚型。

4. 先天性睾丸发育不全综合征　又称为克兰费尔特综合征（Klinefelter syndrome）。染色体核型为 47，XXY 或 48，XXXY、49，XXXXY，以及 47，XXY/46，XY、47，XXY/46，XX 的嵌合体。其发生原因主要是亲代减数分裂不分离。其临床表现为体型高大、肩窄、骨盆宽，呈女性体态，皮下脂肪多、皮肤细腻、乳房大、阴茎发育不良、睾丸小、无精子等，部分患者智力低下及有精神异常等。镜下见生精小管基底膜增厚和透明样变，周围间质细胞质丰富，但分泌雄激素的功能下降。

5. 其他性腺发育异常　如性转变综合征、XYY 综合征等，可存在染色体核型与表型不符，性腺发育异常，导致可出现两性畸形。

三、性发育紊乱

性发育紊乱（disorder of sex development，DSD）是先天性生殖器官发育畸形的特殊类型，又称两性畸形。其表现为染色体异常、性腺发育异常及性器官解剖学异常。新生儿发生率为 1/4500。2006 年欧洲两个儿科内分泌协会（ESPE，LWPES）提出应使用保护性术语——性发育紊乱代替以往使用的两性畸形、雌雄同体及性反转等难以启齿的术语。目前这些名称都有应用，传统术语包括雌雄间体、男性假两性畸形、女性假两性畸形及真两性畸形，对应新术语为性发育紊乱、46XY DSD、46XX DSD 及卵睾性 DSD。其可能病因与分类见表 4-2。

表 4-2　性发育紊乱可能的病因与分类

分类	病因
真两性畸形 性腺发育异常	XY 单纯性腺发育不良 混合型性腺发育不全 先天性睾丸发育不全症 性转变综合征
假两性畸形 男性假两性畸形	雄激素不敏感综合征；包括完全型、不完全型和轻型胎睾间质细胞发育不良成功障碍 睾酮合成代币功能障碍：包括 20、22 碳链酶缺乏、3β- 羟基类固醇脱氢酶缺乏、17、20- 羟化酶缺乏、17β- 羟基类固醇脱氢酶缺乏 医源性男性加两性畸性 持续性苗勒管综合征
女性假两性畸形	先天改正肾上腺皮质增生：包括 21- 羟化酶缺乏、11-β 羟化酶缺乏、3β- 羟基类固醇脱氢酶缺乏 妊娠期摄入或产生过量雄激素：P450 芳香化酶缺乏 外源性雄激素应用：包括 母亲摄取过量雄激素或孕激素、母亲先天性肾上腺皮质增生、可导致男性化的卵巢或肾上腺肿瘤 医源性胎儿男性化 先天性假两性畸形

（一）真两性畸形

真两性畸形是指由于性腺发育异常导致两性性腺（卵巢及睾丸）同时存在，外生殖器可呈两性状态，第二性征介于男女之间。

染色体核型多为46，XX或46，XX/46，XY嵌合型，46，XY较少见。体内的性腺组织可能为双侧的性腺同时含有卵巢及睾丸两种组织，称为卵睾（ovotestis）；一侧为卵巢或睾丸，另一侧为卵睾；或一侧为卵巢，另一侧为睾丸。卵巢往往正常，青春期后有卵泡发育，有黄体和白体。卵睾内卵巢组织与睾丸组织共存，之间有纤维组织分隔。在卵巢皮质内可见由支持细胞形成的生精小管，并伴有睾丸间质细胞和中肾管残留。在卵睾中，卵巢多为胚条状性腺，卵泡可能会发育并形成黄体；睾丸通常仅有微小灶，位于卵巢门处，可见生精小管，有支持细胞和原始生殖细胞。在青春期后，生殖细胞退化，间质细胞增生，导致精子生成障碍。患者均有子宫，多数有输卵管，部分有输精管及附睾。外生殖器多为两性畸形，以男性为主或以女性为主。其往往具有能勃起的阴茎。青春期多有乳房发育，50%有月经或周期性血尿。少数人手术治疗后还具有正常的生育能力。

（二）假两性畸形

假两性畸形是指外生殖器介于男女之间，有不发达的男性性腺睾丸或女性性腺卵巢。社会性别与染色体遗传性性别可不一致。

1. 男性假两性畸形　患者染色体为46，XY，性腺为睾丸。外生殖器为两性畸形。男性假两性畸形最常见的原因是雄激素不敏感综合征，其他原因还有先天性睾酮合成障碍、睾酮代谢酶缺乏或缺陷、间质细胞功能障碍及靶组织雄激素受体功能障碍等。

雄激素不敏感综合征是一种X连锁隐性遗传病，是男性假两性畸形最常见的类型，常在同一家族中发生，体内睾酮合成正常。根据外阴组织对雄激素不敏感程度的不同，又可分为完全型、不完全型及轻型。

完全型雄激素不敏感综合征又称为睾丸女性化综合征或先天性雄激素受体缺乏症。患者出生时外生殖器完全是女性。发育期无月经，检查女性第二性征发育尚好，阴道呈盲端。双侧睾丸正常或发育不良，位于腹腔内、腹股沟或大阴唇内。其病理见睾丸组织发育不良，呈结节状、团块状，生精小管不成熟，生精功能阻滞，间质细胞增生。患者睾丸极易发生肿瘤及恶变，建议青春期后尽早摘除睾丸，给予性激素补充治疗。

不完全型雄激素不敏感综合征外生殖器多呈两性畸形，中肾管（男性生殖器官）可部分或完全发育，发育程度主要取决于雄激素受体的水平，也可见子宫、输卵管及附睾或输精管。青春期可出现阴毛、腋毛增多及阴蒂增大等男性特征。

轻型雄激素不敏感综合征较少见，外生殖器呈男性，偶伴有尿道下裂等外生殖器畸形。青春期可出现乳房发育，音调变高、阴毛稀疏等特征。部分患者精子生成受损不孕，部分患者生育能力正常。

2. 女性假两性畸形　患者染色体为46，XX，性腺为卵巢，子宫、宫颈和阴道均存在，但外生殖器出现部分男性化。其表现为阴蒂肥大，阴道和尿道同一开口，阴唇部分融合。严重者可出现类似小阴茎；两侧大阴唇肥厚，形成皱褶，并有不同程度的融合，状似阴囊。男性化的程度与胎儿接触雄激素的时间和剂量有关。女性假两性畸形形成的主要原因包括先天性肾上腺皮质增生、妊娠期母体摄入或产生过量的雄激素及先天性尿生殖窦发育异常等其他非激素类因素。

先天性肾上腺皮质增生又称肾上腺生殖综合征，为常染色体隐性遗传病，是导致女性假两性畸形的最常见的类型，约占50%。其基本病变为胎儿肾上腺合成皮质醇的一些酶缺乏。其主要是21-羟化酶、11β-羟化酶和3β-羟基类固醇脱氢酶缺乏导致皮质醇合成量减少，对下丘脑和脑垂体负反馈作用消失，从而使促肾上腺皮质激素（ACTH）分泌量增加，导致肾上腺皮质增生，产生大量雄激素，使女性胎儿外生殖器部分男性化。

（三）性转变综合征

性转变综合征也称性逆转综合征，是一种特殊类型的两性畸形。本病临床十分罕见，与通常的真、假两性畸形不同，其性发育异常主要表现为性腺性别与遗传性别相反，并非局限在性腺与表型之间。依据遗传学染色体核型与性腺性别进行分类，包括46，XX男性或46，XY女性。Y染色体在人类性别决定中起主导作用，然而单纯依赖染色体不能解释为何会出现46，XX男性或46，XY女性等矛盾现象。随着分子生物学与分子遗传学的发展，人们发现还有许多其他因素在诸多环节中对性别发育产生着影响。其中最重要的是*SRY*基因。该基因位于Y染色体的性决定区，与其他相关基因一起促使原始性腺向睾丸发育。多数46，XX男性可检测出该基因，而46，XY女性却表现为该基因缺失。

1. 46，XX男性性转变综合征　又称46，XX睾丸性性发育紊乱，是性转变综合征里最常见的类型，新生儿的发生率为1/30 000～1/20 000。*SRY*基因检测90%阳性，其X染色体上有父源性Y染色体片段易位。其临床表现为外生殖器与第二性征发育接近正常男性，但身材矮小，青春期前不易发现，常在成年后因不育就诊。另有10%*SRY*基因阴性，为其他基因异常导致的睾丸发育失败。患者外生殖器发育不良或呈两性畸形，一般在出生后早期发现。其常有隐睾、性腺发育不良，伴有无精症。病理检查性腺为睾丸，缺乏精原细胞，睾丸间质细胞增生。

2. 46，XY女性性转变综合征　又被称为46，XY完全性性腺发育不全或Swyer综合征，发病率约为1/100 000，以往被归在男性假两性畸形。*SRY*基因的突变和缺失是导致发病的重要原因。患者遗传性别为男性，社会性别与性腺性别为女性。其临床表现有很大变异，内外生殖器可接近正常，但无正常性腺；也可表现为女性幼稚型外阴与发育不全的内生殖器。性腺常发育不全，原发闭经。其病理检查见索条状性腺，20%～30%合并性腺肿瘤，主要是性腺母细胞瘤，也可是无性细胞瘤、纤维腺瘤等其他良恶性肿瘤。

3. 45，X男性性转变综合征　是最少见的类型，其性腺与生殖器呈男性分化，而不是通常45，X表现出的女性特点。由于体内含有*SRY*基因，45，X男性性转变综合征患者有发生性腺肿瘤的风险。

四、性早熟

性早熟是一种常见的发育异常，是指青春期前提前出现第二性征发育。一般将女性8岁前乳房发育或10岁前月经初潮称为女性同性性早熟。女性在青春期前因男性化肿瘤出现男性化表现时，称为女性异性性早熟。本病有别于先天性发育畸形，患者的性腺与生殖道并无解剖学异常，然而在性激素的刺激下提前发育。按发病机制不同分为促性腺激素依赖性性早熟和非性腺激素依赖性性早熟。前者又称真性性早熟、中枢性性早熟及完全性性早熟；后者又称假性性早熟或外周性性早熟。女孩多数（69%～89%）都是特发性，而男孩存在器质性病变的比例较高（25%～90%）。

1. 真性性早熟　是由于儿童下丘脑－垂体－性腺轴功能提前启动所致，血清中LH、FSH和性激素浓度提前升高。其临床表现除第二性征发育外，同时有生长发育加快、骨龄提前、性功能发育等。虽然患儿常比同龄儿高大，但也过早导致骨骺闭合，故早熟儿最后往往身材较矮，智力不受影响，生育功能正常。

2. 假性性早熟　主要为内源性或外源性激素的作用，导致第二性征提早出现。无下丘脑－垂体－性腺轴的启动，无性腺提早发育。第二性征可以与性别一致，也可以与性别不一致。一些性腺肿瘤可以分泌雌激素和雄激素，如颗粒细胞瘤、卵泡膜细胞瘤、支持间质细胞瘤、类固醇细胞瘤等，部分生殖细胞肿瘤及其他肿瘤也会产生激素作用，如无性细胞瘤、绒癌、畸胎瘤、胚胎性癌等。去除病因即可使症状消退。外源性激素是假性性早熟最常见的原因，主要由于摄入含性激素的药物或食物。据报道儿童性早熟与长期喜好肉禽、水产食品及饮料有关，可能与食物中含有过量的类固醇激素有关。

第三节 女性生殖道常见发育异常

女性生殖器官在发生与发育形成的过程中，受到内在或外来因素的干扰，均可导致发育异常。生殖道发育异常包括外阴、阴道、子宫、输卵管先天畸形，不包括性别及性分化异常。各种生殖道发育异常可能同时合并泌尿系统畸形，因为在胚胎期泌尿与生殖系统有共同的起源，甚至还涉及肠道与肛门的异常。

一、外阴发育异常

外阴发育异常包括处女膜闭锁、阴蒂肥大、小阴唇肥大、阴唇融合等，以前两者多见。其他外阴发育异常还有报道的先天性阴蒂及外生殖器缺如、双外阴、并常伴有双套苗勒管系统，以及直肠、尿道开口于阴道，异位尿道口等。

1. 处女膜闭锁 发生率为0.014%，婴幼儿期常不被发现，直到青春期（10～18岁）因月经初潮引起经血潴留及腹痛而被发现。处女膜闭锁分为完全性和不完全性两种。前者又称无孔处女膜，实为一个膈，导致阴道与外界不相通。不完全闭锁时，开口很小，也可表现为多个小孔，形如筛状。处女膜闭锁是因为胚胎发育期，构成处女膜的泌尿生殖窦未能与阴道正常贯通所致。内生殖器（输卵管、子宫和阴道）往往是正常的。治疗采用处女膜切开造口。

2. 阴蒂肥大 成年女性的阴蒂长约16mm，直径为3.5～5mm。阴蒂肥大可单独发生，也可伴有整个外阴增大。新生儿常见原因为肾上腺综合征、母体应用外源性雄激素及两性畸形。阴蒂肥大可伴有脂肪发育不良。单纯性阴蒂肥大可行部分阴蒂切除予以矫正。

3. 小阴唇肥大 正常女性小阴唇中部的宽度小于2cm，立位时两侧小阴唇贴拢或微露于双侧大阴唇间，不超出大阴唇1cm。慢性炎症刺激可造成小阴唇肥大。真正的小阴唇肥大可能是类固醇合成障碍的一种表现。

4. 阴唇融合 大小阴唇解剖结构不能明确认定时，称为阴唇融合，可见于两性畸形的发育异常。母体应用雄激素类药物可致大阴唇融合。越早期受到雄激素的影响，融合程度越大。继发性阴唇融合大多见于12岁以下的女孩，主要由外阴卫生不佳引起，有外阴感染的明确病史。新生儿轻度小阴唇融合原因不明，可局部应用雌激素软膏治疗。

二、阴道发育异常

阴道是沟通内外生殖器的通道。阴道由副中肾管和泌尿生殖窦双重发育而来。1998年美国生殖学会提出的阴道发育异常分类法得到普遍认可。①副中肾管发育不良：包括子宫、阴道未发育综合征（Mayer-Rokitansky-Küster-Hauser syndrome，MRKH），即临床上常见的先天性无阴道，几乎均合并先天性无子宫或仅有始基子宫；②泌尿生殖窦发育不良：泌尿生殖窦未参与形成阴道下端，表现为部分

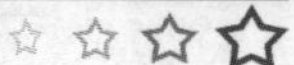

阴道闭锁；③副中肾管融合异常：又分为垂直融合异常和侧面融合异常，前者表现为阴道横膈，后者表现为阴道纵隔和阴道斜隔综合征。虽然在胚胎发生学方面存在一些不同见解，但该分类法较能概括和说明问题，但目前尚不能对所有类型进行合理的解释。阴道发育异常的胚胎发生详见表4-3。

表4-3　阴道发育异常的胚胎发生

胚胎发生	各种发育异常	妊娠周数
副中肾管未发育	MRKHS*	妊娠6～8周
副中肾管未融合	双阴道	妊娠7周
尿道直肠隔未发育	变异泄殖腔存留	妊娠7周
实性阴道板未能腔化	阴道闭锁	妊娠8周
副中肾管会合后中隔未消失	阴道纵隔	妊娠9周
副中肾管结节发育缺陷	阴道闭锁合并尿道阴道瘘	近端瘘管妊娠9～14周；远端瘘管妊娠13～18周
阴道板未完全贯通	阴道横膈	妊娠12～17周

*MRKH：Mayer-Rokitansky-Küster-Hauser syndrome，子宫、阴道未发育综合征

1. 阴道横膈　可位于阴道内任何部位，常发生在上、中1/3交界处，厚度差异很大，可薄如纸，也可厚达1.5cm。阴道横膈无孔称为完全性横膈；膈上有小孔称为不全性横膈。其临床症状根据有无孔和孔的大小不同而定，表现为闭经、周期性痛经等。位于阴道上端的横膈多为不全性横膈；阴道下端的横膈多为完全性横膈。多数横膈上下面均为复层扁平上皮覆盖，少数可见分泌黏液的单层柱状上皮。中心部位的组织由结缔组织、胶原纤维、血管及神经纤维组成，偶见平滑肌及腺体存在。阴道横膈的产生是因为两侧副中肾管汇合后的尾端与尿生殖窦相接处未贯通或部分贯通，或因阴道板在腔化过程中，某一部位的组织未被吸收贯通或部分吸收贯通，或因阴道壁下组织长入阴道而形成横膈。

2. 阴道纵隔　多位于正中，也可偏于一侧或一侧阴道下端闭锁。其可分为完全纵隔和不全纵隔。完全纵隔下端达阴道口，又称双阴道，常合并双子宫、纵隔子宫或双角子宫；不全纵隔下端未达阴道口。完全纵隔者可无任何症状，性生活和阴道分娩不受影响。不全纵隔者可有性生活不适及阴道分娩受阻。纵隔可能为双侧副中肾管汇合后，尾端中隔未消失或部分消失所致；或阴道板腔化过程障碍或不全腔化所致。

3. 阴道斜隔　罕见，常伴有同侧泌尿系统发育异常，多为双子宫、双宫颈及斜隔侧的肾缺如。其可分为三个类型：Ⅰ型为无孔斜隔，隔后的子宫与外界及另侧的子宫完全隔离，宫腔积血聚集在隔后腔。Ⅱ型为有孔斜隔，隔上有小孔，隔后子宫与另侧子宫隔绝，经血通过小孔流出，引流不畅。Ⅲ型为无孔斜隔合并阴道瘘管，有两侧宫颈间或隔后腔与对侧宫颈之间有小瘘管，有隔一侧子宫经血可通过另一侧宫颈排出，引流也不通畅。其病因尚不明确，可能是副中肾管向下延伸未到泌尿生殖窦形成一盲端所致。

4. 阴道闭锁与处女膜闭锁　阴道闭锁多位于阴道下段，长度为2～3cm，其上可为正常阴道。闭锁为泌尿生殖窦未参与阴道下段形成或由于阴道板腔化不规则或仅部分腔化所致。

处女膜闭锁是最常见的阴道发育异常，

常因青春期月经潴留始被发现，患者有周期性盆腔疼痛与阴道积血。

5. 阴道缺如　又称先天性无阴道，多伴有子宫、输卵管及泌尿道畸形。其中40%～50%合并泌尿系统发育异常，如一侧肾缺如或异位肾等，另有10%伴有脊柱畸形。其病因包括副中肾管发育不全，常无输卵管无子宫；苗勒管尾端发育停滞未向下延伸；泌尿生殖窦腔化障碍，常合并残遗实体性子宫；睾丸女性化，染色体为46，XY；真性两性畸形。

6. 变异泄殖腔存留　为阴道近端部分发育异常，形成肠、泌尿道和阴道开口于一公共腔道，是胚胎发育过程中尿肛穴发生的异常和缺陷。其分为发育不全形成的直肠阴道瘘、尿道阴道瘘及严重而复杂的发育畸形。当尿道直肠膈发育受阻，或尿道阴道隔正常，仅肛门开口异常，则直肠可开口于阴道、舟状窝、会阴，形成阴道肛门、前庭肛门、会阴肛门，形成直肠阴道瘘、直肠会阴瘘。当尿肛穴维持在胚胎7～8周的原始管形状态，则尿道、阴道、直肠开口在同一个腔内，其顶部深而狭小，尿囊的下端、阴道口及直肠的出口挤在一处，外口为一小孔。当尿道在胚胎发育过程中延伸不足，开口于阴道中段或下1/3，形成尿道阴道瘘。尿肛穴在发育过程中停滞或发生缺陷，还会造成复杂性、难治性畸形。出生后发现无正常肛门，只有一个集排尿、排便和生殖于一体的腔道，可合并消化道的短结肠、双阑尾、阑尾缺如；泌尿系统的肾及输尿管、膀胱的先天畸形；生殖系统畸形如双阴道、阴道隔膜、子宫阴道积水、积脓、双子宫、子宫缺如；同时还可合并循环系统和骨骼系统的先天畸形。

三、子宫发育异常

子宫发育异常为女性生殖道中最常见的发育异常，胚胎发育在子宫及宫颈形成过程中（胚胎第10～12周）受到内外因素的影响，发育停止或融合不全，可形成各种类型的子宫发育畸形。

1. 先天性无子宫　子宫缺如，为双侧副中肾管的中下段向下延伸及汇合的过程中停止发育所致。其临床表现为原发性闭经，一般合并先天性无阴道，但有正常卵巢及输卵管组织。

2. 始基子宫　又称痕迹子宫，为双侧副中肾管汇合后，受到干扰早期即停止发育所致。子宫极小，常仅1～3cm，为结缔组织的痕迹结构，或有宫腔，但无内膜或功能变化。

3. 子宫发育不良　又称幼稚子宫。正常情况下幼儿期子宫体与宫颈长之比为1∶2，青春期后为2∶1。子宫发育不良时子宫小于正常，宫体发育不良，内膜薄。宫颈相对较长，宫颈与宫体之比3∶2或1∶1。其临床表现为月经量少，不孕。

4. 单角子宫及残角子宫　均为单侧苗勒管未发育，另一侧发育良好。占子宫发育异常的1%～2%。未发育的一侧输卵管缺如，肾往往同时缺如。残角子宫为一侧副中肾管中下段发育缺陷形成。单角子宫约2/3合并残角子宫，多位于右侧。残角子宫有正常的输卵管、卵巢及韧带相连，偶有附件缺如的报道。依据残角子宫形态及与发育侧的子宫关系分为3个亚型。A型：残角子宫发育不良，无宫颈有宫腔，与发育侧的子宫相通；B型：残角子宫发育不良，无宫颈有宫腔，与发育侧的子宫不相通，也称为梗阻性残角子宫；C型：残角子宫为发育不良的始基子宫，无宫颈无宫腔，以纤维索与发育侧的子宫相连，此型约占残角子宫的1/3。

5. 双子宫　为双侧副中肾管汇合后未融合所致，各自发育形成两个独立的子宫及宫颈，附有各自输卵管、卵巢及韧带。双子宫的每一侧宫腔在形态上与单角子宫基本相似，两个宫颈可分开或相连，毗邻宫颈之间可有交通，并可伴有阴道纵隔或斜隔。

6. 双角子宫及弓形子宫　均为双侧副中肾管底部融合缺陷所致，但程度不同，宫底部明显凹陷成双角状，只有一个宫颈。早年双角子宫也称双子宫，后定义双角子宫只有一个宫颈。双角子宫分为两种类型，双侧宫角从宫颈内口处分开，形成双宫体为完全性双角子宫；在宫颈内口之上任何部位分开为不全双角子宫。弓形子宫又称鞍状子宫，特点为子宫形状基本正常，单宫体，但宫体中间稍凹陷，肌壁略向宫腔突出呈马鞍状，宫颈正常。

7. 纵隔子宫　是双侧副中肾管融合后，中隔不同程度的吸收不全所致，在子宫发育异常中最常见，其发生率占子宫畸形的33.6%。其分为两种类型，纵隔从宫底延伸至宫颈内口甚至达宫颈外口处称为完全性纵隔子宫，将宫腔完全分隔为两部分；纵隔终止在宫颈内口之上任何部位为不全纵隔子宫。

四、子宫颈发育异常

子宫颈发育异常包括先天性宫颈狭窄、宫颈闭锁、宫颈延长、宫颈发育不良、双宫颈等。子宫颈发育异常常伴有各种类型的子宫发育异常，可合并泌尿生殖系统发育异常。宫颈闭锁极其罕见，多合并阴道闭锁。双宫颈多为双子宫畸形的一部分，合并双子宫或子宫纵隔。也有文献报道，双宫颈不伴有子宫纵隔的病例，一侧宫颈上端为盲端，合并阴道纵隔，双附件发育正常。宫颈发育异常如影响月经血排出，临床可表现为原发性闭经、宫腔积血和周期性腹痛，经血可经输卵管逆流入腹腔，引起子宫内膜异位，造成盆腔粘连、输卵管粘连及不孕症。

五、输卵管发育异常

输卵管发育异常包括输卵管缺失、输卵管发育不良及副输卵管或输卵管副口、输卵管憩室。

输卵管缺失常合并子宫缺如。其发生机制为副中肾管未发育所致。其常见的是合并单角子宫。也可因宫内及婴幼儿期输卵管发生无症状性扭转，导致缺血坏死、自溶及组织吸收。

输卵管发育不良表现为细长弯曲，呈螺旋状，由于肌层发育不良，可导致无管腔或部分管腔闭塞。

副输卵管是在子宫和输卵管发育正常的情况下，在一侧或双侧输卵管各部分发生的带柄的囊性物，位置多接近伞端，长度为10～25mm。输卵管副口可发生在输卵管各部，多见于壶腹部，单侧或双侧，单个或多个，大小不定，有时比正常输卵管伞端开口还要大。输卵管副口边沿多为发育程度不同的伞部所包围，形成花冠样漏斗。

输卵管憩室是在输卵管的某一部分出现小的囊性扩张，突出的盲端无开口，管腔向外形成憩室。

六、生殖道胚胎发育残件

生殖道胚胎发育残件主要指中肾管未完全退化，绝大多数中肾管残件保持静止状态，无临床意义。偶尔形成囊肿或肿瘤。根据胚胎残余部位主要分为卵巢冠、卵巢旁体及加特纳管。卵巢冠是指输卵管系膜内靠近卵巢门处的一组中肾小管，其排列方向与卵巢长轴相垂直。卵巢冠纵管是指中肾管的头端部分，位于输卵管系膜内，与输卵管平行，是卵巢冠的一部分。卵巢旁体是指卵巢、子宫之间的阔韧带中的中肾小管残留，与中肾导管不相连。Gartner 管又称残留输精管，相当于男性输精管的中段，为中肾管下段的剩件。

1. 中肾管残件　多位于输卵管系膜与阔韧带中，也可位于宫颈、阴道及外阴部位，单侧或双侧。其表现为单个或多个腺样结构，常呈散在簇状分布。被覆立方或低柱状上皮，看不到纤毛，无分泌现象。其管腔大多狭小，无扩张及周期性改变。上皮下有基底膜，周围有较厚的平滑肌。其需要与副中肾管来源囊肿鉴别，后者可见纤毛和分泌细胞，可有乳头状突起与卵巢样间质。

2. 卵巢网　又称为网状残体，与男性睾丸网同义。其通常见于卵巢门部，由相互交通或吻合的不规则小管组成。小管被覆立方或柱状上皮，无纤毛，具有少量嗜酸性或透明胞质。部分学者认为卵巢网可以含有纤毛上皮。小管通常缺少基底膜，上皮下 PAS 染色阴性可以证实。

卵巢网的起源存在争议，有认为是中肾起源；较新的观点认为是体腔上皮及性腺胚芽起源，其组织学形态也处于中肾管和卵巢性索之间。卵巢网在女性是一种无功能的退化结构，但在早期性腺形成中发挥重要作用，与原始性索形成有关。在胎儿期，卵巢网较大，柱状小管上皮形成的网状结构在门部跨越卵巢的长径。从出生至青春期，所占比例越来越少，结缔组织越来越多，网状小管彼此分离。

第四节　常见生殖器官肿瘤

幼女及青少年生殖道肿瘤最常见的是卵巢生殖细胞肿瘤及幼年型颗粒细胞瘤，近年来小细胞癌受到高度重视。阴道好发的还有胚胎性横纹肌肉瘤。

一、生殖细胞肿瘤

1. 成熟性畸胎瘤　是一种起源于 2 个或 3 个胚层（外胚层、中胚层和内胚层）的分化成熟组织的肿瘤，通常包括外胚层组织。肿瘤通常呈囊性（成熟性囊性畸胎瘤），罕见实性（成熟性实性畸胎瘤）。其多为偶然发现或因肿瘤扭转被发现，表现为腹部疼痛、腹部肿块或增大，或是影像学检查或手术时偶然发现。10% 为双侧性。

大体检查肿瘤多呈囊性，通常为 5～10cm，单房。囊内充满皮脂样物质和毛发、牙齿等。常有一个实性结节（Rokitansky 结节，头结节）。少数肿瘤实性为主，罕见胎儿型畸胎瘤，类似人类胚胎，伴高度器官样分化。镜检肿瘤由 3 个胚层的成熟组织构成，外胚层包括鳞状上皮及其附属器结构、脑组织（如胶质、室管膜小管和小脑）等；中胚层包括骨、软骨、平滑肌和脂肪组织等；内胚层包括消化道和呼吸道上皮、甲状腺和唾液腺腺体等。肿瘤为良性，但可伴有成熟性神经胶质组织的腹膜种植或甲状腺组织的腹膜种植。罕见情况下，成熟性畸胎瘤（特别是多发或破裂）切除后卵巢发生了非成熟性畸胎瘤。

2. 未成熟性畸胎瘤　是一种含有数量不等的不成熟性组织、包括原始的 / 胚胎性神经外胚层组织的畸胎瘤，是幼女和青春期最常见的恶性卵巢肿瘤，可混合其他生殖细胞肿瘤成分。其临床特征最常见的是附件肿块，可有低水平的血清 AFP 升高。大体检查示肿瘤单侧性，体积大，实性为主，鱼肉样，灰褐色，常见出血和坏死。

镜检见数量不等的不成熟性胚胎组织，多为小圆形成神经细胞、神经上皮菊形团和原始神经管（图 4-3、图 4-4），有时伴有细胞丰富的、核分裂活跃的不成熟神经胶质成分，与不同成熟程度的其他胚层成分相混杂。通常出现不成熟性软骨、脂肪组织、骨和骨骼肌。少见内胚层结构，包括肝组织、不成熟性胃肠道和胚肾组织，可见明显的反应性血管增殖。根据不成熟性神经外胚层成分的相对含量，将非成熟性畸胎瘤分为 1～3 级（表 4-4）。

表 4-4　卵巢非成熟性畸胎瘤组织学分级标准（2014WHO 分类）

分级	诊断标准
1 级	肿瘤有小灶不成熟神经上皮组织，在任一切片中<1 个低倍视野（40×）（低级别）
2 级	不成熟神经上皮组织在任一切片中占 1～3 个低倍视野（40×）（高级别）
3 级	肿瘤有大量不成熟神经上皮组织，在任一切片中>3 个低倍视野（40×）（高级别）

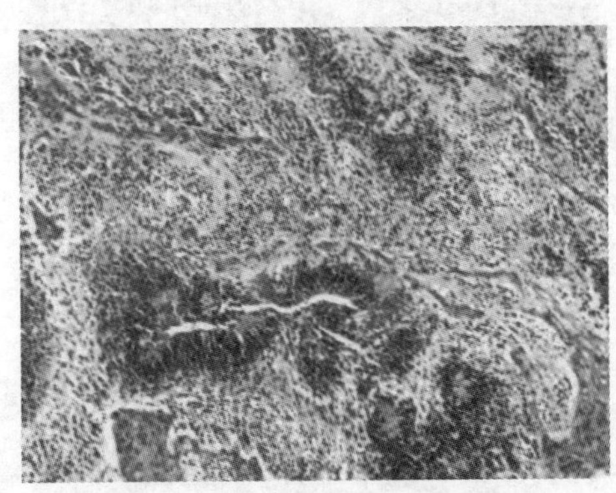

图 4-3　未成熟性畸胎瘤 1 级

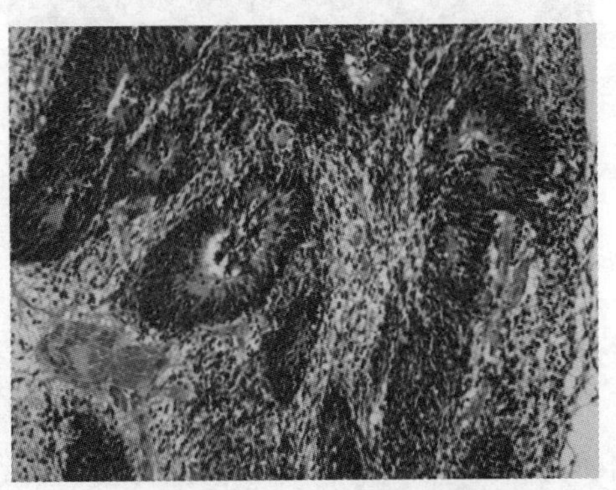

图 4-4　未成熟畸胎瘤 3 级

免疫组化标记肠和不成熟性神经成分呈 SALL4 阳性。神经上皮呈 SOX2 和 glypic3 阳性。不成熟性胃肠型腺体可能表达 AFP。遗传学特征显示非成熟性畸胎瘤可能起源于减数分裂前生殖细胞。

预后与肿瘤的分期和分级密切相关。早期、分级Ⅰ级的预后好（可达 100%），Ⅱ期、Ⅲ期或 2～3 级患者辅助化疗效果较好。少数病例会在腹膜或腹部淋巴结形成成熟胶质细胞的粟粒状结节（腹膜胶质瘤病），但是不影响预后。

3. *无性细胞瘤*　是一种原始生殖细胞肿瘤，肿瘤细胞无特异性分化，是卵巢最常见的恶性原始生殖细胞肿瘤，几乎总是发生在儿童和年轻妇女，平均发病年龄为 22 岁。其临床表现为腹胀、腹部肿块或腹痛。血清乳酸脱氢酶（LDH）通常升高，3%～5% 的患者人绒毛膜促性腺素（hCG）轻度升高。约 10% 的肿瘤为双侧性，通常>10cm，切面实性，鱼肉样，褐色或白色，可出现小灶的出血、坏死或囊性变。

镜检：无性细胞瘤通常由成片的或成巢的圆形或多边形细胞组成，细胞质丰富，颗粒状，嗜酸性或透明，细胞膜清楚。较少见的形态包括条索、小梁、实性小管、假腺体，偶见明显的胶原性间质。肿瘤细胞有一致的中等大小的核、空泡状染色质和明显核仁。核膜的特征是成角（方格）。核分裂象很多（图 4-5，图 4-6）。肿瘤通常由纤维性间质分割，间质内含有淋巴细胞（大多数为 T 细胞）和上皮样组织细胞，后者可能形成肉芽肿结节。约 3% 的无性细胞瘤含有合体滋养细胞样巨细胞，但无细胞滋养细胞。其可伴有广泛坏死，或显示营养不良性钙化（无坏死的钙化可能提示存在性腺母细胞瘤）。

免疫组化肿瘤细胞显示胎盘碱性磷酸酶（PLAP）阳性，CD117（c-kit）和 D2-40（podoplanin）阳性。干细胞 / 原始生殖细胞核转录因子 OCT-4、NAN0G 和 SALL4 呈弥漫性核阳性。CK 可能呈有限细胞质点大或环染色，但 EMA 阴性。合体滋养细胞巨细胞表达 hCG。组织起源来自卵巢生殖细胞。遗传学特征显示大多数无性细胞瘤等臂染色体 12p。c-kit 突变见于 25%～50% 的肿瘤，最常见于外显子17而不是外显子11，因而对伊马替尼治疗敏感。无性细胞瘤合理治疗后，总体生存率超过90%。分期和肿瘤大小（＜10cm）是最重要的预后因素。

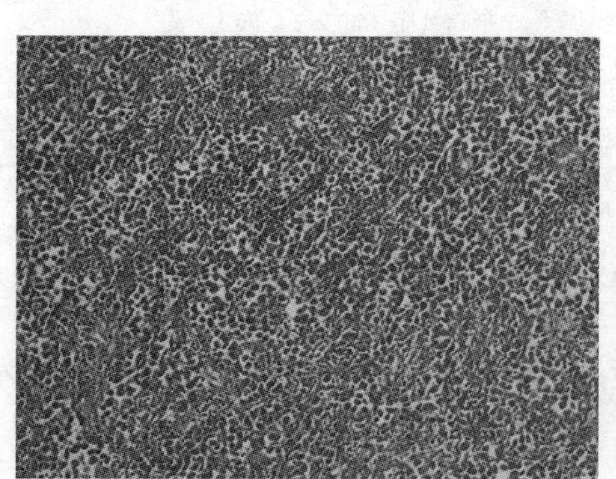

图 4-5 卵巢无性细胞瘤（低倍）

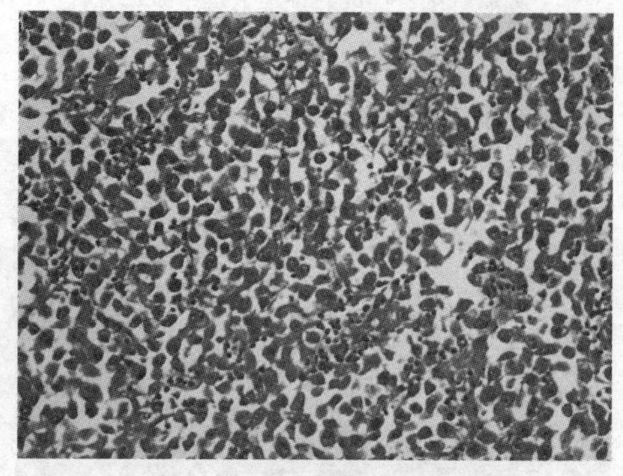

图 4-6 卵巢无性细胞瘤（高倍）

4. *卵黄囊瘤* 是一种原始生殖细胞肿瘤，又称内胚窦瘤（不推荐）。有许多独特的结构模式，可向内胚层结构分化，范围从原始的肠道（原肠）和间充质，至胚外衍生物（第二卵黄囊和尿囊）和胚胎性体细胞组织（肠、肝和间充质）。近几年又提出原始内胚层肿瘤的术语，更准确地定义了这些肿瘤内发生的上皮和间叶性特点。

卵黄囊瘤发生率仅次于无性细胞瘤，是儿童、青少年最常见的恶性卵巢肿瘤之一。其临床表现为腹部增大、疼痛、下腹部或盆腔肿块，血清AFP水平升高。大体检查肿瘤体积大，质软，常有完整包膜。切面灰黄色，常见坏死、出血和囊性变区域。罕见病例几乎全部囊性。可能并存肉眼可见的良性囊性畸胎瘤，也可能是原始的混合性生殖细胞肿瘤的成分之一。

镜检肿瘤常并存两种或多种不同的组织结构，以网状结构最常见，由微囊、疏松的黏液样基质和迷宫样裂隙构成的特征性网状形态，被覆透明或扁平形异型上皮细胞。其他模式包括缎带样结构和乳头状生长。乳头状纤维血管结构有中央血管、外围肿瘤细胞，并突入被覆肿瘤细胞的腔隙内（Schiller-Duval小体）。还可见多泡状卵黄囊，以及实性、疏网状、腺管样和肝样结构（图4-7、图4-8）。实性结构的细胞有丰富的透明细胞质，腺样上皮细胞呈现核下和核上空泡，类似于早分泌期子宫内膜，间质显示透明基底膜样物质。其可有明显的嗜伊红透明小球，位于细胞内和细胞间质内。

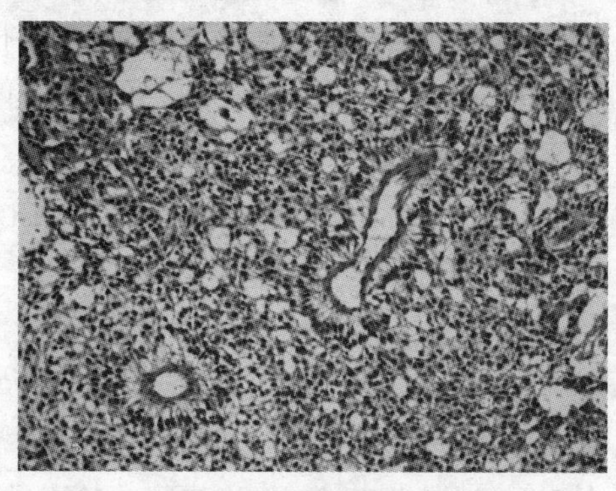

图 4-7 卵巢卵黄囊瘤（S-D小体）

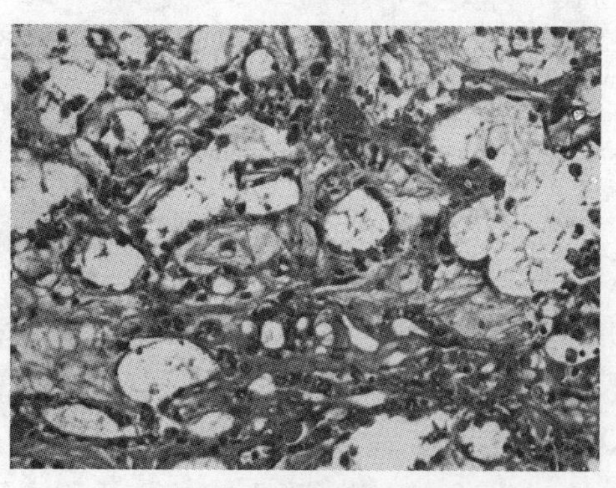

图 4-8 卵巢卵黄囊瘤（疏网状结构）

免疫组化显示肿瘤表达 AFP（通常仅为局灶性）、glypican-3、SALL4 和 LIN28。内胚层成分可能表达对应的组织标记，如肠表达 CDX2，前肠衍生的上皮表达 TTF1。卵黄囊瘤不表达 OCT4、SOX2、D2-40 和 CD30。大多数肿瘤起源于生殖细胞，但也可能起源于体细胞肿瘤，通常为子宫内膜上皮肿瘤。遗传易感性罕见情况下，肿瘤起源于性腺发育异常患者的性腺母细胞瘤。卵黄囊瘤一般对化疗反应好。

5. 胚胎性癌　是一种罕见的原始生殖细胞肿瘤，向原始的上皮分化，可能是混合性生殖细胞肿瘤的成分之一。其发生在儿童和＜30岁（平均发病年龄为15岁）的年轻妇女中。最常见的临床表现是盆部或腹部疼痛、腹部肿块。儿童可能发生假性青春期性早熟。血清 β-hCG 水平通常升高。大体检查通常为体积大的实性肿瘤，平均直径为15cm。切面可见肿瘤质地软，鱼肉样，有大小不一的囊肿。肿瘤呈褐色或灰色，一般有明显的出血和坏死区域。

镜检肿瘤成片或成巢生长伴局灶腺样分化，乳头少见。多角形细胞有空泡状核伴粗糙的嗜碱性染色质和1个或2个明显核仁。细胞膜界线清楚，细胞质丰富，通常双染性，核分裂象和凋亡小体很多，多数可见合体滋养细胞（图4-9）。

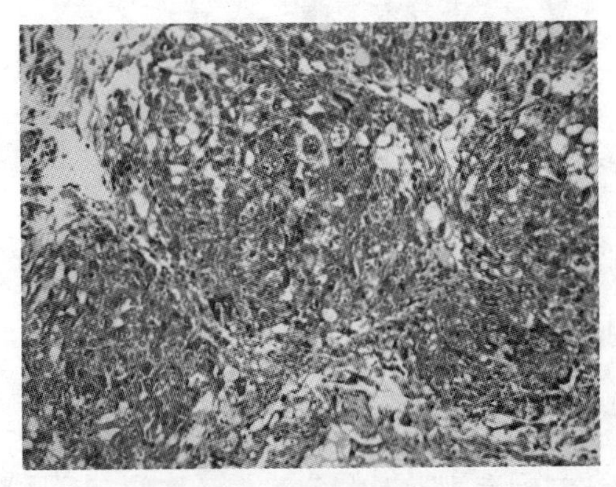

图4-9　胚胎性癌

免疫组化肿瘤细胞表达广谱 CK（AE1/AE3）、CD30、OCT4、SALL4 和 glypic3。SOX2 不同程度地阳性。EMA 阴性。若有合体滋养细胞性巨细胞，则呈 CK 和 hCG 阳性。

6. 非妊娠性绒癌　是生殖细胞起源的一种恶性肿瘤，由细胞滋养细胞和合体滋养细胞组成。非妊娠性绒癌罕见，不到卵巢恶性生殖细胞肿瘤的1%，或为混合性生殖细胞肿瘤的成分之一。患者通常为儿童，大多数表现为假性青春期性早熟、阴道出血和（或）类似异位妊娠。血清 β-hCG 水平从数百至＞200万 mU/ml。

大体检查肿瘤通常体积大，切面实性或囊实性，常有出血和坏死。镜检显示单核的滋养细胞和多核的合体滋养细胞排列成特征性丛状结构。临床体征通常伴有出血，有时以出血为主而肿瘤细胞少，并且出血可能遮盖肿瘤细胞。某些肿瘤可能以单核的细胞为主。预后不如妊娠性绒癌。

7. 混合性生殖细胞肿瘤　有2种或更多种恶性原始生殖细胞成分组成的肿瘤。无性细胞瘤和卵黄囊瘤相混杂最常见，约为恶性生殖细胞肿瘤的8%。

镜检单个成分类似于同名纯型肿瘤，各种成分可能密切混杂，也可能在肿瘤内形成相对分离的区域。胚胎样小体（代表非成熟性畸胎瘤的成分）可能是一种成分，通常伴有过度生长的卵黄囊或胚胎性癌上皮。使用一组免疫标记物，包括 OCT4、CD30、glypic3 和 SALL4 有助于识别各种肿瘤成分。在诊断报告中应当注明各种成分。每种肿瘤类型的比例影响预后。当卵黄囊瘤、绒癌或3级非成熟性畸胎瘤在肿瘤超过1/3时，预后较差。然而，现代化疗缩小了上述差异，分期成为最重要的预后因素。

8. 甲状腺肿　是一种成熟性畸胎瘤，全部或主要由甲状腺组织组成，是最常见的单胚层畸胎瘤。仅少数患者发生于青春期，临床表现类似于成熟性囊性畸胎瘤。罕见患者有高功能性甲状腺症状。1/3 的患者伴有腹水。

卵巢甲状腺肿通常单侧性和实性。肿瘤大小不一，多<10cm。切面呈牛肉红色、褐色或绿色，可呈分叶状。某些肿瘤可以囊性为主或全为囊性，有时含有软的、绿褐色组织。镜检显示肿瘤由充满胶质的大小不一的腺泡组成，类似于正位甲状腺。细胞丰富程度不一，包括大量微小滤泡、Sertoli 型小管及实性区域，细胞可有丰富的嗜酸性或透明细胞质。腺泡由间质隔开，被覆立方细胞，无特征性，有时只能通过免疫组化确定其类型。间质明显水肿，少数病例的间质呈纤维瘤样。偶有明显的带状分布的黄素化细胞，位于肿瘤边缘。免疫组化肿瘤细胞表达甲状腺球蛋白和 TTF1。

9. *类癌* 高分化神经内分泌肿瘤，分为类癌、甲状腺肿性类癌、黏液性类癌，又称为高分化神经内分泌肿瘤，1 级。患者年龄最小报道为 14 岁，平均年龄为 53 岁。类癌多与畸胎瘤并发，以岛状类癌多见，类似于胃肠道类癌。1/3 的岛状类癌伴有类癌综合征，其形态特点与其他部位类癌相似（图 4-10）。

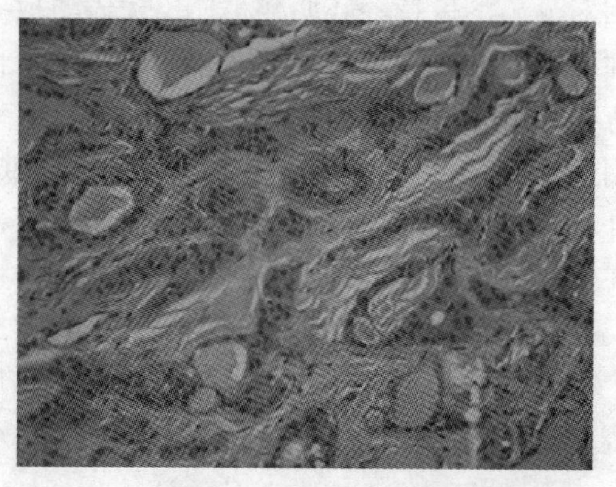

图 4-10 甲状腺肿类癌

10. *神经外胚层肿瘤* 肿瘤全部（几乎）由神经外胚层组织组成，与中枢神经系统的神经外胚层肿瘤具有相似的形态学和分化。少数情况下，这些肿瘤类似于周围型肿瘤（Ewing 肉瘤 / 原始神经外胚层肿瘤），但十分罕见，大多数是年轻人，临床表现为腹部 / 盆腔疼痛或腹部肿块、消瘦和激素过多的体征。大体检查肿瘤通常为单侧性；体积大，实性或囊实性；实性成分软、灰色至白色；囊肿可能含有乳头状赘生物；出血和坏死可能明显。

镜检肿瘤等同于中枢或周围神经系统的相应肿瘤，可分为分化型、原始型和间变型。分化型肿瘤包括室管膜瘤、星形细胞瘤和少突神经胶质瘤。原始型肿瘤包括神经外胚层肿瘤（PNET）、神经母细胞瘤、室管膜母细胞瘤、髓母细胞瘤和髓上皮瘤。多形性胶质母细胞瘤是间变型肿瘤的代表。肿瘤的免疫表达谱类似于中枢或周围神经系统的相应肿瘤，组织起源由于多伴有畸胎瘤，大多数可能起源于生殖细胞。室管膜瘤和周围型 PNET 的起源不明。

遗传学特征周围型 PNET 可能显示 t（11；22）（q24；q12）。临床分期是最重要的预后因素。与分化型肿瘤相比，原始型和间变型肿瘤更可能表现为卵巢外疾病，因而具有更强的侵袭性过程。

二、上皮性肿瘤

卵巢上皮性肿瘤较为少见，多为肿瘤较大才发现。30 岁以下卵巢癌更是罕见，发生率<3/10 万，其中以黏液性肿瘤为主，发病年龄最小报道为 13 岁。最常见的临床表现为腹部肿块，单侧性局限于卵巢，也有少数双侧发生的病例报道。

三、性索间质肿瘤

1. *幼年型粒层细胞瘤* 又称幼年形颗粒细胞瘤，是粒层细胞瘤的特殊类型，主要发生在儿童和年轻人（平均年龄为 15 岁）。幼年型粒层细胞瘤（JGCT）占粒层细胞瘤的 5%。其临床特征主要为腹部或盆腔疼痛、腹胀或触及肿块，年幼女孩常有同性假性性早熟，可因肿瘤扭转或破裂导致急腹症。幼年型粒层细胞瘤通常为单侧性，95% 以上局限于卵巢（Ⅰ期）。大体检查肿瘤平均体积约为 12cm，多数囊实性，少数呈一致的实性或囊性。实性区域呈黄色或褐色。囊肿和小灶实性肿瘤可有明显出血，特别是肿瘤破裂。

镜检显示肿瘤呈结节状或弥漫生长，大多数病例有形状不一、大小不等的滤泡样结构。有时滤泡圆而一致，但不规则形更常见（图 4-11）。滤泡含有分泌物，通常呈嗜碱性，黏液染色阳性，也可呈嗜酸性。核圆形，无核沟，核分裂象常见，10%～15% 的病例可见显著核异型性，也可出现被覆粒层细胞的假乳头。JGCT 的间质一般不太明显，罕见病例有显著硬化的间质可能遮盖肿瘤细胞。某些幼年型粒层细胞瘤含有成年型粒层细胞瘤的成分。此时根据主要组织学进行分类。

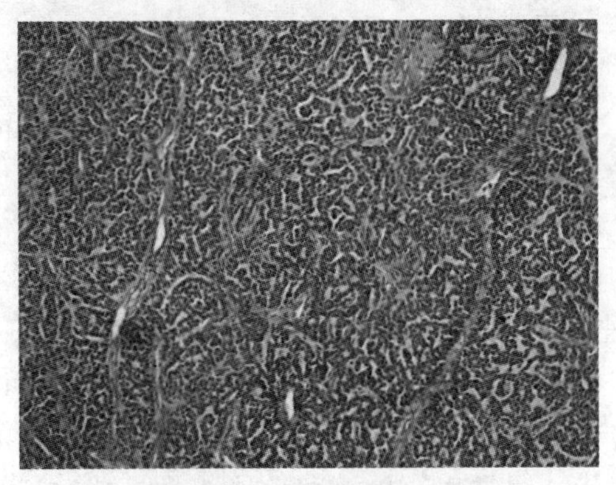

图 4-11　卵巢幼年型颗粒细胞瘤

免疫组化通常 inhibin、calretinin、SF-1、CD99 和 CD56 阳性。少数肿瘤表达 FOXL2。低分子量 CK 可能阳性，EMA 仅罕见微弱的局灶性阳性。

幼年型粒层细胞瘤组织起源尚未证实，可能来自卵巢滤泡的粒层细胞。JGCT 常缺乏 FOXL2，而所有成年型粒层细胞瘤几乎都有 FOXL2，提示 JGCT 是独特的肿瘤。最常见细胞遗传学异常是 12- 三体，见于大多数病例。JGCT 缺乏 FOXL2（C402G）突变。遗传易感性报道，幼年型粒层细胞瘤并发遗传病内生软骨瘤病（Ollier disease）和 Mafucci 综合征（内生软骨瘤病和多发性皮下血管瘤）。诊断时幼年型粒层细胞瘤通常局限于卵巢，预后好。复发通常发生于诊断 2 年内。肿瘤破裂、阳性腹膜细胞学或卵巢外播散有较高的复发风险。

2. 支持间质细胞肿瘤　由睾丸支持（sertoli）细胞或支持－间质细胞（Sertoli-leydig cell）组成的肿瘤，相对罕见，发病年龄较轻（平均为 30 岁）。其临床表现为腹部疼痛、增大或阴道出血，约 40% 的病例有激素异常表现，通常为雌激素性。大体检查肿瘤为单侧性，平均大小 8cm；实性多见，少数囊实性或囊性；实性区域呈褐色至黄色，可能有出血和坏死区域。

镜检显示睾丸支持细胞肿瘤可能有多种结构，最常见为中空或实性小管，其他结构包括小梁状、弥漫性、腺泡状、假乳头状、网状和罕见的梭形细胞。细胞质从淡染、脂质丰富至嗜酸性。核通常为卵圆形或圆形伴小核仁，形态温和。肿瘤内出现少量睾丸间质细胞有助于肿瘤的诊断（图 4-12）。

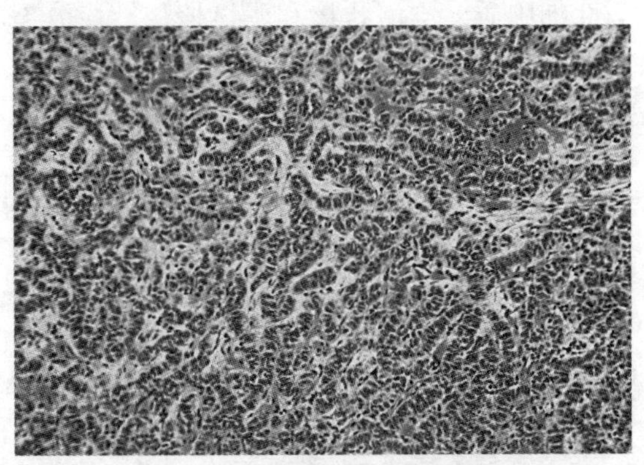

图 4-12　卵巢支持间质细胞瘤

大多数肿瘤表达WT1、SF-1、广谱CK、inhibin、calretinin和CD99。少数肿瘤SMA和S-100阳性，而EMA阴性。有报道肿瘤（多为脂质丰富和嗜酸性变异型）见于波伊茨-耶格综合征（Peutz-Jeghers syndrome）患者。

3. 性腺母细胞瘤　由混合性不成熟性索细胞-生殖细胞组成的肿瘤，可视为一种“原位”形式的恶性生殖细胞肿瘤。其临床主要发生在性腺发育异常和异常染色体核型的“女性”，发生于异常性腺（两性畸形），其中大多数有部分性或完全性Y染色体。肿瘤可能起源于异常的生殖细胞。极少发生于外表正常的46，XX核型女性。其好发于年轻患者（平均为18岁）。多数肿瘤是在评估原发或继发性闭经或异常生殖道时被发现，或因影像学发现附件钙化而发现。超过50%的性腺母细胞瘤女性患者有轻度男性化倾向。40%以上的性腺母细胞瘤是双侧性。

大体检查示大多数肿瘤体积小，实性褐色或白色，最大直径为2～3cm。切面常有砂砾感。镜检最常见的生长方式是大圆形细胞巢内含小圆形花环样结构，由纤维性间质分隔。细胞巢由性索型细胞组成，形成小腺泡并环绕着原始生殖细胞。腺泡内可见透明变性（基底膜型物质）和钙化，腺泡也可能融合（桑葚样肿块）。生殖细胞类似于无性细胞瘤的肿瘤细胞，大而圆，有丰富的透明或双染性细胞质，空泡状核和明显核仁。核分裂象可能出现。性索细胞有小而深染的核和数量不等的双染性细胞质。腺泡可能因增殖的生殖细胞而增大，某些病例可见间质内早期浸润，这是肿瘤进展的表现，而生殖细胞瘤经常来自性腺母细胞瘤或合并存在。

生殖细胞表达胎盘碱性磷酸酶（PLAP）、CD117（c-Kit）、D2-40、OCT-4和SALL4。性索性细胞通常表达inhibin、calretinin、WT-1和FOXL2，但不表达SOX9。性腺母细胞瘤起源于异常性腺，FISH检测可发现Y染色体，并出现TSPY1区。最常见核类型是46，XY（Swyer综合征）和45，X/46，XY。几乎总是出现Y染色体或Y染色体片段，但也有罕见报道为46，XX核型。某些特纳综合征患者可能含有Y染色体物质，就像性腺发育异常患者，也有性腺母细胞瘤的患病风险。对伴有嵌合体核型的性腺母细胞瘤患者进行原位杂交研究显示，性腺母细胞瘤起源于含有Y染色体的细胞。GBY位点，是Y染色体长臂的着丝粒区域的一部分，含有睾丸特异性蛋白质Y1基因（TSPY1），与伴有发育异常性腺的性腺母细胞瘤患者的易感性有关。包括肾母细胞瘤基因（WT1）突变在内的数个综合征可能发生于伴有性腺发育异常的性腺母细胞瘤患者，包括Frasier综合征、德尼-德拉什综合征（Denys-Drash syndrome）和llp缺失综合征（WAGR syndrome）；其中Frasier综合征与性腺母细胞瘤的相关性最大。纯粹的性腺母细胞瘤是良性。伴有恶性转化的肿瘤，预后取决于继发性成分的肿瘤类型、大小和分期。

四、其他肿瘤

1. 小细胞癌　又称高血钙型小细胞癌，是一种未分化肿瘤，主要由小细胞组成，但是偶尔伴有大细胞成分。肿瘤与神经内分泌（肺）型小细胞癌无关。其好发于10～30岁（平均年龄为23岁），2/3的病例伴有高血钙。多数患者表现为卵巢肿瘤相关症状，偶尔以转移性肿瘤为首发症状，罕见高血钙导致的症状。通常累及单侧卵巢伴卵巢外播散，表现为一般腹膜疾病。

大体检查示肿瘤通常体积大，实性，白色或灰色，常见坏死、出血和囊性变。

镜检显示肿瘤以弥漫性生长为主，有局灶滤泡样腔隙，含有嗜酸性或罕见嗜碱性液体。巢状、条索状或小梁状生长也可能出现。偶见梭形细胞形态。核通常单一、深染伴粗块状染色质和小核仁。核分裂非常活跃，伴有坏死区域；可为局灶性、主要成分或全部成分（大细胞变异型）为大细胞成分，伴有丰富的嗜酸性细胞质。大细胞通常有横纹肌样形态，伴偏位核、明显核仁和毛玻璃样嗜酸性细胞质（图 4-13，图 4-14）；小灶黏液性上皮，或呈良性黏液性腺体或囊肿，或呈罕见的印戒细胞（约 15% 的病例）。细胞间质通常稀少，但见可识别的黏液样或水肿性间质。

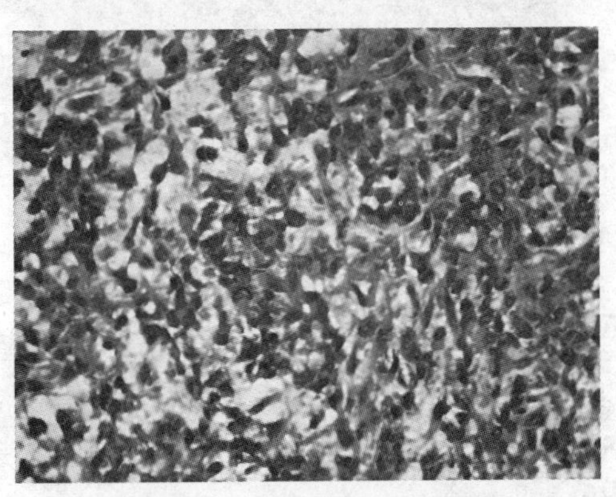

图 4-13　卵巢小细胞癌（高倍）

图 4-14　卵巢小细胞癌（低倍）

免疫组化，通常局灶表达广谱 CK、EMA、CD10 和 calretinin。甲状旁腺激素相关蛋白质可能为阳性。针对 WT1 的 N 末端的抗体在大多数病例呈现弥漫性核阳性。流式细胞学研究显示细胞是二倍体。组织起源组织起源不明，但一般认为上皮性起源，偶有家族性病例的报道。家族性肿瘤通常双侧发生，而普通病例为单侧性累及。

肿瘤呈高度侵袭性。肿瘤分期是最重要的预后因素。在最大宗报道中，Ⅰa 期疾病的 1/3 患者术后无病存活 1～13 年，其余患者或死于疾病或复发。几乎所有的Ⅰa 期以上患者死于疾病。Ⅰa 期肿瘤预后较好的特征包括年龄＞30 岁、术前血钙水平正常、肿瘤＜10cm 和缺乏大细胞。

2. 淋巴和造血系统肿瘤　卵巢原发性淋巴瘤罕见。＜1% 的淋巴瘤表现为卵巢累及，卵巢原发性肿瘤中，＜0.5% 是淋巴瘤。然而，伯基特林淋巴瘤（Burkitt lymphoma，BL）是地方性一种常见的儿童期卵巢恶性肿瘤。

第五节　生殖道肿瘤

女性生殖道（外阴、阴道、子宫、宫颈）肿瘤多为生殖细胞肿瘤、淋巴造血系统肿瘤及发育异常引发的肿瘤。其他主要有胚胎性横纹肌瘤。

胚胎性横纹肌肉瘤是阴道最常见的恶性肿瘤，又称为葡萄状肉瘤，是由胚胎性横纹肌母细胞组成的肿瘤，起源于固有膜内的间叶组织。90% 以上发生在 5 岁以下的儿童，平均发病年龄为 2 岁。其临床表现为阴道分泌物增多或出血，阴道口肿物。当病灶累及尿道、膀胱，可出现相应症状。典型的肿瘤为结节状、乳头状、息肉状或葡萄样的肿块突出在阴道里，甚至长出阴道口外，或呈浸润性生长，累及周围组织或远处转移。肿瘤表面光滑，灰红或淡红色，直径为 0.2～12cm，有蒂或无蒂。表面可有完整黏膜被覆，或有溃疡或有出血。切面组织疏松水肿，似黏液瘤样，间杂可有出血。

镜下肿瘤表面紧邻上皮的下方是致密的细胞形成层（或称生发层，cambium layer），该层细胞排列紧密，核小而深染（图4-15）。有些肿瘤生发层不明显，或仅为局灶性分布。较深层的细胞层密度有所降低。中央部位为细胞稀少的水肿或黏液样区。肿瘤细胞呈圆形、星形或梭形，核浅染，核仁不明显，血管周围细胞密度增高。所有的肿瘤均可见多少不等的横纹肌母细胞，有明显的嗜伊红胞质，部分可见横纹，细胞异型有或不明显。免疫组化标记Desmin、myoglobin和myogenin均为阳性。当形成层不完整或不明显时极易与良性纤维上皮性息肉混淆，要注意其临床特点、有无生发层和横纹肌细胞、核分裂象和免疫组化标记可以鉴别。

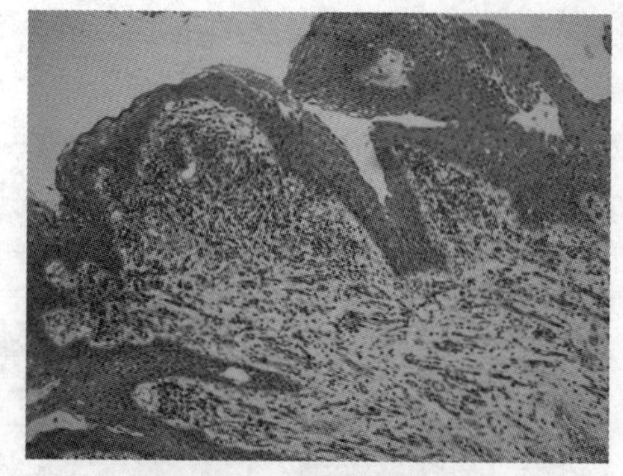

图4-15　阴道葡萄状肉瘤

该瘤是一种高度恶性的肿瘤，过去统计预后差，随着手术、化疗和放疗的综合应用，其预后有所改善，存活率提高。3年存活率达到85%。治疗应以手术为主，辅以放疗和化疗。

第六节　乳腺疾病及肿瘤

乳腺与生殖激素相关的疾病及肿瘤在青春期前发病极为少见，一旦发生于婴儿和儿童，往往反映其受外源性或异常内源性激素的刺激。乳腺疾病及肿瘤与先天发育组织结构、激素调节、激素受体和敏感性、遗传基因等有关。

1. 乳腺腺病　“腺病”极少青春期前发病，是一种常见的保持上皮和肌上皮成分正常排列结构的良性腺体增生。其临床表现为乳腺胀痛不适，月经期及前后较明显。大体检查表现通常不明显。个别病例表现为实性质韧的灰色肿物（结节状腺病或腺病瘤）。镜检最简单的“腺病”表现为以小叶为中心的腺泡或小导管增生，由上皮和肌上皮细胞层构成，外被基底膜。

2. 结节性筋膜炎　又称假肉瘤性筋膜炎，是一种由成纤维细胞、肌纤维母细胞增生形成的瘤样自限性疾病。结节性筋膜炎在乳腺少见，各种年龄均可发病。其临床典型表现是生长迅速的结节和肿块、伴触痛或疼痛。术前病程通常小于3～4个月，并且大多数病例的直径小于5cm。若不切除，病变多在1～2个月后自动消退。

结节性筋膜炎的镜检特点为界线相对清楚但无包膜的结节，由短束状排列的肥胖成纤维细胞和肌纤维母细胞组成。其病变细胞胞质淡染、嗜酸性，胞核肥胖、空泡状。核分裂象多可见。其间质疏松、黏液样或微囊状，并含有淋巴细胞、红细胞和薄壁血管。有些病例含有多核巨细胞，有些则表现为瘢痕样的玻璃样变性，容易和恶性病变混淆。免疫组化显示，病变细胞肌动蛋白总是阳性，但结蛋白阳性罕见，角蛋白、S-100和CD34通常阴性。

3. 血管瘤　是一种发生于乳腺的良性成熟性血管增生，可发生于出生后的任何年龄。其临床特点不明显，可见乳腺界线清楚的红色或深棕色海绵状病变，按压后颜色可瞬间改变。可触及的乳腺病变也偶有报道。乳腺影像学显示为分叶状肿块，边缘清晰或微分叶状，其密度与乳腺实质相同。病变平均大小为1.2cm（范围为0.6～2.5cm）。镜检为大小不等、分化良好的血管增生，血管腔可互相连接但很少吻合，由界线基本清楚的薄壁毛细血管团组成，血管腔内充满红细胞。被覆盖的内皮细胞无核异型，无核分裂象，偶见胞核深染。肿瘤位于小叶内间质或周围的乳腺组织中，与其他部位一样，各种类型的血管瘤（海绵状血管瘤、毛细血管瘤、静脉血管瘤）均可发生。

血管瘤病为良性血管以连续的方式弥漫性增生浸润于乳腺组织，又称弥漫性血管瘤，是一种非常罕见的血管病变，目前仅有少数个例报道。乳腺血管瘤病表现为乳腺内肿物，大小为9～11cm。乳腺外表可见网状或红色斑块，累及乳腺皮肤的溃疡和触痛结节也有报道。虽然血管瘤病是良性病变，但可局部复发。

4. *横纹肌肉瘤* 是一种肿瘤细胞显示不同程度骨骼肌分化的恶性肿瘤。其又可分为胚胎性、腺泡状和多形性横纹肌肉瘤。乳腺原发单纯性横纹肌肉瘤极其罕见，主要发生于儿童，基本都是腺泡状型（图4-16）。大体检查无特异的肿瘤特征。镜检与其他部位同名肿瘤相同。

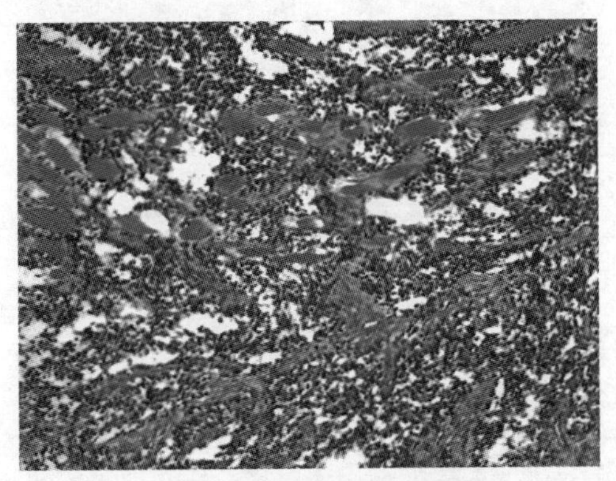

图4-16 乳腺腺泡状横纹肌肉瘤

5. *纤维腺瘤* 是一种常见的良性双向性肿瘤，表现为起源于终末导管小叶单位（terminal ductal lobular unit,TDLU）的界线清楚的乳腺肿块，以兼有上皮和间质成分的增生为特点。

纤维腺瘤典型的表现是单发的、界线清楚的无痛性、质硬肿块，生长缓慢，活动度好。青春期前后患者也可表现为一侧或双侧乳腺同时或相继发生的多个肿块，并且可以长得很大（>20cm），又被称为幼年型纤维腺瘤。

肉眼观察纤维腺瘤卵圆形，界线清楚，切面灰白、实性、质韧、膨胀性，略呈分叶状和裂隙样。镜检特点为间质和上皮的混合性增生。“幼年性”的特点为间质细胞数目增多并呈束状排列，伴普通型导管上皮增生，形成纤细的微乳头状上皮突的特征。间质成分有时可出现局灶性或弥漫性细胞丰富（尤其是在20岁以下的女性）、异型的多核巨细胞（无任何生物学意义）、大量黏液变性或玻璃样变性伴营养不良性钙化。核分裂象少见，但在年轻或妊娠期可以出现。有时肿瘤体积非常大而致乳腺变形，有人称其为“巨大”纤维腺瘤。细胞性纤维腺瘤因间质细胞丰富而命名；其组织学特点与良性叶状肿瘤有共同之处。

青春期患者在手术切除之后，有可能在其他部位或邻近先前肿瘤切除的部位出现一个或多个新发病灶。一项研究表明，缺乏复杂性特征的纤维腺瘤继发乳腺癌的风险不会增加，而有复杂性特征者的相对危险性也仅轻度增加。

6. *错构瘤* 是一种通常具有包膜的界线清楚的包块，内含所有的乳腺组织成分。其可见于任何年龄，10岁以上多见。其临床表现为可触及的质软包块或无任何症状而于影像学检查时发现。影像学显示为界线清楚的圆形包块，超声检查有时可见结节内不均匀的回声。肉眼观，错构瘤圆形或卵圆形，直径可达20cm以上。切面似正常的乳腺组织、脂肪瘤或纤维腺瘤。镜检见肿瘤有包膜，呈分叶状，显示不同比例的导管、含有小叶内纤维组织的小叶和脂肪组织。其可有假血管瘤样间质增生和平滑肌成分。上皮和间质成分均可表达激素受体。腺脂肪瘤被认为是错构瘤的一种。遗传学研究，错构瘤可见于Cowden综合征，有12q12-15和6p21染色体异常的文献报道。错构瘤手术切除后很少复发。

（陈晓端）

参考文献

郑文新，沈丹华，郭东辉，2013. 妇产科病理学. 北京：科学出版社：1-28.

曹泽毅，2014. 中华妇产科学. 第3版. 北京：人民卫生出版社：2086-2096.

石一复，陈晓端，2005. 外阴阴道疾病. 北京：人民卫生出版社：153-259.

郎景和，杨佳欣，田秦杰，2011. 青少年妇科学. 北京：人民军医出版社：1-7.

Houk CP, Hughes IA, Ahmed SF, et al, 2006. Summary of consensus statement on intersex disorders and their management. Internationer Intersex Consensus Conference . Pediatrics, 118(2): 753-757.

Mustafa R, Hashmi HA, Ullah S, 2008. Congenital adrenal hyperplasia causing clitoromegaly. I Coll Physicians Surg Pak, 18(6): 378-379.

Kim EY, Lee MI, 2012. Psychosocial aspects in girls with idiopathic precocious puberty. Psychiatry Investig ation, 9(1): 25-28.

Robert JK, Maria LC, Herrington CS, et al, 2014. Young. World Health Organization Classification of Tumours. International Agency for Research on Cancer. Lyon: 57-81.

临床部分

第5章 小儿与青少年妇科病史采集和生殖器官检查

小儿及青少年女性生殖系统的疾病，属于特殊时期的妇科疾病。此期女性是处于动态发展、不断变化、逐渐成熟的过程中，生殖器官及相关的内分泌激素变化也处于随遗传背景、年龄、生长、营养状况而动态发展、变化和逐渐成熟的过程。正是如此，小儿与青少年妇科（pediatric and adolescent gynecology，PAG）的疾病谱、治疗及转归与成人妇科迥然不同。PAG非成人妇科的微缩，是妇产科学的重要和特殊组成部分。因此，必须建立相应的PAG专科门诊，由PAG专科医生负责诊治相关疾病及进行专业研究；要求专科医生具有妇科、儿科，以及内科、外科、遗传学等全面知识；询问不同年龄段的患儿需要用不同的询问方式，通常询问患儿家长或监护人，有时需要询问患儿本人；需要注意询问患儿的卫生习惯、家庭卫生状况、是否为留守儿童等；要掌握一套特殊的专科检查方法，并根据小儿及青少年女性的特点设置专用器械。

第一节 病史采集

对小儿及青少年女性进行妇科疾病的相关病史采集、规范的专科检查可以为该阶段妇科疾病临床诊断提供重要线索，也可以对一般的健康问题起到预防的作用。由于年龄段的特殊性，它在病史询问采集、专科检查上有别于成人妇科，有其独特之处。

一、病史询问的注意点

由于前来就诊的小儿、青少年与成年女性相比，其生理和心理的发育尚处于不成熟阶段，对于小儿与青少年妇科（PAG）医生来说，如想获得详尽的病史，在采集病史时，通常需要更多的耐心和爱心。阴道分泌物异常、外阴瘙痒、阴道出血、乳房发育、性别模糊、性发育异常、月经异常、痛经、局部外伤、怀疑受到性侵等常是就诊的原因，患儿往往自己叙述不清病史，多由陪同就诊的父母或监护人代陈述，对于年龄稍长一点的青少年女性，可以结合本人的陈述。涉及有关性经历的问题时，必要时可单独与患者交谈。询问病史时除了重点涉及与主诉有关的内容外，对于患儿过去的生长发育史，包括出生史、有无阴道助产或剖宫产史、出生后有无窒息、儿童时期的营养和体格发育状况、就诊前有无乳房发育等情况都要认真了解。虽然多数情况下病史的提供者是父母或监护人而非患儿，但必须做到态度和蔼、有耐心；有必要向患儿询问有关情况时，可以先询问一些关于学校、小伙伴或最近喜欢的动画人物等趣味性话题，与孩子对话时要目视对方使之感觉轻松、有参与感。有时家长和患儿常常不肯说出实情，必要的、有目的的反复诱导，取得患儿信任和配合，是完成准确病史采集和规范专科检查的前提。以下是小儿与青少年妇科就诊询问病史时需要侧重的内容。

二、常见临床表现

（一）异常阴道分泌物

注意患儿阴道分泌物出现的时间、性状、颜色、量、有无恶臭、是否脓性、是否血性、是否伴外阴疼痛、是否伴瘙痒及瘙痒出现的时间（昼/夜），有无大小便异常。注意询问患儿局部卫生情况（是否长期使用尿不湿、外阴的护理、大小便后是否正确擦拭及擦拭的姿势、使用卫生纸的质量等问题；小儿及青少年女性会阴体大小不一、女性肛门与阴道口距离近，可以因为个人局部卫生不良、便后擦拭不正确致病原体污染尿道口、阴道口、阴道引起泌尿生殖道炎症。正确的便后擦拭姿势是：深蹲后将厕纸由前向后擦拭，切勿由后向前或来回反复擦拭）；父母或监护人是否有类似异常的分泌物；近期有无呼吸系统感染；肛周有无发现“白色线虫”等。

（二）阴道流血或阴道出血

阴道流血是泛指凡经阴道流出的血液，可以来自输卵管、子宫内膜、子宫肌层、宫颈、阴道、会阴前庭等处病变引起的出血经阴道流出；阴道出血特定指由阴道病变引起的出血，常见是阴道炎症、损伤、赘生物等；两者一字之差，不能混为一谈。阴道流血/出血开始的时间、颜色、量，是否合并有肉样组织排出，是否伴有脓性、恶臭分泌物，是否伴尿频、尿急、尿痛、夜尿增多等。注意询问有无局部外伤史（尤其会阴的骑跨伤），阴道流血/出血是否伴随乳房发育，有无误服或接触母亲的避孕药可能，是否使用过含性激素的护肤品（丰乳霜等），哺乳期的母亲有无使用避孕药避孕，近期是否食过动物胎盘、脐带、人参、牛初乳等含激素的滋补品，有无反复内裤有黄渍、外阴有异味，有无异物塞入阴道史，有无被猥亵或性暴力史，有月经的患儿注意询问阴道流血/出血与月经的关系，有无性接触史，有无服药流产史等。

（三）外阴瘙痒

不同年龄阶段患儿外阴瘙痒的表现完全不同。小婴儿可能因为烦躁不安、搔抓外阴，或将阴部在硬物上反复摩擦、哭吵或不愿用尿不湿或皮肤有抓痕被父母或监护人发现而来就诊；大一点的患儿可以通过主诉或夜间不能安睡、哭闹被家长带来就诊；外阴瘙痒问诊时要注意开始的时间、季节、有无过敏史、是否伴阴道脓性分泌物及外阴皮下出血，以及局部皮肤有无色素减退、脱屑、增厚、粗糙等。

（四）月经异常

正常的月经周期形成有赖于完善的下丘脑－垂体－卵巢轴（HPOA）。青春期发育的明显标志是月经初潮，但是初潮并不意味着发育完全成熟。从初潮至 HPOA 完善成熟需要几年的时间。据文献报道，月经初潮后第一年 80% 的周期是无排卵的，第 2～4 年为 30%～55%；第 5 年仍有 20% 无排卵，有 1/3 的月经周期为黄体不足。在发育至成熟的过程中，HPOA 是不稳定的，容易发生失调，可以出现月经周期长短不一，甚至停经或闭经；可以表现为经期长、淋漓不净；也可以表现为月经量时多时少甚至大出血。月经异常患儿要询问初潮的年龄，月经周期，经期，颜色，经量，有无痛经史（原发/继发），末次月经时间，有无停经史，有无闭经史，闭经期限，闭经前的月经状况，有无精神刺激，有无慢性疾病（精神性厌食、恶性肿瘤、结核等），有无使用避孕药，是否接受过激素类药物治疗或其他精神科药物治疗，有无肥胖、多毛、皮肤黝黑等。

（五）乳房发育

发现乳房有“硬结 / 乳块”，乳头、乳晕色泽异常，有皮损或渗出时，需注意询问乳房发育出现时的年龄、持续的时间、间歇性 / 持续性、是否伴有疼痛、是否有特殊饮食、是否接触过激素类的霜剂或避孕药，以及乳晕周围有无瘙痒、皮损及渗液及是否有过治疗。

（六）腹痛

腹痛要注意腹痛的起病缓急、腹痛部位、腹痛的性质、腹痛的时间、伴随症状和有无向他处放射，可以根据腹痛的性质和特点考虑各种不同的小儿妇科问题。如急骤发病者，应考虑卵巢囊肿蒂扭转或囊肿破裂甚至卵巢扭转；一侧腹痛应考虑该侧附件病变；撕裂性下腹锐痛考虑附件扭转引起；周期性下腹痛但无月经来潮多为经血排出受阻所致，可见于先天性生殖道畸形；腹痛放射至肩部应考虑腹腔内出血。要注意询问腹痛开始时间，有无诱发因素，疼痛的性质与程度，是否伴有发热、恶心、呕吐、阴道异常分泌物或阴道流血，有无泌尿道或肠道症状，有无腹部或会阴部外伤史。青春期患儿腹痛时，应询问有无月经初潮，如无初潮，应着重询问腹痛是否周期性发作或不定期发作，以及疼痛的性质。如患儿有月经初潮，询问末次月经的时间，腹痛与月经的关系；有停经史的患儿，应询问有无性接触史，有无恶心、乳房胀痛等不适，有无自行使用药物进行流产。

（七）腹部包块

询问出现或发现包块的时间、部位，有无诱因，是否疼痛及性质程度，以及包块大小变化情况，站立时、哭闹时是否增大，是否伴有阴道流血或异常分泌物，有无泌尿道、胃肠道症状。要询问青春期少女的月经状况，有停经史的要追问有关性接触史，包块较大又与停经月份相符者，要询问有无胎动感。

（八）外生殖器官性别模糊

询问患儿母亲在妊娠早期是否有保胎史、是否接触放射线、是否使用过性激素类药物，家族中是否有性发育障碍的患者。

第二节　小儿与青少年妇科常规检查

小儿与青少年妇科疾病是小儿及青少年疾病中的常见病。由于其疾病种类较多，病因较复杂，症状多样性及自身认知能力尚未健全等特点，常不能得到及时诊治；女性从出生、新生儿期、儿童期到青春期，生殖器官解剖、生理和内分泌变化，不同时期有各自的特点；此期的疾病完全有别于成年女性，妇科检查方法也完全与已婚妇女不同。另外，小儿及青少年的卵巢功能及免疫功能尚不完善，外阴皮肤及黏膜菲薄，阴道狭小且邻近肛门等因素均不利于妇科检查。医生在询问病史的过程中应根据不同的病情特点，初步决定是否只做外阴检查，是否需要行直肠指检、腹部直肠双合诊（有明确性生活史的青春期女性有必要在父母同意和陪护下，行双合诊及三合诊）或阴道的窥检及选择必要的辅助检查如盆腔 B 超、盆腔 CT/MRI、下丘脑 / 垂体 MRI。通常在进行生殖器官专科检查之前，需要先做常规的全身体检。详细的、规范的妇科检查对正确诊断儿童、青少年妇科疾病是十分重要的。

一、全身检查

（一）一般项目

全面观察女孩的表情、营养状况、身材、体型、毛发分布、皮肤颜色、有无多痣、过度肥胖或消瘦及发育情况等；测量身高、体重、指尖距；特别是腋毛、阴毛的生长状况，乳房发育是否对称、有无肿块、有无压痛，第二性征发育是否与年龄相符等。某些异常发现可能提示性发育障碍，如发际线过低、多痣、耳位低、耳郭发育异常、颈蹼、肘外翻、皮肤牛奶咖啡斑、乳间距过宽等。

（二）乳房检查

儿童及青少年女性不应忽略对乳房的检查，初潮前后雌激素水平猛增、乳房迅速增大时可能出现乳房纤维瘤。一般视诊与触诊可同步进行，检查乳房时，观察大小、形状，乳房是否发育，乳房发育是否对称，有无乳房肥大、发育不良、乳间距宽，乳晕周围有无性毛出现，乳头/乳晕大小、有无着色、乳头内陷，触诊是否有异常结节或挤压后乳头有无异常分泌物，动作要轻柔，尤其婴儿乳腺应避免用力挤压致乳房损伤。由于在胎儿期受母体雌激素影响，新生儿期乳房可以有硬结，甚至可以有少量乳汁分泌，出生3～4周后此现象逐渐消失，此后幼女乳房基本处于静止状态。通常女孩在9.5岁左右乳房开始发育，最初有胀痛感，触诊时有“纽扣”样硬块感，即所谓乳蕾初现，乳房逐渐发育、增大、丰满至青春期末发育完全成熟。此阶段可分为五期（Tanner分级）：①仅见乳头凸起；②乳房及乳头轻度隆起，乳晕扩大，状似蓓蕾；③乳房、乳晕进一步增大、凸出，形似山峰高耸；④乳头及乳晕形成第二高峰，与乳房衬托显得突出；⑤乳房发育完全，此时乳晕变平，不似第四阶段突出。了解群体青春期发育标志点（表5-1，表5-2）有助于发育异常疾病的诊断。

表5-1 美国女孩青春期

青春期	美国非洲裔女孩	白种女孩
乳房发育		
平均年龄（岁）	8.9	10.0
6岁（%）	6.4	2.9
12岁（%）	98.9	96.0
阴毛初现		
平均年龄（岁）	8.8	10.5
6岁（%）	9.5	1.4
12岁（%）	98.8	92.2
月经初潮		
平均年龄（岁）	12.2	12.9
6岁（%）	2.7	0.2
12岁（%）	62.1	35.2

表5-2 美国地区青春期的种族差异

青春期里程碑	非洲裔美国人（岁）	墨西哥裔美国人（岁）	白种人（岁）
平均年龄阴毛初现	9.5	10.3	10.5
乳房发育	9.5	9.8	10.3
月经初潮	12.1	12.2	12.7

（三）腹部检查

检查生殖器官前常规做腹部检查，患儿采取仰卧位或半卧位，触诊时，患儿对医生手指接触腹壁十分敏感，怕痛怕痒，除检查时给吸吮奶瓶或逗趣说笑以分散注意力外，可将患儿的手放在医生手上进行检查，多可消除其恐惧心理，并可减少忧虑而放松腹壁。对患儿检查需特别谨慎，避免动作粗暴而引起疼痛或使患儿受惊，以免由此产生的腹肌紧张致使典型体征触诊不满意，检查前将手变温暖。触诊检查要有秩序，从一个区域移动到另一个区域，检查时先轻压，后深压；先查无病区，后查怀疑病变区。感觉是否存在腹肌紧张、压痛、反跳痛、有无包块及包块的大小、界线、活动度、质地等。叩诊有无浊音或移动性浊音。如怀疑腹股沟疝，但在平卧位时未能扪及疝囊时，可让患儿站立，做跳跃动作增加腹压后，观察腹股沟区是否有包块。正常儿童可触及肝、脾及双肾，尤其是婴儿降结肠，如腊肠样肿块，可在左下腹触及。幼女的卵巢位置比成人高，若发现盆腔肿块需注意与正常脏器相区分。

二、小儿与青少年妇科生殖器官检查

生殖器官的检查是小儿与青少年妇科（PAG）诊治最重要的部分。没有经过专科培训的医生不知如何检查小儿及青少年女性的生殖器官甚至有担心处女膜受损的顾虑；此外，由于年龄和心理、智力发育水平等多方面的原因，患儿通常不愿意接受检查，检查时也不容易合作，甚至家长不理解和不配合；检查前有必要、有技巧、有耐心地解释和沟通。急于求成的检查反而会让患儿抗拒，对一些过度紧张的患儿和沟通不畅的家长甚至需要多次就诊后才能完成患儿的生殖器官检查；因外伤或出血前来就诊的患儿需要立即做妇科检查时，可以在服用镇静药后或在麻醉下完成检查。

（一）小儿与青少年妇科生殖器官检查的适应证

生殖器官出血；疑有阴道异物；外伤；性别发育模糊；乳房发育过早 / 过迟；原发或继发闭经；周期性下腹疼痛，或严重痛经；月经不规则、过少或过多；白带多、有臭味、颜色异常；外阴瘙痒、炎症、溃烂、创伤；下腹摸到包块；急慢性下腹痛；可疑受到性侵等。如怀疑有阴道异物、生殖器畸形、生殖道肿瘤，要进行直肠指检或直肠腹部双合诊。如扪及直肠前方阴道部位有肿物，应判断肿物下缘与阴道口的距离，肿物的质地及活动度，挤压阴道壁有无异常分泌物排出，有血性恶臭的分泌物排出则提示可能有阴道异物存在。初潮前小儿行直肠腹部双合诊时一般摸不到子宫和附件，如扪及卵巢增大，应与卵巢肿瘤鉴别，有时扪及盆腔中央一质地中等的小结节，可能是子宫颈。有性生活史的青春期少女，可以进行双合诊及三合诊，方法同成年已婚妇女。

（二）诊间要求和布置及检查器械

1. 诊间要求和布置　候诊区、接诊室、咨询室、检查室要选择安静隐蔽场地有助于患儿放松情绪；诊间布置也要注意儿童、青少年隐私的保护；环境要体现温馨、友善、平等，以及符合儿童、青少年的特点。候诊区可以提供一些适合儿童、青少年特点的书籍和玩具。

2. 检查床与器械　选择适合儿童、青少年的专科检查床（图 5-1，检查床离地面 50cm 左右患儿可以自己爬上、两侧扶手可以保护患儿不易摔伤）、一次性塑料手套、乳胶手套、无菌手套、大 / 小消毒棉签、女性棉拭子、液状石蜡棉球、消毒液、载玻片、5～10ml 生理盐水、幼女阴道窥器、长镊、金属导尿管、棉球、灭菌纱布、一次性中单、一次性产垫、取儿童及青少年阴道分泌物的特殊器具、镜子、床单、脚套、冷光源检查灯、免洗手消毒液等。

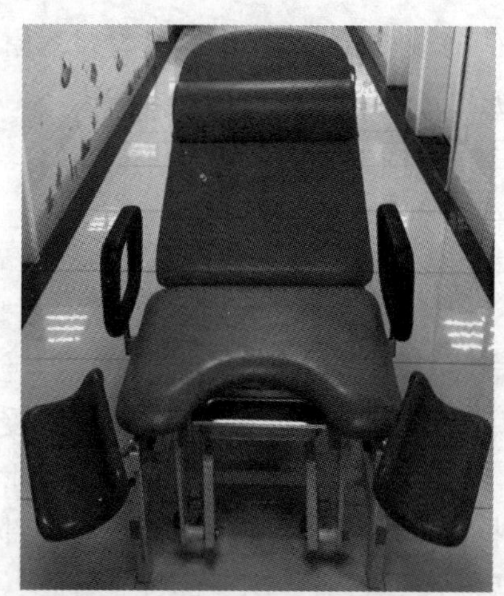

图 5-1 可升降的妇科检查床

（三）检查前的沟通

患儿接受生殖器官检查时，通常由家长或监护人陪同，检查医生可以不穿白大衣，穿着儿童喜欢的休闲服饰以避免儿童紧张和恐惧，如澳大利亚墨尔本皇家儿童医院的医生穿自己服装接诊患儿（除手术室、急诊科、监护室、特殊病房等）。检查前，医生通过和蔼的态度取得患儿的好感和信任，向患儿、家长或监护人解释生殖器官检查的必要性及检查的结果对疾病诊治所起的作用，以及检查不会弄痛孩子，以取得其配合。对幼女进行生殖器官检查通常比较保守，以视诊为主。PAG 医生可以让被检查者自己持一面镜子，从镜面上可以看到自己外生殖器官的全貌，以及观察医生检查的全过程，检查者可以借此机会对患儿或其家长进行女童外阴解剖知识普及、局部卫生护理宣教。一些西方国家强调女孩从 17 岁开始定期接受妇科检查；有性生活的女孩，妇科检查要求每 6～12 个月一次，除常规妇科检查，要对阴道分泌物进行病原菌检测，包括淋球菌和沙眼衣原体等。

（四）规范的 PAG 生殖器官检查

1. 检查体位　先排空膀胱，检查体位可根据不同年龄、不同理解能力及合作程度而灵活选择，任何体位必须以能良好地暴露会阴前庭及外 1/3 阴道为前提。常用的体位有以下几个（图 5-2 ～ 图 5-5 引自 Joseph SS，Eduardo LT，Edmonds DK，et al,2008. Clinical Pediatric and Adolescent Gynecology.Journal of Pediatric & Adolescent Gynecology,16（6）：377-379。

（1）改良的截石位：母亲坐在靠背椅上，双膝并拢，将患儿坐放在母亲的大腿上，背向着母亲，母亲用双手将患儿的两腿向外屈曲分开，适用于年龄较小的幼女。母亲也可和衣躺在妇科检查床上，将小儿坐放在母亲的大腿上，背向着母亲，母亲用双手将小儿的两腿向外屈曲分开（图 5-2）。

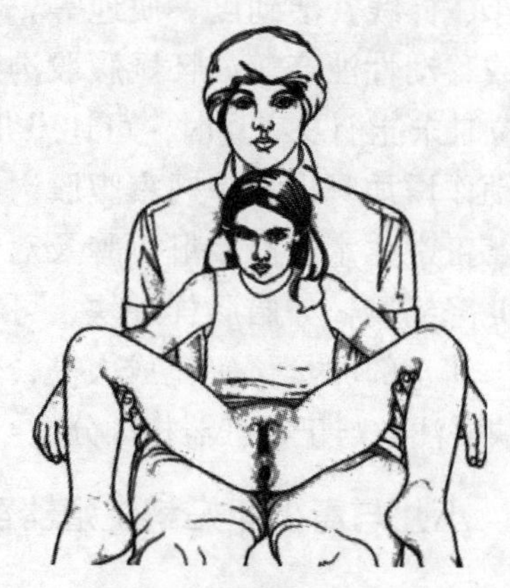

图 5-2 改良的截石位

（2）蛙腿位：通常仰卧位最能取得患儿合作，适用于有一定理解力的幼女，母亲或助手在检查床的一旁帮助固定其髋关节及膝关节，保持屈曲，使腹壁松弛。较大的患儿由自己扶住下肢，尽量向腹部靠拢（图 5-3）。

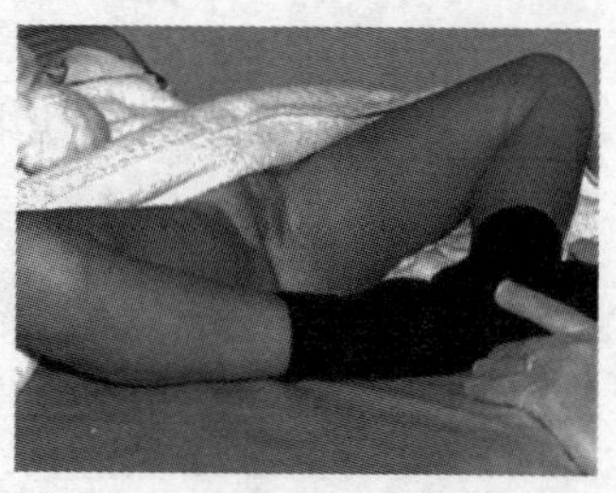

图 5-3 蛙腿位

（3）膀胱截石位：适用于 7 岁以上的儿童及青春期少女，在母亲或助手的协助下，可以自行采取仰卧膀胱截石位（图 5-4）。

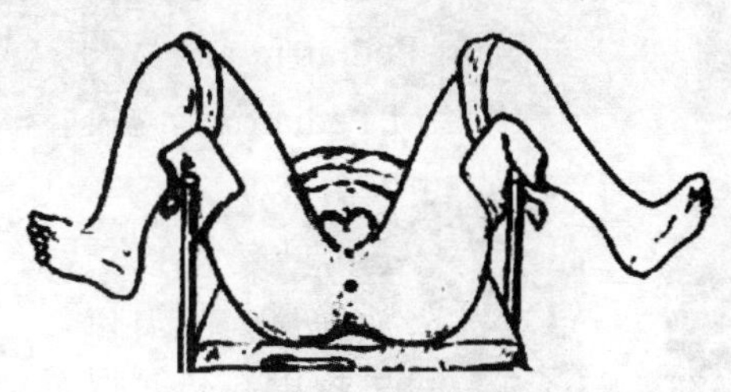

图 5-4　膀胱截石位

（4）胸膝卧位：对于 2 岁以上的儿童采取胸膝卧位可以更清晰地显露阴道口，甚至在光线照明良好的情况，可以看到宫颈。但这种体位被检者看不到医生的操作，容易带来恐惧的心理。检查前，医生可以较形象地告诉患儿如何把头枕在手上，并将屁股翘在空中趴下，医生只是想看一下她的小屁股，如不做任何说明，这种体位一般不易被患儿接受（图 5-5）。

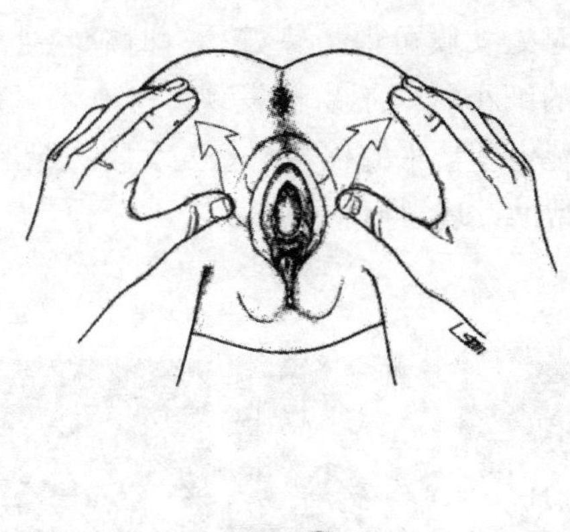

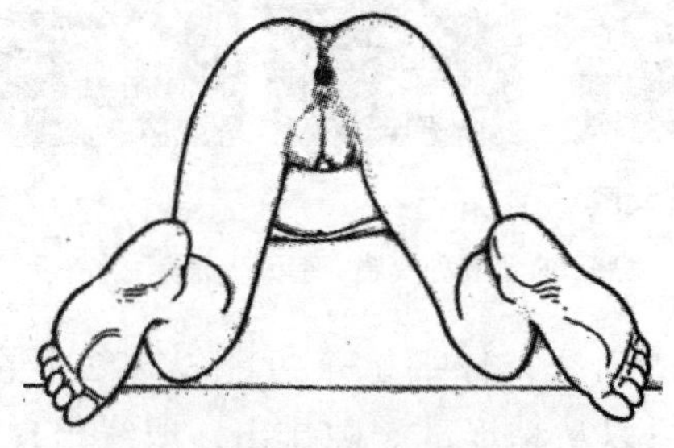

图 5-5　胸膝卧位

2. 视诊与触诊　由于幼少女的特殊性，检查者动作应格外轻柔。每次检查在场医护人员宜超过 2 人。检查前通常要求先自行排空膀胱，必要时先导尿。根据年龄、理解能力、合作程度、病情选择适合的检查体位，以及必要的视诊和触诊。消毒外阴，以防感染。检查前庭时，检查者用拇、示指分开小阴唇或双手拇指及示指分别向外下方或外上方拉开大小阴唇，使外阴前庭部、尿道口和阴道口充分暴露（图 5-6）。

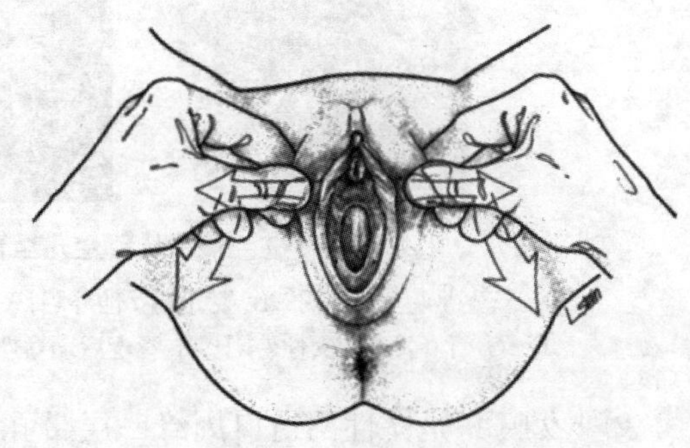

图 5-6　幼女外阴检查

（1）外阴部视诊：应了解外阴发育形态，有无畸形、大小阴唇两侧是否对称，有无粘连、水肿、炎症、溃疡、皮肤色泽变化（阴唇着色、皮肤色素减退、皮下出血）、皮肤脱屑、增生、萎缩及外阴新生物等。

①外阴的形态：儿童、青少年外生殖器官是处于动态发展、不断变化、逐渐成熟的过程中，外形变化大。新生儿早期由于受到母亲体内雌激素的影响，新生儿的大小阴唇丰满，质软，处女膜增厚、水肿，有时呈紫红色，阴道口见多量白带，出生后 3～4 周消失；进入幼儿期后，大小阴唇变薄、局部皮肤角质层菲薄，处女膜似环状薄膜，极少量阴道分泌物，阴道黏膜呈淡红色；进入青春前期，阴毛开始生长，阴阜下脂肪垫增厚，大小阴唇开始丰满，大阴唇皮肤出现皱褶，阴蒂开始增大，处女膜和阴道黏膜受到雌激素影响，变成深红色（图 5-7）。

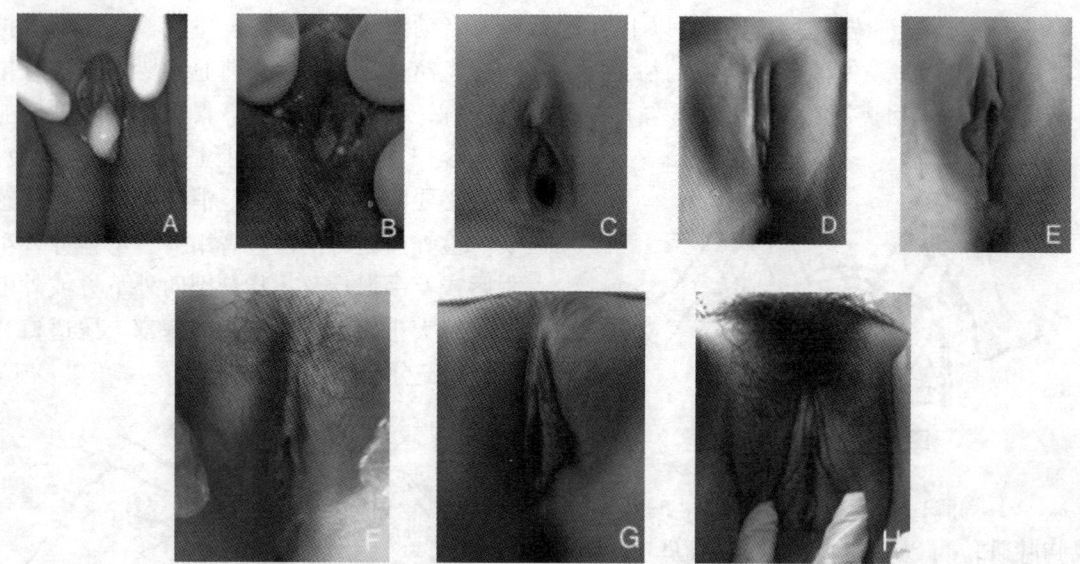

图 5-7　女性从新生儿至青春期外阴动态发育变化过程

A. 新生儿期女性外阴；B. 婴儿期女性外阴；C. 儿童期女性外阴；D. 青春发育早期女性外阴；E～G. 青春发育中女性外阴；H. 青春后期女性外阴

②处女膜：是女性阴道口周缘一层带孔的黏膜皱襞，内含结缔组织、血管及神经末梢，孔的形态和大小变异大，多呈环状、新月状或伞状，边缘连续完整，偶有双孔或筛孔状，不同类型的处女膜见图 5-8。非专科医生生殖器官检查时常担心损伤处女膜，尤其幼女处女膜菲薄环状，故此期检查时需特别仔细和慎重。有研究提示 3～6 岁的女孩处女膜开口横径平均为（2.9±1.3）mm（1～6mm），前后径为（3.3±1.5）mm（1～7mm）。幼女受到性侵害后可以发现处女膜环有裂痕，而青春期女性受到雌激素的作用，处女膜较肥厚，弹性好，受到阴道性侵害时处女膜可保持完好，有时伞状处女膜存在的细小裂伤不易被发现，检查者可用一支浸湿生理盐水的棉签沿着处女膜边缘滚动，可以帮助发现裂痕（图 5-9）。

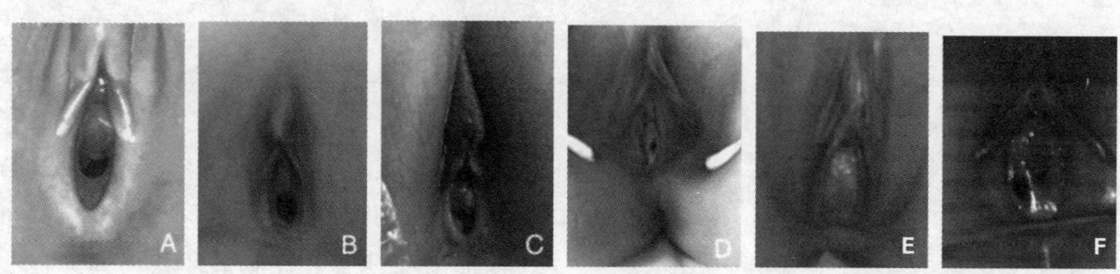

图 5-8　不同类型的处女膜

A、B. 儿童期处女膜；C、D. 青春期处女膜；E. 双孔处女膜；F. 无孔处女膜 / 处女膜闭锁

③阴唇粘连：完全性阴唇粘连时，粘连带覆盖会阴前庭看不到尿道和阴道口，尿可以从粘连部上方裂隙排出，排尿费力、尿线较远；部分性阴唇粘连时，粘连带不完全覆盖会阴前庭，仔细检查可能发现 2 个裂隙，尿流可以从粘连部裂隙排出，尿线出现分叉（图 5-10）。

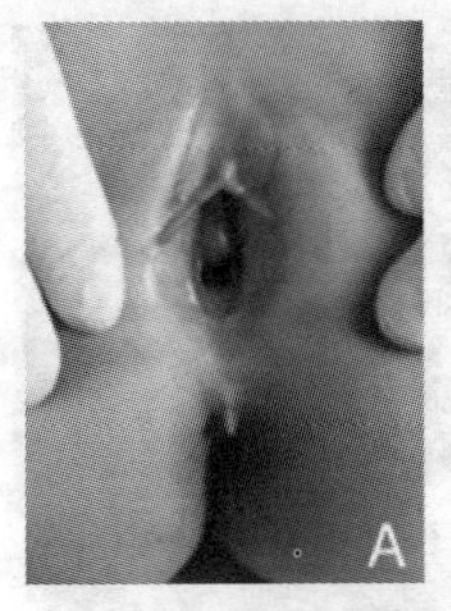
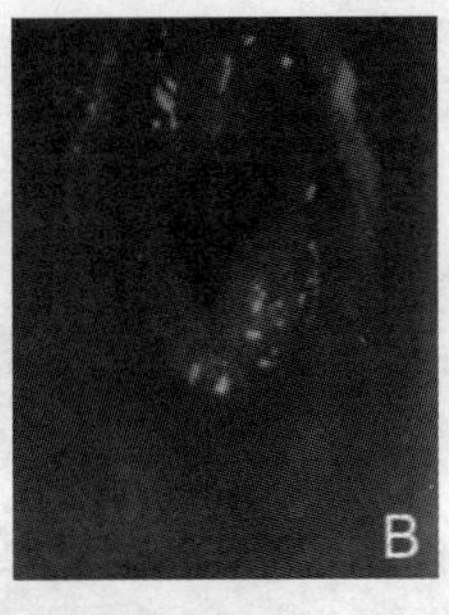

图 5-9　处女膜裂痕表现

A. 被猥亵的处女膜环的表现；B. 处女膜环 3、6 点损伤

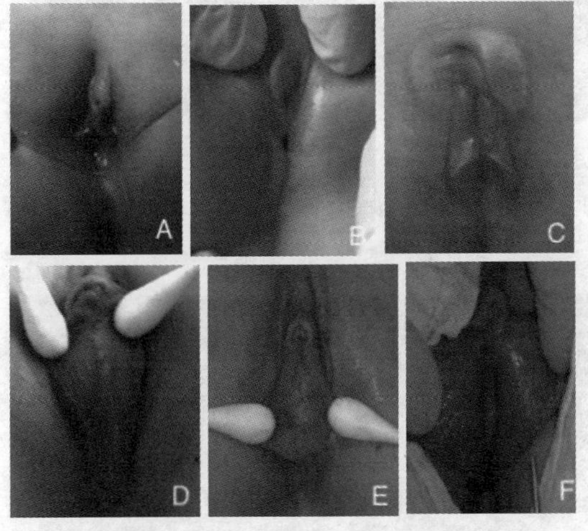

图 5-10　各种类型的阴唇粘连形态

A、B. 部分性阴唇粘连；C～E. 完全性阴唇粘连；F. 阴唇粘连分离术后

④此外要注意：阴蒂的大小以阴蒂基底横径及阴蒂的长度进行估计。阴蒂过长常提示体内雄激素水平过高或部分雄激素不敏感，多为先天性发育异常引起。有无阴毛生长，如 8 岁前有阴毛生长，要进行 Tanner 分级。观察尿道口有无充血，有时尿道黏膜脱垂可形成桑葚样肿物，肿物充血水肿可覆盖阴道口，可被误诊为阴道息肉。外阴皮肤黏膜有无色素减退、创伤、溃烂、出血及血肿形成，有无异常分泌物附着，阴道口有无异常分泌物、出血或赘生物。会阴及肛门的清洁状态，如幼女会阴部皮肤有抓痕，提示可能有肠道蛲虫（图 5-11）。

（2）外阴部触诊：如阴道开口不明显，可用小探针或小儿饲管涂以润滑油后轻轻插入，如插不进，可能存在处女膜闭锁或阴道闭锁。有些患儿在闭锁的处女膜后方积液，处女膜可向外膨起。青春期少女如无月经来潮，但出现周期性下腹坠痛，检查时应注意阴道口有无紫蓝色包块突出，特别是在腹痛期间，如发现阴道紫蓝色包块突出，直肠指检扪及直肠前方有一张力较大的囊性肿物，应考虑先天性处女膜闭锁。如阴道口未见处女膜孔，探针检查也未探及开口，直肠前方囊肿位置较高，上方又有胀大的子宫，或同时伴有双侧附件囊性包块，应怀疑阴道部分或完全闭锁。如无阴道口，需注意在大阴唇和（或）腹股沟是否可扪及肿物，如可扪及肿物，应区别是生殖腺还是疝囊，需进一步行盆腹腔 B 超检查及染色体核型检查了解是否是性发育障碍（图 5-12）。

3. 直肠指检及腹部直肠双合诊　一般采用直肠指检或直肠 - 腹部诊，慎用窥器检查。肛腹诊：用液状石蜡或润滑液充分润滑患儿肛门后，将一手示指伸入直肠，另一手在腹部配合检查盆腔。如扪及直肠前方阴道部位有肿物，应判断肿物下缘与阴道口的距离、肿物的质地及活动度。青春期前患儿行直肠 - 腹部诊时一般摸不到子宫和附件，如扪及卵巢增大，应与卵巢肿瘤相鉴别，有时扪及盆腔中央一质地中等的小结节，可能是子宫颈。如疑有阴道异物、生殖器畸形、生殖道肿瘤，直肠 - 腹部诊不满意者，应取得家长和监护人的同意、签字情况下方可用小指或示指进入阴道扪诊。也可在静脉麻醉下彻底检查，并可借用纤维宫腔镜或膀胱镜检查幼女阴道。明确有性生活史的青春期患儿，家长和患儿签字后可以进行双合诊及三合诊，方法同成年已婚妇女。

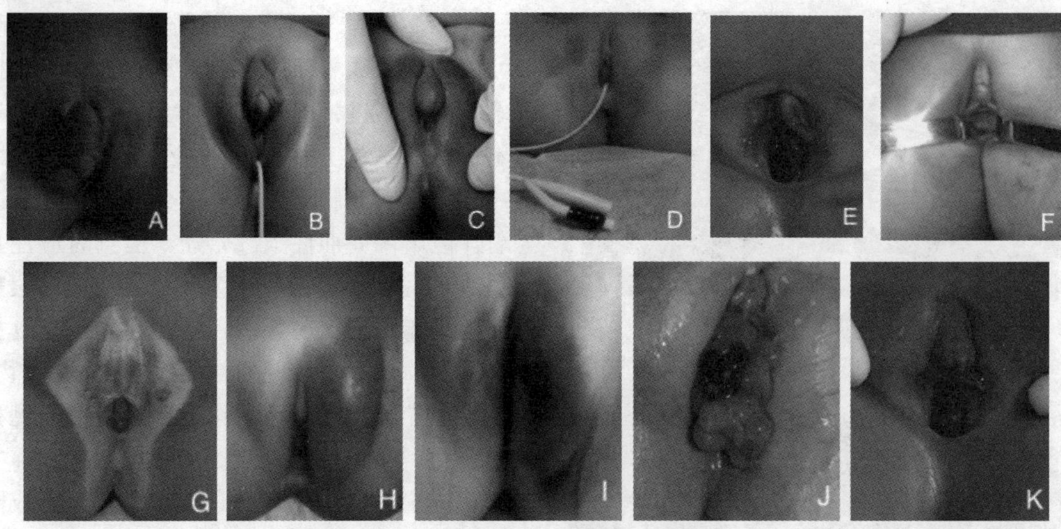

图 5-11 外阴部疾病

A～C. 为阴蒂肥大 / 性别模糊；D、E. 尿道黏膜脱垂；F. 阴道内胚窦瘤；G. 外阴色素减退；H. 外阴脓肿；I. 外阴血肿；J. 阴道葡萄状肉瘤；K. 外阴尖锐湿疣

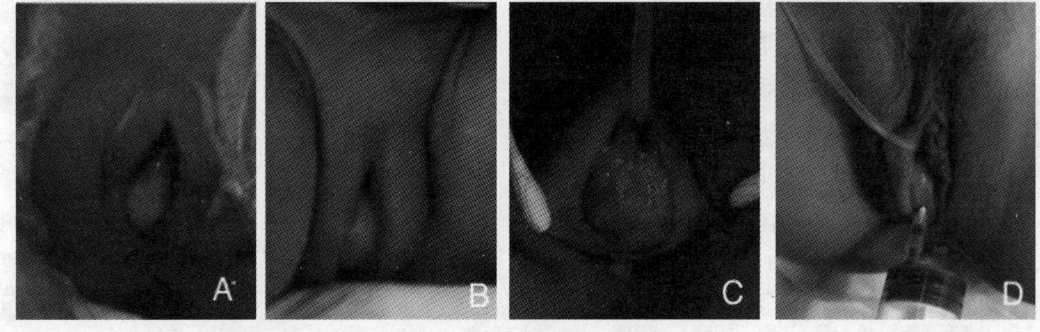

图 5-12 不同年龄阶段处女膜闭锁

A、B. 新生儿期处女膜闭锁 + 阴道积液；C. 青春期处女膜闭锁 + 阴道积血；D. 青春期处女膜闭锁 + 阴道积血 + 穿刺试验

4. 注意事项 ①检查室温度适中，环境安静，让患儿感到舒适与放心，配合检查。②详细询问患儿及监护人病史，必要时同时对监护人做相应检查。注意遗传性疾病和先天性疾病的存在，尤其怀疑有性传播疾病的家长。③幼女阴道未发育成熟，阴道壁薄、狭小、短、穹窿尚未形成，容易损伤。④若在婴幼儿期未发现阴道开口，最好等待解剖结构发育完善后再进行检查，有利于区分是单纯无孔处女膜，还是部分或完全阴道闭锁。⑤按患儿相应临床表现选择相关的阴道分泌物病原学检测如细菌培养 + 药敏、淋球菌培养，细菌性阴道病的检测，注意阴道分泌物中呼吸道病原体的检测如化脓性链球菌、流感嗜血杆菌等。⑥疑诊淋病或尖锐湿疣时，应检测免疫缺陷病毒（HIV）、快速血浆反应环状卡片试验（RPR）、衣原体等。⑦幼女的盆腔包块提示可能为恶性疾病，诊断需进行病史询问，查体（腹部检查、肛诊），细胞学检查，超声检查，磁共振（MRI）检查，肿瘤标记物检查（CA125、AFP、hCG 等），腹腔镜诊治或手术探查及病理学检查等。

第三节　病史记录

条理清晰、正确规范的病史记录有利于疾病的诊断、随访及日后数据的收集，有利于专科医生的规范化培训，也便于今后的临床资料整理、回顾和总结。

（一）小儿与青少年妇科的病史记录中需要注意的点

1. 年龄、身高、生长速率及性发育程度评估　对了解青春期发育程度、儿童、青少年生长和性发育相关疾病的诊断、治疗和预后的评估都特别重要。

2. 现病史　要询问疾病的部位、发病时间、症状轻重、持续时间，这些症状与生活中其他活动的关系和影响；平时常用的保健食品及药品，患儿的生活情况（是否与父母/监护人同住），饮食习惯、学校生活学习等。问诊时要注意患儿或家长的文化程度和知识水平，调整使用医学专用术语，使其能正确反映病情。

3. 既往史　重点了解患儿母亲孕产期的健康情况，如妊娠早期是否患过风疹等疾病，妊娠期有否接受过放射线检查，以及妊娠期用药史，要特别注意询问有无使用激素或其他影响生殖器官发育的化学合成药。患儿是否患过传染病，如结核、肝炎等，以及治疗的情况。有无外伤及外科手术史，家人的疾病情况也十分重要，应询问清楚。对于过去患有外阴、阴道炎的患儿，必须弄清楚是疾病所致还是家人对正常生理现象的错误理解或错误治疗所致。

4. 家庭史　父母是否近亲结婚，直系亲属包括兄弟、姐妹、祖父母、外祖父母的健康情况，有无遗传疾病、先天性生殖器官畸形及肿瘤病史。

（二）规范的小儿与青少年妇科门诊病历记录

规范的小儿与青少年妇科门诊病历记录参照见图 5-13。

×××医院小儿与青少年妇科门诊首诊病历（供参考使用）

门诊号：

姓名	年龄　年　月　日		出生地	
住址		邮箱	电话	
家长姓名	职业	工作单位		
主诉：				
现病史：				
既往史（包括母孕产史）：				
家族史（包括遗传病史）：				
体格检查				
一般情况：	身高	体重	营养发育	特殊面容
头部：	耳（耳位、外耳郭）		眼间距	发际
颈部：	甲状腺	喉结	颈蹼	
胸部：	乳房（大小、对称、Tanner 分级）		乳头（内陷、着色）	
心	肺			

续图

腹部：　　肝　　脾

包块（位置、大小、质地、活动度、压痛）

肛查：　　包块（位置、大小、质地、活动度、压痛、与周围脏器关系）

子宫　　双附件

外阴：　　阴毛　　大阴唇　　小阴唇

阴蒂　　尿道口

处女膜　　阴道口

阴道：　　阴道黏膜　　阴道分泌物

绘图：

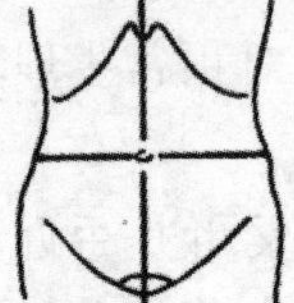

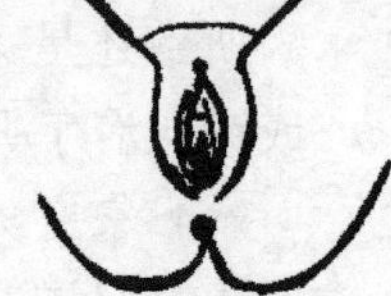

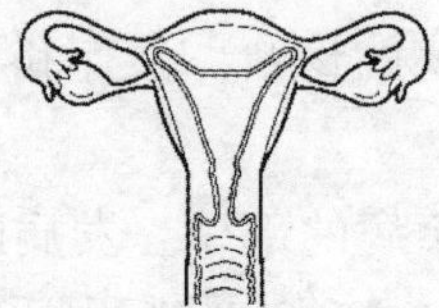

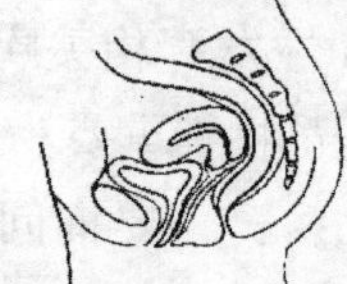

初步诊断：

处理：

医生签字：

日　期

图 5-13　规范的小儿与青少年妇科门诊病历记录参照

第四节　辅助检查

一、阴道分泌物检查及阴道器械探查

当儿童和青少年女性出现生殖系统病症，对其进行认真、仔细的体格检查，尤其选择合适的专科检查是十分重要的。如果仅从外观上无法确定引起症状的病因时，可以取阴道分泌物送检或在麻醉情况下借助内镜检查，通过阴道分泌物病原学检测和阴道器械彻底检查阴道和宫颈，为诊断和鉴别诊断提供有力的依据。由于年龄的原因，生殖器官处于未成熟阶段，对未受培训的医生来说即便是取阴道分泌物也是比较困难的事。此类检查最好由有临床经验的小儿、青少年妇科医生进行。

（一）阴道分泌物检查

1. 阴道分泌物检查　儿童和青少年女性好发外阴阴道炎，局部治疗结果往往不够满意，可用无菌吸管或蘸有生理盐水的女性棉拭子直接从阴道内吸取分泌物，进行下列检查。

（1）分泌物原液检查：检查滴虫及念珠菌，必要时检查嗜血杆菌。

（2）分泌物涂片染色：用革兰染色法，可测知阴道内一般细菌菌丛生长情况。

（3）细胞学培养及抗生素药敏试验：阴道炎主要是非特异性混合感染引起，因此，进行一般细菌培养及抗菌谱检查，对提高疗效有实际价值。

（4）阴道分泌物采样

①取样方法：有异常分泌物的患儿可以在仰卧位或半卧位双膝充分分开下取阴道分泌物。如果分泌物较多，可嘱患儿向下用力

屏气或咳嗽，分泌物从阴道口流出，可直接在阴道口用女性棉拭子取样，但这种方法较易受外界污染，而使检查结果出现偏差。因此有各种器械及方法可以深入阴道内采集患儿的阴道拭子或分泌物。如应用无针头的注射器快速向患儿阴道内注入生理盐水，把阴唇合拢一会，再让患儿咳嗽，使盐水流出取样；或直接应用取阴道分泌物器械取样。

②自主研发专利技术：由浙江大学医学院附属儿童医院孙莉颖团队经过多年临床实践和探索，自主研发的儿童、青少年女性取阴道分泌物 / 给药套管器械，已获得中国实用技术和发明专利（实用技术专利号：ZL 2016 2 0591189.0；发明专利：审理中－已受专利保护）。该专利优点表现在：①取阴道分泌物时，能够控制长度，阴道分泌物不受外界污染，减少医务人员的工作难度、避免损伤，操控性好，可成为专用于儿童、青少年女性取阴道分泌物的医疗器械；②阴道及外阴给药时，能够准确把控给药位置，同时筒体上的螺纹结构有利于精准装药及给药；在临床上使用具有广泛的应用前景（图 5-14）。

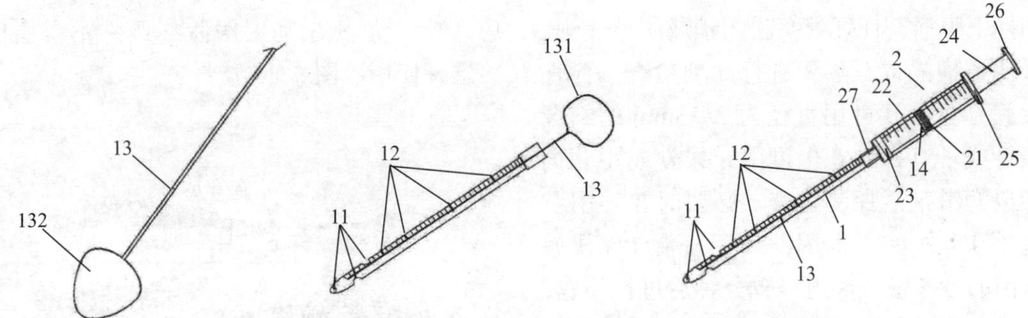

图 5-14 儿童、青少年女性取阴道分泌物 / 给药套管器械

1. 吸引管；11. 吸引孔；12. 粗线；13. 金属导丝；131. 指环；132. 导向头；14. 内螺纹接口；2. 负压装置；21. 外螺纹接口；22. 筒体；23. 活塞；24. 抽拉杆；25. 辅助体；26. 抽拉体；27. 连接接口

2. 阴道细胞学检查　阴道上皮细胞由于受卵巢激素的影响而呈周期性改变，阴道脱落细胞检查主要用于反映雌激素水平。取标本前 24 小时禁止阴道检查及局部治疗，以免影响结果。取材时，用吸管直接伸入阴道或经阴道内镜在直视下自阴道侧壁上段轻轻刮取，然后涂片、固定，用巴氏或绍氏染色。了解儿童及青年各个发育时期的典型细胞十分必要。新生儿期由于受母体雌激素影响，涂片中可见阴道细胞广泛脱落，全部为表层细胞，嗜酸性致密核细胞占一定比例；3 岁儿童因缺乏雌激素反应，表现为雌激素高度低落，涂片中细胞少，仅见底层细胞；8 岁儿童开始有雌激素反应，表现为雌激素轻度影响。通过阴道涂片细胞学检查，可证实雌激素影响是否存在及其程度，从而有助于诊断性成熟异常及月经周期异常。小儿宫颈及阴道恶性肿瘤十分少见，但近些年来国内青年宫颈癌及癌前病变的发生率有增高趋势，性生活开始提早及性生活混乱似为重要因素。Huffmann（1975）报道 16 岁以下女孩患宫颈癌有 45 例，浙江大学医学院附属儿童医院发现最早的宫颈癌患者年龄只有 10.5 岁。因此，对异常阴道流血的青春期女孩有必要行阴道内镜检查时，需做宫颈刮片细胞学检查。

（二）阴道器械检查

阴道探针、鼻镜、阴道窥器检查、阴道镜和宫腔镜阴道探查属于阴道器械检查的范畴，非幼女和青春期少女检查的常规项目。除非病史和一般常规的外阴检查无法提供充分的诊断依据，通过阴道的器械检查可以提供有力的诊断或鉴别诊断依据，才考虑进行阴道的器械检查。因此，小儿及未婚少女使用探针或鼻镜检查前要掌握好适应证，并向父母或监护人说明检查的必要性，征得同意方可进行。适应证有：①无孔处女膜或先天性阴道闭锁；②阴道横隔或阴道斜隔；③阴道异物；④阴道肿瘤；⑤不明原因阴道流血或异常阴道分泌物；⑥性侵犯。

1. 阴道探针　具体操作为：外阴视诊未发现处女膜孔，或青春期少女无月经来潮伴周期性下腹痛，怀疑处女膜闭锁或阴道闭锁、怀疑阴道横隔或斜隔要进行此项检查。检查处女膜是否有孔可用直径为 2～3mm 的细金属探针或子宫探针，也可用导尿管或小儿饲管涂以润滑剂后探测检查，必要时在外阴及前庭喷 1% 盐酸丁卡因，或用浸湿 1% 盐酸丁卡因的纱布覆盖阴道口数分钟后进行检查，可以减少痛感，也可以肌内注射地西泮，待患儿入睡后进行检查。检查处女膜是否有损伤，或受到性侵犯的幼女时，可以用阴道探针对处女膜缘进行仔细检查，也可以应用无菌生理盐水棉签或 12/14 号的 Foley 导尿管进行检查。导尿管先插入阴道内，用 10ml 注射器连接导尿管，并在气囊内注入 5～10ml 水，将注水后的小泡拉至处女膜缘，沿小泡的四周检查处女膜各个边缘是否完整，检查完后抽出水，然后取出导尿管。幼女前庭小、难以区分尿道口与阴道口时，用质地稍硬的一次性导尿管探查较探针痛苦小、易接受，另外导尿管前端可带出少量阴道分泌物有助于观察阴道分泌物性状，此时导尿管优于金属探针。检查时动作需轻柔，忌无目的反复多次重复操作。需要探入阴道深部时，不建议用棉签替代阴道探针，以防棉签头掉落阴道造成医源性的阴道异物。此外，阴道探针还可用于幼女阴唇粘连的分离。

2. 鼻镜检查　如发现阴道出血、异常阴道分泌物、怀疑阴道异物、阴道新生物、宫颈病变等，可以进行阴道窥器检查。由于处女膜的限制，不同年龄的女孩可选用不同直径的阴道窥器。如可疑病变较靠近阴道口，可先用鼻镜检查，如临床上有些阴道异物靠近阴道口，鼻镜撑开阴道口后异物会自行脱出或用小镊子即可取出，可以避免使用阴道窥器给患儿带来的恐惧。但鼻镜较短，撑开时易引起疼痛，操作时易损伤处女膜，限适于观察阴道下段近阴道口的部分，无法观察到宫颈，使用上有一定的局限性。但在临床应用中，尤其在基层医院，条件不具备时，可选择使用（图 5-15）。

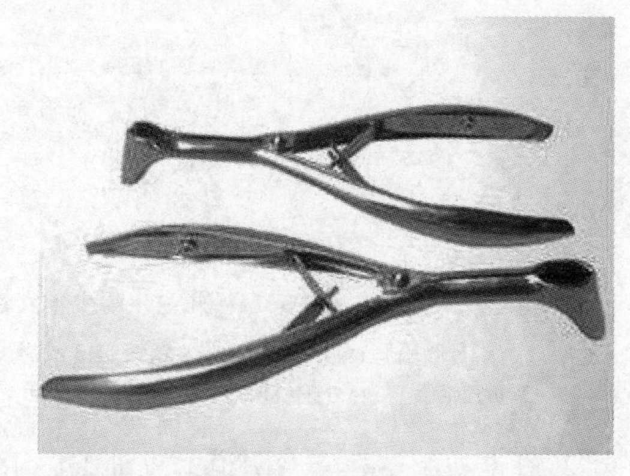

图 5-15　鼻镜

3. 阴道窥器检查　由于鼻镜检查的局限性，Huffman 专为青春期少女设计的长叶阴道窥器，适用于处女膜有一定弹性的青春期少女，它的叶片宽为 1.5cm，长为 7cm，撑开后可以观察到子宫颈。如发现阴道流血、异常阴道分泌物、怀疑阴道异物、阴道新生物、宫颈病变等，可以进行阴道窥器检查。不同型号的小儿阴道窥器可用于不同年龄的女童的阴道检查（图 5-16）。

为了便于检查顺利进行，以及尽可能通过一次检查获得需要的资料，窥器检查前应准备好取阴道分泌物送培养的各种器皿或试管、消毒棉棒、生理盐水，必要时还要准备眼科滴管或巴氏吸管、玻片、刮板，以备取阴道分泌物、进行宫颈刮片等检查。阴道窥器检查观察步骤为：阴道壁色泽、皱襞、阴道内有无异物（异物易停留于阴道后穹窿）、赘生物、有无创伤，子宫颈大小、有无异常分泌物和新生物。通常，初潮前幼女子宫颈未发育，外观较扁平，子宫颈外口呈一裂隙状，阴道穹窿部也未形成，较平坦，宫颈似一扁平纽扣状突起。初潮前儿童宫颈病变罕见，如发现此现象，应积极追究原因。窥器检查时要用棉棒或巴氏吸管吸取阴道分泌物做涂片，染色后查白细胞、清洁度、乳酸杆菌、BV、淋球菌等病原体，也可用生理盐水或 10% KOH 悬滴法镜检滴虫和假丝酵母菌。如要查阴道黏膜受激素影响水平，可做阴道侧壁涂片。可疑受性侵犯的幼女，要取阴道分泌物检查有无活动精子。

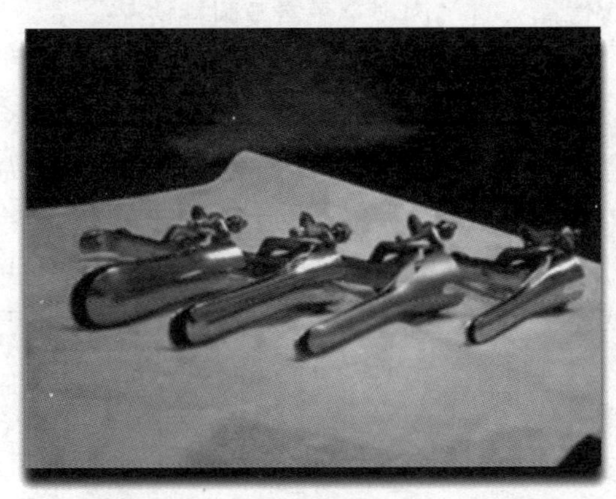

图 5-16　不同型号直径的 Huffman 青春期少女阴道窥器

（孙莉颖）

4. 阴道镜　是一种妇科临床诊断仪器，是妇科内镜之一，能将观测到的图像放大 10～40 倍，发现肉眼不能发现的微小病变。借着这种放大效果，医生可以清楚地看到极其微小的病灶细节，有助于提高判断病变的准确率，为疾病的早期诊断提供依据，提前得到有效的治疗，使疾病的治愈率大大提高。未成年患儿因年龄及生理特点不同，其外阴疾病与成熟女性也不同。未成年患儿以外阴感染最为多见，此外尚有外阴白斑、外阴湿疹、外阴疱疹、外阴肿瘤等，虽少见但也有发生。阴道镜检查有助于诊断上述小儿及青少年外阴、阴道疾病。

（1）适应证：反复感染的外阴慢性炎症、外阴白斑、外阴湿疹、外阴疱疹、外阴肿瘤、外阴不明性质赘生物、疑有阴道内异物等。

（2）禁忌证：阴道镜检查无绝对禁忌证，其相对禁忌证即镜下活检的禁忌证，如生殖道急性炎症、大量外阴流血或出血。

（3）麻醉方法：对较大患儿可经取得合作后清醒状态下进行，对较小患儿可口服水合氯醛镇静，或肌内注射地西泮 5mg，待小儿入睡后进行检查。

（4）操作方法：患儿排空小便，取膀胱截石位。在距离阴道口或生殖器约 20cm 处，将阴道镜镜头对生殖器上表皮组织，调好焦距，通过电脑屏幕观察放大的生殖器上局部改变，应用绿色滤光片观察血管形态，涂布 5% 冰醋酸观察 2～3 分钟外阴变化情况，涂布 1% 碘溶液了解病变范围，对于可疑病变进行多点活检，可给予 1% 丁卡因溶液局部外敷数分钟或 1% 盐酸利多卡因局部浸润麻醉后进行，纱布局部压迫止血。

（徐肖文）

二、活体组织病理学检查

病理学检查包括局部活检及手术标本病理检查。

（一）外阴活检

1. 适应证　外阴部赘生物，或久治不愈的溃疡；外阴部特异性感染：如结核、尖锐湿疣等；外阴色素减退且不能排除恶变者。

2. 方法 患儿取膀胱截石位，常规外阴消毒，铺盖无菌孔巾，取材部位以0.5%利多卡因做局部麻醉。小赘生物可自蒂部剪下或用活检钳钳取，干纱布局部压迫止血，病灶面积大者行部分切除。标本置于10%甲醛溶液中固定后送检。

（二）阴道及宫颈活检

1. 适应证 阴道、宫颈疑有肿瘤或不明赘生物。

2. 方法 患儿取膀胱截石位，选择合适型号的阴道内镜，置入阴道内镜后检查宫颈及阴道，发现可疑阴道及宫颈赘生物，可用活检钳钳取。标本置于10%甲醛溶液中固定后送检。患儿检查常不配合，可在镇静状态下行活检。如果没有专业的阴道内镜，可使用小直径的宫腔镜（能通过处女膜而不发生损伤）检查，发现可疑阴道、宫颈赘生物后，撤镜并用活检钳或血管钳盲钳，钳夹出组织物后，再次置镜观察是否所取组织为可疑赘生物，若失败，则再次尝试活检。取得正确标本后，标本置于10%甲醛溶液中固定后送检。

（三）子宫内膜活检

青春期子宫异常出血患儿，药物治疗无效或效果欠佳；可疑子宫内膜病变。子宫内膜活检极少应用，尤其是单纯作为明确诊断的检查。因为青春期子宫出血患儿的内膜组织相，始终表现为过度增殖。

（四）腹腔、盆腔肿块病理组织学检查和细胞学检查

有快速切片和常规病理检查，必要时行快速冷冻切片、免疫组化、分子生物学基因检测等。

1. 适应证 盆腹腔可疑肿块，来源及性质不明。

2. 方法 腹腔镜检查同时活检行组织学病理诊断、细针穿刺或浸润行细胞学检查。

（孙莉颖）

三、影像学检查

（一）B超

B超检查因其操作方便、实时成像，无创伤、无放射性且价格便宜等优点，在妇产科领域应用非常广泛，是影像学检查的最常用方法。B超可以及时发现盆腔异常包块、生殖道发育畸形、早孕及乳房包块等。

1. 检查方法

（1）经腹壁超声检查：适度充盈膀胱，纵、横、斜切面显示子宫大小形态及内膜情况、卵巢的大小形态及卵巢占位病变等，必要时婴幼儿可用高频探头经会阴部矢状切面显示膀胱、子宫、阴道与肛门的关系。

（2）经直肠超声检查：当经腹部超声检查难以显示子宫和卵巢且怀疑子宫发育不良时年长的儿童采用经直肠超声检查，检查前排空膀胱和直肠，清洁肠道。将经阴道探头缓慢插入直肠内观察子宫及附件情况。

2. 小儿及青少年女性子宫附件正常超声声像图

（1）新生儿期：子宫较大，子宫长径可大于30mm，宫体与宫颈长度的比为（1.5～2.0）:1，宫颈前后径大于宫体前后径，宫腔线明显，内膜周围见低回声晕圈（占29%）、宫腔积液（占23%）。新生儿卵巢位于骨盆入口处，大小约为15mm×3mm×2.5mm，常含有一个或更多的增大的卵泡，直径≥4mm，其显示率可达70%以上（图5-17）。

（2）婴幼儿期：出生4周后小儿机体内母体激素减少，子宫逐渐缩小，6个月时为出生时体积的1/3，1岁时为1/2。婴幼儿子宫体颈长度比约为1:2，静止期子宫体颈长度比约为1:1.5，内膜回声不显示，子宫轴线平直，无倾、屈，体颈分界欠清。卵巢为静止期，其体积增长很慢，已降入骨盆上口以下，呈长条形或椭圆形，回声很低，卵巢的径线约为5mm×5mm×10mm，卵巢内可见到1个或2～3个小卵泡，通常直径小于

4mm（图 5-18）。

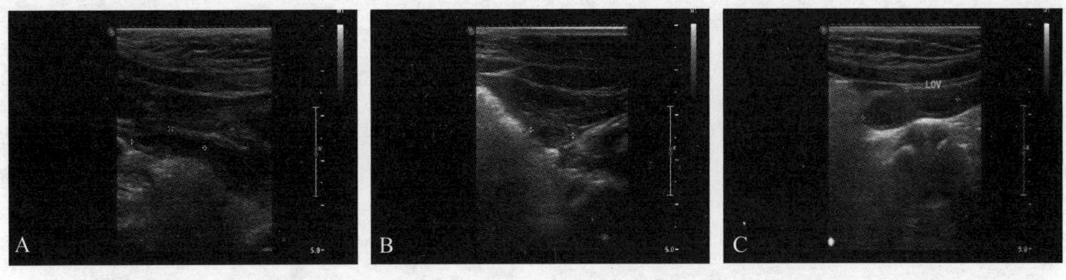

图 5-17　新生儿 2 天，女，正常子宫卵巢声像图

A. 高频探头示子宫正中矢状切面，宫体:宫颈 =1∶2，内膜尚可见；B. 子宫横切面显示两侧宫角部，内膜可见，宫腔线清晰；C. 新生儿正常卵巢，较大，大小约为 24mm × 9mm，内见小卵泡回声

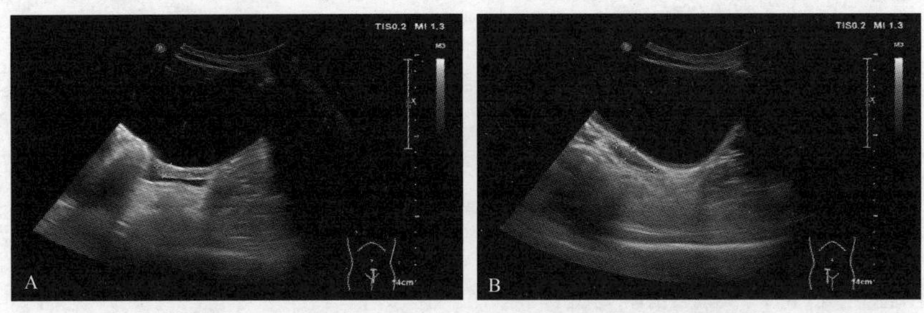

图 5-18　女童，3 岁，正常幼稚型子宫卵巢声像图

A. 子宫正中矢状切面，大小为 17mm × 6mm × 8mm，宫体:宫颈 =1∶2；B. 右侧卵巢长轴切面，大小为 25mm × 8mm，内见直径为 3～4mm 小卵泡

（3）青春前期：子宫增长速度增加，子宫体颈比可达 1.5∶1；青春期子宫体增大，子宫体颈比为 2∶1，13 岁子宫长径可达 50mm，子宫轴线发生倾、屈，体颈分界逐渐明显，逐渐显示子宫内膜回声，宫腔线清晰；青春期后子宫形态与大小接近成人，呈梨形。正常小儿子宫超声测值见表 5-3，青春前期卵巢已降至骨盆，大小约为 15mm × 25mm × 30mm，卵巢中卵泡数目逐渐增多并增大，直径可大于 4mm。青春期卵巢大小约为 20mm × 25mm × 35mm，常可见直径≥10mm 的卵泡及不规则排卵。不同年龄卵巢的超声测值，见表 5-4。

表 5-3　不同年龄子宫各径的 B 超测量正常值（$\overline{X} \pm s$）

年龄	宫体（cm）			宫颈（cm）			宫体 / 宫颈
（岁）	纵径	横径	前后径	纵径	横径	前后径	
1	1.28 ± 0.14	1.28 ± 0.35	0.77 ± 0.11	1.94 ± 0.31	1.01 ± 0.32	0.79 ± 0.17	0.66 ± 0.10
2	1.34 ± 0.09	1.32 ± 0.34	0.71 ± 0.11	2.03 ± 0.31	1.01 ± 0.25	0.84 ± 0.32	0.65 ± 0.12
3	1.40 ± 0.10	1.45 ± 0.33	0.86 ± 0.24	2.02 ± 0.32	1.12 ± 0.25	0.72 ± 0.15	0.71 ± 0.13
4	1.33 ± 0.16	1.39 ± 0.33	0.84 ± 0.24	2.05 ± 0.46	0.91 ± 0.23	0.77 ± 0.17	0.68 ± 0.17
5	1.38 ± 0.17	1.51 ± 0.31	0.80 ± 0.20	1.99 ± 0.35	0.98 ± 0.27	0.74 ± 0.13	0.68 ± 0.10
6	1.41 ± 0.34	1.43 ± 0.39	0.83 ± 0.24	1.77 ± 0.45	0.99 ± 0.27	0.69 ± 0.17	0.76 ± 0.17
7	1.68 ± 0.30	1.61 ± 0.38	1.00 ± 0.41	2.08 ± 0.35	1.02 ± 0.33	0.81 ± 0.16	0.81 ± 0.13
8	1.67 ± 0.47	1.44 ± 0.54	0.97 ± 0.24	1.88 ± 0.40	1.09 ± 0.23	0.72 ± 0.17	0.88 ± 0.27

引自：朱江，等 . 实用儿科临床杂志，1996，11（4）

表 5-4　不同年龄卵巢的 B 超测量正常值（$\bar{X}\pm s$）

年龄（岁）	纵径（cm）	前后径（cm）
1	0.76±0.50	0.56±0.13
2	0.95±0.07	0.76±0.17
3	0.89±0.18	0.65±0.18
4	0.90±0.14	0.63±0.15
5	1.12±0.31	0.66±0.15
6	0.90±0.19	0.61±0.18
7	1.03±0.21	0.72±0.17
8	1.16±0.34	0.80±0.21

引自：朱江，等.实用儿科临床杂志，1996，11（4）

3. 疾病声像图

（1）先天性生殖道畸形：先天性子宫发育异常的超声诊断主要靠二维灰阶超声，三维容积超声成像可立体观察子宫的形态、内膜发育情况和宫腔形态，对于准确诊断有很大帮助，是重要的辅助诊断方法。如先天性无子宫，常合并无阴道，超声在纵横扫查时均不能显示子宫声像图，有时可发现两侧卵巢图像。若探及很小的子宫而无内膜回声，则称为始基子宫，如图 5-19A。双角子宫超声显示子宫横径增宽，宫底有切迹，如图 5-19B、C。双子宫畸形腹部横切在膀胱后方显示左右两个子宫体及两个宫颈，左右大小相近或一侧偏大，2 个子宫均见内膜及宫腔线回声，如图 5-19D、E。

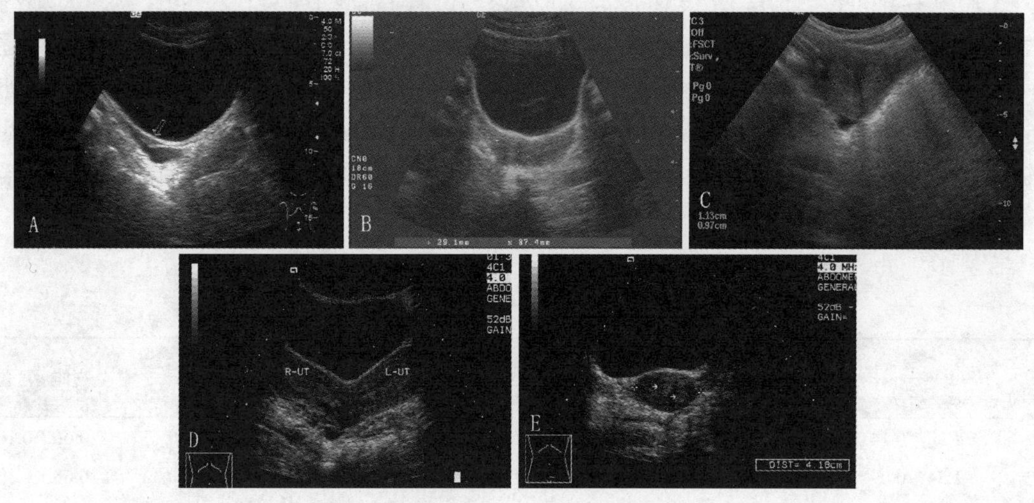

图 5-19　先天性生殖道畸形

A. 始基子宫；B.15 岁，双角子宫，宫底横切面；C.16 岁，双角子宫，宫底横切面示二团内膜回声；D.16 岁，双子宫，宫体横切面；E.16 岁，双子宫，宫颈横切面示双宫颈

（2）性发育异常：超声可观察子宫、卵巢和（或）睾丸的形态及大小，显示卵巢和（或）睾丸回声。超声检查可对性发育异常的诊断提供解剖学上的直接依据，但该病的确诊需根据临床表现、染色体核型分析、性腺组织学检查综合判断。真两性畸形机体内可

同时存在卵巢和睾丸两种性腺组织，图 5-20 显示偏侧型真两性畸形，一侧是卵巢，另一侧是睾丸。

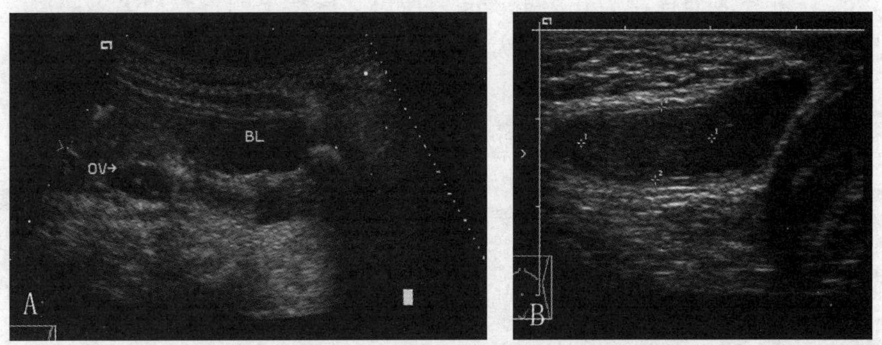

图 5-20　14 岁，外表女性，偏侧型真性两性畸形

A. 显示一侧卵巢回声；B. 显示另一侧腹股沟睾丸

（3）子宫阴道积液：是由于生殖道梗阻所致，见于处女膜闭锁、先天性阴道横隔、节段性阴道闭锁、宫颈闭锁等引起的临床改变。超声表现：胎儿期及新生儿期阴道积液表现为盆腔“囊性肿块”，上方与子宫相连或子宫偏位或显示不清。用高频探头经会阴部扫查显示阴道横隔的位置较高，而处女膜闭锁的位置较低，显示宫腔和阴道积液（图 5-21A～C）。值得指出的是本病常合并子宫畸形如双子宫、双阴道及泌尿系统畸形如肾脏缺如等（图 5-21D、E），需仔细排除。

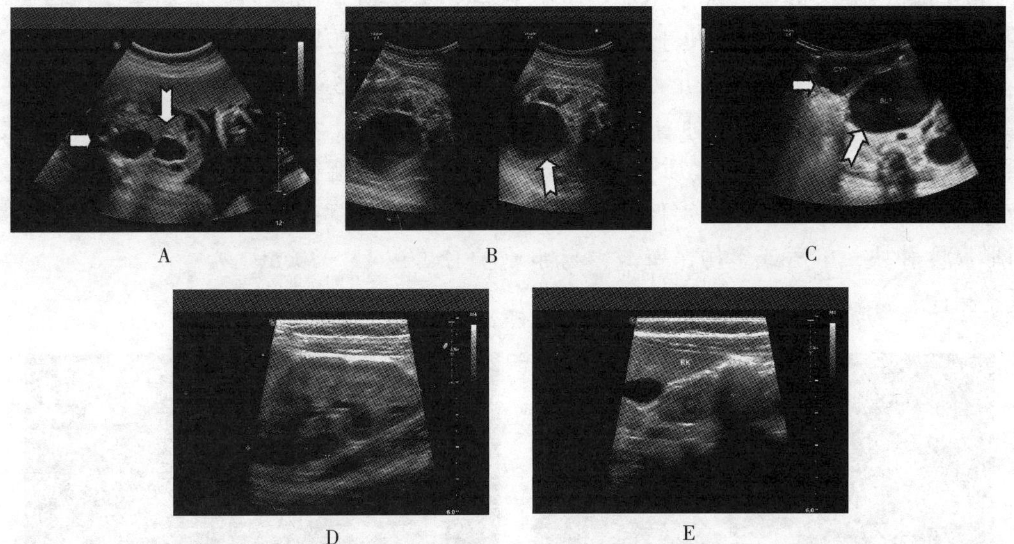

图 5-21　处女膜闭锁患儿胎儿期 - 新生儿期超声声像图：子宫阴道积液合并右侧泌尿系统发育异常

A. 妊娠 30 周试管婴儿，双胎之一发现下腹腔膀胱后方囊性包块，左肾未见异常，右肾未探及（后证实为处女膜闭锁，箭头从左到右示子宫阴道积液、膀胱）；B. 妊娠 36 周时发现囊性包块增大，左肾积水，右肾发育不良伴轻度积水；C. 出生后经腹部横切面示：巨大囊性包块前方见一囊性结构为膀胱；D. 左侧肾脏大小形态正常，皮髓质界线清晰，未见集合系统分离；E. 右侧肾脏萎缩，明显缩小，无正常肾脏结构

（4）多囊卵巢综合征：超声表现示双侧卵巢呈均匀性增大，为正常卵巢的 2～3 倍，

卵巢体积超过 10cm³；卵巢轮廓清晰，表面见高回声厚膜包绕；卵泡数量 10 个以上，卵巢周边呈栅栏状分布着多个直径为 0.2～0.8cm 的卵泡，呈“珍珠项链”征；卵巢中央为回声增强的间质组织（图 5-22）；青春期多囊卵巢综合征患者通常要等到初潮后 3 年卵巢功能异常才能显现出来，而且青春期 PCOS 患者只能用腹部超声而不能用经阴道超声，所以临床检出的青春期多囊卵巢综合征比实际发病率低，因此有人用经直肠超声来诊断临床怀疑青春期多囊卵巢综合征，取得了很好的效果。

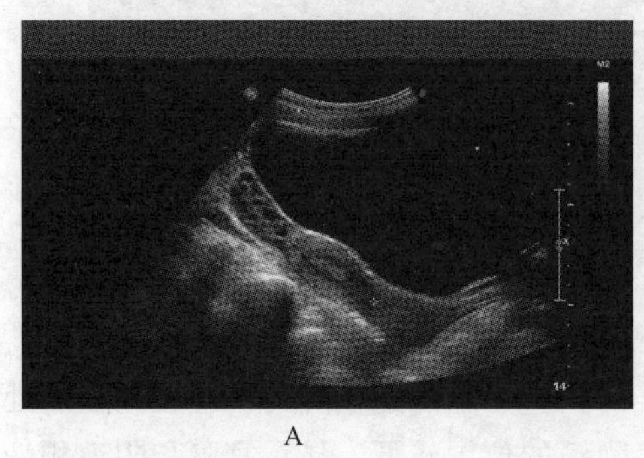

A

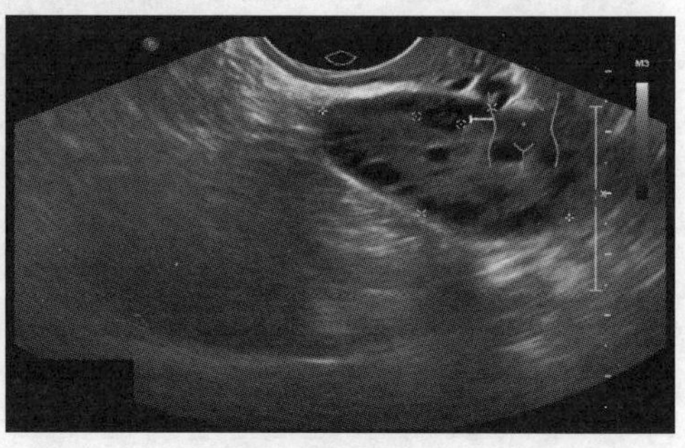

B

图 5-22　多囊卵巢综合征

A.16 岁，经腹部超声检查示卵巢增大 40mm × 16mm × 30mm，内见多个小卵泡回声；B.17 岁，经直肠超声检查示卵巢增大 40mm × 20mm × 30mm，内见多个小卵泡回声分部在卵巢周围呈“珍珠项链”征

（5）卵巢肿瘤：小儿卵巢肿瘤较少见，占小儿肿瘤总数的 1%～1.6%。其中 10%～30% 为恶性。约 20% 发生于 10～12 岁月经来潮前儿童，偶见于婴幼儿，新生儿则罕见。小儿卵巢实性和偏实性肿瘤种类较多，声像图无明显特征性，但以实质性为主者，多为恶性肿瘤。单纯性囊肿的声像图表现为类圆形囊性肿块，单房或多房，壁薄，与卵巢紧密相连，常难显示卵巢回声（图 5-23）。颗粒细胞瘤、卵泡膜细胞瘤、性索 - 间质瘤等多呈类圆形的实质性低回声团，中央可见液性暗区，包膜完整，常伴子宫体增大，内膜增厚（图 5-24）。畸胎瘤声像表现较多样，可有囊肿样、发团征、面团征、脂液分层征、瀑布征、垂柳征及杂乱结构图像（图 5-25），良性畸胎瘤都有包膜，肿瘤大小不等，最大直径可达 15～20cm。

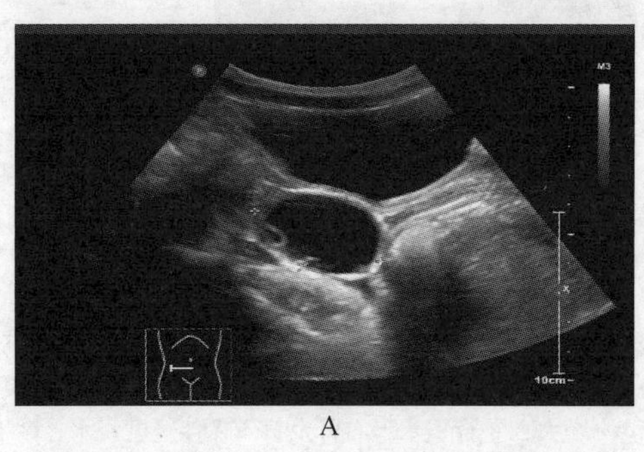

A

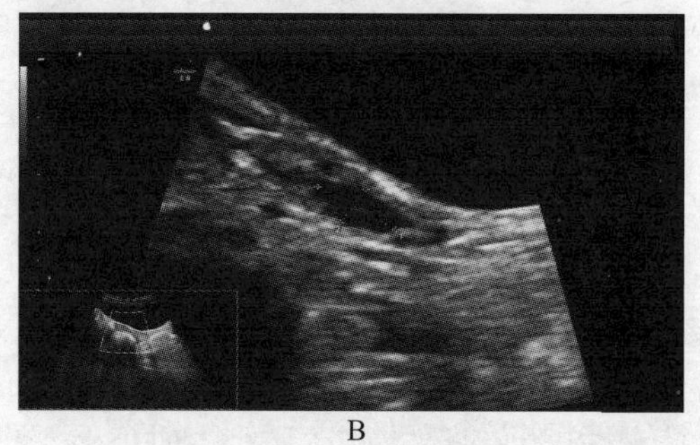

B

图 5-23　患儿，女，5 岁，卵巢滤泡性囊肿

A. 右侧卵巢囊肿，大小为 40mm × 27mm × 30mm，边界清，透声好；B. 药物治疗 1 个月后复查囊肿明显缩小，大小为 13mm × 7mm × 8mm，皱缩

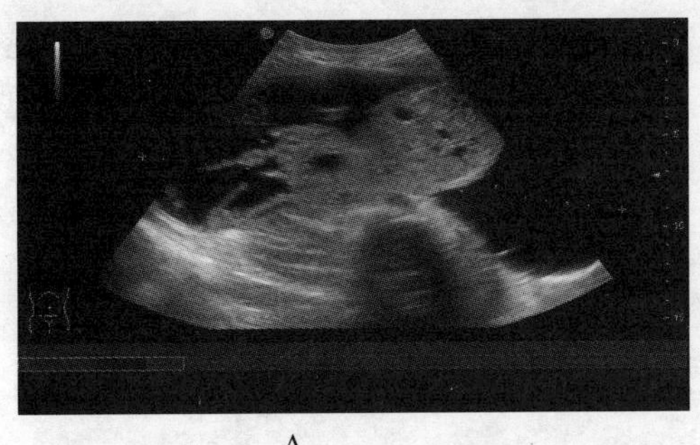
A

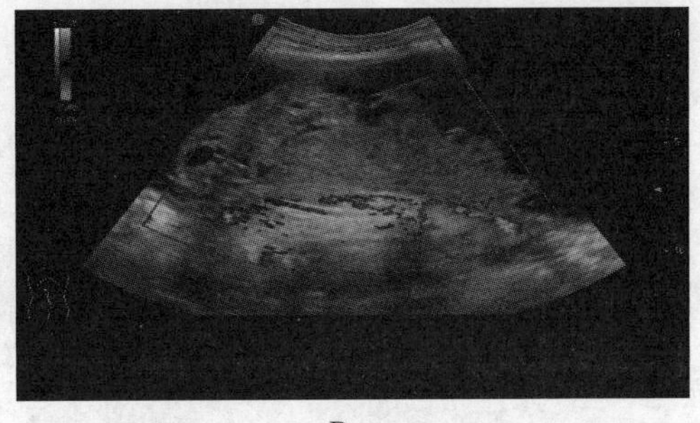
B

图 5-24　女童，13 岁，右侧卵巢性索－间质瘤

A. 二维超声：腹腔内可见一液实混合回声团块，大小约为 226mm × 70mm × 300mm，以液暗区为主，边界清，上达剑突下，左右侧达结肠旁沟，内见实质性团块，双侧卵巢未探及；B.CDFI：团块实质部分内见少许血流信号

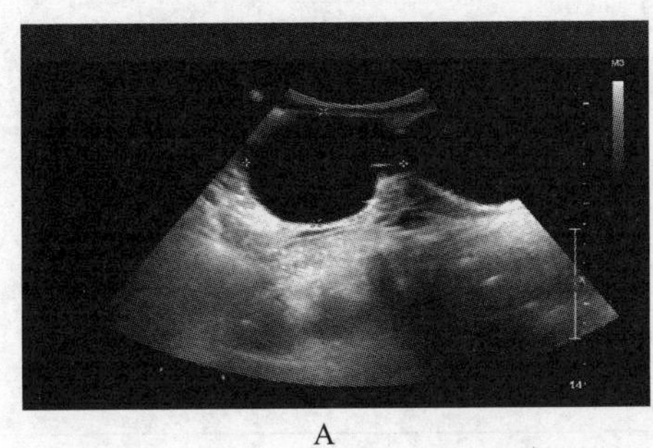
A

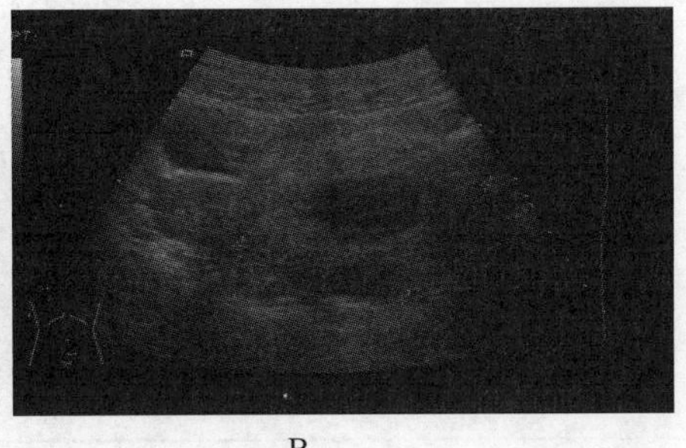
B

图 5-25　卵巢成熟畸胎瘤

A. 女童，5 岁，膀胱右侧见一囊性肿块，大小约为 70mm × 55mm × 64mm，边界清，内部透声佳；B. 患者，女，15 岁，左侧附件区见一 71mm × 60mm × 70mm 混合性团块，包膜完整，边界清，内部以高回声为主，间以不规则液暗区，呈面团征

（赵雅萍）

（二）X 线检查

人体在骨骼发育过程中，骨骼的初级与次级骨化中心的出现时间、骨化速度、骨骺闭合时间和形态均存在一定的规律与变化，通常用年来表示，被称为骨骼年龄。骨龄（bone age，BA 或 skeletal age，SA）是骨骼发育年龄的简称，能有效反映儿童与青少年的实际年龄，同时能预测内分泌和生长紊乱疾病的发生。人的生长发育可用两个“年龄”来表示，即生活年龄（日历年龄，chronological age，CA）和生物学年龄（骨龄）。正常情况下，骨龄与实际年龄的差别应在 ±1 岁之间，落后或超前过多即为异常。骨龄与生活年龄的差值大于 1 岁称为发育提前，骨龄与生活年龄的差值小于 1 岁称为发育落后。

1. 骨龄测定方法　临床上常选择儿童左腕部正位片进行骨龄测定。我国广泛使用的评价方法为“中国人手腕骨发育标准——CHN 法”（张绍岩等，1993 年）。CHN 法所采用的样本是 20 世纪 80 年代的儿童、青少年。由于我国社会经济的迅速发展，我国儿童的生长发育出现了显著加速的长期趋势，多次全国学生体质与健康调查证明，我国儿童青少年生长发育整体提前。依据 20 世纪 80 年代我国儿童样本所制定的“中国人手腕骨发育标准——CHN 法”已不适用于我国当代儿童。2006 年，张绍岩等修改了原骨龄标准 CHN 法，提出了新标准，即“中国人手腕骨发育标准－中华－05"。随着计算机技术的发展，再加上人工评估骨龄烦琐费时，且易受主观影响，利用计算机技术来实现骨龄评测智能化是现在的热点和趋势。随着计算机的发展及普及，骨龄测定软件不断地开发及利用，评分法的操作将会方便、快捷，更加准确。婴儿和儿童X线骨化中心出现时间见表5–5，图5–26，图5–27；上肢骨化中心出现年龄与骨骺闭合年龄见表5–6，图5–26，图5–27。

表5–5　婴儿和儿童X线骨化中心出现时间[*]

部位	骨和骨骺中心	女童出现时间	男童出现时间
肱骨	肱骨头	3周	3周
腕骨			
	头状骨	2个月 ±2个月	2个月 ±2个月
	钩骨	2个月 ±2个月	3个月 ±2个月
	三角骨	1岁9个月 ±1岁2个月	2岁6个月 ±1岁4个月
	月骨	2岁10个月 ±1岁1个月	3岁6个月 ±1岁7个月
	大多角骨	3岁11个月 ±1岁2个月	5岁7个月 ±1岁7个月
	小多角骨	4岁1个月 ±1岁	5岁9个月 ±1岁3个月
	舟状骨	4岁1个月 ±1岁	5岁6个月 ±1岁3个月
	豌豆骨	无可行标准	无可行标准
掌骨			
	Ⅱ	1岁 ±3个月	1岁6个月 ±5个月
	Ⅲ	1岁1个月 ±3个月	1岁8个月 ±5个月
	Ⅳ	1岁3个月 ±4个月	1岁11个月 ±6个月
	Ⅴ	1岁4个月 ±5个月	2岁2个月 ±7个月
	Ⅰ	1岁6个月 ±5个月	2岁8个月 ±9个月
指骨（骨骺）			
	第3近端指骨	10个月 ±3个月	1岁4个月 ±4个月
	第2近端指骨	11个月 ±3个月	1岁4个月 ±4个月
	第4近端指骨	11个月 ±3个月	1岁5个月 ±5个月
	第1远端指骨	1岁 ±4个月	1岁7个月 ±7个月
	第5近端指骨	1岁2个月 ±4个月	1岁9个月 ±5个月
	第3中节指骨	1岁3个月 ±5个月	2岁 ±6个月
	第4中节指骨	1岁3个月 ±5个月	2岁 ±6个月
	第2中节指骨	1岁4个月 ±5个月	2岁2个月 ±6个月
	第3远端指骨	1岁6个月 ±4个月	2岁4个月 ±6个月
	第4远端指骨	1岁6个月 ±5个月	2岁4个月 ±6个月
	第1近端指骨	1岁8个月 ±5个月	2岁8个月 ±7个月
	第5远端指骨	1岁11个月 ±6个月	3岁1个月 ±9个月
	第2远端指骨	1岁11个月 ±6个月	3岁1个月 ±8个月

续表

部位	骨和骨骺中心	女童出现时间	男童出现时间
	第 5 中节指骨	1 岁 10 个月 ±7 个月	3 岁 3 个月 ±10 个月
	籽骨（拇指内侧）	10 岁 1 个月 ±1 岁 1 个月	12 岁 8 个月 ±1 岁 6 个月
髋和膝			
	股骨远端	通常出生时即存在	通常出生时即存在
	胫骨近端	通常出生时即存在	通常出生时即存在
	股骨头	4 个月 ±2 个月	4 个月 ±2 个月
	髌骨	2 岁 5 个月 ±7 个月	3 岁 10 个月 ±11 个月
足和踝			

* 引自：Nelson textbook of pediatrics，第 20 版

表 5-6 上肢骨化中心出现年龄与骨骺闭合年龄*

上肢骨	部位	骨骺出现和闭合时间	
		男	女
肱骨	肱骨头出现	出生～1 岁	出生～1 岁
	大结节出现	7 个月～2 岁	7 个月～2 岁
	小结节出现	2～3 岁	2～4 岁
	大小结节闭合	3～5 岁	3～5 岁
	结节头闭合	5～8 岁	4～7 岁
	近端骨骺闭合	20～23 岁	16～17 岁
	肱骨小头及滑车外侧半出现	7 个月～1 岁	7 个月～1 岁
	内上髁出现	5～8 岁	6～9 岁
	滑车内侧半出现	9～14 岁	10～11 岁
	外上髁出现	9～17 岁	10～13 岁
	肱骨小头滑车及外上髁闭合	14～17 岁	14 岁
	肱骨远端骨骺全部闭合	16～18 岁	14 岁
桡骨	桡骨头出现	5～9 岁	5～14 岁
	桡骨头闭合	15～18 岁	13～14 岁
	桡骨远端骨骺出现	7 个月～3 岁	6～10 个月
	桡骨远端骨骺闭合	21～25 岁	21～25 岁
尺骨	尺骨鹰嘴出现	10～14 岁	9～12 岁
	尺骨鹰嘴闭合	15～19 岁	13～14 岁
	尺骨远端骨骺出现	6～11 岁	7～8 岁
	尺骨远端骨骺闭合	20～24 岁	16～20 岁
腕骨	舟骨出现	5～7 岁	4～5 岁

续表

上肢骨	部位	骨骺出现和闭合时间	
		男	女
	月骨出现	3～7岁	2～5岁
	三角骨出现	2～3岁	2～4岁
	豌豆骨出现	10～16岁	9～14岁
	大多角骨出现	4～7岁	3～5岁
	小多角骨出现	4～7岁	3～5岁
	头骨出现	出生～1岁	出生～1岁
	钩骨出现	出生～1岁	出生～1岁
掌指骨	指骨近端骨骺出现	1～3岁	7个月～3岁
	指骨近端骨骺闭合	15～20岁	14～16岁
	掌骨近端骨骺出现	1～3岁	7个月～2岁
	掌骨近端骨骺闭合	15～20岁	14～16岁

* 摘自：黄瀛，中国人解剖学数值.北京：人民卫生出版社，2002

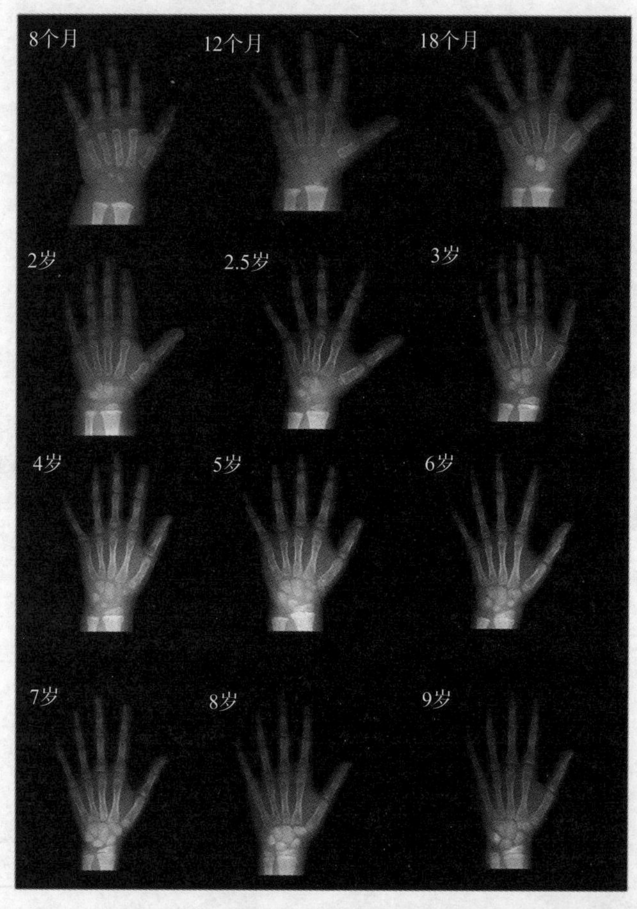

图5-26　女孩8个月～9岁骨龄片：显示腕骨及尺桡骨远端骨化中心出现时间与骨骺闭合年龄

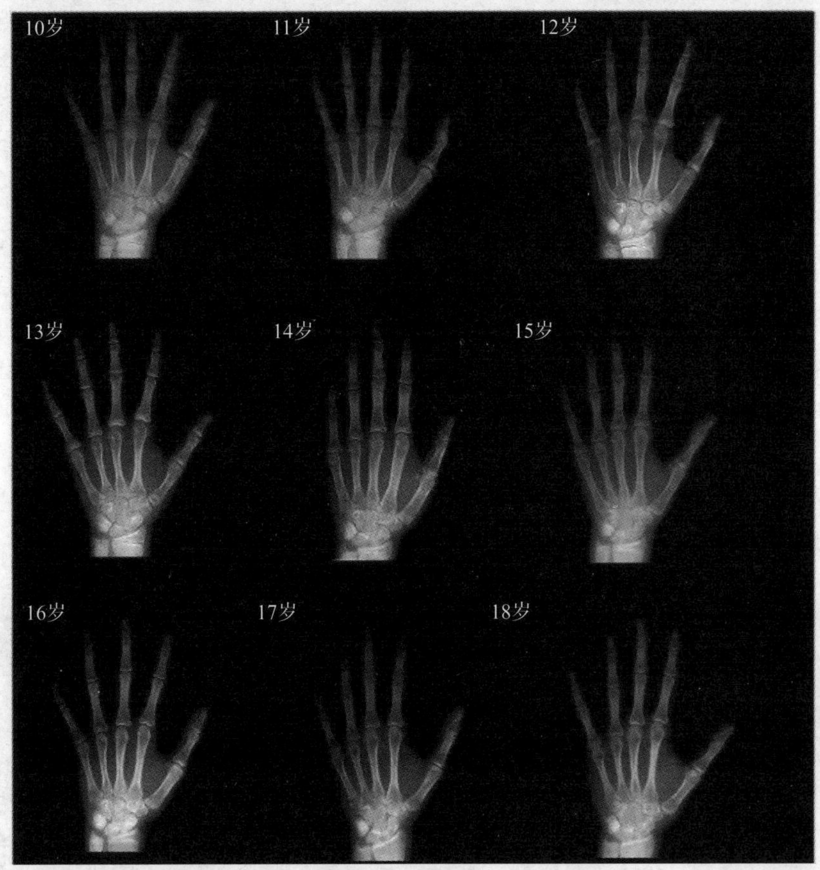

图 5-27　女孩 10～18 岁骨龄片，显示腕骨及尺桡骨远端骨化中心出现时间与骨骺闭合年龄

2. 骨龄的临床应用　骨龄评估能较准确地反映个体的生长发育水平和成熟程度，骨龄和儿童身高之间有着极其密切的相互关系，各年龄阶段身高和成年后身高具有高度相关性。所以，根据当前骨龄就可以预测出成年身高。同时，也可以早期发现生长发育中的问题，如发育落后、发育提前等，可针对性地进行必要的干预治疗。此外，可评价青春期突增状况，预测初潮时间。生长突增期是指青春期来临之前，由于内分泌作用，少儿体格发育及骨骼发育速度迅速加快，预示青春期即将到来。月经初潮是女性青春期发育的重要标志之一。骨龄和月经初潮关系密切，它们都受共同神经内分泌支配，在青春期开始后，雌激素在下丘脑－垂体－性腺轴系统的控制和调节下，对骨发育起到至关重要的作用，青春期女孩雌激素分泌增加，一方面能够促进青春期生长的突增，另一方面又导致干骺的快速融合。所以骨龄的突增和月经初潮有着密切关系。初潮年龄变异较大，范围在 10～14 岁，而初潮骨龄则比较稳定，骨龄的研究为初潮时间的预测提供了较好的基础。常用预测方法有以下 3 种。①季成叶的“骨龄平均值”法：初潮骨龄 =（13.5±0.29）岁（12.6～14.2 岁）；② Marshall 回归方程：初潮年龄 =13.3–0.68（骨龄 SA- 实足年龄 CA）岁，0.68 为回归系数；③目测法：若籽骨较大，第 1 掌骨及第 2、3 指末节指骨基本融合，则 6 个月内初潮发生可能性大。

预测初潮年龄是帮助女孩消除因为初潮迟迟没有到来而造成压力的有效方法，能帮助了解分析女孩生长发育的潜力和性成熟趋势，还可以帮助评价个体或群体中女孩的营养水平、发育情况，内分泌状况，并决定是否需要调理及药物干预治疗。

（许崇永）

（三）CT 和 MRI

1. CT　可以清楚显示盆腔组织的器官内部结构及解剖图像，对于盆腔肿块的定位及定性评估有非常重要的作用，在诊断恶性肿瘤或脓肿时很有价值，对畸胎瘤的诊断是常规、有效且较为经济的检查手段。

2. MRI　是更加精确的成像检查，对软组织分辨率高，易于明确病灶与周围组织的关系，能清晰地显示肿瘤信号与正常组织的差异，故能直接准确判断肿瘤大小及转移情况，在恶性肿瘤术前分期方面是较好影像学诊断手段，另外对先天性发育异常的评估也尤为重要。如发现苗勒管发育异常的同时需检查午非管的发育，阴道斜隔综合征就是很好的例子，常表现为双子宫、双宫颈畸形，双阴道或一侧阴道完全或不完全闭锁，绝大多数患者同时伴有闭锁阴道侧的肾、输尿管等泌尿系统畸形（图 5-28）。MRI 检查常在确定手术前给予提供较好的术前评估。有关小儿及青少年 CT 及 MRI 内容详见附录二，以供临床医生进一步参考。

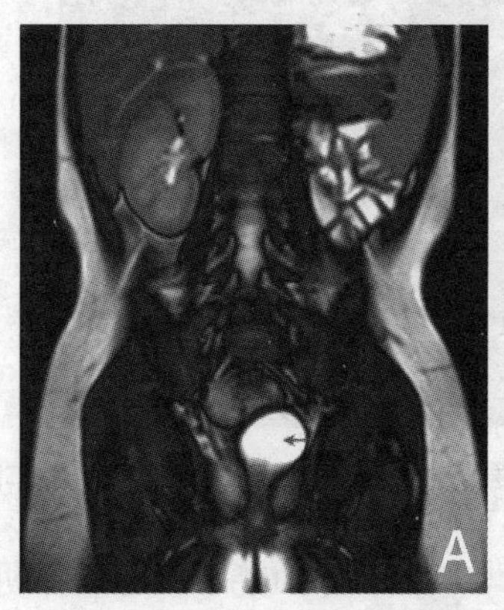

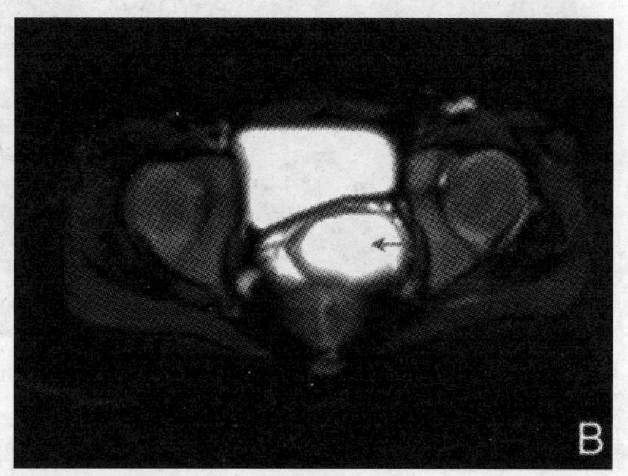

图 5-28　阴道斜隔综合征的 MRI 表现

A. 冠状面显示阴道斜隔综合征的 MRI 表现（阴道积脓、左肾缺如）；
B. 横切面显示阴道斜隔综合征的 MRI 表现（阴道积脓）

四、小儿、青少年女性内分泌测定

儿童、青少年时期经历了从儿童过渡到成人的重要阶段，经历了生长发育和性腺成熟的过程，其间有下丘脑 - 垂体 - 卵巢轴、下丘脑 - 垂体 - 肾上腺轴、下丘脑 - 垂体 - 甲状腺轴、生长激素及胰岛素等多激素的变化及网络化相互作用，因此内分泌激素测定对判断生理、病理及疾病诊治有重要指导作用。

（一）下丘脑 - 垂体 - 卵巢轴的实验室检查

下丘脑 - 垂体 - 性腺轴（hypothalamus-pituitary-ovary axis，HPOA）的相互作用在胎儿中后期开始启动，到 2～3 岁发育成熟。出生后至 6 岁水平，性激素分泌很少量即能抑制 GnRH 的分泌使 HPOA 功能趋于低水平。随着中枢神经系统的成熟和青春期的接近，下丘脑对性激素的负反馈敏感性骤降，GnRH 促性腺激素分泌增加，HPOA 功能激活，青春发育启动。

1. 常见的性激素

（1）检测内容：雌激素、孕激素、雄激素、促卵泡激素（FSH）及黄体生成素（LH）等。在青春期，这些激素水平随发育水平变化，且检测方法、仪器、设备不同，因此实验室应有自己的参考值范围。

（2）临床意义

① FSH、LH、性激素基础值：儿童测值处于青春前期水平时提示 HPOA 前期或青春早期状态；如在成年则示低促性腺激素型性腺功能减退（一般为下丘脑、垂体功能减退，继发卵巢或睾丸功能减退），常见有特发性低促性腺激素型性腺功能减退（IHH），包括卡尔曼综合征（Kallmann syndrome）和后天性垂体下丘脑器质性病变或损伤。

② FSH、LH、性激素（女性 E_2 或男性 T）基础值均升高：对正常青春期或性早熟儿童，提示发育成熟度已在青春中期及以上状态，并提示为中枢性性早熟。

③ FSH、LH 水平处于低水平，性激素升高：提示外源性性激素使用或外周性性激素分泌增多如睾丸或卵巢肿瘤（卵巢颗粒细胞瘤）、肾上腺来源、自律性分泌、纤维性骨营养不良综合征（McCune Albright syndrome）等；

④ FSH、LH 水平处于高水平，性激素低水平：提示原发性性腺功能减退。男性提示原发性睾丸功能障碍，如克兰费尔特综合征（Klinefelter syndrome）、放射性或药物损伤引起的睾丸功能衰竭；女性提示原发性卵巢功能障碍，如特纳综合征。

⑤ PRL 泌乳素升高，FSH、LH 低水平，性激素水平低下：提示有垂体瘤或垂体微腺瘤可能。

2. 促性腺激素释放激素（GnRH）激发试验　给予促激素后测试靶器官激素产生增加的能力。

（1）适应证：怀疑内分泌功能减退，但血浆激素在正常低值或难以确切定量时；区分原发性或继发性内分泌功能减退；白天的基础激素测定结果难以说明情况时。

（2）方法：一次性静脉注射或皮下注射 GnRH 2.5μg/kg（最大剂量为 100μg/kg），于注射前和注射后 15、30、60、90、120 分钟分别取血测定 LH 和 FSH。

（3）临床意义：青春期对 GnRH 反应强度为 LH＞FSH，注射后 15～30 分钟达峰值，LH 峰值至少为基础值 2 倍，FSH 峰值常无明显规律。①正常反应：除正常青春期有 LH 升高外，正常升高反应还见于体质性青春期发育延迟；②无 LH、FSH 峰值出现者，考虑青春前期或垂体病变；③ LH、FSH 峰值增高，可发生于真性性早熟、特纳综合征、卡尔曼综合征，偶尔可见于甲状腺功能减退；④值得注意的是 GnRH 激发试验对中枢性性早熟（CPP）诊断至关重要，但有时阴性的结果也不能完全排除，因为在 CPP 极早期时，GnRH 激发试验可呈阴性结果，此时结合 E_2 水平可有参考诊断意义。

（二）下丘脑 - 垂体 - 肾上腺轴的实验室检查

下丘脑 - 垂体 - 肾上腺轴（hypothalamus pituitary adrenal axis，HPAA）也是影响青春期生长发育的重要内分泌轴。根据肾上腺的解剖及分泌激素的特点，分为糖皮质激素轴、盐皮质激素轴和性激素轴。

1. 肾上腺糖皮质激素轴

（1）常见测定激素：血皮质醇、促肾上腺皮质激素释放激素（CRH）、血浆促肾上腺皮质激素（ACTH）、11- 去氧皮质醇，17- 羟孕酮和皮质酮。

（2）临床意义：皮质醇升高的病变有皮质醇增多症，单纯性肥胖症，异位 ACTH 分泌综合征，高血糖皮质类固醇结合蛋白（CBG）血症，妊娠，口服避孕药和各种应激状态。血皮质醇降低的病变有原发性或继发性肾上腺皮质功能减退，先天性肾上腺皮质增生症（CAH），血 CBG 降低，肝酶诱导药物应用等情况。早 8 点 ACTH＞3.3pmol/L（15pg/ml）可提示皮质醇为 ACTH 依赖性，反之非 ACTH 依赖时则极度低下，必要时需要辅助影像学诊断。

2. 肾上腺盐皮质激素轴

（1）常见测定激素：主要是血浆醛固酮。醛固酮与饮食、体位有关。正常摄盐，立、卧位正常参照值见表5-7。

表5-7 不同年龄阶段血醛固醇参考值

体位	血醛固酮单位	1～2岁	2～10岁	10～15岁	成人
卧位	nmol/L	0.19～1.5	0.1～0.97	0.1～0.6	0.1～0.4
	ng/dl	7～54	3～35	2～22	3～16
立位	nmol/L		0.14～2.2	0.11～1.3	0.19～0.83
	ng/dl		5～80	4～48	7～30

（2）临床意义：醛固酮增高常见于醛固酮增多症（如血钾明显降低，醛固酮可高但不显著），低盐饮食，失钠或摄钾过多。其他还见于妊娠、黄体期和应用避孕药及雌激素。对已确诊为原发性醛固酮增多症，但影像学等未能明确定位者，可测定双侧肾上腺静脉醛固酮水平，还应同时测定皮质醇水平以判断取血部位的准确性。醛固酮降低常见于原发性肾上腺皮质功能减退症（继发性肾上腺皮质功能减退症醛固酮可以正常），选择性醛固酮分泌减少症和失盐型CAH。此外，摄钠过多，摄钾不足和某些药物也可致血醛固酮水平低下。

3. 肾上腺性皮质激素

（1）常见测定激素：血浆脱氢表雄酮（DHEA）和硫酸脱氢表雄酮（DHEA-S）、血清睾酮（T）。

（2）临床意义：DHEA-S增高见于皮质醇增多症，DHEA-S降低见于类脂性肾上腺皮质增生症和P450c17缺乏的CAH。睾酮增高常见于P450e11和P450c21缺乏的CAH，肾上腺皮质肿瘤，睾丸间质细胞瘤，男性性早熟和多囊卵巢综合征（PCOS）。某些药物（如雄激素和促性激素）也可使之升高。睾酮降低常见于3β-HSD，P450c17缺乏的CAH及类脂性肾上腺皮质增生症，原发性或继发性的肾上腺皮质功能减退症的女性患者，Klinefelter综合征，其他如睾丸的炎症或肿瘤、外伤和放射治疗、隐睾症、垂体功能低下和青春发育延迟等（表5-8）。

表5-8 女性不同发育阶段血清睾酮参考值

血T ng/dl	青春前期	Tanner Ⅱ	Tanner Ⅲ	Tanner Ⅳ	Tanner Ⅴ	成人
女性	＜10	7～28	15～35	13～32	20～38	10～55

4. 激发试验

（1）地塞米松抑制试验：小剂量Dex抑制试验用于皮质醇增多症的病因筛查性鉴别诊断和皮质醇可抑制性醛固酮增多症的诊断。大剂量Dex抑制试验用于肾上腺皮质增多症的病因诊断。

（2）ACTH兴奋试验：用于评价肾上腺皮质束状带的储备功能和对不典型先天性肾上腺皮质增生症的诊断。不典型先天性肾上腺皮质增生症皮质醇基值可在正常范围，以ACTH兴奋后皮质醇升高不显，但所缺陷的酶相应阻断的部分前体及旁路产物显著升高。如21-羟化酶缺陷时，ACTH兴奋后17-羟基孕酮、黄体酮、睾酮和尿17-KS显著升高，而尿17-OHCS无明显升高。原发性肾上腺皮质功能减退者，兴奋后皮质醇和尿17-

OHCS 无明显变化；继发性者，可较原发性者高，但低于正常。

（三）生长激素轴的实验室检查

生长激素轴方面检查的主要目的在于了解垂体生长激素（GH）分泌状况及是否存在 GH 抵抗等。GH 呈脉冲性分泌，因此必须是经生理性或药理性激发后的 GH 水平才能用于评价 GH 分泌细胞的功能。此外，血类胰岛素生长因子 1（IGF-1）浓度依赖于 GH 水平，测定血 IGF-1 水平可间接反映 GH 分泌状态。

1. 常见测定内容　血 IGF-1、胰岛素生长因子结合蛋白 3（IGF-BP3）及血生长激素结合蛋白测定。但需注意不同实验室需建立自己的参考值范围。

2. GH 激发试验　分为生理学 GH 激发试验及药物性激发试验，但后者在临床中更为常用。药物性激发试验的诊断意义为：任一次 GH 激发峰值≥10ng/ml 为正常。单独 2 次不同 GH 激发峰值均＜10ng/ml 为生长激素缺乏症（GHD），5ng/ml 为完全性 GHD，5～10ng/ml 为部分性 GHD；但是，对激发峰值在 7～10ng/ml 者，应注意与特发性矮身材鉴别。

（四）其他内分泌检查

1. 抗苗勒管激素测定（anti-Mullerian hormone，AMH）　抗苗勒管激素，又称为抗苗勒管抑制物，其主要生理功能是在性腺分化过程中抑制副中肾管（苗勒管）的发育，支持中肾管的发育，形成男性的生殖器，在性分化方面发挥重要作用。从婴儿期起，AMH 与年龄呈正向相关，随年龄增长分泌逐渐上升，在青春期约 15.8 岁时达高峰，此后保持稳定高水平，直到 25 岁往后 AMH 与年龄反向相关，随年龄增长 AMH 逐渐下降，直至绝经期无法检测。至今，AMH 尚缺乏统一的参考值范围，特别是女童，需结合本实验中心参考。其临床意义为评估卵巢储备功能，PCOS 的诊治评估，卵巢肿瘤的分子标志物，性发育异常的辅助诊断。

2. 甲状腺激素测定　对儿童生长发育及性发育也起着调控作用。其实验室检查主要是甲状腺全套，其中重要的是促甲状腺激素（TSH）、血清甲状腺激素（T_4）的测定。不同年龄阶段其参考值范围需根据本地区本实验室情况而定。

3. 胰岛素及代谢测定　包括口服糖耐量实验（OGTT）、血浆胰岛素浓度测定、胰岛素释放实验、C 肽测定、糖化血红蛋白测定、胰高血糖素测定等。

（孙莉颖）

五、宫、腹腔镜检查

（一）宫腔镜检查

20 世纪 90 年代，我国陆续有文献报道使用宫腔镜检查幼女或未婚妇女阴道，获得良好的视觉效果，且可同时进行镜下治疗操作。宫腔镜进入阴道时无须使用拉钩或窥器过度扩张阴道，可在不损伤处女膜的前提下通过尚未发育成熟的相对狭窄的阴道，帮助明确诊断并可进行治疗。因而可替代大部分传统的需用阴道窥器的经阴道检查和手术，其全程均在可视下操作，故可直接清晰地了解阴道内病变及异物。准确率高，不损伤处女膜，并可同时进行钳取异物，取活检等手术操作，是一种安全、有效、准确率高的检查方法。宫腔镜设备的普及，为此项检查的开展奠定了基础。

1. 适应证

（1）青春期前患儿适应证：长期反复阴道异常分泌物或炎症治疗效果欠佳、阴道流血等排除外阴病变后，或患儿可疑有阴道异物或阴道肿瘤时可应用宫腔镜进行阴道检查。

（2）青春期患儿适应证：反复的阴道出血，治疗效果欠佳需排除恶性肿瘤，必要时可行宫腔镜检查并取活检。生殖道发育畸形，其临床表现包括痛经、周期性下腹痛、盆腹腔包块等，可行宫腔镜检查明确并治疗。感染性疾病治疗效果不佳者或怀疑生殖道结核及时行宫腔镜检查明确。

2. 禁忌证　宫腔镜在阴道检查中可以说是无创的，一般幼女及少女均可进行，无绝对禁忌证。需注意急性炎症期，应在炎症控制后或抗生素保护下进行，避免上行感染。对于需同时行活检或切除组织的操作时需确保患者的凝血功能等均应在允许范围内。

3. 检查方法

（1）准备事项：患儿排空小便，检查时可将患儿臀部轻轻抬高，减少液体外流。

（2）麻醉方法：对较大患儿可经洽谈取得合作后清醒状态下进行，如配合欠佳可予以静脉麻醉；对较小患儿可口服水合氯醛镇静，或肌内注射地西泮 5mg 等。待小儿入睡后进行检查，必要时也可行静脉麻醉或用 1% 丁卡因溶液局部外敷数分钟疼痛缓解后进行检查。

（3）操作事项：可先选用 5Fr 的检查镜，3 岁以下可以选用纤维软镜进行检查。检查前外阴涂抹少量润滑剂，使镜头易于进入。0.9% 生理盐水为膨胀阴道的介质，压力为 60～80mmHg。镜头进入后，检查者用左手两手指将大阴唇向正中捏住并轻轻向上提起，使后联合皮肤高于处女膜而防止液体流出和处女膜损伤，或助手用无菌纱布堵住阴道口，使阴道口闭合以减少液体外溢，待阴道充盈后进行观察。镜体进入后轻轻旋转向内推进，检查阴道黏膜有无充血溃烂、有无出血点或异物、有无畸形，以及有无肿瘤或其他赘生物。通常阴道异物在检查时可被水流冲至阴道口，此时可用肛指协助异物取出。如有较固定的异物或肿瘤，则可应用抓钳抓取后同镜体一起取出。阴道肿瘤取活检时注意尽量不引起出血，若发生不可遏制的出血可将小号尿管放入阴道，注入 5～10ml 或更多液体压迫止血，1～2 小时后取出。阴道斜隔、横隔在幼女和少女时期一般无症状而无须处理，青春期后由于月经的来潮和经血引流问题而引起临床症状，需要及时手术治疗，可使用宫腔镜下手术。术中可使用腹部 B 超监护，宫腔镜检查阴道，寻找明显膨隆的部位，并用宫腔镜前端喙部碰触该部位，观察是否有开口及是否有积脓或积血流出。无开口的可用针状电极划开膨隆部位膈组织，可见积血或积脓流出。定位困难的可用穿刺针穿刺见积血或积脓流出后定位，用针状电极划开膈组织，再改用环状电极将斜隔、横隔大部分切除，切开后可见患侧宫颈。术毕见患侧阴道宽大，留置小号导尿管注入 5ml 液体（或碘仿纱布）止血及防止阴道粘连，24 小时后拔出或取出纱布，术后给予抗生素预防感染。

（二）腹腔镜检查

腹腔镜可以直接清晰地了解盆腹腔内病变，并可同时进行手术治疗，是安全、有效的手术方式，而且较传统开腹术式有缩短病程、减少手术时间和创伤、术后恢复快等优点，同样适用于小儿和青少年女性妇科疾病的诊治。

1. 适应证　体检发现腹部异常包块明确性质可行腹腔镜检查；急腹症怀疑腹部肿瘤或其他治疗无效、病因未明确可应用腹腔镜进行检查，临床较为常见的疾病有先天畸形、卵巢肿瘤、卵巢黄体破裂、妊娠相关疾病、盆腔感染性疾病（盆腔脓肿）、盆腔子宫内膜异位症囊肿等。

2. 禁忌证　绝对禁忌证主要包括已知的膈肌破裂及血流动力学不稳定，相对禁忌证有未纠正的凝血机制障碍、弥漫性腹膜炎、严重的心肺疾病、腹部感染等。

3. 手术注重事项　由于小儿和青少年患儿腹壁普遍较成人薄，在行脐部穿刺时稍有不慎可能造成腹腔脏器的损伤，可采用开放式的方法：先切开皮肤筋膜 1cm，气腹针穿刺进入腹腔或将空心 Trocar 放入腹腔后充入

CO_2，将气腹压力控制在 13mmHg 以下，穿刺套管根据患儿的年龄、身体发育情况选用适合的型号（5～10mm），置入镜体，进行全面观察。左右下腹的穿刺孔个数、大小，则根据患儿病情而定，一般选择 5mm 的套管。手术过程中必须尽量保护输卵管和卵巢的解剖和功能的完整性，同时术中注意避免损伤邻近器官及脏器。

（徐肖文）

六、基础体温测定

基础体温（basal body temperature，BBT）是一个比较老的可测定有无排卵，指导受孕或避孕，初步了解生殖、内分泌等的方法之一，因现今科技发展，可用其他方法替代，但在基层或偏远地区和缺乏医疗设备和条件的地方仍不失为一个有参考价值的有效的和比较实用的方法。若使用正确，女性可自行使用，简单方便，经济实用，现又可扩大应用，在临床和实际生活中国内外均在使用，对青少年及以上女性和医务人员，尤其是妇产科人员更应知晓。

基础体温是机体处于静息状态下所产生的体温，故可称为静息体温或基础体温，一般均称基础体温，它能间接反映卵巢功能。

（一）原理

成年妇女基础体温受卵巢内分泌激素的影响而变化，黄体酮有致热作用使体温升高，在月经后及卵泡期基础体温比较低，常在 36.6℃以下，而排卵后，由于黄体酮作用，使体温上升 0.3～0.5℃，一直持续到经前 1～2 天升到 37℃左右，所以逐日记录并连成线，可呈现卵泡期低水平，而排卵后黄体期高水平的双相基础体温的测量虽不能完全可靠，但能反映卵巢的功能，所以不失为一种简易的测定卵巢的一些功能，至今仍被临床广泛应用。

（二）测定方法

于早晨醒来起床前，不讲话、不起床排小便等即在未活动前，将已准备好的体温表放在舌下，测口腔体温 5 分钟，并记录在基础体温表上，将每天测得的体温连接成曲线，即为基础体温曲线。一般妇女的基础体温在月经期后稍低，排卵日可能更低，排卵后则升高，所以可出现双相。

若为夜班工作的妇女，应在充分休息 6 小时后，测得的体温可予记录参考。若生活中有特殊情况如性生活、月经期、失眠、感冒、阴道点滴出血、白带增多等，基础体温均有影响，需在逐日记录的表上注明，以供分析。

每天测量后体温表应清洁和甩至 36℃，并放在枕边，以备次晨备用。

基础体温测定应坚持每天测量，至少 3 个月为 1 个周期。

（三）临床应用及意义

1. 判断有无排卵　一般增生期基础体温为 36.5℃，黄体期上升 0.5℃，因而出现双相表现，表示有排卵；若单相型，无后期升高的体温曲线，提示无排卵，其准确率为 70%～80%。

2. 观察黄体功能　排卵后 BBT 应立即上升，且持续在高水平≥11 天 。若 BBT 呈阶梯形（爬坡状）上升，曲线须 3 天后才达高水平，BBT 上升＜11 天，黄体期体温呈现 2 个峰状，前峰稍低，后峰稍高，或为相反的双峰状，或黄体期体温呈梯形下降，或黄体期体温波动呈锯齿状型均可诊断为黄体功能不全。

3. 诊断早孕　在未用孕激素或 hCG 的情况下，BBT 上升 18 天以上表示有早孕可能，≥20 天可确定为早孕。

4. 判断孕早期胚胎的安危　在孕早期 BBT 曲线逐渐下降，表示黄体功能不足或胎盘功能不足，有流产倾向或早期亚临床流产。

5. 指导安全期避孕　BBT 持续升高 3 天

以后，到下次月经来潮前为安全期。反之，基础体温最低的前后各2天，则为最易受孕期。

6. 指导不孕者受孕　精子在女性生殖道内可存活2～3天，而卵子排出后24小时即失去受精能力，BBT上升提示黄体形成，黄体酮产生增加，卵子早已失去受精能力。因此应按精卵细胞生命规律，并弄清排卵与BBT上升的关系，才能增加精子与卵子结合受孕的机会。根据精子生命期比卵子寿命长，应按精子等待卵子的原则，指导不孕夫妇在排卵前而不是在排卵后1～2天性交，才能提高妊娠率。所以根据BBT和（或）结合采用不孕治疗的措施可指导不孕者受孕。

7. 诊断子宫内膜异位症　在月经期间BBT仍不降低，且伴痛经者，应疑有盆腔子宫内膜异位症可能，因子宫内膜异位症的病灶出血后会产生吸收热之故。

8. 推算适宜的内膜活检时间　月经周期不规则的患者，要了解子宫内膜有无分泌反应和黄体功能，应在BBT上升后估计下次月经来潮前2～3天行内膜活检。

9. 原发闭经患者BBT呈双相型　应考虑子宫性闭经，如先天性无子宫或生殖道结核，使子宫内膜破坏等。

10. 选择适当时间性交决定生育性别　不宜随便使用，有碍性别平衡，故不予以赘述，但对某些遗传性疾病者的生育，可在医生指导下采用。

BBT属简单、经济、方便，也较可靠、有参考价值的检测方法，可了解卵巢功能相应的妇科疾病，也可用于计划生育和指导不孕治疗等。

有关BBT有如下8种图形（图5-29），结合临床可参考应用。

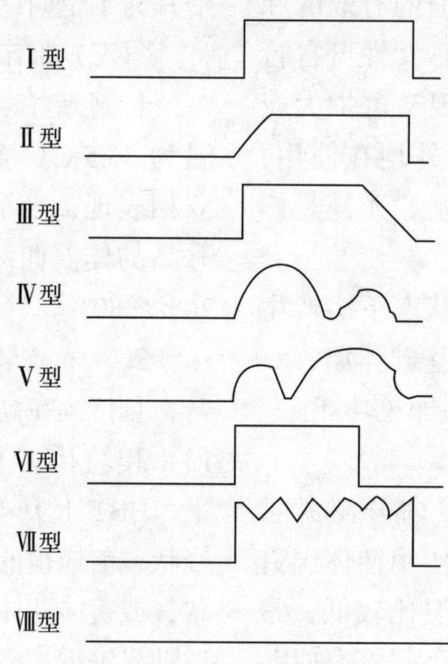

图5-29　8种基础体温类型

现今BBT的技术更为先进，发展为智能形状，将基础体温的大量数据储存到数据库，进行筛选、分析、编程等，已研发出智能自然避孕产品，小巧玲珑，主机包含智能芯片及分析软件，会自动显示不孕期和可孕期，也可应用于不孕不育、备孕、黄体功能不全、流产检测及辅助生育技术早期胚胎成功与否的检测等。目前德国、瑞士、美国、英国、法国等国家均在使用，且也可供上述有关参考应用。对青少年及以上女性很是受用，每天早晨醒后将体温探头放在舌下30秒，小器具即有“滴答”发声，小屏幕也同时有红色或绿色灯显示，绿色灯表示为性爱安全期（不孕期），24 小时内性爱可不用避孕措施；红色灯为非安全期（容易和可孕期），性爱时应采用避孕措施。本方法与其他避孕方法一样，无法预防 HPV、HIV 等性传播疾病。

（石一复）

参考文献

杨冬梓，石一复，2008. 小儿和青春期妇科学 . 2 版 . 北京：人民卫生出版社：39-54.

杨冬梓，2016. 生殖内分泌疾病检查项目选择及应用 . 第 2 版 . 北京：人民卫生出版社：177-181.

中华医学会儿科学分会内分泌遗传代谢组，2015. 中枢性性早熟诊断与治疗共识（2015）. 中华儿科杂志：53（6）：412-418.

冯文龙，史惠蓉，2012. 子宫发育畸形及其影像学诊断的临床应用进展 . 中华妇产科杂志，47（9）：704-706.

刘百灵，岳瑾琢，杨礼，等，2013. 小儿卵巢肿块及肿瘤超声检查的声像图特点及其诊断价值 . 现代肿瘤医学，21（10）：2334-2336.

张绍岩，花纪青，刘丽娟，等，2007. 中国人手腕骨发育标准 - 中华 05. Ⅲ . 中国儿童骨发育的长期趋势 . 中国运动医学杂志，26（2）：149-153.

袁慧琴，2006. 宫腔镜在幼女阴道疾病诊治中的应用 . 浙江临床医学，8（12）：1259.

王一斌，黄燕清，黄柳，等，2015. 宫腔镜诊治幼女阴道疾病 59 例临床分析 . 广东医学，36（12）：2560-2561.

沈金凤，2009. 宫腔镜在幼女阴道异物及生殖道疾病中的临床应用价值 . 第十七届北京・国际宫腹腔镜学术研讨会论文集：190-192.

陈韵洁，2007. 腹腔镜治疗幼女巨大卵巢囊肿 6 例体会 . 中国妇幼保健，22（15）：2124-2125.

于江，于锦玉，莫洪敏，等，2012. 幼女卵巢囊肿免气腹腔镜手术 10 例临床分析 . 中国内镜杂志，18（2）：151-153.

夏恩兰，2004. 内镜在小儿妇科疾病诊治中的应用 . 中国实用妇科与产科杂志，20（9）：529-531.

Sultanc, 2012. Pediatric and adolescent gynecology evidence-based clinical practice. 2nd. London: Karger: 1-10.

Creo AL, Schwenk NW, 2017. Bone age: A handy tool for pediatric providers. Pediatrics, 140（6）: e20171486.

Li N, Jing H, Li J, et al, 2011. Study of mandible bone mineral density of chinese adults by dual-energy x-ray absorptiometry. Int J Oral Max Surg, 40(11): 1275-1279.

Koerber F, Semler O, Demant AW, et al, 2011. Standardized X -ray reports of the spine in osteogenesis imperfecta.Rofo: Fortschritte Auf Dem Gebieteder Rontgenstrahlen Undder Nuklearmedizin, 183(5): 462-469.

妇科炎症篇

第6章 外阴阴道炎

小儿外阴阴道炎的分类

根据病原体不同，小儿外阴阴道炎可分为以下3类。

1. 非特异性外阴阴道炎　小儿外阴阴道炎以非特异性感染为主。

（1）尿布性皮炎：是婴幼儿（尤其是数月以内的婴儿）常见的皮肤病，开始为红斑，严重时红斑上可发生水疱，也可出现浅层溃疡，可继发细菌或假丝酵母菌感染。

（2）细菌性外阴阴道炎：与激素水平低下及阴道内菌群失调有关，包括葡萄球菌、B族溶血性链球菌、肠球菌、加德纳菌、志贺大肠埃希菌等，与老年性阴道炎极相似。以大肠埃希菌感染为主时，分泌物稀薄，有臭味；葡萄球菌感染时分泌物呈黄色脓性；链球菌感染时分泌物呈浆液性、血性；加德纳菌感染时白带呈灰白色，有腥臭味。急性期表现为外阴发红、分泌物多，以疼痛为主。亚急性期以瘙痒为主，部分患儿皮肤有溃疡或排尿困难。慢性期虽上述症状较轻，但有外阴、前庭及阴道黏膜充血。

2. 特异性外阴阴道炎

（1）真菌性炎症：主要由白色假丝酵母菌感染引起。婴幼儿感染多由母体传播，因出生后1～2周阴道分泌物呈酸性，假丝酵母菌易生长。青春期前幼女若未应用抗生素则很少发生，若有反复发生的真菌感染，应除外糖尿病、免疫功能低下等疾病。青春期后真菌性炎症多见，表现与成年妇女相似，有外阴瘙痒、皮肤潮红，周围有卫星病灶分布，分泌物呈乳凝块样。分泌物中找到假丝酵母菌菌丝和孢子可确诊。

（2）阴道异物：常见于3～6岁的小儿因出于好奇心或企图解除外阴瘙痒，将手纸、铅笔头、橡皮及玩具等异物放入阴道内，导致继发感染使阴道分泌物增多，呈脓性或血性，有恶臭，甚至形成溃疡和肉芽组织。若有血性或脓性白带久治不愈应考虑阴道异物的可能。探针、肛查、超声、X线透视及借用鼻腔镜或宫腔镜等检查阴道可协助诊断。

（3）化学性或过敏性炎症：外阴皮肤受到尿液刺激或因肥胖，外阴皮肤、大腿间皮肤彼此摩擦有液体渗出，或对浴液、香水、卫生巾、爽身粉过敏等均可引起炎症。

3. 性传播疾病（STD）　病原体包括滴虫、淋球菌、沙眼衣原体、梅毒、疱疹病毒、HPV及人免疫缺陷病毒（HIV）。我国陆续有幼女、少女发生淋菌性、沙眼衣原体性外阴阴道炎症的报道。青少年STD的危害极大，应引起妇产科医生重视。婴幼儿STD罕见，往往由非性途径传播，如由母体垂直传播，或偶然接触污染物造成感染。

（1）滴虫阴道炎：阴道毛滴虫生长适宜

的阴道pH为5.1～5.4，pH在5.0以下及7.5以上的环境中不生长，儿童12岁以前由于雌激素水平低，阴道上皮缺少糖原，阴道内pH较高，不利于滴虫生长。初潮后阴道内pH下降，其发病率直线上升。临床表现同成人。

（2）淋球菌性阴道炎：主要发生于青少年，幼女少见。一般在接触感染后1周内出现症状，表现为外阴潮红、有脓性分泌物，部分患儿外阴肿痛，青春期除阴道、前庭大腺开口、宫颈有脓性分泌物外，还可合并尿道炎、尿痛、月经间期出血、经血过多等。由于淋病常引起多部位感染，应多部位取材，除外阴、阴道外，同时对直肠、口咽部分泌物做涂片检查或培养有助于确诊。对遭受性侵犯者即使没有脓性分泌物，也应常规进行细菌涂片和培养。

（3）沙眼衣原体感染：在遭受性侵犯的儿童中发病率为2%～13%，最常见的症状是宫颈管内排出黄色脓性分泌物，宫颈管内柱状上皮移行至宫颈阴道表面，因充血水肿造成宫颈肥大、外翻及接触性出血。尿道是支原体感染的常见部位，可同时有尿痛等症状。多数根据临床症状及接触感染的高危因素结合支原体培养及酶联免疫吸附法能明确诊断。

（4）生殖道疱疹病毒感染：感染者急性期有发热、外阴水疱、溃疡及疼痛，腹股沟淋巴结肿大，累及膀胱可出现相关症状。根据临床表现及接触病史可初步诊断，病毒分离检查对确诊有重要价值。

（5）HPV感染：儿童感染的HPV亚型大多与成人相同，由于HPV感染后的潜伏期数月到数年，所以2岁以下儿童的感染多不考虑性传播可能，遭受性侵犯后发病者在8～13岁最多。临床表现为阴唇、阴蒂及肛门周围小的单个散在乳头状病灶，向周围蔓延可形成菜花样，色粉红。根据典型的临床表现可诊断，醋酸白试验可协助诊断，活检见挖空细胞。

第一节　外阴炎症

一、外阴尖锐湿疣

尖锐湿疣（condyloma acuminatum，CA）又称性病疣（venereal warts）、生殖器疣（genital warts），是由人类乳头瘤病毒（human papilloma virus，HPV）感染所致的生殖器、肛门部位的表皮瘤样增生性疾病，是目前公认的性传播疾病之一，本病发病率高。

HPV主要通过性接触传染，少数可通过污染的衣裤、毛巾等感染。HPV常通过性接触微小糜烂面进入分化上皮的基底组织造成感染。从接触病毒到出现临床症状，潜伏期为3个月或更长。病毒感染人体后在表皮细胞层复制，并侵入细胞核引起细胞迅速分裂，同时伴随病毒颗粒繁殖与播散，形成特征性的乳头状瘤。病毒主要集中在颗粒层中的细胞核内。在表皮的颗粒层出现凹空细胞增多，组织学上正常的上皮细胞也有HPV-DNA，治疗后残余的DNA常可导致疾病的复发。尖锐湿疣的发生尚与机体的免疫功能有关。宿主感染HPV后，免疫反应受到抑制，常伴发其他STD，最常见的有淋病和非淋菌性尿道炎。

（一）临床表现

外阴尖锐湿疣好发于性活跃期中青年妇女，青春期和绝经后偶尔有，性伴侣常有同类疾病。病变以性交时容易受损伤的部位多见，多在皮肤和黏膜交界之大小阴唇、阴蒂、阴道前庭、尿道口、肛门周围。自觉症状常不明显，部分患者有外阴瘙痒、烧灼痛或性交后疼痛。典型体征是初起为淡红色针头大丘疹或微小散在的乳头状疣，继之增大且数目增多渐融合成菜花或鸡冠状突起，质软，顶端可有角化或感染溃烂。临床上常有肉眼难以发现的亚临床感染，多发于阴唇系带、阴道口、小阴唇、阴蒂头部及尿道口绒毛状隆起，有时可融合成颗粒状，可有外阴瘙痒和烧灼感。用 3%～5% 的醋酸溶液涂于可疑病灶处，5～10 分钟后在 HPV 感染区可观察到发白结果，即醋酸试验阳性。部分患者感染 HPV 后不发病，成为病毒携带者。尖锐湿疣多合并有一种或多种性传染疾病。大量资料证实，外阴、肛周尖锐湿疣可转化为鳞状细胞癌，这种转化通常要 5～40 年。

（二）诊断

1. 临床印象　根据在外阴、尿道口、肛门周围肉眼可见的乳头状、菜花状或鸡冠状增生物，结合有不洁性交史，可做出初步诊断。对可疑病损进行醋酸试验，但醋酸白试验并非对 HPV 感染特异，常有假阳性。

2. 组织细胞学检查　尖锐湿疣镜下呈外向性生长，增生的乳头小而密集，表层细胞有角化不全或过度角化；基底层和棘细胞层增生，表皮浅层或浅中层可见有特征性的灶性分布的空泡化细胞，此细胞体积较大，圆形或椭圆形，胞质淡、空或有少许细丝状结构，核增大、不规则，真皮水肿，毛细血管扩张，周围有慢性炎细胞浸润。但早期尖锐湿疣无空泡化细胞。多数学者认为以空泡化细胞作为诊断尖锐湿疣的标准特异性高而敏感性差。

3. 免疫组织化学检查　HPV 感染后在细胞内增殖合成衣壳蛋白，此为人种特异性抗原，用抗原检测的抗过氧化酶法（PAP 法）和生物素 - 亲和素 - 过氧化物酶复合物法（ABC 法），可对组织细胞的 HPV 抗原成分检测。但此法也是特异性高而敏感性低。

4. 聚合酶链反应（PCR 法）　对新鲜标本或冷冻组织进行检测，对亚临床感染或潜伏期感染也能诊断，以往认为其特异性及敏感性均高，但近年来认为 PCR 方法检测病原体假阳性率高，不宜单独作为临床诊断试验。

5. 鉴别诊断

（1）外阴鳞状细胞癌：常为单个单侧病灶，癌周明显浸润，常形成溃疡，病理学检查可明确诊断。

（2）女性假性湿疣：病损对称分布于双侧小阴唇内侧，为 1～2mm 直径的淡红色小丘疹，表面光滑，呈绒毛状或鱼籽状，有时可见息肉状小丘疹，一般无自觉症状。病理学检查可明确诊断。

（3）二期梅毒扁平湿疣：病变呈扁平状隆起，无蒂，湿润而光滑，病损处可查到大量梅毒螺旋体，梅毒血清反应阳性。

（4）鲍温样丘疹：该病与 HPV-16、HPV-18 感染有关，皮损有斑疹、苔藓样或色素性丘疹，疣状或斑状，多见于青壮年，有自行消退趋势。组织学类似鲍温病。

（三）治疗

目前治疗方法主要有外科切除、电凝、冷冻、CO_2 激光疗法、腐蚀剂、抗代谢剂和免疫疗法等。尽管治疗方法较多，却无法根除 HPV。本病多采用综合治疗，去除外生性疣和合并感染，保持局部清洁干燥，不用毒性大的药物或遗留瘢痕的方法，避免性交引起的组织损伤，同时检查性伴侣是否患有尖锐湿疣。尖锐湿疣易于复发，通常 3 个月内最低复发率为 25%。

1. 表面化学腐蚀剂

（1）足叶草脂（podophyllin）和足叶草毒素（podophyllotoxin）：是从鬼臼根和大叶素鬼臼两种植物中提炼出来的，治疗尖锐湿疣的机制为：①诱导产生 IL-1 和 IL-2；②促进巨噬细胞增殖；③抑制免疫应答；④损害小血管的内皮细胞，终止有丝分裂，最后导致表皮变白、水肿、角朊细胞坏死，于用药3～4天后疣体脱落。其副作用有局部瘙痒、灼热、触痛、红斑、腐烂及坏死，用量过大致全身吸收，可出现头晕、恶心、腹痛、昏迷、肾损害及可逆性骨髓抑制。足叶脂对胚胎有毒性，孕妇禁用。其治疗方案有：① 20% 足叶草脂酊，直接涂于患处，用药4小时后用生理盐水清洗掉，每天1次，3～4天为1个疗程。未愈者可重复1个疗程。注意保护周围正常皮肤黏膜，每次涂抹面积＜10cm²。② 0.5% 足叶草毒素，浓度低，局部刺激小，疗效优于足叶草脂。涂患处每天2次，3天为1个疗程，重复用药需间隔4天以上。其有效率为49%～82%。

（2）33%～50% 三氯醋酸（trichloroacetic acid，TCA）：直接涂于尖锐湿疣尖部，每3～7天1次，一般1～2次痊愈。TCA不通过全身皮肤吸收，虽刺激皮肤引起刺痛感，但不会导致炎性反应，也无致畸作用，是唯一能用于孕期治疗尖锐湿疣的药物。

（3）3% 酞丁胺霜或1% 酞丁胺膏：涂患处，每天1～2次，4～6周可痊愈。

2. 表面化疗法

（1）5% 氟尿嘧啶软膏（5-FU）：是抗代谢物，能抑制病毒的复制，限制HPV的DNA和RNA合成。涂患处，每天2次，7～14天为1个疗程，未愈者可重复疗程。副作用有局部易发生溃疡，有致畸作用，可致流产、早产，故孕妇禁用。

（2）2%～8% 的秋水仙碱溶液：涂患处2次，中间间隔72小时，涂后可出现皮肤表浅糜烂。

（3）0.1% 博来霉素或平阳霉素溶液：皮损内注射，每次总量1ml（1mg），大多1次治愈。

3. 物理治疗

（1）冷冻疗法：用液氮或CO_2干冰使疣体组织坏死，冷冻以基底部可见冻晕为度。治疗1～3次，有效率达90%。此法不需要麻醉，如治疗适当，不留瘢痕，绝大多数患者在冷冻过程中及过程后有中度疼痛。

（2）激光治疗：CO_2激光可用于难治性、疣体大、多发性疣者。CO_2激光烟雾中有存活的HPV，这可能是治疗后复发的一种潜在因素。

（3）电灼或电干燥治疗：是将疣体在基底处凝固，适用于治疗丘疹疣、体积小的疣，特别是带蒂疣。用1% 利多卡因局部麻醉。较大的疣体可分批烧灼。有报道电灼术的有效率为35%，电干燥法的有效率为94%，复发率为22%。

（4）微波治疗：用微波将疣蒂连根摘除，正常组织不受损伤。朱泽红报道用微波治疗23例尖锐湿疣患者，1次治愈率达100%。微波可产生凝固、热效应和非热效应三重效果，具有良好的止血作用，且操作时无烟、无臭味，瞬间光点对眼部刺激轻，噪声小。

4. 手术治疗　多做病灶切除或沿疣的基底部剪除疣体，适用于大块湿疣及数目较少（2～4个）的疣。其效果较好，且复发率低。

5. 免疫疗法　单独使用免疫疗法效果不太理想，与药物或物理治疗联合可提高疗效并降低复发率。

（1）自身疫苗疗法：用患者自己的疣体组织匀浆冻融（灭活病毒），经加热处理（56℃，1小时），收集上清液注射，每周2次，连用10周或更长，有效率为75%。

（2）聚肌胞及梯洛龙：均为干扰素诱导剂。聚肌胞2ml，肌内注射每天1次，连用10天，停1～2个月后可继续使用。梯洛龙300mg，口服每天3次，停药4天，或隔天口服600mg。

（3）干扰素（IFN）：①抗病毒作用，可暂时结合细胞表面受体，活化细胞质中的酶，影响mRNA翻译，从而发挥抗病毒活性；

②免疫调节作用，可增强宿主对HPV感染的防御反应；③抗增殖作用。临床应用：①病损内注射IFN-α 2万U，每周3次，连续3周。可使尖锐湿疣明显消退，但复发率高。②全身应用：可使一些难治性尖锐湿疣消退，IFN-α1万U、2万U、3万U、5万U不等，皮下注射每天1次，连用10～14天，然后改为每周注射3次，连续4周，或肌内注射每天1次，连用28天。常见的副作用为流感样症状，如肌痛、发热、发冷、头痛、恶心及疲乏，也可发生暂时性白细胞减少、血小板减少及肝功能轻度异常。一般用对乙酰氨基酚预防流感样症状。

（4）转移因子：每次2ml或1～2U，皮下注射，6次为1个疗程。

6. 中药治疗

（1）蛇床子洗液：蛇床子、川椒、明矾、苦参、百部各15g。煎汤趁热先熏洗后坐浴，每天1次，10天为1个疗程。

（2）珍珠散：珍珠、青黛、雄黄各3g，黄柏9g，儿茶6g，冰片0.03g。上药共研细末，外搽患处。

（3）疣洗剂：马齿苋30g，苍术、蜂房、白芷各10g，苦参、陈皮各15g，蛇床子12g，细辛6g。煎水300ml，趁热洗患处，每天1～3次，每次洗15分钟。

（四）预防

避免与高危人群性接触；采用避孕套作为屏障；保持良好的个人及性卫生；发现并治疗患者及其性伴侣；严密观察随访等是主要的预防措施。肌内注射丙种球蛋白1支，每2周1次，可预防或减少复发。

二、生殖器疱疹（疱疹病毒外阴炎）

生殖器疱疹（genital herpes，GH）是由单纯疱疹病毒（herpes simplex virus，HSV）引起的急性生殖器感染。GH是常见的性传播疾病，HSV是生殖器溃疡最常见的原因。

（一）病因

HSV属于疱疹病毒的一种，此病毒中心为双链DNA，外由162个壳微粒组成的衣壳，周围是含脂质的包膜，病毒颗粒大小为150～200nm。血清学分为HSV-1型和HSV-2型。HSV-2型是生殖器疱疹的常见病原体（占85%～90%），少数是HSV-1型引起的（约占10%）。病毒寄生于宿主细胞的胞核中，在胞核内繁殖产生嗜酸性包涵体。病毒能在多种组织培养基中繁殖，抵抗力弱，对乙醚和热敏感，易被热、紫外线及常用消毒剂所杀灭。在体外不能生存，人是其唯一的宿主。

一般于早年性生活开始时获得感染，HSV-1型感染多发生在15岁以前。而HSV-2型感染多发生在青春期后，且与性接触关系密切，性自由、同性恋者发病率高。HSV经皮肤黏膜或破损处进入体内，在表皮或真皮细胞内复制，并播散到周围的细胞，使感染的表皮细胞遭受破坏。病毒在细胞内充分复制并感染感觉或自主神经末梢。感染可原发也可继发，原发感染潜伏期为2～7天。初次感染HSV后，许多人可产生抗体或因免疫力强而不发病。但对抗体滴度低或免疫力弱者，病毒常潜伏在神经节内，当宿主受到某些刺激或免疫力降低时，可诱发HSV增殖而复发，复发的诱因有发热、月经、精神创伤等。

GH除性接触传染，少数可通过游泳池或污染HSV-2衣物、被褥、器械等传染。孕妇感染后在分娩时可经产道感染新生儿；当机体抵抗力降低时，病毒可通过胎盘感染胎儿；授乳时乳头有感染灶也可感染婴儿。

病理改变：表皮内水疱形成，水疱内有纤维蛋白、炎性细胞及气球状细胞。气球状细胞为圆形肿胀的表皮细胞，无棘刺，胞质嗜酸性，有一个或多个胞核，也可无核。胞核内可见3～8μm大小的嗜酸性包涵体，周围有透亮晕。真皮乳头水肿，炎性细胞浸润，血管外红细胞，重者可发生急性坏死性血管炎性改变。

（二）临床表现

妇女原发 GH，外阴先有烧灼感、刺痒感，继之出现双侧散在性红斑或丘疹，在此基础上出现成群水疱，水疱迅速侵蚀，造成小片皮肤甚至全部外阴表浅痛性溃疡，逐渐结痂，伴有发热、头痛、全身不适、双侧腹股沟淋巴结肿大。少数患者出现排尿困难、尿潴留。病变持续 2～6 周后无瘢愈合。复发 GH 一般均在原处，溃疡常较小、较少，先出现瘙痒、烧灼及麻刺感，全身症状轻。HSV-2 型感染复发者较多。

（三）诊断

根据有不洁性交史，外阴部典型的急性双侧性皮损和实验室检查结果诊断。

1. HSV 感染实验室检查

（1）培养法：在疱疹出现 24～48 小时后，自水疱底取标本进行组织培养分离病毒，为目前最敏感和最特异的诊断方法。但其所需技术条件高，故不能普及。原发病痊愈后 2 周即查不出病毒。

（2）涂片法：刮取溃疡部位后做巴氏涂片染色常可找到提示病毒感染的特征性巨细胞病毒。此法简单、快速、便宜，但不能区分 HSV 感染与水痘 - 带状疱疹病毒感染，敏感性仅为病毒分离的 60%。

（3）血清学方法：血清学试验检测疱疹病毒抗体效价增加 4 倍或更高提示原发性感染，可用放射免疫测定（RIH）或酶联吸附试验（ELISA）。

（4）PCR 方法：用 PCR 检测 HSV-DNA，具有快速、敏感性和特异性高的特点，能提高生殖器溃疡患者 HSV 确诊的能力。但近年来认为其假阳性率较高，不宜单独作为临床诊断试验。

2. 鉴别诊断

（1）外阴部带状疱疹：水疱呈集群性单侧分布，不超过中线，伴疼痛。

（2）软下疳：糜烂面有不规则的基底和刀切样出血性边缘，初期无水疱。溃疡涂片查到杜克雷嗜血杆菌可确诊。

（3）梅毒硬下疳：常为单个无痛性溃疡，边缘质硬隆起。梅毒血清学试验阳性。

（4）固定性药疹：药疹多为大疱，糜烂、渗出明显，其他部位如口唇、手足有时也有同样损害，多有用药史而无性接触史，愈后多有色素沉着，再服致敏药可在原发疹处发疹。

（四）治疗

疱疹病毒感染病变具有自限性，除非有继发感染，否则病变都能自愈。治疗目的主要是缓解症状，减轻疼痛，缩短病程及防止继发感染。

1. 一般治疗　主要包括保持疱壁完整、清洁及局部干燥。可用等渗盐水清洗，吸干，注意不让疮顶脱落 。局部冷敷、外涂 5% 的盐酸利多卡因软膏或口服镇痛药。

2. 抗病毒治疗

（1）阿昔洛韦（aciclovir，ACV）：一种开链嘌呤核苷，能抑制病毒 DNA 合成，而对宿主细胞 DNA 的合成作用较少。目前被公认是有效的抗 HSV 药物。病重者可静脉注射 ACV 5mg/（kg·8h），连用 7～10 天；轻者可口服 ACV200mg，1 次 /6 小时，连服 7～10 天。在发病早期即水疱、溃疡出现的 2～3 天给予，可明显缓解症状，减轻疼痛，缩短病程，减少病毒排放。但治疗不能防止 GH 复发，孕期禁用 ACV。复发患者可口服或局部应用 ACV。外用时不能涂于宫颈和阴道。该药 95% 由肾排出，无明显的毒副作用，少数患者有报道转氨酶一过性增高，静脉滴注浓度过大，滴速过快可引起静脉炎。

（2）万乃洛韦（valaciclovir，Vc）：是

ACV 的左旋缬氨酸酯，具有半衰期长、用药次数少的优点。用法：500mg，每天 2 次，连服 5 天，重者可用 10 天。

（3）泛昔洛韦（famciclo-vir，FC）：口服吸收完全，于小肠和肝迅速转化为喷昔洛韦，后者被病毒特异性酶所磷酸化，通过使短链形成中止而干扰病毒 DNA 合成。用法：原发 GH 250mg，每天 3 次，连服 5 天；复发 GH 125mg，每天 2 次，连服 5 天。

（4）更昔洛韦（双羟丙氧甲基鸟苷，ganciclovir，DHPG）：5～10mg/（kg·d），分 3 次静脉注射，连用 14 天。

（5）利巴韦林（病毒唑，Ribavin，RBV）：抑制病毒多种 DNA 和 RNA 复制、合成。用法：原发 GH 15mg/（kg·d），肌内注射，复发 GH 0.4g，每天 2 次，连用 5 天。

3. 免疫治疗

（1）干扰素（interferon，IFN）：可诱导一系列酶的活性，使病毒 mRNA 降解而终止复制，还可干扰病毒的蛋白合成过程，影响病毒的复制。用法：原发 GH，INF-α 5万 U/（kg·d），肌内注射，连用 1～2 周；复发 GH 则用 10 万 U/kg，单剂 1 次肌内注射。

（2）聚肌胞（Poly I：c）：2mg，肌内注射，每 3 天 1 次，可诱导干扰素的合成。

（3）转移因子：2mg 肌内注射，每周 2 次，可用 2～3 周，可增加机体的免疫力。

（4）左旋咪唑：25～50mg，每天 3 次，连服 3 天，停药 4 天，可重复 2～3 次。

4. 局部治疗　可选用下列软膏局部涂布：① 0.5% 碘苷软膏，外用，每天 3 次；② 0.5% 新霉素软膏，外用，每天 3 次；③ 5% 阿昔洛韦软膏，外用，每天 4～6 次，连用 7～10 天。

（五）预防

目前最有效的预防方法是避免接触传染性皮损。阴茎套可减少疾病的传播。感染期间不宜性生活。

三、阴虱病

阴虱病（Pediculosis Pubis）是由寄生于生殖道或偶尔在其他毛发部位的阴虱（pediculosis pubis）反复叮咬吸血引起的瘙痒性皮肤病。

（一）病原学

虱子根据其形态和在人体上寄生部位的不同而分头虱、体虱和耻阴虱。耻阴虱主要寄生于较疏而粗的体毛上，以阴毛和肛周毛上最为多见，偶见于腋毛、眉毛或睫毛（Brown 1995，韩国柱 2000，艾立坤 2002）。阴虱虫体扁平，呈灰黄色，胸腹相连，腹部短宽，似螃蟹状，故又名蟹虱。体前部有 3 对足，前足细小，后 2 对足粗壮有钩以箍抓毛干基部，而头则埋藏毛囊口内。体后部有四对圆锥形短足，末端具有刚毛。在人体上，阴虱的生命周期（即从卵到成虫）为 30～40 天。成熟虱产卵牢固地黏附于阴毛毛囊基底，虫卵呈铁锈色或淡红色小点。7 天后从卵产出幼虫，经 2～3 周即进入成虫期。成虫生活时间约为 30 天，脱离人体不能存活，24 小时内即死亡。阴虱最适宜的温度为 29～32℃，温度达 40℃即不能摄食（吸血）；相对湿度为 76%，不喜潮湿，如衣着湿润，则爬离人体。喜趋向粗糙的表面、黑暗和黑色环境。它行动缓慢，呈半透明，只有在吸饱血后才容易被发现。每天吸血 4～5 次，每次历时 3～10 分钟，吸血时将管状口附器刺入皮肤内并射出涎液。后者具有刺激性而且是一些法定乙类传染病如斑疹伤寒、回归热和战壕热等病原体的传染媒介。

阴虱主要经不洁的性接触传播，虽也可通过被褥、内衣裤、浴巾、坐厕等脱落的阴毛（因附有阴虱或虱卵）而间接接触传播，但其脱离宿主只能存活一天，故不是阴虱传播的主要途径。偶有母亲传染给婴儿和儿童的。一次性接触后感染阴虱的概率为95%。

（二）临床表现

阴虱病最常见于青春期或青年人，女性多见。潜伏期一般7～30天。

阴虱病主要表现为外阴瘙痒，有时累及肛门周围。瘙痒程度个体差异很大。可有阴部、腹股沟、下腹部奇痒，初期在夜间痒，严重者昼夜不停痒。局部皮肤可因搔抓可引起抓痕、血痂，也可见湿疹化和继发细菌感染而形成脓疱疮、毛囊炎或炎症性丘疹。

阴虱所致的特征性损害为蓝色斑，豆粒大或指甲大钢灰色色素性斑点，压之不褪，无炎症反应。考虑是由于皮肤对阴虱涎液的反应。灭虱后青斑可继续存在数月。

部分患者能自行见到“虫”（阴虱）和“蛋”（虱卵），甚至能捉住阴虱。

（三）实验室检查

阴虱病的实验室检查主要是找阴虱和阴虱卵。阴虱的颜色大多与患者的阴毛的颜色相似。故寻找时要仔细分辨，必要时用放大镜进行。叶顺章等（2001）建议用眼科剪刀将可疑体毛剪下放在载玻片上或在体毛上先滴一滴10%氢氧化钾溶液，稍加热后盖上盖玻片镜检。也可先用70%乙醇溶液或5%～10%甲醇溶液将标本先固定之后，再加氢氧化钾溶液送检。因为氢氧化钾可使部分角质溶解，则可清晰地看到虱体内的血管分布。抓到虱和卵时，经显微镜检查，可见到典型的蟹样形态或靠近毛根部的典型虱卵。

（四）诊断与鉴别诊断

1. 诊断　对阴虱病诊断，重要的是保持高度的警惕性，如见到患者内裤里有铁锈点斑状污秽时，更应认真做检查。不仅检查阴毛、肛毛部皮肤，也要检查腋部、眼睑和股部。①性接触史；②阴部瘙痒；③皮损主要为抓痕和血痂，个别患者可见青斑；④在耻骨部皮肤或阴毛上查见阴虱，或虱卵可确定诊断。

2. 鉴别诊断　应与阴部瘙痒症、阴部湿疹、阴部神经性皮炎、脂溢性皮炎、毛囊炎、脓疱疮等相鉴别，这些疾病均无阴虱和虱卵可见。

另外，需与疥疮相鉴别。疥疮可发生于任何年龄，男女均等；好发于腹股沟、会阴部、股内侧；病损为红丘疹、水疱、隧道及脓疱；镜检可见到疥螨和虫卵。

（五）治疗

1. 严禁搔抓，彻底剃除阴毛并烧掉。

2. 注意个人卫生，勤洗澡，所用内裤及被褥应煮洗、熨烫。

3. 应注意检查和治疗其他性传播疾病。

4. 严禁不洁性交。对患者、配偶、性伴侣或密切接触者同时进行治疗。

5. 药物：选用下面一种方案进行治疗。

（1）10%樟脑酊：一般一次即痊愈。

（2）优力肤霜：外用，每天2次，5～7天。

（3）1%的γ-666霜剂或洗剂（又名疥灵霜、丙体六六六）：因本药可透过皮肤被吸收入血液而伴发中枢神经系统和血液系统中毒，故不推崇在治疗前洗浴及将药物保留于皮肤上超过12小时。婴儿、儿童、孕妇及哺乳期慎用。

（4）1%扑美司林（permethrin，又名二氯苯醚菊酯）：外用，可用于妊娠或哺乳期。

（5）0.5%～1%马拉硫磷（malathion）粉剂或霜剂：外用，1～3天。

（6）25%苯甲酸苄酯洗剂或乳剂：外用数天。

（7）10%～15%硫黄霜：外用数天。

（8）30%～50%的百部酊：外搽，每天2次，连用3天。

（9）百部30g煎水泡洗阴部，每天1～2次。

（10）百部浸于75%乙醇或白酒中24小时后，用百部乙醇溶液涂擦。

（11）百部风洗剂：百部、蛇床子、防

风、细辛各 20g，水煎洗，每天 1 次，连用 3 天。

（12）阴虱灵：由 75% 乙醇 100ml，蛇床子 5g，百部 20g，氧氟沙星 2g 组成。外用，每天 2～3 次。

（13）食醋：取食醋 250g 加热至适度（40～50℃），用加厚纱布浸泡醋中后，敷贴患处，再用塑料薄膜包缠纱布外面 1 小时，每天 2～3 次。皮肤有溃破化脓者，待疮面愈合后再用此法。

6. 美国疾病控制中心推荐治疗方案（选一种）：① 1% 的林旦香波（lindane）：使用 4 分钟后彻底清洗。② 1% 的硫氧吡啶锌霜：外用 10 分钟后洗去。③含有胡椒基丁醚的吡瑞司林（pyrethrins 又名除虫菊酯）：10 分钟后洗去。

四、外阴疥疮

疥疮（scabies）是由疥螨寄生于人体皮肤表层所引起的一种传染性皮肤病。外阴部皮肤柔嫩，是疥疮的好发部位。

（一）病因

疥螨俗称疥虫，人的疥疮主要由人型疥虫引起。疥虫有雌雄两种，雌虫大且多见，约 0.4mm，肉眼可见，雄虫比雌虫小一半，呈圆形或椭圆形，黄白色，背面有横纹和棕色刚毛是其特殊标志。人型疥虫在人体内完成其整个生命周期：卵→幼虫→两期若虫（前若虫、后若虫）→成虫，需要约 2 周。成虫有 4 对足，幼虫有 3 对足，腹部中央有一产卵孔，躯干后缘中央是肛门。雄虫只寄生于皮肤表面，夜间与雌虫在体表交配后不久即死。雌虫用前 2 对足掘出隧道进入角质层与颗粒层交界处，吸取该处的细胞间液为营养。交配后数天在隧道内产卵，边排卵边前进，并将粪便撒在所经过的地方，每天产卵 2～3 个，雌虫产完卵即死于隧道盲端，平均生存期 6～8 周。虫卵经 3～4 天孵化出幼虫，移至皮肤表面，经 3 次脱壳后变成成虫，再进行交配和挖掘隧道。疥虫离体后可存活 2～3 天。疥虫不作为其他疾病的媒介，许多动物疥虫也能传给人，但都是一种自限性疾病，症状轻微。疥虫主要经过人的密切接触（皮肤与皮肤的接触）传染，通过衣服、被褥等间接传播的危险性是很小的，成人疥疮可通过性接触传染。疥疮常在家庭和学校及其他集体中流行。疥虫挖掘隧道及其排泄产物造成剧烈瘙痒，引起皮肤红色丘疹、水疱、小脓疱等皮肤损害。

（二）临床表现

外阴部剧烈瘙痒，以夜间为重，使人不能入睡，此为疥虫对温度和光敏感引起活动性增高的结果。检查在外阴部皮肤薄嫩皱褶处可见红色小丘疹、丘疱疹、小水疱、隧道、结节和结痂。隧道呈浅黑色弧形或弯曲的线状，2～3mm 长，是疥疮的特征性皮损。结节是机体对疥虫抗原的超敏反应，常发生在小阴唇，呈棕红色。由于搔抓可继发湿疹样变和感染，可引起脓疱疮、毛囊炎、淋巴结炎等。即使疥虫有效地被消灭后，皮疹和瘙痒仍持续存在较久。

（三）诊断

根据疥疮接触史，外阴部出现剧烈瘙痒，夜间尤甚，伴皮肤多形性损害，找到特征性皮肤隧道、疥虫及其产物可做出诊断。寻找隧道方法：用蓝墨水滴在可疑隧道皮损上，再用棉签揉擦 30 秒～1 分钟，然后用酒精棉球清除表面墨迹，可见染成淡蓝色的隧道痕迹。疥虫检查法：①针挑法，选用 6 号针头，持针与皮肤平面成 10°～20°，针口斜面向上，在隧道末端虫点处，距离虫点底部 1mm，垂直于隧道长轴进针，直至虫点底部，并绕过虫体，然后放平针杆（5°～10°），稍加转动，疥虫则落入针口孔槽内，缓慢挑破皮肤出针，虫点多在水疱的边缘。②刮片法，对丘疹提倡用此法检查，先用消毒外科刀片蘸少许矿物油，寻找新发的炎性丘疹，平刮数下以刮取丘疹顶部的角质部分，至油滴内有细小血点为度。连刮6～7个丘疹后，移至载玻片，镜下可发现的常是幼虫，偶有虫卵及虫粪。

（四）治疗

疥疮以外用药治疗为主，常用药物有：① 10%～20%硫黄膏，先用热水清洗外阴，然后搽药，反复涂搽，每天1～2次，连用3～4天。成人由儿童均可使用。② 10%优乐散乳剂和洗剂，有杀虫和止痒作用。浴后涂搽，24小时后可重复使用，48小时后洗去。可用于少年儿童、婴儿、孕妇和授乳期妇女。但擦伤和有渗出的皮肤部位禁用。③ 1%林旦溶液，涂搽患处。只需1次的治愈率可达96%～98%。因有中枢神经系统毒性，以及孕妇、儿童、婴儿和授乳期妇女禁用。因疥虫杀死后仍有瘙痒存在，应告知患者，以免滥用药物致中毒。其他措施：为减少再感染，对有很少的传播可能性的污染物都应消除。完成治疗后，应对所有与患者皮肤接触的物品进行消毒，如煮沸、烫洗等。家庭或同宿舍内的患者或性伴侣均应同时治疗。

五、外阴脓疱性毛囊炎

外阴脓疱性毛囊炎（pustular folliculitis of the vulva）指外阴的皮肤毛囊及毛囊周围的化脓性感染。

（一）病因

病原菌为金黄色葡萄球菌或表皮葡萄球菌。阴道分泌物刺激外阴，外阴出汗、潮湿、不注意外阴的卫生，肥胖、摩擦、皮肤受损伤（包括术前备皮损伤），随之葡萄球菌侵入毛囊，在毛囊口形成脓疱。

（二）临床表现

开始时外阴皮肤毛囊口周围皮肤发红、肿胀及疼痛，逐渐形成圆锥形脓疱，中心为一根穿出的阴毛，脓疱可为多发性，相邻的小脓疱可相互融合形成大脓疱，伴外阴严重充血、水肿及疼痛。如感染向纵深发展，可演变成为疖病。

（三）诊断

根据临床表现，即以阴毛为中心的浅表性脓疱，炎症较轻，浸润不深，便可做出诊断。脓液做细菌培养及药敏有助于抗生素的选择。

（四）治疗

1. 去除病因：尽可能保持外阴清洁、干燥。

2. 病变早期可用0.02%高锰酸钾温水坐浴，2次/天。

3. 脓疱成熟者刺破引流之，清除脓液以生理盐水或其他外用消毒液冲洗之，然后外涂抗生素软膏，或磺胺软膏，或2%碘酊，或1%甲紫。

4. 脓疱经处理后3天尚未干燥结痂，应寻找原因，如是否合并继发念珠菌感染，以便采取进一步治疗措施。

六、外阴疖病

外阴疖病（vulva furunculosis）是外阴皮肤毛囊及皮脂腺周围的急性多发性脓肿，可反复发作。

（一）病因

本病病原菌主要为金黄色葡萄球菌，其次为白色葡萄球菌。本病常发生于夏季，潮湿多汗，外阴皮肤受摩擦易破损，葡萄球菌侵入毛囊或汗腺，引起单个毛囊及其所属皮脂腺的急性化脓性感染。此外，贫血、慢性肾炎、糖尿病、营养不良、维生素缺乏、长期使用糖皮质激素及机体免疫功能低下者，皆易发病。外阴瘙痒症患者及不注意外阴清洁者，亦易感染。

（二）临床表现

本病开始时外阴皮肤毛囊处发生红点、疼痛发硬，略高于周围皮肤，继而逐渐增大成圆形紫红色的硬结。皮肤肿胀、紧张及疼痈，硬结边缘不清楚。腹股沟淋巴结肿大，明显触痛。以后疼痛加剧，硬结的中央变软，表面皮肤变薄并有波动感。随之，中央顶端出现黄白色点，不久破溃，脓液排出后疼痛立即缓解减轻，周围红肿也随之消退，最终愈合形成瘢痕组织。疖肿多半发生在大阴唇的外侧面。多发性外阴疖病，可引起患处剧烈疼痛，影响工作和休息。

（三）诊断

疖肿浸润较深而大，局部红、肿、热、痛明显，中央有脓栓，易于诊断。但应与痈和痱疖相鉴别：痈的表面有多个蜂窝状脓栓，局部红肿更为显著，疼痛剧烈，全身症状明显；痱疖又称假性疾病，是汗腺化脓感染，常与红痱同时存在，似疖肿，浸润比较局限，且局部疼痛和周围炎症均不如疖肿明显。

（四）治疗

1. 全身治疗　病变严重或有全身症状者应口服或肌内注射抗化脓性感染药物，必要时可根据脓液培养及药敏选择药物。

2. 局部治疗　未形成脓头者可用2%碘酊外涂，或每天外敷10%鱼石脂软膏、芙蓉叶软膏。已形成脓肿者应立即切开引流，不可挤压，以免引起血行扩散。

3. 物理治疗　病变早期可采用热水袋热敷，75%乙醇溶液湿热敷，紫外线、超短波、透热疗法等，均有助于减轻疼痛、炎症消散，或促进脓肿成熟软化。

（五）预防

预防疖病的复发最主要是防止自家接种。鼻腔带菌是疖病复发的重要因素，其次是肛周及相邻区的带菌，因此对这些部位应每天用抗菌肥皂清洗，勤换内衣裤、常洗手。用抗生素软膏涂布鼻翼，2次/天；鼻腔内涂杆菌肽或莫匹罗星软膏，2次/天。全身口服抗生素，利福平0.6g/d合并氯唑西林钠每次0.5g，4次/天，共10天。

此外，可用多价葡萄球菌或自家疫苗做皮下或肌内注射。疖病患者常为血清锌低值，口服硫酸锌口服液后使血清锌值恢复正常，有助于预防疖病。

七、外阴丹毒

外阴丹毒（erysipelas of vulva）是由链球菌引起的外阴皮肤炎症。

（一）病因

本病病原菌为A族B型溶血性链球菌，偶由C型或G型链球菌所致，多由于外阴皮肤黏膜受损，诱发细菌侵入，但也可由血行感染。

（二）临床表现

丹毒的潜伏期为数小时至3～5天。发病急剧，常先有恶寒、发热、头痛、恶心、呕吐等前驱症状，然后出现外阴皮疹，皮疹初为一结节状红斑，迅速向周围蔓延形成一片红斑，境界清楚，局部红肿、发热、疼痛，触之患处皮肤表面紧张灼热，明显压痛。有时可出现水疱甚至坏疽。双侧腹股沟淋巴结肿大、压痛。

（三）诊断

丹毒皮损典型易诊断，外周血白细胞明显升高。应与接触性皮炎及蜂窝织炎进行鉴别。接触性皮炎有接触外界刺激物的病史，无全身症状，有外阴瘙痒。蜂窝织炎红肿境界不清，中央部红肿最著，越向边缘则炎症逐渐减轻，浸润深，化脓现象更明显。

（四）治疗

1. 卧床休息　多饮水并注意水电解质平衡。

2. 全身使用抗生素　以青霉素为首选，80万U肌内注射，2次/天，一般2～3天后体温可降至正常，但仍需持续用药2周左右。也可选用头孢类抗生素。如上述药物过敏也可用红霉素或磺胺类药物。

3. 局部治疗　0.1%依沙吖啶溶液或马齿苋煎液冷敷。

八、前庭大腺炎

前庭大腺炎又称巴氏腺炎（Bartholinitis），为多种细菌感染所致的前庭大腺炎症。

（一）病因

本病常为混合感染，病原菌复杂，我国多为葡萄球菌、链球菌、大肠埃希菌、淋球菌等，国外及国内个别地区以淋球菌为主，也可由厌氧菌（包括类杆菌）所致。前庭大腺感染时常先累及腺管、腺管口因炎症充血水肿而阻塞，分泌物及渗出物不易外排可形成前庭大腺脓肿。

（二）临床表现

开始大阴唇后 1/3 处发现红肿硬块、疼痛，触痛明显、排尿疼痛、步行困难，多为单侧性，偶可双侧发病。此后肿块表面皮肤变薄，周围组织水肿，有波动感、发展至脓肿。肿块大小不一，多呈鸡蛋大小，常伴腹股沟淋巴结肿大。严重者可有发热、头痛等全身症状。如不处理，脓肿可自行破溃，脓液流出后局部疼痛缓解、充血水肿减轻、全身症状即可消失。但破口较小，脓液不能完全排净，病变可反复发作。

（三）诊断

根据临床表现较易诊断本病。有分泌物或脓肿切排时应及时（最好在使用抗生素前）送细菌培养（包括厌氧菌培养）及药敏。脓肿切排者，培养取材应尽可能靠近脓肿壁，必要时可切取少许脓肿壁坏死组织送培养。

（四）治疗

1. 休息：有全身症状者应卧床休息。

2. 局部治疗：局部热敷，红外线或微波理疗。

3. 全身使用抗生素：青霉素 80 万 U 肌内注射，2 次 / 天，也可选用头孢类、喹诺酮类药物，或根据药敏选用。

4. 脓肿形成者应立即切排引流。

九、外阴结核

外阴结核（tuberculosis of the vulva）非常罕见，偶尔可继发于严重的肺、消化道、胸腹膜或内生殖器官的结核。

（一）病因

本病病原菌为人型和牛型结核杆菌两种，前者首先感染肺部，后者则先感染消化道，然后再分别通过各种途径播散到机体其他部位，包括外阴。致病性结核杆菌需氧，营养要求较高，在良好条件下，仍生长缓慢，18～24 小时才能繁殖一代（一般细菌平均 20 分钟繁殖一代）。

（二）临床表现

外阴结核好发于阴唇或前庭黏膜，分为溃疡及增生两型。前者病变发展较缓慢，开始常为一局限性小结节，很快破溃成一边缘软薄而穿掘的浅溃疡，形状不规则，基底凹凸不平，覆有黄色干酪样污苔，在渗出液中可找到结核杆菌。腹股沟淋巴结常肿大，病变可扩散至会阴、尿道及肛门并使阴唇变形。外阴结核本身不引起疼痛，但摩擦或尿液刺激可诱发剧痛。增生型者似外阴象皮病，外阴肥厚肿大，小便困难，性生活不便或性交疼痛。

（三）诊断

外阴部发生经久不愈的慢性溃疡，而身体其他部位有结核者，应疑诊为外阴结核。少数外阴结核可能找不到原发结核病灶。溃疡型外阴结核需与一般性外阴溃疡、梅毒性溃疡、软下疳、外阴癌等相鉴别。确诊主要依靠分泌物涂片找结核杆菌或活组织检查。

（四）治疗

1. *全身治疗* 包括全身支持疗法和抗结核药物治疗（详见相关专著）。

2. *局部治疗* 局部保持干燥、清洁、尽可能避免继发其他病原体感染；估计病变一次可切除净尽者，应在全身抗结核治疗的基础上做局部病灶切除。

十、外阴非感染性炎

（一）贝赫切特综合征（“眼、口、生殖器综合征”）

1. 病因　贝赫切特综合征（Behcet disease）的真正病因尚不明确。其病变主要为小动静脉炎，常发生于青年期。口腔和外阴常同时发生溃疡，兼有虹膜睫状体炎，又名“眼、口、生殖器综合征”。除眼、口、生殖器外，可伴有其他系统的症状。慢性过程，反复发作，有时增剧及缓解。

2. 病理　镜下所见为坏死性动脉炎，引起细动脉阻塞，静脉血栓。

3. 临床表现

（1）生殖器症状：溃疡可发生于外阴各部，多在小阴唇和大阴唇的内侧，其次为前庭黏膜及阴道口周围。有时发生在会阴及肛门，有时可高达宫颈。溃疡数目及大小不定，有的较多、较浅。溃疡边缘向内陷进，周围红肿，溃疡覆盖着一些脓液，经常数周才愈合。

坏疽型溃疡较严重，患者可有发热及全身不适，局部疼痛。溃疡数目往往较少较深，边缘不整齐及内陷。周围炎症显著，表面有污黄色或灰黑色坏死假膜。强行剥去假膜，露出高低不平的基底。有时溃疡迅速扩展，形成巨大的蚕食性溃疡，而使小阴唇残缺不全，边缘柔软无浸润，溃疡的病理检查无特异性。

（2）口腔症状：大多数患者都有口腔黏膜损害，且常为本病最早出现的症状。口腔损害为典型的口疮性溃疡。可发生于口腔黏膜的任何部位和舌及扁桃体，容易反复发作。

（3）眼部症状：最常见结膜炎、虹膜睫状体炎和前房积脓；其次为角膜炎、视网膜炎、脉络膜炎和视神经萎缩等。眼部损害常可导致视力减弱，甚至失明。

（4）皮肤症状：皮肤损害有各种类型，如脓疱疮、毛囊炎、疖、蜂窝织炎和溃疡等。用消毒针刺皮肤会出现小丘疹或脓疱。

（5）心血管系统症状：病变常累及静脉。小的如视网膜血管，大的如上下腔静脉均常受累。肺部血栓性静脉炎，可引起肺梗死，可反复咯血。多发性肺动脉血栓形成可引起肺源性心脏病。

（6）关节疼痛及关节炎：多为单关节炎，以膝、踝及腕关节最常受累，有不同程度的功能障碍，以后可恢复正常。

（7）中枢神经系统：血栓性静脉炎及微血管周围炎，可引起脑组织病灶性软化。神经系统症状较其他症状出现晚，可出现头晕、记忆力减退、严重头痛、运动失调、反复发作的截瘫与全瘫和昏迷等。其临床表现有脑干、脑膜、脑炎症候群及器质性精神错乱症候群。

4. 诊断　贝赫切特中有两种以上典型症状者不难诊断。皮肤针刺反应也可帮助诊断。在急性发作期，白细胞中度增多，红细胞沉降率显著加快。

5. 治疗　有全身症状时应适当休息，增加营养，服用维生素 B、维生素 C 等。在急性期应用肾上腺皮质激素类药物，如泼尼松口服 20～40mg/d。但在血栓性静脉炎及中枢神经系统受累者，使用激素时常需同时应用抗生素。病情稳定后，应逐渐减少激素剂量。免疫抑制剂如环磷酰胺或硫唑嘌呤等与激素联合应用，也有一定的疗效。在慢性期，可用中医治疗，以清热、解毒、燥湿、祛风、止痒和止痛为主。注意保持外阴清洁、干燥、减少摩擦等。

（二）外阴克罗恩病

克罗恩病又称局限性肠炎，是病因未明的胃肠道慢性炎性疾病，其特征是从口腔至肛门各段消化道的节段性特异性病变。临床上以腹痛、腹泻、腹块、瘘管形成和肠梗阻为特点，可伴有发热、贫血、营养障碍及关节、皮肤、眼、口腔黏膜、肝等肠外表现。

重症患者迁延不愈，预后不良。发病年龄多在15～30岁，男女患病率相同。典型组织学特征包括炎性细胞浸润、溃疡和脓肿形成。10%～25%的病变组织中可以找到非干酪性肉芽肿。22%～75%的克罗恩病患者出现相关的黏膜皮肤症状。克罗恩病累及阴道者很少见。Burgdorf等将克罗恩病肠外损害归为四类：①皮肤肉芽肿包括肛门直肠周围窦道、瘘管形成；②口腔黏膜阿弗他样溃疡；③营养改变如锌缺乏；④特发性病变有多形性红斑、后天性大疱性表皮松解症、坏死性血管炎。其中肛周皮肤病变最多见，在25%的克罗恩病中，首发症状表现为肝周病变。

1. 病因　尚未完全明确，可能和以下因素有关。①遗传易感性：本病在同一家族中发病率高，在不同种族间的发病率也不一致，在犹太人中发病率明显高于其他种族，提示其发生可能和遗传因素有关，但是发现克罗恩病有特异性的组织相容性抗原出现；②感染细菌、真菌及病毒感染可能和克罗恩病的发病有关，但到目前尚没有直接的证据；③免疫因素。

2. 病理　外阴克罗恩病的特征性病变是非干酪性肉芽肿浸润皮下组织，且向皮下脂肪扩展。肉芽肿主要由类上皮细胞、多枚巨细胞伴浸润淋巴细胞组成，其结构类似肉芽肿性血管周围炎。肉芽肿的病理表现和肠道病变成分一致。

3. 临床表现　发热、腹痛、腹泻和易疲劳为常见症状。部分患者出现腹胀、下腹部肿块，14%～17%的患者出现肛周瘘管和窦道，其中21%的瘘管和腹腔相通。肠外损害包括关节、皮肤、肝胆等，可以表现为关节炎、脂肪肝、小胆管周围炎、硬化性胆管炎、肝周脓肿，其他少见的症状还有结节性红斑、坏疽性脓皮病、吸收障碍综合征、舌炎、咽部溃疡及疖等。

大部分阴道克罗恩病患者伴有回结肠炎或有肠切除史。

外阴克罗恩病临床可以表现为外阴肿胀、外阴压痛、会阴部溃疡、皮肤皲裂、皮赘，其他少见的症状还有双侧或单侧外阴肥大、多形性红斑、外阴脓肿、会阴瘘管或窦道形成等。克罗恩病外阴病变表现多样，容易被误诊，尤其是没有肠道症状作为克罗恩病的首发症状的时候。有50%以上患者还会出现月经异常。

4. 诊断　年轻妇女患者有肠道克罗恩病者外阴出现上述表现，考虑克罗恩病累及外阴。活检组织发现有非干酪性肉芽肿，且能排除其他有关疾病者，才能确诊。应与以下疾病鉴别：擦烂、结节病、性病淋巴肉芽肿、化脓性汗腺炎、深部真菌感染及放线菌病、外阴结核病等。

5. 治疗　主要采用内科治疗和局部护理，有胃肠炎症首先治疗胃肠病变。

（1）首选药物为柳氮磺吡啶（SASP）口服2～4g/d，如果单药使用1～2个月症状未缓解，合并使用高剂量糖皮质激素。

（2）甲硝唑可作为SAPS的二线药物或在皮质激素治疗间隔期使用。据报道甲硝唑25mg/（kg · d）治疗6个月，外阴水肿症状得到缓解，但对外阴红斑无效。

（3）糖皮质激素，适用于暴发型或重症型患者。可以进行局部激素注射。

（4）可以考虑试用免疫抑制治疗，口服硫唑嘌呤，一般给予1.5mg/（kg · d），分次口服，也有报道局部注射硫唑嘌呤40mg对缓解外阴肿胀和疼痛有较好的。

（5）对以上治疗无效者应考虑手术治疗。

十一、外阴过敏性皮炎

接触性或刺激性皮炎属过敏性外阴炎的特殊类型，常不能被妇科医生所重视，许多种物质可引起过敏性接触性皮炎的发生，刺激性接触性皮炎发生于摩擦、创伤或应用化学制品后。这些化合物可能是被患者或她的配偶所用，包括生殖器局部的药物、剃毛乳膏、剃毛洗剂、指甲膏等。局部药物成分是最常见的变应原。非处方抗生素、抗真菌制剂、抑制射精的麻醉剂都已被证明是皮肤变应原。妇女对阴道液体的过敏反应也是常见情况之一。丙二醇是一种广泛被应用的载体，化妆品、身体洗液、止汗剂、润滑剂和局部用药中都含有这种物质，也是重要的致敏原。

本病呈多样性临床表现，外阴过敏性皮炎表现为严重的瘙痒、皮肤干燥和特殊的苔藓样硬化斑。荨麻疹，大小阴唇、阴蒂部位的容易消散的红斑瘙痒症皮肤病损，外阴部位的皮肤划纹症（dermographism），卵形的或圆形的生殖器药疹伴有轻微的瘙痒和烧灼感。

（石一复）

第二节　阴道炎症

一、婴幼儿阴道炎

（一）病因

婴幼儿卵巢尚未发育，缺乏雌激素，外阴阴道发育较差，阴道细长，黏膜仅由数层立方上皮组成，阴道上皮糖原很少，阴道 pH 为 6.0～7.5，阴道上皮抵抗力低下，阴道自然防御功能尚未形成，易受各种感染。

1. 阴道邻近肛门易受污染，由于卫生不良，外阴部不清洁，经常被大便污染，进而污染阴道而引起阴道炎，还有如由直肠移行至外阴和阴道的蛲虫，刺激阴道黏膜引起继发性感染。

2. 婴幼儿的外阴部常裸露在外，易被外界细菌感染，有时会有异物误入阴道内刺激局部产生炎症引起疼痛。

3. 病原体直接感染引起阴道炎，常见的病原体有葡萄球菌、链球菌、大肠埃希菌，以及滴虫、念珠菌或因间接接触淋菌而受感染，这些病原体可通过患儿的母亲、保育人员或幼儿园儿童的衣物、浴池、浴盆、浴巾、玩具或手等传播，或长时间应用大剂量抗生素产生。这类婴幼儿阴道炎有各自的特点。

引起婴幼儿阴道炎最常见的原因是细菌感染。女婴出生时阴道呈无菌状态，3 天后其细菌群由阴道杆菌组成，15 天左右阴道杆菌分解成屑状，自此细菌群内逐渐混有各种杂菌，随着年龄的增长，检出菌的种类和频率有增加的趋势，而阴道杆菌极少，杂菌较多。正常小儿阴道内的菌群有葡萄球菌、草绿色链球菌、肠球菌、棒状杆菌、不动杆菌等，当机体抵抗力下降或外来感染时，正常菌群失调，致病菌、机会致病菌大量繁殖而致炎症。

（二）临床表现

婴幼儿阴道炎主要症状为阴道口处见脓性分泌物，味臭。由于阴道分泌物刺激可导致外阴瘙痒，患儿常用手指搔抓外阴甚至哭闹不安。其检查可见外阴红肿、破溃及前庭黏膜充血，慢性外阴炎可致小阴唇互相粘连，甚至可致阴道闭锁。

（三）诊断

根据症状、体征，临床诊断并不困难，婴幼儿阴道炎有各自的特点如滴虫阴道炎，其常患有此病的病史，除有严重外阴瘙痒和阴道黏膜充血红肿外，其阴道分泌物为大量泡沫状，镜检可发现滴虫；念珠菌性阴道炎，除母亲有患病史外，也可能有长时间应用大剂量抗生素的病史，外阴奇痒、皮肤黏膜红肿，更甚者阴道黏膜被糠皮状白色假膜覆盖，假膜脱落后，则形成易出血的灶状糜烂和溃疡，阴道分泌物呈“豆精”状或“凝乳”状，镜检可见真菌为其特点。各种细菌性阴道炎，其分泌物呈脓性，有时有特殊异味，如大肠埃希菌会有恶臭味；淋菌性阴道炎，其母亲常有患病史，阴道分泌物多呈稀薄脓性，外阴受分泌物刺激明显充血、水肿，表面有破溃处。为尽早明确诊断应取阴道分泌物涂片检查或送培养找病原体。蛲虫病患儿，当雌虫移至肛门周围排卵时，会阴部瘙痒难忍，夜间尤甚，患儿常哭闹不安，其外阴部红肿、抓伤、有多量脓性分泌物流出。应行大便检查找蛲虫，以利于及时对症治疗，防止误诊误治。如异物误入阴道引起的阴道炎，常有疼痛、灼热和分泌物增多，且常混有血液。应用小指做肛门检查以确定阴道内有无异物。

（四）治疗

一旦确诊应及时治疗，延长病程会使婴幼儿阴道炎由急性转为慢性，久治不愈，反复发作，增加患儿痛苦，造成不良后果。尤其应强调指出，淋菌性阴道炎，如不能及时诊断治疗，其病情会由阴道向子宫、附件和泌尿系统扩延发展，其后果是极其不良的。

1. 注意卫生，不穿开裆裤，减少外阴受污染的概率。婴幼儿大小便后要清洗外阴，避免用刺激性强的肥皂。清洁外阴后撒布婴儿浴粉或锌粉，以保持外阴干燥。

2. 急性炎症时，口服或静脉滴注抗生素治疗，同时用 1∶5000 高锰酸钾溶液或中成药洗剂坐浴，坐浴后擦干外阴，如阴道内有炎症，可在阴道内滴入与病原体相应的药物，外阴可选用下列药物涂敷：① 40% 紫草油纱布；②炉甘石洗剂；③ 15% 氧化锌；④瘙痒明显者可用 10% 氢化可的松软膏；⑤有念珠菌感染可用达克宁软膏；⑥有细菌感染者可用红霉素软膏。

3. 阴唇粘连时，粘连处可用两大拇指将两侧阴唇向外、向下轻轻按压使粘连分离。分离后创面用 40% 紫草油涂敷，以免再度粘连，也可涂擦 0.1% 雌激素软膏。

4. 如阴道异物应在全身麻醉下轻柔取出异物，防止损伤阴道黏膜。

二、滴虫阴道炎

临床对阴道滴虫的认识已有 180 余年历史。毛滴虫有 100 多种，除了几种自由生活的类型外，有鞭毛的原虫都是寄生的。家禽毛滴虫寄生于家禽，引起家禽口腔、食管的感染，并潜在播散到内部器官，家禽感染后死亡率较高。牛毛滴虫是一种世界范围的主要感染牛的病原体。滴虫侵犯到牛的阴茎和皮毛后，公牛可以表现为无症状或急性感染，对母牛，毛滴虫引起阴道、宫颈和子宫感染，导致不育或流产。公牛感染者不宜用于繁殖。

人类已鉴定了三种毛滴虫：口腔毛滴虫，寄生于口腔，是一种与人共生的毛滴虫；人大肠内可有人类五鞭毛毛滴虫；阴道毛滴虫可引起男性和女性的泌尿生殖道感染。

滴虫适宜在 25～40℃生存，pH 为 5.2～6.6 的潮湿环境中生长，若 pH 在 5 以下或 7.5 以上的环境中则不生长。

（一）流行病学

WHO 估计每年全世界约有 1.8 亿滴虫病患者，在性传播疾病（STD）中，滴虫病被某些人认为是最有传染性的非病毒性感染。对人群中滴虫病的发病率报道也各异，高危人群是一些低经济收入人群，常是多个性伙伴、性工作者、文盲和生殖器卫生差者。也有学者认为妇女精神受到压抑，婚姻失败等也易患本病。应用口服避孕药者，与其他妇女相比，往往有更多的性伴侣，这种行为可导致罹患滴虫感染的概率增加。

滴虫在男性中扩散，男性携带滴虫绝大多数是无症状的，在男性尿道中常是无明显症状的炎性反应。男性非淋菌性尿道炎中，滴虫感染的范围是 10%～70%。

泌尿道外的滴虫，前已所述，除阴道毛

滴虫外还有口腔毛滴虫和肠毛滴虫（大肠内的人型鞭毛滴虫）。在厌氧感染的同时，滴虫病者常并发上生殖道感染。

滴虫的传播途径有：①性交传播，与女性患者有一次无保护性性交后，约 70% 的男子发生感染；通过性交男性传播给女性的概率更高。②经公共浴池、浴室、毛巾、游泳池、坐式便器、衣物、污染的敷料、器械等间接传播。

（二）临床表现

女性感染者中，约 50% 是无症状的，约 1/5 的性活跃妇女在她们的一生中会感染阴道毛滴虫。女性的潜伏期是几天至 4 周。滴虫侵犯女性阴道、子宫颈内膜和尿道，引起阴道炎、瘙痒、排尿困难和性交困难。最常见的表现有阴道炎、子宫颈糜烂和子宫颈炎。滴虫阴道炎的阴道分泌物的量和性状与其他炎症有异，通常分泌物是灰绿色、泡沫状、恶臭。其他症状有后背疼痛、下垂感，因滴虫无氧酵解碳水化合物，产生腐臭气体，所以白带有臭味；瘙痒部分主要位于外阴及阴道口；间有灼热疼痛、性交痛等。若尿道口有感染，可有尿急、尿频、尿痛，有时见有血尿。阴道滴虫能吞噬精子，并影响乳酸生存。影响精子在阴道内存活，可致不孕。阴道黏膜充血，严重者有散在出血斑点，甚至宫颈有出血点，后穹窿及阴道内有多量白带，呈灰黄色，黄白带稀薄或黄绿色脓性分泌物，常呈泡沫状。

滴虫阴道炎患者的阴道 pH 一般在 5.0～6.5，多数＞6.0，pH 升高的原因是滴虫消耗或吞噬阴道上皮细胞内的糖原，阻碍乳酸生存。

孕妇患滴虫病后可发生胎膜早破，导致胎儿死亡或新生儿体重异常，也易引起新生女婴感染，因经母体阴道分娩过程中通过直接外阴、阴道污染，感染可使新生儿吸入含有滴虫的分泌物，因消化道 pH 呈中性，滴虫通过消化道时仍保持活力，结果含有滴虫的粪便污染阴道和尿道，又因新生女婴阴道的 pH 呈碱性，糖原含量高，所以新生女婴对滴虫易感。

（三）诊断

具典型症状和体征者易诊断。实验室诊断方法有酶联免疫吸附试验（ELISA）、直接荧光抗体法（DFA）、乳胶凝集法、DNA 探针、生理盐水悬滴法和培养等。但是最简便的方法是生理盐水悬滴法，显微镜下见到呈波状运动的滴虫和增多的白细胞即可诊断，此法在有症状的患者中阳性率达 80%～90%。对可疑或多次悬滴法阴性时，可送培养，准确率达 98%。实验室诊断，取分泌物前 24～48 小时，应避免性交、阴道灌洗或局部用药，取分泌物时窥器不涂滑润剂，分泌物取出后应及时送检，并注意保暖（冬天生理盐水宜适当加温），否则滴虫活动力减弱，对诊断有影响。目前聚合酶链反应（PCR）也可用于滴虫的诊断，敏感性为 90%，特异性为 99.8%。

（四）治疗

因滴虫性外阴阴道炎患者常可同时有尿道、尿道旁腺、前庭大腺滴虫感染，欲治愈此病需全身用药，单独局部用药的疗效不如全身用药。

1. 全身用药　初次感染推荐疗法，首选甲硝唑 2g，单次口服；也可选用甲硝唑 400mg，每天 2～3 次，连服 7 天。治疗失败者采用甲硝唑 2g，每天 1 次，连服 3～5 天。

2. 局部用药　不能耐受口服药物或不宜全身用药者，可选择阴道局部用药。常用甲硝唑阴道泡腾片（栓）或替硝唑阴道泡腾片（栓）200mg，塞入阴道，每晚 1 次，7～10 天为 1 个疗程。在全身或局部用药前，先阴道局部应用 1% 乳酸或 0.5% 醋酸液冲洗，可减少阴道恶臭分泌物并减轻瘙痒症状。

3. 性伴治疗　甲硝唑 2g，单次口服。滴虫阴道炎主要由性行为传播，性伴侣应同时进行性疗，治疗期间禁止性交。

4. 儿童的治疗　新生儿：在妊娠第 4 周以后感染的，给予甲硝唑每天 10～30mg/kg，共 5～6 天；受性虐待的儿童或无性虐待儿童：口服甲硝唑每天 15mg/kg，共 7 天。

5. 孕妇的治疗　最初 3 个月禁用，因动物实验曾认为甲硝唑可能有致畸作用。妊娠期可以应用。美国疾病控制中心（CDC）推荐甲硝唑 2g，单次剂量口服。也有用克霉唑 100mg 阴道内用，共 1 周。哺乳期停止哺乳，24 小时后口服甲硝唑 2g。

6. 治疗失败者　重复治疗的患者和性伴，CDC 推荐甲硝唑 2g，口服共 3 天。

7. 顽固病的治疗　可加大甲硝唑剂量及应用时间，每天 2～4g，分次全身及局部用药（如 1g 口服，每天 2 次，阴道内放置 500mg，每天 2 次），连用 7～14 天。

上述各种情况的治疗均为单用甲硝唑治疗，甲硝唑偶见胃肠道反应，如食欲缺乏、恶心、呕吐，也偶有头痛、皮疹、白细胞减少等，一旦发生应停药。治疗期间及停药 24 小时内禁饮酒，因药物与乙醇结合可出现皮肤潮红、呕吐、腹痛、腹泻等反应。本药能通过乳汁排泄，若在哺乳期用药，用药期间及用药后 24 小时内不宜哺乳。

8. 其他药物治疗　康妇栓对治疗滴虫阴道炎也有效，此为阴道局部用药。根据病情可使用康妇栓 1 颗塞入阴道 7～10 天为 1 个疗程，严重者可每天早晚各一次阴道塞入一颗，7 天为 1 个疗程。

滴虫阴道炎常于月经后复发，故治疗后检查滴虫时，仍应于每次月经净后复查白带，若经连续 3 次检查均阴性，方可称治愈。

滴虫对甲硝唑有耐菌株，所以也是影响临床效果的原因之一。

三、假丝酵母菌阴道炎

假丝酵母菌阴道炎也称念珠菌性阴道炎、念珠菌性阴道病，80% 为白念珠菌，余为光滑念珠菌，近平滑念珠菌、热带念珠菌等引起。念珠菌性阴道炎 10%～20% 的非孕妇女及 30% 孕妇阴道中有此菌寄生，常以酵母相（或孢子体）存在，并不引起症状，只有念珠菌大量繁殖，并转变为菌丝体才出现症状。

正常情况下白念珠菌与机体处于共生状态，不引起疾病。当某些因素破坏这种平衡状态，白念珠菌由酵母相转为菌丝相，在局部大量生长繁殖，引起皮肤、黏膜甚至全身性的念珠菌病。

当机体的正常防御功能受损导致内源性感染，如创伤、抗生素应用及细胞毒药物使用导致菌群失调或黏膜屏障功能改变，皮质激素应用，营养失调，免疫功能缺陷等。

念珠菌为双相菌，正常情况下一般为酵母相，致病时转化为菌丝相。因此在细胞涂片或组织切片中发现假菌丝是念珠菌感染的重要证据。

外阴阴道念珠菌病致病机制的毒力因素包括附着、发芽、蛋白酶、菌落转换。

外阴阴道念珠菌病的诱发因素很多，包括易使念珠菌毒力增强的因素和降低局部防御机制的有关因素两大类。

（一）念珠菌毒力增强因素

念珠菌毒力增强因素包括妊娠、糖尿病、外源性激素（雌激素，皮质激素）、紧身合成的内衣裤、偏嗜甜食、菌落的转换等。

1. 妊娠：妊娠后体内激素发生变化，特别是胎盘形成后，雌激素水平较高，导致一个高糖含量的阴道环境，为念珠菌的生长和繁殖提供了良好而充分的碳素来源，已证实在念珠菌的胞液中有可与雌激素结合的雌激素受体，雌激素具有促进念珠菌形成假菌丝的能力，以致念珠菌的毒力增强。临床上也以妊娠 3 个月胎盘形成后，雌激素水平最高的妊娠晚期发病为多，且症状严重，临床治疗效果也远低于非妊娠期发病的妇女。

2. 口服避孕药：在使用雌激素含量高的口服避孕药后，念珠菌在阴道内的寄居率升高，其机制也与妊娠期的发病机制相同。临床同样发现，服用低雌激素含量的口服避孕药者，几乎不引起念珠菌阴道炎的增加。

3. 糖尿病：糖尿病妇女念珠菌在阴道内寄居是很常见的，糖尿病患者合并外阴阴道念珠菌病的危险性增加。糖尿病患者反复发作念珠菌阴道炎，可能与阴道分泌物中含糖量也高，直接诱发念珠菌生长有关。临床上如遇顽固性念珠菌阴道炎患者，必须做糖耐量试验。一般认为对糖尿病患者单纯饮食限制并不能控制念珠菌阴道炎。

4. 皮质激素：肾上腺皮质激素应用时间较长或量较大，易致机体免疫功能下降，引起菌群失调，使念珠菌易于生长繁殖而致病。

5. 紧身衣着：常穿紧身衣裤，尤其是吸湿和透气性不良的衣裤、尼龙衣裤或长期穿紧身牛仔衣裤常可导致外阴和阴道局部组织潮湿和温度升高，黏膜浸渍，加以摩擦损伤可能改变阴道内环境而诱发外阴阴道炎症。曾有对无症状正常妇女随机指定穿紧身裤或宽松吸湿性好的衣裤进行比较，历时 2 个月后，发现前者阴道内念珠菌阳性率高于后者（Beed BD，1992）。

6. 妇女卫生用品：妇女卫生所用商业性冲洗器、喷香的厕所用纸、妇女卫生消毒器、月经纸垫等对外阴阴道念珠菌病的发生起作用，其原因是引起交叉感染或消毒不严或本身已有念珠菌感染等，也可改变阴道环境而促使无症状的寄居转变为症状性外阴阴道炎的发生。

7. 在未氯化过的池塘游泳：或即使氯化过的游泳池中游泳，但因能进入游泳池的健康检查不严；或公共厕所坐坑上常有念珠菌的浸渍，引起交叉感染等。

8. 此外还有营养过度、营养不良、置入导管、恶性肿瘤、酗酒、吸毒、腹部手术等，都为白念珠菌的危险因子（Sinnott JD，1985，Valdivieso M，1976 年）。

9. 偏嗜甜食和奶制品，食用发霉水果等：偏嗜甜食是指超过常人的甜食的喜爱，致血糖和阴道细胞和分泌物中糖含量增多，有利于念珠菌的生长和繁殖。奶制品中本身也易念珠菌增多，发霉水果中念珠菌也增多，进入肠道再污染外阴等，也易发病。

10. 某些妇女对香皂或阴道除臭剂过敏，并与卫生调件差、精神紧张等有关。

（二）降低局部防御机制的有关因素

1. 抗生素　外阴阴道念珠菌病常在长期使用抗生素过程中或在治疗后发病，无论口服或胃肠外或局部使用抗生素均有类似情况。虽然任何抗微生物药物者会引起此病，但最常见的抗生素如四环素（我国已淘汰，国外仍用）、氨苄西林和头孢类抗生素等均易加重症状或促使发病。因为使用抗生素主要在杀灭阴道内致病菌的同时，也破坏了阴道内的菌群平衡，使正常菌群减少，削弱了正常菌群对酵母菌的抑制能力。在阴道内的微生态环境中，当乳酸杆菌减少时，酵母菌就会大量繁殖和发芽，阴道内寄居率约由 10% 上升到 30%。同样抗生素也能直接诱发刺激念珠菌的生长繁殖。

抗生素不仅会使阴道内的菌群失调，也同时会减少肠道内的正常菌群，使肠道内的酵母菌大量生长繁殖。

2. 性生活　外阴阴道念珠菌病患者在未治愈前宜暂停性生活，如果期间有性生活，男方也采用避孕套为宜。性生活是否相互传播念珠菌阴道炎有不同意见，但以下事宜应引起注意和重视。

（1）男性阴茎头，包皮和冠状沟，以及阴囊皱褶部位均有念珠菌感染，可引起念珠菌性阴茎头炎（甚至阴茎头破溃）、阴囊炎、包皮炎等。不采用保护性措施性生活宜传播给女方。因为 15%～18% 的男性生殖器念珠菌培养为阳性。阴茎头炎是配偶患念珠菌阴道炎感染或无症状的真菌阴道炎传播而来。

（2）男性上述部位有念珠菌感染，通过口交者，使女方口腔内念珠菌感染也增加。

（3）女方阴道内有念珠菌感染时，不采用保护性措施进行性生活，男性阴茎等也有念珠菌感染，常见阴茎短暂性皮疹、红斑、瘙痒和烧灼感等症状，常在无保护性性生活后数分钟或数小时发生。若性生活后即行淋浴后症状可自行减轻或消退。

（4）男性生殖器念珠菌阳性的女性伴侣，其阴道念珠菌阳性率较男性生殖器阴性的女性伴侣高；同样阴道念珠菌阳性妇女的男性伴侣，其生殖器念珠菌带菌率高于阴性妇女的男性伴侣 4 倍。

（5）男性身体的其他部位，如直肠、口腔、精液和尿液中也可能有念珠菌的寄生，临床上同时给男方抗念珠菌药物治疗，也能减少女方念珠菌阴道炎的反复发作。

（6）精液可诱发念珠菌形成毒力较强的菌丝，从而侵犯阴道黏膜，引起外阴阴道念珠菌病的发生和复发。

（7）性乱者性伴侣多，性生活频繁，性卫生不注意等。这类妇女中外阴阴道念珠菌病发病率高，复发者也多。商业性性工作者中检出率高即是明显的例证。

（8）外阴阴道念珠菌病本身在性传播疾病中也属其中一类，性传播疾病的定义也即说明本病可通过性传播。

3. 艾滋病　也是性传播疾病，该类患者免疫功能低下，易引起念珠菌感染。

除上述念珠菌毒力增强因素，降低局部防御机制的有关因素外，还应有与免疫有关的因素。

患有子宫内膜异位症者，阴道念珠菌的发病率高于一般正常人群，除与子宫内膜异位症者与体内雌激素水平相对高有关外，也与白念珠菌感染与子宫内膜异位症患者在免疫变化方面有相似之处。

因为应用广谱抗生素、糖尿病、妊娠、大量应用免疫抑制剂及接受大量激素治疗或胃肠道有念珠菌、穿紧身化纤裤、尼龙衣裤、肥胖等使阴部局部湿度和温度增加，易致繁殖发病。其主要为内源性传染，如肠道、口腔存在念珠菌，一旦条件适宜则引起感染，这些部位可互相传播，也可通过性交直接传播。

其主要临床表现为外因瘙痒、灼痛、性交痛及尿痛，部分可阴道分泌物增多，为白色黏厚、呈凝乳或豆渣样，外阴可见红斑、水肿，常有抓痕，严重者皮肤皲裂，阴道黏膜红肿、小阴唇内侧及阴道黏膜有白色块状物，擦后露出红肿黏膜面。

儿童外阴阴道念珠菌病的症状和体征与成人没有区别，但常可见到外阴白斑或花纹。可分为单纯性和复杂性两类，其疾病轻重程度可根据瘙痒、疼痛、阴道黏膜水肿、出血、外阴抓痕、皲裂、分泌物量予以评分（0、1、2、3 分），此时选用治疗药物和治疗方案有助。

临床上也按患者瘙痒、疼痛、外阴和（或）阴道充血、水肿、抓痕、皲裂或阴道糜烂及分泌物量等程度制定外阴阴道念珠菌感染评分标准，具体见表 6-1。

表 6-1　外阴阴道念珠菌感染评分标准

项目	评分			
	0	1	2	3
瘙痒	无	偶有发作，可被忽略	能引起重视	持续发作、坐立不安
疼痛	无	轻	中	重

续表

项目	评分			
	0	1	2	3
充血水肿	无	＜1/3 阴道充血	1/3～2/3 阴道充血	＞2/3 阴道充血
抓痕、皲裂、糜烂	无			有
分泌物	无	较正常稍多	量多，无溢出	量多，有溢出

若评分≥7分为严重VVC

采用10%氢氧化钾悬滴法玻片检查无症状寄居者的阳性率为10%，而有症状的阴道炎阳性检出率为70%～80%；但培养阳性率几乎均可达100%。

在实验室诊断时，正确的取材也十分重要，常用的方法是加温10%氢氧化钾或生理盐水1小滴，置于玻片上，取少许阴道分泌物混于其中，在光镜下寻找孢子和假菌丝。大多数无症状的阴道寄居为酵母相，表现为芽孢及出芽；而在有症状的阴道炎多为菌丝相，表现为芽管及假菌丝，只有带假菌丝的念珠菌才能在阴道黏膜附着并侵入阴道，导致炎症的发生。无症状的阴道寄居者分泌物中菌量少，并且用10%氢氧化钾做显微镜涂片检查90%为阴性。

外阴阴道念珠菌病的治疗有局部用药，全身用药及联合用药（口服加局部）等。

阴道念珠菌病的临床用药多数为局部用药，近年高效短疗程的口服制剂问世，更使患者易于接受，且适用于经期及未婚女性。阴道念珠菌病药物治疗中要求性伴侣做生殖器真菌培养及适当抗真菌治疗，应同时用药；治疗中症状消失后，需每次月经净后复查并巩固治疗1个疗程。常用药物见表6-2。

表6-2 治疗阴道念珠菌的常用抗真菌药

分类	局部用药	用法	口服用药	用法
咪唑类	克霉唑	100mg 阴道片，100mg/d×7天	酮康唑	200mg，片剂，400mg/d×5天
		200mg 阴道片，200mg/d×7天		
		500mg 阴道栓（凯妮汀），500mg/d×1单剂量 轻度：推荐1个疗程（即1片） 中度、重度：推荐使用2个疗程，间隔3天使用，用药前去除过多白带 复发性：推荐连续上述连续使用2个疗程后，再每月月经后使用1个疗程，连续3个月		
	咪康唑	200mg 阴道栓，200mg/d×（3～7）天		
	噻康唑	6.5% 阴道软膏，单剂量		
	布康唑	2% 阴道霜，1次/天 ×3天		
	益康唑	50mg 阴道栓，50mg/d×15天		
		150mg 阴道栓，150mg/d×3天		
	芬替康唑	2% 阴道霜，1～2次/天		
		600mg 阴道栓，单剂量		
	硫康唑	1% 阴道霜，1～2次/天		

续表

分类	局部用药	用法	口服用药	用法
		100mg 阴道栓，100mg/d×（3～7）天		
	异康唑	300mg 阴道片，单剂量		
多烯类	制霉菌素	10 万 U 阴道栓，10 万 U/d×14 天	美帕曲星	5 万 U 片剂，10 万 U 片剂，1 次 /12 小时 ×3 天
	克念霉素	5mg 阴道片，5mg/d×10 天		
	美帕曲星	2.5 万 U 阴道片，2.5 万 U/d×（3～7）天		
三唑类	特康唑	0.8% 阴道霜，1 次 / 天 ×3 天	伊曲康唑	200mg 胶囊，200mg/d×3 天
			氟康唑	150mg 胶囊，单剂量
吗啉类	阿莫罗芬	50mg，100mg 阴道栓，单剂量		
复合剂	康妇特栓*	50mg，1 次 / 天 ×6 天 严重者 2 次 / 天 ×6 天		
	可宝净**	1 片，睡前置入阴道，月经期不间断，12～18 天为 1 个疗程		
其他	环吡酮胺	100～200mg/d×7 天　阴道栓		

* 包括益康唑，莪术油，冰片；** 包括氯喹那多 200mg，普罗雌烯 10mg

目前我国广泛使用凯妮汀对预防新生儿感染起积极作用，也有达克宁霜剂，可用于外阴、男性生殖器念珠菌病及新生儿、婴幼儿皮肤念珠菌感染。孕妇妊娠 3 个月后，在医生指导下也可使用。

伊曲康唑疗法：每天 400mg，分 2 次服用，此法临床症状和体征明显好转或完全消失达 95.8%（完全治愈为 48.9%，有效为 46.9%），远期总有效率为 97.2%（治愈为 76.8%，有效为 20.4%）。

氟康唑：是抗菌谱广的药物，作用机制也类似咪唑类，但其对真菌细胞色素 P450 的结合远高于哺乳类，故不出现明显肝毒性。药代动力学特点是半衰期长。氟康唑分子量小（306.3），水溶性好，口服吸收完全，具有长效特点，口服后血浆峰值浓度（C_{max}）出现在 1～2 小时，最后血浆消除约为 30 小时。体外活性表现为抗新型隐球菌和念珠菌属，对念珠菌 0.2mg/L 浓度可抑制大多数菌丝的分支。其分布广泛，在阴道组织、阴道液中浓度可维持 72 小时，口服胶囊生物利用度高，大于 90%。

抗念珠菌药物众多，对外阴阴道念珠菌病的治疗有以下几种。①白念珠菌外阴阴道炎可选用药物有克霉唑、凯妮汀、达克宁、妥善、益康唑、酮康唑、伊曲康唑、氟康唑、制霉菌素、克念霉素、美帕曲星等，但目前临床上以达克宁、凯妮汀、制霉菌素、伊曲康唑等为主；②光滑念珠菌阴道感染可选用布康唑、伊曲康唑、特康唑、氟康唑等为主，克霉唑、咪康唑也有作用；③热带念珠菌阴道感染可选用特康唑、伊曲康唑、氟康唑等，克霉唑、咪康唑也有作用；④克鲁斯念珠菌感染可选用克霉唑，咪康唑也有作用，特康唑作用也强；⑤孕妇念珠菌感染可在医生指导下首选克霉唑、凯妮汀、制霉菌素，也可在医生指导下应用达克宁；⑥哺乳期妇女不使用氟康唑。

新生儿的念珠菌感染大多因母体妊娠时外阴阴道念珠菌感染，胎儿经阴道分娩，使新生儿易发生念珠菌感染，当然也有后天感染。健康小儿念珠菌可达 5%～30%，正常情况下不致病。新生儿念珠菌感染主要是分娩时经母亲产道感染，也可是宫内感染。经阴道引起宫内感染，这类新生儿患病时病情较轻，预后也好。

新生儿鹅口疮多见于新生儿舌、颊内及腭部，可见口腔黏膜白苔，初起白苔附着于黏膜，融合可成大片白膜，不易擦除。

新生儿因胎粪污染引起肛门周围皮炎，多发生在放置尿布的皮肤区域。

新生儿念珠菌感染分为两种，一种为与导管相关的白念珠菌血症，另一种为播散性或侵袭性念珠菌炎。前者常因使用中心静脉导管的部位感染，当导管迅速拔除或开始治疗后白念珠菌血症很快缓解，而后者导管拔出后白念珠菌感染可持续存在，和（或）白念珠菌可累及身体正常无菌的部位。

新生儿念珠菌感染也可分为新生儿先天性念珠菌病和新生儿皮肤念珠菌病。前者临床罕见，常表现为念珠菌支气管炎、呼吸困难、弥漫性斑疹、肠炎及皮肤感染。后者临床多见，其可通过母生殖道感染；分娩时传给新生儿；或产后的密切接触传给新生儿。感染部位以肛门周围、臀部、腹股沟、腋窝、颈前及下颏部等多见。75% 的新生儿念珠菌感染常累及 2 个或 2 个以上器官，单一病灶的骨髓炎、脑膜炎及肾性念珠菌病是最常见的存在形式，其次是血液、肾、脑膜、心脏、眼、骨关节感染的任意组合形式。

新生儿念珠菌感染的高危因素见表 6-3。

表 6-3　新生儿念珠菌感染的高危因素

高危因素	备注
经典高危因素	
多种抗生素的使用	抗生素使用时间及具体抗生素使用方案
中心静脉导管	
肠道外高营养及静脉脂肪乳剂	
念珠菌寄居和（或）黏膜皮肤念珠菌发作史	
年龄组的特异高危因素	
出生时低体重	约 90% 感染的新生儿体重低（＜1500g）
气管插管及气管造口术	许多新生儿患有某一类型的呼吸功能不全
周围静脉插管	
先天畸形：胃肠道、心脏畸形多见	最常见于＞2500g 的婴儿在 NICU 长期住院期间
胃肠道疾病	坏死性小肠结节炎及需要手术的吻合畸形

新生儿念珠菌感染多在出生后第 1 周或第 2 周出现临床症状，感染发生率的最高峰为出生后 2～4 周，可影响 10% 的健康新生儿。临床医务人员应告知家长在出院，尤其是出生后第 2～4 周是新生儿念珠菌感染的高峰期，但此时均已出院，在家护理。所以此时仍应重视，切勿大意。

新生儿念珠菌感染的典型临床表现与细菌性脓毒血症难以区分，可见血压波动、低血压、腹胀、呼吸困难及窒息、大便性状改变、对糖不耐受等，其中以呼吸困难和窒息最常见，约占 70%。

（1）皮肤和黏膜：新生儿黏膜皮肤念珠菌感染可表现为鹅口疮、尿布疹和（或）不同形式的红色丘疹，以及通常发生于湿润黏膜表面的脓疮及皮肤脓肿，以会阴念珠菌最常见。

（2）中枢神经系统：在新生儿侵袭性念珠菌病中，念珠菌性脑膜炎是最常见的表现之一，死于侵袭性念珠菌病的新生儿有64%伴有中枢神经系统病变，大于2/3的患儿脑脊液培养阳性。念珠菌性脑膜炎表现为颅内压增高相关的囟门膨出、骨缝增宽等。本病死亡率高，即使幸存，常有严重的后遗症如脑积水、精神运动性阻滞等。

（3）眼：检眼镜检查被认为是早期诊断的手段之一，念珠菌性内眼炎的发生率可高达50%。

（4）心脏：新生儿心内膜炎中，念珠菌性心内膜炎占第二位，临床表现有心脏杂音、瘀点、皮肤脓肿、关节炎、肝大、脾大等。右心的真菌性团块可表现心力衰竭，甚至脑栓塞。

（5）肾：新生儿泌尿系念珠菌感染是NICU中最常见的病因（Phillips等，1997年），将近50%的患儿伴有念珠菌菌血症。新生儿特别易患肾念珠菌病，表现为肾真菌性脓肿。NICU患有念珠菌病的新生儿中，35%～42%患有肾念珠菌病，且大部分为肾曲霉肿（indeed fungns balls），可表现为单侧或双侧肾梗阻、肾功能不全，此也可是侵袭性念珠菌病的最初临床表现。

（6）骨和关节：SPP念珠菌曾被多次报道是引起新生儿关节炎的三种病因之一，新生儿念珠菌性骨髓炎和（或）关节炎的典型表现是下肢温热，梭形肿胀。在X线片上可表现为骨质溶解和骨皮质缺损区。

新生儿念珠菌感染的治疗：单独使用两性霉素B或联合应用5-氟胞嘧啶仍是治疗新生儿念珠菌病的标准方案，最适使用期限和最佳治疗方案仍未清楚。对于无并发症的导管相关念珠菌血症者，两性霉素B应使用最小剂量10～15mg/kg，对于侵袭性念珠菌病者则用25～30mg/kg，而5-氟胞嘧啶则为100mg/（kg·d），均分成4次给药。

四、蛲虫性阴道炎

阴道感染蛲虫（enterobius vermicularis，EV）是全球性问题，可见于成人、青春期和儿童，以儿童多见。Ponce在调查一所墨西哥儿童医院的415例蛲虫病中，发现78%有外阴、阴道炎，特别见于学龄前儿童。

蛲虫寄生于大肠，雌蛲虫在夜间——宿主入睡后2小时内自肛门爬出，因温度（34～36℃）和湿度（90%～100%）适宜，故在肛门周围、会阴部和女阴皱褶内大量产卵。雌虫可经阴道口进入生殖道的各部分，如阴道、子宫颈、子宫和输卵管。由于机械性和化学性刺激以及自身携带的肠道细菌污染可引起局部过敏反应及炎症浸润。虫卵在体外生存的时间较长，手指搔抓或床单上虫卵，因不注意而再次入口，易反复感染。煮沸、5%石炭酸、10%来苏液可杀灭虫卵。

（一）临床表现

1. 肛门周围和外阴瘙痒、刺痛，白带增多，可呈黄白色脓性分泌物。

2. 可有轻微的食欲缺乏、腹胀、腹痛及腹泻等消化道症状。

3. 可有精神不安、失眠、夜惊、夜间磨牙等精神神经症状。

4. 检查发现外阴部皮肤潮红、抓痕、湿疹，阴道口轻微红肿。

（二）辅助检查

1. 粪便　蛲虫一般不在人体肠道产卵，故粪检虫卵法阳性率＜5%。

2. 阴道分泌物检查　可用阴道口涂片，阴道口擦拭法或阴道分泌物涂片。个别妇女阴道分泌物中查到蛲虫卵，进一步用内镜检查发现后穹窿部有一雌性蛲虫。

3. 肛周检虫法　在入睡后1～2小时，可在阴道口、肛周观察到线头状白色小虫，长3～12mm。

4. 肛周检卵法　在肛门四周皱襞上刮取、擦取或蘸取污物镜检虫卵。常用透明胶纸肛拭法和棉签拭子法。必须在早晨排便前或洗澡前检查，1次检出率为50%，3次检出率可高达90%以上。

（三）鉴别诊断

蛲虫可以合并淋病或其他性传播性疾病，必须与淋病等性传播疾病相鉴别。另外，蛲虫性肉芽肿需与肿瘤、结核等相鉴别。

（四）治疗

局部清洁、消炎、抗过敏，尽早驱虫、去除病因是治疗的关键。治疗的同时应预防再感染。

五、细菌性阴道病

细菌性阴道病（bacterial vaginosis，BV）是由阴道加德纳菌（Gardnerella vaginalis，GV）与某些厌氧菌混合感染引起的，伴有阴道分泌物性质改变的一组症候群，其病理特征无炎症病变和白细胞浸润，是广大妇女的常见病、多发病，占外阴阴道感染的30%～50%。BV曾有许多名称，如非特异性阴道炎（nonspecific vaginitis）、阴道嗜血杆菌性阴道炎（haemophilus vaginitis）、加德纳杆菌性阴道炎（gardnerella vaginitis）、棒状杆菌性阴道炎（corynebacterium vaginitis）、厌氧菌性阴道炎（anaerobic vaginosis）等。1984年在瑞典召开的专题国际学术会议上将其统一命名为细菌性阴道病。

（一）流行病学

BV在不同人群，其患病率存在明显差异，如在健康体检女大学生仅为4%，但因患下生殖道疾病去妇科就诊的女大学生占15%～25%，产科门诊占23%～26%，妇科门诊占15%～23%，而性病门诊高达33%～64%。易患因素如下所述。

1. 性激素　BV多见于生育期妇女，15～44岁，妊娠妇女发病率高，提示与雌激素相关。

2. 种族　非白种人妇女BV患病率明显高于白种人妇女，GV寄生与非白种人妇女显著相关。

3. 妊娠史　有多次妊娠史的妇女BV患病率、GV寄生率均明显增加。

4. 性行为　性乱者BV患病率、GV寄生率均显著高于其他人群，与近期性伴数量呈正相关。

5. 避孕方式　采用宫内节育器的妇女BV患病率显著高于其他避孕方式者。

（二）病原学

细菌性阴道病是多种致病菌繁殖导致阴道生态系统失调的一种病理状态。患者阴道内乳酸杆菌的优势地位被加德纳阴道杆菌和混合性厌氧菌群所取代，这些菌群包括类杆菌属族，莫必伦菌属（Mobiluncus）、厌氧球菌和人类支原体属等。

阴道加德纳菌是BV主要的病原体，为革兰阴性或有变异的球菌样小杆菌，菌体小，两端呈圆形，无荚膜，无鞭毛，为兼性厌氧生活。生活最适pH在6.0～6.5，最适温度为35～37℃。pH为4.5不宜生长，pH为4.0则不生长。该菌可以单独引起BV，更可能与其他厌氧菌共同致病，但并非加德纳菌阳性者即为BV，20%正常妇女阴道涂片也可找到此菌。

专性厌氧菌主要是莫必伦菌，是BV的特异性病原体，在50%～70%的BV患者中可检出，是一种弯曲、有鞭毛，革兰染色可变性的厌氧性细菌，在阴道液中呈螺旋状活动。在正常妇女中也可发现这类细菌，但数量很少，在6%以下。由于厌氧菌产生脱羧酶，可激发阴道加德纳菌产生某种氨基酸，从而产生挥发性胺类，释放出难闻的鱼腥臭味。同时胺类使阴道液 pH 上升，抑制乳酸杆菌的繁殖而导致本病。

类杆菌属（*bacteroides*）包括类杆菌、消化链球菌、消化球菌及真杆菌。24%～75% 的 BV 患者中还可分离出人型支原体，它的大量存在，可能与并存的其他微生物协同致病。BV 还常与滴虫阴道炎合并，有学者报道称滴虫阳性妇女中有 86% 的患者合并 BV。

（三）正常阴道生态系统及 BV 发病机制

正常阴道生态系统保持动态平衡。正常情况下乳酸杆菌是阴道内最主要的正常菌群，占常住菌的 95% 以上，其数量约为≤10^6/ml 阴道液，乳酸杆菌经革兰染色呈阳性，部分乳酸杆菌能产生过氧化氢。其能通过酵解糖原产生乳酸从而保持阴道内较低的酸碱度，抑制其他寄生菌过度生长，维持阴道内正常菌群平衡。早已证实，乳酸杆菌可抑制加德纳菌、类杆菌和莫必伦菌。而部分乳酸杆菌合成的过氧化氢能直接或与其他过氧化物联合作用抑制上述细菌生长。研究表明正常妇女阴道内寄居有过氧化氢阳性的乳酸杆菌，而在 BV 时显著减少或消失；寄生有过氧化氢阳性乳酸杆菌的妇女，BV 发生率显著低于无过氧化氢阳性乳酸杆菌的妇女。

1. 妊娠　妊娠期间受体内高雌激素、高糖环境影响，加上妊娠期间阴道内过氧化氢阳性的乳酸杆菌相对不足，以及妊娠本身的免疫抑制作用均有利于细菌生长。因此，尽管妊娠期间阴道低 pH 同样会发生 BV。

2. 局部因素　阴道上皮真核细胞上存在某些受体，如 GV、莫必伦菌的受体。阴道内菌群成分的改变会影响受体的特异性，研究表明阴道 pH 上升有利于细菌黏附到真核细胞上。阴道内黏液中糖蛋白，金属离子 Zn^{2+}、Mg^{2+} 等有促进细菌停留在阴道内的作用。局部免疫防御能力减低，正常阴道内存在少量 IgA、IgM，BV 患者阴道内黏液溶解酶、蛋白酶明显增加，因而分解 IgA，所以这种局部抵抗力是有限的。

3. 性生活　精液呈碱性，本身可改变阴道液体成分而影响其 pH。

（四）临床表现

1. 症状　有 20%～50%BV 患者是无症状的。BV 患者典型的症状是阴道分泌物轻度到中度增加，并产生鱼腥臭味，常在月经或性交后加重。以后部分患者会出现一种或多种不适的症状，如阴道和阴道周围的瘙痒、灼热感，少数人发生下腹部疼痛、性交困难或尿痛等症状。

2. 体征　多数患者外阴和阴道黏膜无充血及红斑等炎症表现，有体征者仅占 7% 左右，可有阴道黏膜轻度水肿、发红，偶可见出血点。阴道分泌物增多，灰白色稀糊状白带均匀一致地黏附在阴道壁上形成薄层，而穹窿部较少，分泌物很容易从阴道壁上擦掉。因表面光滑如油，故有“油膏状白带”之称。也有 10%～15% 患者出现小泡沫状白带，易与滴虫感染相混淆。

（五）诊断

1. 临床诊断方法　目前较普遍接受的 BV 临床诊断标准，归纳为以下 4 项。

（1）均质、稀薄的阴道分泌物。

（2）pH>4.5。

（3）氨试验阳性：阴道分泌物中滴加 1～2 滴 10% 的 KOH，可闻到鱼腥样臭味为阳性。

（4）阴道分泌物革兰染色找到线索细胞。所谓线索细胞就是阴道上皮细胞，因表面附有大量加德纳菌而致细胞边缘模糊不清。

以上 4 项，同时有 3 项存在即可诊断 BV。

2. 阴道分泌物的性状　可因包括性交和阴道冲洗在内的不同原因而改变。关于均质、稀薄的阴道分泌物，大多数研究认为，这个指标既不敏感，也不特异。Eschenbach 等分别在 69% 的 BV 患者和 3% 的非 BV 患者妇女中检测到异常的分泌物，并认为这个指标的高特异性取决于临床医生对分泌物的分辨能力，而在性病门诊就诊的妇女更容易检测到。

3. 阴道 pH　pH>4.5 是 BV 一个敏感的指标，但特异性不高。正常阴道菌群的妇女在性交后或月经期也可有阴道 pH 升高。若在阴道标本中混入宫颈黏液也将产生较高的 pH。Amsel 等调查结果表明，97% 的 BV 患者阴道 pH>4.5，但 35% 的非 BV 患者 pH>4.5。Eschenbach 等认为，如果将 pH 升高的标准定为 4.7，诊断可能更为准确。

4. 氨试验　Pheifer 等（1978）注意到将 10% 的 KOH 加入 BV 患者的阴道分泌物中，可产生鱼腥样臭味，这是由于当加入碱后，多胺特别是腐胺和尸胺从它们的盐中释放出来，并产生了气味。某些 BV 妇女在性交后阴道恶臭味更加强烈，这可能是因为精液的 pH 较高，以 KOH 相同的作用而产生氨。所以氨试验的假阳性可发生在近期有性行为的妇女。这个试验检测 BV 是特异的，但仅有中等的敏感度。

5. 线索细胞　是由于 BV 妇女存在的厌氧菌，特别是加德纳菌，由于阴道 pH 的升高，使大量的细菌牢固地黏附在阴道上皮细胞上，而在显微镜下观察到阴道上皮细胞的边缘变得模糊不清。线索细胞的检查是单项 BV 临床诊断标准中最为敏感和特异的，但必须依靠检验人员的经验。碎片或退化的细胞有时会误认为是线索细胞，乳酸杆菌有时也会少量地黏附在上皮细胞上。在妇科门诊的调查表明，在 98% 的 BV 妇女和 6% 的非 BV 妇女中可见到线索细胞。

6. 实验室诊断方法

（1）阴道加德纳菌培养：由于在绝大部分 BV 妇女分离到阴道加德纳菌，因而人们认为该菌就是 BV 的病原菌。因此目前认为，阴道加德纳菌培养不是 BV 满意的诊断方法。

（2）气 - 液相色谱法：由于在正常妇女阴道分泌物中，乳酸是主要的成分，仅有少量的丁二酸盐，但在 BV 妇女中，丁二酸盐与乳酸的比例可上升到 ≥0.4，另外在色谱分析中，乙酸盐的峰值可 ≥3mm，或异戊酸、异丁酸的峰值 ≥1mm。比较临床诊断 BV 的标准，气 - 液相色谱法的敏感性为 78%，特异性为 81%，阳性预测值为 48%。

（3）革兰染色法：将阴道分泌物涂片后革兰氏染色，在显微镜下观察革兰氏阳性菌（乳酸杆菌）和革兰阴性菌的比例。BV 显微镜下典型的特征是乳酸杆菌的缺乏，而由革兰阴性菌所替代。

（4）脯氨酸氨肽酶测定：妇女阴道分泌物中检测脯氨酸氨肽酶，认为该酶水平的测定可评价临床或革兰染色法诊断 BV 的准确性。

（5）细菌唾液酸酶半定量比色快速检测法：采用 BV Blue 快速诊断试剂盒，取阴道分泌物，拭子插入含反应液的反应管中，充分混匀，37℃保温 10 分钟，取出拭子，反应管中加入 1 滴显色液，立即比色，蓝色表示唾液酸酶活性增高，比色卡 >7 分为 BV 阳性，5～6 分为可疑，<4 分为阴性。

患有 BV 的妇女，阴道分泌物中含有能产生唾液酸酶的细菌，而无 BV 的妇女阴道分泌物中无增高的唾液酸酶活性，BV Blue 检测就是测量阴道分泌物显示出异常的唾液酸酶活性，来检测 BV 感染。

（六）治疗

1. 细菌性阴道病的治疗原则　①无症状者不需要治疗；②性伴侣不必治疗；③妊娠期细菌性阴道病应积极治疗；④需行宫腔操作者，如诊刮、人工流产、宫腔镜检查、放环、取环、子宫输卵管造影等手术术前发现细菌性阴道病，需积极治疗。

2. 细菌性阴道病的治疗目的　BV 以阴道

生态环境紊乱为特征，其产生过氧化氢的乳酸杆菌占优势的正常菌群被过度生长的混杂微生物所取代。因此，治疗的目的是通过治疗达到杀灭致病微生物并恢复正常的阴道生态环境。

BV的治疗方法分为系统性治疗和阴道局部治疗两类。系统性治疗主要是口服药物，适用于不愿局部用药及出现并发症的BV患者，因药物用量较大，出现全身性不良反应的概率大且较明显。阴道局部治疗则是阴道内用药以直接杀灭或抑制BV相关混杂微生物，适用于不能耐受口服药物副反应和无并发症的BV患者，具有用药剂量小、不良反应轻微或不明显的优点，故局部用药更受欢迎。

3. 细菌性阴道病的治疗注意事项　BV治疗期间应避免性生活或使用避孕套，局部治疗期间还应避免长时间的坐浴。治疗结束后4周内仍需使用避孕套。局部用药时间选择2次月经的间期。治疗后需随访，一般治疗后1周、4周、3个月、9个月各复诊1次。治愈标准为诊断标准中所有指标恢复正常，复发标准则为治愈后重新出现诊断标准中的多数指标或所有指标。

4. 细菌性阴道病的治疗方案

（1）硝酸咪唑类：在这类药物常用的是甲硝唑和替硝唑。甲硝唑被认为是BV治疗的首选药物，其本身具有较强的抗厌氧菌活性，虽然在体外甲硝唑对加德纳菌无杀灭作用，但其羟化代谢产物则有抗加德纳菌活性，同时甲硝唑无抗乳酸杆菌活性，故有助于阴道正常菌群的重新形成。

口服甲硝唑500mg，每天2次，共7天。治愈率达82%～97%，被认为是BV治疗的标准疗法。或用甲硝唑2g单剂量1天疗法，可取得相似的近期疗效，但复发率高。服用甲硝唑的不良反应有恶心、呕吐、食欲缺乏、口腔内有金属味、头痛、头晕、尿呈深色、偶见皮疹。服用甲硝唑时忌服含乙醇的饮料，否则会产生戒酒硫样作用。服用替硝唑每天1g，共6天，首剂加倍。疗效及不良反应均与甲硝唑相似。

阴道局部治疗可用甲硝唑栓剂500mg，或替硝唑栓剂，每晚一次睡前置入阴道，共7天，治愈率为71%～79%，局部治疗副作用少见。

（2）克林霉素（氯林霉素）：具有很好的抗厌氧菌活性，且有中度抗加德纳菌和人形支原体活性，是甲硝唑的一个有效的替代药物，适用于孕妇（尤其是妊娠早期者）、对甲硝唑过敏或不耐受者及口服甲硝唑治疗失败者。

克林霉素口服剂量300mg，每天2次，共7天，治愈率在94%以上。16%患者出现胃肠道反应、皮肤瘙痒，一般症状不重，不需要停药。偶见假膜性肠炎、皮疹及轻度肝功能异常。

阴道局部治疗可用2%克林霉素阴道霜5g，每晚1次睡前置入阴道，共7日，治愈率为92%～94%。偶有阴道刺激症状，不需停药。

（3）乳酸杆菌栓剂：因BV的显著特点是乳酸杆菌缺乏，因而Hallen等使用冻干产H_2O_2乳酸杆菌栓剂（每个含10^8～10^9个菌落形成单位）1个塞入阴道，每天2次，共6天，获得近期治愈率为52%，复发率要比使用甲硝唑标准疗法低。

（4）其他药物：氨苄西林、阿莫西林均具有较好的杀灭BV相关微生物活性，但也有杀灭乳酸杆菌作用，故在治疗BV时只有中等治愈率，比甲硝唑差。喹诺酮类药物如氧氟沙星、环丙沙星等，抗菌谱较广，体外试验表明具有良好的杀灭BV相关微生物活性，但临床治疗BV疗效欠佳，可能是因为其非选择性的抗菌作用。在体外试验中红霉素有良好的抗加德纳菌作用，但阴道酸性环境使其沉淀而失活。米诺霉素、阿奇霉素也可治疗。而加德纳菌对四环素、多西环素、磺胺类药物高度耐药。也有学者试用乳酸制剂治疗 BV，但结果表明乳酸制剂治疗 BV 是无效的，乳酸制剂并不适合于重构阴道正常菌群。

（5）混合感染合并滴虫，念珠菌者，爱宝疗栓或保菌清阴道栓，每晚 1 枚塞入阴道，共 6 天。

（6）妊娠期 BV 患者的治疗：妊娠期明确 BV 诊断并有症状的妇女，应予以积极治疗，虽然至今未发现甲硝唑致畸作用，美国 FDA 也将甲硝唑改为 B 类药，但为了避免不必要的纠纷，建议在妊娠早期避免使用甲硝唑，但可在孕早期选用氯肯霉素治疗，而在妊娠中晚期既可选用甲硝唑，也可选用克林霉素。使用方法可选用口服，也可阴道局部用药，但有研究表明，口服加阴道局部用药效果更佳。

（7）BV 复发的治疗：BV 的治愈率高，但也有相当部分的妇女复发，其原因可能有：①男性性交传染；②治疗不彻底，感染仅控制，未杀死致病菌；③未能恢复以乳酸杆菌为主要菌群的阴道环境；④危险因素持续存在。

对反复发作或难治的 BV 患者，其性伴应接受治疗。复发患者建议重复使用克林霉素或甲硝唑。同时排除其他感染，如滴虫。

（七）细菌性阴道病的相关并发症

无论细菌性阴道病是否表现出临床症状，均可引起并发症。细菌性阴道病相关病原体可能是导致并发症的潜在病原体。

1. 细菌性阴道病与围生期不良结局　在妊娠期阴道内呈低 pH 环境，但妊娠期阴道内过氧化氢阳性乳酸杆菌相对不足，有利于加德纳菌及一些厌氧菌的生长，因而妊娠期也会发生细菌性阴道病。BV 时阴道局部炎症并不明显，常呈亚临床感染。在妊娠期 BV 可引起不良围生结局，包括绒毛膜羊膜炎、羊水感染、胎膜早破、早产、低出生体重儿、剖宫产后或阴道产后子宫内膜炎。

由于 BV 临床症状隐匿，如不经治疗，可对围生期结局产生不良影响，故主张应在 24～28 周对孕妇做常规 BV 筛查，并对 BV 阳性者进行及时的治疗，可大大改善其对围生期结局的不良影响。

2. 细菌性阴道病与新生儿低体重　在早产儿中，患有细菌性阴道病的孕妇其新生儿体重有 67% 低于 2500g，而无细菌性阴道病的孕妇仅为 22%。

3. 细菌性阴道病与妇产科术后感染　对 43 例术前宫颈分泌物 GV 培养阳性和 43 例 GV 培养阴性的妇女，经腹部行子宫切除术后，发现前者 14 例并发感染而后者仅 4 例并发感染，两者之间有显著统计学差异，说明细菌性阴道病可导致子宫切除术后感染的发生。已证实 BV 患者如行子宫切除术而未应用抗生素者切口发生蜂窝织炎的可能性显著增高。也发现对患有 BV 的妇女行人工流产手术之前或同时给予甲硝唑治疗可减少术后感染。

六、非特异性阴道炎

凡引起阴道炎的病原体非滴虫、念珠菌、淋球菌者都属于非特异性阴道炎，大多数是由病原微生物引起的，也因阴道炎常与外阴炎并存，故常混称外阴阴道炎。

阴道内长期应用抗生素、避孕药物、过度阴道冲洗、异物（子宫托、遗留棉球、纱布）、阴道小手术损伤、腐蚀性化学药物、尿粪刺激、物理刺激、全身抵抗力减弱、长期子宫出血等均可引起菌群失调或为病原体创造条件而引起感染致病。常见的病原体多为一般化脓性细菌如葡萄球菌、乙型溶血性链球菌、大肠埃希菌及变形杆菌等，且以混合感染多见。

急性期可有体温稍升高，外阴阴道充血水肿，有时形成溃疡或片状湿疹，外阴疖肿，多发生在外阴部，阴道充血水肿，触痛，分泌物增多，呈脓性、浆液性或血性。患者自觉阴道内有烧灼感，阴道内除充血外，也可有浅表溃疡，阴道 pH 偏碱性。大多由外阴阴道不洁、卫生习惯不良所致，常见有内裤黄染、外阴阴道发红和充血、水肿、皮肤瘙痒、浸渍，表皮剥脱、糜烂，也可有排尿后疼痛。

上呼吸道感染后几天也可伴发急性外阴阴道炎，与上呼吸道感染密切相关。细菌培养有葡萄球菌或溶血性链球菌，推测病菌采自鼻咽部，通过手传播到外阴再到阴道。也与下泌尿道感染有关，尿液反流入阴道。尿路感染病菌随尿液入阴道，有时并发阴道炎。女性尿道短易累及外阴、阴道引起炎症；分泌物和白带增多，也易累及尿道、膀胱引起炎症。

详细查询有无上述病因存在，分泌物做涂片，革兰氏染色后可在镜下找到非特异性化脓菌。多次检查未见滴虫及念珠菌等存在。必要时可做分泌物培养以明确诊断或鉴别。

治疗：如有全身反应时宜卧床休息，保持外阴部清洁，治疗内外科疾病，合理应用抗生素。局部治疗应恢复阴道的正常酸碱度，根据病原菌使用抗生素，具体常用 1∶5000 高锰酸钾溶液坐浴，或阴道冲洗改变酸碱度，调整阴道菌群，恢复阴道正常的生态环境。坐浴或阴道冲洗后拭干，阴部或外阴可涂抗生素乳剂或粉剂、软膏等，每天 1 次，7～10 天为 1 个疗程。

七、特异性非淋菌性阴道炎

一般是来自咽、耳、皮肤等部位感染灶的特异致病菌所致。

八、白喉性阴道炎

呼吸道感染或原发于阴道白喉引起白喉性阴道炎。

九、脑膜炎性阴道炎

脑膜炎双球菌病菌在鼻咽部及阴道深部取材可获阳性。感染是通过手指污染，从鼻咽部传到外阴、阴道。

十、志贺杆菌阴道炎

志贺杆菌阴道炎与痢疾、腹泻有关。

十一、沙门杆菌阴道炎

沙门杆菌阴道炎与腹泻有关。

十二、病毒性阴道炎

病毒性阴道炎中较常见的为尖锐湿疣与生殖器疱疹。此两种病变不仅发生在阴道，常同时侵犯外阴和子宫颈。

（一）尖锐湿疣性阴道炎

尖锐湿疣常由人类乳头状瘤病毒（HPV）所致，青春期及生育期年龄妇女易罹患尖锐湿疣，常发生在阴道分泌物增多和有不洁性生活妇女，尖锐湿疣常可与滴虫、念珠菌感染并存，妊娠期也易发生尖锐湿疣。

尖锐湿疣是由结缔组织及围绕其周围的一层鳞状上皮构成，上皮呈皱褶型，因此形成乳头，上皮的角质层略微增厚，多数为角化不全的细胞，棘细胞有明显水肿，真皮内有慢性炎症浸润，有时可见核分裂期。

临床常见到阴道前庭、阴道、宫颈或外阴有大小不等的乳头状赘生物，主要症状是阴道分泌物增多，继发感染后分泌物有臭味，阴道有烧灼感或疼痛，也有触痛（检查时或性生活时）。早期阴道内疣状物很少，呈分散状，继而增大，数个乳头融合一起，呈菜花状，有时呈大菜花状，可充满阴道，或在宫颈上呈菜花状，可误认为癌肿。

根据分泌物增多或有不洁性交史等，以及检查时典型所见，不难做出诊断，但需做局部病检，以便确诊和排除恶性肿瘤。宫颈和阴道内宜做 HPV 有关检测。

治疗应根据症状和病变大小而定，小型尖锐湿疣可用 20% 鬼臼类药物（普达非林）

或软膏局部涂抹，此药可使局部小动脉痉挛，故病灶立即变白，2～4天后疣状物脱落，1周左右局部组织恢复正常。涂药时应将疣周围的正常组织以凡士林纱布掩围，以防止药物损伤正常组织。阴道内或宫颈上较大的病灶不宜采用上述治疗，因药物可使阴道引起疼痛，重者可使阴道黏膜坏死、粘连，甚至形成泌尿道生殖瘘。

小病灶局部可涂三氯醋酸。大病灶宜在麻醉下行手术切除，以电切割为宜。宫颈尖锐湿疣病灶可用LEEP电切割处理。

分泌物增多时可给予坐浴，阴道塞药等对症处理。

（二）疱疹病毒性阴道炎

生殖器疱疹是由单纯疱疹病毒Ⅱ型（HSV-Ⅱ）引起，常发生在外阴-阴道和宫颈。常在月经前期复发，若有上呼吸道感染、感冒、胃肠功能紊乱、创伤等存在均易复发。

临床主要表现为外阴、阴道瘙痒、灼痛，病灶大者可有剧痛、性交痛，病变累及尿道口、膀胱三角区，则可引起尿痛、排尿困难等泌尿道症状。阴道分泌物增多。病变好发在阴道前庭、阴道，局部可见一簇簇小疱状物，大小不一，直径为1～5mm，内含透明液体，小疱周围的上皮充血、水肿，水疱常于24～72小时自然破裂，后形成溃疡，表面则有黄色分泌物。继发感染则可引起发热，腹股沟淋巴结肿大、压痛等。

临床根据症状、体征，不难做出诊断，实验室检查时取病灶分泌物做细胞学涂片，可见上皮细胞增大，染色体被挤到核膜处，细胞核呈玻璃样外观。上皮细胞内含一个被一层透明圈所围绕的嗜酸性细胞核，核内有包涵体，也可见多核细胞，发现包涵体的细胞对诊断有助。也可做病毒培养、血清抗体效价测定。现对HSV感染采用PCR方法，用宫颈、阴道分泌物拭子标本，做DNA诊断是可靠的病原直接诊断方法。

有关治疗主要是采取措施防止继发性细菌感染，以减少病灶不断扩散。治疗目的是解除患者的症状和促进溃疡愈合。常用镇痛药和镇静药。局部用温热水或1∶5000高锰酸钾溶液坐浴，再用抗生素软膏涂擦。也可用含有可的松类的药膏涂擦。

十三、淋菌性阴道炎

近年来，随着淋病发病率的日趋增高。淋菌性阴道炎在妇科也非少见。病原体是淋病奈瑟菌俗称淋球菌（gonococcus），主要引起人类泌尿生殖系统黏膜的急性或慢性化脓性感染。

人类是淋病奈瑟菌的唯一宿主。主要通过性接触，淋病奈瑟菌侵入尿道和生殖道而感染，潜伏期为2～5天。子宫颈是淋球菌最常侵犯的部位，但只有50%的患者观察到阴道分泌物增多，除此之外无特殊不适，容易遭到忽略。淋球菌不侵犯成年女性的阴道，但易侵犯幼女的阴道。其原因是幼女的阴道相对缺乏雌激素的保护。淋病属性传播疾病，不属于未成年儿童感染系列。但由于近年淋病的增多、家长对疾病的无知与疏忽，以及带儿童进入公共洗浴场所及使用公共洗浴用品，致使儿童也遭受其害。

淋菌形态与脑膜炎奈瑟菌相似，直径为0.6～0.8μm。常成双排列，两菌接触面平坦，似一对咖啡豆。脓汁标本中，大多数淋病奈瑟菌常位于中性粒细胞内。但慢性淋病患者的淋病奈瑟菌多分布在细胞外。无芽孢和鞭毛，有荚膜和菌毛。革兰氏染色呈阴性，用碱性亚甲蓝液染色时，菌体呈深蓝色。

淋病奈瑟菌对热、冷、干燥和消毒剂极度敏感，与脑膜炎奈瑟菌相似。致病物质淋病奈瑟菌进入阴道后，通过菌毛黏附到柱状上皮细胞表面，在局部形成小菌落后，再侵入细胞增殖。有菌毛菌可黏附在人类尿道阴道黏膜，抗吞噬作用明显，即使被吞，仍能寄生在吞噬细胞内。

1. 临床表现　感染淋病奈瑟菌的妇女，经过4～7天的潜伏期后，出现下腹疼痛、阴道分泌物增多、脓性白带，以及阴道口红肿、疼痛，同时伴有尿道奇痒、排尿疼痛、尿意不尽感等。如不及时治疗，转为慢性而产生宫颈炎、输卵管炎和盆腔炎，有10%～20%的妇女可出现不孕或异位妊娠。值得注意的是无症状淋病，带菌者成为主要的传染源，应引起注意。此外，新生儿娩出时，在通过患淋菌性阴道炎母亲的阴道时，淋菌可直接感染新生儿的眼睛，造成结膜炎、角膜炎、角膜溃疡穿孔甚至失明。

2. 诊断　必须根据病史、临床表现和实验室检查结果进行综合分析，慎重做出诊断。

（1）病史：不洁性交史或配偶感染史及与其他患者密切接触史。

（2）临床表现：据统计女性淋病中75%～80%在早期并无明显症状，隐性淋病易被忽略漏诊。即使有明显症状，但因缺乏特异性临床表现，仍需依靠实验室结果确定诊断。

（3）实验室检查：对临床上的可疑患者，用无菌棉拭蘸取生殖道内脓性分泌物或子宫颈口表面分泌物。

①直接涂片镜检：将脓性分泌物涂片，革兰氏染色原镜检，如在中性粒细胞内发现有革兰氏阴性球菌时，有诊断价值。

②分离培养与鉴定：淋病奈瑟菌抵抗力弱，标本采集后应注意保暖保湿，立即送检接种。为抑制杂菌生长，可在培养基中加入抗生素如多黏菌素和万古霉素，可提高淋病奈瑟菌的检出率。

3. 预防与治疗　淋病是一种性传播疾病，因而是一个社会问题。成人淋病基本上是通过性交传染，污染的毛巾、衣裤、被褥等也起一定传播作用。开展防治性病的知识教育及防止不正当的两性关系是非常重要的环节。

近年来耐药菌株不断增加，特别是多重耐药的淋病奈瑟菌给防治疾病带来困难。为此，还应做药物敏感试验以指导合理选择药物，除了对淋病患者及时彻底治疗外，还应治疗与淋病患者的性接触者。目前尚无有效的疫苗供特异性预防。婴儿出生时，无论母亲有无淋病，都应以1%硝酸银或其他银盐溶液滴入两眼，以预防新生儿淋菌性眼炎的发生。

本病在原则上要求早诊断、早治疗、足量、规范用药，性伴侣同时治疗。注意随访复查。具体用药如下所述。

（1）头孢菌素类：WHO和美国疾病控制中心（Center for Disease Control）1998年版的推荐方案已将头孢曲松作为首选药物。常用125mg，1次肌内注射。

（2）青霉素：考虑到我国产青霉素酶淋菌株（PPNG）感染已超过5%，故青霉素仅适用于无PPNG流行，分离的淋球菌对青霉素敏感的患者。青霉素主张一次大剂量用药，具体可用普鲁卡因青霉素480万U，1次分臀部两侧肌内注射；或阿莫西林3g，1次口服；或氨苄西林（amoxicillin）3.5g，1次口服。上述治疗应同时服丙磺舒（probenecid）1g。丙磺舒的作用是和青霉素竞争分泌通道，延缓青霉素的排出。

（3）喹诺酮类：常用氧氟沙星（ofloxacin）400～600mg，1次口服；或诺氟沙星（norfloxacin）800～1000mg，1次口服；或环丙诺氟沙星（ciprofloxacin）500mg，1次肌内注射。但凡肝肾功能障碍者、孕妇、儿童及18岁以下患者禁用。

（4）氨基糖苷类：常用大观霉素（spectinomycin），剂量2g，1次肌内注射。男性淋病剂量减半。

（5）中药：取金银花10g，一枝黄花15g，竹节菜15g，石韦10g，灯心草20g，车前草10g，黄柏15g，水煎代茶饮，每天1剂。也可用药渣加水再煎，取汤冲洗阴道。

（6）预防衣原体复合感染：淋菌与沙眼衣原体复合感染率达 45%（30%～60%），故主张在上述任一药物治疗后，继续用多西环素（doxycycline）100mg，口服，每天 2 次，连服 7 天。孕妇禁用。

（7）儿童淋病：体重 45kg 以上用成人方案，体重不足 45kg 者用下列方法：头孢曲松 125g，1 次肌内注射；或大观霉素 40mg/kg，1 次肌内注射（最大剂量 2g）。分离淋菌对青霉素敏感者，可用普鲁卡因青霉素 10 万 U/kg，1 次肌内注射；或阿莫西林 50mg/kg，1 次口服。上述方法均应同时服丙磺舒 25mg/kg（最大量 1g）。

4. 治愈标准　治疗结束后 1 周及 2 周后复查，符合下述标准者可判断为治愈：①症状及体征完全消失；②尿道及宫颈分泌物涂片检查阴性；③尿道及宫颈分泌物淋菌培养阴性。高危淋病患者应在治疗后 3～6 个月再次复查。

淋菌易上行性感染内生殖器，阴道为淋球菌易繁殖地之一，阴道红肿、充血、糜烂、脓性分泌物，也可涉及肛门、直肠，引起直肠炎，也能涉及前庭大腺，个别败血症、关节炎、心内膜炎。

十四、变态反应性阴道炎

变态反应性阴道炎也称过敏性阴道炎，阴道对尼龙、洗涤剂、肥皂、泡沫浴、精浆蛋白、接触避孕套、橡皮手套、乳胶，以及复发性假丝酵母菌阴道炎等引起阴道局部过敏，发生变态反应性阴道、外阴炎。过敏体质、哮喘、湿疹等引起外阴阴道红疹、湿疹、糜烂、浆性渗出、瘙痒等。

接触性或刺激性皮炎属过敏性外阴炎的特殊类型，常不能被妇科医生重视，许多物质可引起过敏性接触性皮炎的发生，刺激性接触性皮炎发生于摩擦、创伤或应用化学制品后。这些化合物可能是被患者或她的配偶所用，包括生殖器局部的药物、剃毛乳膏、剃毛洗剂、指甲膏等。局部药物成分是最常见的变应原。非处方抗生素、抗真菌制剂、抑制射精的麻醉剂都已被证明是皮肤变应原。妇女对阴道液体的过敏反应也是常见情况之一。丙二醇是一种广泛被应用的载体，化妆品、身体洗液、止汗剂、润滑剂和局部用药中都含有这种物质，也是重要的变应原。

1. 临床表现　呈多样性临床表现，外阴过敏性皮炎表现为严重的瘙痒、皮肤干燥和特殊的苔藓样硬化斑。荨麻疹，大小阴唇、阴蒂部位的容易消散的红斑瘙痒症皮肤病损，外阴部位的皮肤划纹症（dermographism），卵形的或圆形的生殖器药疹伴有轻微的瘙痒和烧灼感。

2. 治疗　主要是抗过敏药物口服或外用，避免接触相关物品。

十五、需氧菌性阴道炎

需氧菌性阴道炎主要由需氧菌感染引起，曾又称脱屑性阴道炎或中间型细菌性阴道病。2002 年定义为一种新型的阴道炎，阴道乳杆菌明显减少或缺失，正常阴道原籍菌被需氧菌替代，常与细菌性阴道病、外阴阴道假丝酵母菌病、滴虫阴道炎共同感染或混合感染。本病主要由 B 族链球菌、葡萄球菌、大肠埃希菌及肠球菌等需氧菌感染引起，与雌激素缺乏，肠道细菌在阴道定植，阴道局部免疫调节机制异常有关。其主要症状是阴道分泌物增多，呈稀薄脓性，黄色或黄绿色，有时有泡沫，有异味。性交痛，或有外阴阴道瘙痒、灼热，但非鱼腥味，有时分泌物呈脓性，阴道黏膜充血，严重时有出血点，宫颈充血，表面有散在出血点，严重时有溃疡。阴道 pH ＞4.5，pH 常＞6。乳杆菌减少，间有外阴痒，阴道黏膜充血，严重时有散在出血点。

阴道感染局部用抗生素（克林霉素、阿

莫西林、氨苄西林、卡那霉素）效果较好。聚维酮碘溶液局部也可使用。同时应修复阴道微生态。

重度的需氧菌性阴道炎也有认为是脱屑性炎性阴道炎。

十六、放射性阴道炎

小儿及青少年女性的妇科肿瘤或某些妇科疾病采用放射治疗，因放射源、放射方法、照射面积、剂量等因素的不同，又因放射治疗过程中，阴道都包括在放射区域内，必然受到辐射，特别是腔内照射，均可引起阴道物理性炎症反应，也可合并感染。其表现为阴道黏膜水肿、充血、疼痛及分泌物增多。

盆腔的体外照射和腔内照射对生殖器官都有影响，凡子宫颈－子宫体及阴道对放射线的高度耐受，虽为放射治疗上述部位的癌肿提供了有利条件，但也都会出现不同的放射反应。最多的是放射治疗后的纤维化，表现为阴道壁弹性消失、阴道变窄，也可发生溃疡合并感染。

在放射治疗期间应加强阴道冲洗，保持清洁，局部应用抗生素，控制感染，促进上皮愈合，避免阴道粘连。放射治疗也应注意，加强随访，也常可有阴道萎缩性改变及炎症改变，必要时局部坐浴，适量应用雌激素软膏等。同时注意内裤宽松、柔软、布质，多进食高蛋白、高纤维素饮食。

肿瘤放射治疗后，对卵巢功能的损害，对阴道上皮细胞的损伤引起阴道上皮萎缩，可类似萎缩性阴道炎的改变和症状。

十七、气体性阴道炎

气体性阴道炎不常见，一般见于20～40岁妇女，更多见于妊娠期，主要表现为阴道及宫颈阴道部黏膜下出现许多大小不等的气泡，泡内充满气体，主要是二氧化碳或氨气及硫化氢，也有不等量的阴道分泌物，患者主诉有“爆裂声”，检查发现不同等量的充气小泡，从针尖大小至2cm，除了见于阴道外，还见于宫颈外口上皮，病变特征在临床和CT检查都十分明显，偶尔可能不典型，累及宫颈。

气体性阴道炎常有滴虫或嗜血杆菌阴道炎存在，当上述炎症治疗后气体性阴道炎也自然消失。

组织学检查发现黏膜完好，固有膜中有一些腔隙，周围有淋巴细胞、组织细胞和多核巨细胞，有时伴有囊腔表面上皮的疣状增生和脱屑，巨细胞为组织细胞起源，病变有自限性，而且一般在产后数周或数月消失。气泡壁由鳞状上皮巨细胞及纤维组织形成，囊壁周围组织有急、慢性炎症浸润。鳞状上皮有过度角化或呈乳头状增生。

有关阴道气肿的起源不明，各种有关囊腔内容物的研究仍未阐明其病因，有学者认为与循环阻滞有关，如妊娠、充血性心力衰竭，雌激素治疗和热灌洗，或由于空气被压入软组织中。临床上大多数患者无自觉症状，可与滴虫或嗜血杆菌阴道炎并存。

患者主要有外阴阴道瘙痒，阴道内有气体排出，有气泡，破裂无液体流出。但与生理性阴道排气有别。正常菌群产生的气体或性交、阴道操作等导致气体进入阴道，在改变体位、运动或腹压增加时有气体排出是不同的。

治疗：主要针对滴虫性和嗜血杆菌阴道炎治疗，阴道气泡也可进行穿刺，局部或全身使用抗生素，以防感染。

十八、阿米巴性阴道炎

阿米巴性阴道炎罕见，常见继发感染，原发灶在肠道。阿米巴滋养体随大便排出，可直接污染外阴和阴道，阿米巴侵入阴道黏膜，形成黏膜溃疡，70%有阿米巴宫颈炎，也可引起子宫内膜炎。其主要症状为分泌物脓性，外阴阴道灼痛。

十九、结核性阴道炎

结核性阴道炎是属于生殖器结核的一种表现形式，极为罕见。其多为继发感染，主要来源于肺结核、腹膜结核。有学者认为一般妇科医生甚至一生也可能不曾发现一例。由于本病病程缓慢，表现形式不典型，易被忽视，多发生于 20～40 岁的生育年龄妇女，占 80%～90%。发病率尚无确切数据，一般认为肺结核有 2%～8% 同时有生殖器结核。据 Schaefer 报道阴道结核占生殖器结核的 1%。

1. 传播途径　结核性阴道炎，有三种传染途径。①血行传播：患活动性肺结核或全身某个系统结核如肾结核、骨结核等，通过血液播散至体内各器官，在感染其他器官的同时也可感染阴道外阴。②直接蔓延：严重的盆腔结核，结核菌感染内生殖器的输卵管、子宫内膜，下行性感染宫颈、阴道与外阴。③原发性感染：男方患严重睾丸及精囊结核或溃疡性淋巴结结核，通过性交直接感染女方。临床医生对生殖器结核应重视肺及泌尿系统及其他器官有无结核病变。

2. 临床表现　不少患者外观正常，无明显不适主诉。病情较重者可有食欲不佳、低热、消瘦等全身症状。其常继发于肺、腹膜、肠、关节等脏器的结核及泌尿系统的结核，因此在症状中可有其他脏器所引起的症状如胸膜痛、腹痛、尿频、血尿等。当同时伴有生殖器其他脏器的结核如输卵管、子宫结核等，可有不孕、下腹坠痛、月经异常、白带增多等症状。

阴道结核患者常主诉阴道不适、疼痛、触痛、阴道白色或棕黑色分泌物。病灶常有两种形态，即溃疡型与增生型。病变初期常呈局部浸润、肿大，以后逐渐变成溃疡，常呈多发性，溃疡基底呈黄色，溃疡愈合后则形成瘢痕。腹股沟淋巴结肿大，溃破后则形成窦道或瘘。溃疡与窦道有大量的脓性或浆液性分泌物流出，局部可有触痛。阴道结核除上述症状外，溃破后还可形成膀胱阴道瘘与直肠阴道瘘。

3. 辅助检查　由于本病患者常无典型症状，需依靠辅助诊断方法协助诊断。①病理组织学检查。②阴道分泌物涂片寻找抗酸性结核杆菌。③结核杆菌的培养与动物接种，观察阴道分泌物结核杆菌培养到达 2 个月时有无阳性结果；或将这些分泌物接种于豚鼠腹壁上，6～8 周后解剖检查，如接种部位的周围淋巴结找到结核菌，则可确诊。本法有一定技术条件要求，所需时间长，尚难推广使用。④聚合酶链反应（polymerase chain reaction，PCR）检测扩增结核杆菌 DNA 诊断是一种较灵敏、快速的方法，但判断结果要考虑与病程有关。⑤其他检查：如结核菌素试验，一般阴性表示未曾遭受结核感染，阳性表示曾有结核感染，强阳性提示体内仍有活动性病灶，但对病灶部位并无确定价值。白细胞数一般不高，分类中淋巴细胞增多，活动期红细胞沉降率增快等也可作为诊断的参考。

4. 治疗

（1）一般治疗：慢性消耗性疾病，增强机体抵抗力和免疫功能，对机体有一定的作用。

（2）药物治疗：外阴阴道结核的治疗，与全身其他部位的结核治疗原则与方法相同。药物治疗应遵循早期、联合、规律、适量、全程的原则。采用链霉素、异烟肼、对氨基水杨酸钠，或加用利福平、乙胺丁醇的联合化疗方案，化疗方案繁多，目前推行两阶段短疗程方案。

目前结核耐药菌株逐年增加，让医务人员非常棘手。耐药菌株主要因为治疗不当而产生，且耐药菌株可通过细菌质粒而感染敏感菌株，使得耐药菌株不断增多。

5. 预防　阴道结核多为继发感染，原发病灶多为肺结核，预防措施与肺结核相同，须加强抗结核的宣传教育，增强体质及营养，加强儿童保健。现防结核组织规定新生儿生后，体重在2200g以上，出生超过24小时，即可给接种卡介苗，体重不足2200g或出生后未接种卡介苗者，在3个月内可补种，3个月以后的婴儿应先做结核菌素试验，如为阴性，可予以接种。青春期少女结核菌素试验阴性者，应行卡介苗接种。在结核的活动期应避免妊娠。

二十、药物性阴道炎

药物性阴道炎临床也可见，常是治疗妇科疾病时，用过浓的溶液搽洗、冲洗阴道或坐浴引起，也有误将腐蚀性药物放入阴道，刺激阴道黏膜，形成炎症、糜烂，甚至发生溃疡，日后可能形成粘连、瘢痕、狭窄、闭锁或瘘管等，造成不良后果。

临床也遇见应用大剂量MTX治疗滋养细胞疾病，引起全身黏膜破溃、出血，而累及阴道黏膜；也有因医务人员未向患者说明或患者未按医嘱，将高锰酸钾片未溶化坐浴而自行塞阴道引起炎症；采用氟尿嘧啶浸液或软膏，或腐蚀性药物涂敷阴道内尖锐湿疣等病灶，引起周围正常黏膜损伤等引起阴道炎症。

患者有阴道烧灼感，甚至剧痛，分泌物增多，有时有脓性、血性或脓血性，可能有腐烂组织排出。病变轻者见阴道黏膜充血，有出血点，分泌物多；重者阴道黏膜坏死、脱落，形成溃疡或粘连。

凡阴道用药后有刺激症状，应尽早取出药物，用1∶5000高锰酸钾溶液冲洗，必要时根据药物酸碱度调治，酸性药物用3%苏打水冲洗，碱性药物则用3%硼酸溶液冲洗，以分别中和。局部涂消炎软膏，防止粘连，也可在阴道内撒布消炎的中药，直至阴道黏膜上皮再生。感染严重时，全身使用抗生素，对阴道粘连、闭锁或狭窄者应及时治疗。

使用阴道药物时应掌握各种溶液的常用浓度，切勿随便使用腐蚀性药物。

二十一、化学性阴道炎

任何化学物品如泡沫浴、热水浴、游泳池水、香水、香水便纸、阴道冲洗液、洗衣洗涤剂等引起的炎症。

二十二、细胞溶解性阴道病

细胞溶解性阴道病又称乳酸过度生长综合征，是阴道内微生物优势菌（主要是乳杆菌）过度增殖而导致阴道鳞状上皮细胞溶解破裂而引起的一种阴道炎症疾病。其临床症状与VVC极为相似，易忽略或误诊。其与体内雌激素作用导致阴道pH下降，促进乳杆菌生长，或长期使用抗真菌类药物或采用酸性药物阴道治疗促进乳杆菌生长；也与阴道炎过度使用乳杆菌制剂、妊娠状态、免疫缺陷等有关。其治疗主要为用碳酸氢钠30～60g加入1L温水中坐浴或阴道冲洗，每周2次，2周为1个疗程。本病应与VVC、BV相鉴别。

适量的阴道乳杆菌（指<5个乳杆菌/10个鳞状上皮细胞）可产生乳酸，H_2O_2等可抑制微生物而形成保护屏障有利阴道微生态。

VVC、BV、需氧菌阴道炎者，pH>4.5，乳杆菌减少与HR-HPV感染相关。

（石一复　李娟清）

第三节　阴道异物

阴道异物（vaginal foreign body）在临床上并非少见，可发生于任何年龄。我国幼女多见，常见于3～10岁幼女，病史多不确切。由于幼女自身认知能力未健全、监护人和首次接诊的医生对阴道异物认识不足，以及幼女妇科检查受限等原因常造成诊治不及时，极易造成漏诊和误诊，给患儿精神和肉体带来极大痛苦。若异物在阴道内长期留置或处置不当会造成阴道炎久治不愈，严重可导致阴道粘连，异物包裹、移位甚至穿孔等严重后果。

一、病因

1. 自行塞入　儿童由于局部炎症或玩耍过程中出于好奇，自己将玩物放入阴道；儿童在强制性睡眠中，因睡不着将手中玩物或棉被、枕头、玩具的填充棉塞入。塞入后自行取不出又不敢告诉家长或忘记取出造成。

2. 他人塞入　由小伙伴好奇、模仿，将小玩具、笔套、发卡、衣物上饰品等塞入患儿阴道造成，极少因手术或诊治时遗留棉签头、棉球及纱布造成。

3. 不当误入　夏季儿童喜欢玩沙泥或谷堆、麦堆，泥沙或谷粒、麦粒进入阴唇沟及阴道，发生异物反应，引起炎症，即所谓的"沙箱外阴阴道炎（sandbox vulvovaginitis）"，儿童小便后使用不合适卫生纸擦拭外阴及擦拭时姿势不正确，纸屑粘在会阴部可以进入阴道形成异物；儿童穿着易掉纤维屑的衣物，加上没有注意局部清洗，纤维屑同样也可以形成阴道异物。

4. 阴道异物分类　误入幼女阴道内的异物种类颇多，常见的有各类玩物（玩具、被褥、枕头、衣物的填充棉、笔套、发卡、纽扣、硬币、电池、纽扣电池、塑料珠、计数棒、别针、谷粒等）、纸屑、衣物上脱落的纤维团甚至蚂蟥等（图 6-1）。

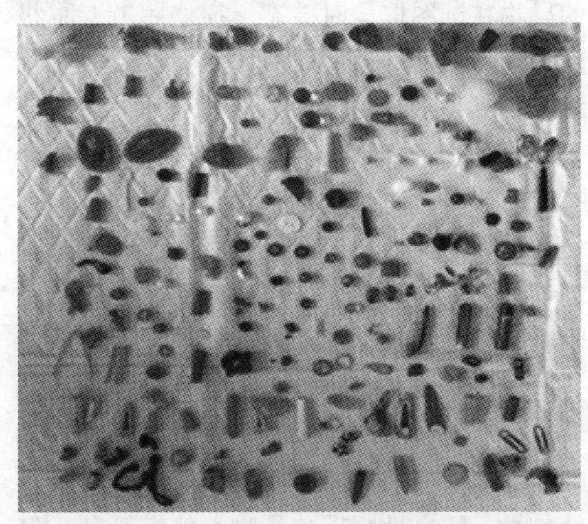

图 6-1　浙江大学医学院附属儿童医院小儿、青少年妇科 2000 ~ 2017 年诊治的部分儿童阴道异物

二、临床表现及体格检查

由于儿童无知、遗忘或常因恐惧不敢告知父母，就诊时多不能准确地提供病史；待阴道排液增多、分泌物有恶臭时被家长发现而引起注意。阴道异物临床表现多样：发生的当时或短时间内多无任何痛苦；早期可有阴道分泌物增多、外阴痒、局部不适；长期可出现脓性、血性/脓血性伴恶臭的阴道分泌物；因此，门诊接诊时，若发现顽固性外阴阴道炎患儿或久治不愈者需注意排除异物遗留阴道的可能；不能完全相信患儿否认的阴道异物史而草率诊治。

（一）常见临床表现

1. 阴道分泌物增多伴恶臭　根据异物的性质不同，可引起急、慢性阴道炎，表现为阴道分泌物增多，为大量脓性、脓血性分泌物，伴恶臭；或反复发作的淡黄色、稀薄、腥味液体排出。由于炎性分泌物长期刺激或因并发症漏尿等原因，可合并外阴炎，表现为外阴部甚至大腿内侧出现皮疹、皮损，继发感染后，感外阴灼痛，行走不便。

2. 疼痛和出血　较大的异物、有刺激性的异物可引起阴道剧烈疼痛和出血，或易碎的异物在试图取出时破裂，损伤阴道壁；极少患者表现为长期慢性盆腔疼痛或腰骶部酸痛。

3. 尿痛、尿急　阴道异物压迫膀胱或伴有膀胱结石者，出现尿痛、尿急症状。

4. 尿瘘或粪瘘　阴道异物引起尿瘘或粪瘘等并发症时，临床上可出现漏尿、粪便经阴道排出或阴道内阵发性排气现象。

（二）体格检查

1. 外阴及阴道口周围皮肤黏膜充血，潮红，部分呈湿疹样改变或皮损；外阴可见多量脓性、脓血性阴道分泌物，伴有恶臭；肛诊检查时可见多量、恶臭的阴道分泌物排出。

2. 幼儿阴道异物，如异物较大且硬者，可在肛诊检查时有明显异物感，但质软而小的异物，不易查出，需在全身麻醉下用器械窥视阴道或宫腔镜阴道探查；有时外阴视诊可发现处女膜环内侧纸屑样、纤维絮状异物；麻醉后，更易发现阴道下段的阴道异物。

3. 阴道壁潮红、充血，甚至有溃疡形成，典型的溃疡位于阴道穹窿部，圆形，边缘不规则，底部有红色颗粒。溃疡边缘新生上皮可脱落。

4. 形成膀胱阴道瘘及直肠阴道瘘者，阴道壁上可见瘘孔，阴道内有尿液及粪便污染，个别患者瘘孔较小或部位隐蔽，需经辅助检查确诊。

5. 长期慢性炎症使阴道黏膜肉芽增生，形成息肉；炎症进一步发展并伴感染时，可形成阴道狭窄、粘连，甚至可发生阴道部分闭锁。尤其是电池类异物极易损伤阴道黏膜，形成狭窄、粘连、异物包裹、甚至阴道闭锁（图 6-2）。

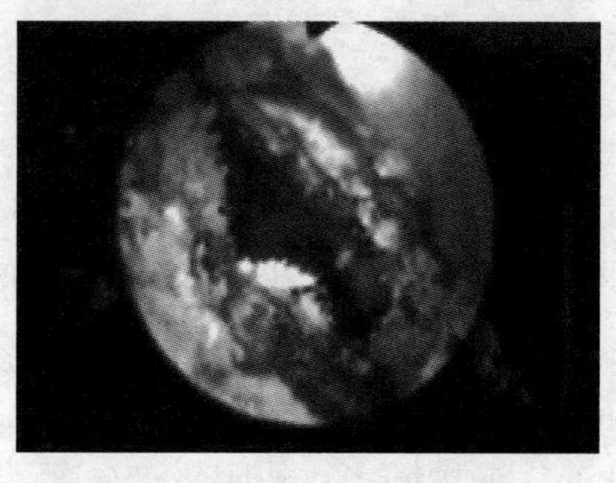

A

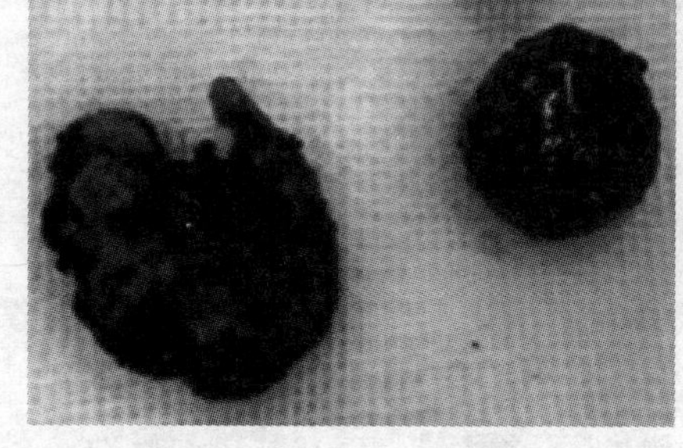

B

图 6-2　阴道宫腔镜表现及异物

A. 宫腔镜所见阴道被烧灼表现；B. 取出的金属纽扣电池

6. 当有异物存在时，阴道中常存在混合菌群感染如阴道嗜血杆菌、大肠埃希菌、衣原体、解脲支原体、滴虫等，通过分泌物涂片染色或培养才能确诊。

三、实验室检查及辅助检查

1. X 线检查　根据异物性质，有时可见不透明阴影。

2. 膀胱镜检查　能了解膀胱内情况，有无结石、炎症，特别是漏孔的位置和数目。

3. 阴道灌洗　常用于幼女或少女，阴道灌洗不仅能改善阴道环境，有利于阴道炎的治疗，同时小的异物也可被冲出阴道，以明确诊断（图 6-3）。

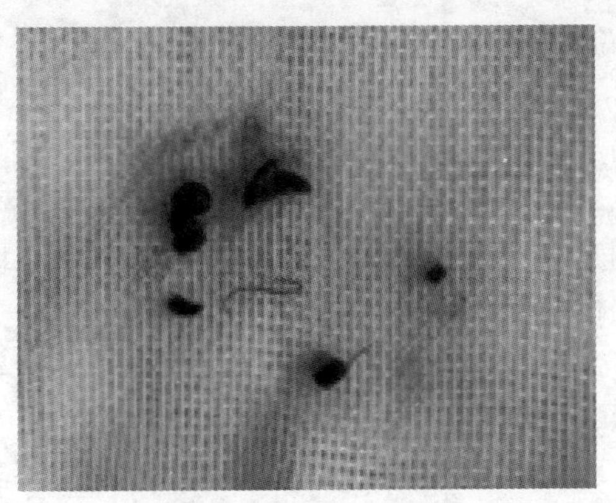

图 6-3　细小的异物及毛发

4. 静脉肾盂造影　以了解双侧肾功能及输尿管有无异常，用于诊断输尿管阴道瘘。

5. 其他辅助检查

（1）阴道分泌物涂片：查找滴虫、念珠菌及其他病原微生物，以确定感染的类型。阴道异物容易合并感染，阴道分泌物涂片检查有助于诊断及治疗。

（2）阴道脱落细胞学检查：协助诊断炎症反应，排除恶性肿瘤，如婴幼儿应排除宫颈和阴道的葡萄状肉瘤。

（3）亚甲蓝试验：目的在于鉴别膀胱阴道瘘、宫颈阴道瘘或输尿管阴道瘘，并可协助辨别位置不明的极小瘘孔。其方法为将200ml 稀释亚甲蓝溶液经尿道注入膀胱，若见到有蓝色液体经阴道壁小孔溢出者为膀胱阴道瘘；蓝色液体经宫颈外口流出者为膀胱宫颈瘘；阴道内流出清亮尿液，说明尿液来自肾脏，属输尿管阴道瘘。

四、诊断

1. 有异物塞入阴道的病史，或可疑阴道异物史。

2. 临床表现为阴道分泌物增多，呈脓血性，水样，伴恶臭。短期内抗感染治疗可没有异味。

3. 肛门指检可探及阴道异物感，有性生活史妇女经阴道检查即可做出诊断。

4. 宫腔镜阴道探查：幼儿有些小而软的非金属异物诊断较为困难，国外有用小儿阴道镜检查以确诊。我国尚无小儿阴道检查的专用器械，常用宫腔镜或膀胱镜代替检查，有条件的医院可以开展宫腔镜阴道探查。即使头发丝或衣物上的一点纤维絮微小异物也会造成患儿反复外阴阴道炎久治不愈或异常阴道流血。宫腔镜阴道探查既可明确诊断同时也可以取出异物，应该是最安全、有效、直视下取异物的好方法，值得推荐（图 6-4）。

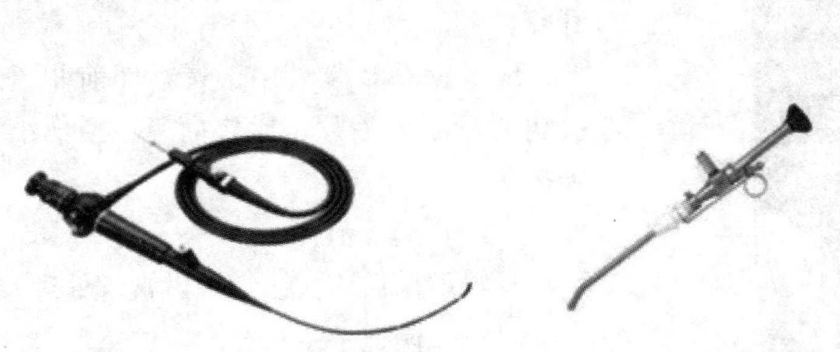

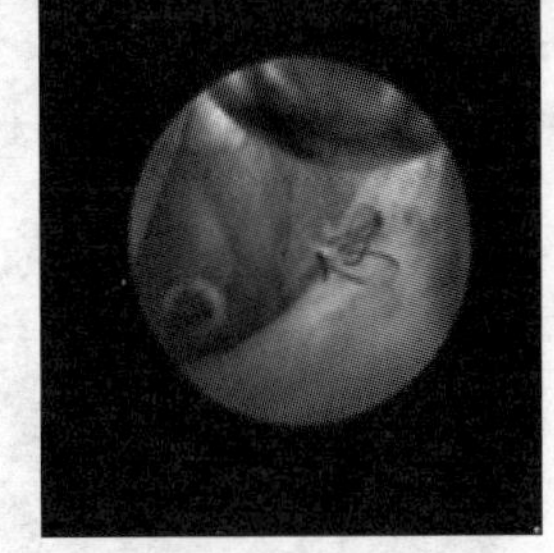

图 6-4　宫腔镜示意图和发丝样阴道异物

5. 必要时做 B 超、X 线等辅助检查。避免使用盆腔放射影像来寻找异物，因为大多数异物是不透辐射的，并且即使通过超声检查常也很难发现。

6. 一般无全身感染的症状或体征。

7. 生殖道局部的炎症可经分泌物涂片、培养或 PCR 等协助诊断。

五、鉴别诊断

（一）阴道炎

阴道异物患者分泌物增多应与细菌性、滴虫性及念珠菌性阴道炎区别。滴虫性白带呈黄色泡沫状，念珠菌性呈豆腐渣样且主要症状为外阴瘙痒，通过窥器检查及阴道分泌物检查可助诊断。

（二）阴道蛲虫感染

幼女多见，伴严重的瘙痒，外阴皮肤特别是肛门周围可出现皮炎和抓痕，阴道分泌物涂片炎症反应轻；透明胶纸肛拭法可见蛲虫卵。

（三）生殖系统恶性肿瘤

当阴道分泌物恶臭时应与恶性肿瘤相鉴别，如幼女的阴道横纹肌肉瘤、幼女内胚窦瘤等，通过超声、CT、磁共振、血清甲胎蛋白测定及活体组织检查即可诊断。

六、治疗

阴道是富有弹性的肌性管腔，其上端比下端宽阔，并且阴道黏膜有许多横行皱襞，平时前后壁紧贴，因此一旦异物进入阴道很难自行脱落（图 6-5）。

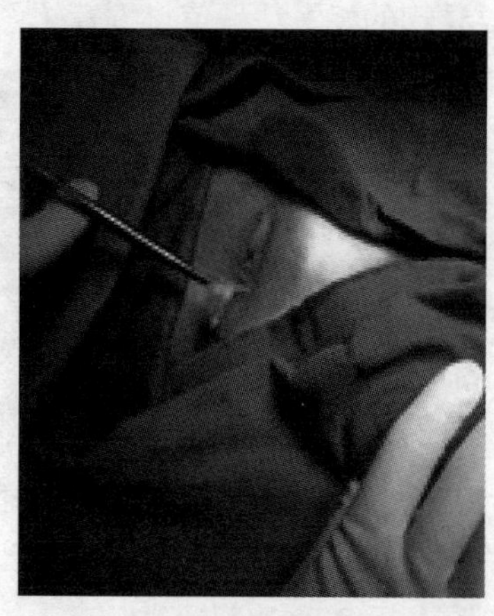

图 6-5　取出纤维絮样阴道异物

（一）取出异物

取出异物的方法，随患者的年龄和异物的大小、位置、形状不同及异物在阴道内滞留时间长短、炎症程度而略有区别。

1. 肛诊推移法　年幼儿童可在肛诊手指指导下，用止血钳或小刮匙伸入阴道，将异物推挤出来。取尖锐异物时应使异物长轴与阴道纵轴平行，异物锐端朝向阴道口，以防损伤黏膜组织。

2. 宫腔镜直视下取出异物　由于鼻镜较短，又无光源，有时难以达到诊治目的，用宫腔镜取幼女阴道异物已较好的在国内很多医院开展。在宫腔镜直视下全面观察病理改变，根据病情做必要的治疗，如取异物、取活体组织检查、冲洗及涂药等。对于尚未发育完全的幼女发生阴道异物，宫腔镜是一项无创、无痛、安全、有效的检查及治疗方法，随着内镜手术器械微型化和配套设备的不断完善，实现了既往不可能完成的阴道操作，适合在有条件的医院推广应用，并向基层医院普及，造福于更多患儿。

3. 阴道灌洗　可将尿管插入阴道，用温的 1∶5000 高锰酸钾溶液或 1% 聚维酮碘溶液反复加压冲洗阴道，有时小的异物如沙砾、纸屑、麦粒等可被冲洗液冲出，并有消炎的作用。

4. 鼻镜　以鼻镜扩张幼儿阴道，钳镊夹取异物，幼儿如不能合作，可行氯胺酮静脉麻醉。

5. 显微阴道镜　用于青春期前儿童阴道疾病的诊断和治疗，操作简单，损伤小，易于接受。

（二）局部治疗

异物取出后应按阴道炎做常规处理。

（三）阴道手术修补术

凡有尿瘘及粪瘘形成者，均需手术修补。

七、并发症

（一）阴道瘘

长期存在阴道内的固体异物会压迫局部组织，致缺血坏死，甚至侵入膀胱或直肠，形成阴道瘘，包括尿瘘和粪瘘，致使尿液或粪便经阴道排出。

1. 尿瘘　主要临床表现为漏尿，漏尿的形式因漏孔部位不同而异，如膀胱阴道瘘通常不能控制排尿，尿液均从阴道流出；尿道阴道瘘仅在膀胱充盈时才漏尿；一侧性输尿管阴道瘘因健侧尿液仍可进入膀胱，在漏尿的同时仍有自主排尿；瘘管曲折迂回者在取某种体位时不漏尿，变更体位后出现漏尿。在阴道异物引起的尿瘘中最常见的是膀胱阴道瘘；输尿管阴道瘘较为少见。

2. 粪瘘　是较少见的并发症，大的直肠阴道瘘在阴道窥器暴露下能直接窥见瘘孔，瘘孔极小者往往在阴道后壁只见到一颜色鲜红的小肉芽组织，用探针从此处探测，同时用另一手指放入直肠触到探针即可确诊，小肠或结肠阴道瘘需经钡剂灌肠方能确诊。

（二）异位进入邻近器官

进入膀胱可形成膀胱结石；或穿透阴道穹窿进入盆腔，形成盆腔异物，阔韧带异物等。

八、预防

应加强正确的卫生宣教，教育家长正确引导幼女的好奇心，不穿开裆裤，以避免发生异物置入阴道。一旦发生外阴红肿、分泌物增多、外阴瘙痒，应及时就诊；同时应提高基层医院医生的诊治水平，及时诊断和处理，避免误诊、漏诊。对较晚就诊及就诊时已有并发症者，应积极控制感染，及早取出阴道异物，有困难者应及时转至有宫腔镜设备的医院就诊，以免延误治疗。

（孙莉颖）

第四节　内生殖器官炎症

小儿及青少年女性内外生殖器官在逐步发育过程中，其与成年女性有连续过程，生殖道及感染与成年女性有许多相似之处。外生殖器炎症相对较多，但内生殖器炎症在小儿及青少年女性相对少见。但一经染上则影响较大，尤其是慢性盆腔炎。

若不注意个人卫生，阴道异物、性活动、性传播疾病、生殖道畸形、经血排泄不畅及积聚、继发感染、全身性疾病累及内生殖器、盆腹腔手术、免疫功能低下等可致儿童及青少年女性内生殖器感染。根据病变严重程度、累及部位、细菌和病原体种类及毒力等可影响儿童及青少年女性内生殖器的发育和功能，易致白带异常、月经失调、痛经、生殖内分泌紊乱、慢性盆腹腔痛、输卵管炎症等、日后影响孕育及性功能等，造成不良影响和结局。

盆腔炎性疾病（pelvic inflammatory disease，PID）是常见的女性生殖道感染性疾病，多发生在生育年龄和性活跃期无性生活和绝经后妇女发生率较低。病原体来源于外源性的主要为性传播性疾病的病原体等，沙眼衣原体、淋病奈瑟菌和支原体等多见。内源性主要为寄居在阴道内的包括厌氧和需氧的微生物群，主要包括金黄色葡萄球菌、溶血链球菌、大肠埃希菌、消化球菌、消化链球菌等。细菌可以沿生殖道黏膜上行蔓延到内生殖器官，也可经淋巴系统和血液循环感染内生殖器，腹腔内其他脏器感染后也可直接蔓延到内生殖器发病。根据感染部位和炎症发作程度，急性 PID 主要为子宫内膜炎、急性输卵管炎或输卵管脓肿、急性腹膜炎、盆腔脓肿等，炎症可以局限一个部位也可同时累及多个部位。

一、子宫内膜炎

急性子宫内膜炎（acute endometritis）是

指发生在子宫内膜的急性炎症，也可以是慢性子宫内膜炎的急性发作，常与子宫体炎同时并发。

急性子宫内膜炎多因上行性感染或周围脏器感染后扩散至子宫内膜层而发生急性炎症，子宫内膜出现充血水肿，有浆液性或脓性炎性渗出物，感染严重发生内膜坏死、脱落，局部溃疡形成。病原体多为链球菌、葡萄球菌、大肠埃希菌、厌氧菌和淋球菌、衣原体等。

如近期有自然分娩、剖宫产或流产刮宫史，是导致子宫内膜炎最常见的原因。宫腔内手术操作，无严格无菌规程的手术操作，或在宫腔或下生殖道感染存在情况下进行手术，如人工流产术、宫腔镜检查或治疗手术、输卵管造影、通液术均可以导致病原体进入宫腔而导致急性子宫内膜炎。

经期卫生不良或经期性生活，多个性伴，不洁性交或性生活过频等均可以引起病原体进入宫腔内引发炎症。

子宫恶性肿瘤或放疗后，局部坏死组织感染是急性子宫内膜炎一个常见的并发症。

慢性盆腔炎急性发作，原有慢性盆腔炎病史患者，经宫腔或盆腔手术后可以引起急性子宫内膜炎并扩散到盆腔及其周围组织。

本病临床起病较急，可出现寒战、发热（体温为38～40℃）、头痛、脉搏加快、全身乏力、出汗，下腹部疼痛甚至剧痛，腹痛可向双侧大腿放射，通常伴有腰酸、下腹坠胀。白带增多，可呈水样或黄色或血性或脓性样白带，伴有臭味或恶臭气味。在月经期可以出现月经量增多，经期延长，产后则可表现为恶露增多或持续不净。

患者多呈急性病容，痛苦貌，体温升高，心率加快。下腹胀满感，局限的急性子宫内膜炎下腹一般尚软，耻骨联合上子宫部位可有压痛。

妇科检查：阴道黏膜可充血，阴道内或宫颈口可见大量脓性分泌物，伴不同程度臭味，子宫颈举痛，子宫体饱满增大、质地软，压痛明显；双侧附件可无压痛或轻压痛。

辅助检查：血常规检查可出现白细胞总数及中性粒细胞计数升高，CRP升高，红细胞沉降率加快。宫颈分泌物涂片加药敏，见淋病奈瑟菌阳性，对诊断极有帮助。超声检查可表现子宫增大，内膜线不清，内膜增厚，宫腔线分离，有积液。

处理原则：急性子宫内膜炎应及时治疗，否则可导致子宫肌炎、输卵管卵巢炎和盆腔炎甚至败血症。

治疗：以全身治疗配以局部治疗为主。卧床休息，以半卧位为宜，饮食予易消化的半流食。给予充足的能量，补充液体和纠正水、电解质平衡。高热时以物理降温或药物降温，尽量减少妇科检查。抗生素治疗为急性子宫内膜炎重要治疗手段，在药敏结果未明确前，可以根据临床经验选用广谱抗生素，考虑混合感染时，可采用联合用药。有药敏试验结果则选用敏感抗生素治疗。

一般情况下不应做刮宫等手术操作，以免炎症扩散。但若子宫腔内有不全流产残留物、胎盘胎膜组织块时，应在控制感染48～72h时以轻柔的操作钳取大块组织物，待病情完全稳定后彻底清宫；如宫腔内有大量分泌物、宫腔积脓、宫颈引流不畅时，在给予足量抗生素同时扩张宫颈引流。宫内节育器导致感染者，感染控制后应取出节育器。

二、子宫体炎

子宫体炎多为子宫内膜炎的并发症，感染由子宫内膜直接浸润或由淋巴管或血液播散至子宫肌层，导致子宫体充血、水肿，甚至发生局限性或弥漫性的坏死和脓肿。患者子宫增大，宫腔扩张，常出现持续性下腹痛，炎症波及子宫浆膜面时可出现盆腔腹膜症状。

1. 本病病因和病原体　同急性子宫内膜

炎。急性子宫体炎诱发因素基本同急性子宫内膜炎。症状与急性子宫内膜炎非常相似，常表现为发热，下腹中部疼痛，疼痛程度可较急性子宫内膜炎剧烈，多呈持续性。腰骶部酸痛、有下坠感，阴道分泌物增多。炎症累及子宫浆膜层出现盆腔腹膜刺激症状。

2. 妇科检查　阴道分泌物增多，可呈浆液性或脓性，子宫颈充血可举痛，子宫体增大，质地软，伴压痛，两侧附件区未及异常。

3. 辅助检查　血常规检查示白细胞计数明显升高，中性粒细胞比例增高，红细胞沉降率加快（＞20mm/h），CRP 增高（＞2mg/dl）。阴道分泌物湿片检查可有≥3 个白细胞 /HP，宫颈分泌物培养病原体可阳性。超声检查提示子宫体积增大，可见子宫体肌层内散在、大小不等的液性暗区，严重者盆腔可见积液。

4. 处理原则　基本同急性子宫内膜炎，除了去除病因、全身支持治疗和中医中药治疗外，抗生素治疗应给予静脉给药和足量、足疗程，避免形成子宫体脓肿、慢性子宫体炎和子宫纤维化等病症。

三、输卵管炎

急性输卵管炎指一般化脓性细菌或淋病奈瑟菌引起的急性输卵管炎症，是常见的女性内生殖器炎症，如果炎症经子宫内膜向上蔓延，首先引起的是输卵管黏膜炎症，输卵管黏膜充血肿胀，间质水肿，大量中性粒细胞浸润，输卵管内炎性物质渗出积聚，严重者输卵管黏膜坏死脱落，引起输卵管黏膜粘连管腔或输卵管伞部闭塞，早期脓液积聚形成输卵管积脓。如通过子宫颈淋病管播撒到子宫旁结缔组织，则先侵犯到输卵管浆膜层，发生输卵管浆膜炎症，然后累及输卵管肌层，而输卵管内膜层不受累或损伤较轻。常见病原体为葡萄球菌、链球菌、大肠埃希菌、淋球菌、沙眼衣原体、支原体等，通常为多种病原体混合感染。

1. 主要病因　同急性子宫内膜炎类似，多有宫腔内操作后感染，分娩后或流产后感染，月经期卫生不良，不洁性生活，异常性生活，慢性输卵管炎急性发作，子宫内膜炎或子宫体炎逆行感染，化脓性阑尾炎扩散累及及全身血液播撒的结核杆菌累及输卵管等。

2. 临床表现　多数为生育年龄或性活跃妇女，通常有上述诱因等病史，故病史询问极重要，通常在诱因后 1～2 周发病。起病前常有全身乏力，腰骶部酸痛，有坠胀不适，发病时下腹部疼痛，可以是一侧或双侧，多为双侧，呈现胀痛或坠痛，可伴肛门坠胀或里急后重感。病情严重可有寒战、高热、头痛、下腹部剧痛，可伴恶心、呕吐和尿频尿痛症状。白带增多，可呈脓性。患者可呈痛苦貌，体温升高，心率加快，下腹部稍胀，一侧或双侧下腹部压痛，严重时腹肌紧张。

3. 妇科检查　阴道内可见脓性分泌物，宫颈充血、举痛明显，子宫体可正常或稍大，有压痛，以子宫两侧宫角部压痛明显，活动受限。双侧附件区增厚、压痛，可触及长条形或不规则痛性包块。

4. 辅助检查　血常规检查示白细胞和中性粒细胞的数量升高，红细胞沉降率加快，CRP 升高等炎症性表现。阴道分泌物白细胞数明显增多，宫颈分泌物涂片和培养＋药敏试验有利于诊断和指导治疗。

5. 超声检查　子宫正常大小或略大，附件区可显示长条形或不规则增厚影像，内可见少量为液性暗区，边界欠清楚，有时盆腔内也可见液性暗区。

6. 腹腔镜检查　作为诊断性检查一般不常用，但腹腔镜下可见典型的急性输卵管炎表现：输卵管充血肿大，输卵管浆膜面或伞端有脓性液体渗出，并可直接取分泌物培养。

7. 处理原则　基本处理同急性子宫内膜炎，注意全身支持治疗，抗生素治疗应予静脉和足量、足疗程，治疗彻底，避免转变慢性输卵管炎。

四、输卵管积脓

输卵管积脓通常因急性输卵管炎未能及时有效控制发展而成。病因和发病同急性输卵管炎。输卵管积脓或脓肿形成时，患者可呈现高热或弛张热，脉搏快而细数，一般情况差，腹痛症状明显，有时在胀痛基础上突然出现胀痛减轻而随即剧烈腹痛，伴恶心、呕吐，甚至晕厥，常提示脓肿破裂，腹膜刺激症状也较急性输卵管炎时明显。脓肿压迫膀胱时可出现典型的尿频尿痛膀胱刺激症状，压迫肠道可同时出现腹泻和里急后重症状。

1. 妇科检查　阴道可充血，阴道内有大量脓性分泌物，子宫颈充血水肿、明显举痛；子宫体略大，有压痛，一侧或双侧附件区可及由子宫角渐向输卵管壶腹部膨大的形似曲瓶颈样的囊性肿块或腊肠样囊肿，张力高，压痛明显。囊肿坠于子宫直肠凹时，三合诊可明显触及触痛性包块。

2. 辅助检查　同急性输卵管炎，超声检查可呈现附件区可显示长条形或不规则包块影像，内为较稠厚的液性暗区，边界欠清楚，有时包块内可见分隔，盆腔内可见液性暗区。

3. 处理原则　基本处理同急性输卵管炎，强调广谱和联合抗生素应用，积极控制感染；如足够剂量抗生素应用后，患者仍高热不退，毒血症状明显，腹痛持续不减轻或加剧，脓肿继续增大伴明显压痛，或脓肿破裂，则可采取剖腹探查，切除脓肿形成的输卵管并反复冲洗盆腔，必要时做引流处理。

五、输卵管卵巢炎、输卵管卵巢脓肿

急性输卵管卵巢炎是常见的女性内生殖器炎症。输卵管发生炎症扩散至卵巢引起卵巢炎，两者同时发生炎症时则称为输卵管卵巢炎或附件炎。多数双侧附件同时受累发生炎症，单侧附件炎偶见于阑尾炎直接蔓延至右侧附件的附件炎症病变，病原体以化脓菌或淋球菌为主。卵巢由于白膜的存在一般很少单独发炎，常与发生炎症的输卵管伞端粘连而发生卵巢周围炎，炎症物可通过卵巢排卵的破孔侵入卵巢实质而形成卵巢脓肿，如脓肿壁与输卵管积脓粘连并贯通形成通道，即形成输卵管卵巢脓肿，输卵管卵巢脓肿通常是在慢性附件炎屡次急性发作的基础上形成，也可以发生在急性输卵管卵巢炎初次发病之后。其基本与急性输卵管炎和输卵管积脓相同。

1. 辅助检查　同急性输卵管炎，超声检查可呈现附件区可显示有长条形或不规则包块影像，内为较稠厚的液性暗区，正常卵巢形态不清楚，卵巢周围增厚或边界不清，卵巢内有大小不等的液性暗区，内液稠厚，盆腔内可见液性暗区。与单纯输卵管炎未形成积液、积脓时易鉴别。

2. 处理原则　基本处理同输卵管积脓，强调积极控制感染；足够剂量抗生素应用，在症状消失后，继续应用抗生素 1～2 周，以巩固治疗，避免形成慢性输卵管卵巢炎症和慢性盆腔炎炎症。如药物疗效不佳，及时采取剖腹探查。

六、盆腔腹膜炎

急性盆腔腹膜炎是指女性生殖器炎症波及盆腔腹膜而发生的急性炎症性疾病。炎症侵及的盆腔腹膜发生充血、水肿，并有含纤维素的炎性渗出液，形成盆腔脏器粘连。当炎症严重，有大量脓液渗出并积聚于直肠子宫陷凹内则可形成盆腔脓肿。本病是以急性腹痛为主要症状的急性病症，常与急性附件炎、输卵管卵巢炎和脓肿并存。

本病常有急性内生殖器炎症史、宫腔内或宫颈手术史、产时感染及不洁性生活史。腹痛是主要症状，表现为整个下腹部剧痛，持续性，若病情严重并未能及时治疗和控制，腹痛可遍及全腹、伴有寒战、恶心、呕吐、腹胀、腹泻。炎症刺激或压迫尿道及直肠等可致排尿障碍或排便疼痛，大便含黏液、里急后重等。患者急性病容，痛苦貌，高热体温可达 40℃或以上，脉细数，下腹部有明显压痛、反跳痛、腹肌强直。

1. 妇科检查　阴道内有脓性分泌物，宫颈充血、举痛明显，宫体略大有压痛，质地软，活动受限，子宫周围及后穹窿均有明显触痛和压痛，盆腔脏器的边界不清楚。如有输卵管和（或）卵巢脓肿可有相应体征，盆腔脓肿形成可突出于子宫直肠窝，三合诊检查时可触及囊性、张力较高、触痛性、边界不清的肿块。

2. 辅助检查　血常规示白细胞总数升高，中性粒细胞数明显升高；红细胞沉降率增快，CRP 升高；尿常规可含蛋白、颗粒管型等。阴道或宫颈分泌物涂片、培养找致病菌及做药敏试验。必要时做后穹窿穿刺，如抽出炎性或脓性液即可确诊。

3. 超声检查　子宫正常大小，附件区可显示长条形或不规则增厚影像，如输卵管和卵巢积脓可显示相应图像，盆腔内也可见液性暗区。

4. 处理原则　同输卵管卵巢炎、输卵管卵巢脓肿。

七、盆腔脓肿

盆腔脓肿是指内生殖器及其邻近组织的急性炎症进一步发展而形成的脓肿，包括输卵管积脓、卵巢积脓、输卵管卵巢脓肿及由急性盆腔腹膜炎与急性盆腔结缔组织所致的脓肿，这些脓肿各有其特点，也有不少相同之处，也是以急性腹痛为主诉的临床病症。

发生盆腔脓肿的病因基本类似于急性盆腔炎，急性输卵管炎、输卵管卵巢炎、急性盆腔炎和盆腔腹膜炎等未能及时有效治疗均可导致盆腔脓肿的发生。盆腔脓肿病原体主要为需氧菌、厌氧菌、淋病奈瑟菌、衣原体和支原体等，脓液培养常见的是大肠埃希菌和脆弱类杆菌，也有放线菌发现。

大多有急性盆腔炎症的病因、病史及相应的症状表现。盆腔脓肿形成后，多有体温升高，可达 39～40℃，伴脉快；下腹部坠胀不适、钝痛或胀痛；可有尿频、尿急、尿痛等膀胱刺激症状；大便次数增多、黏液便及里急后重等直肠刺激症状。少数患者脓肿形成较慢，高热及下腹痛症状不明显，可能为低热。患者通常为急性病容，痛苦貌，高热，体温可达 39～40℃或以上，脉细数，下腹部有明显压痛、反跳痛、腹肌强直。少数慢性形成者，腹部压痛和反跳痛程度可减轻。

1. 妇科检查　阴道可充血，宫颈充血、举痛，子宫常大或略大，压痛，活动受限或固定在一侧；可在子宫的一侧或双侧触痛并触及波动的盆腔肿块，界线欠清，下腹有压痛或反跳痛。当形成输卵管脓肿时，可触及双侧输卵管呈腊肠状肿大，有明显压痛。直肠指检括约肌松弛、直肠前壁饱满、触痛、有波动感。

2. 辅助检查　血常规示白细胞及中性粒细胞显著增多，CRP 明显升高，红细胞沉降率明显加快。后穹窿穿刺如抽出脓液，诊断即可确立。

3. 超声检查　可以发现盆腔内不同部位的包块，详见输卵管脓肿，输卵管卵巢脓肿，子宫直肠凹内包块内可有多种低回声区，包块壁较薄，无血流，边界多不规则。阳性率可达 90% 以上。

4. 计算机断层扫描（CT）　也检查可协助诊断。

5. 鉴别诊断　盆腔脓肿需与阑尾脓肿相鉴别，阑尾脓肿常由急性阑尾炎发展而来，无急性盆腔炎症病史，开始有脐周部或上腹部疼痛，然后转移性右下腹痛，伴发热，一般较轻，恶心、呕吐症状较多出现且明显，检查时腹痛位置较高，麦氏点压痛明显，右侧附件可无明显压痛或轻压痛，左侧附件可无压痛，子宫活动度良好。阑尾脓肿包裹形成后一般疼痛和压痛局限于麦氏点或附近，超声可提示阑尾部位局限性肿块有助鉴别。

6. 处理原则 基本治疗同急性盆腔炎。

八、盆腔脓肿破裂

已经形成的输卵管脓肿或输卵管卵巢脓肿或盆腔内脓肿如穿孔或破裂，脓液经破口流入盆腹腔内即可引起严重的急性全腹膜炎，若不及时控制，将导致败血症、脓毒血症和感染性休克，甚至死亡。这是盆腔脓肿最严重的并发症。

导致盆腔内各脏器炎症的各种病因，未经有效治疗可导致输卵管、卵巢和盆腔内脓肿形成。有急性内生殖器炎症史，脓肿形成后的症状如寒战、高热等，体温高达39～40℃，整个下腹部腹痛剧烈，活动或大便时加重，同时伴有尿频、尿急及尿痛或腹胀、便秘、腹泻等膀胱或直肠刺激症状。盆腔脓肿增大或炎症侵及可自然破裂，脓肿穿孔或破裂，脓液破入腹腔即表现突然腹痛加剧、寒战、高热达40℃以上，大汗、口干，脉搏、呼吸加快、浅促，恶心、呕吐频繁，可出现脱水、酸中毒现象；后期由于大量毒素吸收，患者表现为表情淡漠、面容憔悴、眼窝凹陷、口唇发绀、肢体冰冷、舌黄干裂、皮肤干燥、呼吸急促、脉搏细弱、体温剧升或下降、血压下降、休克及酸中毒等。若病情继续恶化，患者烦躁不安，全身脏器衰竭，甚至神志不清、谵妄、昏迷等，终因肝肾衰竭及呼吸循环衰竭而死亡。急性盆腔结缔组织炎所导致的盆腔脓肿偶有可能自发地穿破阴道后穹窿，自阴道内排出大量脓液，也可能破入直肠由直肠排出大量脓液，患者的症状可迅速缓解。

1. 腹部检查 全腹明显压痛，拒按，腹肌强直，反跳痛明显，叩诊呈鼓音，肠鸣音减弱或消失。

2. 妇科检查 阴道口及宫口有脓性分泌物，宫颈举痛明显，宫体及其周围、后穹窿均有明显压痛，下腹拒按，腹肌强直，压痛、反跳痛明显，盆腔脏器边界不清，原有囊肿消失或缩小。

3. 辅助检查 ①血常规示白细胞总数明显增加，核左移，外周血粒细胞可见中毒颗粒，中性粒细胞比例和绝对值明显增高。红细胞沉降率明显增快，CRP显著升高。②尿常规可含蛋白尿、颗粒管型，白细胞增多，尿液比重增加等。肝功能可出现肝酶升高，电解质紊乱，肾功能异常等。③阴道分泌物涂片或培养找致病菌并做药敏试验。

4. B超检查 子宫正常大小，附件包块变形、缩小或消失，也可见包块破口，内有液体流出，肠道可有不同程度积气，盆腔内有液体积聚。

5. 鉴别诊断 盆腔脓肿破裂后导致严重的腹膜炎，需与导致急性腹膜炎的内外科常见疾病相鉴别，如急性阑尾炎穿孔、卵巢囊肿破裂等。

（潘永苗）

第五节 小儿及青少年女性盆腹腔结核

结核病（tuberculosis）是由结核分枝杆菌引起的一种传染病，是一种全身性病变，可发生于全身任何部位，表现形式多种多样。肺结核是其早期主要的表现形式，肺外结核常继发其后。目前我国结核病专科医院大多侧重于成人，对儿童结核病的特点和治疗认识不足，导致儿童及青少年女性结核病不能被早期诊断和治疗，误诊甚至延误病情，进而引起一些并发症：慢性盆腹腔疼痛、成年后的不孕不育等，严重影响了她们的健康和生活质量。本节讨论的重点是与妇科相关的盆、腹腔结核，如结核性腹膜炎（tubercular peritonitis），盆腔结核（pelvic tuberculosis）等。

一、流行病学

近年来，随着全球结核病发病率的升高，女性盆腹腔结核的发病率也呈明显上升趋势。全世界每年有 800 万新发病例，其中盆腹腔结核发病率为 0.1%～0.79%。在发展中国家和不发达国家，每年约 2 万人死于结核病，我国结核新发病例现位居在印度及印度尼西亚之后，排在全球第三位。

二、传播途径

1. 血行传播　是盆腹腔结核主要的传播途径。青春期时正值生殖器发育，血供丰富，结核杆菌容易经血行传播并感染盆腹腔腹膜及内生殖器，引起结核性腹膜炎及生殖器结核。结核杆菌首先侵犯输卵管，然后依次扩散到子宫内膜、卵巢，侵犯宫颈、阴道、外阴者较少。

2. 直接蔓延　肠结核及肠系膜结核可直接蔓延到浆膜或者肠黏膜溃疡穿孔时可引起结核性腹膜炎，多是局限性腹膜炎。干酪化的肠系膜淋巴结破溃，大量结核菌散布入腹腔，则可引起弥漫性腹膜炎及内生殖器结核。

3. 淋巴传播　较少见，消化道结核可通过淋巴管传播感染内生殖器。

4. 性交传播　极罕见，男性患泌尿系结核，通过性交传播，上行感染引起内生殖器结核。

三、病理

1. 结核性腹膜炎　腹膜及网膜表面可见散在或密集的粟粒样结节，有的融合成较大病灶，中心有干酪样变。本病主要有三种类型：①渗出性腹膜炎，可见腹腔内草绿色或浑浊黄色或血性浆液性渗出液，量多少不定，腹膜上有纤维渗出物。②粘连性腹膜炎，腹膜和大网膜变厚，肠系膜淋巴结和肠管间常粘连成肿块，在粘连间的大小空腔内可有渗出液或脓液。③病灶干酪样坏死液化时，可破溃入肠管或腹壁外，形成肠瘘、脐瘘或粪瘘；当团块压迫或粘连束缚可致慢性肠梗阻；少数干酪样变可伴有钙盐沉着，引起广泛钙化。

2. 输卵管结核　几乎所有的生殖器结核均累及输卵管，双侧居多，但双侧的病变程度可能不同。输卵管增粗肥大，其伞端外翻如烟斗嘴状是输卵管结核的特有表现；也可表现为伞端封闭，管腔内充满干酪样物质；有的输卵管增粗，管壁内有结核结节；有的输卵管僵直变粗，峡部有多个结节隆起。输卵管浆膜面可见多个粟粒结节，有时盆腔腹膜、肠管表面及卵巢表面也布满类似结节，或并发腹水型结核性腹膜炎。在输卵管管腔内见到干酪样物质，有助于同非结核性炎症相鉴别。输卵管常与其邻近器官如卵巢、子宫、肠管广泛粘连。

3. 子宫内膜结核　常由输卵管结核蔓延而来。早期病变出现在宫腔两侧角，子宫大小、形状无明显变化。随着病情进展，子宫内膜受到不同程度结核病变破坏，最后代以瘢痕组织，可使宫腔粘连变形、缩小。

4. 卵巢结核　因有白膜包围，通常仅有卵巢周围炎，侵犯卵巢深层较少。少部分卵巢结核由血液循环传播而致，可在卵巢深部形成结节及干酪样坏死性脓肿。

5. 宫颈结核　常由子宫内膜结核蔓延而来或经淋巴或血液循环传播，较少见。其病变可表现为乳头状增生或溃疡，其外观易与宫颈癌混淆。

四、临床表现

本病临床表现形式多样，依病情轻重、病程长短而异。有的患者无任何症状，有的患者则症状较重。轻者全身症状不明显，有时仅有经期发热，但症状重者可有高热等全身中毒症状。青春期前的女孩多表现结核病的一般症状，若为活动期，可出现不规则发热、盗汗、乏力、食欲缺乏、消瘦、面色苍白等症状。

腹腔结核和盆腔结核又各有自身的临床特点和表现。

1. 结核性腹膜炎　发病缓慢，多发生于3岁以上儿童。临床上可分为渗出型（腹型）、粘连型（纤维成形型）和干酪溃疡型三型。本病以主要表现定型，渗出型可有粘连，粘连型也可有少量渗出，各型间难以完全划分。

（1）渗出型：除一般结核中毒症状外，可有腹痛、腹胀、腹泻或便秘。其典型症状为四肢消瘦和腹部膨胀形成鲜明的对比。腹部触诊有波动感，叩诊有移动性浊音。横膈和肝被压，向上移位，腹壁静脉怒张，下肢可发生水肿。腹腔穿刺为典型的草绿色浆液性或浆液纤维素性渗出液，偶有血性腹水。

（2）粘连型：除一般结核中毒症状外，可有腹痛、腹胀、腹泻、恶心及呕吐，常表现为反复出现的不全肠梗阻症状，腹腔内可有少量积液。其主要体征为腹部膨隆和胀气，有时肠蠕动增强可见蠕动波。触诊腹部柔韧有揉面感，可触及大小不等的包块，位置比较固定，多位于脐部或右下腹，压痛或有或无。

（3）干酪溃疡型：多为上两型发展而来，临床症状严重，伴有发热，常为弛张热，经常有腹泻、腹痛等症状，并有进行性消瘦、无力和贫血，最后可出现恶病质。触诊腹部柔韧或板状，腹肌紧张，有轻度反跳痛，腹腔内有大小肿块并有压痛。叩诊有不规则的鼓音或浊音区。

2. 盆腔结核　下腹坠痛是盆腔结核的主要表现，到了青春期后可出现一些特殊的症状如月经失调、不孕等。

3. 下腹坠痛　由于盆腹腔炎症和粘连，可有不同程度的下腹坠痛，经期加重。

4. 月经失调　早期因子宫内膜充血及溃疡，可有经量过多；多数患者就诊时已为晚期，晚期因子宫内膜遭不同程度破坏而表现为月经稀少或闭经。

5. 不孕　由于输卵管黏膜破坏与粘连，常使管腔阻塞，有时管腔通畅，但黏膜纤毛已被破坏，输卵管僵硬，蠕动受限，丧失运输功能。子宫内膜结核妨碍受精卵的着床与发育，也可致不孕。在原发性不孕患者中，生殖器结核为常见原因之一：生殖器结核因不孕而就诊的占58%～81%，其中原发不孕为75%，继发不孕为25%；而不孕症患者中生殖器结核占2.43%～4.20%。

6. 全身及妇科检查　由于病变程度与范围不同而有较大差异，患者常无明显体征和其他自觉症状。严重的盆腔结核常合并腹膜结核，检查腹部时有柔韧感或腹水征，形成包裹性积液时，可触及囊性肿块，边界不清，不活动，表面因有肠管粘连，叩诊为鼓音。子宫一般发育较差，往往因周围有粘连使活动受限。若附件受累，在子宫两侧可触及条索状的输卵管或输卵管与卵巢等粘连形成的大小不等及形状不规则的肿块，质硬，表面不平，呈结节状突起，或可触及钙化结节。

五、诊断

1. 病史　结核病接触史、身体其他处有结核病，如肺结核、肠结核、肠系膜淋巴结结核等，有助于盆腹腔结核的诊断。

2. 临床表现　多数患者缺乏明显症状，阳性体征不多，故易被忽略。当有低热、盗汗、盆腔炎或腹水时，尤其当患者有月经稀少、闭经或原发不孕时，应考虑到盆腹腔结核的可能。

3. 实验室检查

（1）血常规：白细胞计数不高，分类中淋巴细胞增多，不同于化脓性盆腔炎；活动期红细胞沉降率增快，但正常不能除外结核病变。这些化验检查均非特异性，只能作为诊断参考。

（2）血清 CA125：在卵巢肿瘤、子宫内膜异位症、盆腔感染时均可升高，但缺乏特异性。CA125 多数升高。有学者报道血清 CA125 还可作为观察结核活动及治疗反应的指标。

（3）结核菌素试验阳性说明体内曾有结核分枝杆菌感染，若为强阳性说明目前仍有活动性病灶，但不能说明病灶部位，若为阴性，一般情况下表示未有过结核分枝杆菌感染。但此试验特异性差，很多结核患者结核菌素试验结果为阴性。

（4）结核菌检查：取月经血或宫腔刮出物或腹腔液做结核菌检查，若能找到结核分枝杆菌即可确诊。有学者报道，109 例不孕症患者分别取月经血、子宫内膜组织、腹水行抗酸染色及组织学检查，在 26 例阳性标本中，月经血占 69.6%，子宫内膜占 17%，腹水占 26%，认为检测月经血阳性率高且无创。获取子宫内膜需要有性生活经历者且是有创性检测，此法对女童及少女不十分适合，故采用月经血进行检测有望成为此类患者结核杆菌检查的重要方法。常用方法：①涂片抗酸染色查找结核菌。②结核菌培养，此法准确，但结核菌生长缓慢，通常 1～2 个月才能得到结果。③分子生物学方法，将特异性强的 DNA 探针技术与灵敏性高的 PCR 技术结合，方法快速、简便，但可能出现假阳性。有学者采用 PCR 检测结核杆菌的 mpt64 基因，结果在 25 例盆腔结核的不孕症患者中，结核分枝杆菌 DNA 阳性率为 56%，其中子宫内膜活检组织中阳性率为 53.3%，子宫内膜冲洗液中阳性率为 47.6%，道格拉斯窝积液中为 16%。④动物接种，方法复杂，需时较长，难以推广。

4. 影像学检查

（1）超声检查：一种常用的无创的检查方法。腹腔结核超声图像的典型特征是腹膜、大网膜增厚。盆腔结核临床表现很不一致，不同时期的病理改变常重叠交叉，导致超声图像显示较乱。我国学者将盆腔结核超声表现分为 4 种类型：混合型、实性团块型、囊肿型和积液型。由于女性盆腔结核患者的盆腹腔超声图像呈多样性，缺少特异性，确诊仍需密切结合临床。

（2）X 线检查：①胸部 X 线检查，必要时行消化道或泌尿系统 X 线检查，以便发现原发病灶。②盆腔 X 线检查，发现孤立钙化点，提示曾有盆腔淋巴结结核病灶。③子宫输卵管碘油造影可能见到下列征象（仅限于有性生活史的患者）：宫腔呈不同形态和不同程度狭窄或变形，边缘呈锯齿状；输卵管管腔有多个狭窄部分，呈典型串珠状或显示管腔细小而僵直；在相当于盆腔淋巴结、输卵管、卵巢部位有钙化灶；若碘油进入子宫一侧或两侧静脉丛，应考虑有子宫内膜结核的可能。子宫输卵管造影对生殖器结核的诊断帮助较大，但也有可能将输卵管管腔中的干酪样物质及结核菌带到腹腔，故造影前后应肌内注射链霉素及口服异烟肼等抗结核药物。

（3）CT 检查：女性盆腔结核表现多种多样，国内学者将女性盆腔结核的 CT 表现分为输卵管增粗、附件区软组织包块、附件区软组织密度增厚和附件区钙化 4 种。我国学者提出高密度腹水，系膜及网膜改变为结核性腹膜炎的 CT 表现特征。

5. 内镜检查　具有微创、直观的特点，内镜联合活检可以尽早确诊、减少漏诊和误诊，实现早期治疗，是目前盆腹腔结核最理想、最准确的形态学诊断方法。

（1）宫腔镜：可在直视下了解宫腔形态，了解病灶情况及宫腔内膜状况，镜下定位活检子宫内膜能提高确诊率，并可同时治疗结核病导致的宫腔粘连。宫腔镜检查适用于有性生活的女性，有一定的局限性。

（2）腹腔镜：是诊断盆腹腔结核的主要手段，术中可发现典型的结核表现，包括腹膜表面粟粒样结节、干酪样病变；肝膈间粘连、盆腹腔广泛粘连；输卵管僵硬、扭曲、瘘管形成、伞端闭锁；腹腔积液、包裹性积液等，腹腔镜下可直接行盆腔粘连松解术，也可同时取组织送病理检查明确诊断。

6. 病理学检查

（1）超声引导穿刺活检：超声引导穿刺获得组织标本进行病理组织学检查以明确诊断，由于穿刺具有盲目性，病理结果阴性也不能完全排除盆腹腔结核的可能性。

（2）子宫内膜病理检查：诊断子宫内膜结核最可靠的依据，仅限于有性生活史的患者。由于经前子宫内膜较厚，若有结核菌，此时阳性率高，故应选择在经前 1 周或月经来潮 6 小时内行刮宫术。术前 3 天及术后 4 天应每天肌内注射链霉素 0.75g 及口服异烟肼 0.3g，以预防刮宫导致的结核病灶扩散。由于子宫内膜结核多由输卵管蔓延而来，故刮宫时应注意刮取子宫角部内膜，并将刮出物送病理检查，在病理切片上找到典型结核结节，诊断即可成立，但阴性结果并不能排除结核的可能性。若有条件应将部分刮出物或分泌物做结核菌培养。若遇有宫腔小而坚硬，无组织物刮出，结合临床病史及症状，也应考虑为子宫内膜结核，并做进一步检查。若宫颈有可疑结核，也应做活检确诊。

六、鉴别诊断

渗出性腹膜炎应与心脏病、肾病、肝硬化、恶性肿物及营养不良水肿引起的腹水相鉴别，还需与化脓性腹膜炎、巨结肠及腹腔内囊肿相鉴别。

粘连性及干酪溃疡型腹膜炎应与腹部恶性肿瘤及肠梗阻相鉴别。

盆腔结核应与非特异性慢性盆腔炎、子宫内膜异位症、卵巢肿瘤，尤其是卵巢癌鉴别，诊断困难时，可做腹腔镜检查或剖腹探查确诊。

七、治疗

本病应采用抗结核药物治疗为主，休息、营养为辅的治疗原则。其处理与一般肺结核相同，合理的生活制度及充足的营养至关重要。

1. 抗结核药物治疗　药物治疗应遵循早期、联合、规律、适量、全程的原则。既往多采用 1.5～2 年的长疗程治疗，近年采用异烟肼、利福平、乙胺丁醇、链霉素及吡嗪酰胺等抗结核药物联合治疗，将疗程缩短为 6～9 个月，取得良好疗效。常用的抗结核药物有：①异烟肼（isoniazid，或 INH，H）10～20mg/（kg·d）（儿童最大量不超过 400mg/d）或 300mg，每天 1 次顿服；或每周 2～3 次，每次 600～800mg。②利福平（rifampicin，R）10～15mg/（kg·d）（儿童最大量不超过 450mg/d）或 450～600mg/d（体重小于 50kg，用 450mg），早饭前顿服，便于吸收；间歇疗法为每周 2～3 次，每次 600～900mg。③链霉素（streptomycin，S）20～30mg/（kg·d）（儿童最大量不超过 750mg/d）或肌内注射 0.75g/d（肾功能减退者可用 0.5～0.75g）。④乙胺丁醇（ethambutol，E）15mg/（kg·d），或口服 0.75～1g/d，也可开始时每天 25mg/kg，8 周后改为 15mg/kg。间歇疗法为每周 2～3 次，每次 1.5～2g。⑤吡嗪酰胺（pyrazinamide，Z）20～30mg/（kg·d）（儿童最大量不超过 1.5g/d）或 1.5～2g/d，分 3 次口服。儿童用药剂量按照千克体重计算。

目前推行两阶段短疗程药物治疗方案，

前2～3个月为强化期，后4～6个月为巩固期或继续期。常用的治疗方案为：①强化期2个月，每天链霉素、异烟肼、利福平、吡嗪酰胺4种药物联合应用，后4个月巩固期每天连续应用异烟肼、利福平（简称2SHRZ/4HR）；或巩固期每周3次间歇应用异烟肼、利福平（2SHRZ/4H3R3）。②强化期每天链霉素、异烟肼、利福平、吡嗪酰胺4种药联合应用2个月，巩固期每天应用异烟肼、利福平、乙胺丁醇连续6个月（2SHRZ/6HRE）；或巩固期每周3次应用异烟肼、利福平、乙胺丁醇连续6个月（2SHRZ/6H3R3E3）；也可采用全程间歇疗法，强化期2个月，每周3次联合应用链霉素、异烟肼、利福平、吡嗪酰胺，巩固期6个月，每周3次应用异烟肼、利福平、乙胺丁醇（2S3H3R3Z3/6H3R3E3）；或采用2SHRZE/6H3R3E3方案。第一个方案可用于初次治疗的患者，第二个方案多用于治疗失败或复发的患者。若对以上方案中的链霉素耐药，可用乙胺丁醇代替。其他可选用的方案有2HRZ/7H3R3或3SHR/6H2R2，多用于病情较轻的患者。以上各方案，可根据病情，酌情选用。

2. *激素治疗*　必须与有效的抗结核药物同时应用，剂量和疗程要适中，在需要应用的病例越早用效果越好。由于激素有抗炎症、抗过敏、抗病毒和抗纤维性变的作用，可使中毒症状迅速消失，渗出性腹膜炎可加用糖皮质激素治疗促进腹水吸收、减少粘连发生，但粘连型和干酪型应慎用，合并肠结核是禁忌证。

泼尼松或泼尼松龙1.5～2mg/（kg·d）（最大量不超过45mg/d）；地塞米松比泼尼松作用强5倍，故剂量为泼尼松的1/5；氢化可的松在急性期静脉滴注1～2周，剂量为5mg/（kg·d）。

3. *手术治疗*　出现以下情况应考虑手术治疗。

（1）大量腹腔积液有压迫症状时，可穿刺引流腹腔积液，引流腹腔积液后用腹带包裹腹部。

（2）腹腔结核：对于完全性或不完全性肠梗阻，内科治疗不能缓解者；溃疡型肠结核伴肠穿孔和局限性化脓性腹膜炎经抗菌药物治疗无效者；肠道大出血，经积极抢救，不能满意止血者；局限性增殖型结核难与腹腔内肿瘤鉴别者；肿大淋巴结经内科治疗无效且产生持久性压迫症状者；形成腹腔巨大结核性脓肿不能控制时，均可选择手术治疗。

（3）盆腔结核：盆腔包块经药物治疗后缩小，但不能完全消退；治疗无效或治疗后又反复发作者；盆腔结核形成较大的包块或较大的包裹性积液者；子宫内膜结核严重，内膜破坏广泛，药物治疗无效者；对年轻妇女应尽量保留卵巢功能；对病变局限于输卵管，而又迫切希望生育者，可行双侧输卵管切除术，保留卵巢及子宫。由于生殖器结核所致的粘连常较广泛而紧密，术前应口服肠道消毒药物并做清洁灌肠，术时应注意解剖关系，避免损伤。为避免手术时感染扩散，手术前后需应用抗结核药物治疗。

4. *支持疗法*　中毒症状严重或营养不良、贫血及恶病质病例，多次少量输血可收到良好效果。急性患者至少应休息3个月，慢性患者可以从事部分工作和学习，但要注意劳逸结合，加强营养，适当参加体育锻炼，增强体质。

八、预后

本病预后常取决于身体其他部位结核病的严重程度及本身的发展情况。渗出型预后最好，可完全自愈。粘连型预后最差，病程迁延不愈，如能坚持治疗仍能治愈。有时形成难以处理的粘连性梗阻，需外科手术。干酪样溃疡型预后极差。

盆腹腔结核早期病变可完全治愈，并能成功妊娠，妊娠率为23%；而晚期病变，需要抗结核药物治疗联合手术治疗。这些患者尽管结核可以治愈，仍很难成功妊娠，即使妊娠，易发生宫外妊娠、自然流产，总体受孕率低，为19.2%，活产率更低，仅为7.2%。有学者回顾了7000例生殖器结核的患者，2.2%（155例）足月妊娠，0.95%（67例）流产，1.8%（125例）宫外妊娠。胎盘的结核感染则少见，但其早产及自然流产率高。另外，也能见到胎儿生长受限。胎儿可在宫内或经产道感染结核。新生儿期结核的病死率可达30%。

随着辅助生殖技术的发展，IVF-ET成为结核性不育患者获得妊娠的最好选择，其成功率为16%～40%。有学者对54例结核性不育患者135个IVF-ET周期进行研究，发现盆腔结核组的总妊娠率与非结核性输卵管炎组无显著差异，但当病变累及子宫内膜或宫腔粘连时，妊娠率可能下降。所以IVF-ET前，通过超声、宫腔镜或子宫内膜活检充分评估内膜有无病变、病变程度及子宫血流情况是非常重要的。胚胎移植后子宫内膜的反应能力是能否成功妊娠的关键。内膜广泛受损导致永久性破坏、内膜萎缩、子宫血流差，对反复激素替代治疗无反应者，获得妊娠的希望渺茫。有研究也证实了治疗后继发性闭经或月经减少者，子宫内膜活检显示内膜萎缩或干酪性病变者妊娠率为0。因此，盆腔结核患者的生育能力降低，对于有生育要求的盆腔结核患者，获得妊娠的最佳方法可能是IVF-ET，尽量在病变早期接受治疗。

九、预防

增强体质，做好卡介苗接种，积极防治肺结核、淋巴结结核和肠结核等。

（杨建华）

第六节　性传播疾病

一、概况

经典性病仅指梅毒、淋病、软下疳、性病淋巴肉芽肿和腹股沟肉芽肿5种。性病（venereal disease，VD）是指通过不洁性交而引起生殖器或阴部发生的炎症性疾病。从20世纪70年代起，性病的概念逐被性传播疾病所替代。1975年起WHO正式决定采用性传播疾病（sexually transmitted diseases，STD）命名。STD是与性接触关系密切的传染性疾病，或类似性行为的传染性疾病，包括性病，含义更广。除上述5种经典性病外，WHO还把非淋菌性尿道炎、艾滋病、尖锐湿疣、生殖器疱疹、生殖器念珠菌病、滴虫病、细菌性阴道病、阴虱病、疥疮、乙肝和股癣等20余种疾病纳入性传播疾病范畴。

由于我国国情与其他国家有异，“性病”一词对中国人来说仍是有损个人声誉的名词，因此我国将阴道滴虫和白念珠菌病归入妇科；将肝炎、阿米巴痢疾归入消化道传染病；疥疮和阴虱归入皮肤病。我国重点监测STD中的梅毒、淋病、艾滋病、非淋病性尿道炎、尖锐湿疣、软下疳、性病淋巴肉芽肿和生殖道疱疹。

（一）STD的共同特点

1. 它不单是外生殖器的疾病，也是引起全身皮肤和重要器官的病变，甚至威胁生命。

2. 它主要通过性接触传播，也可通过非性接触传播。

3. 同一患者可感染多种病原体。

4. 不受自然因素，如月光、温度、季节等自然因素干扰。

5. 有明确的高危人群和隐藏性，常有讳疾忌医，使用假姓名、假地址，给治疗、复查等带来困难。

6. 传播快、范围广。

7. 在青少年、性活跃期患者中发病率高，年龄大者也不少。

8. 对个人、家庭、后代、社会危害性广。

9. 发展快、特殊人群发病率高，年轻化（新生儿、15～19 岁和 20～30 岁患者陡增长快）、商业化、地区性、流动性，与吸毒、卖淫等有关。

（二）STD 八大类病原体

1. 病毒　见表 6-4。

2. 细菌　见表 6-5。

3. 螺旋体　男、女、下一代梅毒。

4. 支原体　见表 6-6。

表 6-4　病　毒

病原体	男性影响	男女或下一代影响	女性影响
单纯疱疹病毒（HSV）	生殖器疱疹	原发或突发性生殖器疱疹 无菌性脑膜炎 新生儿眼病 新生儿中枢神经系统疾病	生殖器疱疹 宫颈癌 流产 早产
人乳头状瘤病毒（HPV）	阴茎湿疣 阴茎癌	湿疣 新生儿婴儿乳头状瘤	生殖器湿疣 CIN 宫颈癌
巨细胞病毒（CMV）	/	宫颈新生儿感染	宫颈癌
乙肝病毒	/	乙肝、肝癌 传染性单核细胞瘤	/
人免疫缺陷病毒（HIV）	艾滋病	艾滋病	艾滋病

表 6-5　细　菌

病原体	男性影响	男女或下一代影响	女性影响
淋球菌	前列腺炎 尿道狭窄	尿道炎 咽炎 结膜炎	阴道炎 宫颈炎 子宫内膜炎 输卵管炎 羊膜炎 胎膜早破 不孕 异位妊娠
杜克氏杆菌	/	/	软下疳

表 6-6　支 原 体

病原体	男性影响	男女或下一代影响	女性影响
脲溶解支原体	精子量少 精子畸形	尿道炎 低体重儿 新生儿呼吸道感染 新生儿脑膜炎 新生儿结膜炎	不孕 流产 死胎 宫颈炎、子宫内膜炎、PID 绒毛膜羊膜炎 慢性腹痛

5. 衣原体　见表 6-7。

表 6-7　衣原体

病原体	男性影响	男女或下一代影响	女性影响
沙眼衣原体	尿道炎 直肠炎 副睾炎	淋巴肉芽肿 结膜炎 婴儿脑炎 耳炎 沙眼	尿道综合征 宫颈炎 输卵管炎 肝周围炎 巴氏腺炎

6. 原虫　见表 6-8。

表 6-8　原虫

病原体	男性影响	男女或下一代影响	女性影响
滴虫	尿道炎 阴茎头炎 前列腺炎	/	外阴阴道炎 宫颈间变
阿米巴	/	/	阿米巴阴道炎

7. 异位寄生虫　见表 6-9。

表 6-9　异位寄生虫

病原体	男性影响	男女或下一代影响	女性影响
阴虱	阴虱	阴虱	阴虱
疥虫	疥疮	疥疮	疥疮

8. 念珠菌　见表 6-10。

表 6-10　念珠菌

病原体	男性影响	男女及下一代影响	女性影响
白色念珠菌	阴茎头炎	新生儿鹅口疮 皮肤感染 肠道感染 臀部感染	外阴阴道炎

（三）STD 的传播方式

1. 性行为传播　性交是主要传播方式，占 95% 左右，主要是生殖器直接接触病原体，性交时生殖器组织内压力增加及在冲击和摩擦后易发生肉眼难以发现的上皮损伤，尤其是小儿及青少年女性外阴、阴道等激素水平影响及发育尚不完善，更易致病原体侵入生殖器；性交时一些腺体开放（如前庭大腺）易于感染。

2. 间接接触传播　如梅毒、淋病、念珠菌、滴虫通过接触传染给医务人员、浴池及公用浴具、被褥等用具传播。

3. 血液和血制品的传播　梅毒、淋病和艾滋病均可通过血液和血制品的传播。血液性传染发病率高，起病快，全身症状重，可跨越病程及易发生播散性病变的特点。

4. 医源性传播　通过使用污染的医疗器械、检查、注射、手术等传播给他人。

5. 职业性传播　医务人员防护不严而染上梅毒、艾滋病等（污染的针头、手术器械刺伤皮肤等而感染）。

6. 胎血及产道传播　梅毒、衣原体、支原体、HIV、HPV 可经胎盘而感染。有些是妊娠期病原体不能通过胎盘，却在分娩时经产道传给胎儿，如新生儿淋菌性脓疮疣和淋菌性眼炎。

7. 母乳传播　吸吮含有病原体的乳汁而感染。

8. 其他　器官移植、人工授精传播。

（四）STD 对围生期的影响

感染上 STD 病原体的妊娠女性在围生期有不良影响或结局，易致流产、早产、死胎、死产或有出生缺陷（畸形或智力低下），表 6-11 简要显示了有关病原体对母婴的影响。

表 6-11　病原体对母婴的影响

病原体	对下一代的影响	对母体影响
梅毒螺旋体	楔状齿，鞍鼻 神经性耳聋、结膜炎	母体梅毒
淋球菌	胎儿宫内感染 胎儿宫内窘迫、死胎 死产结膜炎	胎膜早破 羊膜腔感染综合征 宫颈炎、盆腔炎等
HPV	皮肤、黏膜炎尖锐湿疣 喉部乳头状瘤	尖锐湿疣 宫颈癌前病变、宫颈癌
CMV	流产、死胎、死产、新生儿死亡 肝大、智力低下、小头畸形	多为急性感染 无明显症状和体征
HSV	流产、低体重、早产、发热 出血倾向、水疱 神经系统后遗症	生殖器疱疹
沙眼衣原体	新生儿衣原体感染 结膜炎、肺炎	生殖期感染 炎症

（五）STD 女性生殖器表现

1. 症状

（1）排尿异常：常有尿急、尿频、尿痛和排尿困难，常以“膀胱炎”就诊，螨虫感染也有类似症状。衣原体感染所致尿道炎有尿频及排尿困难，但无尿痛或仅有轻微尿痛。

（2）下腹痛：多见于淋病、生殖道衣原体、支原体感染。淋病合并输卵管炎、盆腔炎、输卵管卵巢囊肿时，可出现下腹痛伴寒战、发热等；而衣原体、支原体感染所致子宫内膜炎、输卵管炎常为慢性下腹痛，以经期或性交时加重，常伴有不孕。

（3）白带异常：是最常见症状，有脓性白带，乳酪样或黏稠，均质伴气泡体及鱼腥气味等，上述因病原体不同而有异。

（4）外阴瘙痒：较常见症状，由于阴道分泌物刺激外阴皮肤所致，常见阴蒂、小阴唇区、阴道口，也可波及会阴部、肛门口、大腿内侧等。

（5）月经失调及阴道流血：如淋菌衣原体、支原体可引起盆腔炎，而致月经异常或阴道流血等发生。

（6）外阴和（或）阴道疼痛。

（7）性功能障碍：有性交疼痛或担心自身病情加重或传给他人，也因由盆腔炎等影响性欲等。

2. 体征

（1）外阴皮肤和（或）黏膜损伤：STD 好发于外阴部，常出现红肿、痛、溢液或脓，有赘生物等。

（2）阴道分泌物多：有黄色脓性，乳酪样、泡沫状、黏液脓性、水样等分泌物，在阴道内，增多还可溢出到外阴等。

（3）阴道缺损或畸形：多见于硬下疳、树胶肿、软下疳、严重可有破溃、瘢痕，导致尿道狭窄或阴道狭窄等。

二、几种性传播性疾病

STD种类繁多，许多在妇科学、传染病学、性病学、微生物学等各相关学科中均有专门详述。本节重点叙述一些与小儿及青少年女性关系密切的STD，希望引起社会、家长和医务界重视。

（一）获得性免疫缺陷综合征

获得性免疫缺陷综合征（acquired immunodeficiency syndrome，AIDS），AIDS的谐音为"艾滋"，故又称艾滋病，是由人类免疫缺陷病毒（human immunodeficiency virus，HIV）所导致的传染性疾病。HIV是一种RNA反转录病毒。HIV侵入人体后，特异性地侵犯辅助T淋巴细胞（T4细胞），严重破坏人体细胞免疫功能，导致顽固的机会性感染，恶性肿瘤，内脏器官及中枢神经系统损伤，甚至引起死亡。

1. 传播方式　同性恋性交传播、异性性交传播、输血及血制品、器官移植、精液、注射针头、医疗器械、湿性接吻、宫内传播、产时和产后哺乳、辅助生育技术（人工授精、IVF-EF、ICSI等）。另从患者的血液、子宫颈分泌物、唾液、眼泪、乳汁、精液、尿液中分离出HIV病毒。

2. 临床表现　早期均为非特异性，如发热、不适、体重减轻、淋巴结肿大、慢性腹泻、皮落、肌肉关节痛。

患者可出现AIDS相关综合征（AIDS-related complex，ARC），是患者T细胞免疫功能缺陷所致的临床症状和慢性淋巴结综合征，其表现为：①较长期的发热，38℃ 3个月以上；②体重减轻10%以上；③疲劳，夜间盗汗；④持续腹泻；⑤黏膜损害（口腔白色念珠菌病）和皮肤单纯瘢痕，袋状囊肿，脓发炎；⑥过反应迟缓。上述至少有2项和艾滋病实验室检查异常，特别是T4细胞数目下降和T4/T8比值下降，<1.0（正常为1.75～2.1），HIV抗体阳性者可诊断本综合征。

3. WHO样本病分为4型

（1）肺型：呼吸困难，低氧血症，胸痛，咳嗽等。

（2）中枢神经型：脑部感染，亚急性大脑炎，脑淋巴瘤，脑血管并发症、出血等。

（3）胃胀型：腹痛、腹泻，体重减轻。

（4）原因不明发热型：体重轻、不适、体表发热。

艾滋病者可同时有两种以上条件致病菌感染，可相互反复发作，患者不断处于消耗中，最后导致恶病质。

艾滋病常并发肺孢子虫肺炎、卡波西肉瘤或皮肤黏膜感染。

艾滋病口腔表现也是艾滋病的重要指征之一，常有念珠菌病（雪口病），可见白斑点、斑块，舌后两侧，白色或灰白色病变，口腔黏膜小疮瘢，牙龈线形红斑样，卡波肉瘤样，硬腭红色、紫色，血管样斑块或肿块。

由于育龄妇女HIV感染率上升而使儿童艾滋病者不断增加，青少年女性因性、吸毒等因素发病者多见。婴幼儿HIV感染的诊断、临床表现和过程与成人、青少年的HIV感染不完全相同。婴幼儿HIV感染大多为学龄前儿童，约50%可于出生后第1年做出诊断，82%在3年内明确诊断。

婴幼儿AIDS的临床表现包括生长障碍、小头畸形、运动障碍、共济失调、脑病、脑萎缩、脑室扩张及痴呆、反复细菌感染、持久的口腔念珠菌感染、慢性腹泻、腮腺炎、网质肺炎、肝脾大、淋巴结病等。婴幼儿反复病毒、真菌感染，持续的真菌性尿道炎、细菌和寄生虫感染，均为继发免疫缺陷所致。

AIDS 相关肿瘤如淋巴瘤在儿童中常可见，卡波肉瘤少见。艾滋病患儿的淋巴细胞大多正常，此不同于成年人。儿童 AIDS 确诊后平均存活 9 个月，75% 于 2 年内死亡。母婴传播感染至少 1/3 在一年内发展为 AIDS，约 3/5 在 3 年内死亡。

4. 诊断

（1）流行病学及上述症状、体征。

（2）实验室检查

①主要是中度及以上，细胞免疫缺陷，CD4（+），T 淋巴血细胞耗竭。CD（−）＜200/ml，CD4（−）/CD8（−）＜1.0（正常为 1.25～2.1）；B 淋巴细胞功能失调，多克隆性高球蛋白血症，循环免疫复合物形成和自身抗体形成；自然杀伤细胞（NK 细胞）活性下降。

②机会性感染病原体检查，如真菌、弓形虫等。组织学证实有卡波肉瘤。

③ HIV 检测可有检测病毒抗原，病毒核酸和反转录酶，或细胞培养分离病毒。检测抗 HIV 抗体是评价病毒传播程度的最好方法，也是确定无症状 HIV 感染最常用的方法之一。

HIV 感染后将终身携带病毒，无论有无症状，抗 HIV 阳性者视为有传染性。

5. 治疗 迄今为止，对 AIDS 尚无根治性治疗方法。

（1）免疫调节剂

①干扰素 -α（IFN-α）用于早期感染，300 万 U，1 次 / 天，皮下注射，2～4 周后改为 3 次 / 周，2～3 个月为 1 个疗程。

②白细胞介素 2（IL-2），重组 IL-2，250 万 U，1 次 / 天，连续静脉滴注，每周 5 次，共治疗 4～8 周。

（2）抗生素制剂

①齐多夫定（AZT 或 ZDV），是治疗 AIDS 及相关综合征的抗生素药物，为首选治疗和预防用药，每天 300～600mg，分次口服。

②双去氧胞苷（DDI），150～300mg，2 次 / 天，口服。

③双脱氧胞苷（DDC），0.75mg，2～3 次 / 天。

（3）“鸡尾酒”疗法：不同机制联合用药，即一种非核苷类反转录酶抑制剂（NNRT1）+2 种核苷类反转录酶抑制剂［NRT1；一种蛋白酶抑制剂（PI）+2 种 NRTI 或 3 种 NRTI 联合用药］。

（4）疫苗：尚在研制中。

（二）梅毒

梅毒是由梅毒螺旋体引起的一种慢性全身性传染病，绝大多数通过性交传播，也可由孕妇传给胎儿。早期以黏膜肿胀为主，晚期可侵犯身体许多器官，尤其是心脏和神经系统，危害性大。

1. 传播途径 ①直接性传播感染，包括肛交、口交性行为，以及接吻、握手、吸乳、舔阴及输入患者血液；②间接感染，通过内衣、牙刷、口琴、便桶、未消毒严格的妇科器械；③通过胎盘传给胎儿；④后天获得性感染，胎儿出生时经母亲产道时接触感染。

性交导致黏膜轻微损伤，或因微不足道的皮肤划伤，梅毒螺旋体已侵入体内，很快到局部淋巴结，经 2～3 天侵入血液循环，传到全身。初无症状，2～4 周后初入侵处发生炎症反应，出现结节、浸润和溃疡。早期损害为硬下疳，也即一期梅毒。

硬下疳 1 周后局部淋巴结肿大，也发生于腹股沟处。皮损多形性，常泛发对称，外阴及肛周多为湿丘疹及扁平湿疣，有瘙痒，同时内脏器官、骨骼、神经系统等发生病变，此即二期梅毒。

发生心血管系统梅毒、神经系统梅毒及

皮肤树胶样肿等，为三期梅毒（晚期梅毒）。

母亲患梅毒，通过胎盘感染的胎儿，称为胎传梅毒。出生后2年内发病者属于早期胎传梅毒，多为早产儿，发育不良，皮肤黏膜症状多见于出生后1～2个月。在婴儿口周、躯干及手足掌的皮肤上发生多种形态的斑疹、丘疹、大疮、脓疱等，初为红色，继为紫褐色，婴儿鼻黏膜充血，有大量分泌物，指甲变薄变脆，发生甲沟炎等。取母血及婴儿血或脐带血做梅毒血清反应，呈阳性即可诊断。或从患儿糜烂皮肤处取标本做暗视野显微镜检查，发现螺旋体也可确诊。

超过2年才发病的胎传梅毒属晚期梅毒，一般在5～7岁发病，也有在20岁左右才出现明显症状。晚期梅毒有哈钦森门牙，在门齿的咬合缘，上门齿如全片体，前后增厚，门齿间隙较宽，其他牙齿发育及排列不整齐；女性多见基质性角膜炎，由单侧发展到双侧，治疗不及时可致失明；也有神经性耳聋。

凡在妊娠期发生梅毒均为妊娠梅毒，是发生胎传梅毒的先决条件。因妊娠只有9个月左右，仅能发生早期梅毒，不会发生晚期梅毒；梅毒女性妊娠，则可能发生早期或晚期梅毒，早期梅毒感染胎儿可能性大，而晚期梅毒妊娠的可能性小。

2. *对孕妇的危害* 受孕率明显降低，健康状况下降，孕妇营养大量消耗，抵抗力下降，也可因妊娠使梅毒恶化，病情加重，骨质脱钙，可出现抽搐，易胎盘早剥，流产、早产、死产，易通过胎盘使胎儿感染螺旋体。

3. *对胎儿的影响* 胎儿不能获得足够的营养而发生流产、早产、死产，还可出现胎传梅毒儿、新生儿体质弱等。

4. *治疗原则* 梅毒诊断必须明确，诊疗剂量充足而规则，诊疗后要追踪随访。

（1）早期梅毒诊疗：青霉素方法。苄星青霉素G 240万U分两侧臀部肌内注射，每周1次，共2～3次。普鲁卡因青霉素G肌内注射，每次80万U，每天1次，连续10天。对青霉素过敏者：多西环素口服，每次100mg，每天2次，连续15天。或红霉素500mg，口服每天4次，连续15天。

（2）晚期梅毒诊疗基本同早期梅毒，使用多西环素或红霉素口服，则时间延长至30天。

（3）妊娠梅毒的治疗：普鲁卡因青霉素G肌内注射，每天80万U，连续10天。妊娠头3个月和妊娠末3个月各注射1个疗程。对青霉素过敏者用红霉素，每次500mg，每天4次，早期梅毒连续15天，二期梅毒、晚期梅毒连续30天。妊娠头3个月和末3个月各1个疗程，但其所生婴儿需用青霉素补给。

（4）胎传梅毒治疗：早期胎传梅毒用水剂青霉素G 5万U/kg（体重），每天2次静脉滴注，连续14天，或普鲁卡因青霉素G肌内注射，每天5万U/kg（体重），连续10天。晚期胎传梅毒苄星青霉素G肌内注射5万U/kg（体重），连续10天为1个疗程（不超过成人剂量），停药1周后可再注射1个疗程。如对青霉素过敏，年龄在8岁以下的患者可用红霉素，每天7.5～12.5mg/kg（体重），分4次口服，连续30天。

（三）淋病

淋病（gonorrhea）是由淋病双球菌导致的泌尿生殖系黏膜表面柱状上皮和移形上皮化脓性感染疾病，主要通过性传播，也可血液传播。间接感染在幼女为外阴阴道炎，新生儿为眼炎。

本病绝大多数是通过性交传染，同性恋及类似性行为（接吻、口交、触摸阴部）等，或者通过污染的浴巾、内裤、被褥、马桶、浴盆，以及握手接触感染，孕妇淋病可在宫内或经过产道感染胎儿或新生儿，引起淋菌性结膜炎。

健康女性与男性淋球菌携带者发生性接触后有 50%～70% 被感染。女性被感染几乎 60% 无症状，但可成为传染源。易侵犯宫颈内膜、尿道、前庭大腺及肛门。淋菌性阴道炎少见，但在青春期或年轻女性或绝经女性也可见。

女性淋球菌感染可发生淋球菌性宫颈内膜炎、尿道炎、前庭大腺炎或脓肿，也易上行感染，引起子宫内膜炎、输卵管炎、输卵管卵巢脓肿、盆腔炎，日后容易导致不孕不育。进入血液循环可引起菌血症，成为播散性淋球菌感染，出现菌血症、关节化脓、心内膜炎、淋球菌性肝炎及肝周围炎（gonococcal hepatitis and perihepatitis，也称 Fitz-Hang-Curtis syndrome）。患者自觉症状明显，右肋缘下隐痛，发热，恶心，刺激右肋腹肌，出现右肩反射性痛。

新生儿淋球菌性结膜炎有眼部脓性分泌物，不诊疗或严重者易失明。

幼女或青少年淋球菌性外阴阴道炎患者白带黄脓，也易伴有泌尿系统症状。幼女及青少年女性易患本病，因生殖系统未成熟，自然防御功能差，阴道上皮发育不完全，体内雌性激素分泌少，阴道 pH 偏碱性，淋球菌易侵入繁殖，引起外阴阴道炎。青春期月经来潮后，阴道上皮由薄变厚，阴道内产生乳杆菌增多，使阴道 pH 由碱性变酸性，则较幼女增强了抵抗淋球菌侵害能力。

幼女子宫颈腺体发育不全，淋球菌不易向子宫内侵犯，故不易引起子宫内膜炎和附件炎。幼女外阴阴道炎后初起排尿疼痛、哭闹，阴道口有脓性分泌物溢出，小阴唇阴道前庭红肿、充血或见内裤有污迹。

成年女性或儿童及青少年女性由于口交或舔阴而致淋球菌性咽炎，也并不少见，可出现咽喉痛、慢性咽炎，扁桃体隐窝内有黄色脓苔，培育有淋球菌。

诊断除有症状、体征外，从阴部或其他感染性的分泌物中检查淋球菌，可做分泌物涂片、培养、血清学与分子生物学鉴定。常用长棉拭子取子宫颈口分泌物，尿道口前庭大腺部、新生儿眼部、咽喉部后壁或扁桃体上附着分泌物等取材，做涂片或培养确诊。淋菌性盆腔炎也可从盆腹腔穿刺液做培养。美国 FDA 批准用培养法和核酸扩增试验（NAAT）诊断淋球菌感染，可用宫颈、阴道、尿道拭子。

本病的诊疗原则为及时，足量和彻底。治疗结束 4～7 天应随访，涂片及培养均阴性表示治愈，性伴侣也应治疗。

本病主要用青霉素治疗：①水剂普鲁卡因青霉素 480 万 U，分两侧臀部肌内注射，仅 1 次即可。②氨苄西林 500mg，4 次 / 天，7～10 天为 1 个疗程。③水剂青霉素 G 静脉滴注 480 万 U，1 次 / 天，连续 7～10 天，较单独 1 次肌内注射效果为好。④大观霉素（淋必治）4g，分两侧臀部肌内注射，也可连续 3 次注射，第 1 天 4g，第 2～3 天 2g，比单一注射效果好，是耐药淋菌感染最佳药物，也可用于青霉素过敏者，也不与青霉素有交叉过敏，但不适合孕妇及新生儿。⑤头孢曲松（菌必治）0.25g 或 0.5g 溶于 2ml 1% 利多卡因溶液中深肌部注射，或上述剂量溶于 5ml 注射用水中直接静脉注射，2～4 分钟注完。⑥氧氟沙星 600mg 顿服，或 200mg，每天 2 次，连服 5 天。

新生儿出生 1 小时内眼部滴蛋白银眼药水或 1% 硝酸银滴眼或 0.5% 红霉素眼膏以防淋菌性角膜炎或结膜炎。新生儿淋菌性眼炎推荐住院治疗，评估有无播散性感染（败血症、关节炎、脑膜炎）。

新生儿淋菌感染及头皮脓肿可用头孢曲

松 25～50mg/kg（单剂量不超过 125mg）静脉注射或肌内注射，1 次 / 天，连用 7 天；或大观霉素 40mg/kg，肌内注射，1 次 / 天，连用 7 天；或水剂青霉素 G，每天 10 万 U/kg，分 2 次静脉注射或肌内注射（1 周龄以下婴儿每天分 4 次），连用 7 天。

儿童淋病（幼女淋菌性外阴阴道炎）者，体重 45kg 以上按成人方案，体重＜45kg，用以下方案：①头孢曲松 125mg，1 次肌内注射；或头孢噻肟 25mg/kg 肌内注射，1 次 /12 小时，共 2 次；或大观霉素 40mg/kg，1 次肌内注射。②对青霉素敏感者用普鲁卡因青霉素 G 10 万 U/kg，1 次肌内注射；或阿莫西林 50mg/kg，1 次口服。同时服丙磺舒 25mg/kg（最大量 1.0g）。③局部用 1 ∶ 5000 高锰酸钾溶液坐浴，或 5% 洁尔阴稀释液坐浴早、晚各 1 次，至症状消失为止。脓性分泌物多时，用导尿管以青霉素溶液（青霉素 100 万 U+5% 葡萄糖溶液 20ml）冲洗阴道。

三、其他

念珠菌、滴虫、HPV、阴虱、细菌性阴道病、疥疮等本章不予赘述，请详见本书有关章节。

（*石一复*）

参 考 文 献

曹小娟，黄林，曹恒，2011. 女性生殖器结核的超声诊断 . 中华医学超声杂志（电子版），8（4）：794-804.

樊尚荣，2012. 妊娠合并梅毒诊断和治疗专家共识、中华妇产科杂志，39（6）：430-431.

顾美皎，2002. 现代妇产科学 . 北京：人民军医出版社：1208-1213.

高绿芬，罗新，2008. 女性盆腔及生殖器结核特征的再认识 . 中国妇科与产科杂志，24（4）：261-263.

郭艳，夏恩兰，2017. 阴道内镜诊治幼女阴道排液及出血 42 例临床分析，国际妇产科学杂志，44（3）：265-267.

江载芳，邓文碧，赵顺英，2015. 小儿结核病 . 诸福棠实用儿科学 . 第 8 版 . 北京：人民卫生出版社 .

连石，朱威，刘春艳，等，2000. 性传播疾病 . 北京：科学技术文献出版社：202-204.

石一复，2002. 实用妇产科诊断和治疗技术 . 北京：人民出版社 .

石一复，2005. 外阴阴道疾病 . 北京：人民卫生出版社 .

沈颖，蔡绥勃，2011. 小儿淋病 51 例回顾性分析 . 中国皮肤性病学杂志，25（6）：457-458.

吴文湘，刘朝晖，2014. 我国女性性传播感染发病现状和防治策略 . 中国妇科与产科杂志，30（9）：657-659.

薛凤霞，岳萤利，2011. 女性下生殖道混合感染 . 国际妇产科学杂志，38（6）：472-474.

薛凤霞，王宝晨，王辰，2016. 下生殖道诊治中面临的问题与挑战 . 中国妇产科临床杂志，17（6）：481-482.

郑慎英，王海燕，2014. 辅助生殖技术与艾滋病 . 中国实用妇科与产科杂志，30（9）：679-681.

中华医学会妇产科分会感染协作组，2015. 女性下生殖道人乳头瘤病毒感染诊治专家共识 . 中国实用妇科与产科杂志，31（10）：897.

周利君，卢水华，2016. 儿童结核病的特点与诊治进展 . 医药导报，35（3）：253-256.

Gorgos LM, Sycuro LK, Srinivssan S, et al, 2015. Relationship of specific bacteria in the cervical and vaginal microbiotas with cervicitis.Sex Transm Dis, 42(6): 475-481.

Sexually Transmitted Diseases Treatment Guidelines, 2010. Centers for disease control and prevention. MMWR, 59(RR-12): 1-114.

Nakib G, Calcaterra V, Pelizzo G, 2017. Longstanding presence of a vaginal foreign body (Battery): severe stenosis in a 13-year-old girl. J Pediatr

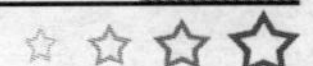

Adolesc Gynecol, 30(1): e15–18.

Hammerschlag MR, 2011. Chlamydial and gonococcal infections in infants and Children. Clin Infect Dis, 53(suppl 3): s99–102.

Savasi V Mandial, Laoreti A, et al, 2013. Repronductive assistance in HIV serodiscordant couples. Hum Reprod Update, 19(3): 136–150.

外阴疾病篇

第7章 小儿与青少年外阴阴道疾病

第一节 外阴瘙痒

一、概述

外阴瘙痒是由多种局部或全身原因引起的一种症状，是妇科疾病中很常见的一种症状，外阴是特别敏感的部位，妇科多种病变及外来刺激均可引起瘙痒，入睡前或夜间症状加剧，严重者可使人寝食难安、坐卧不宁。外阴瘙痒多发生于阴蒂、小阴唇、大阴唇、会阴和肛周。因不断搔抓，外阴皮肤可有抓痕、红肿及糜烂，色素沉着，甚至出现湿疹样变、苔藓样变。

外阴瘙痒可分为原发性和继发性两种。原发性瘙痒最初发生于表现正常、没有疾病的皮肤和黏膜组织；继发性瘙痒常常是某种基础病的一部分，如外阴阴道假丝酵母菌病、硬化性苔藓、银屑病或外阴上皮内肿瘤。原发性瘙痒可观察到先瘙痒后丘疹，继发性瘙痒则表现为先丘疹后瘙痒。由于瘙痒而搔抓或摩擦，原发性与继发性瘙痒可能呈现相似的临床表现。

本节只讨论外阴皮肤和黏膜病变引起的瘙痒。

二、原因

1. 各种外阴皮肤病　特别是外阴鳞状上皮细胞增生、各种外阴皮炎等。

2. 局部刺激　主要是外阴、阴道、宫颈、宫体和附件炎症产生的异常分泌物的刺激。

3. 外阴寄生虫病　如阴虱、疥疮等。

4. 不良卫生习惯　不注意外阴局部清洁，经期卫生巾、平时穿不透气的化纤内裤等均可因局部长时间湿热郁积而诱发瘙痒。

5. 全身性疾病的外阴局部症状　如糖尿病、尿毒症、维生素A和维生素B缺乏、妊娠期肝内胆汁淤积症等。

6. 不明原因的外阴瘙痒　部分患者外阴瘙痒十分严重，但找不到明显的全身或局部原因。目前有学者认为其发病可能与精神或心理方面因素有关。

7. 银屑病　有家族史、遗传倾向。

8. 多种阴道炎症　尤其是念珠菌、滴虫阴道炎等常伴有外阴瘙痒。

三、主要临床表现

外阴瘙痒多位于阴蒂、小阴唇，也可波及大阴唇、会阴甚至肛周等皮损区。常为阵发性发作，也可为持续性，一般夜间加剧。不同疾病和不同个体瘙痒程度有明显差异。长期搔抓可引起抓痕、血痂、红肿及糜烂，复发发作者可致色素沉着，甚至出现湿疹样变、苔藓样变。阴虱常难以发现，但可找到附于毛干上的呈铁锈色虫卵，在阴毛处可有虫爬感。

无原因的外阴瘙痒一般仅发生在生育年龄或绝经后妇女，多波及整个外阴部，但也可仅局限于某处或单侧外阴，虽瘙痒十分严重，甚至难以忍受，但局部皮肤和黏膜外观正常，或仅有因搔抓过度而出现的抓痕和血痂。

四、病史要点

1. 外阴瘙痒的部位、范围、时间、程度、性质，加重和缓解因素，与外阴部温度、潮湿或干燥程度的关系，偶发或持续或反复发作。

2. 能否忍受或剧痒难受，有无坐立不安，需抓痒，有无抓破外阴皮肤，引起出血、疼痛。

3. 外阴色素有无改变，是局部或整个外阴。

4. 有无伴随症状，如阴道分泌物症状，排尿异常或尿路症状。

5. 有无糖尿病，尿毒症，是否妊娠，妊娠时间。

6. 个人卫生情况，有无使用刺激外阴物品如香皂、药皂、喷洒各类除臭液，护垫使用等。

7. 内裤是否紧身的尼龙、化纤，有无长裤穿紧身牛仔或皮裤等。

8. 有无尿失禁、尿瘘、粪瘘等，尿液、粪便污染外阴等慢性刺激。

9. 性卫生或有无不洁性生活史。

10. 有无食物、生活用品等过敏或刺激史。

11. 有无外阴皮肤病史。

五、体检及妇科检查

1. 全身检查　注意有无全身体表皮肤疾病，除外外阴瘙痒是全身皮肤病的局部症状或病变之一。是否患有糖尿病、尿毒症、贫血等。

2. 妇科检查

（1）外阴清洁情况，有无污渍、尿液、粪便残留。

（2）外阴皮肤、色泽、厚度、弹性、软硬度，其是局部或整个外阴，有无抓痕、皮肤破溃、继发感染、丘疹、脓疱，血痂或赘生物。

（3）阴阜及阴毛，有无虫卵、阴虱。

（4）小阴唇外侧及内侧，阴道前庭、尿道口。

（5）阴道黏膜有无充血、出血点、阴道分泌物性状色泽、气味。

（6）宫颈是否光滑、炎症、息肉、脓性分泌物等。

六、重要辅助检查

1. 血、尿常规。

2. 白带常规。

3. 血糖检测，糖耐量试验。

4. 病原体检查：找虫卵、阴虱、白带内病原体。

5. 必要时做外阴阴道镜检查，也可在阴道镜下做切片检查。

6. 个别患者需做性病相关检测。

七、鉴别诊断

1. 外阴湿疹　一种由多种病因引起的变态反应性皮肤病，过敏是其发病的重要原因。其特征为多形性病损、炎性渗出伴剧烈瘙痒。外阴湿疹可累及外阴及周围皮肤，症状为剧烈瘙痒。急性期表现为红斑、水肿、丘疹、水疱成群聚集。水疱可融合、破溃、糜烂、渗出、结痂。其病损常对称分布，较局限并反复发作。亚急性期表现为糜烂、渗出减少，出现结痂、脱屑。慢性期表现为皮肤肥厚、皲裂、脱屑、伴色素沉着或减退。病理变化以渗出性病变为主，急性期棘细胞内和细胞间水肿、有海绵形成、水疱内含少量淋巴细胞、毛细血管扩张血管周围少量淋巴细胞和组织细胞浸润、表皮角质层有浆液渗出而结痂；亚急性期皮损表皮轻度肥厚角化不全棘层细胞内及细胞间水肿，有少数水疱、真皮血管周围较多淋巴细胞和组织细胞浸润；慢性期表皮细胞过度角化或局灶性角化不全、真皮毛细血管扩张血管周围有淋巴细胞、组织细胞浸润棘细胞层增厚。

2. 外阴接触性皮炎　是皮肤或黏膜接触外源性物质后在接触部位发生的炎性反应，轻症时局部呈红斑，淡红至鲜红色，稍有水肿，或有针尖大丘疹密集，重症时红斑肿胀明显，在此基础上有多数丘疹、水疱，炎症剧烈时可以发生大疱。患部常明显肿胀自觉剧烈瘙痒或烧灼感胀痛感。在接触部位突然发生界线清晰的急性皮炎，皮疹多为单一形态，除去原因后皮损很快消退等特点，容易诊断。反复接触或处理不当，可以转为亚急性或慢性皮炎，呈红褐色苔藓样变或湿疹样改变。

3. 外阴神经性皮炎　以外阴瘙痒为主，皮肤苔藓化，皮肤增厚、粗糙，外阴见大小不等扁平丘疹密集成片，表面有碎小鳞屑，并可见抓痕、血痂、色素沉着或色素减退。其发生部位常见于大阴唇及会阴部，也可见于股内侧。其病理检查为表皮角化过度，棘层肥厚，表皮突延长可伴有轻度海绵形成，真皮部毛细血管增生，血管周围有淋巴细胞浸润或可见真皮层成纤维细胞增生呈纤维化。

4. 外阴银屑病　又称外阴牛皮癣，皮损通常与头皮、躯干、四肢伸侧等处病损同时存在，仅少数患者单独发生。患者有轻重不等的外阴瘙痒、灼热感或极度不适感。其具有典型外阴部病损：表面增厚、变红，被覆一层细小的粟粒状痂皮，痂皮下有点状暗红色丘疹。阴阜部病变似脂溢性皮炎，身体其他部位有银屑病皮损，有薄膜现象，诊断可以成立。寻常型银屑病皮损的基本特点是表皮角质层增厚、角化不全及颗粒层减少或消失；表皮棘层肥厚，表皮突下延呈杵状，少量中性粒细胞聚集于角化不全区形成芒罗微脓肿（Munro microabscess）；真皮乳头上方棘层变薄；真皮乳头毛细血管扩张迂曲，达到顶部；真皮浅层血管周围单一核细胞浸润。红皮病型银屑病组织学改变除了银屑病的基本特点外，还可出现慢性皮炎湿疹的改变。脓疱性银屑病组织学特点与寻常性银屑病大致相同，但表皮棘细胞间水肿较明显，表皮上部出现海绵状脓疱（Kogoj），腔内为中性粒细胞。

5. 外阴皮肤脂溢性皮炎　是发生于皮脂溢出基础上的一种浅表性、慢性炎症性皮肤病，主要发生于身体皮脂腺丰富的部位，外阴部主要累及腹股沟、耻骨部、会阴皱褶处、两臀间，其皮损表现为边界清楚的弥漫性红斑或痂皮上覆油腻性鳞屑或黄色结痂，散在或融合，慢性病例可出现银屑病样损害，可有程度不同的瘙痒。病变时好时坏，低温潮湿时发作较频繁。组织病理检查见表皮灶性角化，在不全表皮内偶见中性粒细胞，棘层轻度肥厚，可见棘细胞内、间质水肿，真皮血管周围有轻度淋巴细胞浸润。实验证明脂溢性皮炎患者抗微生物 IgG 抗体及卵圆形糠秕孢子菌提取物诱导的淋巴细胞刺激反应均低于正常人。

6. 外阴硬化性苔藓　病变主要侵犯阴蒂及其包皮、小阴唇、阴唇后联合及肛周，是最常见的外阴白色病变。其临床表现为外阴瘙痒、性交痛及烧灼样感或疼痛。其典型临床体征是外阴萎缩，表现为小阴唇变小，甚至消失，可与阴蒂粘连。大阴唇变薄，阴蒂萎缩而其包皮过长；皮肤颜色变白、发亮、皱缩、弹性差，常伴有皲裂及脱皮。病变通常对称，并可累及会阴及肛周而呈蝴蝶状。早期病变较轻，皮肤红肿，出现粉红或象牙白色丘疹，丘疹融合成片后呈紫癜状；晚期皮肤菲薄、皱缩似卷烟纸或羊皮纸，阴道口挛缩狭窄。病理检查有角化过度，棘细胞层萎缩，真皮水肿和胶原纤维化。

7. 外阴鳞状上皮增生　是病因不明的鳞状上皮细胞良性增生为主的外阴疾病，多见于30～60岁妇女，以外阴瘙痒为主要症状，患者多难耐受而搔抓，主要累及大阴唇、阴唇间沟、阴蒂包皮、阴唇后联合等处，病变可呈局灶性、多发性或对称性。病变早期皮肤暗红或粉红，角化过度部位呈白色；病变晚期则皮肤增厚、色素增加、皮肤纹理明显，出现苔藓样变，似皮革样增厚，且粗糙、隆起，严重者有抓痕、皲裂、溃疡。其主要病理变化为表皮层角化过度和角化不全，棘细胞层不规则增厚，上皮脚向下延伸，末端钝圆或较尖。上皮脚之间的真皮层乳头明显，并有轻度水肿及淋巴细胞和少量浆细胞浸润。但上皮细胞层次排列整齐，保持极性，细胞大小和核形态、染色均正常。

8. 外阴硬化性苔藓合并鳞状上皮增生　指两种病变同时存在，可能在原有硬化性苔藓的基础上，由于长期瘙痒和搔抓导致局部出现鳞状上皮增生，约占白色病变的20%。此种病变与单纯鳞状上皮增生相比，更易合并不典型增生，应特别重视病理检查。其主要临床表现为局部烧灼感、瘙痒及性交痛。外阴皮肤皱缩、变薄伴有局部隆起、角化过度。

9. 阴虱病　是由寄生在人体阴毛和肛门周围体毛上的阴虱叮咬附近皮肤，而引起瘙痒的一种接触性传染性寄生虫病。通常由性接触传播为主，常为夫妇共患，而以女性为多见。根据有性接触史或其他感染史，阴毛区瘙痒，皮损主要为抓痕、血痂、继发性脓疱疮、毛囊炎或灰青色或淡青色斑等可做出诊断。在耻骨部皮肤或阴毛区查见阴虱或虱卵即可确诊。

10. 外阴疥疮　由疥螨在人体皮肤表皮层内引起的接触性传染性皮肤病。可在家庭及接触者之间传播流行。其临床表现为外阴皮肤处有丘疹、水疱及隧道，夜间瘙痒加剧为特点。有传染病接触史，若找到疥螨即可确诊。

11. 外阴尖锐湿疣　是由HPV感染所致的以肛门生殖器部位增生性损害为主要表现的性传播疾病。患者多有不洁性生活史或配偶感染史，潜伏期平均为3个月，大多发生于18～50岁的中青年人，多见于大小阴唇、后联合、前庭、阴蒂、宫颈和肛周。其损害初起为细小淡红色丘疹，以后逐渐增大、增多，单个或群集分布，湿润柔软，表面凹凸不平，呈乳头样、鸡冠状或菜花样突起。红色或污灰色。根部常有蒂，且易发生糜烂渗液，触之易出血。皮损裂缝间常有脓性分泌物淤积，致有恶臭，且可因搔抓而引起继发感染。本病常无自觉症状，部分患者可出现异物感、痛、痒感或性交痛。

辅助检查：醋酸白试验阳性，核酸杂交可检出HPV-DNA相关序列，PCR检测可见特异性HPV-DNA扩增区带等。

12. 外阴表皮内瘤变　是一组外阴病变，与HPV感染有关，是外阴癌的前期病变。最常见的症状为外阴瘙痒不适和烧灼感，或发现外阴结节。病灶表现为表皮增生，可出现皮肤增厚斑块、乳头或小的赘疣，表面可呈灰白色、黑色素沉着或暗红色，肿瘤表面干燥、脱屑，边界不清楚。瘤灶常可多发，并可相互融合，常可见病理性核分裂、上皮的中上层出现较活跃的有丝分裂，核浆比例增加、散在多核及未成熟细胞的增加。另外还包括角化过度、角化不全等非特异性改变。根据细胞的成熟度、核的异型性、细胞排列结构及有丝分裂活性，VIN可分为1级（轻度不典型性）、2级（中度不典型性）和3级（重度不典型性或原位癌）。年轻患者的VIN常自然消退，但60岁以上或伴有免疫抑制的年轻患者可能转变为浸润癌。

13. 外阴鳞状上皮癌　最常发生在大阴唇，其次是小阴唇、阴道前庭及阴蒂等处，与HPV感染有关。长期顽固性外阴瘙痒为外阴鳞状细胞癌患者的常见症状，病程一般较长，瘙痒以晚间为重。早期为局部出现丘疹、结节或小溃疡，晚期病灶常表现为溃疡型菜花样或乳头样肿块，表面可因破溃和继发感染而有血性或脓性分泌物有触痛。其常与外阴营养不良疾患共存。诊断主要依据临床症状及活体组织病理切片检查，在甲苯胺蓝染色后的不脱色区处取活检，可获得较准确的诊断结果，必要时还需多次、多处活检方能最后确诊。

14. 外阴疣性癌　又称湿疣性癌，与HPV感染关系密切。本病发生于较年轻妇女，肉眼观表面为是一巨大菜花状组织，质软的疣状癌肿，可伴轻微外阴瘙痒。肿瘤表面为乳头状，镜下呈乳头状结构，表面覆以过多角化细胞，癌细胞浸润处形成不规则细胞巢，最具特征的是出现明显的挖空细胞和挖空细胞性不典型。

八、治疗原则

1. 外阴湿疹　一般治疗尽可能追寻病因，隔绝致敏原及各种不良刺激治疗。局部治疗：急性期用生理盐水冷湿敷。亚急性期可用糊剂、霜剂，也可选用各类皮质类固醇霜剂。慢性期的治疗原则为止痒、抑制表皮细胞增生、促进真皮炎症吸收。

2. 外阴接触性皮炎　保持外阴清洁干燥，内裤应宽松、透气，不用劣质卫生用品。局部皮肤治疗；内服抗过敏、止痒作用的抗组胺药。

3. 外阴神经性皮炎　局部用药：皮质醇类软膏或局部封闭。物理治疗：核素、X线、激光、液氮冷冻等。

4. 外阴银屑病

（1）全身治疗：①免疫抑制剂，如甲氨蝶呤（MTX）、羟基脲、环孢素、他克莫司、雷公藤苷；②维A酸类；③抗生素类；④皮质类固醇激素；⑤甲砜霉素；⑥维生素制剂；⑦免疫增强转移因子、冻干卡介苗素、疫苗疗法。

（2）外用治疗：常用皮质类固醇激素、维A酸类、维生素D_3类似物、他克莫司软膏等。

（3）物理疗法：浴疗、发汗疗法、透析疗法、高压氧疗法、光量子血液疗法等。

注意生活规律，调节饮食，少吃多脂多糖及辛辣刺激性食物，多吃蔬菜，避免精神过度紧张，睡眠应充足。

5. 外阴皮肤脂溢性皮炎

（1）全身治疗：复合维生素B，瘙痒明显者可给予抗组胺药治疗，炎症明显范围较大时可用抗生素，顽固病例可选用抗真菌药。

（2）局部治疗以原则为去脂杀菌消炎止痒。

（3）中医治疗。

6. 外阴白色病变　可参见“外阴色素减退”部分。

7. 阴虱病　治疗方案需个体化；规则治疗并随访；追查传染源，进行检查和治疗；性伴侣应同时进行检查和治疗。①一般疗法：剃除阴毛，内衣、内裤及洗浴用具应煮沸消毒，保持清洁卫生。患者应避免性生活，以免传染他人。外用药物擦拭患处。②药物治疗：林旦、马拉硫磷洗剂等。性伴侣也应接受检查，必要时进行治疗，以防再感染。

8. 外阴疥疮　常用抗疥疮的外用药物：①10%硫黄（儿童5%硫黄）、3%水杨酸软膏。②1%林旦软膏，注意神经毒性，孕妇、儿童和哺乳期妇女禁用。凡上述外用药物治疗后，应观察2周，如无新皮损出现，方可认为痊愈。

9. 外阴尖锐湿疣　治疗诱因，如阴道炎、淋病等治疗；免疫疗法，提高机体免疫力；

化学治疗，如 0.5% 鬼臼毒素酊、5% 咪喹莫特霜、80%～90% 三氯醋酸或二氯醋酸外用；冷冻疗法；激光治疗；电灼治疗；氨基酮戊酸光动力学疗法（ALA-PDT 疗法）；巨大疣体可手术治疗，对疣体整个或分批切除。

10. 外阴瘙痒最简便的暂时止痒方法　用塑料袋内装冰块，冷敷局部，迅速止痒，效果好，经济。

第二节　外　阴　痛

一、概述

外阴灼痛、刺痛、触痛或刺激为特征的慢性外阴不适，统称为外阴痛（vulvodynia），至少持续 6 周才可确诊。女性外阴部皮下组织疏松，且富有血管、神经、脂肪。轻微受损即可出血，且因神经丰富易引起疼痛。

国际外阴阴道疾病研究协会（ISSVD）定义外阴痛为“外阴不适，最常为烧灼痛，不伴随相关的可见表现或特殊的临床可识别的神经功能紊乱”。外阴痛并非感染、炎症、肿瘤或神经功能障碍造成。

根据疼痛的范围分为广泛性和局限性外阴痛；另根据诱发性、非诱发性或混合性进行亚型的区分，常见亚型为诱发性前庭痛和非诱发性广泛性外阴痛。诱发性前庭痛以往称为前庭炎或外阴前庭炎综合征，是指疼痛局限在前庭区，是绝经前妇女最常见的一种类型，以按压前庭出现剧烈的烧灼痛或锐痛为特征。

诱发性前庭痛可分为原发性和继发性，原发性指在初次使用卫生棉塞或初次性交时出现疼痛，而继发性则指初次使用卫生棉塞或初次性交时未出现疼痛，以后逐渐发展形成的前庭疼痛。

非诱发性广泛性外阴痛以整个外阴区弥散性出现自发性烧灼痛为特征，有时疼痛可放射到肛门区、后背、大腿或阴部神经支配的其他部位，常见于围绝经和绝经后妇女。非诱发性广泛性外阴痛的疼痛可表现为间歇性或持续性，尽管典型的疼痛是非诱发性，但很多病例出现激惹后加剧，可出现无法解释的缓解期或暴发期，可有红斑出现。

二、病因

1. 外阴痛的病因是多样性的，在外阴痛病例活检或切除的前庭组织中出现挖空细胞，提示可能是 HPV 病毒感染。

2. 有学者推测外阴痛与高草酸尿有关，尖锐的草酸盐结晶与上皮表面接触引起严重灼痛。

3. 在流行病学调查中发现患荨麻疹、昆虫叮咬过敏史和季节性过敏史的妇女更容易发展为外阴痛。因此提示环境性过敏反应的妇女更倾向发展为外阴痛。

4. 也有调查报道外阴痛与纤维肌痛、间质性膀胱炎和肠激惹综合征发病的相关性也很高。

5. 有报道称曾受严重性虐待的妇女显示出外阴疼痛症状的概率是无此遭遇的妇女的 6 倍。

6. 在外阴痛妇女前庭切除术或活检的皮肤标本中发现上皮内神经分布增加，并且特殊组织病理染色后发现为 C 类纤维痛觉感受器数量增加，提示受侵袭部位神经供给改变，可能是触摸导致的疼痛敏感性增加或持续性疼痛的病理生理基础。

7. 目前最被认可的假说为外阴痛是一种慢性神经源性疼痛综合征。

三、主要临床表现

1. 外阴痛的妇女年龄大多数在 20～50

岁，但在未成年人（4~11岁）中也存在。

2. 外阴前庭受压后出现外阴痛，外阴前庭区有红斑、触痛。

3. 在月经期、性交后出现外阴刺激痛，外阴可有红斑和轻度脱屑。

4. 好发于绝经期妇女常为持续性、非激惹性外阴自发性烧灼痛，偶尔累及肛周、会阴、大腿内侧，可伴有其他慢性疼痛。外阴偶见红斑，多无异常，无明显触压痛。

5. 外阴痛可导致患者焦虑和抑郁，但不会影响其生育和分娩能力。

ISSVD在2003年巴西萨尔瓦多会议上对外阴痛的建议分类如下所述。

1. 与肉眼可辨的疾病过程有关的外阴疼痛。

2. 外阴痛症。

（1）广泛性外阴痛症。

①刺激性外阴疼痛。

②非刺激性外阴疼痛。

③混合性外阴疼痛。

（2）局限性外阴痛症。

①刺激性外阴疼痛。

②非刺激性外阴疼痛。

③混合性外阴疼痛。

四、病史要点

外阴痛是一个排除性诊断，全面的病史采集和体格检查对排除其他可能的病因非常重要，包括既往史、过敏史、既往治疗情况和外科手术史；首次出现疼痛的时间，疼痛持续和发作时间，诱发疼痛的事件，如性交、骑自行车、久坐、妇科检查时器械插入等；患者的性生活，以往及现在性经历。

1. 以往阴部有无疾病、过敏、外伤、手术史、药物过敏史等。

2. 首次出现疼痛的时间，疼痛性状，持续时间或发作时间，缓解因素。

3. 疼痛有无诱因，如性交、久坐或坐下时，骑自行车，妇科检查器械进入等。

4. 性活动史。

5. 有无外阴肿块，赘生物，炎症，瘙痒，皮肤疾病。

6. 有无白带增多，色泽异常，阴道流血或外阴阴道出血等伴随症状。

7. 幼年发育，第二性征发育情况。

8. 绝经与否，外阴有无萎缩。

五、体格检查

1. 全身检查　主要是在疼痛时注意全身情况，有无因疼痛剧烈或有失血等，引起生命体征的改变。

2. 妇科检查　主要是外阴和阴道，有无肿块，出血，皮损；外阴有无触痛、触痛具体部位；阴道前庭有无触痛；阴道检查时置入扩阴器或手指时疼痛程度和具体部位；阴道内放入示指、中指同侧手的拇指对阴道、外阴不同部位三指触及会阴，阴道等时触诊，了解有无肿块、瘢痕，会阴体等部位有无触痛、硬结、肿块等。

（1）患者取膀胱截石位，仔细检查外阴是否有感染，外伤或皮炎，如硬结、表皮剥落、裂隙、溃疡、苔藓样变、色素减退、色素沉着、瘢痕或外阴结构变化。

（2）使用阴道镜检查可以提高外阴视诊效果。

（3）用湿润的棉拭子触诊大阴唇、皮褶内沟、会阴、小阴唇、阴蒂和外阴前庭。

（4）应在前庭7个部位轻轻触诊：尿道上部和尿道下部，尿道两侧，后前庭的4、6、8点钟处。如果存在弥散性烧灼感或高低不平的粗糙感可能提示神经功能紊乱，有必要进行彻底的神经检查。

（5）插入老年妇女用的窥器检查阴道。插入时不应触及前庭避免引起患者疼痛。观察阴道黏膜的颜色和表面情况，并取分泌物做检查培养。

（6）阴道指检时以单指指检，触诊肛提肌检查是否存在疼痛，压力过高提示盆膈功能障碍。

（7）触诊尿道和膀胱，若有压痛证明存在间质性膀胱炎。触诊子宫的质地、附件和直肠以证实是否存在肿块。最后在坐骨棘上触诊阴部神经，因为压痛可以作为阴部神经病或阴部神经卡压的一个标志。

（8）所有外阴疼痛的妇女都应做全面的体格检查，目的是找到引起外阴阴道疼痛的病因及明确的疾病。

六、重要辅助诊断

1. B 超：有组盆腔、盆膈、会阴部肿块，结构位置改变等探查。

2. MRI：有助于对会阴部肿块、会阴侧切处的子宫内膜异位症病灶诊断。

3. 盆腔 X 线：了解有无合并骨盆骨折。

4. 阴部肿块、赘生物、溃疡等处，局部活组织病理检查。

5. 相关病毒检测。

七、鉴别诊断

外阴痛本身是一个排除性诊断，所以鉴别诊断特别重要。需排除可引起慢性外阴疼痛的疾病。

（一）外阴损伤

1. 外阴血肿　详见“外阴损伤”。

2. 处女膜裂伤　多因第一次性交或遭强暴，此后会逐渐好转消失。

（二）外阴感染

外阴感染包括毛囊炎、疖肿，外阴急性蜂窝织炎，外阴丹毒（乙型溶血性链球菌感染），外阴疱疹，带状疱疹。

（三）外阴溃疡

外阴部疼痛是本病的临床症状之一。外阴溃疡见于大小阴唇内侧、阴道口周围、会阴、肛门等，溃疡为圆形或椭圆形，疼痛及溃疡可反复发作。口腔溃疡是最早出现的临床症状，发生在口腔黏膜任何部位，也可发生在舌和扁桃体，易反复发作。眼部病变以虹膜睫状体炎为主。其他系统有皮肤损伤，以及心血管、结缔组织（关节疼痛、关节炎）、中枢神经系统、消化道等症状。

（四）外阴前庭综合征

其具体原因不明，仅局限于女性外阴的综合征，当性交时男性生殖器接触外阴，或妇科检查刚置入窥阴器，或手指刚接触阴道口时或触摸外阴前庭部，或将栓剂送入阴道时，或棉签轻轻压处女膜环，或阴道后系带即感疼痛，而具体检查并不能发现明显异常，患者不能进行正常性生活，也伴有尿痛、尿频，或伴有阴道炎症，但不严重。凡病变在 3 个月之内者属急性，超过 3 个月者属慢性。

（五）女性外阴不适

女性外阴不适（vulvodynia）是女性外阴多种症状的复合体，包括外阴疼痛、性功能障碍和心理问题，体检难以发现异常。有学者认为本病是外阴前庭综合征的最大亚类。

（六）外阴子宫内膜异位症

阴道手术，会阴侧切，会阴正中切开等阴道黏膜破损，因有活性子宫内膜种植于上述创面，日后逐步形成会阴部子宫内膜异位症，患者会有周期性会阴疼痛，结节逐步增大疼痛，坐时或性交时或肿块增大后平时也有外阴疼痛。使用 GnRHa 类药物可好转，虽根据病史、症状、体征，或 CA125 升高等基本可诊断，但彻底治疗为肿块切除，并可获得病理确诊。

（七）感染

尿路感染、巴氏腺脓肿、外阴阴道假丝酵母菌病、生殖器疱疹、带状疱疹、HPV 感染、传染性软疣、滴虫病等。

（八）肿瘤

各种外阴良性肿瘤、外阴上皮内瘤样病

变及外阴癌。

（九）低激素水平

低激素水平如萎缩性阴道炎。

（十）皮肤病变

过敏性和接触性皮炎、湿疹、化脓性汗腺炎、扁平苔藓、硬化性苔藓、银屑病。

（十一）阴部神经系统异常

阴部神经卡压、损伤或手术后引起的阴部神经系统异常。

（十二）系统性疾病

克罗恩病（Crohn disease）、白塞综合征（Bechet syndrome）、干燥综合征（Sjogren syndrome）和系统性红斑狼疮等。

（十三）免疫性改变

白细胞介素1、肿瘤坏死因子及α-干扰素水平等改变。

八、治疗原则

1. 停止可能刺激皮肤的所有行为，使用正确的外阴护理方法。在烧灼痛或性活动前可使用2%利多卡因凡士林软膏。

2. 一线治疗药物：为神经性疼痛药物如阿米替林、地昔帕明等。

3. 局部治疗：5%利多卡因软膏、雌激素、硝酸甘油、阿米替林/巴氯芬软膏。

4. 强化盆膈肌肉治疗：对部分患者有用。

5. 手术切除：适用于对疼痛部位明确者，如前庭痛。治疗前庭痛的手术方法可分为：①局部前庭切除术。②广泛前庭切除术。③会阴美容术。

6. 心理咨询和性治疗。

（石一复）

第三节 外阴阴道损伤

一、外阴粘连

外阴粘连也可称为阴唇粘连，是婴幼女童常见的外阴疾病，多见于出生3个月至婴幼女童，也有年龄较大的女性，但少见。

（一）病因

1. 先天因素　少见，有学者认为是胚胎发育过程中阴唇不正常的融合而发生粘连，但此说法尚缺乏足够的理论依据。确诊前需排除两性畸形。

2. 后天因素　是婴幼女童常见主要原因。

（1）雌激素水平低下：幼女时雌激素水平低是发生阴唇粘连的病理生理基础。由于小阴唇皮肤薄嫩，容易受损而发生相互粘连。

（2）解剖特点：婴幼女童外阴和大腿皮下脂肪丰富，阴唇相互接近，活动少，此为发生粘连的解剖基础。

（3）不良卫生习惯：婴幼女童使用尿布，尿布增加了会阴皮肤的温度和湿度，易致阴唇上皮细胞脱落而感染；穿开裆裤者，外阴暴露，易致污染；大便后擦拭肛门不当，大便污染外阴；无每天洗涤外阴的良好习惯；无每天更换内裤习惯；与家属合用洗涤阴部的盆和布等。

3. 医源性因素　外阴手术后护理不当。

4. 宗教性因素　女童割礼后创伤感染致粘连。

（二）病史询问要点

1. 发病年龄以3个月～8岁女童多见，其他年龄也可发生。

2. 外阴感染史，局部充血发红，分泌物多。

3. 患儿手抓外阴部，或呼痛或时有哭闹。

4. 有无外阴创伤或手术史。

5. 排尿异常：尿线变细，尿流偏离方向，尿线分叉或呈散状。

6. 有无排尿困难、尿潴留。

7. 有无尿急、尿频、尿痛、排尿时哭闹。

8. 排尿后见内裤沾湿。

（三）体检及外阴检查

1. 外阴有无异常，有无红肿，分泌物性状。

2. 大小阴唇有无异常，能否顺利分开，尿道口、阴道口、阴道前庭能否显见。

3. 两小阴唇中线粘连时，融合处可见一薄灰白色透明膜状物，中间可有小孔或裂隙，排尿时尿液可自此过流出或溢出。

（四）临床表现

1. 阴唇下半部粘连　封闭阴道前庭下部，掩盖阴道口。

2. 小阴唇上部部分粘连　使尿流改变方向，尿液从下方排出。

3. 大小阴唇粘连　外阴仅见皮肤组织或阴蒂，尿液从某一残存的小孔中排出。

（五）鉴别诊断

1. 先天发育异常：大小阴唇融合。

2. 阴道闭锁。

3. 两性畸形。

（六）治疗原则

1. 非手术治疗　清洁外阴，1∶5000 高锰酸钾溶液坐浴和外用适量雌激素及消炎软膏。

2. 徒手分离　局部消毒后用 1% 丁卡因表面麻醉后，用手指将大阴唇向两侧轻轻牵拉分离粘连，也可分次逐步分离。分离后非手术治疗处理。

3. 手术分离　上述分离失败或粘连严重或粘连范围大，致密或肥厚则在表面或其他麻醉下用小蚊式血管钳分离，仅少数需用剪刀或小尖型手术刀分离切开。术后局部非手术治疗处理。

二、外阴损伤

女性外阴皮下组织疏松，血供和血管丰富，局部受到物理性硬物碰撞或尖锐物体直接刺碰均容易导致皮下血管破裂出血，皮肤有破口时表现明显的活动性出血，大量流血可引起休克；皮肤未破裂时也可导致皮下血肿形成。

外阴裂伤多见于未成年女性，也可见青年妇女，当骑车摔倒、跨越栏杆、高空作业摔下、车祸损伤、跌倒损伤等，外阴被硬物或锐物挫伤后形成局部不同程度的损伤，主要表现为局部的疼痛和出血，皮肤无破口时患者感外阴局部肿胀、剧烈疼痛、行动不便或行走困难，局部触及肿块，巨大血肿可压迫尿道，使排尿困难，压迫直肠有便意感或排便困难。

患者常有痛苦貌，行走困难或走路姿势异常，甚至抬着来急诊就诊，出血多时可有贫血貌、血压下降等表现。妇科检查可见外阴局部破裂口，并有活动性出血，裂口深度深浅不一。无皮肤破口时，可见外阴部肿物突起，压痛显著，有波动感，边界清，表面紫色或紫蓝色或紫黑色，有时边界不清，血肿可能延及阴道内，需仔细探查。除检查大小阴唇、前庭、会阴皮肤黏膜外，应仔细检查尿道和尿道口有无裂伤和血肿存在。

1. 辅助检查

（1）血常规检查：出血少量无明显变化，出血多时可表现血红蛋白降低等。

（2）尿常规：中段尿检查有无红细胞可排除尿道开放性损伤。

（3）超声检查：外阴超声可显示囊性或囊实性的肿块大小和范围，腹部超声检查排除子宫和腹腔内出血等。

2. 鉴别诊断

（1）外阴肿瘤：需与局部肿瘤相鉴别，外阴肿瘤在无外伤等因素时已经存在，无明显胀痛和压痛及波动感等，也非短时间内迅速增大。

（2）巴氏腺脓肿：外阴局部血肿形成与巴氏腺脓肿 / 囊肿相似，后者有局部疼痛、红肿、皮温升高灼热，检查时局部红肿、发热，波动感明显，压痛明显，巴氏腺开口处有白色小点，腹股沟淋巴结可肿大。无外伤史。

3. 治疗原则 开放性损伤一般予清创缝合手术，局部压迫包扎。大血肿给予切开清除血块，缝合血管。小血肿可压力包扎观察。适当镇痛和抗病毒治疗。

（一）处女膜损伤

未长年女性遭遇性暴力或成年女性初次性交后导致处女膜裂伤，出血可少量至大量出血。

正常处女膜为坚韧的黏膜组织，内含结缔组织、血管和神经末梢，结缔组织越厚处女膜也厚，裂伤时出血可能多，一般情况下处女膜裂伤后伴少量出血，但强奸和暴力性交时可导致处女膜过度撕裂，累及周围组织引起大出血。

幼女遭性暴力或成年女性性生活后，阴道口剧烈疼痛，伴少量或多量出血、步态异样，多量出血有时可晕厥。

1. 妇科检查 外阴血染，处女膜见裂痕，裂痕部位活动性出血，阴道内见血液，阴道内可有或无裂伤。

2. 鉴别诊断 主要与阴道、外阴前庭裂伤鉴别，一般直视检查可见裂伤口，按压住处女膜裂口处，仍有阴道内血液流出的，需检查阴道及以上部位。

3. 治疗原则 处女膜裂伤后少量出血可消毒后压迫止血。裂伤较深且伴活动性出血的，应进行缝合。

（潘永苗）

（二）阴道损伤

阴道壁黏膜为复层扁平上皮，肌层薄，内含丰富的静脉丛和弹性纤维，伸展性大，血液循环极为丰富。若发生损伤可引起阴道出血，失血过多时可导致休克。损伤范围大时可累及宫颈、会阴，严重时可损伤膀胱及直肠，有时甚至合并骨盆骨折。阴道损伤按病因分为：性交引起阴道损伤；产伤；创伤性阴道损伤；烧灼性阴道损伤；异物致阴道损伤；医源性致阴道损伤。按损伤阴道的解剖位置可分为：单纯阴道损伤；阴道合并外阴损伤；阴道合并宫颈及子宫损伤；阴道损伤合并骨盆骨折。

不同年龄阶段女性（幼女、青春期、成年期至老年）凡因在非月经期性交活动而引起阴道流血，均可称为性交后阴道流血。

阴道口是排出月经的出口，也是性交时阴茎进入阴道的入口，其大小、形状各异。阴道口位于尿道外口后方前庭后部，其周缘覆有一层很薄的膜样组织，称为处女膜，其厚约为2mm，处女膜内含有结缔组织、血管和神经末梢。处女膜的中央有一裂口，能使经血排出，处女膜的形状、宽窄、伸展度、单性各不相同。其形态有唇形、伞状、半月形、环状、筛状等。在初次性交时，当阴茎进入阴道会使处女膜破裂，即可引起出血或轻度疼痛。

阴道壁由黏膜、肌层和纤维组织膜构成，富有伸展性。静息状态阴道前后壁相贴，在性兴奋时扩张、膨胀，以便容纳勃起的阴茎，阴道在性交时可依照阴茎大小恰好贴附着阴茎，感受阴茎的刺激，阴道肌肉层在性交达高潮时可产生节律性收缩，导致性交快感。

但上述均因阴道发育、不同年龄、生殖内分泌激素、体位、暴力等因素影响，所以在性交时，尤其是初次性交时易发生性交后阴道流血。

由于组成处女膜的黏膜组织很薄弱，可因剧烈运动，如骑马、骑车、外阴碰撞、损伤、杂技、舞蹈、跨域等而破裂，所以也有少部分女性初次性交时未必有破裂和出血。所以也不能以初次性交女性有无阴道流血来衡量是否为处女。

1. 病因

（1）正常性行为所致的裂伤：①哺乳期阴道黏膜脆弱，发生在产后第一次性生活时多见；②过度兴奋或粗暴性交；③性交姿势不当；④男女性生殖器互不适应等个体差异；⑤产后或阴道手术修补术后，缝合过紧、瘢痕或阴道变短浅；⑥阴道发育不全或人工阴道术后；⑦因阴道壁弹性降低（如幼年或成年女性因妇科肿瘤放疗或先天发育不良等）且组织脆弱致阴道会阴乃至肛肠裂伤；⑧阴道疾病如炎症、肿瘤。

（2）强奸、性虐待所致的裂伤：①暴力性交；②幼女生殖器发育不完善；③其他钝性、锐性物体致阴道损伤；④肛内性交所致的肛肠裂伤及阴道穿孔。

2. 临床表现

（1）阴道撕裂伤：性交所致的阴道损伤，常发生于后穹窿，多环绕子宫颈，呈横形或新月形，多位于阴道后壁，边界整齐。有时从处女膜开始至穹窿，延伸至直肠发生直肠阴道裂伤，还可伤及肛门括约肌，并有穿破腹膜者，引起腹腔内出血，造成休克。

（2）肛内性交所致的肛肠裂伤：有肛门内性交史，肛门疼痛、出血、红肿或直肠膨出，肛门裂伤，肛门静脉曲张，直肠穿孔，严重可致直肠阴道瘘。肛门裂伤多发生在6点钟处，与肠管呈纵形裂开。

3. 病史要点

（1）询问阴道流血与性交发生时间的关系，出血多少，是否有疼痛。

（2）性伙伴数量，对方体格是否强壮，估计阴茎大小。

（3）性交动作是否粗暴，性交体位。

（4）性交后疼痛情况，是否有行走困难。

（5）有无排尿异常或障碍。

（6）有无停经及妊娠。

（7）有无妇科肿瘤。

4. 体检及妇科检查要点

（1）注意观察全身状态、发育状况、进入诊室时的步态。若为强暴，则皮肤有无伤痕、衣衫是否完整。

（2）内裤是否更换，内裤上有无血迹，有无使用护垫等。

（3）妇科检查：外阴有无红肿、出血、尿道口有无红肿等；阴道口处女膜是否完整，有无裂伤处，有无血块凝结或仍有出血，出血多少，出血是否为处女膜损伤所致，或近处女膜处的阴道壁有无裂伤。

未成年女性若确为性交损伤，与患者及家属说明后宜行阴道检查，探查阴道壁（尤其是两侧壁有无裂伤、深浅、大小），是否累及穹窿及盆底或韧带处；同时用窥阴器检查阴道壁、穹窿、宫颈；也可做双合诊或三合诊检查，了解盆腔、阔韧带有无血肿、有无妊娠，有无子宫增大等。辅助诊断根据不同情况分别采用。

一般通过外阴检查、妇科检查、三合诊检查可明确诊断，尤其是对已成年女性，但光照幼女有时则与家属言明后用宫腔镜的光照探头光照外阴、处女膜、阴道口进行查探，必要时宫腔镜照明探头可进入幼女阴道予以检查阴道壁有无损伤、血肿，以明确诊断。对成年女性有时也可采用腹腔镜协助诊断盆腔或阔韧带血块及内出血。

（4）B超也可协助诊断。

（5）对有非法暴力倾向者也应及时收集残留精液、精斑等以作证据之用。

（6）白带常规检查，明确阴道炎症。

（7）宫颈癌筛查检查：细胞学检查，HPV检测，阴道镜，颈管诊刮（ECC），宫颈活检，碘试验等。

5. 鉴别诊断

（1）一般女性发育成熟后，在首次性交时，由于阴茎插入，使处女膜破裂，可有少量阴道流血或混在分泌物中，且有轻微、能耐受的疼痛，不久均无症状。通常1～2天即恢复，也不影响行走、排尿（除新婚蜜月尿路感染外）及日常生活。

（2）个别少数女性，因处女膜宽松，或男性阴茎勃起时并不十分粗大，也可无处女膜破裂，直至妊娠分娩前尚属处女膜完整，待胎儿娩出，处女膜才裂伤。

（3）幼女、青少年女性遭暴力性侵犯，除处女膜有不同程度的破裂外，常累及外阴、尿道口、阴道壁，可有不同程度的出血、血肿或大出血，甚至内出血，出现严重贫血、休克甚至死亡。未致死亡者可有行走困难、排尿障碍、呼痛、哭啼、精神受伤等。

（4）产后和（无）哺乳期性交后出血是因产后雌激素水平低下，阴道扩张及弹性差，又有性交动作粗暴、急剧等引起阴道壁裂伤、出血。

（5）女性或男方因肢体（尤为下肢残疾）致性交时体位不合，生殖器接触方向有异，使力不当，易致阴道壁损伤，而出现性交后出血。

（6）宫颈息肉：常因性交，尤其是阴茎插入较深，与宫颈息肉接触易出现性交后阴道流血，量多少不定，持续时间长短不一，或常为白带内带血，但均发生在性交后，尤其是息肉较大、表面血管丰富者。

（7）宫颈炎：宫颈肥大，慢性炎症，糜烂面较大，在性交后易致阴道流血。

（8）宫颈癌前病变（宫颈上皮内瘤变）或宫颈癌，常在性交后有阴道流血，此也被各国公认为是宫颈癌前病变或宫颈癌的危险信号，应引起重视，及早做细胞学和人乳头瘤病毒（HPV）检测，必要时行阴道镜检查和活检，以排除宫颈癌前病变和宫颈癌。

少数宫颈癌者性交后出血明显，甚至引起难以阻止的大出血等，也是宫颈癌组织伴有坏死变化，经性交后接触，使坏死组织脱落，血管暴露破裂所致阴道大量流血。

（9）子宫和（或）宫颈黏膜下有蒂肌瘤，脱出于宫颈口或脱入阴道者，表面充血、血管丰富或伴有继发感染者，经性交后阴茎的接触、施压等引起不同程度的性交后阴道流血。

（10）子宫恶性肿瘤：原发或继发性子宫恶性肿瘤，如子宫肉瘤、子宫内膜癌、妊娠滋养细胞肿瘤等者，尤其是病变位置较低，接近子宫下段或宫颈管或宫颈口者，性生活后也易有性交后阴道流血发生。

（11）妊娠者性交后出血：妊娠早期、晚期一般不主张有性生活，即使偶有性生活也应采用女上位或后背或侧位等为宜，以避免正面冲撞，施压易引起流产，特别是妊娠早期本身易致流产发生，总之妊娠期性生活易致流产、早产、胎盘早期剥离，或因有前置胎盘，或因前次剖宫产术、子宫切口瘢痕愈合不良，或瘢痕妊娠、个别宫颈妊娠、峡部妊娠等病理妊娠状态，再经妊娠期性生活，引起阴道流血，甚至流产、大出血等。

（12）阴道炎症：各种阴道炎症时均因阴道微生态失去平衡或因雌激素水平下降，阴道上皮角化减少及抵抗力、免疫力低下，阴道非正常菌群繁殖，乳杆菌明显减少，阴道黏膜充血、水肿、炎症改变、出血点或出血斑增多，性交时易致阴道壁黏膜损伤，易引起性交后流血或白带带血或血性分泌物出现。

（13）放置宫内节育器，尤其是带尾丝者，性生活后也有引起阴道少量流血或白带带血或血性白带等，常在性交后易出现。因放置宫内节育器易引起上行感染，宫内节育器放置年份久后在取出的宫内节育器上易分离出病原体，阴道微生态易改变，阴道炎症相对增加，或因宫内节育器移位、扭曲、断裂、嵌顿等发生，在性生活后也易诱发阴道少量流血、白带内带血或血性白带等。

（14）全子宫切除者，阴道残端肉芽组织

增生，如息肉样或片状组织也易致性生活后接触性出血。

6. 治疗原则

（1）首次性生活后阴道少量流血者予以解释即可，严重者需消炎、止血或压迫甚至缝合止血。

（2）有尿道炎症、外阴、阴道损伤者分别予以消炎、压迫、缝合止血；有血肿形成者按外阴阴道血肿治疗原则处理。

（3）累及盆腔或阔韧带者，或内出血者需开腹或腹腔镜协助处理。

（4）避免妊娠期性生活。

（5）有宫颈息肉者应及时摘除，一般根据息肉大小、妊娠期进行摘除，以妊娠中期为宜。

（6）积极防治宫颈癌及时明确诊断，根据孕周、生育与否、病理程度、期别等按宫颈癌防治原则处理。

（7）阴道炎症者按病原体和症状分别治疗，合并妊娠者按妊娠期原则处理。

（8）幼女、青少年女性的治疗宜与家长说明，知情告知，除分别相应治疗外，做好心理辅导，消除阴影，保护生殖健康。

（9）各种子宫肿瘤者按其诊治原则处理。

（石一复）

三、子宫颈损伤

宫颈损伤是正常、异常分娩、妊娠中期引产、吸宫术及意外事故等引起的常见并发症之一。在小儿及青少年女性中相对少见，除非有外伤、手术或某些治疗操作中等发生。轻微的宫颈撕裂可能自然愈合，严重的宫颈损伤则可导致宫颈裂伤、穿孔甚至宫颈环状撕脱分离。如未被察觉或修补不当，则日后可导致宫颈功能不全、陈旧性宫颈裂伤及宫颈阴道瘘等后遗症，是日后致不孕、流产的主要原因。

（一）发生原因

1. 产伤　几乎每例分娩都会有不可避免的轻度宫颈撕裂伤，但一般能自然愈合。当宫颈裂伤超过 1cm 且有出血而需要缝合时才称为宫颈裂伤。在正常或异常分娩中，常因宫颈口未开全，过早应用产钳或胎头负压吸引；分娩助产时产钳旋转胎头的方法不当；不恰当的强行扩张宫颈或不恰当的应用缩宫素；宫缩过频、过强以致宫颈口扩张过速；分娩时用力不平行；胎儿过大；滞产，特别是第二产程延长，子宫颈由于长时间受压，发生宫颈水肿、局部缺血，严重时可能使宫颈前、后唇坏死脱落；宫颈过长或较坚韧及宫颈瘢痕水肿或妊娠合并前置胎盘等均易引起宫颈严重撕裂伤、宫颈阴道后穹窿穿孔甚至宫颈环状撕脱分离，如未被及时发现或修补不当，则为日后陈旧性宫颈裂伤的主要原因。

2. 子宫颈撕裂伤　几乎每例分娩都会有不可避免的轻度撕裂伤，即使是中期引产也是如此，并且随着妊娠月份的增加，则宫颈撕裂的可能性越大，尤其是初产妇。撕裂一般多发生在子宫颈的 3 点钟、9 点钟处，其深度常不超过 1cm，且多无明显出血，无须特殊处理。产后可自然愈合而遗留下横形裂口的痕迹，临床上常以此作为辨认其是否曾经有过分娩的佐证。但在某些情况下发生的子宫颈裂伤较深，且会引起不同程度的出血，这些裂伤的类型以全层的纵形裂伤居多，部位多在子宫颈口的两侧 3 点钟、9 点钟方向，可以是单侧、双侧或多处的撕裂。裂伤的程度不等，较轻者长度可为 2～3cm，较重的裂伤则可上延到阴道穹窿部甚至子宫下段，这样的撕裂常会引起子宫血管或其大的分支血管的破裂而造成大出血。如不及时抢救，可因出血过多而导致患者休克，甚至危及产妇生命。

（1）不恰当的阴道助产手术：如臂位或

足位分娩时，因后出胎头、胎肩困难强行牵拉，或当子宫颈口尚未开全时，急于行产钳助娩术等。

（2）滞产：特别是第二产程延长，子宫颈由于长时间受压，发生宫颈水肿、局部缺血、缺氧。

（3）不恰当的强行扩张宫颈。

（4）缩宫素的不合理应用：静脉滴注速度过快或浓度过高引起子宫过强收缩，造成急产。

（5）子宫颈口尚未充分扩张的情况下，产妇过早向下屏气用力。

（6）自然宫缩过速、过频、宫颈口扩张过速造成急产。

（7）胎儿过大。

（8）宫颈水肿、瘢痕或前置胎盘时绒毛浸润子宫颈均为宫颈撕裂的诱因。

（二）临床表现

子宫颈裂伤时可有不同程度的出血，其出血多表现为持续性少量活动性出血，血色鲜红。轻者可仅为黏膜的小裂口，无明显出血。仅在宫颈检查时发现，深者可贯穿整个宫颈，甚至扩展到穹窿部，或子宫旁组织，形成阔韧带内或盆腔内血肿，并可沿着腹膜后组织向上直达肾周，形成肾周围血肿，如损及血管则可引起严重出血，甚至危及生命。宫颈小撕裂可无明显出血症状，日后自然愈合，仅留痕迹，使宫颈外口松弛，造成经产型宫颈。

宫颈裂伤也是中期引产的严重并发症之一。由于中期妊娠引产所致宫缩与生理性宫缩不同，其特点是子宫体部收缩过强而宫颈扩张相对缓慢，当宫腔内容物在强烈的子宫体部收缩下被挤至子宫下段时，子宫颈外口未能相应扩张，并向阴道后穹窿部膨出，使宫颈组织过度伸展、变薄、缺血及缺氧，因此中期妊娠引产常容易引起宫颈阴道部裂伤。其发生的部位常以后唇 6、7 点钟处为主，其次为两侧，与正常分娩宫颈损伤多发生于宫颈两侧相反。因妊娠中期引产所致的宫颈损伤常被忽视，这也是引起陈旧性宫颈损伤的重要原因。

人工流产或自然流产吸宫术多为子宫颈扩张时所引起的，尤其是青少年女性做此手术时，本身宫颈发育因素，如扩张时用力过强，动作粗暴，不按扩张器顺序扩张。也可因子宫颈口扩张的扩张器大小不够，强行放入吸头进出宫颈而致宫颈损伤。如疏忽未予修补，则日后形成陈旧性宫颈裂伤。

放置或取出宫内节育器：在放置宫内节育器时，宫颈口较紧而未行宫颈口扩张术，强行推入节育器入宫腔也可引起宫颈裂伤。在取出宫内节育器时，由强行拉出节育器或取钩器直接损伤宫颈也可引起宫颈撕裂。另外节育器本身还可刺伤、穿孔宫颈致宫颈损伤。

其他宫腔手术操作如各种刮宫、宫腔手术操作，宫腔镜检查或手术，除扩张宫颈口不适当可引起宫颈损伤外，探针、探头、器械、大的或锐利的刮匙或卵圆钳强行进出宫颈也可引起宫颈撕裂，发生率与手术者操作技术及子宫本身情况（哺乳期妊娠子宫、剖宫产后瘢痕子宫再次妊娠等）有关。

损伤严重者应及时手术修复。

（石一复　杨建华）

四、子宫损伤

子宫损伤可表现为子宫穿孔、破裂甚至断裂，是妇产科严重并发症之一，近年来，子宫损伤的发病率已明显降低，但仍然并非罕见。子宫损伤若延误诊治，可严重危害患者健康、降低生活质量甚至危及生命，故应引起足够重视，力争及时发现，妥善处理。子宫损伤多见于妊娠早期、中晚期和分娩期，与产科因素密切相关，但也常见于由非产科因素如宫腔手术机械、子宫病理、外伤等所致的损伤。本节主要讨论非产科因素所致的子宫损伤。

（一）病因及发病机制

1. 子宫器械损伤　人工流产、取放宫内节育器、清宫、诊刮、钳刮、水囊引产等是妇产科常见宫腔手术或腔内放疗等。由于宫腔手术全凭术者主观感觉与经验而并非直视操作，在客观上存在一定不确定性，使用金属器械在宫腔内操作可能损伤子宫；宫腔镜检查及手术，以及射频消融治疗虽可在监视器下操作，但二维平面图像、图像失真、图像大小等与真实情况不同；同时不少患者本身就已存在容易并发子宫穿孔破裂的高危病理因素如哺乳期子宫、畸形子宫、瘢痕子宫、绝经期子宫、子宫恶性肿瘤、宫内节育器嵌顿异位等，故在手术操作过程发生子宫穿孔破裂的可能完全存在，而且并非罕见。

致子宫穿孔破裂的器械可以是探针、宫颈扩张条、吸管、刮匙、取宫内节育钩、卵圆钳、宫腔镜手术器械、射频消融电刀等造成，但以探针及宫颈扩张条多见。穿孔部位常在子宫颈体交界处或宫角。器械所致子宫穿孔破裂如能及时诊断与正确处理大多可以避免不良后果。

2. 子宫病理性损伤

（1）炎症引起的子宫损伤多见于子宫手术后伤口感染，多发生于剖宫产或子宫肌瘤切除术后，因子宫切口感染、愈合不良及坏死，继而子宫穿孔或形成腹壁子宫瘘。老年妇女子宫腔化脓性感染也可致子宫自发穿孔。

（2）恶性肿瘤浸润子宫壁肌层，并穿破子宫浆膜，可引起子宫穿孔破裂，若肿瘤破坏血管、侵入阔韧带，还可致腹腔内出血及阔韧带血肿。宫体和宫底部肌层静脉引流均朝向宫角，最后汇入宫角静脉丛。故肿瘤组织最易侵蚀宫角而穿破子宫。肿瘤引起的子宫穿孔破裂最常见于恶性滋养细胞肿瘤、子宫内膜间质肉瘤等。

（3）异位妊娠引起子宫损伤比较罕见，如子宫瘢痕妊娠、残角子宫妊娠、宫颈妊娠、子宫憩室妊娠、子宫肌壁间妊娠、输卵管间质部妊娠、输卵管残端妊娠等破裂可并发子宫损伤。

（4）其他如子宫动脉栓塞术是治疗子宫肌瘤、产后出血、妇科恶性肿瘤介入化疗栓塞等的新技术，术后可能并发缺血性损伤而致子宫缺血坏死及穿孔破裂；子宫浆膜下肌瘤扭转，局部缺血坏死，也可发生穿孔破裂。

3. 子宫物理性损伤　晚期宫颈癌、子宫内膜癌等采用后装治疗机放射治疗，如宫颈过度扭曲可能引起子宫穿孔，放射剂量过大，子宫耐受射线降低，就可能造成子宫局部狭窄、坏死、感染甚至穿孔。放射治疗引起子宫穿孔的发生率为1.75%～10.00%。射频消融治疗子宫肌瘤也可造成子宫肌瘤的大面积凝固变性而形成子宫穿透性损伤，也有子宫内膜应用热球治疗引起子宫热坏死穿孔的报道。

4. 子宫外伤性损伤　多见于车祸、外伤、暴力、枪击等意外事件，可造成子宫穿孔破裂，也可造成子宫断裂，常并发骨盆骨折、直肠、膀胱、尿道等损伤和盆腔内大出血或阴道不同程度的出血。

（二）临床表现

本病临床表现主要为不同程度的阴道流血、子宫出血或腹腔内出血或内脏损伤。

子宫损伤的临床表现随子宫穿孔的大小、有无内脏损伤及其程度，以及损伤后就诊的时间而有差别。

1. 子宫穿孔小，可无症状，仅因术者感到探针或小号扩张器失去阻力，超出子宫应有的长度而发觉。子宫穿孔较大者，多因大号扩张器反复进出，或较大吸管、卵圆钳等穿过子宫损伤所致，子宫破口出血流入腹腔，如出血量不多，血液刺激腹膜引起持续腹痛，明显压痛、反跳痛及肌紧张等，妇科检查宫颈有举痛，子宫有压痛；如出血量多，阴道后穹窿饱满有触痛，患者面色苍白、疼痛难忍，很快出现呼吸急促、全身冷汗、脉搏细速、血压下降等休克征象。

2. 子宫穿孔并发内脏损伤，症状多较严重。如子宫穿孔后，术者仍未发觉，继续操作，使大网膜、肠管、膀胱等被钳夹、抽吸而损伤，甚至穿孔。大网膜、肠管有时被钳夹或吸出宫颈口，子宫破口大，出血多，患者感到剧烈难忍的牵拉疼痛，甚至休克。如肠管穿孔破裂，迅速发展为气腹、急性腹膜炎；如膀胱损伤穿孔，可引起血尿，尿液进入腹腔引起尿液性腹膜炎。

3. 子宫恶性肿瘤特别是恶性滋养细胞肿瘤可自发穿孔或在诊刮时穿孔。穿孔后可形成腹腔内出血，也可在诊刮时引起子宫大量出血。异位妊娠及外伤引起的子宫破裂，通常腹腔内出血多，病情发展快，很快陷入休克，需立即剖腹探查。

4. 子宫穿孔后未能及时诊治，或化脓性宫腔感染引起穿孔，常继发急性盆腔炎症、盆腔脓肿等，甚至发展为败血症，感染性休克。

（三）诊断

根据病史、临床表现及辅助检查不难做出诊断。

1. 病史　有应用各种器械进行宫腔手术操作如人工流产、放取宫内节育器、诊刮、内膜电切等病史；有下腹、骨盆外伤病史；自发穿孔破裂者常有子宫恶性肿瘤、宫腔感染、异位妊娠等病史，以及有放射治疗、电热治疗等治疗史。

2. 临床表现　①患者突感下腹疼痛，或在应用各种器械进行宫腔手术操作时突感下腹剧痛，但也有患者无明显疼痛感。②术者应用探针探查宫腔或手术操作时有落空感，无阻力，感觉宫腔深度超过子宫应有的深度或超过原有的探查深度。③如患者突感腹部撕裂样疼痛，剧烈难忍，伴恶心、呕吐、阴道出血、面色苍白、全身冷汗、休克前期及休克征象等，腹部检查有明显腹膜刺激征，则应考虑子宫破裂、肠管损伤穿孔和（或）严重腹腔内出血的可能。

3. 辅助检查

（1）B超检查：可明确子宫有无破裂、破裂部位及腹腔内出血多少。① 子宫穿孔时，子宫边界连续性中断，有时可直接显示破裂口。子宫外周近破口处可见混合性包块，子宫直肠窝见无回声区。若在放置节育器时穿孔，子宫肌层或盆腔内可见节育器强回声。② 子宫破裂：根据破裂程度，可分为不完全性和完全性，前者可见子宫壁局部肌层连续性中断，仅见浆膜回声，胎心多不规则。后者可见胎儿进入腹腔内，胎动、胎心消失；腹腔内有游离液体，呈片状无回声暗区；子宫缩小，周边不清，有时可探及不规则破口。

（2）腹部透视或腹部X线片：检查显示膈下有游离气体，说明有肠穿孔。

（3）腹腔或阴道后穹窿穿刺：穿刺液呈血性，说明有腹腔内出血；呈带臭味的黄褐色混浊液体，说明有肠穿孔。

（4）导尿检查：膀胱有损伤，导出尿液可能呈血性；膀胱穿孔破裂，尿液流入腹腔，可能没有尿液导出。

（5）腹腔镜检查：当怀疑子宫穿孔破裂合并腹腔内出血或脏器损伤时可行腹腔镜检查明确诊断，并在腹腔镜下进行手术修补。

（四）鉴别诊断

子宫损伤常表现为下腹剧烈疼痛、腹腔内出血及休克等，与吸宫负压过大所致疼痛、人流反应综合征、急性盆腔炎等表现类似，应注意鉴别。

1. 吸宫负压过大所致疼痛　吸宫时负压过大易引起子宫强烈收缩而产生剧烈腹痛，伴恶心、呕吐、一过性血压下降等，吸管进入宫腔有阻力而无落空感，症状持续时间短，停止吸宫后很快缓解消失，不需要特别处理。

2. 人流反应综合征　本病可致剧烈腹痛伴恶心、呕吐、血压下降、休克等，但主要为迷走神经兴奋表现如心动过缓、心律失常等，妇科检查无阳性体征，注射阿托品后症状很快好转消失。

3. 急性盆腔炎　常有剧烈腹痛伴恶心、呕吐等，患者常有高热，腹部明显压痛、反跳痛及肌紧张，妇科检查宫颈有抬举痛，后穹窿触痛，子宫正常大小、明显压痛。血象、红细胞沉降率及血C反应蛋白明显升高。B超检查子宫肌层回声清晰完整。

（五）治疗原则

子宫损伤可根据损伤大小、病情轻重、内出血多寡、有无感染等采用保守或手术治疗。

1. 非手术治疗　子宫穿孔小，无活动性出血，无肠、膀胱等重要脏器损伤，生命征正常者，可采用非手术治疗，严密观察生命征、腹痛及阴道出血情况，应用缩宫素收缩子宫、抗生素预防感染。

2. 手术治疗　子宫穿孔大，有活动性内出血者；有腹内脏器损伤或可疑者；非手术治疗不但无效，反而加剧，出现严重感染而不能控制者；子宫破裂、断裂等均需手术治疗。

（1）腹腔镜手术：器械所致的子宫穿孔可在腹腔镜下电凝止血或缝合修补。

（2）剖腹探查术：①子宫侧壁穿孔、出血多、形成阔韧带血肿，应剖腹探查清理血肿，缝扎止血，放置引流。②异位妊娠所致的子宫破裂，往往出血凶猛，病情急重，很快陷入休克，在抗休克的同时立即剖腹，先阻断血流、清除妊娠产物后立即缝合修补。残角子宫妊娠破裂者行残角子宫及同侧输卵管切除术。③子宫穿孔并发严重感染、炎症、电热、高温、血管栓塞等物理性损伤所致的子宫穿孔破裂者行子宫全切或次全切除，年轻、强烈要求生育或保留子宫者切除病灶后修补子宫。④恶性肿瘤引起子宫穿孔破裂应及时剖腹探查，行子宫全切或次广泛子宫切除术。对强烈要求保留生育功能者，如为恶性滋养细胞肿瘤可行病灶切除后修补子宫，术后规范化疗。⑤对外伤造成的子宫穿孔破裂或断裂常伴发邻近器官损伤、血管破裂、骨盆骨折等应紧急剖腹探查，修补或切除子宫。⑥在剖腹探查时务必仔细检查膀胱、输尿管、肠管、大网膜等，如有损伤应同时修补，必要时膀胱或结肠造瘘，腹腔放置引流管。

（3）术后加强抗感染、营养支持等治疗。

（石一复　潘永苗）

五、骨盆骨折合并生殖道损伤

1. 病因　骨盆骨折时骨折端刺伤阴道壁、耻骨联合分离造成阴道及会阴纵深撕裂，双侧上下支骨折后骨盆环前部游离形成剪刀力造成阴道撕裂；骨盆遭受加速或减速性暴力时，阴道和周围组织顺应性不同而发生牵扯、挤压而撕裂；直接撞击使阴道口裂伤；暴力使阴道压向耻骨联合致阴道前壁伤。

2. 临床表现　女性骨盆骨折患者如有阴道流血应高度警惕合并阴道损伤。由于阴道富有动脉和静脉网，出血有时十分严重，但阴道又是一个肌性管道，创伤刺激和疼痛可使其痉挛，或因创伤小和浅表可使出血不明显，容易漏诊。阴道出血应与月经相鉴别，当发现出血部分来自宫颈时，应考虑合并内生殖器损伤。

3. 治疗　单纯阴道撕裂伤用3–0的肠线分层缝合；仅黏膜擦伤则无须缝合；病情危急时，可先填塞纱垫压迫止血，生命体征平稳后再延期修补；如阴道伤与骨盆骨折端相通，即开放性骨折，需充分咬除突出阴道的骨折端再缝合，术后充分引流防止继发感染；

如阴道纵深裂伤通入盆腔继发阴道大出血无法控制时，应及时探查盆腔血管是否损伤，即使探查未发现血管损伤而单纯阴道出血时，也可以通过结扎双侧髂内动脉控制出血。阴道裂伤同时合并尿道或肛门直肠损伤时，应以处女膜为标志对合整齐，进行修补，尿道损伤时应行膀胱造瘘，而无论是否合并肛门直肠损伤，结肠造瘘有利于组织愈合与防止感染。

六、烧灼性阴道损伤

（一）病因

1. 化学药物烧伤：在治疗阴道疾病时误将腐蚀性药物放入阴道内，致阴道黏膜、宫颈发生溃烂或形成溃疡；孩子或精神病患者将腐蚀性药物放入阴道内；自杀时把腐蚀性药物放入阴道内；性虐待时将腐蚀性药物放入阴道内；为了提高性欲把药物放入阴道，使阴道收缩，分泌物减少，阴道黏膜腐蚀性损伤。Weibel and Rheindt 报道了 45 例阴道化学性烧伤的患者，大部分用于非法流产，也有的用于避孕、治疗传播性疾病及减少阴道分泌物、误将药物放入阴道内。使用的腐蚀性药物包括石炭酸、甲醛、硫酸、碘剂及氨。她们中 50% 的患者有自杀趋向，把氯化汞放入阴道内，其中 15 例因汞的毒性而死亡。

2. 电烧伤：幼女阴道内放入纽扣电池引起阴道黏膜腐电烧伤。

3. 工业气体烧伤。

4. 烟火烧伤：Mithoff 报道了一位 26 岁的精神病患者把烟火点燃后放入阴道内造成下生殖道损伤。

5. 医源性烧伤：因采用激光、电灼术治疗阴道疾病引起阴道烧伤。英国医疗中心报道了 10 年内收治 35 例医源性阴道损伤的患者。

6. 性虐待性烧伤：Vigh and Bartha 报道了 1 例丈夫因嫉妒烧灼妻子的外阴、阴道，美国医疗中心也报道了烧灼下生殖道作为性虐待的一种手段。

（二）临床表现

阴道内放入药物后有烧灼感，甚至剧烈疼痛，阴道分泌物增多，呈脓血性，并有腐烂组织排出，有臭味。可发生阴道狭窄，造成性交困难。发生阴道闭锁时，出现周期性下腹痛。当宫腔感染发生积脓时，出现发热、下腹痛。当形成生殖道瘘时，可出现阴道有尿液或粪便漏出。阴道检查时有时还可看到药物，阴道黏膜充血，分泌物多，呈脓血性；重者阴道黏膜坏死、剥脱，或有溃疡形成。阴道可形成瘢痕粘连、狭窄及闭锁。可发现阴道有瘘孔存在。

（三）治疗

当发现放入的是腐蚀性药物后，应立即取出，并用 1∶5000 的高锰酸钾溶液冲洗，可用 pH 试纸测定药物的酸碱度，酸性药物用 3% 苏打液冲洗，碱性药物用 3% 硼酸液冲洗。局部用紫草油或抗生素软膏涂抹。感染严重时应全身应用抗生素治疗。对阴道狭窄、闭锁者应及时进行手术治疗。

七、阴道异物致阴道损伤

（一）病因

1. 幼女或未成年的女性由于好奇或外阴瘙痒将水果、豆类、小草、小瓶、玩具及笔类塞入阴道。

2. 精神病患者或无知手淫者将胡萝卜、水果类、电灯泡、小瓶子及笔类塞入阴道内，自已不能取出，造成感染就诊。

3. 手术或阴道检查时把纱布、棉球放入阴道内止血而忘记取出，或由于医生粗心遗留在阴道内。

4. 异物在子宫托放置过久引起阴道黏膜充血、坏死。

（二）临床表现

阴道异物引起分泌物增多，有时呈血性，

如为纱布和棉球，分泌物多有恶臭味。阴道红肿、疼痛，严重感染时可有发热。可出现尿急、尿频、尿痛或尿潴留等症状。幼女可行肛诊触及阴道异物，异物活动性较大，形状、硬度因异物性质而定，应与卵巢肿瘤或宫颈、阴道内胚窦瘤，葡萄状肉瘤相鉴别。必要时在全身麻醉下用鼻镜窥视阴道。成人阴道检查可明确诊断。

（三）治疗

幼女的阴道异物，可在麻醉下用鼻镜或宫腔镜将阴道扩开，用长钳取出异物，并仔细检查阴道黏膜有无损伤。已婚妇女可直接取出异物，有损伤及出血时应给予缝合止血。如取出困难时应在麻醉下进行。并给予抗生素治疗。

八、医源性致阴道损伤

（一）放射性损伤

1. 病因　当宫颈癌和阴道癌行放射治疗时，阴道、尿道、膀胱和直肠均可受到一定的损伤。

2. 病理　阴道放射治疗后，黏膜可发生糜烂、红斑和血管扩张，常见于阴道顶部。红斑可持续数月或数年，后转为苍白。阴道黏膜萎缩，阴道口缩小，上皮缺乏基底细胞和基底旁细胞。上皮细胞受放射影响，在早期时细胞肿胀，胞质丰富，空泡化；核增大，可见多核。可持续数月至数年。萎缩细胞代替了成熟含糖原的细胞。纤维组织呈玻璃样变，内有微小坏死灶。成纤维细胞呈畸形，血管壁增厚并腔小。固有膜内有淋巴细胞和浆细胞浸润。

3. 临床表现　放射治疗患者可出现全身反应，如乏力、食欲缺乏、恶心、呕吐等症状。阴道分泌物增多，呈脓血性，如宫腔积血或积脓，可出现下腹疼痛、发热。直肠、膀胱损伤时，可出现里急后重、便血、肛门坠胀、尿频、尿血及排尿困难，严重时出现尿瘘或粪瘘。放射治疗对幼女可影响内外生殖道生长和发育，影响日后的性、孕育、分娩时阴道扩展等。查体时发现阴道黏膜表层脱落菲薄、苍白、出血带，也可形成溃疡；放射线致阴道纤维变，造成阴道狭窄，阴道缩短。有时可发现瘘孔。

4. 治疗　当发生急性放射性阴道炎时应给予阴道灌洗。当发生阴道深的溃疡或坏死时，需行坏死组织的清创。

（二）手术对阴道的损伤

由于宫颈肿瘤、阴道肿瘤行阴道部分或全部切除术，造成阴道缩短、狭窄及缺如。行子宫全切除术时，部分阴道被切除。宫颈糜烂行电灼时误伤阴道，行阴道尖锐湿疣电灼术时损伤阴道。

（石一复　潘永苗）

九、阴道蚂蟥叮吸

蚂蟥，即水蛭（leech）的俗称，即蚂蝗，属蠕形环节虫类，种类较多，较多见于水网地带的南方乡村的水塘、河流、稻田中，尤以水田、溪沟等浅水中多见，呈褐色或褐黑色，吸血后呈红褐色。幼女，偶或稍大的女孩在河边下水游玩或洗澡时，河中水蛭可吸附于外阴或阴道内而致病。

蚂蟥雌雄同体，状似蚯蚓，有扁平环节百余，轮体之前后有吸盘。它体软并能在水中迅速游动，生性好，吸人血。吸血时，用其身体上的吸盘，紧紧吸附于人体皮肤、黏膜的表面，破坏血管使之出血。水蛭吸附人体时其唾液腺能产生和释放一种特有的分泌物，称为水蛭素（hirudin），具有抗凝作用，可使血液不易凝固。经研究证明，水蛭素虽不能破坏血小板起到的凝血作用，但能阻碍凝血酶的产生，减少凝血物质的生成，致使血液凝结时间延长。所以在吸血时，局部流出的血液不会迅速凝固，并可导致局部出血不止，但受伤者的血液检查、血小板计数、出血及凝血时间一般均在正常范围而不受影响。

（一）临床表现

此病多见于3～14的幼女，常在5～9月的炎热季节发病，是夏季水网地带较常见的一种疾病。蚂蟥咬伤的主要症状是出血，由于蚂蟥咽部分泌液体有抗凝血作用，故伤口流血较多，常给人以精神上的威胁，当其咬伤外阴及阴道部位时可出血不止，但局部无疼痛感。出血量多者，甚至可引起头晕、面色苍白、出冷汗、血压下降而导致出血性休克。较多患儿可发生继发性感染，有发热和白细胞计数升高的表现。

（二）诊断

此病诊断较易，一般都能追问出发病前1小时内有接触河、湖、池塘水病史，患者多在接触疫水的过程中突然出现阴道出血，并常可见蚂蟥从阴道蠕出，但局部无明显疼痛。结合患者病史、阴道出血症状、检查见阴道口有活动性出血即可做出诊断，如能找见阴道内蚂蟥更可确诊，但大多数患儿就诊时，局部已无蚂蟥存在。

（三）治疗

1.迅速止血：一般使用10%高渗盐水500～1000ml冲洗阴道，可迅速止血，并可使水蛭脱离阴道壁而易被钳出。冲洗后用碘仿纱条局部填塞，48小时后取出。对个别无效者，可在麻醉下小心暴露阴道，查找出血部位，用电凝或缝合止血。针对难治性出血，也有利用一次性双腔导尿管水囊压迫止血的成功报道。

2.除手术外还应酌情辅以输血、补液、止血药物如氨甲苯酸等并使用抗生素，以预防感染。严重病例，应进行破伤风预防注射。

（四）预防

本病多见于幼女，儿童生殖器官维持幼稚状态，阴道狭长，其黏膜上皮薄而无皱襞，阴道内酸度较低，抗感染力弱，细菌侵入受损的阴道易引起外阴炎与阴道炎。病程长久者可造成阴道粘连，对女童的身心健康带来不利的影响，因此应加强对农村地区女童禁止在池塘内游泳的教育，防止本病发生，也可同时降低女童外阴炎与阴道炎的发病率。

（石一复）

第四节　外阴营养不良性疾病

女性外阴病变不少，有关外阴营养不良性疾病中也仅对小儿及青少年女性可见的白癜风和外阴白色病损进行叙述

一、外阴白癜风

白癜风是一种以局限性或泛发性皮肤色素脱失为特征的疾病。本病以侵犯皮肤色素为主，同时也侵犯全身其他色素细胞，白癜风在世界各地均有发生，可累及所有种族，发生率为1%左右，男女发病无显著差异。

（一）病因和发病机制

本病的病因不明，近些年经过多方面研究提出一些学说。各种学说都不能完全解释，但也不相互排斥，可能是多种因素的综合作用。

1.遗传学说　本病有遗传背景，国外报道称18.8%～38%患者有阳性家族史，我国报道称5%～17.2%患者有阳性家族史。本病确切遗传方式尚未完全肯定。近期研究表明其是一种多基因遗传性疾病，是多条染色体上不连锁的多位点隐性等位基因的相互上位作用所致。目前报道的与白癜风易感性相关的人类白细胞抗原（HLA）的位点包括 HLA-A_2、HLA-DW_7、HLA-DR_4、B_{13}、

BW_{35}、CW_5 和 DR_6。HLA 相关性的差异与种族、临床类型、临床特点有关。一群伴发其他自身免疫性疾病的白癜风患者中发现了 CTLA-4 基因多态性，并认为这种多态性可能造成机体对黑色素细胞（MC）的自身耐受性不足，从而使 MC 易受到自身免疫的破坏。

2. 自身免疫学说　白癜风患者及其亲属有时合并其他自身免疫性疾病如甲状腺功能亢进、甲状腺炎、艾迪生病、糖尿病、恶性贫血、晕痣、斑秃、溃疡性结肠炎、SLE、硬皮病等，患者血清中可测到多种自身抗体，常见的有抗甲状腺抗体、抗核抗体、抗胃壁细胞抗体。

3. 黑素细胞自身破坏学说　发现 78.6% 的白癜风患者黑素细胞有以下异常：①粗面内质网的扩张；②有环状的粗面内质网；③黑素小体内膜间隔的形成。这些异常在体内可能是引起黑素细胞破坏的原发性缺陷。

4. 精神神经化学学说　约 2/3 的病例在起病或皮损发展阶段有精神过度紧张情况，横断性脊髓炎的麻痹肢体一般不受累，白癜风损害常呈节段性分布，早期皮损中梅克尔细胞（Merkel cell）消失，因此有学者提出神经假说。实验证实，去甲肾上腺素、肾上腺素、乙酰胆碱、褪黑激素等在体外能使两栖类的黑素细胞变白。推测黑素细胞周围的神经化学物质增加，使酪氨酸酶活性降低，从而导致黑素细胞产生黑素能力减退。

（二）临床表现

1. 皮肤损害　可发生于任何年龄，但通常于儿童期或青少年期发病，约 50% 患者是在 20 岁以前发病。早期皮损为淡白色色素减退斑，边界不清，皮损逐渐发展扩大，形成典型的色素脱失斑，呈乳白色或瓷白色，表面无鳞屑，边界清楚，白斑边缘可为正常皮肤或色素增加。一些患者在色素脱失斑与正常皮肤之间有一个褐色中间带，即在某一部位出现三种颜色称为三色白癜风。大多数白斑无炎症反应，但少数进展期患者皮损边缘可略隆起伴炎症反应，称为炎症白癜风。白斑中的毛发可完全变白或无变化。白斑的数目、大小、形状、分布对称与否不定，可发生于任何部位，但以日光暴露部位，擦烂区、骨突处好发，也常累及腔口部位。据统计好发部位依次为面部、上肢（主要是手背、指背）、下肢（尤其是小腿）、腹部、胸部、背部、颈部、头部、外生殖器及肛周。

大多数患者无任何自觉症状。临床上可见因机械刺激或晒伤，化学药物、感染、冻疮等局部刺激而促使局部白斑的出现，称为同形反应。

2. 女阴白癜风　会阴、外生殖器为白癜风好发部位之一，儿童白癜风最先发生的部位往往在生殖器或肛门黏膜。女阴白癜风表现为大小阴唇及阴道黏膜边界清楚的色素脱失斑，初起可为圆形或卵圆形白点，逐渐增大形成不规则形的白斑，表面无鳞屑，白斑边缘与正常皮肤分界明显，皮损处阴毛常变白，皮肤无萎缩、硬化、糜烂等，弹性好。无不适感。根据临床经验，男女阴部白癜风常同时伴有手指和（或）足趾皮肤白癜风。

（三）组织病理

白斑处表皮基底层黑素细胞减少或缺失，表皮黑素颗粒缺乏，多巴染色阴性。活动期白癜风白斑边缘部表皮基底层液化变性、棘层细胞水肿，表皮及真皮浅层可见灶性单一粒细胞浸润，真皮内可见噬黑素细胞。

（四）诊断及鉴别诊断

根据临床症状一般即可诊断。但女阴白癜风需与以下疾病相鉴别。

1. 女阴黏膜白斑　多见于年龄较大者，皮损多见于大阴唇内侧、小阴唇、阴蒂、尿道口及阴道口黏膜，为灰白色斑片，表面粗糙，有角化过度，触有韧硬感，晚期可有萎缩或肥厚导致外阴狭窄，也可有糜烂、溃疡，可癌变。自觉瘙痒或剧痒。组织病理改变为角化过度，颗粒层及棘层肥厚。

2. 女阴继发性白斑　女阴炎性皮肤病如接触性皮炎、湿疹、药疹等愈合后或接触橡胶制品如避孕套等可在女阴局部皮肤、黏膜处出现白斑，但均为暂时的，脱离接触后或原发病愈合经过一定时间，可以自行恢复。

3. 女阴硬化萎缩性苔藓　多见于中年女性，皮损为黄白色多边形平顶丘疹，中央可见栓，丘疹常融合成白色斑片，对称分布于女阴部，以阴蒂及大小阴唇显著，晚期白斑上出现羊毛纸样细皱性萎缩。自觉瘙痒或剧痒，2%～5% 的患者可癌变成鳞癌。

（五）治疗

1. 内科治疗

（1）光化学疗法：经典的光疗指外用或口服，8- 甲氧基补骨脂素（8-MOP）后结合 UVA 照射（PUVA），新的光疗方法包括 5-MOP 或 3- 甲基补骨脂素（TMP）结合 UVA 或 311nm 窄波 UVB 光疗。光毒性及副作用比 8-MOP 低。光化学疗法的作用机制可能通过增加黑素细胞密度，提高酪氨酸酶活性，刺激尚未完全破坏或正常的黑素细胞的功能，使肤色逐渐恢复。

①局部 PUVA：局部外用 0.1%8-MOP 或 TMP 溶液或软膏，30～60 分钟后 UVA 照射，每周 2～3 次。本法适用于白斑面积小于 20% 的 2 岁以上儿童及成人。其主要副作用为局部光毒反应，表现为红斑、水疱、大疱，疼痛明显；另外，可诱发皮肤癌。

②系统性 PUVA：口服 8-MOP 0.3～0.6 ml/kg 或 TMP 0.6～0.9ml/kg，1～2 小时后照射 UVA，每周 2～3 次。本法适用于面积大于 20% 的成人患者，12 岁以下儿童不推荐使用。其主要副作用为胃肠道反应、白细胞减少、贫血、中毒性肝炎，可诱发白内障、皮肤癌等，治疗期间注意保护眼睛。

PUVA 治疗疗程长，色素再沉着在 15～25 次治疗后才开始出现，一般需治疗 100～300 次才能达到最理想的效果，若连续治疗 3～6 个月仍无明显效果应中止治疗，半年后可再次试用。疗效因人而异，与患者的年龄、患病部位、病程、严重程度、类型等有关，约 20% 的患者色素能完全恢复，30%～40% 患者部分有反应。生殖器部位白癜风对 PUVA 效果差，且此处皮肤极易诱发癌变，所以外阴白癜风不推荐使用 PUVA。

（2）皮质类固醇激素：治疗白癜风确切机制不清楚，可能与增强对黑素细胞的保护作用及抑制自身免疫反应有关。皮质激素对暴露部位及泛发性损害，尤其对应激状态下皮损迅速发展及伴发自身免疫性疾病者有显著疗效。可采用系统给药、外用或局部注射三种方法。

①系统给药：适用于皮损面积较大的泛发型患者。泼尼松片 15mg/d，见效后每 2～4 周递减 5mg，2.5mg 维持 3～6 个月。有效率为 74.5%～90%。若服药 1 个月左右无效则停用。或泼尼松片 0.3mg/（kg·d），连用 2 个月，以后每月剂量减半，总疗程为 5 个月。

②局部外用：适用于局限型白癜风、节段型白癜风。面部损害比其他部位效果好，进行期患者有效率明显高于静止期。一般需采用强效激素，如卤米松霜、0.2% 倍他米松霜、0.05% 卤倍他索霜等，因女阴部位皮肤薄嫩，不宜使用含乙醇的溶液以免造成对局部刺激。

③皮损内局部注射：曲安西龙混悬液（10mg/ml）或脂酸泼尼松龙混悬液（25mg/ml）用 2% 利多卡因稀释 1 倍后皮损内注射，每周 1 次，每次激素用量不超过 2 ml，可有一定疗效，但局部注射次数过多易造成局部皮肤萎缩，故现已较少采用。

（3）中医中药：中医认为白癜风患者为气血不和、瘀血阻滞、亡血失精所致，治疗应采用调和气血、疏肝理气、活血祛风的原则。根据辨证施治选择不同的方剂如活血化瘀法、疏肝理气法、补肾滋阴法、补益气血法等治疗。我国中药治疗白癜风的报道不少，确有一定疗效，且副作用小。

（4）其他治疗：单胺氧化酶抑制剂能抑制多感神经末梢处的儿茶酚胺的代谢，对节段型白斑有效，异烟肼 0.3g/d，1 个疗程为 6～24 个月；铜制剂作为酪氨酸酶的重要辅基，与酪氨酸酶活性密切相关，因此可用含铜药物治疗白癜风，0.5% 硫酸铜口服，每次 10 滴，每天 3 次；对氨基苯甲酸每次 0.3g，3 次 / 天，连服 6～18 个月。

2. 黑素细胞移植　治疗原理：将自体色素正常区的黑素细胞移植到色素脱失区，适应证为稳定期病变数目不多的患者。移植方法可分为组织移植和细胞移植，其中细胞移植包括自体表皮移植（发疱移植）、培养表皮移植、自体微移植（包括全厚皮移植、裂层皮片移植）；细胞移植包括未培养的角质形成细胞和黑素细胞移植和培养后黑素细胞移植。其中临床开展较高的是自体表皮移植，此法疗效好，成功率为 80%～90%，不良反应小，且简单易行。

二、外阴白色病损

外阴白色病损是指外阴皮肤和黏膜变性、色素减退的一组慢性皮肤病。

（一）分类

长期命名和分类不一。1975 年国际外阴病研究协会统一命名为慢性外阴营养不良（chronic vulvar dystrophy）。根据组织病理分为增生型、硬化苔藓型和混合型三类，又根据细胞有非典型增生分为轻、中、重三度。1987 年国际外阴病研究协会重新分类，将非肿瘤性外阴皮肤病分为鳞状上皮增生、硬化苔藓、其他皮肤病。同时前两者又称为硬化苔藓伴鳞状上皮增生，非典型增生为肿瘤性。目前国内外大多采用此分类法。

（二）病因和机制

长期以来病因和机制不明，与外阴局部解剖和生理特性、遗传、自身免疫、其他因素如感染、激素、氧自由度障碍、表皮生长因子及其受体变异，以及局部潮湿、发热、分泌物、清洁剂刺激，局部摩擦等有关。

1. 遗传因素　文献中有母女、姐妹等直系亲属家族性发病的报道，且发现患者中 HLA-B40 抗原的阳性率较无该病的妇女显著增高，故认为此病与 HLA-B40 关系密切。

2. 免疫因素　有学者发现患者可合并斑秃、白癜风、甲状腺功能亢进或减退等自身免疫性疾病，似说明此病因与自身免疫有关。

3. 内分泌因素　由于此病好发于成年女性，男女之比为 1∶10，且患者血中二氢睾酮水平明显低于正常同龄妇女，更有意义的是当临床上采用睾酮对患处皮肤进行局部治疗时往往有效，因而提示患者血中睾酮水平低下可能为发病因素之一。

4. 感染因素　近年来有学者发现，部分外阴硬化性苔藓患者伴有螺旋体感染，提示螺旋体可能是本病的致病原因。

5. 神经血管营养失调　外阴深部结缔组织中神经血管营养失调，导致覆盖其上的皮肤发生病变。有学者将外阴的病变皮肤与患者大腿正常皮肤交换移植，发现被移植到大腿的病变皮肤逐渐转为正常，而被移植到外阴的正常皮肤发生了硬化性苔藓。因此，提出局部神经血管营养失调是本病的原因。

虽然临床上观察到上述各种不同现象似与发病有关，但迄今尚未能获得证实和普遍承认。

（三）外阴鳞状上皮增生

外阴鳞状上皮增生是外阴鳞状上皮细胞良性增生，以往称为外阴增生性营养不良。本病目前统一归属外阴皮肤和黏膜上皮内非瘤样病变。

1. 真正原因不明，外阴潮湿，阴道排出物刺激，局部营养失调或代谢紊乱，过敏等可能与发病有关。

2. 其多见于中年或绝经后老年妇女，但也有幼女发生。

3. 其病损主要累及大阴唇，阴唇间沟，阴蒂包皮和阴唇后联合等处，常呈对称性。

4. 外阴奇痒难受。

5. 皮肤颜色在病变早期较轻，为粉红色或暗红色，角化过度部位呈白色。

6. 外阴长期搔抓和摩擦，皮肤增厚，色素增加，皮肤纹理突出，也可见表皮破裂、裂隙、溃疡等。

7. 其病理活检为表皮层角化过度或角化不全，棘细胞层不规则增厚，上皮脚之间的乳头明显。

8. 应与糖尿病外阴炎、念珠菌外阴炎、接触性外阴炎等相鉴别。因上述疾病也因长期受刺激后外阴过度角化，局部角化表皮常脱屑呈白色，但在原发疾病治愈后，瘙痒和局部白色区域可消退。外阴部股癣、牛皮癣也可引起皮损和皮肤色素减退。

（四）外阴硬化性苔藓

外阴硬化性苔藓（lichen sclerosis of vulva）是一种以外阴及肛周皮肤萎缩变薄为主的皮肤病。由于皮肤萎缩为此病特征，故又称为“硬化萎缩性苔藓（lichen atrophic sclerosis）”。外阴硬化性苔藓是以外阴及肛周皮肤萎缩变薄为主要特征的皮肤病。近有新假说，本病发生与隐性脊柱裂有关，局部神经对血管、皮肤黏膜调控障碍。腰骶神经支配外阴皮肤、黏膜血管、肌肉，儿童月经前神经发育不完全，绝经期妇女神经系统功能衰退之故。也有母女姐妹等直系家族性发病的报道，也有与自身免疫、血清中二氢睾酮水平低有关的报道，但真正病因不清。

1. 可发生在包括幼女在内的任何年龄段妇女，通常以40岁左右发病率最高。也有称本病呈双峰样高发年龄，主要发生在月经前女童和围绝经期女性，前者占22%，后者占60%。有报道称最小年龄为出生后4个月，女童平均发病年龄为5.4岁。

2. 根据病损部位及病变发展可分外阴型（病变仅在外阴部），会阴体型（病变在外阴+会阴体），肛周型（病变部位外阴+会阴体+肛周）。

3. 病理特征为表皮萎缩，表层过度角化，黑色细胞减少使皮肤发白。

4. 外阴明显瘙痒，烧灼感，行动不适。

5. 病变位于大小阴唇、阴蒂，阴唇后联合及肛周，常呈对称性。早期皮肤发红，后发展为皮肤黏膜变薄、失去弹性、干燥易皲裂、阴蒂萎缩、大小阴唇融合，甚至完全消失。阴道口挛缩狭窄，性交困难。

6. 临床上患者经病例证实外阴鳞状上皮增生与本病（外阴硬化性苔藓）两者常合并。病变早期真皮乳头层水肿，血管扩大充血。进一步发展的典型病理特征为表皮层角化过度和毛囊角质栓塞，表皮棘层变薄伴基底细胞液化变性，黑素细胞减少，在均质化的下方即真皮中层有淋巴细胞和浆细胞浸润带。

（五）临床表现

此病可发生于包括幼女在内的任何年龄妇女，但多见于围绝经期妇女。

其主要症状为病损区皮肤发痒，但其程度远较鳞状上皮增生的患者轻，甚至有个别患者无瘙痒不适。其常见病损部位位于大阴唇、小阴唇、阴蒂包皮、阴唇后联合及肛周，多呈对称性。早期皮肤发红肿胀，出现粉红、象牙白色或有光泽的多角形顶小丘疹，中心有角质栓，丘疹融合成片后呈紫癜状，但在其边缘仍可见散在丘疹。进一步发展时皮肤和黏膜变白、变薄、失去弹性，干燥易皲裂，阴蒂萎缩且与包皮粘连，小阴唇缩小变薄，逐渐与大阴唇内侧融合以致完全消失。也有严重出现外阴发育不良、皲裂、疼痛、影响性欲、性交不适等，晚期皮肤菲薄皱缩似卷烟纸，阴道口挛缩狭窄，仅能容指尖以致性交困难，但患者仍有受孕可能或影响阴道分娩或易致会阴损伤。严重者出现排尿困难。

此外，尿液浸渍外阴菲薄的皮肤，可造成糜烂和刺痛。总之可影响身心健康。

幼女患者瘙痒症状多不明显，可能仅在小便或大便后感外阴及肛周不适。检查时在外阴及肛周区可见锁孔状珠黄色花斑样或白色病损坏。但至青春期时，多数患者的病变可能自行消失。

（六）诊断

一般根据临床表现做出诊断，病理检查是唯一最后诊断方法，病检方法同上节外阴鳞状细胞增生。

初起时皮下脂肪组织消失，大阴唇变平，继而毛发脱落，表皮枯萎，干燥发亮，呈淡白或灰白色，可能出现小红斑，小阴唇及阴蒂也随之萎缩消失，多伴有外阴瘙痒、烧灼或刺痛感。

（七）治疗

由于发病原因不明、机制不清导致多种治疗方法。

1. *一般治疗* ①平时保持外阴皮肤清洁、干燥；②及时治疗阴道、外阴炎症；③忌食过敏、大量辛辣食物、少饮酒；④不宜经常使用肥皂、清洁剂、药物擦外阴；⑤必要时用 1 ∶ 5000 高锰酸钾溶液坐浴，坐浴时忌用毛巾擦洗；⑥外阴痒时，随时采用有效止痒剂涂瘙痒处，忌手或器械搔抓；⑦衣着宽大，忌穿不透气、化纤、尼龙内裤；⑧夜间瘙痒难以入睡，加服抗过敏和催眠药。

2. *局部药物治疗* 局部症状为主，局部治疗是目前有良效的治疗方法常用糖皮质激素。肾上腺皮质激素有：①抗炎、抗过敏作用；②使真皮层毛细血管收缩；③抑制结缔组织细胞增生；④稳定细胞内溶酶体膜，防止溶酶体酶释放组胺而引起组织损伤。

（1）肾上腺皮质激素：临床使用糖皮质激素均系人工合成，按作用和效价强弱分为低、中、强三类，各种糖皮质激素效价比较见表 7-1。

表 7-1 各种糖皮质激素效价比较

药物名称	作用强度	效价
氢化可的松	低效	1
氟轻松	中效	6
曲安奈德		6
泼尼松龙		5
氯倍他索	强效	100
倍他米松		50
氟米龙		40
地塞米松		35

临床一般多用氟轻松或曲安奈德软膏涂擦患处，每天 4～6 次，当瘙痒症状控制后，改用氢化可的松软膏，每天 2～3 次，一般用药 3～6 个月。上述不能控制瘙痒者，改用高效氯倍他索软膏，因其可透过表皮进入真皮层力度最强，效果最好的办法：冰敷外阴止痒，即时间止痒效果良好，迅速可达到止痒效果，对缓解症状十分有效。也有用曲安奈德混悬液 2ml，生理盐水稀释皮下注射止痒。皮质激素治疗鳞状上皮增生的效果优于硬化性苔藓。

近年有学者采用 0.05% 丙酸氯氟美松（clobetasol propionate）软膏局部治疗取得良好效果。其用法为最初 1 个月每天 2 次，继而每天 1 次，用 2 个月，最后每周 2 次，用 3 个月，总计治疗时间半年为期。凡瘙痒顽固，表面用药无效者可用曲安奈德（triamcinolone acetonide）混悬液皮下注射。将 5mg 曲安奈德混悬液用 2ml 生理盐水稀释后，取脊髓麻醉在耻骨下方穿刺注入皮下，经过大阴唇表皮直至会阴，然后在缓慢回抽针头时，将混悬液注入皮下组织。对侧同法治疗。注射后轻轻按摩以使混悬液弥散。如此法未能达到治疗目的

（2）丙酸睾酮：有促进蛋白合成作用，促使萎缩的皮肤恢复正常，有利于治疗硬化性苔藓。硬化性苔藓患者血清睾酮并无减少，但 5α- 双氢睾酮水平显著低下，局部应用丙酸睾酮后首先导致 5α- 还原酶活化，继而引起双氢睾酮增加，缓解症状。也有学者认为 5α- 还原酶活化低下是导致硬化性苔藓的主要因素。

本药疗效常因人而异，有些萎缩皮肤可基本恢复正常，有的病变有所改善，但亦有无明显疗效者。临床上一般以 200mg 丙酸睾酮加入 10g 凡士林油膏或软膏配制成 2% 制剂涂擦患部，擦后稍予按摩，每天 3～4 次。至少用药达 1 个月左右始可出现疗效，一般应连续治疗 3～6 个月。瘙痒症状消失后 1～2 年，用药次数可逐渐减少，直至每周 1～2 次维持量。如瘙痒症状较严重时，也可将上述丙酸睾酮制剂与 1% 或 2.5% 氢化可的松软膏混合涂擦，瘙痒缓解后可逐渐减少以致最后停用氢化可的松软膏。如在采用丙酸睾酮油膏治疗期间出现毛发增多或阴蒂增大等男性化副反应或疗效不佳时，可改用 100mg 黄体酮油剂加入 30g 软膏中局部涂擦以替代丙酸睾酮制剂。

（3）黄体酮：青春期前硬化性苔藓患者，以及长期使用丙酸睾酮引起男性化患者，可用黄体酮 100mg 加入 30g 凡士林油膏局部涂擦代替丙酸睾酮。

幼女硬化性苔藓至青春期有可能自愈，其治疗有别于成年妇女，不宜采用丙酸睾酮油膏或软膏局部治疗以免出现男性化。治疗目的主要仅在于暂时缓解瘙痒症状，一般多主张用 1% 氢化可的松软膏或用 100mg 黄体酮油剂加入 30g 油膏或软膏中涂擦局部。多数幼女症状可获缓解，但仍应长期定时随访。

3. *激光治疗*　CO_2 激光照射皮肤深度 0.2cm，可烧灼和破坏真皮层内神经末梢，阻断瘙痒和搔抓引起的恶性循环，CO_2 激光照后皮肤表面有焦黑痂形成，6 周左右可愈合，低功率氦氖激光照射可引起细胞凋亡，光化作用，可改善真皮层血液循环和营养代谢，每天照射 1 次，10～15 天为 1 个疗程，需多个疗程方能缓解症状。

4. *冷冻治疗*　棉签蘸液氮，直接涂擦皮损表面，液氮治疗仪冷冻探头贴于皮损表面，每次 30～60 秒，每周 1～2 次，皮肤 2 周～3 个月愈合。

5. *超声治疗（聚焦超声）*　超声波束经体外透入组织内预定深度。局部产生生物学焦域而不损伤超声波所经过的表皮及邻近组织。超声治疗外阴白色病变，焦域定于真皮层，使其中血管和神经末梢发生变性，促进局部微血管形成，改进神经末梢营养而达治疗目的，总有效率在 95% 以上。

6. *外科治疗*　方法与外阴鳞状上皮细胞增生治疗相同，但此病恶变概率更小，故很少采用外科疗法。376 例外阴白色病变随访 4～12 年，最后癌变率为 0～9%，传统的外阴切除白色病损已摒弃。

目前外阴切除术适用于：①持续用药或物理治疗无效；②局部病损组织出现不典型增生或有恶变；③手术多采用单纯外阴切除术，外阴切除后症状迅速消失，但复发率高达 39%～50%，复发部位以切缘为主。

（石一复）

参 考 文 献

段如麟，陈解民，徐增祥，1999. 妇产科急症学 . 北京：人民军医出版社 .

卞度宏，2010. 妇产科症状鉴别诊断 . 第 2 版 . 上海：上海科技技术出版社 .

皮先明，2011. 皮肤病性病并发症鉴别诊断与治疗 . 北京：科学技术文献出版社 .

石一复，2005. 外阴阴道疾病 . 北京：人民卫生出版社 .

石一复，2013. 实用妇产科诊断和治疗技术 . 第 2 版 . 北京：人民卫生出版社 .

石一复，2005. 外阴阴道疾病 . 北京：人民卫生出版社 .

苏敬泽，2013. 女性外阴病症鉴别诊断 . 上海：上海科学技术出版社 .

王光超，2002. 皮肤病及性病学 . 北京：科学出版社 .

徐晓阳，马晓年，2013. 临床性医学 . 北京：人民卫生出版社 .

杨伟文，2005. 妇产科临床鉴别诊断 . 第 2 版 . 南京：江苏科学技术出版社 .

杨冬梓，石一复，2008. 小儿与青春期妇科学 . 第 2 版 . 北京：人民卫生出版社 .

Reed BD, Harlow SD, Sen A, et al, 2012. Relationship between vulvodynia and chronic comorbid pain conditions. Obstetrics & Gynecdogy, 120(1): 145-151.

Ward CL, Artz L, Leoschut L, et al, 2018. Sexual violence against children in South Africa: a nationally representative cross-sectional study of prevalence and correlates. Lancet Global Health, 6(4): e460–e468.

Management of Vulvar Skin Disorders.ACOG Practice Bulletin.Clinical Management Guidelines for Obstetrician-Gynecologists. NO: 93.May 2008.

内 分 泌 篇

第 8 章 青春期多囊卵巢综合征

多囊卵巢综合征（polycystic ovary syndrome，PCOS）由 Stein 和 Leventhal 于 1935 年首次报道，故又称 Stein–Leventhal 综合征，是常见的内分泌代谢疾病。在育龄女性中，PCOS 发病率为 5%～10%，常见的临床表现为月经不规则、不孕、高雄激素血症 / 体征、卵巢多囊样改变等，同时可伴有肥胖、胰岛素抵抗等代谢异常，是 2 型糖尿病、心脑血管疾病和子宫内膜癌发病的高危因素，严重影响了广大女性的身心健康和生活质量。目前大多数研究认为，PCOS 的诊断应从青春期（11～19 岁）开始。关于青春期 PCOS 发病率的研究甚少，根据 2003 年鹿特丹诊断标准研究显示国外青春期 PCOS 发病率为 8.3%～9.13%，我国约为 5.74%。青春期 PCOS 的确切发病机制尚不清楚，且目前对于青春期 PCOS，国内外尚无统一的诊断标准，治疗方案也不尽相同。本文将结合国内外研究及指南，就青春期 PCOS 的发病机制、临床特征、诊断及治疗等方面进行阐述。

一、青春期 PCOS 的发病机制

青春期 PCOS 的确切发病机制尚不清楚，可能与遗传因素、环境因素、神经内分泌异常、代谢异常等密切相关。

（一）遗传因素

PCOS 有家族聚集性，一级亲属患 PCOS 的患者，患病风险显著高于正常人群，提示遗传因素在 PCOS 中发挥作用。家系分析显示，PCOS 呈常染色体显性遗传或 X 染色体连锁显性遗传，但不完全遵循孟德尔遗传定律。目前尚未发现单一的基因与 PCOS 的所有表现相关，提示 PCOS 可能是一种多基因病，候选基因涉及胰岛素作用、高雄激素和慢性炎症因子等相关基因。研究发现，PCOS 患者皮肤成纤维细胞及骨骼肌细胞胰岛素受体 β 亚单位的丝氨酸磷酸化异常，削弱了蛋白激酶的活性，导致 PCOS 患者胰岛素受体后信号转导缺陷，表现为胰岛素抵抗。由 CYPl7 基因编码的类固醇合成酶 P450–17α 失调是高雄激素血症的主要原因。有丝分裂原激活蛋白激酶信号旁路可以增加雄激素的合成和 CYPl7 的表达，研究表明这可能与 PCOS 患者的高雄激素血症有关。

（二）环境因素

研究认为，环境因素参与了 PCOS 的发生、发展。宫内高雄激素环境、环境内分泌干扰物如双酚 A、持续性有机污染物如多氯联苯（PCB）、抗癫痫药物、营养过剩和不良生活方式等均可能增加 PCOS 的发病风险。

（三）神经内分泌异常

PCOS 患者常伴有促性腺激素释放激素（gonadotropin releasing hormone，GnRH）脉冲频率的改变。GnRH 快速频率脉冲波使垂体分泌促黄体生成激素（leuteinizing hormone，LH）高于促卵泡激素（follicle stimulating hormone，

FSH），导致LH及LH/FSH升高。高浓度的LH刺激卵泡膜细胞产生雄激素，而FSH的相对缺乏则降低颗粒细胞中雄激素向雌激素转化的芳香化反应、卵泡的发育/成熟及黄体孕激素的释放，从而导致排卵障碍和持续的高雄激素状态。

（四）高雄激素血症

睾酮可直接作用于血管，导致血管内皮细胞功能障碍、加速动脉粥样硬化。同时雄激素通过刺激血管紧张素和肾素的基因表达，增强近端肾小管运输，上调上皮细胞钠通道α基因的表达而刺激肾素-血管紧张素-醛固酮系统，使血压升高。高雄激素水平还能改变正常青春期的发育，导致向心性肥胖，影响胰岛素和糖皮质激素的代谢。另有研究显示，高雄激素水平可能在PCOS的慢性炎症和氧化应激中发挥作用。

（五）代谢因素

PCOS患者常伴有高胰岛素及胰岛素抵抗等代谢紊乱，临床表现为糖、脂代谢异常，且两者相互促进，恶性循环。现有的研究提示PCOS的代谢异常中以胰岛素抵抗为关键。青春期常存在生理性胰岛素抵抗，表现为空腹胰岛素和葡萄糖刺激的胰岛素水平升高，胰岛素敏感性下降，并代偿性引起胰岛素分泌量增加，即高胰岛素血症。研究发现，PCOS患者卵巢颗粒细胞胰岛素受体表达异常，且存在颗粒细胞的胰岛素抵抗，从而影响患者的卵巢功能。胰岛素还可能间接发挥以下作用：①增加促肾上腺皮质激素介导的肾上腺雄激素的产生；②加强GnRH刺激的LH脉冲的振幅；③抑制肝脏产生性激素结合球蛋白（sex hormone binding globulin，SHBG），从而增加游离睾酮的水平；④降低胰岛素样生长因子结合蛋白-1（Insulin-like growth factor binding protein-1，IGFBP-1）的产生，从而促进高雄激素血症的发生。另有研究显示，抗胰岛素蛋白、脂联素、瘦蛋白、新型脂肪因子vaspin及apelin等可下调人体对胰岛素的敏感性，引起胰岛素抵抗，从而参与PCOS的发生发展。

二、青春期PCOS的临床特征

青春期肾上腺功能初现，青少年女性常伴有多毛、痤疮等高雄表现；该阶段下丘脑-垂体-卵巢轴（hypothalamic-pituitary-ovarian axis，HPO axis）发育不完善，无排卵、稀发排卵多见；且常有一过性多卵泡卵巢改变。青春期的表现与PCOS有很多相似之处，给青春期PCOS的临床诊断带来了一定困难。

（一）月经改变

青春期PCOS的月经模式主要为月经稀发、月经不规律和继发性闭经。研究显示约85%的女性在初潮第1年为无排卵性月经，绝大部分在初潮后2年出现规律排卵。持续性稀发排卵或无排卵可能是青春期PCOS的高危人群，初潮2年后仍出现月经稀发或闭经者应高度警惕青春期PCOS。

Witchel研究认为，大多数青少年在初潮后的2年内，会确定21～45天的月经周期。月经周期持续少于21天或大于45天是稀发排卵或无排卵的证据。即使在初潮第1年，月经周期超过90天也是罕见的，需进一步筛查。15岁月经无初潮，或乳房初发育2～3年后无月经初潮，也需要考虑青春期PCOS。

（二）高雄激素血症/体征

青春期PCOS患者常有多毛和（或）开始于初潮前或在初潮前后发生的痤疮。我国研究显示，初潮后2～3年的青春期PCOS患者Ferriman-Gallwey评分（F-G评分）、睾酮（testosterone，T）、游离睾酮（free testosterone，FT）和游离雄激素指数（free androgen index，FAI）均显著高于同龄青春期对照组。青春期PCOS高雄激素诊断主要依赖于多毛和血雄激素的测定。对于青春期少女，痤疮非常普遍，并且可能只是一过性现象，而青春期脂溢性皮炎的研究较少。因此目前国内外指南多不推荐用痤疮和脂溢性皮炎作为青春期 PCOS 高雄激素的诊断。多毛与高雄激素血症的关系较密切，但目前我国缺乏对青春期女性的体毛评价的研究。

（三）超声下卵巢的形态特征

正常青春期女孩的卵巢可以表现为多卵泡卵巢，它与多囊卵巢（PCO）的区别在于：前者卵泡数量为 6～10 个，直径为 4～10mm，卵巢基质回声正常，总体积较小；后者超声下可见间质回声增强及体积增大（＞$10cm^3$）。目前青春期 PCO 尚无统一的诊断标准，在月经周期正常且无高雄激素血症表现的健康女孩中，PCO 并不代表 PCOS，也不推荐视为病理性改变。青春期女孩，尤其是肥胖人群，腹部超声可能得不到足够信息，经阴道（有性生活史者）或经直肠超声具有更好的诊断价值。

（四）代谢异常

研究显示成年 PCOS 患者肥胖的患病率为 30%～60%，以腹型肥胖为主。张治芬等研究显示，浙江地区青春期 PCOS 患者肥胖的患病率达 27.9%～37.6%，同样以腹型肥胖为主，且肥胖组较非肥胖组空腹血糖、餐后 2 小时血糖、空腹胰岛素、餐后 2 小时胰岛素显著升高，高密度脂蛋白显著降低。

黑棘皮病是高胰岛素血症在皮肤的表现，是高代谢风险的临床标志之一，多发生于颈部、腋窝、腹股沟及乳房下方，皮肤表现为绒毛状角化过度及灰棕色色素沉着。

三、青春期 PCOS 的诊断

目前青春期 PCOS 国内外尚无统一的诊断标准。

2013 年美国雄激素学会（AES）指出，高雄是青少年 PCOS 的核心。对于青春期 PCOS 的诊断应建立在临床和（或）生化证实的雄激素过多症的基础上，同时患者应有持续的月经稀发。仅具有无排卵相关的症状及 PCO 不足以诊断为青春期 PCOS。

2014 年欧洲内分泌学会（ESE）声明指出：对青春期卵巢形态学的诊断，卵巢体积和卵泡数一样有参考意义，建议卵巢体积以大于 $10cm^3$ 为体积增大；对于青春期 PCOS 患者单侧卵巢的卵泡数阈值，现有的研究并未达成统一的标准。2003 鹿特丹标准为单侧或双侧卵巢直径为 2～9mm 的卵泡大于等于 12 个为 PCO，现有研究指出对青春期 PCO 卵泡数阈值可达 19 个，另有研究指出甚至达 26 个。

2015 年美国临床内分泌医师协会（AACE）和美国内分泌学会（ACE）联合发布的声明指出：由于青春期 PCOS 的诸多表现如痤疮、胰岛素抵抗、月经不规则与正常青春期相仿，因此诊断存在挑战。建议青春期 PCOS 的诊断需同时符合卵巢功能障碍（临床排卵障碍的表现或 PCO）和高雄激素血症 / 临床表现，并排除其他引起排卵障碍和高雄的疾病。该声明同时指出，对于卵巢功能障碍，广泛认为初潮 2～3 年后仍不能建立规则的月经周期或经量过少、月经稀发是其主要表现；青春期 PCO 的超声诊断标准基于成人标准，目前对青春期卵巢形态的研究甚少，且 PCO 可能是青春期一过性的正常表现，因此对小于 17 岁的女性，超声 PCO 诊断不推荐为卵巢功能障碍的一线诊断标准。

2016 年中国青春期多囊卵巢综合征诊治共识与 2018 年多囊卵巢综合征中国诊疗指南均指出：对于青春期 PCOS 的诊断必须同时符合以下 3 个指标，包括：①初潮后月经稀发持续至少 2 年或闭经；②高雄激素临床表现或高雄激素血症；③ PCO。同时应排除其他导致雄激素水平升高的病因（包括先天性肾上腺皮质增生、库欣综合征、分泌雄激素的肿瘤等）及其他引起排卵障碍的疾病（如高催乳素血症、卵巢早衰或下丘脑 – 垂体闭经，以及甲状腺功能异常）。

值得注意的是，针对青春期PCOS的起病特点，初潮2～3年后青春期月经不规律的青少年如有以下高危因素，应进行PCOS的相关筛查。①家族史：PCOS、男性秃顶、糖尿病、高血压、肥胖；②青春期前肥胖；③胎儿时生长受限、出生后快速生长或过高出生体质量；④肾上腺皮质功能早现或阴毛提早出现；⑤月经初潮提早；⑥超重或肥胖，尤其是腹型肥胖；⑦持续无排卵；⑧高雄激素血症；⑨代谢综合征（metabolism syndrome，MS）；⑩不同疾病情况下的高胰岛素血症，包括胰岛素受体的基因缺陷、先天性脂质营养失调的基因缺陷、因患糖原积累性疾病而接受高剂量口服葡萄糖治疗和1型糖尿病患者。筛查内容包括：①是否有血睾酮水平升高及雄激素过多临床表现（中重度多毛；持续存在的痤疮）；②是否有排卵障碍（初潮后2年及以上，月经周期持续短于21天或超过45天）；③15岁或乳房发育后2～3年是否仍无月经来潮。

同时，中国青春期多囊卵巢综合征诊治共识指出，青春期PCOS的诊断和治疗需要谨慎，既要防止漏诊，又要防止过度和不当诊治。即使暂时不符合青春期PCOS的诊断，但针对相关的临床表现如肥胖、多毛和月经不规则也应予以治疗。

四、青春期PCOS的治疗

青春期PCOS的治疗主要根据患者的主诉、需求及代谢变化采取规范化和个体化的对症治疗，并积极预防远期并发症的发生。治疗时需综合考虑其年龄、生理特征及社会心理因素。

（一）调整生活方式

调整生活方式是青春期PCOS的一线治疗方法，尤其是对于超重（BMI为23～24.9kg/m²）和肥胖（BMI≥25kg/m²）的青春期患者。调整生活方式，包括饮食干预、运动和行为训练。雄激素过多导致腹部脂肪沉积，从而加剧胰岛素抵抗，过多的胰岛素分泌进一步增加卵巢雄激素分泌，形成了PCOS病理生理的恶性循环。因此，改善腹型肥胖和减少多余体重可能会控制这种恶性循环，改善PCOS的代谢并发症，同时也能减少雄激素的过多分泌。但减轻体重不宜过快，以不影响青春期正常生长发育为前提。

1. 饮食干预　总能量的控制及膳食结构合理化是关键。饮食控制包括坚持低热量饮食、调整主要的营养成分、替代饮食等。监测热量的摄入和健康食物的选择是饮食控制的主要组成部分。推荐碳水化合物占45%～60%，并选择低生糖指数（low-glycemic Index，LGI）食物；脂肪占20%～30%，其中以单不饱和脂肪酸为主，饱和及多不饱和脂肪酸均应小于10%；蛋白质占15%～20%，以植物蛋白、乳清蛋白为主，同时应摄入丰富的维生素、矿物质及膳食纤维。医生、社会、家庭应给予患者鼓励和支持，使其能够长期坚持从而避免体质量反弹。

2. 运动干预　对于肥胖或超重的青春期PCOS患者，运动的主要目标是改善身体脂肪分布及减轻体重，体重下降5%～10%可使生殖和代谢异常得到明显改善。建议每周累计进行至少150分钟的中等强度（达到最大心率50%～70%）的运动，以有氧运动为主，每次20～60分钟。对于体重正常但存在胰岛素抵抗和高胰岛素血症的患者，运动同样可以增加胰岛素敏感性，有利于其临床转归。

3. 行为干预　包括对肥胖认知和行为两方面的调整，是在临床医生、心理医生、护士、营养学家等团队的指导和监督下，使患者逐步改变易于引起疾病的生活习惯（不运动、摄入乙醇和吸烟等）和心理状态（如压力、沮丧和抑郁等)。行为干预对于巩固饮食及运动疗法的效果、防止体重反弹有重要作用。

（二）调整月经周期

月经稀发在青春期 PCOS 患者中最常见，需要长期治疗以调整月经周期并预防子宫内膜病变。

1. 周期性使用孕激素　青春期 PCOS 患者由于不排卵或稀发排卵导致孕激素缺乏，子宫内膜受单一雌激素作用而发生子宫内膜过度增生，应周期性使用孕激素对抗雌激素作用。该治疗方案的优点在于对代谢影响小、不抑制或轻度抑制下丘脑 - 垂体；缺点在于不能降低血雄激素水平，对多毛及痤疮无治疗作用。此方法可作为无高雄激素血症 / 体征的青春期 PCOS 患者的首选治疗。用药时间一般为每周期 10～14 天。具体药物有地屈孕酮（10～20mg/d，10～14 天）、微粒化黄体酮（100～200mg/d，10～14 天）。

2. 复方口服避孕药（combined oral contraceptive，COC）适用于有多毛、痤疮、月经量过多、经期延长的青春期 PCOS 患者。常用药物如达英 -35，月经第 3～5 天开始服用，每天 1 片，连续应用 21 天为 1 个周期。3～6 个周期后可停药观察，症状复发后可再用药。青春期 PCOS 患者常合并肥胖、糖脂代谢紊乱，应用 COC 前需排除 COC 的禁忌证，同时对糖脂代谢进行评估。有重度肥胖和糖耐量受损的患者长期服用 COC 可加重糖耐量受损程度，应联合二甲双胍治疗。

3. 雌孕激素序贯治疗　极少数 PCOS 患者胰岛素抵抗严重，雌激素水平较低、子宫内膜薄，单一孕激素治疗后子宫内膜无撤药出血反应，需要采取雌孕激素序贯治疗。可口服雌二醇 1～2mg/d，每月 21～28 天，后 10～14 天加用孕激素。

（三）高雄激素血症 / 体征的治疗

多毛、痤疮可造成青春期 PCOS 患者巨大的心理负担，同时高雄激素血症与肥胖、胰岛素抵抗可形成病理的恶性循环，改善高雄激素血症 / 体征是青春期 PCOS 治疗的重要组成。有研究认为抗雄激素治疗可能影响青春期 PCOS 患者的骨骼发育，但现有的多数研究显示短期抗雄激素治疗对骨骼发育无显著影响。

1. COC　低剂量 COC 可通过多种途径降低雄激素水平、减轻多毛、痤疮症状。首先，COC 通过负反馈调节，抑制内源性促性腺激素分泌；其次，COC 可直接抑制卵巢内雄激素生成；再次，COC 增加血浆性激素结合球蛋白水平，从而降低血游离雄激素水平；最后，COC 可抑制双氢睾酮与雄激素受体结合，从而降低雄激素活性。

中国青春期多囊卵巢综合征诊治共识建议 COC 作为青春期 PCOS 患者高雄激素血症及多毛、痤疮的首选治疗。对于有高雄激素临床和生化表现的初潮前女孩，若青春期发育已进入晚期（如乳房发育≥Tanner Ⅳ级），也可选用 COC 治疗。治疗痤疮，一般用药 3～6 个月可见效；治疗性毛过多，服药至少需要 6 个月才显效，这是由于体毛的生长有固有的周期，停药后可能复发。

2. 螺内酯　是最常用的雄激素受体拮抗剂，主要是抑制 5α- 还原酶进而抑制双氢睾酮的合成，在皮肤毛囊竞争结合雄激素受体而阻断雄激素的外周作用。其适用于 COC 治疗无效、有 COC 禁忌或不能耐受 COC 的患者。每天 50～200mg，推荐剂量为 100mg/d，至少使用 6 个月。螺内酯是一种安全的抗雄激素药物，但在大剂量使用时，会发生乳房胀痛、月经紊乱、头痛及多尿症等，也可导致高钾血症，需定期复查血钾。

3. 非那雄胺　是非类固醇类抗雄激素类药物，为 5α- 还原酶竞争性抑制剂。非那雄胺 5mg/d 治疗多毛症安全有效，但目前尚未被广泛使用。

4. 地塞米松　主要用于治疗来源于肾上腺的高雄青春期 PCOS 患者。根据雄激素水平，每天 0.375～0.75mg，建议定期复查雄激素，及时调整药物剂量。

5. 物理治疗　主要方法有刮除、蜡除、拔除及脱毛剂，均可有效改善外观，且并不会加重多毛症状。此外，激光及电凝除毛也能有效治疗多毛症。

（四）代谢异常的干预

二甲双胍是目前应用最为广泛的胰岛素增敏剂，对合并葡萄糖耐量异常或糖尿病的非肥胖或肥胖 PCOS 患者可明显改善糖耐量，同时降低较高的雄激素水平。如果单纯生活方式干预效果欠佳，推荐加用二甲双胍，常规用法为 500mg，2～3 次 / 天，最大剂量为 1500mg/d，1 个疗程至少为 3 个月，治疗时每 3～6 个月复诊 1 次。其主要不良反应有腹胀、恶心、呕吐及腹泻等胃肠道症状，该类症状为剂量依赖性，可通过逐渐增加剂量或餐中服用而减轻。

噻唑烷二酮类为 PCOS 患者中应用的另一种胰岛素增敏剂，包括曲格列酮、罗格列酮及吡格列酮，不仅能提高胰岛素敏感性，还具有改善血脂代谢、抗炎、保护血管内皮细胞功能等作用，联合二甲双胍具有协同治疗效果，但在青春期 PCOS 的应用较少，安全性及有效性有待于进一步研究。

对于合并超重或肥胖的 PCOS 患者，经过生活方式干预治疗，体重下降幅度小于基础体重的 5%，建议在二甲双胍基础上联用或改用脂肪酶抑制剂（奥利司他），该药物通过竞争抑制胰腺、胃肠道中脂肪酶的作用，抑制肠道食物中脂肪的分解吸收，减轻体重，小样本的研究提示其还能降低雄激素水平。仍需强调的是，青春期 PCOS 患者减轻体重不宜过快，应循序渐进，以不影响青春期正常发育为原则。

（五）社会心理因素的调整

青春期女性具有特殊的社会心理特点，由于 PCOS 的高雄激素、胰岛素抵抗、代谢异常等，患者常面临肥胖、多毛、痤疮等形象方面的严重影响，且 PCOS 治疗时间较长，对于身体远期的影响也使青少年易产生焦虑、自卑等情绪。因此临床需关注青春期 PCOS 的心理健康，做好心理疏导，必要时需联合专科治疗，从而改善青春期 PCOS 患者个体的自我认知水平、提高其行为能力。

（六）中西医结合治疗

中医认为，PCOS 主要是肾 - 冲任 - 胞宫之间生克制化关系失调，其病机与肾、肝、脾三脏功能失调及痰湿、血瘀密切相关。

从肾而论，PCOS 患者分为肾阴虚型和肾阳虚型。肾阴虚型者，虚热内生，热灼精伤，精血无以下注冲任胞宫而致月经后期；阴虚精亏，不能凝精成孕而致不孕。肾阳虚型者，胞宫感寒，不能摄精成孕而致不孕；精血失于温煦，血海不能按时满溢而致月经后期。

从肝而论，肝失疏泄，气机郁结，郁而化火，火灼肝阴，进而使肝肾阴亏，血海不能依时满盈，产生月经量少、闭经、月经后期等月经病；肝郁日久，情志内伤，疏泄失常，出现痤疮、毛发浓密、皮肤粗糙等症状；肝血不足，冲任血海调节失常，可导致月经失常；气血运行不利，内停为疲，而见闭经、癥瘕等；肝木克土，脾失健运，聚湿生痰，痰湿内聚，现形体肥胖。

从脾而论，脾主运化，脾失运化，水精不能四布，内聚为痰为饮，痰湿阻塞胞脉，滞而不通可致月经不调、不孕等。

PCOS 的中医治疗原则是补肾疏肝、健脾利湿、活血化痰。其主要治疗方法如下所述。

1. 中医辨证分型治疗　以辨病与辨证结合的中医基础理论为依据进行中医辨证、

中药序贯周期治疗，选方用药上以补肾调经、疏肝清热、化痰通络、活血祛瘀等为主。

2. 中医专方专药治疗 在辨证的基础上选用经典方剂，如六味地黄丸合苍附导痰丸、左归饮合二仙汤、四逆散和四物汤、启宫丸、龙胆泻肝汤、葆癸胶囊等治疗。

3. 其他疗法 使用针刺促排、艾灸、耳穴压豆、中药外敷等配合治疗。

（张治芬 黄 坚）

参考文献

全国卫生产业企业管理协会妇幼健康产业分会生殖内分泌学组，2016. 青春期多囊卵巢综合征诊治共识 . 生殖医学杂志，9（25）：767-770 .

中华医学会妇产科学分会内分泌学组及指南专家组，2018. 多囊卵巢综合征中国诊疗指南 . 中华妇产科杂志，1（53）：2-6.

中国医师协会内分泌代谢科医师分会，2018. 多囊卵巢综合征诊治内分泌专家共识 . 中华内分泌代谢杂志，1（34）：1-7.

Fauser BC, Tarlatzis BC, Rebar RW, et al, 2012. Consensus on women' s health aspects of polycystic ovary syndrome(PCOS): the Amsterdam ESHRE/ASRM-Sponsored 3rd PCOS Consensus Workshop Group. Fertil Steril, 97(1): 28-38.

Christensen SB, Black MH,Smith N, et al, 2013. Prevalence of polycystic ovary syndrome in adloescents. Fertil Steril, 100(2): 470-477.

Goodman NF, Cobin RH, Futterweit W, et al, 2015. American Association of Clinical Endocrinologists, American College of Endocrinology, and Androgen Excess and PCOS Society Disease State Clinical Review: Guide to the Best Practices in the Evaluation and Treatment of Polycystic Ovary Syndrome part 2.Endocr Pract, 21(12): 1415-1426.

Goodman NF, Cobin RH, Futterweit W, et al, 2015. American association of clinical endocrinologists, american college of endocrinology, and androgen excess and pcos society disease state clinical review: guide to the best practices in the evaluation and treatment of polycystic ovary syndrome part 1. Endocr Pract, 21(11): 1291-1300.

Graff SK, Mario FM, Ziegelmann P, et al, 2016. Effects of orlistat vs.metformin on weight loss related clinical variables in women with PCOS: systematic review and meta analysis. Int J Clin Pract, 70(6): 450-461.

Javed A, Chelvakumar G, Bonny AE, 2016. Polycystic ovary syndrome in adolescents: a review of past year evidence. Curr Opin Obstet Gynecol, 28(5): 373-380.

Rofey DL, HH EI, Foster L, et al, 2018. Weight loss trajectories and adverse childhood experience among obese adolescents with polycystic ovary syndrome.J Pediatr Adolesc Gynecol, 31(4): 372-375.

Rackow BW, Vanden Brink H, Hammers L, et al, 2018. Ovarian Morphology by Transabdominal Ultrasound Correlates With Reproductive and Metabolic Disturbance in Adolescents With PCOS.J Adolesc Health, 62(3): 288-293.

Ibáñez L, Oberfield SE, Witchel S, et al, 2017. An International Consortium Update: Pathophysiology, Diagnosis, and Treatment of Polycystic Ovarian Syndrome in Adolescence. Horm Res Paediatr, 88(6): 371-395.

Guvenc Y, Var A, Goker A, et al, 2016. Asse-ssment of serum chemerin, vaspin and omentin-1 levels in patients with polycystic ovary syndrome. J Int Med Res, 44(4): 796-805.

Karimi E, Moini A, Yaseri M, et al, 2018. Effects of synbiotic supplementation on metabolic parameters and apelin in women with polycystic ovary syndrome: a randomised double-blind placebo-controlled trial. Br J Nutr,119(4):398-406.

Luo L, Wang Q, Chen M, et al, 2016. IGF-1 and IGFBP-1 in peripheral blood and decidua of early miscarriages with euploid embryos: comparison between women with and without PCOS. Gynecol Endocrinol, 32(7): 538-542.

Hernandez MI, López P, Gaete X, et al, 2017. Hyperandrogenism in adolescent girls: relationship with the somatotrophic axis. J Pediatr Endocrinol Metab, 30(5): 561-568.

第9章
痛　　经

一、定义

痛经指行经前后或月经期发生的疼痛，常呈痉挛性，集中在下腹部，可伴有其他症状，包括头痛、乏力、头晕、恶心、呕吐、腹泻、下腹坠胀、腰腿痛等。痛经是一种症状而不是一种疾病，症状严重者影响生活质量。

痛经分为原发性痛经和继发性痛经两类，原发性痛经指生殖器官无器质性病变，又称为功能性痛经，占痛经90%以上；继发性痛经是指由盆腔器质性病变所致的痛经，又称为器质性痛经，常见于子宫内膜异位症、子宫腺肌症、盆腔感染、子宫内膜息肉、黏膜下肌瘤、宫腔粘连、宫颈狭窄、子宫畸形、盆腔淤血综合征等。

二、发病率

痛经是青春期女性最常见的妇科症状之一。人口调查显示，尽管发病率因地理位置而异，但在不同人群中痛经普遍存在。90%的青春期女性在初潮时会经历月经疼痛。1/3～1/2的女性达到中度或重度的症状。

青春期痛经患者中原发性痛经的发生率较高。据我国1980年全国女性月经生理常数协助组的全国抽样调查结果显示，痛经的发病率为33.19%，其中原发痛经占36.06%，青春期少女中的原发痛经占75%，轻度痛经占45.73%，中度痛经占38.81%，而重度痛经占13.55%，严重影响生活工作。澳大利亚的报道显示，青春期女性痛经的发生率为80%，其中日常活动受限制者占53%。瑞典1982年对19岁女孩抽样调查结果显示，痛经发生率为72%，严重影响日常活动者占15%。加拿大2011年的流行病学调查中发现，60%的女性有中到重度原发痛经，其中51%的痛经女性日常生活受到影响，17%的重度痛经患者因痛经而缺工或缺课。在马来西亚的中学生流行病学调查中显示，有69.4%被调查的女生经历过原发性痛经。

痛经的发生与年龄和分娩有关，多在初潮后6～12个月发病，发病率达30%～50%。其中15%左右的患者由于月经的疼痛难以正常学习和生活。16～18岁为痛经发生的高峰年龄，发病率可达82%，30～35岁以后逐渐下降，生育年龄中期稳定在40%左右，50岁时维持在20%。研究发现有足月分娩史的女性痛经的发生率及严重程度明显低于无妊娠史或仅有流产史者。因足月妊娠时，支配子宫平滑肌细胞的肾上腺素能神经几乎全部消失，子宫去甲肾上腺素水平也降低，而产后这些神经末梢仅部分再生，子宫去甲肾上腺素水平不能恢复孕前水平，故产后痛经减轻或消失。

因此，诊治原发性痛经对改善青春期女性身体健康，提高学习、工作效率、生活质量等有着重要的意义。

三、病因及发病机制

原发性痛经的确切病因尚未明了，研究表明其病因与以下因素有关。

（一）子宫内膜释放前列腺素（prostaglandin，PG）异常

前列腺素是一类化学结构相似，具有广泛生理活性的不饱和脂肪酸。其含量甚微，但活性极强。许多研究证明子宫内膜及血的前列腺素含量异常增高是原发性痛经的重要病因。在非妊娠子宫，子宫内膜合成的前列腺素（PG）主要为前列腺素 E_2（PGE_2）和前列腺素 $F_{2\alpha}$（$PGF_{2\alpha}$）。有实验表明子宫平滑肌细胞自身可在激素和某些介质的特定作用下产生各种不同的前列腺素物质，同时是 PG 的靶细胞，它合成的前列腺素参与调节子宫肌细胞的收缩和舒张。PGE_2 和 $PGF_{2\alpha}$ 对子宫平滑肌作用不同，PGE_2 和前列环素使非妊娠子宫平滑肌松弛，妊娠子宫平滑肌收缩；而 $PGF_{2\alpha}$ 则对非妊娠及妊娠子宫均是收缩作用。在月经周期中，内膜的 PGE_2 与 $PGF_{2\alpha}$ 含量呈周期性变化，黄体期和月经期子宫内膜产生的前列腺素增多，子宫内膜中 PGE_2 与 $PGF_{2\alpha}$ 的比值也不相同，在黄体期 PGE_2 的含量比 $PGF_{2\alpha}$ 高，月经期则相反，$PGF_{2\alpha}$ 的含量明显增加。大量试验均证实，痛经患者内膜及经血中 PGE_2 和 $PGF_{2\alpha}$ 的浓度显著高于非痛经患者，而且经血中 $PGF_{2\alpha}$ 水平与痛经严重程度呈正相关。由于 $PGF_{2\alpha}$ 与 PGE_2 对非妊娠子宫的作用机制不同，一旦内膜产生和释放 $PGF_{2\alpha}$ 增多，两者比值就会升高，$PGF_{2\alpha}$ 作用于螺旋小动脉壁上的 $PGF_{2\alpha}$ 受体，引起子宫平滑肌收缩，子宫肌收缩幅度增加，张力增高，从而子宫血流减少引起子宫缺血，骨盆神经末梢对化学、物理刺激痛阈减低等。由于子宫的不正常收缩，导致缺血及缺氧，酸性代谢产物堆积于肌层而出现痛经。

（二）血管升压素的作用

血管升压素被认为与痛经的形成密切相关。近年研究发现月经期外周血中血管升压素水平升高，在原发性痛经女性中更为明显。女性体内血管升压素水平与雌、孕激素水平相关，神经垂体受雌激素刺激可释放血管升压素，而孕激素对神经垂体血管升压素的释放起抑制作用。由于原发性痛经女性黄体晚期雌激素水平异常升高，所以在月经期血管升压素水平高于正常人 2～5 倍，使子宫过度收缩，子宫血流量减少，引起子宫缺血导致痛经。

（三）缩宫素

近年研究证实，在非妊娠子宫的内膜组织、子宫平滑肌细胞都含有缩宫素（oxytocin，OT）受体（oxytocin receptor，OTR），在正常非妊娠子宫 OTR 表达较少，但病理状态下子宫 OT 及 OTR 均增加。缩宫素导致痛经的原理是缩宫素本身与其受体结合后通过细胞内生化途径引起子宫收缩从而导致痛经，同时缩宫素还与其他多种物质相互作用导致痛经。

（四）子宫因素

1. 子宫平滑肌不协调的剧烈收缩　子宫是一壁厚腔小的肌性中空器官，子宫肌层为子宫壁最厚的一层，其中功能上比较特殊的是黏膜下肌层。子宫内膜下肌层与子宫内膜类似，黏膜下肌层雌、孕激素受体的表达表现为周期性形式，而其外部的肌层并无此表现。在雌、孕激素的控制下，非妊娠期子宫产生各种形式的收缩，这种收缩表现为有节律、自发性的收缩和舒张，此收缩被称为“蠕动样收缩”。这种收缩是无痛的，参与调控月经的来潮、精子的输送、受精卵的转运及种植等生理过程，而异常的子宫收缩可导致异位妊娠、流产、经血逆流、痛经及子宫内膜异位等疾病。痛经主要表现为子宫平滑肌的病理性收缩，即痉挛性收缩，如子宫肌张力增高、收缩幅度增加等。这种子宫平滑肌不协调的剧烈收缩，使收缩间歇期间子宫无法得

到适当的放松，血液流动受到限制，子宫的氧气供给受到约束，导致厌氧代谢物贮积，刺激疼痛神经元，从而引起痛经。

2. 痛经时子宫血流变化　过去认为痛经是子宫痉挛后导致子宫缺血而引起的。但近些年研究发现痛经患者在经行初期子宫肌层血流增加，可导致痛经。研究发现痛经程度越重，较细动脉分支血流阻力越高。因此痛经的患者虽然子宫内血流增多，但是血流阻力增高，这可能引起子宫血管收缩而导致疼痛，同时痛经的严重程度与子宫动脉较细分支的血流灌注阻力有关。

（五）其他

内皮素（endothelin，ET）、一氧化氮（nitric oxide，NO）以旁分泌方式在局部调节子宫血管张力及血流量。NO 主要通过一氧化氮－环鸟苷酸（NO-cGMP）途径调节子宫血流量，表现为致痛和镇痛双重作用。ET-1 与受体结合后，促进子宫平滑肌及血管收缩，引起疼痛。研究表明痛经发生时，子宫出现缺血－再灌注损伤，使 Ca^{2+} 流入细胞内，细胞内 Ca^{2+} 超负荷导致细胞能量耗竭、细胞膜损伤，引起子宫平滑肌挛缩、子宫张力增强导致痛经神经过敏。精神紧张者也是一个影响因素。患者常表现为自我调节不良。据资料报道，青春期少女心理发育不成熟，认知能力不足，常抑郁、焦虑，这些负面情绪使子宫峡部张力增加从而导致痛经；或负面情绪引起心理失衡，神经内分泌紊乱从而刺激子宫诱发痛经或使痛经的强度加重。但也有学者认为精神因素只是影响了对疼痛的反应，而非致病因素。

四、临床表现

青春期原发性痛经多见，常在月经初潮后 6～12 个月开始出现，多发生在有排卵的月经周期，发病高峰年龄为 16～18 岁，30 岁后发生率开始下降；疼痛多自月经来潮后开始，最早出现在经前 12 小时，以行经第 1 天疼痛最剧烈，持续 2～3 天后缓解，疼痛常呈痉挛性，通常集中在下腹部耻骨上，可放射至腰骶部、背部和大腿内侧。可伴有肛门坠胀感，严重者需卧床数小时或数天；可伴有恶心、呕吐、腹泻、头晕、乏力等症状，严重时面色发白、出冷汗等；妇科检查和盆腔超声检查无异常发现。

五、诊断及鉴别诊断

根据月经期下腹坠痛，妇科检查无阳性体征，临床即可诊断原发性痛经。需注意排除盆腔器质性疾病，如子宫内膜异位症、子宫腺肌症、盆腔炎性疾病及子宫畸形等，以区别继发性痛经。另外，还需注意与慢性盆腔痛区别，后者的疼痛与月经有关。痛经程度的判断（根据疼痛程度及对日常活动的影响、全身症状、镇痛药应用情况而综合判定）。

1. 轻度　有疼痛，但不影响日常活动，工作很少受影响，无全身症状。

2. 中度　日常活动受影响，工作能力也有一定影响，很少有全身症状，需用镇痛药，且治疗有效。

3. 重度　日常活动及工作明显受影响，全身症状明显，镇痛药物效果不佳。

六、治疗

青春期痛经主要是对症治疗，以镇痛、镇静为主，结合应用解痉药物。

（一）一般治疗

对于青春期女孩应重视心理治疗，正确宣教有关月经生理的卫生知识，阐明月经期轻度不适是生理反应，消除紧张和顾虑可缓解疼痛。足够的休息和睡眠、规律而适度的锻炼、戒烟等对缓解疼痛有一定的帮助。疼痛无法忍受时可辅以药物治疗，如非特异性镇痛药，如水杨酸盐类，有解热镇痛作用；

阿托品 0.5mg，肌内注射或皮下注射，有解痉作用。

（二）口服避孕药

对于有避孕要求的痛经患者，可采用短效口服避孕药抑制排卵，减少月经血中 PG 含量；抑制内膜生长，减少月经血达到镇痛的效果。疗效可达 90% 以上。

（三）前列腺素合成酶抑制剂

前列腺素合成酶抑制剂也称非甾体抗炎药，通过阻断环氧化酶通路，抑制 PG 合成，减少前列腺素释放，防止子宫过度收缩和痉挛，从而减轻或消除痛经。治疗有效率可达 80%。非甾体抗炎药分为三类。

1. 抑制子宫内膜中前列腺素合成酶的作用。建议月经前 3～4 天开始服用，持续 5～7 天。常用药物如吲哚美辛 25mg，每天 2～3 次；或布洛芬 400mg，每天 3 次；或酮洛芬 25～50mg，每天 4 次。

2. 抑制子宫内膜中前列腺素合成酶，同时直接阻断 PG 受体。建议在月经来潮即开始服用药物效果佳，连服 2～3 天。常用药物如氯芬那酸 200mg，每天 3 次；或甲芬那酸 500mg，每天 3 次。

3. 除了抑制前列腺素的合成，同时消除子宫肌组织电激动效应，抑制子宫肌收缩，降低子宫活动力和对缩宫素的敏感性。常用药物如萘普生 550mg，在月经痛时开始服用，2 小时后可加强服用 1 次，然后每 6 小时 1 次，至第 5 天止，可连续 2～3 个周期。

（四）钙离子通道阻断剂

钙离子通道阻断剂可降低子宫平滑肌细胞中的钙离子浓度，阻断子宫肌细胞收缩达到镇痛效果。如硝苯地平 10mg，每天 3 次，连续服用 3～7 天。此类药物可引起小血管舒张、心动过速、头痛、潮红等。

（五）硝酸甘油类药物

体内及体外实验证明一氧化氮有松弛子宫平滑肌细胞的作用，如硝酸甘油可用于治疗原发性痛经。但这类药物镇痛时间短，可引起头痛等副作用。

（六）骶前神经切除术

对于顽固性痛经患者可选择骶前神经切除术，痛经缓解率高达 87%，但有时对膀胱、直肠功能有影响。因此不作为一线治疗，尤其对青春期患者不适宜。

（七）其他

采用经皮电神经刺激，包括使用各种频率和强度的电极刺激皮肤，以减少疼痛感。穴位按压法，如针灸按摩和穴位刺激，单独或与其他疗法结合使用一直是近年来积极研究的课题，但仍需大量研究进一步证实。行为干预疗法治疗痛经，包括生物反馈、脱敏治疗、拉玛泽呼吸运动、催眠治疗和放松训练。但由于试验规模小，方法质量不一，具体疗效有待于进一步研究，只作为药物治疗的补充。

（张治芬　黄　坚）

参考文献

Lefebvre G, Pinsonneault O, Antao V, et al, 2005. Primary Dysmenorrhea Consensus Guideline.J Obstet Gynaecol Can, 27(12): 1117-1130.

Margaret B, Lemyre M, 2017. Primary Dysmenorrhea Consensus Guideline. J Obstet Gynaecol Can, 39(7): 585-595.

Sultan C, Gaspari L, Paris F, 2012. Adolescent dysmenorrhea. Endocr, 11(22): 171-180.

Andersch B, Milsom I, 1982. An epidemio-logic study of young women with dysmenorrhea. Am J Obstet Gynecol, 144: 655-660.

Lee B, Hong SH, Kim K, et al, 2015.Efficacy of the device combining highfrequency transcutaneous electrical nerve stimulation and thermotherapy for relieving primary dysmenorrhea: a randomized, single-blind, placebocontrolled trial. Eur J Obstet Gynecol Reprod Biol,

194: 58-63.

Smith CA, Zhu X, He L, et al, 2011. Acupu-ncture for primary dysmenorrhoea.Cochrane Database Syst Rev, 19(1): CD007854.

Iacovides S1, Avidon I, 2015. What we know about primary dysmenorrhea today: a critical review. Hum Reprod Update, 21(6): 762-778.

De Sanctis V, Soliman A, 2015. Primary Dysmenorrhea in Adolescents: Prevalence, Impact and Recent Knowledge. Pediatr Endocrinol Rev, 13(2): 512-520.

Yu A, 2014. Complementary and alternative treatments for primary dysmenorrhea in adolescents. Nurse Pract, 39(11): 1-12.

Seidman LC, Brennan KM, RnPRn AJ,et al, 2018. Rates of anovulation in adolescents and young adults with moderate to severe primary dysmenorrhea and those without primary dysmenorrhea. J Pediatr Adolesc Gynecol, 31(2): 94-101.

Kannan P, Chapple CM, Miller D, et al, 2015. Menstrual pain and quality of life in women with primary dysmenorrhea: Rationale, design, and interventions of a randomized controlled trial of effects of a treadmill-based exercise intervention. Contemp Clin Trials, 42: 81-89.

Ryan SA,2017. The Treatment of Dysm-enorrhea. Pediatr Clin North Am, 64(2): 331-342.

Bernardi M, Lazzeri L,2017. Dysmenorrhea and related disorders, 6: 1645.

Osayande AS, Mehulic S, 2014. Diagnosis and initial management of dysmenorrhea. Am Fam Physician, 89(5): 341-346.

Shetty GB, Shetty B, 2018. Efficacy of Acupuncture in the Management of Primary Dysmenorrhoea: A Randomized Controlled Trial. J Acupunct Meridian Stud, S2005-2901(17): 1-6.

第10章 经前期综合征

经前期综合征（premenstrual symptoms，PMS）是指女性反复在黄体期（即月经来潮前10～14天）周期性出现躯体和（或）心理症状，这类症状与精神和内科疾病无关，月经来潮后症状自然消失。其主要表现为情绪低落、烦躁易怒、失眠、紧张，以及食欲改变、胸闷、头痛、乳房胀痛、颜面水肿等，严重者可影响女性的正常生活。PMS多见于青春期及育龄期女性，是最常见的综合征之一。本病好发因素包括年轻、黑色人种、经期长、紧张、嗜酒等。有50%～80%的女性月经前期有轻度的症状，但通常不认为是PMS。30%～40%的女性经前期有中度至重度症状，其中3%～8%症状严重，美国精神病学协会称为经前期焦虑障碍（premenstrual dysphoric disorder，PMDD）。研究发现大多数有经前期综合征的女性在没有诊断的情况下会压抑自己的症状。

一、病因和病理生理

PMS发病机制复杂，具体病因尚不清楚，有研究指出，PMS可能与精神社会因素、卵巢激素因素、神经递质异常有关，可能是多因素作用的结果。有证据显示，PMS躯体和心理症状与精神因素、体液潴留、泌乳素水平增加、雌激素（estrogen，E）、孕激素（progesterone，P）波动及β-内啡肽、5-羟色胺（5-HT）、γ-氨基丁酸（GABA）、肾上腺素能神经系统异常等有关。

（一）精神社会因素

统计数据表明，51%～86%的青春期女性经受着PMS症状的折磨，25%的育龄女性患有PMS，3%～8%的人患有PMDD，部分患者精神症状突出，情绪紧张时常使原有症状加重，对日常生活造成了严重的损害。临床上PMS患者对安慰剂的治愈率高达30%～50%，有的治愈率高达80%，这种现象在一定程度上反映了应激反应性和心理两方面的调节在PMS发病中的作用。

（二）雌孕激素代谢异常

最初认为雌、孕激素比例失调是PMS的病因，患者孕激素不足或组织对雌激素敏感性失常，雌激素水平相对过高，引起水钠潴留，致使体重增加。近年研究发现PMS患者月经周期中血促卵泡激素、黄体生成素、泌乳素、雄激素及雌、孕激素水平与正常女性无明显差异，下丘脑-垂体-卵巢轴的功能检查也无异常。因此，临床上不能把测定雌孕激素作为诊断依据。另有研究发现，PMS患者孕激素代谢异常，黄体酮代谢物/黄体酮比值明显高于正常女性。组织对孕激素敏感性下降，雌激素相对不足也可导致PMS，提示孕激素代谢异常可能是PMS的病因之一。临床上应用GnRH-a抑制卵巢性激素的分泌，减少性激素周期性生理性波动，能有效缓解症状，若再反向添加雌、孕激素，可再出现 PMS 症状，提示雌、孕激素对促进 PMS 的精神和行为症状均有作用。

（三）神经递质影响

1. 脑 5- 羟色胺（5-hydroxy tryptamine，5-HT）缺陷学说 目前研究较多的神经递质是 5- 羟色胺。中枢的 5- 羟色胺能神经系统在调节食欲、体温、活动能力、情感等方面都起了很重要的作用。近年研究表明 PMS 特别是 PMDD 的发生与 5-HT 系统缺陷有关。脑 5-HT 是应激反应的重要神经递质之一，如这种神经递质不足或活性降低，则机体对应激刺激的敏感性增加，导致精神症状。其主要表现为：①实验证明卵巢甾体激素对 5-HT 的神经元分泌功能有一定影响。雌激素可导致 5-HT 受体、载体浓度及其昼夜分泌的规律发生变化；反之，孕激素则增加了 5-HT 的代谢速度。有学者认为，PMS 的发病机制与黄体期 5-HT 功能紊乱有关，黄体期血小板 5-HT 摄取量降低，全血 5-HT 基线水平降低，血小板单胺氧化酶（monoamine oxidase，MAO）的活性降低等，相反非 PMS 的正常女性月经周期各阶段均升高。② 5-HT 活性的降低常与抑郁型精神症状和摄食增加有关，严重 PMS 患者多出现抑郁型精神世界和摄食增加，且对 5-HT 介导的神经传递类药物敏感，提示 PMS 患者可能存在着 5-HT 含量或活性的降低。食物中缺乏色氨酸（5-HT 前体），或体内色氨酸的耗竭使 5-HT 生成减少及 5-HT 受体拮抗剂的应用可激发和加重 PMS 的症状。相反，补充色氨酸可缓解 PMS 的症状。③选择性 5-HT 重吸收抑制剂可有效缓解 PMS 症状。因此，提高体内 5-HT 水平类药物，现已成为治疗 PMS 和 PMDD 的一线药物。

2. 阿片肽学说 阿片肽与应激反应和控制情感有关，在月经周期中对性激素变化敏感，可能参与了 PMS 的发生，如雌、孕激素均有促进内源性阿片肽的作用。既往研究发现，在增生晚期和黄体早、中期，高雌激素、孕激素水平可使内源性阿片肽的活性增加。相反，在黄体晚期，雌、孕激素下降，内源性阿片肽水平也急剧下降，形成了快速撤退反应。PMS 患者黄体期外周血 β- 内啡肽释放减少，可导致患者精神紧张、忧虑、易激动和攻击性行为。

3. 其他因素 前列腺素、维生素、微量元素、瘦蛋白等可能参与了 PMS 的发生。有学者提出 PMS 的发生还与遗传有关。

二、临床表现

PMS 多见于青春期及育龄女性，典型症状为月经来潮前 1 周开始出现症状，并逐渐加重，至月经前最后 2～3 天症状最严重，月经来潮或数天后迅速减轻或消失。其常见临床表现包括两大方面。

（一）精神症状

青春期女性由于其生理心理的发育增速及对未知的恐惧及学习压力等多种因素作用下极易出现精神症状，主要表现为以下几点。

1. 焦虑 表现为精神紧张、情绪波动、易激惹、急躁、不能自制等。

2. 抑郁 无精打采、郁郁寡欢、情绪淡漠、孤独，不愿与人交往和参加社区活动、失眠、注意力不集中、健忘甚至可产生自杀的念头。

（二）躯体症状

1. 水钠潴留症状 常见症状：手、足、颜面水肿，腹部胀满、乳房胀痛，恶心、呕吐等胃肠道症状，少数患者体重明显增加。

2. 疼痛 患者可有经前头痛，多为双侧性，但也可为单侧，疼痛部位不固定，一般位于颞部或枕部，头痛症状于经前数天即出现，可伴有恶心、呕吐，呈持续性或间歇性。乳房胀痛，以乳房外侧边缘及乳头部位为重，严重者疼痛可放射至腋窝及肩部。可出现经前盆腔胀痛和腰骶部疼痛、背部疼痛持续至月经来潮后缓解，可能与前列腺素作用及盆腔组织充血水肿有关。

3. 行为改变　注意力不集中、记忆力减退、判断力减弱、学习或工作效率低，严重者有犯罪或自杀倾向。上述症状多出现于经前1～2周，逐渐加重，至经前2天左右最重，月经来潮后症状可突然消失。部分患者症状消退时间较长，逐渐减轻，直到月经来潮后3～4天才完全消失。

三、诊断与鉴别诊断

（一）诊断标准

PMS缺乏特定的病症和特殊的实验室诊断指标。诊断的基本要素是经前出现症状的严重程度，周期性发作，月经来潮后迅速缓解或消失。美国妇产科学会（American College of Obstetricians and Gynecologists，ACOG）2000年公布的诊断标准供参考，诊断基于以下数条。

1. PMS症状存在。
2. 症状限于月经周期的黄体期。
3. 通过预期评估确定症状模式。
4. 症状导致功能障碍。
5. 除外能更好解释症状的其他诊断。

该标准指出：在先前的3个月经周期中，至少有一条表10–1中所列的情绪/躯体症状出现于经前5天，并随着月经来潮而缓解，上述症状需在未来2个月经周期中得到确认，症状导致患者功能障碍，且不能为其他躯体疾患或情感障碍解释。

表10–1　基于ACOG的PMS诊断（ACOG）

情感症状	抑郁、易怒、爆发愤怒、焦虑、精神错乱、社交退缩
躯体症状	乳房胀痛、腹胀、头痛、四肢肿胀

此外，PMDD通常指伴有严重情绪不稳定者，被认为是PMS的严重形式。目前推荐统一采用美国精神病协会（American Psychiatric Association，APA）和美国国家精神健康协会（National Institute of Mental Health，NIMH）的诊断标准。APA对PMDD制定了评估标准，诊断PMDD的要求：表10-2中所列的10项症状中必须有5项于月经前出现，月经来潮后缓解。5项症状中必须至少包括1项精神症状。

表10–2　PMDD的诊断标准（APA）

对患者2～3个月经周期所记录的症状进行前瞻性评估。在黄体期的最后1个星期存在5个（或更多个）下述症状，并且在经后消失，其中至少有1种症状必须是下述前4项症状中的任意1项
1. 明显的抑郁情绪，自我否定意识，感到失望
2. 明显焦虑、紧张，感到“激动”或“不安”
3. 情感不稳定，比如突然伤感、哭泣或对拒绝增加敏感性
4. 持续和明显易怒，或与他人的争吵增加
5. 对平时活动（如工作、学习、友谊、嗜好）的兴趣降低
6. 主观感觉注意力集中困难
7. 嗜睡、易疲劳或能量明显缺乏
8. 食欲明显改变，有过度摄食或产生特殊的嗜食渴望
9. 失眠
10. 主观感觉不安或失控
这些失调一定是明显干扰工作或学习或日常的社会活动及与他人的关系（如逃避社会活动，生产力和工作学习效率降低）这些失调并非是另一种疾病加重的表现（如重型抑郁症、恐慌症、恶劣心境或人格障碍）

（二）鉴别诊断

PMS 主要与经前期加重的疾病相鉴别，如偏头痛、围绝经期综合征、子宫内膜异位症等。根据精神病在整个月经周期中症状不变、无周期性反复出现的特点，注意与精神疾病相鉴别，特别是对兼有两种疾病者，应指导患者同时到精神病科就诊。此外，PMS 须与心、肝、肾等疾病引起的水肿相鉴别，还需与甲状腺功能减退、糖尿病、自身免疫性疾病等相鉴别。

四、治疗

由于 PMS 病因不清，缓解症状是主要的治疗目标，并强调个体化治疗原则。

（一）一般治疗

1. 心理治疗：青春期女性由于其生理心理的发育增速及对未知的恐惧及学习压力等多种因素作用下极易出现神经衰弱、焦虑、性心理障碍等多种情绪及行为障碍，通常先采用心理安慰与疏导，调整心理状态，消除顾虑和不必要的精神负担，认识疾病，减轻患者压力并建立自信心，可以缓解部分患者的病情。

2. 改善生活方式：健康的生活方式对于疾病的发生发展起决定性作用。减少精神压力，适量的体育锻炼，规律的有氧运动，调整睡眠周期有助于缓解症状，可能与增加脑内 β- 内啡肽水平有关。同时要做好青春期卫生知识教育工作，帮助她们养成健康的生活方式。

3. 限制盐、乙醇、咖啡因和尼古丁的摄入，补充维生素 E 和微量元素，以减轻水钠潴留；提倡碳水化合物低蛋白饮食有助于改善 PMS 的精神症状。其他如补充微量元素镁、维生素 E 等也有助于缓解症状。

（二）药物治疗

1. 抗抑郁药　选择性 5-HT 再摄入抑制剂是治疗 PMS 的一线药物，尤其适用于重度 PMS 患者。给药时间：月经开始前 14 天至月经来潮或经后停用，也可全月经周期连续服用。常用药物：①氟西汀 20mg，口服，每天 1 次，约 15% 的患者因不良反应不能耐受，如头晕、恶心等，对缓解精神症状及行为改变效果明显，对躯体症状疗效欠佳。②帕罗西汀每天 10～30mg，平均剂量为 20mg。其他还可选择舍曲林、西酞普兰、氯米帕明等。

2. 抗焦虑药　适用于明显焦虑及易怒的患者。常用药物：阿普唑仑为苯二氮䓬类药物，由于潜在的药物依赖性，通常作为选择性 5-HT 再摄取抑制剂无效时的二线用药。经前开始用药，起始剂量为 0.25mg，每天 2～3 次，随后剂量逐渐递增，最大剂量为每天 4mg，连续服用至月经来潮的第 2～3 天停药。

3. 抑制排卵

（1）促性腺激素释放激素激动剂（gonadotropin releasing hormone agonist，GnRH-a）：通过对垂体的 GnRH 受体起降调节作用，抑制卵巢性激素分泌功能，抑制排卵，造成低促性腺激素、低雌激素状态，缓解症状。但长期的低雌激素状态易导致骨质疏松、围绝经期症状等，故不宜长期使用。低剂量雌激素反向添加可防止部分副作用，但长期应用的有效性仍有待证实。

（2）复方口服避孕药：通过抑制排卵，减少月经周期中激素的波动，改善躯体症状，如头痛、乳房胀痛、腹痛等。

4. 螺内酯　可减轻水钠潴留，改善乳房胀痛、腹胀症状，抑制体重增加，对血管紧张有直接抑制作用，并可改善抑郁情绪，缓解精神症状。用药剂量为 20～40mg，每天 2～3 次。

5. 其他　维生素 B_6 可调节自主神经系统与下丘脑－垂体－卵巢轴的关系，并可抑制泌乳素的合成，每天口服 100mg 可改善症状。前列腺素抑制剂可缓解头痛、腹痛。中医中药和针灸对 PMS 的治疗也在研究中。

（三）手术治疗

治疗严重的 PMS 可采用手术切除卵巢或放射性破坏卵巢功能。但由于其可永久性破坏性腺功能，不适用于青春期患者。

（张治芬　黄　坚）

参 考 文 献

Rapkin AJ, Mikacich JA, 2008. Premenstrual syndrome and premenstrual dysphoric disorder in adolescents. Curr Opin Obstet Gynecol, 20(5): 455-463.

Rapkin AJ, Mikacich JA, 2013. Premenstrual dysphoric disorder and severe premenstrual syndrome in adolescents. Paediatr Drugs, 15(3): 191-202.

Baker LJ, O'Brien PM, 2012. Premenstrual syndrome (PMS): A peri-menopausal perspective. Maturitas, 72(2): 121-125.

Aeli R, Kim T, 2015. Premenstrual syndrome: A mini review. Maturitas, 82(4): 436-440.

ACOP Bulletims-Gynecology, 2000. ACOG Practice Bulletin No 15: Premenstrual syndrome. Obstet Gynecol, 95(4): 1-9.

Halbreich U, Backstrom T, Eriksson E,et al, 2007. Clinical diagnostic criteria for premenstrual syndrome and guidelines for their quantification for research studies. Gynecol Endocrinol, 23(3): 123-130.

Chung SH, Kim TH, Lee HH, et al, 2014. Premenstrual syndrome and premenstrual dysphoric disorder in perimenopausal women. J Menopausal Med, 20(2): 69-74.

Houghton SC, Manson JAE, Whitcomb BW, et al, 2018. Carbohydrate and fiber intake and the risk of premenstrual syndrome. Eur J Clin Nutr, doi: 10. 1038/s41430-017-0076-8.

Uzunçakmak T, Ayaz S, 2018. Effect of aromatherapy on coping with premenstrual syndrome: A randomized controlled trial. Complement Ther Med, 36: 63-67.

Naheed B, O' Brien PMS,Uthman OA, et al, 2017. Non-contraceptive oestrogen-containing preparations for controlling symptoms of premenstrual syndrome. Cochrane Database Syst Rev, 3(1): 1-57.

Bahrami A, Avan A, et al, 2018. High dose vitamin D supplementation can improve menstrual problems, dysmenorrhea, and premenstrual syndrome in adolescents. Gynecol Endocrinol, 15: 1-5.

Buddhabunyakan N, Kaewrudee S, Chongsomchai C, et al, 2017. Premenstrual syndrome (PMS) among high school students. Int J Womens Health, 9: 501-505.

Kroll-Desrosiers AR, Ronnenberg AG, 2017. Recreational Physical Activity and Premenstrual Syndrome in Young Adult Women: A Cross-Sectional Study. PLoS One, 12(1): 1-13.

第 11 章 青春期功能失调性子宫出血

一、概述

月经是女性青春期发育的一个重要标志，标志着生殖功能趋向成熟。月经初潮（menarche）通常在青春期发育晚期出现，发生年龄依据种族而有所差异，平均年龄为 12～13 岁，超过 90% 的少女在 14 岁前已有初潮，初潮后下丘脑-垂体-卵巢（hypothalamus-pituitary-ovary，HPO）轴进一步发育。从初潮到建立规律排卵的月经周期，平均需要 6 个月到 3 年时间。

青春期功能失调性子宫出血（简称青春期功血）指在青春发育过程中由于生殖内分泌轴功能紊乱造成的异常子宫出血。好发于月经来潮 2～3 年的年轻女性。初潮 1 年内无排卵性月经约占 80%，第 2～4 年占 30%～55%，5 年时还有近 20% 的发生率。依据功血主诉就诊统计，青少年功血发病率在 11.2%～37%，是仅次于痛经的第二大青少年妇科常见疾病。

二、病因及病理生理改变

功能失调性子宫出血（简称“功血”）可分为无排卵型和有排卵型两大类。青春期功血 95% 由无排卵导致，主要对应 2003 年 WHO 提出的 PALM-COEIN 异常子宫出血分类体系中 AUB-O（排卵障碍原因）。初潮往往是第一次的无排卵型功血。

（一）下丘脑-垂体-卵巢轴调节机制失调

HPO 轴在婴幼儿期受抑制，青春期发育前抑制状态逐渐被解除，促性腺激素开始以低水平、不规则脉冲形式释放，此后反馈机制不断成熟，最终达成人水平。卵泡生长发育受到周期性规律调控，性激素水平上升、脉冲频率稳定，呈现规律月经。

青春期无排卵型功血病因主要在于 HPO 轴作用机制不成熟。FSH、LH 呈脉冲式分泌，FSH 水平往往高于 LH，E_2 水平在早增生期范围；因为 E_2 对 LH 的正反馈机制不成熟，即使 E_2 达到晚增生期水平，也无 LH 峰出现。青春期功血患者虽有卵泡发育，但卵泡不能排出、闭锁并囊性化，从而导致无排卵及月经周期呈单相表现，周期缺乏排卵故仅有雌激素而无孕激素作用。

青春期情绪紧张、精神压力过大；剧烈运动消耗大量脂肪；长期偏食、营养失调，过度减肥、体内脂肪比例过低；长期热量摄入过多、体重严重超标，代谢异常、胰岛素抵抗等因素均可使神经内分泌轴功能失调，导致功血发生。

（二）子宫内膜止血机制异常

在青春期无排卵月经周期中，来源于卵泡分泌雄烯二酮性腺外芳香化作用所产生的雌激素使子宫内膜持续处于增殖期并过度生长，大量血管增生、腺体背靠背，缺少孕激素拮抗而无相应间质的支持。这种内膜状态非常脆弱，表面会发生多区域、随机、无序的异常塌陷和破裂出血，但由于缺乏血管节律性收缩，没有螺旋血管的紧密盘旋，没有可使出血停止的同步塌陷机制，无排卵的内膜组织只能依赖于内源性雌激素停止局部出血，但由于雌激素对内膜的作用不规则，因此这一修复作用仍然脆弱且无序。当卵巢内卵泡连续不断生长发育，雌激素长期处于一定水平，子宫内膜无剥脱坏死，可能出现闭经。当卵巢内一批卵泡发生闭锁，雌激素水平可突然下降，此时出血量增加且持续较长时间，直至下一批卵泡再发育，雌激素水平回升。由于雌激素浓度及其下降的幅度和速度无规律可循，子宫内膜剥脱量受其影响，出血量和持续时间也无规律，临床可出现持续点滴的出血和急性大量失血间歇出现。有研究认为，在青春期功血中增殖的子宫内膜不规则塌陷与排卵后内膜同步塌陷一样需要约2周，所以很多青春期女孩可以有相对规律但延长、量多且无痛的月经，实际上仍是无排卵性周期出血。

（三）凝血和纤溶异常

正常月经周期中黄体酮使子宫内膜间质细胞蜕膜化，成为蜕膜样细胞，该细胞中含有纤维蛋白溶酶激活物的抑制物（plasminogen activator inhibitor-1，PAI-1）和组织因子（tissue factor，TF）。PAI-1可抑制子宫内膜血管周围基质的降解，保持子宫内膜血管的稳定；PAI-1还具有抑制纤维蛋白溶酶原激活物的作用，从而抑制纤溶。TF对血浆Ⅶ因子具亲和力，与Ⅶ因子结合成复合物后可使因子X转化成Xa，从而启动血细胞凝集。因此PAI-1和TF在月经期子宫内膜出血时具有止血作用。青春期无排卵功血患者子宫内膜处于只有雌激素缺乏孕激素的状态下，一旦出血，则无法产生上述正常月经的生理性止血效应。

（四）前列腺素异常

前列腺素（prostaglandin，PG）不平衡在功血的出血机制中也起一定作用。与生殖功能有较密切关系的有PGE_2、$PGF_{2\alpha}$、PGI_2等。PGE_2和$PGF_{2\alpha}$均存在于子宫内膜中。$PGF_{2\alpha}$结合于螺旋动脉受体，使血管收缩，具有生理性止血作用。PGE_2促使血管扩张。正常月经周期中PGE_2、$PGF_{2\alpha}$、PGI_2等均处于平衡状态。无排卵型功血时子宫内膜中$PGF_{2\alpha}$水平下降，增生过长的子宫内膜中PGE_2的含量增加。临床应用前列腺素合成酶抑制剂能有效减少功血时的出血量。

三、临床表现

青春期功血的主要症状是完全没有周期规律的子宫出血，月经周期、经期、经量均紊乱。临床上可表现为月经闭止数月，或出血频发，10余天来潮一次。出血时间或长或短，短则1～2天，长则10余天，甚至月余不净，不易自止。出血量或多或少，少时淋漓不净或似月经量，但往往多量出血，大量出血时血流如注可伴有多量血块，出血过多甚至可导致休克，出血量多少与子宫内膜增生程度、坏死脱落的速度有关。

病程久、失血多者可导致患者贫血、体质虚弱。其临床表现为头晕、乏力、心悸、活动力下降、食欲缺乏、精神萎靡等。青春期女孩对多量出血往往惊恐不安，不知所措，即使出血不多，但不规则出血也可导致其无所适从，心绪不宁，影响正常学习和生活。少部分患者由于盆腔充血，还可有下腹坠胀不适，但一般不表现为明确的下腹疼痛。

四、诊断与鉴别诊断

功血的诊断需根据病史、身体检查和相应辅助检查，并排除其他任何可能导致青春期女性异常子宫出血的医学疾病后方能得出。

（一）病史

包括患者年龄、月经史，尤其是初潮、避孕措施、是否存在引起月经失调的内分泌疾病或凝血功能障碍性疾病史，以及近期有无服用干扰排卵的药物或抗凝药物等诱因，还应包括已进行过的检查和治疗情况。了解出血模式是鉴别功血与其他异常子宫出血的最主要依据。

90% 青春期少女的月经周期在 21～45 天。如果出血在此时段之外需要引起额外重视。临床上以经量＞80ml/ 周期为月经过多的依据。评估经量通常较困难，实际工作中可根据患者在病史中提到的更换卫生巾、棉条的频率，血块的数量及大小，多血量的持续天数等信息判断。每 1～2 小时即需要更换卫生巾和持续超过 7 天的中大量出血可认为是月经过多。Brown 等提出可根据使用卫生巾或卫生条的数量来粗略评估出血量，如连续 3 天以上每 24 小时使用超过 3 片完全浸透的卫生巾或超过 6 枚吸收完全的内置式棉条，可以认为出血总量在 80ml 以上。对于夜间睡眠时大量出血、血块、渗漏或需更换卫生巾的患者也需要提高警惕。

除了急性出血期的经量，还需要注意初潮时的经量，如果初潮即有月经过多，更需注意到血液系统疾病如血管性血友病的可能。对于血量大、周期不规律的月经，需要判断患者有无排卵，可以通过提问有无经前期不适如乳房胀痛、周期性情绪改变和腹部痉挛痛等。如果有疼痛，还需要了解是否痛经、治疗效果。对于既往月经规律突然停经或不规律的青春期功血患者，尤其需要注意询问体重下降、饮食失调、精神压力、过度运动等可能原因。

（二）体格检查

测量患者的身高、体重、体质量指数、血压（尤其是肥胖或需要服用短效避孕药的患者）、第二性征发育情况；精神和营养状态；有无贫血、甲状腺功能低下或亢进、有无多毛、泌乳等；腹部检查了解有无肝脾大或出血倾向；妇科检查有无生殖道发育异常、外生殖器损伤，出血是来源于子宫还是下生殖道，有无盆腔明显压痛。青春期功血患者盆腔检查通常在正常范围，子宫可稍肥大，质偏软，两侧有时可有轻压痛，部分患者因肾上腺功能初现、生理性高雄，有男性毛发分布情况。对于有经间期出血的少女，阴道窥诊可选用小号窥阴器，对于不能耐受但是需要行阴道窥诊或双合诊的患者，可采用麻醉下检查。对于否认性生活史的青春期女性，可以采用经直肠指检法。除非特别必要，不对无性生活少女行阴道检查。

（三）辅助检查

辅助检查是鉴别诊断、确定病情严重程度和有无合并症的重要判别手段。在青春期异常子宫出血患者的初诊中，推荐应用全血细胞计数及盆腔超声检查，其中尤以全血细胞计数为重要。有性生活史的少女需进行尿妊娠试验或血人绒毛膜促性激素 β 亚单位（β-hCG）检测。其他如凝血功能检查、激素水平测定等视情况选择。诊断性刮宫和内膜活检为有创性检查，临床较少采用，仅在其他检查无法排除子宫内膜器质性病变的情况下，与患者及其家属做好充分知情沟通后使用。

1. 全血细胞计数　确定有无贫血及血小板减少。贫血程度对治疗方法选择有重要指导意义。出血时间长、继发感染时可有白细胞和中性粒细胞计数升高。血液疾病时可有血小板异常。

2. 尿妊娠试验或血 β-hCG 检测　排除妊娠。

3. 盆腔超声　了解子宫内膜厚度及回声，明确有无宫腔及其他生殖道器质性病变。有时可发现单侧或双侧卵巢囊性增大。

4. 凝血功能检查　如果怀疑存在凝血障碍性疾病，还需检查前凝血酶时间，部分血栓时间，出血时间和血小板聚集试验，血管性血友专项检查等。在高度怀疑的病例中，相关检查至少需重复2次，异常的结果也建议重复检定。服用30～35μg炔雌醇的复方口服避孕药（compound oral contraceptive，COC）不影响检测结果。

5. 基础体温（BBT）测定　有助于判断有无排卵，还可提示黄体功能。当BBT呈双相、月经间期出血不规则子宫出血时可鉴别出血发生在增生期、排卵期或黄体期。青春期功血患者多呈单相基础体温，也可表现为不典型双相或黄体功能不足。BBT测定不仅提供了诊断依据，还对观察治疗结果和是否恢复排卵提供参考证据。

6. 激素水平测定　如果初诊考虑为内分泌疾病因素，还需要检查促甲状腺素（thyroid stimulating hormone，TSH）、泌乳素（prolactin，PRL）、总睾酮（total testosterone，T）或游离睾酮（free testosterone，FT）、硫酸去氧脱氢表雄酮（deoxydehydroepiandrosterone sulfate，DHEA-S）、黄体生成素和促卵泡激素。青春期无排卵型功血时，LH或FSH相对过多，或比例不协调，雌激素处于增生期水平，孕激素水平低，睾酮水平相对高。

7. 诊断性刮宫或宫腔镜下子宫内膜活检　对青春期患者行刮宫术需格外慎重。当怀疑有子宫内膜器质性病变时，应在取得患者和家长充分知情同意后行诊断性刮宫术或宫腔镜检查。

（四）鉴别诊断

虽然青春期异常子宫出血以功血为主因，但也应考虑生殖器结核、异常妊娠、血液疾病或恶性肿瘤的可能。

表11-1列举了常见的需要鉴别的疾病，其中一些疾病需要快速甄别以免误诊造成严重后果。如妊娠相关出血可以表现为各种异常出血形式，而其中异位妊娠如果未及时诊断可能造成严重后果。青少年中由淋球菌和衣原体引起的盆腔炎性疾病（pelvic inflammatory disease，PID）和子宫内膜炎通常表现为出血过多或不规则出血。PID除了异常子宫出血外还可有下腹疼痛症状。对青少年异常子宫出血，应注意到凝血障碍性疾病的可能，尤其在初潮不久及异常出血尚未明确病因的患者中。尽管无排卵是主要病因，但研究发现约有超过1/3患者存在凝血功能缺陷。此类患者常表现为周期性出血过多或出血时间延长。严重的血小板减少症常可通过全血细胞技术被快速发现。在需要住院的贫血的年轻患者中，隐匿的血小板功能异常是非常常见的。虽然初潮时严重月经过多会给我们凝血功能异常疾病的提示，但在轻中度异常子宫出血的青年患者中，病史特点往往不典型。成年女性的常见病因如子宫肌瘤、发育异常、肿瘤在青少年功血患者中发生率较低。

表11-1　需与青春期功血相鉴别的疾病

血液系统疾病	生殖系统疾病	妊娠	内分泌系统疾病	创伤相关	药物相关	其他
von Willebrand病 血小板减少症 血小板功能异常 凝血障碍 凝血因子缺乏	子宫平滑肌瘤 子宫腺肌症 息肉 子宫内膜异位症 宫颈发育不良 生殖道感染 宫颈炎（尤其衣原体感染）	异位妊娠 着床出血 胎盘植入 妊娠物残留 先兆流产/自然流产/难免流产 使用激素避孕药物	高泌乳素血症 甲状腺功能异常 肾上腺功能异常 多囊卵巢综合征 卵巢早衰	性虐待 处女膜撕裂 生殖道异物 与流产或其他手术相关损伤	抗精神病药物 血小板抑制剂 抗凝剂 糖皮质激素	过度锻炼 摄食障碍 压力过大 系统性疾病 宫内节育装置

五、治疗与转归

青春期功血的治疗以止血、调整周期为原则。有生育要求者可行促排卵治疗。治疗主要基于出血的严重程度，在急性出血期以止血为要，远期目标是重建周期性出血和预防和纠正相关并发症，最常见如贫血。

（一）止血

止血治疗选择上需依据出血量、贫血程度，以及患者和家属对不同治疗方式的依从性而定。激素治疗是功血止血的一线治疗，药物主要有单一孕激素制剂、COC、单一雌激素制剂等。其他辅助止血药物还包括非甾体抗炎药（nonsteroidal antiinflammatory drugs，NSAID）、氨甲环酸等。在慢性功血患者的长期管理中，还可使用促性腺激素释放激素类似物（gonadotropin releasing hormone analogues，GnRHa）和左炔诺孕酮宫内缓释系统（levonorgestrel-releasing intrauterine system，LNG-IUS）等。

1. 孕激素　应用单一孕激素方案促使内膜完全转化为分泌相，停药后功能层内膜完整剥脱，即子宫内膜脱落法，也称“药物性刮宫”。此方案适用于血红蛋白>90g/L 的患者。对于存在雌激素禁忌证的轻度功血患者，也可以选用此方案。具体用药如黄体酮针 20～40mg/d 肌内注射，连续 3～5 天，或口服微粒化黄体酮 200～300mg/d，连续 7～10 天，或口服地屈孕酮每次 10mg，1～2 次 / 天，连服 10 天。也可选用醋酸甲羟孕酮 6～10mg/d 口服，连服 7～10 天。需注意在异常出血时间较长，内膜薄的功血患者中使用该方案效果较差，因为功能层内膜菲薄时对孕激素反应也差。有研究认为对 B 超显示单层子宫内膜厚度不超过 3mm 的功血患者，不宜采用此方法。另外，需注意这一方法不能起到避孕作用。

2. 复方口服避孕药　含有雌、孕激素的 COC 既可通过中枢性抑制作用抑制垂体分泌促性腺激素又可抑制卵巢分泌雌激素，使内源性雌激素水平下降、子宫内膜萎缩达到迅速减少出血和止血的效果。与以往大剂量高效孕激素促子宫内膜萎缩方案相比，COC 中含有炔雌醇有助于减少前者减量时突破性出血的发生率。如果患者出血量多，可给予 COC1 片，每 8～12 小时 1 次，总量不宜超过 3～4 片 / 天，24～48 小时起效。在每 8 小时一次服用 COC 的患者中，88% 患者在 1 周内完全止血，中位时间是 3 天。止血后每 3 天减 1 次用量；至 1 片 / 天维持，总计用药 21 天时停药。对于中重度贫血患者，可增加 COC 服药天数以推迟月经，待贫血改善后再停药发生撤退性月经。如果足量用药 24 小时出血未控，需要考虑其他病因可能性。COC 在凝血功能障碍导致的急性异常子宫出血患者中同样有效。

3. 雌激素　单一雌激素制剂是青春期功血的传统治疗药物。在急性大量出血情况下，可以帮助内膜快速生长、修复而控制出血，也有认为雌激素可增加纤维蛋白原因子及凝血因子，促进血小板聚集，降低毛细血管通透性。一般适用于血红蛋白 80g/L 以下患者。但需注意，使用该方法最终需要加用孕激素达到一次撤退性出血至最终止血治疗完成，由于雌激素治疗过程中子宫内膜进一步生长，撤退性出血量并不会很少，因此该方案主要用意在于争取时间纠正重度贫血，为权宜之计。在加用孕激素前需确定患者贫血已纠正，可耐受下一次出血。出于以上顾虑，该方案目前临床应用已逐渐减少。推荐用法用量为：根据出血量多少给予苯甲酸雌二醇针 2mg/12h～2mg/4h 肌内注射，血止 3 天后减量，每次减量不超过前次用量 1/3，逐渐减量维持至贫血纠正、血红蛋白在 90g/L 以上，再加用孕激素撤退出血；或戊酸雌二醇 3～4mg/d 至 6～8mg/d，分 2～3 次应用；

或结合雌激素 0.625mg/8h～3.125mg/6h，血止后逐渐减量方法同雌二醇针剂。与结合雌激素相比，雌二醇针剂可更快速、有效止血，如果治疗后 24～48 小时出血未控，可考虑其他方案。有研究认为单一雌激素治疗在子宫内膜厚度＞18mm 时效果较差，可能因子宫内膜越厚，支持其不脱落所需要的雌激素剂量越大，或短期支持后雌激素也难以减量维持。

4. 非甾体抗炎药　NSAID 能够阻断前列环素生成，后者是一类血栓素 TXA_2 拮抗剂。NSAID 能够促进血小板聚集和启动凝血程序。月经过多的子宫内膜产生大量前列环素。NSAID 通过对血液前列环素形成过程的抑制，达到减少出血量的作用。在达那唑、氨甲环酸和 LNG-IUS 中应用 NSAID 具有止血协同效应。与有排卵型功血相比，单用 NSAID 在无排卵型功血中效果并不理想。

5. 丙酸睾酮　有对抗雌激素作用，可减轻盆腔充血，减少出血量，但无直接止血或缩短出血时间的效果。可与雌、孕激素制剂同时肌内注射。青春期功血患者 25mg/d，总量不超过每月 100mg。

6. 氨甲环酸　是一种合成赖氨酸衍生物，通过可逆的阻断赖氨酸结合血纤溶酶原位点从而防止纤维蛋白降解，具有抗纤溶活性。尤其在不适宜或不愿意接受激素治疗的患者中，氨甲环酸可以作为一线治疗。推荐用法为 1.3mg 口服或 10mg/kg 静脉注射，静脉注射最大剂量 600mg，每 8 小时 1 次，连用 5 天。Lethaby 等报道抗纤溶治疗比安慰剂或其他药物治疗如 NSAID、口服黄体酮和酚磺乙胺能够更有效减少出血量，且不增加副作用。与口服黄体酮相比，氨甲环酸能够显著改善经量、渗漏。

7. 酚磺乙胺　可通过纠正异常血小板聚集来减少毛细血管出血量。但在纤维蛋白瀑布级联效应中不起作用。治疗剂量是出血后 500mg 每天 4 次。酚磺乙胺可以平均减少出血量 13.1%，逊于其他药物治疗效果。对于有明确凝血功能障碍的青春期功血患者，更倾向于精氨酸 - 血管升压素类似物的去氨加压素作为治疗的二线选择。

（二）纠正贫血

1. 输血制品　当严重出血导致血流动力学不稳定、重度贫血时，应快速建立 1～2 条静脉输液通路用于输血。通常选择红细胞悬液，极少情况下需要输注血小板，如怀疑存在严重血小板减少症等，同时静脉输晶体液扩容。

2. 铁剂补充　女性正常血红蛋白应在 110g/L 之上，低于此限即认为处于贫血状态。在青春期功血患者中，贫血发生率在 40% 甚至更高。给予铁剂不仅有助于改善贫血，而且在认知发展和妊娠铁储备中起积极作用。推荐采用亚铁制剂口服补铁，有利于铁的吸收。多种亚铁制剂可供选择，但在服用时应按照元素铁计算补铁剂量。对于存在铁缺乏风险但未达到临床贫血诊断者，推荐每天补充元素铁 30～60mg，疗程为 1 年中连续使用 3 个月。轻中度贫血患者，推荐补充元素铁 2～6mg/（kg·d）或 60～120mg/d，餐间服用，每天 2～3 次，连用 3 个月。重度贫血患者，推荐每天补充 120mg 元素铁及 400μg 叶酸，连用 3 个月。可同时服用维生素 C 促进铁吸收。必要时可同时补充叶酸、维生素 B_{12} 等其他维生素和微量元素。

（三）抗感染

部分功血患者出血时间长，贫血状态下抵抗力下降，易并发感染。在临床上有感染迹象时应及时使用抗生素治疗。

（四）长期管理

调整周期是青春期功血长期管理的重要工作。如果在急性出血期止血后无后继管理跟上，功血可能反复发生。由于青春期功血主要原因在于缺乏孕激素支持，故补充孕激素是首选。

1. *后半周期孕激素治疗*　青春期少女 HPO 轴尚未成熟，在孕激素制剂的选择上倾向于使用天然或接近天然孕激素，但需注意天然孕激素并不能像人工高效孕激素一样起到减少经量的作用。常用微粒化黄体酮 200mg/d，连续 10～12 天，或口服地屈孕酮 10mg，2 次 / 天，连续 10 天。用药时限无明确界定，可用药 3～6 个月后短期停药，观察患者能否恢复自行排卵。如症状复发则应尽早继续用药。尽管人工高效孕激素如醋酸甲羟孕酮（安宫黄体酮）10mg/d 或醋酸炔诺酮（妇康片）2.5～5mg/d，每周期使用 12 天也能够帮助子宫撤退性出血，但在青春期并不推荐使用。

2. *雌孕激素人工周期*　青春期功血患者由于无排卵，导致孕激素缺乏，雌激素相对或绝对不足，雌孕激素比例失调，故部分患者可以选择雌孕激素周期序贯治疗。对调整月经周期的青春期女性，可使用雌、孕激素周期序贯治疗。可予以戊酸雌二醇 1mg，于月经第 5 天口服，每晚 1 次，连续 21 天，至服药第 11～16 天，每天加用微粒化黄体酮胶丸 200mg，口服，或地屈孕酮 10mg，口服，每天 2 次，持续 10～14 天，一般停药后 3～7 天可来月经，如此为 1 个周期。连续用药 2～3 个周期后，可观察患者是否能够恢复自发排卵。如正常月经仍无法建立，应延续用药，直至自发排卵恢复。

3. COC　能够减少内膜生长，使内膜假蜕膜化，使月经规律，并能有效减少经量、缓解痛经和经前期综合征的相关症状。雌孕激素早期联合应用可限制子宫内膜生长，且方案简便，患者依从性好。对于青春期无排卵型功血患者，推荐选择低剂量 COC（20～35μg 炔雌醇）及新一代含 17β- 雌二醇的 COC（E_2-COC），研究发现，连续使用 COC 3 个月以上，能够有效减少青春期功血 40%～50% 的经量。尤其对于伴有多毛症和雄激素过多症的年轻女性，COC 能够抑制卵巢和肾上腺产生雄激素，增加性激素结合球蛋白，进一步减少游离雄激素，改善痤疮和多毛症状。使用 COC 进行长期月经管理时，应在经期、最晚月经第 5 天前开始使用，通常是 1 片 / 天，持续 1 个周期（多数是 21～24 天）。虽然 COC 能够长期使用，但是对于青春期少女，应用期限仍是一个值得考虑的问题。在欧美国家，COC 被广泛应用于青春期少女避孕，但基于对 COC 抑制 H-P-O 轴和对骨质的可能不利影响考虑，有建议在止血及撤退性出血后周期性使用 COC 3 个周期，病情反复者可酌情延长至 6 个周期，然后停药观察，了解自助排卵是否恢复。亚洲国家青春期少女对口服避孕药顾虑较重，对 COC 的认知较西方国家尤低，长期应用依从性较差。据 KW Yiu 等研究显示，仅 39.3% 母亲会遵从医嘱给青春期功血的女儿使用 COC。因此对于有必要使用 COC 进行长期月经管理的少女及其家庭，需要医务工作者大力普及相关知识。

4. *其他激素药物治疗*　醋酸甲羟孕酮缓释剂（Depot）可每 3 个月肌内注射一次，或使用 LNG-IUS。但需注意这两种方法常可带来不规则点滴出血问题。LNG-IUS 放置 3 个月能有效减少 86% 经量，12 个月后减少 97% 经量。GnRHa 可通过受体降调和诱发“后受体效应（post-receptor effects）”来减少垂体中 GnRH 受体浓度，从而抑制促性腺激素释放。首剂 GnRHa 治疗后可出现雌激素水平一过性上升，促性腺激素降至去势水平，然后出现闭经，起到对无排卵功血患者的治疗作用。应用 GnRHa 超过 6 个月可导致绝经类似症状如潮热、出汗、阴道干涩等。以上产品在我国很少应用于青春期功血患者，仅在部分难治性、慢性功血，合并有其他口服激素禁忌证、不能配合口服药物方案的患者中使用。

（五）中医治疗

中医认为，补肾可以调节卵巢内分泌，提高性激素水平，运用中药补肾固冲任、调和气血之法，调整月经周期，有助于卵泡正常发育和促进排卵恢复。因此中医药具体治法，多以补肾、疏肝健脾、活血化瘀为主。尤其是中西医结合的方法在临床有很好效果。如云南白药、益肾固冲汤、补肾止血汤、补中益气汤等。

（六）家庭及社会支持

一般认为，在建立稳定和有排卵的月经周期前，HPO 轴需要 6 个月至 3 年不等的成熟时间。越早初潮，越快建立规律周期。少女及其父母对青春期月经特点认识不足。青春期少女敏感，怯于就诊或向父母诉说。这都会给患者带来巨大精神心理压力，影响学习、生活和社交。及时心理疏导有助于巩固药物治疗效果。

（张治芬　黄　坚）

参考文献

复方口服避孕药临床应用中国专家共识专家组，2015. 复方口服避孕药临床应用中国专家共识 . 中华妇产科杂志，50（2）：81-91.

Deligeoroglou E, Karountzos V, Creatsas G, 2012. Abnormal uterine bleeding and dysfunctional uterine bleeding in pediatric and adolescent gynecology. Gynecological Endocrinology, 29(1): 74-78.

Abdelmoty HI, Youssef MA, abdallah S, et al, 2015. Menstrual patterns and disorders among secondary school adolescents in Egypt. A cross-sectional survey. BMC Women’s Health, 15(1): 70.

Sharma S, Deuja S, Saha CG, 2016. Mens-trual pattern among adolescent girls of Pokhara Valley: a cross sectional study. BMC Women’s Health, 16(1): 74.

Karaman K, Ceylan N, Karaman E, et al, 2015. Evaluation of the Hemostatic Disorders in Adolescent Girls with Menorrhagia: Experiences from a Tertiary Referral Hospital. Indian Journal of Hematology and Blood Transfusion, 32(3): 356-361.

Brown DL, 2005. Congenital bleeding disorders. Current Problems in Pediatric and Adolescent Health Care,35(2):38-62.

Jamieson MA, 2015. Disorders of Menstr-uation in Adolescent Girls. Pediatric Clinics of North America, 62(4): 943-961.

Yiu KW, Chan SSC, Chung TKH,2017. Mothers’ attitude to the use of a combined oral contraceptive pill by their daughters for menstrual disorders or contraception. Hong Kong Medical Journal, 23(2): 150-157.

Stoltzfus RJ, Dreyfuss ML, 1998. guidelines for the use of iron supplements to prevent and treat iron deficiency anemia(INACG). washington DC: ILSI press.

Snook ML, Henry LC, .Sanfilippo JS, et al, 2017. Association of concussion with abnormal menstrual patterns in adolescent and young women. JAMA Pediatrics, 171(9): 879-886.

Melkozerova OA, Bashmakova NV, Volkova EV, et al, 2016. The molecular and genetic aspects of adolescent girls anomalous uterine bleeding: the role of endothelial dysfunction syndrome.Gynecological Endocrinology, 32(2): 23-26.

Berlan E, Mizraji K, Bonny AE, 2016. Twelve-month discontinuation of etonogestrel implant in an outpatient pediatric setting.Contraception, 94(1): 81-86.

第 12 章

青春期闭经

闭经（Amenorrhea）即月经的缺失或异常中断，包括生理性闭经（physiologic amenorrhea）和病理性闭经（pathologic amenorrhea）。青春期闭经严重影响少女的身体功能，使其生活质量下降。长期闭经造成低雌激素状态，引起骨量累积功能下降，增加骨折风险。本章将结合国内外研究，就青春期闭经的发病机制、诊断及治疗等方面进行阐述。

一、定义

生理性闭经是指青春期前、妊娠期、哺乳期和绝经后无月经。病理性闭经是青春期常见的月经失调性疾病之一，包括原发性和继发性闭经，原发性闭经以先天性疾病多见，如各种性发育异常等。继发性闭经多考虑后天发生的疾病。

原发性闭经指年龄超过 14 岁，尚无第二性征发育及月经，或年龄超过 16 岁，虽有第二性征发育，但无月经来潮。美国儿科协会的调查发现，98% 的少女月经初潮年龄在 15 岁前后，因此提出有第二性征发育但无月经来潮的 15 岁少女即可诊断为原发性闭经，代替原来的 16 岁。一项基于人口的研究报道表明，90% 的女孩在 12 岁时开始有乳房、阴毛的发育。Diaz 等研究推荐，青春期少女乳房发育 3 年后对其进行初潮评估更为合理。继发性闭经指正常月经周期建立后月经停止 6 个月以上或按自身原有月经周期停止 3 个周期以上。继发性闭经需要排除妊娠可能。

真性闭经（truly amenorrhea）是指无子宫内膜增生、分泌、脱落的无月经者。假性闭经即隐性月经（cryptomenorrhea）指实际有月经形成，但由于下生殖道（宫颈、阴道和处女膜）梗阻使经血滞留在子宫腔或阴道内，而无经血外流者。

二、分类

（一）按 WHO 分类

WHO 将闭经归纳为 3 型。Ⅰ型：无内源性雌激素产生，促卵泡激素（follicle stimulating hormone，FSH）水平正常或低下，催乳素（prolactin，PRL）水平正常，无下丘脑，垂体器质性病变的证据；Ⅱ型：有内源性雌激素产生、FSH 及 PRL 水平正常；Ⅲ型：FSH 水平升高，提示卵巢功能衰竭。

（二）按生殖轴病变和功能失调的部位分类

可将闭经分为下丘脑性闭经、垂体性闭经、卵巢性闭经、子宫性闭经及下生殖道发育异常性闭经。

三、发病机制

（一）下丘脑性闭经

下丘脑合成和分泌促性腺激素释放激素（gonadotropin releasing hormone，GnRH）缺陷或下降导致垂体促性腺激素（gonadotropin，

Gn），即 FSH 和黄体生成素（luteinizing hormone，LH）特别是 LH 的分泌功能低下，故属低 Gn 性闭经。临床上按病因可分为功能性、器质性或基因缺陷性、药物性 3 大类。

1. 功能性下丘脑性闭经　因各种应激因素抑制下丘脑 GnRH 分泌引起的闭经，治疗及时可逆转。

（1）应激性闭经：青春期少女因精神打击、学习过度紧张、环境改变等引起内源性阿片类物质、多巴胺和促肾上腺皮质激素（adrenal cortex hormone，ACTH）释放水平应激性升高，从而抑制下丘脑的分泌。

（2）运动性闭经：其发生与患者的心理、应激反应程度及体脂下降有关。青春期女运动员尤其是从事体操、芭蕾、摔跤等运动的少女因长期限制能量摄入使体内脂肪下降，以及应激本身可引起下丘脑 GnRH 分泌受抑制，瘦素下降，生殖功能受抑制而导致闭经。研究发现，参与竞技运动者患闭经的风险较普通人高出 2～3 倍，其中以长跑运动员的患病率最高。闭经和初潮延迟多见于初潮前即参加体育锻炼的少女，既往月经不调、竞争性强、超负荷训练、体重减轻明显和低脂肪/肌肉比值的少女。体质量减轻 10%～5%，或体脂丢失 30% 时极易出现闭经。

（3）神经性厌食所致闭经：多见于因强烈惧怕肥胖而过度节食的少女。厌食导致体质量急剧下降，最终导致下丘脑多种神经内分泌水平的降低，引起腺前叶多种激素包括 FSH、LH、ACTH 等分泌水平下降。其临床表现为厌食、极度消瘦、低 Gn 性闭经，皮肤干燥，低体温，低血压，各种血细胞计数及血浆蛋白水平低下，重症可危及生命。厌食症在 15～19 岁的少女中发病率最高，患病率为 0.3%～0.5%，死亡率为 9%。一般来说，青春期少女体重降至正常体重的 15% 以上即可出现神经性闭经，约 20% 的神经性厌食症患者在体重明显减轻之前发生闭经。

（4）营养相关性闭经：慢性消耗性疾病、肠道疾病、营养不良等导致体质量过度降低及消瘦，均可引起闭经。

2. 器质性或基因缺陷性闭经

（1）基因缺陷性闭经：因基因缺陷引起的先天性 GnRH 分泌缺陷，主要存在伴有嗅觉障碍的卡尔曼综合征与不伴有嗅觉障碍的特发性低促性腺激素性性腺功能减退。卡尔曼综合征是由于染色体 Xp22.3 的 KAL-1 基因缺陷所致。其临床表现为原发性闭经，内外生殖器均呈幼稚型，无嗅觉或嗅觉减退，卵巢发育不全。较少患者可合并唇裂、腭裂、隐睾、耳聋、色盲、肾脏异常、鱼鳞癣、原发性癫痫和短掌骨。卵巢组织学检查提示卵巢内虽存在原始卵泡但无卵泡发育。特发性低促性腺激素性性腺功能减退是由于 GnRH 受体 1 基因缺失所致。

（2）器质性闭经：包括下丘脑肿瘤，最常见为颅咽管瘤。临床症状和体征取决于肿瘤位置、大小、是否压迫周围组织。巨大颅咽管肿瘤向上压迫视神经交叉，向下压迫下丘脑和垂体，可引起颅内高压、梗阻性脑积水、双颞侧偏盲，视力损害和下丘脑-垂体轴神经内分泌功能失调。此外尚有炎症、创伤、化疗等原因。

3. 药物性闭经　长期使用抑制中枢或下丘脑的药物，如抗精神病药物、抗抑郁药物、避孕药、甲氧氯普胺、阿片等可抑制 GnRH 的分泌而致闭经；但一般停药后均可恢复月经。

（二）垂体性闭经

垂体性闭经是由于垂体病变致使 Gn 分泌降低而引起的闭经。

1. 垂体肿瘤　位于蝶鞍区的腺垂体多种腺细胞均可发生肿瘤，最常见的是分泌 PRL 的腺瘤，闭经程度与 PRL 对下丘脑 GnRH 分泌的抑制程度有关。促肾上腺皮质激素腺瘤临床表现如库欣综合征，也有闭经症状。

2. 空蝶鞍综合征　由于蝶鞍膈先天性发育不全，或肿瘤及手术破坏蝶鞍膈，使充满脑脊液的蛛网膜下腔向垂体窝（蝶鞍）延伸，压迫腺垂体，使下丘脑分泌的 GnRH 和多巴胺经垂体门脉循环向垂体的转运受阻，从而导致闭经，可伴 PRL 水平升高和溢乳。

3. 先天性垂体病变　包括单一 Gn 分泌功能低下的疾病和垂体生长激素缺乏症；前者可能是 LH 或 FSH（B 亚单位或其受体异常）所致，后者则是脑垂体前叶生长激素分泌不足所致。

4. 希恩综合征　由于产后出血和休克导致的腺垂体急性梗死和坏死，可引起腺垂体功能低下，从而出现低血压、畏寒、嗜睡、食欲缺乏、贫血、消瘦、产后无泌乳、脱发及低 Gn 性闭经。青春期发病相对较少。

（三）卵巢性闭经

卵巢性闭经是由于卵巢本身原因引起的闭经，在青春期少女中发病率约为 1/10 000。卵巢性闭经时 Gn 水平升高，分为先天性性腺发育不全、酶缺陷、卵巢抵抗综合征及后天各种原因引起的卵巢功能减退。

1. 先天性性腺发育不全　患者性腺呈条索状，分为染色体异常和染色体正常两种类型。

（1）染色体异常型：包括染色体核型为 45，XO 及其嵌合体，如 45，XO/46，XX 或 45，XO/47，XXX，也有 45，XO/46，XY 的嵌合型。45，XO 女性除性征幼稚外，常伴面部多痣、身材矮小、蹼颈、盾胸、后发际低、腭高耳低、肘外翻等临床特征，称为特纳综合征（Turner's syndrome）。

（2）染色体正常型：染色体核型为 46，XX 或 46，XY，称为 46，XX 或 46，XY 单纯性腺发育不全，可能与基因缺陷有关，患者为女性表型，性征幼稚。Swyer 综合征是指 46，XY 性腺发育不全，Y 染色体可导致性腺母细胞瘤或无性细胞瘤。

2. 酶缺陷　包括 17α- 羟化酶或芳香酶缺乏。患者卵巢内有许多原始卵泡及窦前卵泡和极少数小窦腔卵泡，但由于上述酶缺陷，雌激素合成障碍，导致低雌激素血症及 FSH 反馈性升高；临床多表现为原发性闭经、性征幼稚。

3. 卵巢抵抗综合征　患者卵巢对 Gn 不敏感，又称为卵巢不敏感综合征。Gn 受体突变可能是发病原因之一。卵巢内多数为原始卵泡及初级卵泡，无卵泡发育和排卵；内源性 Gn 特别是 FSH 水平升高；可有女性第二性征发育。

4. 卵巢早衰（premature ovarian failure，POF）　指女性 40 岁前由于卵巢功能减退引发的闭经，伴有雌激素缺乏症状；激素特征为高 Gn 水平，特别是 FSH 水平升高，FSH>40U/L。伴雌激素水平下降；与遗传因素、病毒感染、自身免疫性疾病、医源性损伤或特发性原因有关。

（四）子宫性及下生殖道发育异常性闭经

1. 子宫性闭经　子宫性闭经分为先天性和获得性两种。先天性子宫性闭经的病因包括苗勒管发育异常的 MRKH 综合征（Mayer-Rokitansky-Küster Hauser）和雄激素不敏感综合征；获得性子宫性闭经的病因包括感染、创伤导致宫腔粘连引起的闭经。

（1）MRKH 综合征：该类患者卵巢发育、女性生殖激素水平及第二性征完全正常；但由于胎儿期双侧副中肾管形成的子宫段未融合而导致先天性无子宫。或双侧副中肾管融合后不久即停止发育，子宫极小，无子宫内膜，并常伴有泌尿道畸形。

（2）雄激素不敏感综合征：患者染色体核型为 46，XY，性腺是睾丸。血中睾酮为正常男性水平。但由于雄激素受体缺陷，使男性内外生殖器分化异常。雄激素不敏感综合征分为完全性和不完全性两种。完全性雄激素不敏感综合征临床表现为外生殖器女性型且发育幼稚、无阴毛；不完全性雄激素不敏感综合征可存在腋毛、阴毛，但外生殖器性别不清。

（3）宫腔粘连：一般发生在反复人工流产术后或刮宫、宫腔感染或放疗后，子宫内膜遭到严重破坏或创伤后再生障碍等原因引起对卵巢激素无反应，无周期性子宫内膜脱落引起闭经；子宫内膜结核时也可使宫腔粘连变形、缩小，最后形成瘢痕组织而引起闭经；青少年出现的月经初潮推迟和继发性闭经应考虑有无子宫内膜结核的可能；子宫内膜骨化导致继发闭经，临床上罕见，与妊娠中期引产、钳夹术后残留胚胎组织发生营养障碍、钙化和骨化有关。

2. 下生殖道发育异常性闭经　下生殖道发育异常性闭经包括宫颈闭锁、阴道横隔、阴道闭锁及处女膜闭锁等。宫颈闭锁可因先天性发育异常和后天宫颈损伤后粘连所致，常引起宫腔和输卵管积血。阴道横隔是由于两侧副中肾管融合后其尾端与泌尿生殖窦相接处未贯通或部分贯通所致，可分为完全性阴道横隔及不全性阴道横隔。阴道闭锁常位于阴道下段，其上 2/3 段为正常阴道，由于泌尿生殖窦未形成阴道下段所致，经血积聚在阴道上段。处女膜闭锁系泌尿生殖窦上皮未能贯穿前庭部所致，由于处女膜闭锁而致经血无法排出。

子宫内膜功能正常，对内源性或外源性激素有正常反应，仅因经血排出的通道受阻，使经血不能外流，潴留在子宫腔或阴道内，甚至反流入输卵管或盆腔内，称为假闭经或隐经。在青春期女性中以假性闭经多见。

（五）其他

雄激素水平升高的疾病包括多囊卵巢综合征（polycystic ovary syndrome，PCOS）、先天性肾上腺皮质增生症（congenital adrenal hyperplasia，CAH）、分泌雄激素的肿瘤及卵泡膜细胞增殖症等。

（1）PCOS：基本特征是排卵障碍及高雄激素血症；常伴有卵巢多囊样改变和胰岛素抵抗，PCOS 病因尚未完全明确。目前认为，PCOS 是一种遗传与环境因素相互作用的疾病，临床常表现为月经稀发、闭经及雄激素过多等症状。

（2）分泌雄激素的卵巢肿瘤：主要有卵巢性索间质肿瘤，包括卵巢支持 - 间质细胞瘤、卵巢卵泡膜细胞瘤等；临床表现为明显的高雄激素血症 / 体征，并呈进行性加重。

（3）卵泡膜细胞增殖症：卵泡膜细胞增殖症是卵巢间质细胞 - 卵泡膜细胞增殖产生雄激素，可出现男性化体征。

（4）CAH：属常染色体隐性遗传病，常见的有 21- 羟化酶和 11β- 羟化酶缺陷。由于上述酶缺乏。皮质醇的合成减少，使 ACTH 反应性增加，刺激肾上腺皮质增生和肾上腺合成雄激素增加；故严重的先天性 CAH 患者可导致女性出生时外生殖器男性化畸形。轻者青春期发病，可表现为与 PCOS 患者相似的高雄激素血症体征及闭经。

（5）甲状腺疾病：常见的甲状腺疾病为慢性淋巴细胞性甲状腺炎及毒性弥漫性甲状腺肿（格雷夫斯病），常因自身免疫抗体引起甲状腺功能减退或亢进，并抑制 GnRH 的分泌从而引起闭经；也可因抗体的交叉免疫破坏卵巢组织而引起闭经。

不同部位病变所致闭经的分类及病因见表 12-1。

表 12-1　不同部位病变所致闭经的分类及病因

类别	原发性闭经	继发性闭经
下丘脑性闭经	功能性 应激性闭经 运动性闭经	功能性 应激性闭经 运动性闭经

续表

类别	原发性闭经	继发性闭经
	神经性厌食所致闭经	营养相关性闭经
	营养相关性闭经	器质性
	基因缺陷或器质性	下丘脑浸润性疾病
	GnRH 缺乏症	下丘脑肿瘤
	下丘脑浸润性疾病	头部创伤
	下丘脑肿瘤	药物性
	头部创伤	
	药物性	
垂体腺闭经	垂体肿瘤	垂体肿瘤
	空蝶鞍综合征	空蝶鞍综合征
	先天性垂体病变	希恩综合征
	垂体单一 Gn 缺乏症	
	垂体生长激素缺乏症	
卵巢性闭经	先天性性腺发育不全	卵巢早衰
	染色体异常	特发性
	特纳综合征及其嵌合型	免疫性
	染色体正常	损伤性（炎症，化疗、放疗、手术）
	46，XX 单纯性腺发育不全	
	46，XY 单纯性腺发育不全	
	酶缺陷	
	17α- 羟化酶缺陷	
	芳香酶缺陷	
	卵巢抵抗综合征	
子宫性闭经	子宫性	宫腔或宫颈粘连
下生殖道发育异常性闭经	MRKH 综合征	感染性，多见于结核性感染
	雄激素不敏感综合征	创伤性，多次人工流产及反复刮宫史
	下生殖道发育异常性	
	宫颈闭锁	
	阴道闭锁	
	阴道横隔	
	处女膜闭锁	
其他	雄激素水平升高的疾病	
	PCOS	
	分泌雄激素的卵巢肿瘤	
	卵泡膜细胞增殖症	
	CAH	
	甲状腺疾病	

四、诊断与鉴别诊断

（一）诊断

1. 病史　先注意遗传、下丘脑、垂体因素，继而注意全身疾病、营养状况、精神状况、运动的体能消耗状况和饮食习惯。应仔细询问父母和兄弟姐妹的青春期发育开始的年龄，了解中枢神经系统、视觉、嗅觉、骨盆、性腺和生殖系统的病史。同时，要注意种族因素。闭经要详细询问有无诱因，如生活环境改变、工作学习紧张、精神刺激、疾病及手术等；还应询问有无伴随症状，如头痛、体毛增多、泌乳、体重改变、嗅觉减退、视力改变等；要认真了解幼年生长发育过程；既往史中有无结核、脑炎、脑膜炎、慢性疾病史；家族史中父母是否近亲婚配，有无同类疾病者。

2. 体格检查　身高、体重、上下肢比例、臂长的测定作为生长定性和定量的指标。应仔细描绘患者年龄和身高的线性生长曲线图（它是根据每 2 个年龄高度的差距，按年龄顺序绘制成的曲线图，它反映了生长过程中不同时期的身高增长规律），以评估出生后的生长速度。检查青春期第二性征发育情况，阴毛和乳房的发育程度，包括乳腺组织的直径、乳晕大小、是否存在溢乳等。神经系统检查应特别注意视盘、视野、嗅觉情况，如有异常情况提示中枢神经系统肿瘤或发育异常（如卡尔曼综合征）。体重过低往往影响青春期的发育，有报道认为体重与身长相比，体重低于 5%～10% 时可引起功能性促性腺激素缺陷，青春期延迟。注意有无面貌的特殊，躯干四肢的畸形和上下身比例是否适当。原发性闭经、性征幼稚者还应检查嗅觉有无缺失。

3. 妇科检查　注意外阴部发育情况，有无畸形，阴蒂直径及长度，腹股沟有无肿块，前庭尿道与阴道开口的位置，处女膜是否异常。对未婚者只能用细棉签插入阴道了解其深度，已婚者行常规阴道窥器检查，排除阴道纵隔、闭锁等，未婚者仅行肛查，已婚者可行双合诊或三合诊检查。注意子宫的位置、大小，子宫颈与子宫体比例、性质、活动度、有无压痛；双侧附件区有无增厚、肿块及性质、活动度，以及与子宫的关系等。

4. 实验室辅助性检查　有性生活史的少女出现闭经，必须首先排除妊娠。

（1）评估雌激素水平以确定闭经程度。①孕激素试验：孕激素撤退后有出血者，说明体内有一定水平的内源性雌激素影响；停药后无撤退性出血者，则可能存在两种情况：内源性雌激素水平低下和子宫病变所致闭经。②雌、孕激素试验：服用雌激素如戊酸雌二醇或 17β- 雌二醇 2～4mg/d，20～30 天后再加用孕激素。停药后如有撤退性出血者可排除子宫性闭经；停药后无撤退性出血者可确定子宫性闭经。但如病史及妇科检查已明确为子宫性闭经及下生殖道发育异常性闭经，此步骤可省略，详见表 12-2。

表 12-2　孕激素试验方法

药物	剂量用法	用药时间（天）
黄体酮	20mg/d，肌内注射	3～5
醋酸甲羟孕酮	10mg/d，口服	8～10
地屈孕酮	10～20mg/d，口服	10
微粒化黄体酮	100mg/ 次，bid，口服	10

（2）激素水平测定：建议停用雌、孕激素类药物至少 2 周后行 FSH、LH、PRL、促甲状腺激素（TSH）等激素水平测定，以协助诊断。① PRL 及 TSH 的测定：血 PRL＞1.1nmol/L（25mg/L）诊断为高 PRL 血症；PRL、TSH 水平同时升高提示甲状腺功能减退引起的闭经。② FSH、LH 的测定：FSH＞40U/L（相隔 1 个月，2 次以上测定），提示卵巢功能衰竭；FSH＞20U/L，提示卵巢功能减退；LH＜5U/L 或正常范围提示病变环节在下丘脑或者垂体。③其他激素的测定：对于肥胖或临床上存在多毛、痤疮等高雄激素血

症体征甚至伴男性化表现的少女，首先应测定雄激素（睾酮、硫酸脱氢表雄酮）以排除分泌雄激素的肾上腺疾病及卵巢肿瘤；对可疑有胰岛素抵抗、甲状腺疾病或功能异常患者应行胰岛素释放试验、甲状腺功能及抗体等；测定黄体酮和 17- 羟孕酮有助于诊断先天性 21- 羟化酶缺陷等疾病。

（3）染色体检查：对所有青春期原发性闭经，高促性腺激素血症患者及性分化异常者应常规检查染色体核型，以排除 Y 染色体存在可能。

5. 其他辅助检查

（1）影像学检查：放射学检查包括骨龄测定、头部影像学 CT 或 MRI 检查等。手腕 X 线片测定骨龄应列为常规检查。骨龄达 13 岁时一般都会自然进入青春期发育，因此应定期观察骨龄的情况。CT 或 MRI 检查对中枢神经系统肿瘤具有较大的诊断价值。头痛、溢乳或高 PRL 血症患者应进行头颅和（或）蝶鞍的 MRI 或 CT 检查，以确定是否存在颅内肿瘤及空蝶鞍综合征等；有明显男性化体征者，还应进行卵巢和肾上腺超声或 MRI 检查以排除肿瘤。

（2）超声检查：盆腔内有无占位性病变、子宫大小、子宫内膜厚度、卵巢大小、卵泡数目及有无卵巢肿瘤。

（3）基础体温测定：了解排卵功能。

（4）宫腔镜检查：排除宫腔粘连等。

（二）诊断流程及鉴别诊断

原发性与继发性闭经的诊断流程及鉴别诊断见图 12-1，图 12-2。

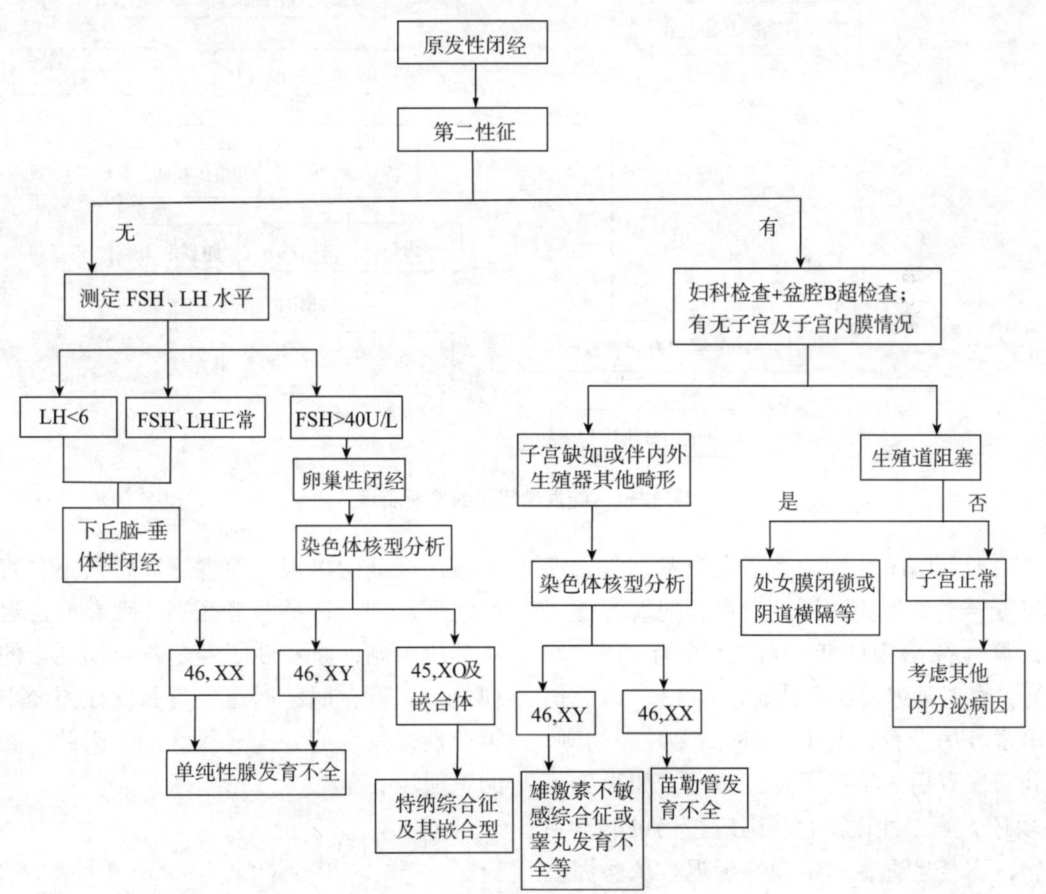

图 12-1　原发性闭经的诊断流程

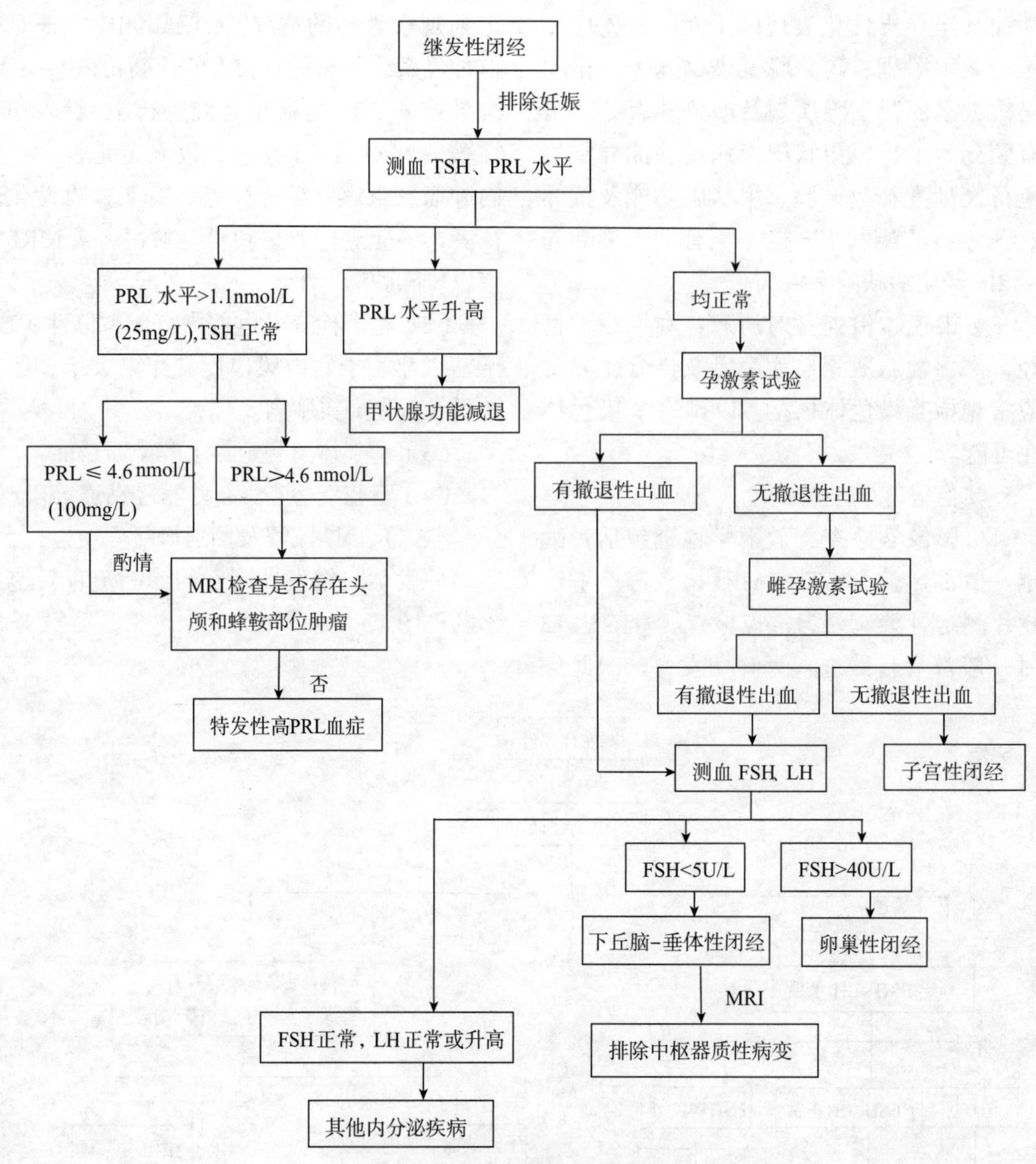

图 12-2 继发性闭经的诊断流程

除青春期闭经各种类型之间鉴别外，还需与青春期延迟相鉴别。当青春期发育比正常人群性征出现的年龄晚 2.5 个标准差时，称为青春期延迟。在女性通常指 13 岁以后仍未出现乳房发育，或 15 岁时仍无月经初潮，或乳房发育后 5 年仍无月经初潮。如果到了 17 岁还无第二性征发育，则应警惕可能存在疾病，不会是青春期生理性延迟。从病因上分析，部分原发性闭经会有乳房的发育和其他第二性征的出现，而青春期延迟不会有第二性征出现，这是两者区别。青春期延迟有年龄段限制，原发性闭经是青春期延迟的表现之一，青春期延迟在沿着原发性闭经中无第二性征发育的分支寻找病因。因此，两者的识别并不难。

五、治疗

治疗目的不仅应针对病因，还应针对闭

经对青春期少女生长发育和生殖健康以下几方面的影响：①身心健康的精神心理问题；②最终身高和性发育幼稚；③性腺功能低落除性发育幼稚外的其他健康问题；④对有内源性雌激素的闭经患者的子宫内膜保护。

治疗包括针对病因的治疗、针对症状的治疗和诱发排卵及辅助生殖治疗。

1. 针对病因治疗　对神经精神应激起因的青春期患者应进行精神心理疏导，必要时与心理医生共同制定规范的方案，并由学校、家庭、社会等多方共同执行方案，并定期评估；对低体重或因节制饮食消瘦致闭经者应进行营养状况评估，并根据评估结果调整饮食、加强营养；运动性闭经者应适当减少运动量及训练强度；21- 羟化酶缺陷的先天性肾上腺皮质增生症患者应制订相应的糖皮质醇类药物治疗方案；合并胰岛素抵抗的多囊卵巢综合征（PCOS）患者可选用胰岛素增敏剂（首选双胍类药物）治疗胰岛代谢异常。上述治疗可使部分患者恢复月经及出现周期性排卵。对于下丘脑肿瘤（颅咽管肿瘤）、垂体肿瘤［不包括分泌催乳激素（PRL）瘤］及卵巢肿瘤应手术切除肿瘤。含 Y 染色体的高促性腺激素性闭经，其性腺具恶性潜能，应尽早行性腺切除术；因生殖道畸形经血引流障碍而引起的闭经，应根据不同的部位，采取不同的手术方式进行矫正，如处女膜闭锁切开术、阴道横隔切除术等，使经血流血畅通，同时避免经血倒流致子宫内膜异位症。对于先天性无子宫，目前尚无有效方法恢复月经。

2. 针对性腺功能低落闭经的治疗　性腺功能低落有中枢性和卵巢性两大类，患者由于性腺功能低落处低雌激素状态，不仅导致生殖器官和第二性征无发育的幼稚状态及闭经，还影响患者的心血管系统及骨骼的健康。需要强调的是，生命早期的骨矿化很重要，只有一个相对狭窄的窗口期，正常青春期女孩在月经初潮后的数年（11～14 岁）获得骨量尤为重要；臀部和椎体的骨量在青春晚期（18 岁）完成骨量的积蓄。因此，性腺功能低落的低雌激素闭经患者若不能给予及时的激素支持，将会影响患者一生中最大骨量的获得及积蓄。另外，青春期之后女性骨骼骨矿含量的维持仍依赖于卵巢分泌的雌、孕激素，尽管运动在一定程度上可保护骨矿含量，但仍无法平衡低雌激素对骨骼的影响。

中枢性和卵巢性两大类性腺功能低落的治疗均需给予雌激素治疗，治疗的目的是为了促进和维持生殖器官及第二性征的发育，并兼顾促进骨量的蓄积及维持骨密度和全身健康。期待子宫发育致正常成年人子宫大小，并且子宫内膜生长厚度达 5～6mm 后，需定期给予孕激素，此时可产生药物撤退性月经。雌孕激素的用药原则及方法：性腺功能低落的原发性闭经患者初诊时身高尚未达到预期身高者应行手腕部的 X 线片了解骨龄，在骨骺尚未愈合时应采用天然的或接近天然的雌激素，而且起始剂量应从小剂量开始，17-β 雌二醇 0.5～1mg/d 或戊酸雌二醇 0.5～1mg/d。在身高达到预期身高后，可增加剂量，如 17-β 雌二醇 1～2mg/d 或戊酸雌二醇 1～2mg/d，以促进性征进一步发育，待子宫发育达成人大小后，可根据子宫内膜增殖程度定期加用孕激素或采用雌、孕激素序贯配方制剂的周期疗法（具体见图 12-3）。性腺功能低落的青春期女孩的周期疗法中建议选用天然或接近天然的孕激素药物，如地屈孕酮和微粒化黄体酮，天然孕激素的应用有利于某些功能性疾病患者生殖轴功能的恢复。

3. 针对有内源性雌激素闭经的治疗　某些原发性闭经患者有性征发育或性征发育完全正常，表明患者的卵巢有产生雌激素的功能。这类体内有内源性雌激素的闭经患者在排除先天性无子宫等子宫性闭经后，在病因治疗的同时应定期给予孕激素使发生子宫内膜定期撤退的子宫出血。其重要意义在于孕激素能对抗雌激素对子宫内膜的持续作用，从而阻止单一雌激素长期作用可能导致的子宫内膜增生病变，甚至子宫内膜的癌变。具体剂量见表 12-3。

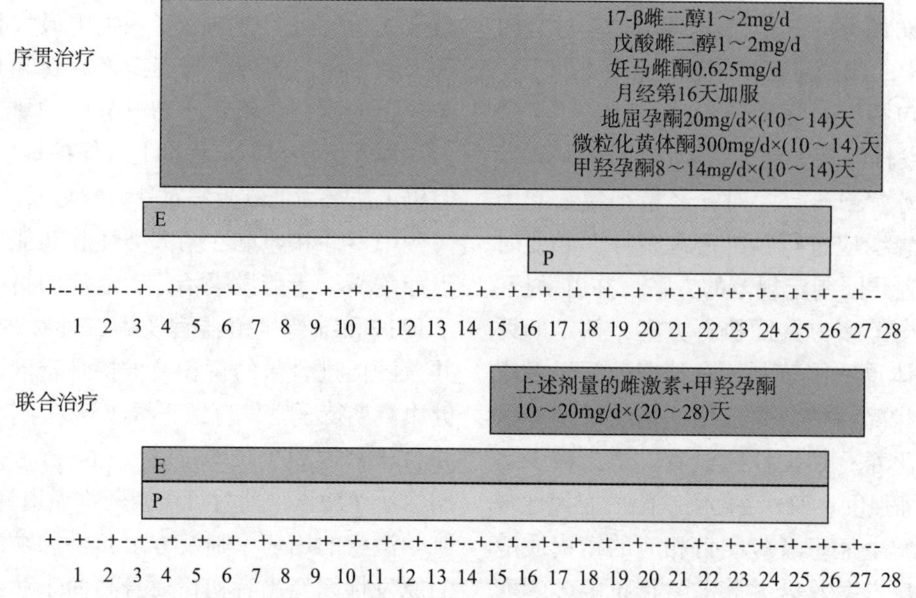

图 12-3　孕激素或雌、孕激素序贯配方制剂的周期疗法

表 12-3　不同孕激素促进子宫内膜分泌化剂量

	内膜分泌化（mg/ 周期）	内膜分泌化（mg/d）
黄体酮	4200	200～300
地屈孕酮	140	10～20
美屈孕酮	60	10
醋酸甲羟孕酮	80	5-10
醋酸氯地孕酮	20～30	10
醋酸环丙孕酮	20	1.0
左炔诺孕酮	6.0	0.15

4. *诱发排卵及辅助生殖治疗*　到了生育年龄有生育要求时，可根据闭经的不同分型采用不同的药物诱发排卵及辅助生殖的治疗。对于中枢性性腺功能低落的 I 型闭经患者，在采用雌激素治疗促进生殖器官发育，子宫内膜已获得对雌、孕激素的反应后，可采用尿促性素（human menopausal gonadotropin，HMG）联合绒促性素（human chorionic gonadotrophin，hCG）促进卵泡发育及诱发排卵。由于可能导致卵巢过度刺激综合征，严重者可危及生命，故使用促性腺激素诱发排卵必须由有经验的医生在有 B 超和激素水平监测的条件下用药。对于 FSH 和 PRL 正常的闭经患者，由于患者体内有一定内源性雌激素，可选用氯米芬或来曲唑作为促排卵药物。对于 FSH 升高的闭经患者，由于其卵巢功能衰竭，不建议采用促排卵药物治疗。对于有生育要求，诱发排卵后未成功妊娠，或合并输卵管问题的闭经患者或男

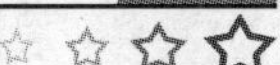

方因素不育者可采用辅助生殖技术治疗。

（张治芬 黄 坚）

参考文献

中华医学会妇产科学分会内分泌学组，2011. 闭经诊断与治疗指南（试行）. 中华妇产科杂志，46（9）：712-716.

Azurah AG, Zainuddin AA, Jayasinghe Y, 2013. Diagnostic Pitfalls in the Evaluation and Management of Amenorrhea in Adolescents. J Reprod Med, 58(7-8): 324-336.

Rapún López M, Olmedillas H, Pradas de la Fuente F, et al, 2017. Bone metabolism in child and adolescent athletes: a systematic review. Nutr Hosp, 34(5): 1469-1481.

Gordon CM, Ackerman KE, Berga SL, et al, 2017. Functional Hypothalamic Amenorrhea: An Endocrine Society Clinical Practice Guideline. J Clin Endocrinol Metab, 102(5): 1413-1439.

Brown KA, Dewoolkar AV, Baker N, et al, 2017. The female athlete triad: special considerations for adolescent female athletes. Transl Pediatr, 6(3): 144-149.

Jacot-Guillarmod M, Diserens C, et al, 2017. Amenorrhea in athletic adolescents: the tip of the iceberg. Rev Med Suisse, 13(580): 1838-1842.

Kanj RV, Ofei-Tenkorang NA, Altaye M et al, 2018. Evaluation and Management of Primary Ovarian Insufficiency in Adolescents and Young Adults.J Pediatr Adolesc Gynecol, 31(1): 13-18.

Hu X, Zhang Q, Gao F, et al, 2018. Premature ovarian failure, short stature, and Hashimoto's disease in an 18-year-old adolescent girl with 46, X, i(X) (q10). Gynecol Endocrinol, 22: 1-3.

Kanj RV, Ofei-Tenkorang NA, Altaye M, et al, 2018. Evaluation and Management of Primary Ovarian Insufficiency in Adolescents and Young Adults.J Pediatr Adolesc Gynecol, 31(1): 13-18.

Ledig S, Wieacker P, 2018. Clinical and genetic aspects of Mayer-Rokitansky-Küster-Hauser syndrome. Med Genet, 30(1): 3-11.

Huepenbecker SP, Divine L, Chu CS, et al, 2017. Two sisters with Mayer-Rokitansky- Küster-Hauser syndrome and serous adenocarcinoma of the ovary.Gynecol Oncol Rep, 22: 13-15.

Kaewnin J, Vallibhakara O, Arj-Ong Vallibhakara S, et al, 2018. Prevalence of polycystic ovary syndrome in Thai University adolescents. Gynecol Endocrinol, 34(6): 476-480.

Krysiak R, Szkróbka W, Okopień B, 2018. The effect of bromocriptine treatment on sexual functioning and depressive symptoms in women with mild hyperprolactinemia. Pharmacol Rep, 70(2): 227-232.

Wu YY, Liang CY, Liu TT, et al, 2018. Protective roles and mechanisms of polysaccharides from Dendrobium officinal on natural aging-induced premature ovarian failur. Biomed Pharmacother, 101: 953-960.

Tranoulis A, Laios A, Pampanos A, et al, 2018. Efficacy and safety of pulsatile gonadotropin-releasing hormone therapy among patients with idiopathic and functional hypothalamic amenorrhea: a systematic review of the literature and a meta-analysis.Fertil Steril, 109(4): 708-719.

第 13 章

青春期阴道出血的诊断思路

阴道出血指除正常月经以外的女性生殖道出血，是妇科最常见的主诉症状之一，有时也是某些妇科疾病的首发症状。引起青春期阴道出血的病因很多，常分为5大类：①生殖道器质性疾病；②无排卵型异常子宫出血；③病理性妊娠；④凝血功能障碍；⑤药物因素。

一、分类

（一）生殖道器质性疾病

1. 生殖器损伤　青春期生殖器官的损伤常见于阴道异物、运动后损伤、性侵后处女膜、阴道壁、阴道穹窿甚至内生殖器官损伤。也可见于医源性损伤，如手术创伤、放射性损伤、化学药物治疗引起的生殖道损伤等。其临床表现为持续性的阴道流血，可伴生殖道局部血肿形成，妇科检查可以初步明确损伤部位。

2. 生殖器炎症　部分青春期女性开始有性生活，接触各种病原微生物和发生生殖器炎症的机会增多，包括外阴炎、阴道炎、急慢性宫颈炎、子宫内膜炎及盆腔炎性疾病。其病因、发病机制和临床表现均接近于成人女性。任何部位的生殖道炎症均可发生阴道流血，可以根据病史、体征和病原体检测综合诊断。

3. 生殖器恶性肿瘤　卵巢恶性肿瘤是青春期女性最常见的生殖器恶性肿瘤，以恶性生殖细胞肿瘤为主，上皮性癌少见。其临床表现主要为腹痛、腹部包块。某些病理类型的卵巢肿瘤有分泌性激素的功能，还会引起阴道不规则流血症状，如胚胎性癌、多胚癌、幼年型颗粒细胞瘤、原发性绒癌等。

青春期阴道恶性肿瘤以透明细胞癌多见，其发生原因可能与其母亲妊娠期间接受过雌激素治疗有关。青春期也可发生宫颈恶性肿瘤，多为腺癌，对放疗不敏感，预后差。青春期的子宫内膜癌很罕见，但对于反复发生无排卵型异常子宫出血的患者需引起警惕。

4. 子宫内膜异位症　青春期子宫内膜异位症的临床主要症状与成年人不完全相同，以非周期性慢性盆腔疼痛为主，其次是进行性痛经，可伴有胃肠道、膀胱症状、下腹部包块及月经异常。而诊断过程与成人相同，腹腔镜检查是诊断的金标准。

（二）无排卵型异常子宫出血

排卵障碍型异常子宫出血属于功能失调性子宫出血（分为有排卵型和无排卵型）。青春期女性多为无排卵型异常子宫出血，主要是由下丘脑－垂体－卵巢轴发育不成熟所致，也见于受其他因素影响或卵巢功能下降导致的无周期性排卵而发生的异常子宫出血，如多囊卵巢综合征（polycystic ovarian syndrome，PCOS）、高泌乳素血症、早发性卵巢功能不全（premature ovarian insufficiency，POI）、甲状腺功能异常、非经典型肾上腺皮质增生症、库欣综合征、青春期肥胖症、社会心理因素等。

1. 青春期 PCOS　基本特征包括雄激素过多，排卵功能障碍，卵巢多囊样改变等。青春期的 PCOS 与未来的不孕症、心血管系统疾病、2 型糖尿病、代谢综合征等疾病有着密切的关系。因此，它的早期诊断和治疗非常重要。青春期女性在月经初潮的前两年里，多数的月经周期是无排卵性的，超声检查普遍表现为卵巢多个小卵泡，且常伴有青春期来源于肾上腺皮质的高雄激素血症。这些青春期正常生理变化与 PCOS 的基本特征存在相似之处，需要对临床特征进行仔细辨识。

2. 高泌乳素血症　除了抑制排卵，还可能出现青春期发育停滞或延迟现象。高泌乳素血症还会刺激肾上腺皮质合成、分泌脱氢表雄酮和硫酸脱氢表雄酮，使血雄激素水平增高，出现阴道不规则出血、卵巢多囊、高雄体征等表现。与 PCOS 的鉴别点在于高泌乳素血症患者 LH、FSH、E_2 水平一般较低，可伴有泌乳、头痛、眼花及视觉障碍等症状。垂体 MRI 和眼底检查有助于诊断。

3. 早发性卵巢功能不全　分为原发性和继发性。青春期原发性 POI 病因主要是染色体异常，多表现为原发性闭经，并伴有性器官和第二性征发育不良、体态和身高发育异常。继发性的病因大多与医源性损伤有关，如双侧卵巢切除术后或恶性肿瘤放化疗后。诊断需依靠辅助检查，必须至少 2 次血清基础值 FSH＞25 U/L（间隔 4 周）。青春期女性血清抗苗勒管激素（anti Mullerian hormon，AMH）水平低于同龄人 2 倍标准差，提示 POI 风险增加。

4. 甲状腺功能异常　甲状腺功能对青春期女性正常月经的维持和生殖功能的成熟具有重要的作用。青春期女性发生甲状腺功能异常，无论是甲状腺功能亢进还是甲状腺功能减退，均会通过影响 H-P-O 轴功能或改变性激素代谢而导致排卵功能障碍引发月经紊乱。根据伴随代谢相关的临床症状、甲状腺功能检测及甲状腺超声检查可以明确诊断。

5. 肾上腺功能异常　库欣综合征（cushing syndromes，CS）是多种病因引起肾上腺皮质长期、过量分泌皮质醇及雄激素而产生的一组临床综合征。青春期女性患者，过多的皮质醇、雄激素可引起类似于 PCOS 的肥胖、痤疮、多毛等高雄表现、月经失调及卵巢多囊改变。CS 的特点为患者血浆皮质醇基础值升高、昼夜节律消失，LH 水平和 LH/FSH 比值均正常范围。尿皮质醇升高和血 E_2、T、性激素结合球蛋白（sex hormone binding globulin，SHBG）呈负相关，与 LH、FSH 不相关。头颅和肾上腺 CT/MRI 检查可显示垂体微腺瘤或肾上腺肿瘤。

先天性肾上腺皮质增生症（congenital adrenal hyperplasia，CAH）临床上以不典型的 21-羟化酶缺乏症为常见，酶缺乏使皮质醇和醛固酮合成障碍，血皮质醇较低，而 17α-OHP 积聚升高，血 ACTH 和雄激素水平增高，可伴有多毛、肥胖、外生殖器男性化现象。轻度女性患者一般出生后多无临床症状，随着青春期的发育常因高雄激素血症或月经模式的异常而就诊。多数患者经治疗后获得生育能力。

6. 肥胖症　是一种由多因素引起的慢性代谢性疾病。体重与下丘脑-垂体-卵巢轴关系密切。肥胖可通过高胰岛素血症、雄激素过多和高瘦素血症，直接对下丘脑-垂体产生持续的抑制，导致无排卵或闭经。我国青春期肥胖症诊断标准是应用中国肥胖问题工作组的“中国学生超重肥胖体重指数值筛查标准”来判定超重、肥胖情况，将 BMI≥同性别、年龄组 BMI 的定义为超重，将 BMI≥同性别、年龄组 BMI 的 P95 定义为肥胖。

7. 社会心理因素　包括各种异常刺激如精神刺激、剧烈运动、环境改变、过度劳累、体重骤增骤减等，通过大脑皮质的神经递质作用，干扰下丘脑－垂体－卵巢轴的互相调节和制约的机制，使得青春期尚不健全的轴更加紊乱，下丘脑的促性腺激素释放激素（gonadotropin releasing hormone，GnRH）脉冲式分泌失去节律，导致垂体促性腺激素分泌异常，FSH与LH水平下降，LH峰消失，造成无排卵状态。

（三）病理性妊娠

有性生活史的青春期女性出现阴道流血，首要的检查是排除妊娠可能。病理性妊娠包括流产、异位妊娠、妊娠滋养细胞疾病。停经后的阴道流血、腹痛和血hCG增高为其临床特点，B型超声有助于诊断。

（四）凝血功能障碍

青春期女性凝血功能障碍大多是由遗传性、获得性或医源性因素引起，主要包括缺乏各种凝血因子、血小板减少或功能异常、血管收缩功能异常等。常见疾病有血管性血友病（vonWillebrand disease，vWD）、特发性血小板减少性紫癜（idiopathic thrombocytopenic purpura，ITP）、白血病、再生障碍性贫血、慢性肝病、慢性肾衰竭、系统性红斑狼疮（systemic lupus erythematosus，SLE）等。有研究显示，ITP和vWD综合征是青春期异常子宫出血的最常见原因。其临床表现为月经过多、月经周期尚规律，可伴有皮肤、黏膜出血、鼻出血、牙龈出血、创伤后出血难止等现象，患者常因月经过多导致贫血而首次就诊。

（五）药物因素

药物因素包括使用外源性性激素、米非司酮、抗凝药物、利福平、抗生素及抗精神病药如吩噻嗪类和三环类药物引起的异常子宫出血。排除是否为药物因素需详细询问用药史、注意使用药物和出现阴道出血的时间关系，可以提供是否为“药物性”的线索，停用相关药物后，阴道流血可改善或血内分泌激素水平很快恢复正常，即可明确为“药物性”。

二、诊断要点及注意事项

（一）病史

1. 阴道出血前有无诱因存在。

2. 阴道出血出现的缓急、病程长短。

3. 阴道出血出现的部位。

4. 阴道出血的模式、与正常月经周期之间的关系。

5. 阴道出血是否有伴随的症状。

6. 阴道出血出现前的药物服用史。

7. 既往有无性生活史、有无生育、流产史。

8. 既往有无重大脏器疾病史，有无自身免疫性疾病史、有无代谢相关性疾病如甲状腺疾病、肾上腺疾病史，有无高血压、糖尿病病史。

9. 有无家族遗传性疾病史，如血管性血友病、先天性肾上腺皮质增生症。

（二）体格检查

1. 注意精神、营养状况，测量身高、体重，计算体重指数（BMI）。

2. 注意毛发分布、痤疮、皮肤色素沉着、皮肤瘀斑情况。

3. 乳房、第二性征是否与年龄相符合。

4. 腹部检查有无下腹部压痛、是否可及腹部包块。

5. 观察阴道外生殖器是否有先天发育异常，直肠－腹部诊检查内生殖器发育是否与年龄相称、是否触及包块（有性生活史者行妇科双合诊或三合诊检查）。

6. 必要时行阴道窥器检查。

（三）辅助检查

1. 血常规。

2. 出、凝血时间。

3. 肝、肾功能。

4. 血糖、血脂。

5. 生殖激素检测：FSH、LH、E_2、P、PRL、

T、A_2、DEHA。

6. 代谢相关激素检测：甲状腺功能、生长激素、皮质醇、促肾上腺皮质激素、胰岛素等。

7.B 型超声、CT、MRI 检查。

8. 必要时腹腔镜、宫腔镜检查。

三、鉴别要点

1. 月经周期、经期、经量均不规则的阴道流血，多见于无排卵型异常子宫出血。

2. 经前期或经后点滴出血，多见于有排卵型异常子宫出血。

3. 经间期出血，多见于排卵期出血。

4. 与月经周期无关的阴道流血，多见于生殖器炎症、生殖器创伤、生殖道恶性肿瘤。

5. 停经后的阴道出血，多见于病理性妊娠。

6. 阴道流血的伴随症状：有助于病因诊断。青春期阴道流血诊断思路见图 13-1。

（1）伴有牙龈出血、皮肤瘀斑，多见于凝血功能障碍。

（2）伴腹痛，多见于子宫内膜异位症、生殖器炎症、病理性妊娠、生殖道恶性肿瘤。

（3）伴有突眼、甲状腺肿大、胫前黏液性

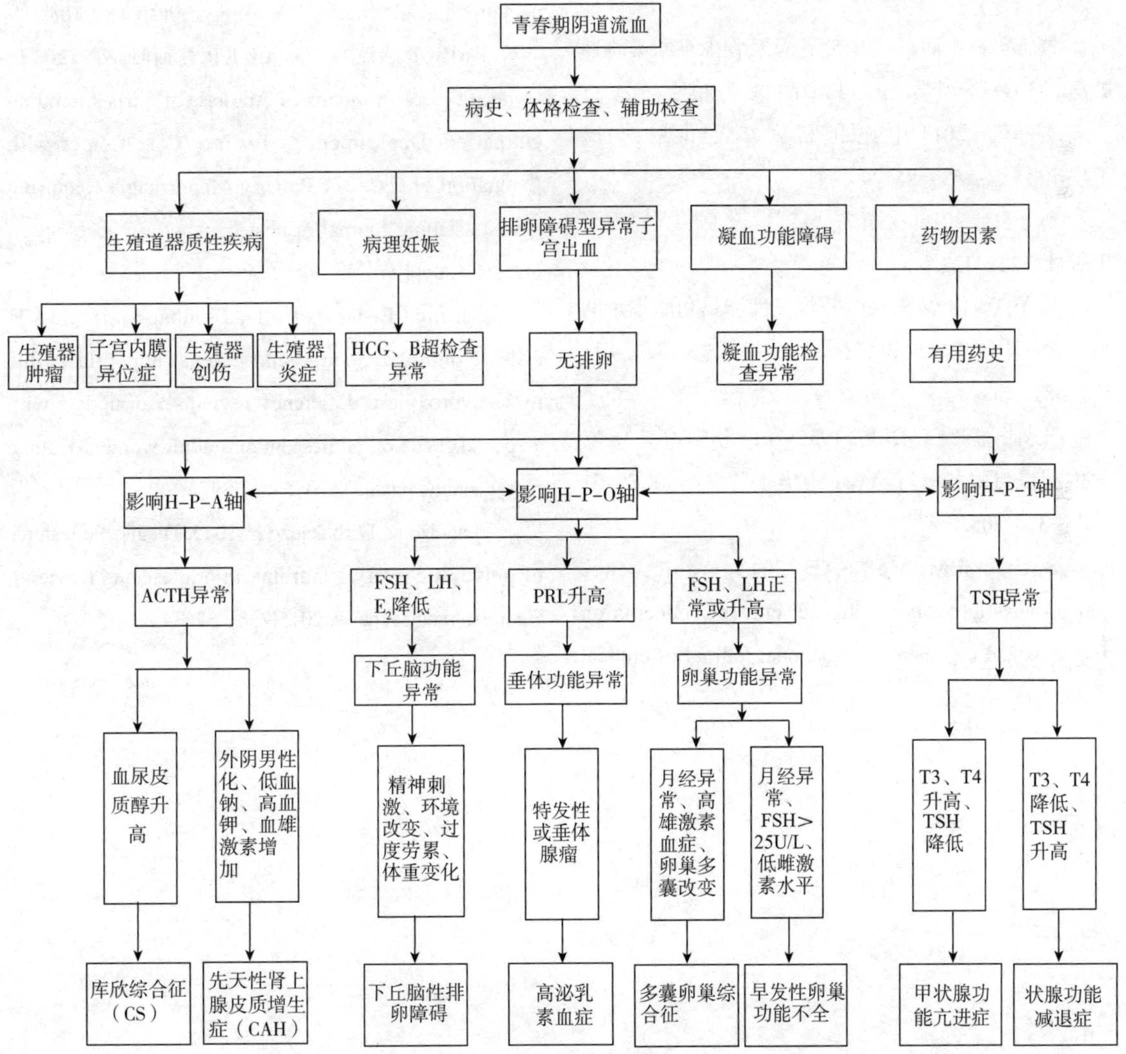

图 13-1　青春期阴道流血诊断思路

（金雪静　黄　坚　张治芬）

水肿、高代谢症候群，多见于甲状腺功能亢进。

（4）伴有表情淡漠、反应迟钝、畏寒、嗜睡、懒言、食欲缺乏、下肢黏液性水肿，多见于甲状腺功能减退。

（5）伴外生殖器发育异常，见于非经典型肾上腺皮质增生症。

（6）伴溢乳、头痛、眼花、视觉障碍，多见于高泌乳素血症。

（7）伴满月脸、向心性肥胖、多血质貌、痤疮、多毛、下肢水肿，多见于库欣综合征。

参考文献

周锦英，卞丽红，2015. 儿童及青少年卵巢恶性肿瘤 . 国际妇产科学杂志，42（1）：17-20.

曹泽毅，2014. 中华妇产科学 . 2 版 . 北京：人民卫生出版社，2514-2517.

陈子江，2016. 生殖内分泌学 . 北京：人民卫生出版社，221-222.

陈子江，田秦杰，2017. 早发性卵巢功能不全的临床诊疗中国专家共识 . 中华妇产科杂志，52（9）：577-581.

王烁，董彦会，2017. 1985-2014 年中国 7-18 岁学生超重与肥胖流行趋势 . 中华预防医学杂志，51（4）：300-305.

Spritzer PM, Motta AB, 2015. Adolescence and polycystic ovary syndrome: current concepts on diagnosis and treatment. International journal of clinical practice, 69(11): 1236-1246.

Pederson J, Kumar RB, Adams Hillard PJ, Bachrach LK, 2015. Primary ovarian insufficiency in adolescents: a case series. International journal of pediatric endocrinology, 2015(1): 13.

Drosdzol-Cop A, Sidlo-Stawowy A, Sajdak D, et al, 2014. Diagnosing polycystic ovary syndrome in adolescent girls. Ginekologia polska, 85(2): 145-148.

Elizondo-Montemayor L, Hernandez-Escobar C, Lara-Torre E, , 2017. Gynecologic and Obstetric Consequences of Obesity in Adolescent Girls. Journal of pediatric and adolescent gynecology, 30(2): 156-168.

Rathod AD, Chavan RP, Pajai SP, 2016. Gynecological Problems of Adolescent Girls Attending Outpatient Department at Tertiary Care Center with Evaluation of Cases of Puberty Menorrhagia Requiring Hospitalization. Journal of obstetrics and gynaecology of India, 66(Suppl 1): 400-406.

Carmina E, Dewailly D, Escobar-Morreale HF, 2017. Non-classic congenital adrenal hyperplasia due to 21-hydroxylase deficiency revisited: an update with a special focus on adolescent and adult women. Human reproduction update, 23(5): 580 -599.

Beltadze K, Barbakadze L, 2015. Diagnostic features of polycystic ovary syndrome in adolescents (review). Georgian medical news, 2015(238): 32-34.

第 14 章
女性性早熟

一、概述

女性性早熟指女孩在 8 岁前出现第二性征发育或在 10 岁前出现月经来潮。根据下丘脑 - 垂体 - 卵巢轴（HPOA）是否激活可分为促性腺激素释放激素（GnRH）依赖性及非促性腺激素释放激素（GnRH）依赖性的性早熟。

二、病因及分类

(一) GnRH 依赖性性早熟的病因及分类

促性腺激素释放激素（GnRH）依赖性性早熟，也称为真性、中枢性性早熟，指由下丘脑提前分泌和释放促性腺激素释放激素（GnRH）激活垂体分泌促性腺激素使性腺发育并分泌性激素，从而使内、外生殖器发育和第二性征呈现。其特点是具有与正常青春发育类同的下丘脑 - 垂体 - 性腺轴（HPOA）发动、成熟的程序性过程，直至生殖系统成熟。

女性在胚胎 10 周时已出现 GnRH 与 FSH 和 LH，至妊娠中期已建立负反馈功能，以后停留在抑制状态直至分娩。当胎盘娩出后，由于胎盘激素主要是雌激素全部消失而解除了抑制。出生后 5 天，促性腺激素开始上升，3 个月内雌激素出现暂时增多，有时临床表现为乳房增大，卵巢内也可见囊状卵泡。此后促性腺激素下降，维持在低水平至 4 岁左右。在儿童期下丘脑 - 垂体维持在下调节的状态，至青春发育前 GnRH 再次开始在夜间出现脉冲，而先后有 FSH 和 LH 的反应。最后 GnRH 脉冲昼夜一致出现正常的月经周期。因此，女性下丘脑 - 垂体 - 卵巢轴的功能自胎儿起就已建立，儿童期只是停留在抑制状态，当抑制状态被解除即可出现青春期发育提前，但是下丘脑 - 垂体 - 卵巢轴提前解除抑制状态的原因尚不清楚。目前病因分为未能发现器质性病变的特发性性早熟、中枢神经系统器质性病变及其他原因。

1. 特发性性早熟（idiopathic entral precocious puberty，ICPP） 是 GnRH 依赖性性早熟常见的一种，是指难以发现器质性病因的中枢性性早熟。女童以 ICPP 为多，占 CPP 的 80%～90%。其特点为除第二性征过早出现外，有排卵和生殖能力。这种性早熟会影响最终身高，其原因是性激素的分泌可促进生长激素的增多，起初身高增长加速，后骨骺提前闭合，最后过早地停止增高，约有近 1/3 的患儿最终身高不超过 150cm。

2. 中枢神经系统器质性性早熟 常见于小年龄患儿（＜6 岁），其发育系统多较迅猛。位于下丘脑部位的某些肿瘤，如下丘脑错构瘤、神经胶质瘤、颅咽管瘤等，可能因破坏了抑制 GnRH 分泌的神经通道，使 GnRH 分泌增加，或肿瘤细胞本身有分泌 GnRH 的功能。性早熟可能是这些患儿的早发症状，以后可能会出现头痛、视野改变等。其中下丘脑错构瘤是相对多见且比较特殊的一种。这是一种先天性、非赘生性肿瘤样损害，位于第三脑室底部灰结节或乳头体，常发现于年龄小于4岁的患儿，在中枢性性早熟中占2%～28%。

3. 其他　先天性疾病（如蛛网膜囊肿、脑积水、脑发育不全、小头畸形、中隔－视神经发育不良、鞍上囊肿等）；继发性疾病（如脑炎、结核性脑膜炎、脑脓肿后、外伤或颅内手术后、全身化疗后、头颅区放射治疗后等）；继发性肾上腺皮质肿瘤或长期性甾体激素接触和原发性甲状腺功能减退均可导致性早熟。

（二）非 GnRH 依赖性性早熟的病因及分类

非 GnRH 依赖性性早熟，又称为假性性早熟，或外周性性早熟，指并非由下丘脑－垂体－性腺轴的激活而是由其他来源的雌激素刺激而引起，仅有部分性征发育而无性功能的成熟，其性早熟症状是某种基础疾病的临床表现之一，并非一种独立疾病。多数病例起病快，进展迅速，若不及时处理，可能会由于骨骺过早闭合而导致矮小，部分患儿可转为中枢性性早熟，由肿瘤引起的外周性性早熟尚可危及生命。不同病因引起的外周性性早熟其治疗方法不同，预后也有差别，因此明确病因十分重要。

临床上按其副性征表现与原性别是否一致，将外周性性早熟分为同性外周性性早熟和异性外周性性早熟。女性同性性早熟指提前发育的性征与本身性别一致。女性异性性早熟指发育的性征与其本身性别相对立，如女性男性化，表现为阴蒂肥大、声音低沉、多毛等，青春期之前女性患者体内雄激素分泌增加造成。常见的同性外周性性早熟病因分类如下所述

1. 外源性雌激素　摄入外源性性激素仍是外周性性早熟的常见原因，往往有比较明确的病史，多见误服避孕药，或摄入含有性激素的药物或食物，或接触某些化妆品后发生的外周性性早熟。停止摄入或接触后性征会逐渐自行消退。

2. 纤维性骨营养不良综合征（MAS）　又称多发性骨纤维发育不良，是一种少见的散发性先天性疾病，是造成女性假性性早熟的原因之一。本征是因胚胎早期的体细胞内编码细胞膜 Gs 蛋白 α- 亚单位的基因（GNAS1 基因）错义突变，使其第 201 位的精氨酸被组氨酸或胱氨酸替代，显著降低了 Gs 蛋白 α- 亚单位内在 GTP 酶活性，引起腺苷酸环化酶的持续激活，导致 cAMP 水平的增高与积累，进而可刺激许多内分泌激素的受体，如促皮质素（ACTH）受体、促甲状腺激素（HSH）受体、促卵泡激素（FSH）受体、黄体生成素（LH）受体等，从而诱生激素反应细胞的增殖及自主性功能亢进。本综合征以性早熟、非隆起性皮肤褐色素沉着、多发性骨纤维发育不良三联征为特点。多数患儿可仅表现有一种或两种体征，躯干有边缘不规则、界线清楚的皮肤咖啡色斑，常在出生时就可发现。可伴有垂体、甲状腺和肾上腺等内分泌异常，还可出现卵巢单侧囊肿，常有阴道出血发生，乳头、乳晕着色深，血雌激素水平增高而促性腺激素水平低下。

3. 孤立性卵巢囊肿　功能性卵巢囊肿可具有明显的自律性产生内源性雌激素的功能，可能暂时性分泌足够量的雌激素，而引起乳房、生殖器和子宫内膜的发育，导致外周性性早熟。孤立性卵巢囊肿直径<2cm 是生理性的。多数孤立性卵巢囊肿在 1～4 个月可自然退缩，血清 E_2 水平因下降可发生撤退性出血。

4. 卵巢肿瘤　儿童期的卵巢肿瘤多数为良性。功能性的卵巢肿瘤如颗粒细胞瘤可产生大量雌激素，导致外周性性早熟。部分生

殖细胞肿瘤如胚胎性癌或混合性生殖细胞瘤可产生 hCG 而引起性早熟症状。性腺母细胞瘤常产生 E_2 或睾酮，产生相似于正常青春发动的表现。

5. 女性化肾上腺肿瘤 在婴儿和儿童期非常少见，主要以成年女性为主，以激素是否因皮质醇药物应用而减少对其与肾上腺皮质增生相鉴别。50% 为恶性肿瘤，可表现为乳房发育、阴毛出现和阴道出血等性早熟表现。

三、诊断

女性同性性早熟的诊断要点为根据患儿出现第二性征的时间、症状、体征及实验室检查，首先确定患儿是否为性早熟，这类早熟症状可能是某基础疾病的临床表现之一，而非一种独立疾病。诊断应首先确定是否为 GnRH 依赖性性早熟，然后进行病因的鉴别诊断。

（一）诊断依据

1. 病史 详细询问性成熟的发生年龄、变化的部位（外阴、乳房、阴毛等）和速度，询问有无误服内分泌药物或接触含激素类的食品或物品，了解有无先天性缺陷或其他疾病，以及家族中青春发育年龄（母女的初潮年龄）。

2. 体格检查 检查全身发育状况，有无畸形，包括身高、体重，第二性征发育情况，包括乳房、阴毛、腋毛及外生殖器发育情况，检查皮肤有无色素沉着斑块、甲状腺有无肿大，腹部有无肿块。观察外阴有无肿物、有无异常分泌物或异物等。

3. 辅助检查 根据临床表现及体格检查，对性早熟病因及病变部位有初步了解，在通过实验室检测及影像学检查明确诊断。

（1）激素测定

①基础血清促性腺激素水平测定：中枢性和外周性性早熟的本质区别在于下丘脑－垂体－性腺轴功能是否启动。促黄体生成激素（LH）基础值有筛查意义，如 LH＜0.1U/L 提示无中枢性青春发动。LH＞5.0U/L 可肯定已有中枢性青春发动。如 LH 基础值不能确诊时需进行激发试验。患者由于血液中大量性激素对下丘脑－垂体的反馈抑制作用，导致血清促性腺激素水平明显降低，但分泌促性腺激素肿瘤患者的血清促性腺激素水平可显著升高。

②促性腺激素释放激素（GnRH）激发试验：当基础 LH 值不稳定时，可考虑行 GnRH 刺激试验以确诊。方法：使用 GnRH（如戈舍瑞林）每次 2.5～3.0μg/kg，最大剂量为每次 100μg，皮下或静脉注射，分别在 1、30、60、90 分钟时采血样，检测 LH、FSH 水平。患者促性腺激素在青春前期水平，GnRH 激发试验反应低下，血清 FSH 和 LH 激发值均无明显改变，呈非 GnRH 依赖性性早熟。

③其他：溢乳者应测定血催乳激素；如诊断与原发性甲状腺功能减退有关的性早熟，应检查促甲状腺激素（TSH）、FT4 或 FT4 指数；如诊断肾上腺功能早现或分泌雄激素的卵巢肿瘤和肾上腺肿瘤，应测定 T、DHEAS、17- 羟孕酮和 11- 脱氧皮质醇水平。

（2）影像学检查

①盆腔超声检查：可精确测量子宫大小、内膜厚度、卵巢大小、卵泡个数及直径，其变化能很好地反映下丘脑－垂体－性腺轴的功能状态。与年龄相符的正常子宫和卵巢更有可能是单纯肾上腺功能早现或单纯乳腺早发育，而增大到成人大小的卵巢且伴子宫增大则多见于中枢性性早熟，MAS 综合征患者可有卵巢增大，并有明显的卵泡囊肿。卵巢对称性增大多见于中枢性性早熟，单侧增大提示肿瘤，而卵巢囊肿可见于任何情况。性腺体积在青春前期水平，如子宫单独增大甚至内膜增厚，是外周性性早熟的有力证据。

②CT或磁共振显像（MRI）：除外颅内病变，按需做盆腹腔、肾上腺或其他相关器官的影像学检查，以查找病因。

（3）其他相关检查

①骨龄（BA）测定：骨龄对于女性同性性早熟的诊断无特异性，但是判断生理成熟状态的可靠且简便的指标，因为骨骼成熟度可反映机体暴露于性腺类固醇激素的时间及程度，可依据骨龄的提前程度及增长速度判断成熟程度的骤与缓。骨龄超过实际年龄1岁以上被视为提前，超过2岁为明显提前。此外，如单纯肾上腺功能早现或单纯乳腺过早发育，其BA常在正常范围内或仅有轻度提前到正常上限。明显的BA提前常提示进行性性早熟。甲状腺功能低下引起的性早熟以生长迟缓及BA落后为特征。因此，追踪BA对性早熟的病因的判断、治疗疗效及生长预后的评估是必要检查。

②细胞染色体核型分析：怀疑由染色体因素所致性发育异常者需进行相关检查。

（二）其他补充诊断依据

除上述诊断依据外，以下几种情况也可作为诊断依据。

1. 第二性征提前出现：女孩8岁前。

2. 促性腺激素释放激素（GnRH）激发试验：促黄体生成素（LH）激发峰值，女孩＞12U/L，LH/FSH峰值＞1.0。GnRH激发试验方法：GnRH 100μg/m^{2}或2.0～3.5μg/kg静脉注射，0、30、60及90分钟分别采集血样，测FSH和LH浓度。

3. 性腺增大：女孩在B超下见卵巢容积＞1ml，并可见多个直径＞4mm的卵泡。

4. 线性生长加速。

5. 骨龄超越年龄1年或1年以上。

6. 血清性激素水平升高至青春期水平。

以上诊断依据中前3条是最重要而且是必需的。但是，如就诊时病程很短，则GnRH激发值有时可达不到以上诊断值，卵巢大小亦然。对此类病例应进行随访，必要时在数月后复查。女孩的青春期线性生长加速一般在乳房发育半年左右发生，但也有迟者，甚至有5%左右在初潮前1年或初潮当年始呈现。性激素的升高亦然，它不能分辨中枢和外周性性早熟。因此，诊断CPP时应综合各项资料考虑。

（三）诊断过程中应注意的相关问题

1. 性早熟的年龄界定　性早熟是指女孩在8岁前出现第二性征发育。近年来世界各地的调查显示，乳腺发育的年龄呈现明显提前趋势，但初潮年龄仅略为提前，且具有种族和地域差异。性发育开始的时间与遗传、环境、肥胖等因素有关。因此，有学者提出性早熟的年龄界定应根据不同国家、不同种族的标准进行。目前国内外仍广泛沿用既往年龄标准。

2. 性发育的顺序及进程　性发育是一个连续的过程，且具有一定规律。性早熟是由于HPOA功能提前启动所致，性发育的顺序与正常儿童基本一致。女孩青春期发育顺序为：乳房发育，阴毛，外生殖器的改变，腋毛生长，月经来潮。性发育的速度存在明显个体差异。一般性发育过程可持续3～4年，女孩每个Tanner分期的进展历时约为1年。

在性早熟的诊断过程中，对于典型的界定年龄（女孩8岁）前出现性发育征象的患儿较易诊断，但在重视性发育开始年龄的同时，还应考虑性发育的顺序及进程，性发育顺序或进程异常，可为性早熟的不同表现。对进一步诊断和处理有重要提示意义。

性发育顺序异常时需注意排除外周性性早熟、纤维性骨营养不良综合征、不完全性性早熟等。其中不完全性性早熟又称变异型青春期（pubertal variants），包括单纯性乳房早发育（premature thelarche）、肾上腺功能早现（premature adrenarche）、单纯性阴毛早现（premature pubarche）和单纯性早初潮（premature menarche）。性发育进程异常时，应警惕以下情况。①慢进展型性早熟（slowly progressive precocious puberty）：表现为骨龄进展、生长加速不明显，骨龄身高在正常范围内，对患儿的最终成人身高无显著影响。对慢进展型性早熟应坚持随访，必要时每半年复查骨龄，发现异常及时给予干预。②快进展型性早熟（rapidly progressive precocious puberty）：属中枢性性早熟，是指女孩 8 岁前由于下丘脑－垂体－性腺轴功能提前启动而导致的性发育。其特点为出现性发育进程快，骨龄进展迅速，影响最终成人身高。③快进展型青春期（rapidly progressive puberty）：部分儿童虽然在界定年龄后才开始出现性发育，但性发育进程迅速，从一个发育分期进展到下一分期的时间较短（＜6 个月）。生长速率增加、骨骼成熟迅速，短期内出现骨龄明显超过实际年龄，由于骨骺早期愈合而影响成人最终身高。对于快进展型青春期则可能需按性早熟方案处理。

3. 生长加速　在性发育的过程中可出现生长加速，一般女孩 9～10 岁出现生长加速，但具有个体及种族差异，且与性发育分期相关。在 Tanner Ⅱ～Ⅳ期，女孩出现生长加速的比例分别为 40%、30%、20%，甚至有 10% 的女孩在乳腺开始发育前出现生长加速。若缺乏患儿生长速率的资料，则需监测生长情况 3～6 个月，以进一步评估是否出现生长加速，以及评估是否为快进展型性早熟。

4. 性腺发育评估　女孩盆腔 B 超：子宫长度为 3.4～4.0cm，卵巢容积为 1～3ml（卵巢容积＝长 × 宽 × 厚 ×0.523 3），并可见多个直径＞4ml 的卵泡，提示青春期发育。子宫内膜回声具有较好的特异性，但敏感性稍低（42%～87%），可作为 CPP 与正常女孩及单纯乳腺早发育女孩的鉴别诊断的辅助检查之一，但不能作为与其他外周性性早熟的鉴别手段。

5. 正确评估 HPOA 功能是否启动

（1）黄体生成素（luteinising hormone，LH）基础水平：在 CPP 的诊断过程中，LH 较促卵泡激素（follicle-stimulating hormone，FSH）更具有临床意义。但基础 LH 水平意义有限，因 LH 为脉冲式分泌，其水平受检测方法的影响而差异较大，缺乏相应的正常值资料，且 50% 左右 Tanner Ⅱ期的女孩 LH 基础值可在青春期前期的水平。

（2）GnRH 激发试验：是诊断 CPP 的金标准，也是鉴别 CPP 和外周性性早熟的重要依据。但 GnRH 激发试验结果与所采用的药物、采血时间及检测方法不同，诊断临界值也有不同。不推荐常规应用 GnRHa 作为 GnRH 激发试验药物，但若因药物来源因素而采用 GnRHa 作为激发药物时，应考虑到不同制剂的生物活性、不同采血时间、不同检测方法对试验结果的影响。国外文献报道采用 GnRHa 作为激发药物评价下丘脑－垂体－性腺轴功能时，诊断临界值各有不同，部分需结合雌二醇水平进行分析。在结果评估的过程中应注意以下问题。①激发药物：激发试验应用的药物为 GnRH，所用剂量为每次 2.5μg/kg，最大剂量为 100μg。GnRHa 的激发作用比天然 GnRH 强数十倍，峰值在 60～120 分钟出现，一般不推荐其在常规诊断中使用。如用 GnRHa 替代，各临床中心及实验室宜建立自己的激发试验方法及临床诊断临界值。②检测方法：应用不同的方法检测时，诊断临界值不同。免疫荧光法（IFMA），LH 峰值＞9.6U/L（男孩）或＞6.9U/L（女孩）；免疫化学发光法（ICMA），LH 峰值 ≥5.0U/L 均提示性腺轴启动。因此，不同的检测方法，不宜采用同一临界值进行结果评判。③正确评估 LH 峰值 /FSH 峰值：LH 峰值 /FSH 峰值＞0.6，考虑青春期启动，但应注意同时要满足 LH 峰值≥5.0U/L。单纯以 LH 峰值 /FSH 峰值＞0.6 作为诊断指标，易造成误诊。LH 峰值 /FSH 峰值还有助于快进展型与非进展型 CPP 的鉴别（快进展型 CPP

患儿的LH峰值/FSH峰值比值较高）。④在GnRH激发试验中，FSH峰值及基值对中枢性性早熟的诊断无明显临床意义。⑤另外，在判断结果时，尚需结合患儿性发育状态、性征进展情况、身高和骨龄的变化等进行综合分析。对于部分病程较短的患儿，在乳房开始发育的早期、未出现明显的生长加速、骨龄未出现明显超前时，GnRH激发试验可为假阴性。对此类患儿应密切随访性征发育情况、生长速率、骨龄等，必要时应重复进行GnRH激发试验。

（3）性激素水平：性激素水平不宜作为CPP的诊断指标。雌二醇E_2的水平变异较大，低水平的雌二醇也不能排除CPP。但当雌二醇水平＞367pmol/L（100pg/ml）时，应高度警惕卵巢囊肿或肿瘤。

（四）病因诊断

临床诊断明确后，即应进行CPP的病因诊断，根据病情进行头颅MRI检查、肾上腺功能、甲状腺功能等检测，以了解是否是中枢神经系统病变或其他疾病所致。

1. 头颅影像学检查排除神经系统异常　CPP以女孩多见，其中80%～90%为特发性CPP。但6岁前出现性发育的CPP女孩中，中枢神经系统异常比例约为20%，且年龄越小，影像学异常的可能性越大。因此，对年龄小于6岁的CPP女孩均应常规行头颅MRI检查。6～8岁的CPP女孩是否均需行头颅MRI检查尚有争议，但对有神经系统表现或快速进展型的患儿则应行头颅MRI检查。

2. 排除其他继发性疾病　在CPP的诊断过程中，还应注意明确性早熟是否继发于下列疾病。

（1）纤维性骨营养不良综合征：又称多发性骨纤维发育不良，多见于女性，是由于Gs基因缺陷所致。本综合征以性早熟、皮肤咖啡斑、多发性骨纤维发育不良三联征为特点。多数患儿可仅表现有一种或两种体征，可伴有垂体、甲状腺和肾上腺等内分泌异常，还可出现卵巢单侧囊肿。但其性发育过程与CPP不同，常先有阴道出血发生；乳头、乳晕着色深；血雌激素水平增高而促性腺激素水平低下；GnRH激发试验呈外周性性早熟。随病程进展，部分可转化为CPP。

（2）原发性甲状腺功能减低症：本病继发CPP可能和HPOA调节紊乱有关。甲状腺功能减退症时，下丘脑分泌TRH增加，由于分泌TSH的细胞与分泌泌乳素（PRL）、LH、FSH的细胞具有同源性，TRH不仅促进垂体分泌TSH增多，同时也促进PRL和LH、FSH分泌。也有学者认为FSH和TSH的糖蛋白受体结构相似，甲状腺功能减退症时升高的TSH可产生类FSH样作用。患儿临床出现性早熟的表现，如女孩出现乳房增大、泌乳和阴道出血等，但不伴有线性生长加速及骨龄增长加快。严重而长期未经治疗者可转变为CPP。

（五）鉴别诊断

女孩同性性早熟特别应注意与单纯乳房早发育相鉴别。单纯乳房早发育为女孩不完全性性早熟，好发于2岁前的女童。除乳房发育外，不伴有其他性发育的征象，无生长加速和骨骼发育提前，不伴有阴道出血。血清雌二醇和FSH基础值常轻度增高。一般认为乳房早发育是一种良性、自限性过程，但有15%左右的患儿会发展成CPP。故对单纯乳房早发育的患儿应注意追踪检查，常规随访性激素水平、生长速率、骨龄进展等。

四、治疗

治疗原则：减少雌激素浓度，或阻断雌激素对靶器官的作用，目的是使性早熟患者的第二性征渐消退，性激素恢复至青春期前水平，延缓骨骼过快成熟和改善最终成人身高。在对患儿进行性早熟病因治疗的同时需要注意心理治疗也非常重要。

（一）病因治疗

应针对病因进行相应治疗，如切除肿瘤、切断外源性雌激素接触，使提前出现的性征消退。有中枢神经系统病变的 CPP 可考虑手术或放疗，如鞍区肿瘤特别是出现神经系统症状的肿瘤多需手术；但对非进行性损害的颅内肿瘤或先天异常，如下丘脑错构瘤或蛛网膜囊肿等，则宜谨慎处理。对继发于其他疾病的 CPP 应同时针对原发病治疗。以上情况当确诊是发育期尚早者则经病因治疗后早熟表现可消退。但是，当确诊是已在青春中、后期则病因去除后青春发育过程仍将会继续发展，因为下丘脑 - 垂体 - 性线轴的生物钟一旦启动，将持续进展而不能逆转，尤其是已进入 Tanner Ⅳ期时几乎都不能逆转，病因治疗后仍需按 ICPP 进行治疗。

对 ICPP 治疗的目标是最大限度地缩小患儿与同龄人间的差距，依次包括：①改善最终成年身高（final adult height，FAH）。②控制和缓解第二性征的成熟程度和速度。③预防初潮早现。④恢复其实际生活年龄应有的心理行为。

（二）药物治疗

1. GnRHa 治疗　目的是抑制性发育进程，延缓骨骼过快成熟和改善最终成人身高，避免心理行为问题。目前国内外普遍采用 GnRHa 治疗 CPP，并取得较好临床效果。

（1）治疗范围：CPP 的治疗首先应明确治疗范围，并非所有 CPP 患儿均需要 GnRHa 的治疗。

GnRHa 治疗指征：① CPP（快进展型），性早熟患儿骨骼成熟和第二性征发育加速显著（超过线性生长加快程度）；②预测最终成人身高受损者，预测最终成人身高＜3 百分位数或＜遗传靶身高，骨龄身高＜身高的 2 个标准差（-2s）；③快进展型青春期，在性早熟界定年龄后开始出现性发育，但性发育进程及骨骼成熟迅速，可影响最终成人身高者；④出现与性早熟直接相关的心理行为问题。

慢进展型性早熟及骨龄虽然提前，但生长速率也高于正常，预测成人身高无明显受损的 CPP 患儿，则不需立即治疗，应定期复查身高和骨龄变化，随时评估治疗的必要性。

在预测最终成年身高时应注意，目前国内外普遍采用 Bayley-Pinneau 法进行身高预测，但资料显示该方法可能高估了性早熟患儿的预测身高。

（2）GnRHa 的药物种类：GnRHa 是将天然 GnRH 分子中第 6 个氨基酸，即甘氨酸置换成 D- 色氨酸、D- 丝氨酸、D- 组氨酸或 D- 亮氨酸而成的长效合成激素。目前有曲普瑞林（Triptorelin）、亮丙瑞林（Leuprorelin）、布舍瑞林（Buserelin）、戈舍瑞林（Goserelin）和组氨瑞林（Histrelin）等几种药物，其药效是天然 GnRH 的 15～200 倍。制剂有 3.75mg 的缓释剂（每 4 周肌内注射或皮下注射）、11.25mg 的长效缓释剂（每 3 个月注射 1 次）等。我国以 3.75mg 的曲普瑞林和亮丙瑞林制剂最为常用。

（3）GnRHa 的作用机制是与腺前叶促性腺细胞的 GnRH 受体结合，开始可短暂促进 LH、FSH 一过性释放增多（“点火效应”），继而使垂体靶细胞相应受体发生下降调节，抑制垂体 - 性腺轴，使 LH、FSH 和性腺激素分泌减少，从而控制性发育进程，延迟骨骼成熟。

（4）GnRHa 治疗方案：关于 GnRHa 的用药剂量及用药方案，目前国内外缺乏统一标准。我国推荐缓释剂首剂 3.75mg，此后剂量为 80～100μg/（kg·4 周），或采用通常剂量 3.75mg，每 4 周注射 1 次。可根据性腺轴功能抑制情况进行适当调整。不同药物制剂选择剂量有所不同。文献报道称曲普瑞林的给药剂量为 60～160μg/（kg·4 周）；亮丙瑞林的治疗剂量为 30～80μg/（kg·4 周），甚至可达 350μg/（kg·4 周）。

应用 GnRHa 治疗 CPP 患儿强调个体化原则。应采用国家食品药品监督管理总局批准的 CPP 适应证药物，并根据药物的种类、剂型和注射方式等采用个体化治疗方案。可按照当地药物供应情况和医生的用药经验选用制剂。

GnRHa 每 4 周注射 1 次可充分抑制大部分 CPP 患儿的 HPOA 功能。个别控制不良的患儿可能需要缩短用药间期或超过标准剂量，但宜谨慎，并注意进一步评估诊断及病情。

（5）治疗监测：GnRHa 治疗过程中，需监测线性成熟和性生长两个方面的指标。

①性成熟指标：临床可见发育的乳房多在 4 周左右有明显退缩，已在Ⅳ期者腺结可退缩至不能触及，但脂肪不消退使乳房外观仍隆起。阴毛则不会消退，因它尚受控于肾上腺轴系统。

实验指标则可在治疗后 3～6 个月复查 GnRH 激发试验，如 LH 激发峰值降至青春前期值示抑制满意。血 E_2 水平为常用监测指标，但如治疗前无显著升高者宜用阴道涂片的成熟指数（MI）作为监测，它能较稳定地反映 2～4 周的雌激素水平，一般在 GnRHa 注射后 2～3 周进行为宜。

②性生长指标：骨龄是判断生理成熟状态的可靠而执行简便的指标。BA 对 CPP 诊断无特异性，但按 BA 提前程度及增长速度可判断成熟程度的骤、缓。BA 超过生活年龄 1 岁以上可视为提前，超过 2 岁则视为明显提前。BA 对性早熟预后估计及疗效判断是重要依据。对性早熟者，个体的 BA 系统追踪很重要，尤其是在 CPP 的治疗中评定疗效时 BA 能很好地反映 HPOA 轴受抑制状况，综合生长速率计算年增长值与 BA 增长值比率或身高年龄增长值与 BA 增长值之比率，两比率大于 1 提示治疗有效。BA 一般 4～6 个月复查 1 次，同时至少 2～3 个月测量一次身高以综合评价生长成熟平衡状况改善及预测身高的改善。

身高增长速度一般在治疗后的头半年变化不显，但 6 个月后则会下降至青春前期速度，较理想的应在 4～5cm/ 年（BA≤12 岁者）。

虽 BA 能有效受抑，但如生长速度明显低下（＜4cm/ 年）时也不能达到促进生长 / 成熟成正平衡，使身高年龄有效追赶。对于这些患儿可先适当减少 GnRHa 的剂量（在监控雌激素或 MI 不升高前提下），有些患儿可因此改善生长。但如减量后无帮助，尤其是某些患儿在治疗前生长潜能就差者则推荐与基因重组人生长激素（recombinant human growth hormone，rhGH）联合应用。因尚缺乏大样本长期对照临床研究资料，目前不建议常规联用 rhGH 治疗。对预测最终成人身高严重受损者可考虑应用 rhGH，但需密切监测。建议的 rhGH 剂量为每周 1.0U/kg，联合应用 2～3 年获得的 FAH 改善较单独应用 GnRHa 者多 6.3cm，无明显副作用，也不使骨龄加速。生长减速的具体机制不明，可能是 GnRHa 干扰和抑制了相关的生长调控层面，包括生长激素 - 胰岛素样生长因子 1（GH/IGF-1）轴的改变；过早暴露于雌激素而致生长板局部的改变：GnRHa 对生长因子受体（growth factor receptor）通路的影响等。

GnRHa 治疗对 HPOA 的抑制作用已获得公认，但关于 GnRHa 治疗改善 CPP 最终成年身高及身高获益的报道不一。国外研究显示 6 岁以前开始用 GnRHa 治疗的性早熟女孩身高获益较多。但也有长期随访至最终成年身高的研究发现，最终成年身高或治疗后身高的获益与年龄无明显相关性。

治疗有效的指标：生长速率正常或下降；乳腺组织回缩或未继续增大；骨龄进展延缓；HPOA 处于受抑制状态。

治疗过程中若出现以下几种情况，则应注意认真评估诊断，排除其他疾病。第一，在 GnRHa 治疗过程中出现阴道出血。部分 CPP 患儿第一次 GnRHa 注射后可出现阴道出血，与 GnRHa 的“点火效应”导致短暂雌激素水平增高、滤泡生长、囊泡形成有关，治疗后期的阴道出血可能与 HPOA 功能抑制不良有关，但同时应重新评估诊断是否正确，注意排除肿瘤等疾病；第二，生长速率显著下降（≤2SDS）；第三，骨龄进展迅速。另外，阴毛出现或进展通常代表肾上腺功能初现，并不一定意味着治疗失败。

诊断明确而暂不需要特殊治疗的 CPP 患儿仍应定期监测生长速率、骨龄等变化并进行评估，必要时可考虑 GnRHa 治疗。

（6）GnRHa 停药时机：取决于治疗目的。以改善最终成年身高为目的者治疗一般宜持续 2 年以上。

GnRHa 疗程至少 2 年才对 FAH 具有明显改善，建议在骨龄为 12～12.5 岁、生长追赶的潜能已明显降低时停药。停药后可有一生长加速，在 5～7cm/ 年，但如停药时骨龄已≥13 岁则此加速不显。换言之，骨龄已超过 12.5 岁者延长疗程对 FAH 改善帮助不大，停药后一般在 1 年左右性腺轴恢复青春期功能，初潮呈现（0.4～2.6 年），月经基本规律。

停药可酌情考虑患儿及其家长的愿望，医生需谨慎评估。但缺乏相应固定的停药指标，如骨龄、年龄、生长速率、治疗疗程、身高、遗传靶身高等。骨龄并非合适的单一停药指标，骨龄为 12 岁可出现在不同年龄的 CPP 患儿中，以骨龄评价治疗后身高的获益也并不可靠。

停药后仍应注意相关监测，如生长发育监测（身高、体重、体质指数、骨龄）、性发育监测（乳腺分期、睾丸容积）、生殖功能监测及其他相关副作用监测等，以早期发现异常，及时给予处理。

GnRHa 的治疗方案宜个体化，停药应考虑到身高的满意度、依从性、生活质量，以及性发育与同龄人同期发育的需求。

（7）安全性监测：GnRHa 治疗过程中偶尔出现皮疹、潮红、头痛，但通常短暂轻微，不影响治疗。10%～15% 的患儿可出现局部反应，过敏反应非常罕见，长期治疗安全性良好。

（8）以下情况不推荐常规应用 GnRHa。①恶性肿瘤化疗的远期影响可致不育，但不建议儿童化疗过程中应用 GnRHa 保护性腺功能。②单独应用 GnRHa 对正常年龄开始性发育的特发性矮身材和小于胎龄儿改善最终成年身高的作用有限，不建议应用。③先天性肾上腺皮质增生症预测身高严重受损时，单独应用 GnRHa 或联合 rhGH 治疗的疗效，尚需进一步大样本研究。

2. 甲羟孕酮　能对垂体起负反馈作用，使促性腺激素、性激素水平下降，性征消失，终止月经来潮，但对延缓骨骼成熟、控制骨骼生长加速无效，故不能防止身材矮小，长期使用在部分患儿出现体重增加及垂体 ACTH 分泌受抑制。剂量为每天 20～60mg 分次服，或 150～200mg 每 2 周肌内注射 1 次。甲地孕酮效价加高，疗效较好，剂量是每天 6～8mg，分次服。这两种药对垂体的负反馈是高度可逆的，停药 2~3 个月，其抑制作用逐渐消失。

3. 胰岛素增敏剂　及早给予二甲双胍治疗能够推迟低出生体重女孩的初潮，防止其内分泌和代谢改变向多囊卵巢综合征发展。

（三）纤维性骨营养不良综合征的性早熟治疗

纤维性骨营养不良综合征的性早熟治疗以抑制性甾体合成为原则，可采用药物有酮康唑、达那唑、环丙孕酮和睾酮，我国以前 2 个制剂为主，最近也有采用雌激素受体拮抗剂他莫昔芬的。严重反复出血者需卵巢切除。酮康唑用 4～8mg/（kg·d），分 2 次，并应监测肝功能，当症状消退后停药，达那唑以 3～7mg/（kg·d），睡前顿服，并与螺内酯 1mg/（kg·d）合用，以对抗达那唑的雄激素副作用。芳香化酶抑制剂是近来较多用于纤维性骨营养不良综合征的性早熟治疗。但是对儿童尚无确切的推荐剂量和经验。事实上，以上所有的治疗并不能根本改变本征因雌激素自律性反复升高的预后。

伴甲状腺功能亢进症时治疗与格雷夫斯病相同，但它无自身免疫改变，TG、TM（-）。其疗程与格雷夫斯病不同，症状缓解时停药，再起时再用。

对肾上腺皮质增生一般以手术治疗为主，尤其是腺瘤改变时。骨病累及鼻窦者需手术刮除增生的纤维骨，但会复发。

（四）心理治疗

性早熟患儿的智力和心理发育并不提前，对过早出现的性成熟现象没有心理和能力上的适应，因而会困惑、害羞或自卑，有的还会发展为心理障碍。家长也常为此焦虑不安，精神负担很重。因此对性早熟患儿进行诊断和治疗的同时，不可忽视对患儿和家长的心理疏导和医学知识的教育，解除其思想顾虑。特别提醒家长关注患儿保护，避免身心创伤，特别是性侵害。帮助孩子了解这些表现知识正常生理过程的提前，不影响其将来的健康与正常生活。同时还应加强对患儿的帮助和管理，如月经期的处理，治疗期间按时服药等，使这些孩子与其他孩子一样有一个轻松、快活与健康的童年。

五、预后

性早熟的预后取决于病因。特发性性早熟患者除了成年身高矮外，一般预后良好，大多数有正常的月经周期和生育能力，也不会出现早绝经。

（王志莲　平　毅　郝　敏）

参考文献

吴洁，朱丽萍，吴久玲，等，2018. 女性性早熟的诊治共识 . 中国妇幼健康研究，29（2）：135-138

鲁东红，石一复，2004. 女性性早熟的诊治 . 中国实用妇科与产科杂志，（9）：19-20.

郑荣秀，刘戈力，2011. 女童性早熟的临床诊断程序 . 实用儿科临床杂志，26（8）：557-560.

梁雁，罗小平，2015. 进一步规范中枢性性早熟的诊疗 . 中华儿科杂志，53（6）：405-408.

中华医学会儿科学分会内分泌遗传代谢学组，2015. 中枢性性早熟诊断与治疗共识（2015）. 中华儿科杂志，53（6）：412-418.

任慕兰，郑意楠，2017. 女性性早熟的诊疗策略 . 实用妇产科杂志，33（8）：572-575.

Vargas G, Balcazar-Hernandez LJ, Melgar V, et al, 2017. An FSH and TSH pituitary adenoma, presenting with precocious puberty and central hyperthyroidism. Endocrinology,Diabetes & Metabolism, 2017: 17-57.

Xu Y Q, Li G M, Li Y,2018. Advanced bone age as an indicator facilitates the diagnosis of precocious puberty. Jornal de pediatria, 94(1): 69-75.

Ying Y, Tang J, Chen W, et al, 2017. GnRH agonist treatment for idiopathic central precocious puberty can improve final adult height in Chinese girls. Oncotarget, 8(65): 109061.

Yoon JW, Park HA, Lee J, et al, 2017. The influence of gonadotropin-releasing hormone agonists on anthropometric change in girls with central precocious puberty. Korean journal of pediatrics, 60(12): 395-402.

Swaiss HH, Khawaja NM, Farahid OH, et al,2017. Effect of gonadotropin-releasing hormone analogue on final adult height among Jordanian children with precocious puberty. Saudi medical journal, 38(11): 1101-1107.

第15章 青春期发育延迟

一、概述

当青春期发育比正常人群性征初现的年龄晚2.5个标准差时，称为性发育延迟（delayed sexual maturation）或青春期延缓（delayed puberty）。在女性通常指13岁以后仍未出现乳房发育，或16岁时仍无月经初潮，或乳房发育后5年仍无月经初潮。绝大多数青春期延迟患者仅是暂时性延迟，源于下丘脑－垂体轴的中枢抑制，需持续观察，可随着时间的推移而消除。如果到了17岁还无第二性征发育，则应警惕可能存在疾病，不会是青春期生理性延迟。

二、病因及分类

青春期延迟女孩中，由于生理性原因仅占10%，故排除病理性因素十分必要。一般将青春期延迟的原因分为3类。

（一）正常促性腺激素性闭经（eugonadotropic amenorrhea）

原发性闭经而有正常成年女性性征发育见于苗勒管发育不全，据统计苗勒管不发育占原发性闭经的15%。其是生殖道解剖结构异常引起，如女性生殖道畸形综合征（Mayer-Rokitansky-Kuster-Hauser，MRKH综合征），表现为原发性闭经，子宫、阴道发育不全，而外生殖器、输卵管和卵巢均发育正常，女性第二性征也正常。有时伴肾畸形或骨骼畸形。此征可能为基因突变所致的副中肾管发育障碍。偶见其他生殖道畸形如处女膜闭锁、阴道横隔等。

（二）高促性腺素性性腺功能低下（hypergonadotropic hypogonadism）

青春期延迟伴有促性腺激素上升至绝经后范围，是卵巢衰竭的标志。由于卵巢功能低下，不能合成和分泌足够的性激素，对下丘脑及垂体的负反馈功能下降，导致FSH和LH升高，而E_2水平低下，故称高促性腺激素性性腺功能低下。最常见病因是性腺发育不全，典型的核型为45，XO，称为特纳综合征。也可出现性染色体嵌合型或X染色体结构异常。临床症状因核型而不同。典型特纳综合征在新生儿期表现为低体重和淋巴水肿；在儿童期体格矮小；至青春期由于双侧卵巢呈白色条索状，内无卵泡缺乏雌激素，以至第二性征不发育，原发性闭经。自7～8岁后，促性腺激素尤其是FSH水平上升。其他体征为蹼颈、盾状胸、后发际低、肘外翻、第4掌骨短、高腭弓，以及先天性心脏病和肾畸形。最常见的嵌合型为45，XO/46，XY，内外生殖器可呈女性、男性或两性畸形。出现两性畸形时可诊断为混合性性腺发育不全（mixed gonadal dysgenesis）。

高促性腺素性性腺功能低下的病因还见于单纯性性腺发育不全（pure gonadal dysgenesis），核型为46，XX或46，XY。性腺均为条索状。表型为女性，但第二性征不发育，且有原发性闭经。46，XY 单纯性性腺发育不全即 Swyer 综合征，由于 Y 染色体存在，则发育不全的性腺在 10～20 岁时发生做腺母细胞瘤的危险增加，诊断确定后建议做预防性性腺切除术。少见情况下，具有 46，XX 核型的病例可能有抵抗性卵巢综合征（resistant ovary syndrome）。其特征是闭经，促性腺激素水平升高，卵巢活检拥有很多原始卵泡，但对内源性或外源性促性腺激素无反应。

此外，获得性病因为卵巢功能因接受放疗、化疗或卵巢炎而受到损伤。

（三）低促性腺素性性腺功能低下

低促性腺素性性腺功能低下（hypogonadotropic hypogonadism）指性征不发育是由于下丘脑缺乏 GnRH 脉冲分泌，使垂体分泌 FSH、LH 不足。其原因可能为先天性或出生后发育缺陷，也可由于肿瘤、感染或损伤引起。其表现为下丘脑性闭经，循环 FSH 和 LH 水平＜5U/L。

1. 体质性青春期延迟　也称特发性青春期延迟（constitutional or idiopathic delay in growth and puberty）。发病呈家族性倾向，50% 病例其双亲或兄弟姊妹有青春期发育延迟病史。患儿一般健康良好，经各种检查无病理性原因。性征延迟发育仅是下丘脑－垂体－卵巢轴功能的再激活延迟，主要是下丘脑脉冲释放 GnRH 发动较晚所致。受累儿童通常比同龄儿童矮小，但其身高及生长速度与骨龄相符，而骨龄小于实足年龄。当骨龄达到与青春期发育的相应年龄（12～13 岁）时，即会出现性成熟特征，并逐步达到正常成人身高。其促性腺激素和性甾体激素值低下，为青春期前水平，GH 和 IGF-1 浓度也低。

2. 先天性　既可单独存在，也可伴有联合垂体激素缺乏症。此疾病也可与其他系统性病症相关，例如，卡尔曼综合征中的嗅觉缺失症、视膈发育不良和前脑无裂畸形中的大脑中线紊乱、肾上腺发育不良或其他综合征，如普拉德－威利综合征、巴尔德－别德尔综合征和 CHARGE 综合征。如卡尔曼综合征，是一种非均一性遗传病，涉及 X 性连锁遗传、常染色体隐性遗传或显性遗传病。因为促性腺激素脉冲低水平伴嗅叶发育不全。临床表现青春期无性征发育，血 FSH、LH、E_2 低下；嗅觉缺失或减退，头部 MRI 显示嗅沟和嗅球缺乏；并常伴其他畸形，如兔唇、腭裂、一侧肾不发育等，但患儿身材无明显矮小。

多种基因与先天性促性腺激素缺乏的发病机制相关，包括 KAL1、FGFR1、GPR54、Kiss-1、GnRHR、PROK2、PROKR2、NELF、DAX1、LH 和 FSH β- 亚基、瘦蛋白、瘦蛋白受体和激素原转化酶 1（PC1）基因。

3. 获得性　可因中枢神经肿瘤、感染、手术或放射疗法、血管病变或损伤引起促性腺激素分泌不足而发生青春期延迟。颅咽管瘤是引起下丘脑－垂体功能障碍和青春期延迟的最常见肿瘤。发病高峰年龄为 6～14 岁。临床特征决定肿瘤的波及范围。其主要出现头痛，双颞侧视野缩小，身材较矮，性征不发育。除促性腺激素低下外，伴有其他腺前叶激素缺乏，如促甲状腺激素、促肾上腺皮质激素水平低下。与青春期延迟有关的中枢神经系统肿瘤还有松果体瘤、胚组织瘤及泌乳素瘤等。组织细胞增多病、镰状细胞病和铁超负荷（与输血有关）可导致永久性促性腺激素缺乏。

4. 功能性　又称暂时性或可逆性青春期延迟，一些儿童慢性疾病（例如，囊性纤维化、炎症性肠病、乳糜泻、糖尿病控制不良）、过度运动、营养不良和进食障碍（神经性厌食症）及长期压力影响下丘脑－垂体－卵巢轴功能，而使青春期延迟。最典型的是神经性厌食，因精神心理障碍和内分泌代谢异常导致功能性促性腺激素低下。患者 E_2、DHEAS 水平下降，而 GH 水平上升，后者可能是 IGF-1 负反馈作用减弱所致。临床常有性征不发育、原发或继发性闭经。神经性厌食若发生于青春期前即会导致青春期发育延迟。患者拒食，表现为严重的营养不良，引起低体重、低血压、低体温，甚至死亡。若能摄入足够热量，恢复正常体重，常能使青春期激素分泌正常，并出现月经周期。

女性的青春期延迟会暂时影响婚后生育，而一旦正常发育之后，大部分人与正常人一样不影响生育。因为女性的青春期延迟不复存在。

三、诊断

（一）根据临床表现结合辅助检查做出诊断

1. 病史　包括家族史、宫内和分娩经过、哺乳、喂养史和婴幼儿期发育情况。既往史中内科疾病、中枢神经系统疾病、视力、嗅觉、性腺和生殖器畸形应加以询问。营养不良、高强度运动、获得性性腺异常、垂体手术、肾上腺发育不全，另外，化疗、放射治疗、组织细胞增多症、镰状细胞病、铁超负荷（与输血相关）等，也与该病有一定关系。

2. 体格检查　包括全身检查和妇科检查。注意乳房、阴毛 / 腋毛、体态、嗅觉、精神和智力检查。根据性发育和 Tanner 分期确定发育分期和骨龄。腹部和妇科检查应注意内生殖器结构和发育情况。神经系统检查应包括眼底、视野和脑电图检查。除一般体格检查外，应仔细检查身高、体重，记录纵行生长资料。身材矮小提示生长激素缺乏或染色体异常；缺乏性毛、面色苍白提示甲状腺功能减退。原发性闭经和乳房发育正常并存时考虑为睾丸女性化或女性生殖道畸形综合征（MRKH 综合征）；原发性闭经和多毛症并存，则应考虑为雄激素过多。

3. 实验室检查　包括测定血清 FSH、LH、PRL、E_2、DHEAS、TSH、T_3、T_4 水平和 X 线测定骨龄。原发性闭经的诊断可用孕激素撤退试验确定。通过 GnRH 试验可鉴别促性腺激素分泌足够或不足。

（1）非惯用（通常为左侧）腕部的 X 线检查可有助于估算骨龄。骨龄有助于预测估算患者的成年高度范围及与父母身高中值的关系。比较 X 线片上典型骨骺中心的外观与已公布的相应年龄和性别标准。最常用的方法是 Greulich 法和 Pyle 法。

（2）基础 FSH 和 LH：血清 FSH 和 LH 浓度实验室检测有助于鉴别低促性腺激素性腺功能减退（低水平）和高促性腺激素性腺功能减退（高水平）。应使用超敏儿科检测试剂盒对患者的清晨血样进行检测。由于下丘脑 - 垂体 - 性腺轴在 12 岁之前处于休眠状态，因此应仔细判读＜12 岁儿童的这些激素水平。有时可能难以鉴别体质性发育延迟和器质性促性腺激素缺乏，因为这两种疾病中的基础促性腺激素浓度都有可能较低。血清促性腺激素的分泌或活性不足导致的低促性腺激素性腺功能减退，通常由下丘脑 - 垂体异常所致。性腺功能不全可导致高促性腺激素性腺功能减退并表现为血清促性腺激素浓度升高以及在适龄青春期无青春期体征，如特纳综合征和克兰费尔特综合征。低促性腺激素性腺功能减退中的检测结果偏低，而高促性腺激素性腺功能减退中的检测结果偏高。

（3）LHRH 刺激检查：应考虑对所有基础促性腺激素偏低的患者进行 GnRH 检查。对于基础促性腺激素浓度升高的患者，如特纳综合征和克兰费尔特综合征患者，不需要接受 GnRH 检查。LH 释放激素（LHRH）可用于刺激分泌促性腺激素。可对血清 LH 和 FSH 进行检测。此检查在鉴别体质性发育延迟和器质性促性腺激素缺乏方面并非始终有效，因为由 LHRH 刺激生成的血清 FSH 和

LH浓度在两种疾病中的值均可能偏低。因此，此方法无法用于确定患者是否会自发进入青春期或患有永久性疾病。因此，对于那些青春期前检查结果不确定的患者，应在生长和青春期末进行复查以确定患者是否需要接受长期激素替代治疗。

（4）hCG刺激检查：采用3天和（或）3周刺激法。hCG用来刺激睾丸生成睾酮，经证实，对部分患者结合使用此检查与LHRH检查，有助于鉴别体质性发育延迟和低促性腺激素性腺功能减退。在体质性发育延迟中，可见血清睾酮浓度升高现象；而在低促性腺激素性腺功能减退中，可见睾酮反应降低的表现。

（5）脑部MRI扫描：如果基础促性腺激素偏低，则应考虑进行此项检查。脑部神经影像可帮助鉴别下丘脑－垂体结构异常、脑中线缺损、嗅神经发育不全和垂体肿瘤。

（6）核型：应对所有身材矮小的女孩、身材比例异常的高身材男孩或任何已被确定患有性腺功能减退的患者进行核型检查。对于女孩，此检查可显示特纳综合征（45，XO）。应考虑对所有身材矮小的女孩进行特纳综合征（45，XO）检查，即使有青春期体征。根据镶嵌现象，45，XO/46，XY，XY部分性腺发育不全可能在胎儿出生时表现为外阴性别不明或在青少年期表现为青春期延迟。

（7）盆腔和腹部超声：应考虑对患特纳综合征或其他形式性腺发育不全的女孩进行盆腔超声检查。腹部超声检查可提示存在肾脏异常，如肾脏发育不全或马蹄肾。

（8）超声心动图：可显示特纳综合征中的主动脉缩窄或二叶式主动脉瓣。

（9）血清卵巢自身抗体：可帮助确定体内是否存在自身免疫过程。如果患者的基线血清促性腺激素升高，则应考虑进行此项检查。也可能存在其他内分泌器官的自身免疫病（如特发性肾上腺萎缩、自身免疫性甲状腺炎）。

（10）嗅觉评估：克兰费尔特综合征与器质性低促性腺激素性腺功能减退和嗅神经发育不全相关，并可导致嗅觉缺失。

（11）甲状腺功能检查（TFT）：在甲状腺功能减退症中，TSH升高，同时游离T_4下降。

（12）血清泌乳素：可表现为青春期延迟，在高泌乳素血症中升高。

（13）其他垂体激素检查：如果确诊低促性腺激素性腺功能减退，则应考虑进行此项检查。在视隔发育不良和前脑无裂畸形中，先天性促性腺激素缺乏可单独存在或与联合垂体激素缺乏症相关，伴或不伴脑中线疾病。这种现象也可能与肾上腺发育不全（DAX1突变）相关。

（二）鉴别诊断

常见青春期发育延迟的鉴别诊断详见表15-1。

表15-1 常见青春期发育延迟的鉴别诊断

类型	身高	Gn值	E_2值	GnRH试验	核型	其他
低Gn性						
体制性	矮、与骨龄相符	青春前期	低	青春前期形式	正常	可逐步发育
先天性	正常	低	低	无反应	正常	嗅觉缺失
获得性	生长缓慢	低	低	无反应	正常	
高Gn性						
特纳综合征	矮、始于儿童期	高	低	明显反应	XO或异常	
单纯性腺发育不全	正常	高	低	明显反应	XX或XY	

四、治疗

（一）病因治疗

如功能性原因所致的促性腺激素低下常可通过加强营养、增加体重而得到纠正。中枢神经系统肿瘤根据病情行手术或药物治疗。各种内分泌异常针对病因，积极治疗甲状腺功能低下、库欣综合征或高泌乳素血症可使青春期发育恢复正常。

（二）药物治疗

1. 高促性腺素性性腺功能低下　青少年发生卵巢衰竭时，必须用雌激素替代治疗，从实足年龄 12 岁开始，直至青春期第二性征完全发育。建议开始雌激素剂量宜小，最好生理剂量，有利于生长发育和与年龄相适应的性征发育，一般用妊马雌酮 0.3mg/d，每 4 周用药 3 周。如果妊马雌酮达 0.625mg/d 将使生长停止发育。约 1 年后用序贯法，给予妊马雌酮 0.625mg/d 或 17β- 雌二醇 1mg/d，共 20～22 天，后 10～12 天加用甲羟孕酮 5～10mg/d 以保护子宫内膜。还需从饮食或药物中补充钙元素 1500mg/d 和维生素 D 400mg/d，要求患者经常做负重锻炼，以保持最佳骨质量。

（1）首选用雌激素进行青春期诱导：患者需要逐渐增加雌激素的剂量，当雌激素水平足够或出现子宫突破性出血时，应采用周期性黄体酮治疗。不应使用避孕丸或贴剂诱导青春期，因为雌激素的剂量过高，会妨碍乳房发育。

（2）首选制剂为最小可用剂量的经皮或口服雌二醇。经皮给药可避免肝脏的首过效应。

①经皮雌二醇：每周进行 1 次或 2 次 0.012 5～0.025mg/24h 贴剂治疗（取决于制剂的品牌），每 6 个月逐渐增加剂量直至达到成人剂量。

②雌二醇：0.5～2mg，口服，每天 1 次，为期 6 个月，每 6 个月逐渐增加剂量直至达到成人剂量。

③联合突破性出血或雌激素水平足够后使用周期性黄体酮进行治疗。在突破性出血或雌激素水平足够后，雌激素治疗中应加入黄体酮以促进子宫内膜脱落。

（3）关于其中之一：①特钠综合征女孩可能还需要接受 GH（促生长激素）和（或）氧雄龙治疗，以达到适当的最终生长高度。应在女孩正常生长曲线出现下降时开始 GH 治疗直至 14 岁。如果确诊时间较晚，也可增加氧雄龙以促进线性生长。②促生长激素（重组）：每天 0.025～0.05mg/kg，皮下注射。③联合氧雄龙：0.05mg/kg，口服，每天 1 次。

2. 低促性腺素性性腺功能低下

（1）雌激素替代治疗：用于无生育要求的患者。首选卵巢激素补充治疗：所有被确诊青春期后性腺功能减退的女性患者均需在诱导青春期后接受终身激素补充治疗（HRT）。HRT 应持续至患者 50 岁左右。

①第一选择：经皮雌二醇 0.025～0.1mg/24h 贴剂，每周 1 或 2 次（视所用品牌而定）联合：微粉状黄体酮：在月经周期的最后 10 天使用，100～200mg，口服，每天 1 次。

②雌二醇：1～2mg，口服，每天 1 次；联合微粉状黄体酮：在月经周期的最后 10 天使用，100～200mg，口服，每天 1 次。

③乳房植入物：对于经过雌激素治疗后乳房发育不够充分的女孩，可能需要接受乳房植入术。此手术的目的是为了美观和心理原因，并应在青春期结束时或后期进行。雌激素治疗不足或不进行雌激素治疗可增加患长期并发症（如骨质疏松症）的风险。

（2）绝经期促性腺激素（human menopausal gonadotropin，HMG）：适用于垂体功能障碍，并有生育要求者。HMG 是由绝经期妇女尿中提取的物质，含有 FSH 和 LH，其促卵泡发育的作用主要是 FSH。hCG 是妊娠妇女尿中提取的物质，可使成熟卵泡排卵，或用于 HMG 疗法后的黄体支持疗法。

（3）GnRH-α：适用于垂体对下丘脑释放的 GnRH 反应良好，并有生育要求者。

（4）关于体质性青春期延迟不必特殊用药，因其只是青春期发动延迟，日后当骨龄达 13 岁时自然会开始正常的青春期发育，但需耐心解释病情，减少患者及其家属的心理压力。有些女孩有心理社会调整异常，可用短期雌二醇期雌激素治疗，疗程为 3～6 个月，口服 0.5～2mg，每天一次。

五、预后

总体预期与青春期延迟的潜在病因而非延迟本身有关。暂时性发育延迟患者（如体质性青春期延迟患者）的预后良好，他们无须进行雌激素补充治疗即可在青春期后获得正常的性腺功能。同样，有慢性疾病、营养不良或高强度运动的患者通常也可在病因消除或停止运动后恢复正常的性腺功能。有永久性病因的患者（例如，器质性促性腺激素缺乏、特纳综合征、克兰费尔特综合征或曾因颅咽管瘤而进行垂体手术的患者）需要接受终身激素替代治疗。

六、最新进展和展望

青春期发育延迟的病因复杂，青春期发育启动的时间和发育速度可能受遗传和环境因素的调节。理解青春期基因组，以及环境决定因素对人类生育能力的启动时间和作用，对于促进青春期发育异常的治疗至关重要。对性腺功能启动和肾上腺功能出现的生理机制的阐明和认识，将促进青春期发育异常患者的鉴别诊断方法的发展。利用分子遗传学工具，可确定其分子学基础和复发的危险。

（魏　芳　郝　敏）

参考文献

中华医学会内分泌学分会性腺学组，2015. 特发性低促性腺激素性性腺功能减退症诊治专家共识 . 中华内科杂志，54（8）：739-744.

Paolucci DG, Bamba V, 2017. Turner Syndrome: Care of the Patient: Birth to Late Adolescence. Pediatr Endocrinol Rev, 14(Suppl 2): 454-461.

Boehm U, Bouloux P-M, Dattani MT, et al, 2015. Expert consensus document: Euro-pean Consensus Statement on congenital hypogonadotropic hypogonadism pathogenesis, diagnosis and treatment. Nat Rev Endocrinol, 11(9): 547-564.

Sarfati J, Bouvattier C, Brygauillard H, 2015. Kallmann syndrome with FGFR1 and KAL1 mutations detected during fetal life. Orphanet Journal of Rare Diseases, 10: 71.

Trotman GE, 2016. Delayed puberty in the female patient. Curr Opin Obstet Gynecol, 28(5): 366-372.

Howard SR, Guasti L, Ruiz-Babot G, et al, 2016. IGSF10 mutations dysregulate gonadotropin-releasing hormone neuronal migration resulting in delayed puberty. EMBO Molecular Medicine, 8(6): 626-642.

小儿与青少年妇科肿瘤篇

小儿与青少年妇科肿瘤的特点

1. 有良性和恶性之分，部分肿瘤如卵巢上皮性肿瘤，生殖细胞肿瘤和性索间质肿瘤也可有交界性肿瘤，宫颈鳞状细胞瘤样病变中有癌前病变和原位癌之分（详见 2014 年 WHO 妇科肿瘤组织学分类内容）。

2. 小儿妇科恶性肿瘤常恶性程度高，生长迅速，很快发生转移，预后差。

3. 按解剖部位可分外阴、阴道、宫颈、子宫体、卵巢、输卵管、滋养细胞肿瘤（原发性卵巢绒癌和妊娠滋养细胞肿瘤）等，但以卵巢、子宫肿瘤和阴道肉瘤相对为多。

4. 按年龄段划分从初生女婴（也可是胎儿肿瘤）到青春期不同年龄均可发生。

5. 小儿免疫功能尚未发育完全也易致肿瘤发生。

6. 小儿及青少年生殖器大多发育未成熟，尤其是小儿的内生殖器位于盆腔深部，妇科检查困难，易致误诊、漏诊，延误诊治。

7. 小儿与青少年妇科肿瘤症状除腹痛（急性或慢性）、阴道出血等外，患者常诉述不清，发现或确诊较迟。

8. 医生对小儿与青少年妇科者几乎不做妇科检查（或仅个别检查），单靠腹部检查难以确诊，应及时采用影像学、实验室等技术协助诊断。

9. 小儿与青少年妇科肿瘤的诊治辅助项目基本同成年女性检查，但器械必须适合，不同于成年女性。

10. 小儿与青少年妇科肿瘤的治疗（手术、化疗、放疗或其他用药）对保留卵巢功能、生育功能、器官和功能的完整性必须慎重考虑，即治疗肿瘤对日后生活质量、孕育、生殖健康的影响问题。有关辅助生育技术（卵巢组织、冻存及相关技术）必须综合考虑。

（石一复）

第16章 外阴肿瘤

外阴的良、恶性肿瘤种类繁多，其分类和命名多数是以组织细胞起源命名，此类疾病自身发病率不高，发生于幼女和（或）青春期女性者更为罕见，如我们熟知的外阴上皮内瘤变、鲍恩病、佩吉特病、外阴鳞癌、外阴黑色素瘤等极罕有报道发生于20岁之前者，发生于该年龄段的外阴肿瘤良性以软组织肿瘤、恶性以肉瘤为相对多见，下面就可能出现于年轻女性的外阴的良恶性肿瘤做一阐述。

第一节 外阴相关组织的肿瘤样物

一、女阴汗管瘤

汗管瘤是一种表皮内小汗腺导管的良性肿瘤，又称为管状汗腺瘤，汗管囊腺瘤。

本病病因与遗传因素（约18%的唐氏综合征成年患者可发生本病，有相当一部分患者有家族史）或内分泌因素（本病好发于女性，且青春期加重，妊娠期、月经期或使用女性激素时皮损可增大肿胀）有关。

1. 普通汗管瘤　本病可发生于任何年龄，但以青春期及青春期后妇女多见。皮损表现为正常肤色或淡黄色半球形小丘疹，表面有蜡样光泽，质中，直径为1～3mm，常多发，数个至数百个不等，其中外阴型皮损累及外阴。

2. 女阴汗管瘤　发生部位主要为大阴唇、阴阜、会阴，少数可见于小阴唇及阴蒂，皮损为肤色、淡红色、淡褐色丘疹或结节，针尖到小黄豆大小，结节常较其他部位汗管瘤大，可融合成斑块，数目为数个至数百个不等，可散在或群集分布。皮疹受月经周期影响，经前可增大，自觉瘙痒，病程缓慢，无自愈倾向。

本病为良性肿瘤，一般不需要治疗，必要时可用激光或电灼法去除。

二、外阴疣状黄瘤

疣状黄瘤（verruciform xanthoma of vulva）是一种好发于口腔黏膜、外生殖器部位，但临床少见的良性肿瘤。疣状黄瘤的病因迄今未明，可能与炎症、病毒、细菌或真菌感染、局部刺激等有关。

疣状黄瘤好发于口腔黏膜及外阴部位，发生于女性外阴者主要侵犯阴唇、阴道，皮损为孤立的慢性生长性病变，外观为疣状、乳头状、盘状扁平隆起或呈颗粒状，有蒂或无蒂，界线清楚，颜色可呈正常肤色、淡红色、棕黄色、淡黄色或灰白色，直径一般小于2cm，但大者可达4cm，生长缓慢，无任何不适或有轻微触痛，平均病程为数月，最长可达30年。

疣状黄瘤可手术切除、CO_2 激光或冷冻治疗。

三、大汗腺汗管囊肿

在慢性外阴瘙痒患者的皮肤表面有多个角化丘疹，表面较厚，是由于表皮毛囊角栓塞而阻塞了大汗腺管孔而产生的汗腺分泌物潴留囊肿，在腋窝也有见到。这些微小囊肿各个分开但靠近集中在一起，总面积为1～3mm 直径大小，小囊之间为皮肤组织，小囊表面为表皮覆盖形成淡红色或红色丘疹。

大汗腺在女性发育成熟后才有功能，因此大汗腺汗管囊肿（Fox Fordyce disease）出现于青春期后。在月经期及情绪激动时瘙痒加重，抓破微小囊时汗液可流出，此病常可持续多年，绝经后可消退，因此考虑和雌激素水平有关。

其治疗以手术局部切除为主。

四、皮脂腺囊肿

皮脂腺囊肿（sebaceous cyst）是由于皮脂腺导管阻塞引起，多发生于大阴唇和小阴唇，因为这两处皮脂腺较丰富。皮脂腺囊肿较小，如小豆样大，也可能达到梅子样大小，多发性生长并不少见，囊肿腔内有黄色油腻状物。其治疗以手术局部剥出可以治愈。

五、中肾管囊肿

中肾管囊肿（mesonephric cyst）是由中肾管残留来源的囊肿，罕见于外阴部位，因为中肾管残留的末端部分只到达处女膜和阴道口，因此这种囊肿发生于处女膜、小阴唇邻近阴蒂或尿道周围的地方。临床也称之为处女膜囊肿或阴蒂囊肿。

其治疗以手术局部切除为主。

六、尿道旁腺囊肿

尿道旁腺囊肿（Cyst of Skene's gland）是尿道旁腺感染引起导管阻塞而形成。其治疗以手术局部切除为主。

七、外阴残留乳腺始基性囊肿

在胚胎发育过程有许多始基性乳腺组织分布，乳嵴（乳线）自腋部开始向内侧乳房部分，再向下到大腿内侧，随着发育这些始基乳腺都消失，只留下胸部左右一对乳腺发育成熟，在女性腋窝部常有乳腺组织残留，其次可见于下胸部、上腹部，乳腺始基延长到外阴部位极少。残留于外阴部的乳腺始基可以是单发或多发，可限于一侧或两侧。

第二节　外阴良性肿瘤

可能发生于幼女或青春期女性的外阴良性肿瘤中较为常见的有纤维瘤（包括青春期前外阴纤维瘤、软纤维瘤、纤维瘤病等）、外阴侵袭性血管黏液瘤等。患者多因为外阴部位发现一肿物，或有触痛，或有破溃感染而就诊，因外阴良性肿瘤位于体表、易于发现，大多患者能及时就诊，但也有部分患者因羞于就医等原因而未能得到及时处理。

外阴良性肿瘤诊断一般较容易，体检时可发现外阴肿物，以大阴唇、小阴唇、阴蒂等部位常见，不同类型的肿瘤具备各自的特征，如外阴纤维瘤多为带蒂肿瘤，少数为皮下硬节，直径一般在 0.6～8cm，多位于大阴唇，有下坠感及疼痛，患者自己可以看到或触摸到。

一、外阴乳头状瘤

外阴乳头状瘤（vulvar papilloma）比较少见，又分为两类，即乳头状瘤与疣状乳头状瘤。疣状乳头状瘤在 HPV 感染时多见，小儿及青少年女性中也常可见。其病变生长缓慢，可无症状，但也可有外阴瘙痒及局部炎症病史。其多见于大阴唇、阴阜、阴蒂或肛门周围等部位，可单发，也可多发，病变一般不大，偶有大至4～5cm。肿瘤可带蒂呈葡萄状或者菜花状。

治疗：手术治疗，以局部切除为主，但范围稍广，切除不干净，手术后可复发。手术时做冷冻切片检查，若证实有恶变，应做较广泛的外阴切除。病变小可用药物或物理治疗。

二、外阴软纤维瘤

外阴软纤维瘤是不常见的肿瘤，是以纤维结缔组织增生为主的肿瘤，又称皮赘、有茎纤维瘤。其多发生于外阴的纤维组织，常生长于大阴唇皮肤表层或深层，多单发，肿瘤位于皮内或皮下呈较硬结节，有时突出皮肤呈分叶状或乳头状。生长较快时纤维瘤常成为较大的有蒂肿瘤垂挂于两腿间。肿瘤起始时多为实质性，长大后常发生囊性变性。由于长期摩擦可发生感染或表面有溃疡形成。少数软纤维瘤可发生肉瘤样变，大多为良性，一般切除后不再复发。

软纤维瘤（soft fibroma）是一种以纤维血管为核心、角化的鳞状上皮所覆盖的良性息肉肿块，多生长于皮肤部分如大阴唇，又称纤维上皮间质性息肉（fibroepithelial polgp）又可称为纤维上皮性息肉，或软垂疣（acrochordon）或皮垂。

本病通常发生于生育期的妇女，病变多发生在大阴唇，单法发或多发。临床常无症状，患者在触诊或望诊时才发现，肿瘤呈类圆形，息肉状，直径为1.5～2cm，常有蒂，表面皱襞较多，有的可类似于尖锐湿疣。其可存很多年，极少数会形成大的软纤维瘤（软垂疣），血供不足，有时可发生溃疡。

本病一般行手术切除治疗，一般不复发或恶变，切除不干净可局部复发。

三、外阴色素痣

外阴色素痣分为黑痣与蓝痣。

1. 黑痣（black nevus） 指色素细胞生长过度，生长在外阴的黑痣比较少见。但外阴黑痣的重要性在于它有发展成恶性黑色素瘤的可能。女性7%～10%的恶性黑色素瘤发生在外阴部，由于其病死率较高，故预防其发生至关重要。黑痣来源于上皮色素细胞和真皮神经鞘细胞，黑痣按生长部位可分为交界痣、皮内痣和混合痣，皮内痣则少见。早期的痣或儿童期的痣大多是交界痣，当交界痣的一部分或大部分进入皮内时，称为混合痣。

色素痣各年龄段均可发生，好发部位为大小阴唇，多为黑色，表面平坦而隆起呈乳头状。临床无特别症状，如长期刺激或摩擦后，局部可出现疼痛、发痒、出血或炎症。妇科检查时大阴唇处见棕色、浅褐色或者青黑色斑块。局部稍隆起或扁平，有的长毛，病变一般较小，单发常见。色素痣对性激素敏感，常在青春期增大变黑。如果色素痣颜色突然加深，部位变浅或呈放射状改变，面积增大，周围发红，出现溃疡出血，患者出现瘙痒等应警惕恶变为恶性黑色素瘤的可能。来源于痣细胞的恶性黑色素瘤，发病年龄较年轻，肿瘤生长快，恶性程度高，易出现早期转移。故外阴黑色素痣的正确诊断对黑色素瘤的早期防治有特殊意义，尤其是年轻女性，两者的鉴别更要加以重视。

本病依靠临床特征及病理切片检查可确诊。

由于外阴部黑痣有潜在恶变的可能，应及早切除，具有高度恶变趋势的扁平交界痣更是如此。切除范围应在病灶外1～2cm处，深部应达正常组织，切忌轻易取材，孕妇外阴黑痣切除的指征是当黑痣遭受刺激时，当痣为光滑、色素加深或生长时，或合并溃疡、出血、疼痛时，均应予以切除。

明显高出皮表而且有毛的黑痣很少恶变，除非受刺激、出血、疼痛，不必急于处理。

2. 蓝痣（blue nevus） 肉眼可见0.2～0.5cm直径大小的稍微隆起的边界清楚的蓝色小结节，最大不超过1.5cm。

其多发生于脸、前臂，长在手背部最多见，外阴极少见，为0.2～0.5cm大小的稍隆起；边界清楚的蓝黑色小结节，多无症状。根据临床表现及病理检查即可确诊。

蓝痣一般恶变发生率较低，主张手术治疗，术中送冷冻切片。

四、外阴皮脂腺瘤

外阴皮脂腺瘤（vulvar steatadenoma）又称外阴皮脂腺异位症，易发生在黏膜部位，如发生在阴部黏膜及小阴唇。其为孤立的黄色硬结，1～3mm大小，表面光滑，呈圆形或椭圆形。

皮疹粟粒大小或稍大，呈圆形、白色或淡黄色丘疹，成群疏散分布，不融合，边界不清，质地硬。

临床往往无自觉症状，偶然被患者发现，或做某种检查时被医生发现。局部剥出术可治愈。

五、毛发上皮瘤

此病又称为囊性腺样上皮瘤（epithelioma adenoides cysticum），是一种比较稳定的良性肿瘤，为常染色体显性遗传。

外观为粟粒大小至豌豆大小，甚至更大些的丘疹或小结节，境界清楚，圆形，表面光滑，发亮，可为半透明样，正常肤色，淡黄色或淡红色。

临床不溃破时无明显不适，不痛，不痒，抓破后易出血，多见于青春期或幼年期，以坚实的、半透明的发亮的丘疹和小结节为特征。

毛发上皮瘤好发于青春期与幼年期，皮损常对称多发，丘疹境界清楚，圆形，表面光滑，皮疹多发时与无色素皮内痣皮损也相似，但病理学特征可以区别。

毛发上皮瘤与结节性硬化病的皮损有时难以区别。

六、外阴脂肪瘤

外阴脂肪瘤（vulvar lipoma）是由成熟脂肪细胞构成的良性肿瘤。正常的大阴唇等部位有较丰富的脂肪组织，但发生脂肪瘤却少见。

其发生于阴阜或大阴唇，位于大阴唇皮下。肿瘤大小不一，一般体积较小，大多呈小息肉状，有报道直径达17cm，通常肿瘤基底较宽，大多无蒂，质地柔软，圆形，有时呈分叶状。肿瘤与周围组织分界清楚，有包膜。切面呈黄色，与一般脂肪组织相同。

肿瘤较小时，一般无不适症状，如肿瘤体积较大（最大直径可达17cm）则会引起行走不便或性交困难。

检查时可见大阴唇或阴阜的皮下局部稍隆起，常为单个，多为圆形，有时为椭圆形或分叶状，大小不一，很少有蒂，质地柔软。

脂肪瘤位于皮下脂肪内，质地柔软，根据临床表现一般诊断无困难。必要时可做组织活检送病理检查。肿瘤生长迅速时需与脂肪肉瘤相鉴别。肿瘤较小无症状者无须治疗，大者可手术切除。

七、外阴纤维瘤

（一）外阴纤维瘤（vulvar fibroma，VF）

VF是来源于外阴结缔组织的良性肿瘤，外阴纤维瘤并非常见的肿瘤，但在外阴良性实性肿瘤中常见的肿瘤。

外阴纤维瘤一般为小或中等大的带蒂肿瘤，常为单发、带蒂的、小的或中等大小的肿瘤，个别可长得很大，国外文献报道有达268磅者。肿瘤呈球形或卵圆形，表面分叶不规则，光滑，质硬。切面为致密灰白色纤维组织呈束状纵横交错排列或呈漩涡状排列。如发生退行性变，肿瘤可变软。

外阴纤维瘤多见于生育年龄妇女，生长缓慢，一般无症状，偶尔因摩擦表面可发生溃疡。有时可出现下坠及疼痛症状。如肿瘤过大可影响行动和性生活。

其检查可见大阴唇绿豆到樱桃大小，光滑质硬有蒂的赘生物，表面有沟纹，色泽如正常皮肤或呈淡黄色，常为单发。

个别较大的肿瘤当局部血液循环发生障碍时可发生囊性变，质地柔软，肿瘤表面溃破后继发感染。

本病多行手术治疗，局部肿瘤切除，切除组织标本送病理检查。一般手术后不复发。

（二）青春期前外阴纤维瘤（prepubertal vulvar fibroma，PVF）

PVF是新近报道的一种独特的良性间叶性肿瘤，好发于青春期前幼女或女童外阴。由Iwasa和Fletcher于2004年首先描述。PVF患者多为4～12岁的青春期前女性，中位年龄为8岁，病史为2个月至3年，不伴有内分泌异常。临床表现为外阴（常见于大阴唇）逐渐增大的单侧性、无痛性肿块或肿胀，质软，临床常误诊为脂肪瘤、血管瘤、淋巴管瘤、前庭大腺囊肿、淋巴水肿或非特殊性外阴肿块等。病理特点为：瘤体最大直径一般为2～8cm，平均为4cm，切面灰白或淡红色，质地较软，少数呈黏液样，无包膜，与周围组织境界不清。镜下肿瘤组织位于黏膜下或皮下，由稀疏的梭形成纤维细胞样组成，间质内含数量不等的胶原纤维，部分区域可呈黏液样或水肿样，间质内有小至中等大的厚壁血管。肿瘤组织向邻近的脂肪组织浸润性生长或在原有血管之间及外周神经束周围穿插生长，以至于对该病变是否为真性肿瘤还是某种类型的错构瘤或内分泌异常性增生产生疑惑。瘤细胞无异型性，核分裂象缺如。免疫组化特点为：瘤细胞vimentin和CD34阳性表达，不表达SMA、desmin、S-100蛋白、ER及PR。在Iwasa等报道的11例患者中，9例进行免疫组化检查，其中8例瘤细胞CD34阳性，SMA、desmin及S-100蛋白均为阴性。

PVF是一种独特的以前未曾认识的间叶性肿瘤，具有特定的发病部位、年龄段，组织学及免疫表型也有一定特点，这有助于PVF与侵袭性血管黏液瘤、血管肌纤维母细胞瘤、富于细胞性血管纤维瘤、神经纤维瘤、纤维上皮性间质息肉等鉴别。

PVF属良性肿瘤，局部完整切除可以根治，但如切除不彻底容易局部复发。Iwasa等报道9例随访，3例分别在手术后4个月、6个月和13个月局部复发，其中1例于第一次切除18个月后第2次复发。

（三）纤维瘤病（fibromatosis）

纤维瘤病是发生于肌肉或筋膜的局部浸润的纤维瘤，可发生于两性及任何年龄，常见于妊娠时或伴有创伤史，典型临床征象是无痛的生长缓慢的肿块，巨检可见为无包膜的白色肿块，位于软组织深部，常附于骨上，侵犯肌肉，有不规则的边缘，组织学显示一种浸润性的成纤维细胞增生而无炎症的组织学图像，这些成纤维细胞分化良好。该疾病诊断一般不难，结合体表超声检查多可做出明确诊断，必要时行肿物活检以明确诊断。

由于其无完整的包膜，故难于完整切除而易复发，手术复发率为40%以上。有提倡用放射疗法及激素治疗该病，但实际上这些肿瘤似乎对放疗不敏感，且有些纤维瘤病可发生于放射性创伤之后，故放射疗法对此病的疗效尚属可疑。妊娠时多发及曾有1例经卵巢放疗后肿瘤退化的报道，提示这些肿瘤可以受激素的影响，肾上腺皮质激素、睾酮和黄体酮常被用于治疗本病，个别病例发生肿瘤退化，但尚需要进一步观察。

八、外阴平滑肌瘤

外阴平滑肌瘤（vulvar leiomyoma）来自外阴部的平滑肌、毛囊的竖毛肌或血管的平滑肌，是由平滑肌细胞组成的皮肤良性肿瘤，甚少见。

肿瘤大小不一，文献报道平滑肌瘤，直径为1～11cm，质地坚硬，一般为单个性，位于阴唇或阴唇系带的皮下，基底广而无蒂，可活动，呈分叶状或哑铃状。肿瘤大小不一，质地决定于纤维组织的多少及有无变性。切面为实质性肿瘤，肌纤维束排列紧密，呈灰白色带有光泽，质地硬、有包膜。

各种年龄均可发病，以年轻女性多见，一般无症状。如肿瘤过大产生外阴下坠感，甚至影响活动与性生活。

妇科检查发现肿瘤常位于阴唇或阴唇系带的皮下，基底广而无蒂，可活动，呈分叶状或哑铃状，肿瘤大小不一，质地硬。

根据临床表现及病理组织活检一般可诊断，但若有以下因素存在时，应高度警惕肿瘤恶变的可能：①肿瘤直径＞5cm；②肿瘤边界不清楚；③核分裂象＞5个/HP；④有富细胞存在表明细胞增生活跃有肉瘤变的可能，质地实质性需做组织活检，有助于鉴别是否恶变。

本病治疗以手术为主，对肌瘤浅表或带蒂者，可行局部切除，手术切口一般采用与小阴唇平行的梭形小切口，大小以能完整切除肿块为标准，如肿瘤在较深部位也可行肿瘤剔除术。标本送病理检查。

九、外阴血管瘤

外阴血管瘤（hemangioma）起源于中胚叶，实质上是一种组织发生异常（错构瘤），而不属于真性肿瘤。本病属先天性疾病，由无数毛细血管或海绵状血管所构成，外阴毛细血管扩张性血管瘤和海绵状血管瘤，与身体其他部位血管瘤一样，从先天性色痣发展生成。

外阴部的血管瘤在临床上常见的有毛细血管瘤（即血管痣）和海绵状血管瘤，肿瘤呈红色，压迫肿物，红色可褪去，放后又恢复原状，边界欠清，无蒂。毛细血管突出皮肤表面，质软，大小不一，直径数毫米到数厘米。

其临床表现如下所述。

1. *毛细血管瘤（血管痣）* 可突出于皮肤表面，多见于新生儿，常于出生后3～5周出现，数月内增大，但以后可自控或消退，一般无症状。其中直径介于数毫米至数厘米，高出于皮肤表面，质地较柔软，呈鲜红色或暗红色。

2. *海绵状血管瘤* 常见于婴儿，出生后数月出现并可能渐渐增大，多在1岁半以后可停止生长，萎缩或消退。其为皮内或皮下血管增生扩张而成，肿瘤形状不规则，表面皮肤正常，肿块面积不一，由数毫米到数厘米不等，有时大面积的血管瘤可累及会阴、阴道、肛门，界限分明，按之褪色，放松后渐渐恢复。海绵状血管瘤可于出身数月出现，以后可能自行消退，2岁内可不需要治疗，2岁后不消退者可考虑治疗。

检查时在大阴唇或阴阜处的皮下或皮内可见小红血管痣或紫蓝色、红色海绵状肿物，无蒂，压迫肿物，红色可褪去，放后又恢复原状。肿物质软，边界欠清，根据临床表现不难诊断。阴道镜下可见增生的血管。

外阴毛细血管瘤随时间的推移可自控或消退，不需要积极治疗。如数月内不消退，可采用冷冻治疗或局部放疗。

海绵状血管瘤如无症状也不需要治疗。对生长迅速、发生溃疡、出血和感染的血管瘤，则需要冷冻，同位素^{32}P敷贴，深部X线或^{60}钴照射。还可以在局部注射硬化剂，5%的鱼肝油酸钠等治疗，每次0.2～0.5ml，

1～2周1次。对较广泛的、深在的海绵状血管瘤还可以手术治疗。

十、外阴淋巴管瘤

外阴淋巴管瘤（vulvar lymphangioma）是由淋巴管扩张增生而成，表现为局限性群集体积小而壁薄的囊泡状肿物，肿瘤为单个或多个，呈灰红色或灰白色囊性结节、极少见。

其可分为单纯性淋巴管瘤、海绵状淋巴管瘤及界限性淋巴管瘤。

1. 单纯性淋巴管瘤　是外阴较常见的一种类型的淋巴管瘤，质软，可压缩，浅红色或灰白色囊性结节，呈单个或多个。在肿瘤表面有多数成群的草黄色小疱，偶尔小疱破溃而溢出淋巴液。

2. 海绵状淋巴管瘤　质软可压缩，受侵犯的阴唇呈弥漫状肥厚，分界不清，并向下扩展到会阴，也可向上伸展到阴道内，肿瘤被覆的上皮相当正常。

3. 界限性淋巴管瘤　非常罕见，大小不一，合并有深在的小疱。

临床一般无症状，这种病变可发生于宫颈癌手术或放疗后，也可能无前驱因素而发病，有时局部被覆皮肤棘层增生肥厚而呈疣状。较少见的一种为海绵状淋巴管瘤，表现为质软，可压缩性肿块，多见于大阴唇，有时累及整个外阴，这一类的淋巴管瘤多见于儿童。检查时可见外阴皮肤有单个或多个浅红或灰白色囊性结节或疣状物体，大小不一，肿瘤表面可呈现水疱，压之肿物破裂有淋巴液流出，可伴有皮肤弥漫性肥厚突起。

小的淋巴瘤应用激光或电灼、放射性同位素治疗。较大者可手术切除，但手术常不易切净。

十一、外阴神经纤维瘤

外阴神经纤维瘤（neurofibroma）较为少见，神经纤维瘤是神经鞘瘤，可能来源于外胚层的雪旺鞘细胞，外阴神经纤维瘤常为全身多发性神经纤维瘤病的一部分，约18%神经纤维瘤累及外阴的神经纤维瘤，生长缓慢，发生在青春期后通常没有疼痛。其很少发生恶变，但在妊娠时可明显增大。

瘤体位于真皮，肿瘤可单发或多发，一般<3cm，边缘清楚，常无明显的包膜，切面呈均匀粉红色。

其常在幼年起病，皮肤上有咖啡斑，多呈圆形或卵圆形，大小不等，数目多或散发，咖啡斑早于皮肤赘瘤。

有学者认为，直径超过1.5cm的咖啡斑有6处以上可诊断多发性神经纤维瘤。

一般无自觉症状，皮肤赘瘤柔软而隆起，大小不等，从米粒大小至巨大悬垂瘤体、数目多，呈半球形或悬垂形。瘤体无疼痛和不适感，可发生任何组织内。

本病主要是幼年发病，有家族史，咖啡斑、柔软赘瘤及其他系统损害等特点，必要时可结合病理检查，一般诊断不难。

神经纤维瘤病伴外阴小的神经纤维瘤一般不需要治疗，肿瘤大者或症状显著者可行手术治疗。

十二、外阴侵袭性血管黏液瘤（aggressive angiomyxoma，AAM）

AAM好发年龄以20～40岁的女性居多，平均年龄36.15岁，但也有报道发生于20岁前甚至幼女者，因外阴部位的侵袭性血管黏液瘤在生长部位和外形上与巴氏腺囊肿、股疝、脂肪瘤、纤维瘤等类似，手术前不易确诊。肿瘤呈缓慢、隐匿性、侵袭性生长，可侵犯到膀胱、直肠甚至盆腔骨骼。病程从2个月至数年不等，多数患者无明显不适，偶有会阴或盆腔部位疼痛，瘤体较大者可有压迫症状（泌尿系统或肠道症状）。以无痛性肿物就诊者居多，大小不等，但大多数直径在10cm以上，累及周围组织，明显大于临床估计范围，超声及CT检查也仅能提示肿块的部位和侵犯范围。

AAM有侵袭性生长特征，切除不彻底极易复发，因而需注意鉴别。一方面，因其多发于盆腔及会阴区，具有丰富的黏液及血管成分的特点，无包膜，有局部侵袭性生长的特点，对确诊后的患者应做完整的肿瘤切除。另一方面，正是由于其具有局部侵袭的特点，有时会使完整切除极其困难且明显增加手术并发症，此时，也可以进行不完全的或部分的切除，也有数例未完全切除的患者在随诊几年后并未发现复发的报道。对于局部复发的患者，二次手术是必要的，但短期内不宜行二次手术，可待复发病灶较大或有临床症状时再次行切除术。既往报道局部广泛切除可防止或减少复发，但最近的文献复习发现，手术范围的大小似乎并不影响复发率，局部切除的复发率并不高于局部广泛切除者。

由于部分侵袭性血管黏液瘤表达雌、孕激素受体，具有激素依赖性，故有学者提出，可以尝试应用激素治疗，如雌激素拮抗剂（他莫昔芬和雷洛昔芬）和促性腺激素释放激素类似物（GnRHa）。据报道，应用GnRHa可使侵袭性血管黏液瘤瘤体缩小，便于完整切除。对于复发性侵袭性血管黏液瘤患者，如果累及范围广泛而不能切除干净，可先选择用GnRHa治疗3个月，以期缩小肿瘤，为行次广泛切除术提供条件。McCluggage等报道，GnRHa可成功治疗侵袭性血管黏液瘤术后残留病灶。也有研究报道称，单纯采用GnRHa治疗12个月后，患者瘤灶消失，但停药后短期内出现复发。因该病发病率甚低，目前报道例数尚少，有待进一步随访观察。

尽管有个案报道显示，局部放疗可有效治疗术后反复复发的侵袭性血管黏液瘤，但因肿瘤的有丝分裂象少，且几乎没有远处及淋巴结转移，故通常情况下，放疗和化疗均不适于作为辅助治疗且几乎无效。此外，尽管有血管栓塞治疗成功的报道，但由于该肿瘤有多个营养血管，故血管栓塞治疗仅作为手术和药物治疗的辅助治疗。

目前公认侵袭性血管黏液瘤为良性肿瘤，但由于本病具有侵袭性生长特点，易于复发，局部复发率为30%～72%。复发可在短期内或数年发生，一般为3～10年，术后3年内复发率为70%，部分病例可多次复发。尽管大多数的复发为局部复发，但在极其罕见的情况下，也会发生远处转移。因此，应强调长期随诊的重要性，尤其是用MRI随访非常重要，因有典型的MRI影像学表现。但是，由于该病罕见，目前尚没有关于随诊的规范。

（吴裕中　石一复）

第三节　外阴恶性肿瘤

女性外阴肉瘤仅占外阴恶性肿瘤的1.1%，可发生于任何年龄，但多见于30～50岁，好发于大阴唇或阴蒂。婴幼儿外阴肉瘤多为葡萄状肉瘤，极度恶性，来源于胚胎时期尿生殖嵴间质，确诊主要依靠病理。为了解肿瘤扩散程度，术前应行膀胱镜、肠镜及静脉肾盂造影等检查。由于肉瘤对放疗、化疗敏感性均较差，故早期患者应行外阴根治性切除术及双侧腹股沟淋巴结清扫术。本病复发率高，预后不良，据文献报道5年生存率不足13%。因外阴肉瘤、宫颈肉瘤与阴道肉瘤有较多相似之处，有关此类肿瘤将在阴道肿瘤章节予以详述。

（吴裕中）

参考文献

石一复.2005. 外阴阴道疾病. 北京：人民卫生出版社，69-81.

Iwasa Y, Fletcher CD, 2004. Distinctive prepubertal vulval fibroma: a hitherto unrecognized mesenchymal tumor of prepubertal girls: analysis of 11 cases. Am J Surg Pathol, 28(12): 1601-1608.

Heller DS, 2015. Benign Tumors and Tumor-like Lesions of the Vulva. Clin Obstet Gynecol, 58(3): 526-535.

McCluggage WG, 2009. Recent devel-opments in vulvovaginal pathology. Histo-pathology, 54(2): 156-173.

Srivastava P, Ahluwalia C, Zaheer S, et al, 2015. Aggressive angiomyxoma of vulva in a 13-year-old female. J Cancer Res Ther, 11: 937-939.

Youngstrom EA, Bartkowski DP, 2013. Vulvar embryonal rhabdomyosarcoma: a case report. J Pediatr Urol, 9(4): e144-146.

第17章 阴道肿瘤

第一节　瘤样病变及阴道囊肿

一、阴道瘤样病变

阴道瘤样病变有阴道壁息肉、阴道皮垂、纤维上皮性息肉、阴道壁内蜕膜组织、阴道手术后反应性肉瘤样病变等，但小儿及青少年女性少见，除非阴道手术后或损伤愈合不整齐或在妊娠或应用大量黄体酮时发生蜕膜化生。

二、阴道腺病

正常的阴道壁和宫颈鳞状上皮覆盖部一般无腺体组织存在，阴道腺病（vaginal adenosis）是指阴道壁或宫颈阴道部表面或表皮黏膜下结缔组织内出现腺体组织或增生的腺组织结构。此病可发生在中老年女性，也可发生在幼女和青春期后的女性。该病由Von Preuschen（1877年）首先报道。病灶腺上皮可转化为正常鳞状上皮，也可发生恶变。

（一）病因

阴道腺病确切病因不明，阴道壁出现腺组织为胚胎时期副中肾管残留，为未转化成鳞状上皮的柱形上皮，在某些因素作用下发展成不同类型的阴道腺病。导致这种变化可能与以下原因有关。

1. 药物影响　多数认为阴道腺病发生与其母亲妊娠期服用非甾体类合成雌激素己烯雌酚（diethylstibestrol，DES）或类似的合成雌激素有密切关系。DES的遗传毒性可能与一种醌类代谢产物有关，此代谢产物可以通过胎盘导致胎儿一系列发育异常，服用DES的孕妇可造成胎儿发育中副中肾管内中胚层组织生长到正常的宫颈外口以下，使鳞状上皮和柱状上皮交界下移。另外，也可能干扰胎儿发育过程中泌尿生殖窦上皮和副中肾管上皮的正常转化过程，使部分腺体残留未能及时转化为鳞状上皮。以后在女性婴儿或青春期，受某些因素如炎症、激素、损伤等影响，导致残留腺体增生而形成阴道腺病甚至肿瘤。阴道腺病的发生与胚胎早期接触DES的时间、剂量正相关，接触时间越早、越长、剂量越大，则阴道腺病的发生率越高。在妊娠18周前服用DES治疗的母亲其子代约1/3发生阴道腺病，如果在妊娠8周前服用DES则其女性后代阴道腺病的发行率达70%，18周以后服药，却无一例发病。此类病例多在青春期被发现。然而Kaufman随访研究发现对第3代女性子代与其母亲在胚胎时期被暴露于DES并无影响。

化疗药物可能对阴道腺病发生起一定促进作用，1991年Goodman报道1例应用5-Fu治疗阴道湿疣后8个月出现阴道腺病，而在40个月后发展成阴道透明细胞癌，

Bornstein1993 年报道 1 例应用 5-Fu 治疗阴道湿疣后 1 年，在阴道穹窿部出现阴道腺病病灶。

2. 阴道环境影响　在 1938 年 DES 问世以前，Von Pruesohen 在 34 例女性尸体解剖中发现 4 例阴道壁有腺体组织存在，我国曹荃孙报道 37 例阴道腺病中均无 DES 接触史。因此认为，无 DES 接触史患者也可能发生阴道腺病，DES 接触并非唯一原因。无 DES 接触史患者多在青春期后获得，故也称为获得性阴道腺病（acquired vaginal adenosis）。阴道正常上皮被某些理化因素如药物、激光、产伤等破坏后，或阴道正常酸性环境被改变，阴道内 pH 升高，使阴道上皮如同柱状上皮化生一样，阴道表明的鳞状上皮被柱状上皮替代，并进一步形成腺体结构，最后发展成阴道腺病。

（二）病理

阴道腺病大部分位于阴道上 1/3，阴道前壁多见，部分病例可蔓延至阴道中 1/3，少数可蔓延到阴道下 1/3，甚至处女膜。阴道腺病大体检查可分成 4 种类型。

1. 隐匿型（occult）　阴道黏膜外表面无异常表现，但阴道黏膜表皮下存在腺体组织，常在组织活检或尸检中发现。

2. 囊肿型（cystic）　阴道内膜内含有一个或多个大小不一的囊肿性结构，囊内含黏液，囊壁内衬类似宫颈腺上皮，有时可形成低矮而简单的乳头。

3. 腺囊型（adenomatous）　腺组织增生过多，向外生长突出于阴道内形成阴道肿块，有时呈息肉状。

4. 斑点型（effluent）　阴道内腺组织增生，腺腔与阴道相通，使阴道变化鳞状上皮由柱状上皮替代，窥诊时病变处呈现红色斑点、颗粒状、花斑状或糜烂状，对碘不着色。

显微镜下腺上皮可表现 3 种形态：①类似宫颈内膜腺上皮，腺上皮为高柱形，细胞内含黏液，此类最多见。②类似子宫内膜上皮，但无子宫内膜间质。③类似输卵管上皮细胞，此类较少见。

阴道腺病腺细胞常分泌黏液，对黏液卡红或 PAS 呈阳性反应。在阴道 pH 低时，腺上皮细胞可出现不同程度的鳞状上皮化生，可出现钉状鳞状上皮，后者有时可见黏液小滴，以此可作为阴道腺病的诊断依据。病变累及的表层鳞状上皮主要由缺乏糖原的基底细胞和棘细胞组成。

（三）诊断

1. 病史　详细询问患者母亲妊娠期尤其是妊娠 8 周前有无服用 DES 史，对有此类病史者应高度警惕，即使无症状也应随访。

2. 症状　一般多无症状，病变范围较广时，主要表现为阴道分泌物增多，出现血性分泌物或不等量的黏液分泌物、阴道烧灼感、性交疼痛或不适、性交出血。

3. 体征　阴道腺病病灶多位于阴道穹窿部，阴道上、中段后侧壁。窥器检查可见阴道黏膜呈糜烂状，红色颗粒样，红色斑点状，浅表溃疡状，触之可出血。有的可呈息肉样突起，有的呈单个或多个囊肿样突起于阴道壁；有的可表现为阴道黏膜折叠成环形绕宫颈外口，阴道触诊有时可触及阴道黏膜下硬节状或砂粒样病灶，直径一般在 0.5～5cm。若病变在宫颈者，可发现宫颈横嵴或皱襞或宫颈发育不良，宫颈鸡冠样突起或宫颈外翻等表现。

（四）辅助检查

1. 活组织检查　为阴道腺病确诊方法，可在直视或阴道镜下对病灶多点活检，有利诊断。送检材料必须注明并详细记录取材部位。

2. 阴道镜检查及活检　利用阴道镜检查诊断阴道腺病有较高的可靠性。通常阴道镜下可见病灶内有类似子宫颈移行区柱状上皮变化，涂醋酸溶液后可见典型葡萄状组织，转化区内可见鳞状上皮化生，柱状上皮岛，腺体开口和小的腺囊肿，有的可见白色上皮、白斑、点状血管、镶嵌等阴道镜图像。受DES影响而发生阴道腺病的90%阴道镜检查可见上述不同图像。血管征象通常需绿色滤镜下仔细观察，但通常形态没有明显改变。病灶区醋酸和碘常不着色，结合后者取活检可明显提高确诊率，减少漏诊率。取材后同样需详细记录病灶所处部位和保留阴道镜图像，以利于日后随访观察和早期发现恶变。

3. 细胞学检查　直接在可疑病灶表面刮片，或从阴道穹窿部和上、中段阴道黏膜刮片后行细胞学检查，如发现黏液上皮细胞或鳞化细胞，提示阴道腺病的可能。但多数病灶位于黏膜下，故刮片细胞学检查结果以阴性为多，且易受阴道炎症影响，对诊断阴道腺病意义有限。但对于随访，上皮不典型增生和早期发现恶变不失为简便经济的一种手段。

本病应与子宫内膜异位症、中肾管囊肿、阴道葡萄状肉瘤和阴道透明细胞癌相鉴别。

（五）转归

1. 持续存在或鳞化　部分阴道腺病可表现无症状而持续存在，1989年Fu等随访观察953例阴道腺病，结果随访6年中有5%的患者该病持续存在。有的进行随访活组织检查发现阴道表面覆盖柱状上皮可转化为鳞状上皮。

2. 阴道微腺型增生过长　多为阴道腺病患者服用黄体酮类药物所致，阴道腺病内许多微小腺体增生，阴道壁表面出现较平的颗粒或散在的息肉样块物或菜花样小结节。通常在停药后可自行消退。

3. 不典型腺病　为癌前病变，显微镜下见腺体不规则，排列且整齐，上皮多为子宫内膜型，单层或假复层柱型细胞，细胞核大，形态不一，核深染，可见核仁，核分裂少见，DNA多倍体或整倍体。约75%阴道透明细胞癌可伴有不典型腺病。

4. 恶变　阴道腺病可发展成不典型增生和癌变，多为腺癌，鳞癌或透明细胞癌少见，发生透明细胞癌约为0.1%。

（六）处理

1. 随访　对病变小，无症状，经活组织检查为良性者，可随访观察，定期随访检查，每半年到一年一次，检查应包括常规白带检查，原病灶区刮片细胞学检查、阴道镜检查，发现可疑或原病灶范围扩大，性状改变等应再次活组织检查以明确诊断，除外恶变。

2. 治疗

（1）阴道炎症：阴道炎症病变可诱发潜伏的阴道腺病出现症状，故对阴道各种炎症应积极对因治疗。

（2）增加阴道酸度：阴道环境高度酸化（pH为1.8～2.4）可促进腺上皮鳞化，采用局部坐浴、冲洗阴道，如0.5%醋酸溶液冲洗阴道，硼酸粉8～10g坐浴等。

（3）物理化学治疗：对病变表浅且较小者，可采用激光、冷冻、电灼等治疗，深度一般为3～5mm，使病灶坏死、汽化脱落。也可局部涂以10%～20%硝酸银溶液或重铬酸钾溶液，每周2次，连续3个月，使病灶坏死脱落。

（4）手术治疗：对黏膜下单个局限病灶，可采用手术完整切除病灶。对发现重度不典型增生或已恶变者，处理原则同阴道癌，行肿瘤切除或整个阴道切除，术后行阴道成形术。

三、阴道子宫内膜异位症

阴道的子宫内膜异位症可分为原发性与继发性两种，原发性阴道子宫内膜异位症多由子宫内膜种植于阴道壁损伤处，如阴道撕裂，会阴切开及子宫手术后阴道顶端瘢痕处，也有罕见通过淋巴管及血管播散而形成，继发性阴道子宫内膜异位症是由子宫内膜侵入后陷凹及直肠阴道隔，延展和扩散至阴道壁，病灶常在后穹窿，此类现在称为深部子宫内膜异位症（DIE）。

大部分病灶为无蒂的蓝色或深红色结节，一般较少，直径仅数毫米，个别病灶可很大，呈囊性，多为月经期出血积聚所致。镜检病灶内的腺体和间质与子宫内膜一致，常合并有炎症反应，有时可见组织内出血，充满含铁血黄素的巨噬细胞及肉芽组织。病灶无包膜，腺体一般呈增生期改变，但可因分泌激素的刺激而呈现分泌期改变，其间也可出现蜕膜样改变。

阴道子宫内膜异位症需与阴道腺病相鉴别。

患者常有性交困难、性交疼痛、性交后出血等症状，若影响直肠，也可有排便不畅等症状。全子宫切除而保留卵巢者的阴道顶端伤口的子宫内膜异位症可引起无子宫的假月经。检查时见有蓝紫色的结节突出阴道后穹窿，有触痛，有时见表面上皮破溃，呈糜烂面状，发生继发感染。有时可有大出血，经压迫或缝合仅有数日好转，日后又有大出血，可反复数次。

本病治疗应以手术为主，但继发性的阴道子宫内膜异位症手术有一定难度，应防止周围脏器损伤，术后仍需药物治疗。

四、阴道囊肿

（一）中肾管囊肿

1. 病因　胚胎时期中肾管阴道部残留的部分，因上皮生长，分泌物潴留扩张导致。中肾管在输卵管系膜中，位于子宫侧壁及宫颈侧壁，再沿阴道前侧壁最终止于阴道口。由于退化不完全，残留的组织都有可能发生囊肿变。阴道段的中肾管囊肿（Gartner's cyst）常位于阴道前外侧壁，向阴道腔内膨出，单个多见，为圆形，也有多发，成串珠状排列。

2. 病理　囊壁被覆一层无纤毛立方形或低柱状上皮，囊腔内为透明或浅褐色液体，质清，不黏稠。

3. 临床表现　由于囊肿直径一般为2～3cm，多无自觉症状。少数生长较大者会影响性生活，甚至阻碍分娩。囊肿如果延伸到膀胱阴道间或膀胱和宫颈之间，会出现膀胱刺激症状，严重者排尿困难。

4. 诊断和鉴别诊断　对于典型的位于阴道前外侧壁的单个小的单纯性囊肿，诊断应该容易。有时需和尿道憩室或尿道旁腺脓肿相鉴别。后两者在金属导尿管插入尿道后，手指前压囊肿后缩小或消失，并有尿液或脓液自尿道口流出。囊肿较大突出于阴道口者，应和膀胱膨出相鉴别。膀胱膨出在排尿或导尿后缩小或消失；也可用金属导尿管插入尿道后再检查，囊肿应该在阴道前壁和导尿管之间。

5. 处理　同阴道囊肿的治疗。复发的中肾管囊肿罕见，需要定期复查，囊肿造口术是较好的选择。

（二）副中肾管囊肿

副中肾管囊肿又称为阴道腺病囊肿型。

1. 病因　阴道壁内出现腺上皮是副中肾管上皮的残余。胚胎在18周以前如果受到母体服用己烯雌酚（DES）的影响，副中肾管的尾段上皮和泌尿生殖窦的转变过程受到干扰，使部分腺上皮残留下来，以后引起阴道腺病，甚至由此发生肿瘤。无DES接触史的患者可能是由于胚胎发育的某种原因，在阴道黏膜下潜伏副中肾管上皮。也有学者认为阴道腺病由于鳞状上皮的基底细胞化生而来。

2. 病理　镜检囊肿壁可见先组织多数和宫颈内膜腺上皮相似，为高柱状上皮，细胞内含有黏液。有些和子宫内膜腺上皮相似，但无内膜间质，可与阴道的子宫内膜异位症相区别。偶见类似输卵管上皮形态。阴道黏膜下有类似子宫内膜或输卵管内膜的腺体，或阴道的正常鳞状上皮被上述腺上皮所代替，即可确诊。

3. 临床表现　常无症状。位于阴道穹窿或阴道上 1/3 段多见，呈红色。可以导致部分患者阴道分泌物增多，阴道灼热感，性交疼痛或出血等。

4. 诊断　应该了解有无宫内 DES 接触史，作为诊断的参考。仔细观察全部阴道和宫颈，并仔细触摸阴道各壁。阴道镜检查是较好的方法。阴道镜下可见病变存在葡萄状结构和典型的化生上皮特征，可见到腺体开口、柱状上皮及潴留囊肿。用 3%～5% 醋酸溶液作用后上皮明显变白，碘染为阴性。有时能见到点状血管，异形血管和镶嵌。阴道镜下活检是明确诊断的最好方法。

5. 治疗　对无症状者，活检为良性者可以不治疗，但半年复查一次。增加阴道酸度，局部冲洗或使用栓剂，维持阴道酸性环境（pH＜4.0 为宜），促进柱状上皮鳞化。囊肿手术切除治疗为主。如果已经恶变按照阴道恶性肿瘤治疗原则处理。

6. 预防　妊娠期避免滥用合成雌激素，以减少阴道腺病的发生。对有宫内 DES 接触史的妇女进行预防性检查和跟踪复查。

（三）包涵囊肿

包涵囊肿（inclusion cyst）又称为植入性囊肿或潴留囊肿。

1. 病因　由于外伤或分娩导致阴道壁损伤，在缝合修补过程中阴道黏膜卷入伤口深部，继续增生、脱屑和液化形成囊肿。

2. 病理　囊壁覆盖鳞状上皮，囊内容物为皮脂样物。

3. 临床表现　囊肿多见于阴道后壁下段正中或侧壁或者曾经外伤的部位，大小和数目不等。多数没有症状。囊肿增大可导致疼痛和不适，发生感染则出现明显红肿痛等相关症状。

4. 诊断　临床诊断大多不困难。对于复合性的包涵囊肿和巨大的囊肿需要囊肿造影或 CT 检查或 MRI 成像的定位检查，有助于手术的成功实施。最终有待于病理诊断。

5. 治疗　同阴道囊肿的处理。

（四）尿道上皮囊肿

1. 病因　由于阴道部分是由泌尿生殖窦演变而来，胚胎发育过程可能有向尿道上皮分化的泌尿生殖窦上皮残留，继续增长形成尿道上皮囊肿（urethra epithelial cyst）。

2. 病理　囊壁为变移上皮。

3. 临床表现　一般无症状。大者可有压迫症状。

4. 诊断　需要病理检查确诊。

5. 治疗　手术挖除。处理方式同阴道囊肿切除术。

有关阴道囊肿的处理：阴道囊肿无症状者，一般不需要处理。存在以下情况应予以治疗：①生长较大；②有症状者；③合并感染，需要先行控制感染。

1. 药物治疗　无水乙醇、平阳霉素囊内注射，主要适用于手术难以成功者、经常复发的囊肿。乙醇使得蛋白质脱水变性，破坏内膜细胞；平阳霉素直接杀伤内膜细胞导致坏死，使得囊腔粘连闭锁。治疗前 3 天外阴坐浴，术前外阴阴道局部消毒，无须麻醉，暴露囊肿，用粗针头在囊肿下 1/3 处穿刺，抽完囊液，如果囊内液体黏稠注入灭菌生理盐水稀释冲洗囊腔，保留针头，注入无水乙醇。注入无水乙醇的量为抽出液体的 70%，保留 15 分钟，然后用生理盐水冲洗，再重复无水乙醇固定一次，使得无水乙醇作用时间达到 30 分钟。然后用 0.5% 甲硝唑溶液冲洗囊腔数次，直至抽洗干净。术中保持针头在囊腔中，避免药物进入阴道壁组织导致坏死。使用平阳霉素的操作步骤与之类似。

术后观察 1～2 小时无不良反应可以离院。1 周后复查，如果囊肿存在可再次治疗。一般患者仅有轻微的局部水肿疼痛。术后注意保持外阴清洁。嘱咐患者按时随访。

2. 手术治疗

（1）阴道囊肿切除术：是阴道囊肿最主

要的治疗方式。局部麻醉、阴道神经阻滞麻醉、骶管麻醉或静脉麻醉均可。骶管麻醉或静脉麻醉后手术会有较好的手术视野。患者膀胱截石位，用阴道拉钩暴露囊肿，切开阴道黏膜，在囊肿表面做纵行或纺锤形切口，要求长度和囊肿等长，深达囊壁，但不能切破囊壁。用示指裹纱布或用刀柄钝性分离囊壁，直至囊肿完全摘除。囊肿的基底部多有血管，可用止血钳钳夹根蒂部切下囊肿后结扎或缝扎基底止血。手术操作关键是完全切除囊肿。手术中要注意防止损伤输尿管、尿道和膀胱。囊腔大者可用2-0肠线缝合封闭囊腔空隙。闭合囊腔有助于止血。修剪多余的阴道黏膜，用0号肠线间断缝合阴道壁，注意不要留无效腔。阴道内纱布卷压迫止血，留置24小时后取出。

（2）阴道囊肿造口术：对于囊肿巨大者，切除手术困难，可以切除部分囊壁后或直接将囊壁和阴道黏膜切缘对应的部位用肠线单纯间断缝合造口，开放囊腔。妊娠期间发现阴道囊肿可暂时不予以处理，等待临产后刺破囊肿，分娩后选择合适的时间再行手术治疗。

第二节　阴道良性肿瘤

小儿及青少年女性少见。阴道组织主要由鳞状上皮、结缔组织及平滑肌组成，阴道发生肿瘤较少见。良性肿瘤主要有乳头状瘤、纤维瘤、平滑肌瘤、神经纤维瘤等，其中以平滑肌瘤为较常见。

一、阴道乳头状瘤

乳头状瘤属阴道黏膜病变，常与HPV感染有关。本病可发生在阴道任何部位，一般体积较小，呈小菜花状，表面乳白色，有许多乳头状突起，质脆，触之易出血。组织学见薄层鳞状上皮覆盖，间质内含纤维组织及炎性变化。本病可发生于任何年龄，以年轻妇女多见，一般无症状，很少发生恶变，合并感染时，阴道分泌物增多或出血，应予以手术切除治疗。详细见有关HPV章节。

二、阴道纤维瘤

本病很少见，常为单个生长，好发在阴道前壁、质硬、有蒂。肿瘤切面呈白色或粉红色，有不明显包膜。镜下主要成分为纤维细胞和胶原纤维组织。肿瘤小者无症状，增大时，可出现阴道内下垂感和性交不畅等。本病也可有白带增多，甚至压迫膀胱、直肠等，出现相应泌尿系排便症状。肿瘤大时也可使膀胱或直肠有不同程度膨出。其治疗方法为手术切除。

三、阴道平滑肌瘤

阴道平滑肌瘤由阴道壁内的平滑肌或血管平滑肌的肌细胞增生形成，多见于阴道前壁，呈黏膜下结节或息肉状，患者可有下坠感症状。当平滑肌瘤大时，对邻近器官受压时可出现泌尿道和直肠症状，或性交困难或不适。检查时肿块实性、触之质硬、边界清楚、表面光滑。其治疗方法主要是手术切除。肿瘤位于阴道下段，可经阴道切开黏膜，分离切除；如肿瘤部位较高且瘤体大者，宜由腹部手术。

四、阴道勃仑纳瘤

阴道勃仑纳（Brenner）瘤甚少见，文献曾报道1例67岁女性，在阴道中段生长一实性结节，镜下所见与卵巢勃仑纳瘤相似；另一例为53岁妇女，与上述相似肿瘤，呈息肉状，病检与卵巢勃仑纳瘤相同。

五、阴道嗜铬细胞瘤

嗜铬细胞瘤又称肾上腺髓质腺瘤，阴道

内罕见发生。此瘤分泌肾上腺素而引起阵发性高血压，易出汗和心率加快等症状。肿瘤切除后血压恢复正常，症状消失。

国内外仍罕有报道。

六、阴道良性混合性上皮瘤

本病也少见，患者年龄为20～53岁，平均为30岁，肿瘤生长缓慢、无痛性，多在体检时发现，肿瘤多生长于近处女膜的阴道侧壁，为囊性或实性，直径为1.5～5cm。肿瘤为孤立性，长于黏膜下。镜下见成熟鳞状上皮，呈巢状结构，也有含黏液的腺上皮细胞。

七、阴道血管瘤

阴道血管瘤甚罕见，可有单纯性血管瘤和海绵状血管瘤。其临床表现为阴道出血，破裂时常有大出血甚至休克。阴道局部可见单个暗紫色结节，略突出于阴道黏膜。临床应与黑色素瘤、子宫内膜异位症和绒癌相鉴别。

病灶小而单纯者可用物理治疗（激光、电灼、冷冻等）。界线清楚或较大者可手术局部切除。

八、阴道神经纤维瘤

发生在阴道壁的神经纤维瘤少见，其组织来源为神经鞘细胞。其病变常为多发性，呈大小不等的结节状，软而有弹性，边界不清楚，表面浅棕色，肿瘤切面呈白色，半透明，无漩涡状结构。镜下主要成分为神经鞘细胞和胶原纤维束。

当阴道检查发现为阴道黏膜下结节病变时，应做活检，确诊后手术切除。

九、阴道横纹肌肉瘤

阴道横纹肌肉瘤罕见，一般无症状，为阴道黏膜单发的息肉样肿瘤，大体与良性息肉或葡萄状肉瘤无法区分，需通过镜下才能鉴别。

肿瘤表面被覆正常阴道鳞状上皮，有丰富的血管，上皮下为疏松结缔组织，在息肉深部里有长形的嗜酸性细胞，胞质中有横纹肌和纵纹。

其治疗方法是手术切除。

十、阴道颗粒性肌母细胞瘤

阴道颗粒性肌母细胞瘤为阴道罕见的肿瘤，一般为良性，生长缓慢，切除后不复发。本病的组织发生过去认为来源于横纹肌，故称颗粒性肌母细胞瘤，近年通过组化和电镜观察，证实来源于神经鞘的施万细胞。

此病为局限性小结节，位于黏膜下，直径为0.2～0.5cm，大者可达5cm，无包膜，界限不清，切面均质，呈白色或黄色。

（石一复）

第三节 阴道恶性肿瘤

原发性阴道癌极为少见，仅占女性生殖道恶性肿瘤的1%～2%，其中80%～90%的阴道癌为鳞状上皮细胞癌，其他主要有透明细胞癌、小细胞癌、恶性黑色素瘤、胚胎性横纹肌肉瘤等。其中鳞状上皮细胞癌多发生在60岁以上的老年妇女，50岁以下的阴道癌仅占全部阴道癌的20%，青春期及幼女尚未见有阴道鳞癌、恶性黑色素瘤的报道。

青春期及青春期前女性最常见的阴道恶性肿瘤有胚胎性横纹肌肉瘤、内胚窦瘤及透明细胞癌等，这些肿瘤的发病率均极低，随着综合治疗手段的提升，使此类患者保留生育功能成为可能。

一、横纹肌肉瘤

（一）发病率

横纹肌肉瘤（rhabdomyosarcoma，RMS）是好发于儿童和青少年的罕见软组织肿瘤，占此年龄组恶性肿瘤的4%～6%，可发生于机体的各部位，最常发生于头颈部，其次为泌尿生殖道。阴道是婴幼儿横纹肌肉瘤发生最常见的部位，发病年龄最常见于6岁以下（中位年龄为2岁），几乎2/3在2岁以内发病。国际横纹肌肉瘤研究协作组（IRS）统计25年的临床资料，表明阴道横纹肌肉瘤发病年龄在9岁以内占92.7%，10～14岁者仅3例，占3.65%，≥15岁占3.65%，相比较而言，子宫颈的RMS常见于20岁以下的少女（中位年龄为14岁）和生育期，宫体的葡萄状RMS多发生于绝经后年龄。

（二）组织学

RMS的外观常呈葡萄样，是在阴道形成过程中发育异常所致胚胎组织残余异位的结果，来源于午非氏管尾部残余组织的异位发展，又称为异位发展肿瘤，但也可能成为中肾细胞与未分化的苗勒管尾部间叶组织不规则混合带入间叶组织的周围而形成。

（三）诊断

这些病变在临床上通常肉眼可见，肿瘤多位于阴道前壁，最主要特点是阴道葡萄状肿物，绝大多数患儿以阴道出血、明显阴道和宫颈肿块为主要症状，但偶尔患儿也以阴道出血或腹腔盆腔包块为唯一症状而就诊。诊断时应排除阴道内异物、卵巢功能性肿瘤及内胚窦瘤引起的阴道出血。若儿童出现持续性阴道出血或淡血性分泌物，应进行细致观察，有时可发现肿瘤突出于阴道口处，可对其进行活检。必要时也可在麻醉下行阴道检查及活检以明确诊断。

肿瘤主要由富于黏液的幼稚间叶组织组成，常规光镜或特殊染色或免疫组织化学或电镜检查见横纹肌分化即可诊断。然而在结构组织成分单纯、异常组织缺乏及黏液肉瘤可能显示良性假象的情况下，有被误诊为阴道或宫颈息肉的可能。可造成肿瘤的多次切除与复发，延误彻底治疗。由于此种肿瘤恶性度较高，临床与病理检查均应多方面考虑。相反，应当了解突出阴道的息肉样肿物并不都是葡萄状肉瘤。具有上述各种成分的中胚叶多形性腺瘤其外观不一定均呈葡萄状。因此，病理组织学诊断与确定应结合临床和大体检查。免疫组织化学染色有助于同其他类型的多形性肿瘤鉴别，常用的抗体有肌球蛋白（myosin）、肌红蛋白（myoglobin）、结蛋白（desmin）、肌动蛋白（actin）、波形蛋白（vimentin）等。Tsokos M等研究认为，对于RMS，肌红蛋白更具有特异性，有助于同恶性黑色素瘤、恶性淋巴瘤、平滑肌肉瘤、多形型脂肪肉瘤等鉴别。对于分化差的RMS，结蛋白是最敏感的标志物，但它也可见于平滑肌肉瘤。波形蛋白在多种未分化型肿瘤组织中均有表达。近年来，研究发现对肌源性调节基因MyoD家族的研究有助于确定RMS的组织起源。肌源性调节基因MyoD家族成员包括MyoD1、myogenin、Myf-5、Myf-6，是一类肌源性转录基因，共同决定原始间充质细胞向骨骼肌分化的特异调节基因，在其他小圆形细胞肿瘤包括平滑肌肉瘤中均未见表达。在分化差的RMS中MyoD 1 mRNA表达率高达85%～100%，且常与myogeninm RNA同时表达，在腺泡型RMS中MyoD 1mRNA呈强弥漫性表达，而在胚胎型中，MyoD1呈不均匀的斑点状表达。Kumar等提出在所有的腺泡型RMS中myogenin均为强阳性表达，而胚胎型中85%呈极低水平表达，用myogenin可快速、准确地区分胚胎型RMS和腺泡型RMS。

（四）分类分期

国际横纹肌肉瘤研究协作组有关RMS主

要分为3种组织学亚型：胚胎型、腺泡型和未分化型，葡萄状型RMS实际上是胚胎型的一种组织学亚型，其病变常有典型的葡萄样外观，阴道胚胎型RMS是婴幼儿阴道RMS最常见的一种类型，腺泡型和未分化型仅占5%。根据病灶累及范围、手术可切除性和切除组织边缘的显微镜观察，国际横纹肌肉瘤研究协作组将RMS分为4期，见表17-1。

表17-1 横纹肌肉瘤研究协作组对RMS的分期

Ⅰ期	肿瘤局限，手术切除完全，未有周围组织受累
Ⅱ期	
Ⅱa	肿瘤大体切除完全，仅有镜下的残留肿瘤，未有周围淋巴结的受累
Ⅱb	局部的肿瘤伴有周围淋巴结的受累，但手术切除完全，镜下无残留病灶
Ⅱc	局部的肿瘤伴有周围淋巴结的受累，大部分肿瘤切除，但镜下有残留灶，或有区域的远处淋巴结受累
Ⅲ期	病灶未完全切除或仅行活检，仍有肉眼可见的残留灶
Ⅳ期	诊断时即有远处转移的证据

（五）治疗

阴道葡萄状RMS向周围侵犯早而广泛，并常累及阴道深部及盆壁。患者在术后常复发，预后不佳，临床上此肿瘤沿淋巴和血行转移。

目前，RMS的治疗已不再采用以前的根治性手术，而主张先行新辅助化疗，然后行保守性手术，必要时再考虑放射治疗，以求保留患儿的生育功能。

20世纪70年代前，阴道胚胎性RMS以手术治疗为主，手术范围包括全子宫、全阴道、部分外阴切除和盆腔淋巴结清扫术。20世纪80年代后，随着抗癌药物的发展，术前新辅助化疗得到广泛应用。1972年起，IRS协作组对151例女性生殖道RMS施以不同的治疗方案（IRS-Ⅰ～Ⅳ），IRS-Ⅰ先行根治性手术切除，术后化疗，用或不用放疗；IRS-Ⅱ先行联合化疗，基本化疗方案为长春新碱、多柔比星、环磷酰胺（VAC），目的为缩小原发灶，延期手术，限制手术切除范围，保留器官功能，对术后有残留灶者定期放疗；IRS-Ⅲ和IRS-Ⅳ术前化疗进一步加强或冲击化疗，化疗方案有强化VAC、VAI（长春新碱、多柔比星、异环磷酰胺）、VEI（长春新碱、VP-16、异环磷酰胺）、ID（异环磷酰胺、顺铂）等，术后用VAC方案，加或不加放疗。总的5年生存率为82%，子宫全切由IRS-Ⅰ/Ⅱ的48%降至IRS-Ⅲ/Ⅳ的22%，术后放疗由IRS-Ⅱ的23%增至IRS-Ⅳ的45%，上述各方案用于治疗局限性胚胎型（葡萄）RMS，5年生存率没有显著差异。IRS-Ⅳ更符合现代治疗的观念，控制和切除原发肿瘤，最大限度地保留器官功能，预防远处转移，在提高生存率的同时提高患者的生存质量。对于阴道RMS，考虑到治愈后的正常发育，主张活检确诊后行前期化疗，以后再行肿瘤切除或部分阴道切除术，摒弃了过去全子宫、全阴道切除的方法，可保留患者生育功能。

（六）预后

RMS预后极差，若不治疗，患者多在数月内死亡。其预后与发病年龄、肿瘤大小、生长部位、组织学类型、侵犯程度、局部淋巴结有无转移及治疗方案等因素有关。发病年龄在1～9岁预后较好，1岁以内或超过10岁者预后较差。肿瘤直径≥5cm者预后明显差。胚胎型的生存率明显高于腺泡型和未分化型，临床期别为IRS-Ⅰ～Ⅲ期生存率明显高于IRS-Ⅳ期。阴道RMS的预后明显好于子宫RMS。一般根治性手术的生存率优于局部性切除。Wijnaendts等通过Kaplan-Meier生存曲线分析发现，免疫组化多指标表达（如肌红蛋白、波形蛋白、肌动蛋白等）的RMS预后较一个或无变异指标的预后差。根据预后程度，横纹肌肉瘤国际协作组将其分为以下几种类型。

（1）预后优良：①葡萄样型RMS；②梭形细胞RMS。

（2）预后中等：胚胎型RMS。

（3）预后较差：①腺泡型RMS；②未分化肉瘤。

（4）目前不能估计预后的亚型：伴横纹样特点的RMS。

二、内胚窦瘤

阴道卵黄囊瘤（yolk sac tumor of vagina），也称阴道内胚胎窦瘤（endodermal simus tumor of vagina），是恶性生殖细胞肿瘤，多见于卵巢，恶性度高，预后差。

儿童可看见阴道及宫颈，子宫、外阴极少见。一般均小于3岁，临床以血性分泌物、阴道流血为主。外观息肉状、脆，常误诊葡萄状肉瘤（胚胎性横纹肌肉瘤）。

1996年前国外文献仅62例，我国有个案报道。

内胚窦瘤除多见于卵巢之外，在儿童还常见于阴道，宫颈次之，而外阴和宫体极为少见。阴道内胚窦瘤是一种十分罕见的妇科恶性肿瘤，目前文献报道仅百余例。该瘤大多发生在婴幼儿，尤其是3岁以下的儿童，文献报道的平均年龄约为19个月，间歇性阴道血水样分泌物是最常见甚至唯一的临床表现，虽易为家长发现并引起注意，却多因缺乏医学常识而未引起足够重视而及时就诊，部分病例直至发现阴道排出肿瘤组织方引起重视而就诊，延误了早期诊治的宝贵时机。 因此，如何提高家长对儿童阴道出血潜在危险性的认识，是达到早期就诊改善疗效的关键，值得肿瘤防治工作者及妇幼保健人员的重视。对阴道排血性分泌物的婴幼儿，均应行血清AFP筛查及肛检排除本病，及早诊断。

阴道及宫颈内胚窦瘤的总体特点和组织学特征与卵巢起源的此类肿瘤相似。典型临床表现是阴道血性分泌物或阴道流血。阴道检查（最好在麻醉下进行）可发现阴道内息肉状质脆的棕色或白色包块，基底部多位于上段阴道壁，有10%～15%来自宫颈。

当病变在阴道内累及较广泛时，则很难确定肿瘤原发部位。因此，对婴幼儿阴道有新生物的患者，应常规行盆腹腔B超或CT检查，血清AFP检测和肿瘤的活体组织检查以明确诊断。盆腔的B超或CT检查对诊断原发瘤的部位很有帮助。

阴道内胚窦瘤的诊断主要依靠病理检查。但以往由于对其缺乏足够的认识，在病理上也常会误诊为透明细胞癌、中肾管样癌、午非管癌、未分化肉瘤和葡萄状肉瘤等。常直到发现患儿血清AFP水平异常升高后，再次复核病理切片，才能明确为阴道内胚窦瘤。

镜下其组织结构与卵巢的内胚窦瘤相同，形态具有多样性，其基本特征为：①典型的卵黄囊小体（Schiler-Duval小体），即类似于“肾小球血管袢”样的结构或啮齿类胎盘的内胚窦结构；②网状结构；③透明球；④PAS阳性小体（PAS-positive globules）；⑤此瘤能分泌AFP。其中Schiler-Duval小体和AFP染色（+）对明确诊断有决定性的意义。

阴道内胚窦瘤的恶性程度很高，如不治疗，一般在诊断后2～4个月死亡。阴道内胚窦瘤的治疗应采取综合措施，除手术切除病灶外，化疗对提高生存率有十分重要的作用。在未采用联合化疗的20世纪70年代初及以前，治疗主要是采用局部根治性手术和放疗。这样的治疗模式，不仅副作用大，后遗症多，而且治疗效果也不理想。根治性手术从全阴道切除到盆腔廓清术都会导致患者丧失生育功能和性功能，有时甚至还会丧失膀胱和直肠的功能，这对患者的生存质量将造成极大地影响。长期的盆腔放疗也会造成卵巢去势、股骨头无菌性坏死和骨髓抑制，有时还会诱发新的肿瘤。

早年治疗根治术：盆腔器官清扫术 + 子宫 + 阴道切除。但破坏性大，并发症多，成活率不高，且丧失生理功能。

现今治疗以化疗后预后改善，也有手术 + 化疗 / 放疗。手术不必切除子宫，可切除阴道（也可局部）。化疗足量，切除组织中见不到肿瘤。也有局部切除 + 单纯化疗。阴道病灶可在采用宫腔镜下切除。

化疗方案以 BEP 方案为主，或 PBV 方案，ADM+DDP 方案，VAC 方案，应与儿科共同计算体表面积，计算化疗药物剂量如下所述。

（1）BEP 方案：BLM18～20mg/m^2，深部肌内注射，第 2 天；VP-16213 100mg/m^2，静脉滴注，第 1～5 天；DD P20mg/（m^2·d），静脉滴注，第 1～5 天。5 天为 1 个疗程，3 周重复一次。

（2）PVB 方案：BLM 18～20mg/m^2，深部肌内注射，第 2 天；VCR 1～1.5mg/m^2，静脉推注，第 1～2 天；DDP 20mg/（m^2·d），静脉滴注，第 1～5 天。5 天为 1 个疗程，3 周重复一次。

（3）VAC 方案：VCR1～1.5mg/m^2，静脉推注，第 1 天；KSM 5～7μg/kg，静脉滴注，第 2～6 天；CTX 5～7mg/（kg·d），静脉滴注，第 2～6 天；6 天为 1 个疗程，3～4 周重复一次。

此外，还有 EP 方案，ADM+DDP 方案。

化疗一般为 4～6 个疗程，其严重者疗程更多，有 10 余个疗程，AFP 正常，无其他转移，再巩固 2 个疗程。

20 世纪 70 年代后，由于 VAC 化疗方案的应用，尤其是近年来 BEP［博来霉素（BLM）、依托泊苷（VP-16）、顺铂（DDP）］和 BVP［BLM、长春新碱（VCR）、DDP］化疗方案的出现，使生殖细胞肿瘤的治疗和预后大为改观。现主张在给予及时、足量、有效的联合化疗的辅助下，采用小范围的病灶切除术，保留阴道子宫及卵巢，仍可争取获得较好疗效，并达到保存生育能力及提高患儿日后生活质量的目的。虽然放射治疗对其有一定的疗效，但由于放射治疗会破坏幼女的生理、生育功能，故临床现已极少应用。

治疗后，随访。注意临床改变，定期测定 AFP，行 B 超检查、胸部 X 线片及 CT，注意发育及内分泌变化。

血清 AFP 水平的变化与临床上肿瘤的消长完全一致。这说明，和卵巢内胚窦瘤一样，血清 AFP 水平也可作为阴道内胚窦瘤的肿瘤标志物，以诊断和监测病情。此外，血清 AFP 对预测肿瘤对化疗方案的敏感性也有重要意义。如每个疗程后，血清 AFP 水平呈对数下降，表明肿瘤对化疗方案敏感。对经手术及化疗等治疗后 AFP 转阴的病例，无须行二次探查术。

三、透明细胞癌

阴道透明细胞癌（clear cell adenocarcinoma of the vagina，CCA）是发生于年轻女性阴道的少见肿瘤，其发生率占阴道恶性肿瘤的 5% ～10%，2/3 的患者在出生前曾在宫内接触己烯雌酚，此类患者的发病年龄为 7～34 岁，以 14 ～22 岁最为常见，此外，该年龄段患阴道透明细胞癌也可能与患者本身存在阴道腺病有关。而无宫内己烯雌酚接触史的患者 CCA 的发生率明显低于前者，且发病年龄也相对较前者大，大多发生于绝经期后，是导致绝经后阴道出血的原因之一。有研究表明，伴有与不伴有己烯雌酚接触史的患者肿瘤之间存在差异，无接触史的患者发病年龄及淋巴结转移的发生率大于前者，而 5 年存活率则低于前者，两者镜下病理形态特征及免疫组化染色无差异。

阴道透明细胞腺癌可累及阴道的任何部位，好发部位为阴道上 2/3 段前及侧壁，阴道后壁偶可累及，甚至曾有多中心性肿瘤的报道。肿瘤原发部位也可来自宫颈。肿瘤呈息肉状或结节状，患者的主要症状是阴道分泌物增多或流血，妇科检查发现阴道中、上段有较大的菜花状赘生物，组织活检可明确诊断，但此类患者多年幼，常无法常规行阴道检查，虽做肛诊和 B 超检查，但可因早期病灶隐匿于阴道内不易被发现，而时常被误诊为功血，错失最佳治疗时期。因此，凡对于青春期不规则阴道流血的少女，经检查未发现异常，而激素治疗 1～2 个疗程效果不佳者，除考虑功血，还应该警惕原发性阴道腺癌的存在，应及时做阴道细胞涂片或必要的阴道检查。

肿瘤的组织来源为副中肾管及残存于阴道壁浅层的腺组织，呈外生性生长、浅表性浸润、大肿物等特点。其组织病理类型可分为囊管型、乳头型、团块型。

对于早期透明细胞癌根治性手术是首选的治疗方法，根据病变情况术后可辅助放射治疗或化疗，其余期别则需综合治疗。近年来，应用新辅助化疗能降低术前肿瘤的大小，有利于随后行保留生育功能的经腹根治性宫颈切除术 + 部分阴道切除术。尽管目前治疗仍十分棘手，但疗效已较以前有所提高。

Ⅰ期病例常选用根治性子宫切除、部分或全部阴道切除、阴道再造术，其优点为可保留卵巢、阴道功能，早期病例手术患者 5、10 年生存率分别为 89%、84%。如前所述，术前可予以新辅助化疗，以期减少手术切除范围，保留患者生育功能。

放疗是阴道透明细胞癌Ⅱ～Ⅲ期患者最佳治疗方法。对年轻、晚期患者辅以化疗可提高生存率，但单纯化疗不能治愈本病。常用的化疗方案有 TP、BVP、FP 等，化疗期间适时对肿瘤进行再次检查评估，如果肿瘤易于手术切除，则广泛性切除浸润性病变。如果肿瘤不能切除，可以选择放疗控制肿瘤的生长。Ⅳ期患者则以化疗等姑息性治疗为主。

阴道透明细胞癌预后主要与临床期别有关，总的 5 年生存率为Ⅰ期 87%，Ⅱ期 76%，Ⅲ期 37%，Ⅳ期 0；此外，预后还与综合治疗、病理类型与分级、患者母亲妊娠期己烯雌酚接触史有关。

（吴裕中　石一复）

参考文献

石一复，2002. 子宫内膜异位症 . 上海：上海科学技术出版社：201.

石一复，2005. 外阴阴道疾病 . 北京：人民卫生出版社：225-234.

陈忠年，杜心谷，刘佰华，1996. 妇产科病理学 . 上海：上海医科大学出版社：61-62.

王毓琛，1989. 外阴与阴道疾病 . 北京：人民卫生出版社：94.

曹泽毅，1998. 妇科肿瘤学 . 北京：北京出版社：545.

陈乐真，2002. 妇产科诊断病理学 . 北京：人民军医出版社：80.

叶之美，1998. 阴道腺病的诊断与处理，中国实用妇科与产科杂志，(3)：136-137.

Kaufman, Raymond H, Adam, et al, 2002. Finding in female offspring of women exposed in utero to diethylstilbestrol. Obstet Gynecol , 99(2): 197-200.

Pommert L, Bradley W, 2017. Pediatric Gynecologic Cancers. Curr Oncol Rep, 19(7): 44.

ALSaleh N, ALwadie H, Gari A, 2017. Rhabdomyosarcoma of the genital tract in an 18-month-old girl. J Surg Case Rep, 2017, 2017(4): rjx080.

Goyal S, Puri A, Mishra K, et al, 2014. Endodermal sinus tumor of vagina posing a diagnostic challenge and managed by chemotherapy and novel posterior sagittal surgical approach: lessons learned. J Obstet Gynaecol Res, 40(2): 632-636.

Mandong BM, Ngbea JA, 2011. Childhood rhabdomyosarcoma: a review of 35 cases and literature. Niger J Med, 20(4): 466-469.

Gangopadhyay M, Raha K, Sinha SK, et al, 2009. Endodermal sinus tumor of the vagina in children: a report of two cases. Indian J Pathol Microbiol, 52(3): 403-404.

McNall RY, Nowicki PD, Miller B, et al, 2004. Adenocarcinoma of the cervix and vagina in pediatric patients. Pediatr Blood Cancer, 43(3): 289-294.

第 18 章 子宫颈肿瘤

宫颈癌是严重威胁妇女身体健康的最常见的恶性肿瘤之一，其发病率仅次于乳腺癌，位于女性恶性肿瘤发病的第二位，宫颈癌的发病年龄高峰为 35～39 和 60～64 岁，发生于 20 岁前的宫颈恶性肿瘤以宫颈肉瘤、宫颈透明细胞癌等为相对多见，宫颈鳞癌相对罕见。此外，子宫颈良性肿瘤如宫颈肌瘤等发生于 20 岁前者极罕见，在此不作叙述。

第一节 宫颈癌前病变

近年来，逐渐在国际上倾向采用更加简单的两级分类法对宫颈鳞状上皮癌前病变进行描述和诊断，2014 年出版的第 4 版 WHO 女性生殖系统分类中，在宫颈鳞状细胞癌前病变中采用了鳞状上皮内病变（squamous intraepithelial lesion，SIL）这一命名方案，并且将其分为两级：即低级别鳞状上皮内病变（low grade squamous intraepithelial lesion，LSIL）和高级别鳞状上皮内病变（high grade squamous intraepithelial lesion，HSIL）。其中低级别鳞状上皮内病变的同义词包括宫颈上皮内瘤变Ⅰ级（CINⅠ）、轻度非典型性增生、扁平湿疣及挖空细胞病等；而高级别鳞状上皮内病变同义词包括宫颈上皮内瘤变Ⅱ级（CINⅡ）、宫颈上皮内瘤变Ⅲ级（CINⅢ）、中度非典型性增生、重度非典型性增生及鳞状上皮原位癌。

该分类方案简便实用，使得病理诊断的重复性提高，并且也使得组织学分级与细胞学分级相互对应。更为重要的是该分类方案较好地反映了 HPV 相关病变的生物学过程，能更好地指导临床处理及预后判断。

近年来，青春期宫颈非典型性增生的发病率呈现不断增加趋势，有一大样本研究对 1997～2003 年≤18 岁进行细胞学诊断 LSIL 或 HSIL 女性患者进行回顾性分析，对随访者的细胞和组织样本进行评估，记录每例患者最显著的异常结果，计算恢复率、持续性和进行性。结果显示共检查 646 例青春期女性，477 例 LSIL 与 55 例 HSIL 的随访结果有效。

在 LSIL 病例中，146 例（35%）随访结果呈阴性，随访检查中，199 例（42%）低度异常（无明确意义的非典型性鳞状细胞、LSIL 和Ⅰ级宫颈上皮内瘤），而 77 例（18%）为高度异常。随访 32 个月后，62% 的患者恢复，而 31% 的患者有进行性发育异常。

HSIL 组中，12 例（21.8%）随访结果为阴性，15 例（27.3%）为低度异常，而半数以上（50.9%）被发现具有高度异常。在 36 个月时，31% 的 HSIL 病例发展为 CINⅢ。

该研究结果显示青春期女性LSIL和HSIL细胞学改变有发展为高度宫颈异常的高危风险。青少年高度宫颈异常的发展概率与成人相似，细胞学异常的病例需要密切随访。

随着宫颈病变的增加，宫颈病变筛查的范围扩大，宫颈腺性病变也越来越多地引起人们的关注。2014年第4版WHO分类对于腺上皮前驱病变的命名做了调整，仅将原位腺癌（adenocarcinoma in situ，AIS）列入前驱病变中，并将其定义为：这是一种具有恶性表现的腺上皮内病变。如果不治疗，具有明显进展为浸润性腺癌的风险；与之同义的名称是高级别CGIN（high grade cervical glandular intraepithelial neoplasia，HG-CGIN）。但针对小于20岁的年轻女性及幼女，目前尚缺乏有关宫颈腺癌癌前病变方面的研究报道，有关其发生率、转归等方面等不清楚。

一、临床表现与诊断

癌前病变可无任何症状，也可有接触性阴道出血，异常白带如血性白带、白带增多，不规则阴道出血或绝经后阴道出血等临床表现。宫颈/阴道细胞学涂片检查是目前发现宫颈癌前病变的主要手段，特别是对临床体征不明显的早期病变的诊断。

宫颈癌癌前病变的诊断均应有活体组织学检查证实。如病变部位肉眼观察不明显，可用碘试验、涂抹3%或5%醋酸溶液后进行宫颈活检，或在阴道镜下进行宫颈活检。对于多次取活检仍不能确诊者，需用切取法进一步采取较深部组织，同时需行宫颈管搔刮术。

二、治疗

年轻女性宫颈癌前病变的临床处理原则基本与生育年龄女性相同，在选择行宫颈锥切术前应充分告知患者手术风险如有可能导致不孕、流产等。

1. LSIL（CIN Ⅰ）的处理　文献报道约60%的LSIL（CIN Ⅰ）病变会退化，仅有1%会进展为浸润癌，因此对于LSIL（CIN Ⅰ）患者密切随访即可。由于LSIL（CIN Ⅰ）的退化绝大多数出现在2年以内，以下情况需行诊断性锥切，其余的定期随访即可：①持续2年的LSIL（CIN Ⅰ），满意的阴道镜检查，可采用物理治疗或诊断性锥切治疗；②持续2年的LSIL（CIN Ⅰ），不满意的阴道镜检查，应行锥切治疗而不能物理治疗；③低LSIL（CIN Ⅰ）如在重复的TCT复查中提示HSIL或AGC-NOS应行锥切治疗。

2. HSIL（CIN Ⅱ、CIN Ⅲ）的处理　（CIN Ⅱ）的患者可选择宫颈环形电切术（LEEP）或冷刀宫颈锥形切除术（cold-knife conization，CKC），HSIL（CIN3）的患者可采用宫颈冷刀锥形切除术，根据锥切后的病理选择进一步治疗方法。

宫颈锥切是采用手术刀锥形切除部分宫颈组织。传统术式为冷刀锥切，其缺点是需要麻醉，术中、术后易出血，并发症较多，优点是手术范围可控、手术不影响术后病理判断切缘情况。1981年出现了采用金属环并通以高频电流锥形切除宫颈组织的术式，即子宫颈环状线圈电切割术（LEEP）。1989年此术式得到改进，采用大型电环切除宫颈的移行带（large loop excision of transformation，LLETZ）。由于LEEP操作简便且并发症少，近20年来在国内外得到了广泛的应用，替代了大部分CKC，成为治疗HSIL（CIN2、CIN3）并诊断宫颈癌的重要术式。

3. AIS的处理　病理活检明确诊断为AIS的病例，应行LEEP或是冷刀锥切，完整送病理检查，病理应连续12点取材，关注病变是否为多点及跳跃性病变，切缘是否有病变累及。

第二节 宫颈恶性肿瘤

Novak 认为宫颈表皮样癌从未见于 12 岁以下者，但宫颈腺癌却有不少见于年轻女性甚至儿童，宫颈肉瘤也可见于该年龄段的患者，但均属罕见疾病。

一、宫颈透明细胞癌

宫颈透明细胞癌来源于残留副中肾管，与母亲孕期有雌激素治疗史有关，与性生活及分娩无多大关系，主要发生在青春期女性，恶性程度高，预后不良。

不正常的阴道流血和排液是最常见的主诉，但部分患者无症状（可达 16%），或仅因其母亲妊娠期有雌激素用药史在检查时发现。局部表现多呈息肉样、茸状、结节样或乳头样，很少呈扁平或溃疡者，质脆，易出血，病理可表现有不同程度的透明细胞型，有的混有管状、腺泡状等形态。其临床表现及病理特征与阴道透明细胞癌大致相同。

本病鉴别诊断只能根据组织学的检查，排除其他原发或转移的宫颈或阴道肿瘤。临床分期仍按 FIGO 规定，凡肿瘤侵及宫颈者，即使其大部看来位于阴道，仍按宫颈癌分期。

由于病例少，各个病例治疗方案差异较大，追踪时间短，最理想的治疗方法尚待进一步探讨。多数学者认为根治术子宫切除术与宫颈引流区域淋巴结清扫是早期宫颈透明细胞癌的主要治疗方法，浸润至阴道者行阴道切除，保留卵巢功能。中晚期患者则以放化疗为主。很早期病例，单纯宫颈切除可保留生育功能，但因病灶小浸润表浅的肿瘤亦可有淋巴结蔓延，故不给予推荐。

影响预后最重要的因素是初诊时疾病的临床分期，年龄较小的女孩，常因误诊为炎症或内分泌失调而仅用抗生素或内分泌制剂，以至于延误诊断，待确诊时，多数年轻患者的病变已不能手术，或仅能进行非手术治疗。因此，对年轻妇女有不正常阴道流血和排液者，即使母亲妊娠期无应用激素制剂史，也不应过久地考虑为无排卵出血，应进行全面的阴道和宫颈检查，以除外癌瘤。鉴于很多患者无症状，单纯细胞学诊断也不可靠，因而对处于“危险期”的人群进行检查是必要的，特别是有 DES 暴露史者。

除细胞学涂片外，还应对阴道及宫颈仔细的窥视和触诊，阴道镜检查也可达到诊断的目的。检查未发现异常者，应逐年追踪，对发现有阴道腺病或明显的宫颈糜烂者，应多注意，并告知其定期检查，对发现有严重异形细胞者，需积极查明细胞的来源及范围，甚至进行电凝或切除等必要的治疗。对无 DES 暴露史儿童的检查应从有流血即开始，或至少从 14 岁开始；为了早期发现 10 岁以前的患者，对有 DES 暴露史的女孩，应从 6 岁开始进行检查，最少每年一次，这一方案目前尚难实现，因此应告诉此年龄组的年轻女性的父母，雌激素暴露史需载入诊疗记录，在月经初潮或出现不正常阴道流血时，立即找医生检查，或从 14 岁开始检查。

二、宫颈葡萄状肉瘤

横纹肌肉瘤是儿童期最常见的软组织肉瘤，在婴儿期，葡萄状变横纹肌肉瘤多从阴道或膀胱处开始生长，但很少有从子宫颈处生长。其治疗方法有从肿瘤的局部切除到根治性子宫切除并辅以药物治疗或放射治疗。在子宫颈轻微浸润的病例中，微创的局部切除并辅以化疗的存活率相当高，而且不影响膀胱、直肠、阴道和卵巢的功能。因此，近年来推荐对未成年人应该选择外科手术并辅以化疗的治疗方法来治疗 I 期子宫颈横纹肌肉瘤。具体的临床表现、病理特征、分类分期、治疗方案参见第 17 章。

三、宫颈腺肉瘤

宫颈腺肉瘤属于混合性苗勒管肿瘤，瘤组织包含有腺上皮和间质两种成分，其中腺上皮为良性，间质成分为恶性肉瘤样组织。宫颈腺肉瘤的临床表现有不规则阴道出血及悬垂于宫颈上或阴道口外的息肉。宫颈腺肉瘤的病程及生物学行为偏温和，其预后远比中胚叶混合肉瘤好，且肌层浸润较少或仅是浅肌层浸润。所以大部分病例仅需要子宫切除手术就可以达到治疗目的，必要时可辅以化疗，对于年轻需要保留生理生育功能的患者，可以选择局部切除，手术后严密随诊。

四、宫颈鳞癌

近年来，年轻妇女宫颈癌发病率呈上升趋势，且预后较差，5 年生存率低，有报道称宫颈鳞癌年龄轻者可低至 18 岁，多数研究者认为年轻女性宫颈鳞癌的发生是多因素综合作用的结果，除与早婚、早育及孕产次数有关外，性行为混乱、生殖道病毒感染等在宫颈癌的发生中起重要作用。因此，对年轻妇女加强性卫生教育，对预防宫颈癌的发生具有重要意义。

其诊断和治疗原则基本同生育年龄女性，针对早期、局部病灶≤2cm 者应争取行保留生育功能手术，即术中行盆腔前哨淋巴结切除，并送快速病理切片检查，如前哨淋巴结未见转移癌，可行根治性宫颈切除术，反之则需行根治性子宫切除术 + 盆腔淋巴结清扫术。

宫颈鳞癌早期症状不明显，年轻人耐受力强，容易被患者忽视，所以普查工作尤为重要。诊断时要提高对宫颈癌的警惕，青年妇女宫颈癌患者多数以接触性阴道出血为主要症状，体征呈糜烂型者，容易误诊为宫颈糜烂。宫颈癌的病理发生过程需要一定的时间，如能在不典型增生期确诊并及时治疗，早期宫颈病变的癌变是可预防的。宫颈细胞学普查及 HPV 检测对宫颈癌的防治有着非同寻常的意义。

性行为与宫颈癌：1989 年 Slattey 报道性伙伴≥10 个，宫颈癌新病例中占 36%；≥6 个，初次性生活<15 岁患宫颈癌风险上升。初次性交年龄为 16 岁，其相对危险性为>20 岁的 2 倍。我国杨大望也指出初婚年龄<18 岁，比 25 岁者患宫颈癌高 13.3 倍。1997 年 Biswas 报道初次性交年龄在 12 岁以下和 18 岁相比，OR 值为 3.5，青春期宫颈处于鳞状上皮化生期，对致癌物质较敏感。儿童和青少年癌患者存活者日后早发宫颈癌已有大数据证实儿童和青少年癌症者较正常年龄人群较早罹患其他慢性病。分析 1973～2010 年 9 个中心数据，儿童和青少年癌症者存活者定义为 30 岁之前确诊为任何一种恶性肿瘤，且存活 5 年以上，随后被确诊为浸润性宫颈癌。观察分析结果儿童和青少年癌症者继发宫颈浸润癌的中位年龄是 30 岁，而普通人群原发宫颈浸润癌的中位年龄是 40 岁。儿童和青少年继发宫颈浸润癌的年龄明显早于宫颈癌为首发癌症的普通女性人群，针对提出对儿童和青少年癌症者，宫颈癌的细胞学筛查应更早、更频。目前美国癌症协会（ACS）推荐 21～29 岁的女性开始每 3 年一次的宫颈癌细胞筛查，对有此类病史者因另作别论，宜更早、更频的筛查。

（吴裕中　石一复）

参考文献

Jayi S, Bouguern H, Fdili FZ, et al, 2014. Embryonal rhabdomyosarcoma of the cervix presenting as a cervical polyp in a 16-year-old adolescent: a case report. J Med Case Rep, 8(1): 241.

Ansari DO, Horowitz IR, Katzenstein HM, et al, 2012. Successful treatment of an adolescent with locally advanced cervicovaginal clear cell adenocarcinoma using definitive chemotherapy and radiotherapy. J Pediatr Hematol Oncol, 34(5): e174-176.

McNall RY, Nowicki PD, Miller B, et al, 2004. Adenocarcinoma of the cervix and vagina in pediatric patients. Pediatr Blood Cancer, 43(3): 289-294.

Wright JD, Davila RM, Pinto KR, et al, 2005. Cervical dysplasia in adolescents. Obstet Gynecol, 106(1): 115-120.

Choma K, McKeever AE, 2015. Cervical cancer screening in adolescents: an evidence-based internet education program for practice improvement among advanced practice nurses. Worldviews Evid Based Nurs, 12(1): 51-60.

Ojha RR, Jackon BE, Tota JE, et al, 2014. Younger age distribution of cervical cancer incidence among surviors of pediatric and young adult cancers. Gynecol Oncol, 134(2): 309-313.

第 19 章

子宫体肿瘤

青春期女性及幼女的子宫良恶性肿瘤发生率均极低，几乎均为个案报道，可发生在该年龄段的子宫良性肿瘤有子宫肌瘤等，恶性者较为常见的是子宫肉瘤，至于交界性的子宫性索样肿瘤等在该年龄段尚未见报道，在此不做叙述。

第一节　子宫体良性肿瘤

子宫肌瘤是女性生殖器中最常见的良性肿瘤，多数发现在 30～50 岁的妇女（70%～80%），即发生于卵巢功能旺盛时期，21～30 岁与 50～60 岁少量发生，20 岁以下及 60 岁以上极少发生。文献报道最小年龄为 10～14 岁，我国报道最小年龄为 15 岁。子宫肌瘤的发生原因，尚未最后确定。目前较为普遍接受的学说是肌瘤的发生与长期和过度的卵巢雌激素刺激有关。此外，由于子宫肌瘤也见于未婚女子、寡妇及性生活不协调的妇女，因此也有人认为长期性生活失调而引起盆腔慢性充血，也可能是诱发子宫肌瘤的一个原因。此外环境的污染食品中含有高激素的物质也是造成肌瘤年轻化的原因。

年轻患者子宫肌瘤的早期临床表现并不明显，主要是月经紊乱和腹痛腹胀等。由于患者年龄小，发生以上临床表现时容易考虑为异常子宫出血而延误诊断。

我国目前年轻人健康体检较少，也是导致子宫肌瘤不能得到及时诊断和治疗的原因之一，建议青春期后就定期进行健康体检和妇科 B 超检查，而不是等到出现月经失调或自扪及腹部肿块、贫血时才就诊。

年轻女性黏膜下肌瘤也有报道，常因月经紊乱或阴道出血量明显增多而就诊，肌瘤蒂部位置低者也可因阴道有脱出物伴有下腹坠痛而就诊。

根据患者的临床表现、特征及影像学如 B 超等检查，子宫肌瘤的诊断一般不难，其治疗以切除子宫肌瘤、保留生育功能的手术为主，如瘤体较大，可在术前予以 GnRHa 治疗 2～3 个周期，再行手术治疗，有助于提高保留生育功能手术的成功率。

第二节　子宫体恶性肿瘤

发生于年轻女性及幼女的宫体恶性肿瘤以肉瘤相对多见，该年龄段未见有发生子宫内膜癌的报道，在此不予以叙述。

一、子宫腺肉瘤

子宫腺肉瘤是一种含有良性上皮成分及肉瘤样间叶成分的双向分化肿瘤，也是一种临床上罕见的低度恶性上皮组织和间质组织混合的子宫肉瘤。

其发病年龄常在绝经后期，报道的发病年龄范围为 14～89 岁，中位年龄为 58 岁。Nathalie 等于 2009 年报道了 1 例 10 岁的女性子宫腺肉瘤患者。尽管子宫腺肉瘤相对罕见，但其发病率逐年上升，并且呈年轻化趋势。

子宫腺肉瘤的临床表现为非特异性，常出现不规则阴道出血、子宫增大、盆腔隐痛和息肉样肿块生长。子宫腺肉瘤多发生于子宫内膜，形状如息肉，肿瘤可经过宫颈突出于阴道，或侵入子宫肌层。但在不同年龄阶段，子宫腺肉瘤的起源及好发部位有差异，如对于月经初潮后的年轻女性来说，息肉样的腺肉瘤常起源于宫颈，因而这一年龄段的子宫腺肉瘤以宫颈部位起源相对多见，起源于宫体的则相对较少；反之，对于绝经后的妇女来说，腺肉瘤常起源于子宫内膜。

子宫肉瘤可有腹痛，原发于子宫内膜者，可有不规则阴道出血、月经过多，由于肿瘤溃烂坏死，可有大量恶臭血性排液。肿瘤晚期转移到盆腔或腹腔内脏器，往往局部有明显疼痛，伴有血性腹水。

手术治疗为子宫腺肉瘤的主要治疗方法，但目前对于腺肉瘤的最优治疗方案尚未达成共识，手术方案应为全子宫及双附件切除术。如为宫体肉瘤已侵犯宫颈，则需行广泛性子宫切除术，同时切除盆腔及腹主动脉旁淋巴结。子宫腺肉瘤是否需要切除卵巢，尚无明确的依据，但基本明确的是全子宫切除术是最基础的治疗手段。有少数研究报道称对患者实施了肿瘤局部切除术，但术后复发率高达 50%，而行全子宫切除术患者的术后复发率为 25%。因此，全子宫切除术是最根本的治疗手段，我们也可在术中可以根据疾病的具体情况以酌情更改手术范围，如术中发现盆腹腔内有转移病灶，可加行双侧卵巢输卵管切除术及盆腹腔淋巴结清扫术。

术后的辅助治疗以化疗为主，还有研究表明，腺肉瘤的肉瘤组分中的雌激素和孕激素受体表达常为阳性，因此在化疗的基础上给予高效孕激素治疗，对此类患者可能具有一定的疗效。此外，对于侵及肌层的腺肉瘤，放疗可让患者获益；阴道残端的复发病灶接受近距离放疗也可以获得很好的治疗效果。

尽管子宫腺肉瘤是一种低度恶性的肿瘤，但易复发，因此预后不容乐观。肿瘤期别、肿瘤浸润深度、肿瘤过度生长及肿瘤基质成分的高级别恶性特征都是导致预后差的主要因素，同时这些因素也会增加腺肉瘤的复发风险。子宫腺肉瘤的复发以局部复发为主，远处转移较为少见。

为进一步提高子宫腺肉瘤的治疗效果，对于症状较典型的病例应引起重视，尽量术前诊断明确，以确定较完善的治疗方案，以期改善预后；同时，子宫腺肉瘤患者术后需严密随访，以增加复发灶手术切除的可能性。

二、子宫癌肉瘤

子宫癌肉瘤多见于中老年妇女，我国有报道发生于幼女子宫体癌肉瘤年龄最小者为 6 个半月，该肿瘤组织成分主要为恶性间叶组织及癌，其恶性程度高，5 年生存率较低。

其诊断主要依靠组织学，发生在宫体部者多用刮宫术，经宫颈突出至阴道中者可行局部活检，阴道涂片诊断率不高。

本病在治疗方面首要为切除子宫及两侧附件，辅以放疗和化疗，单一疗法效果不佳。

该病预后不良，多在发病后 2 年内死亡，早期可行手术治疗者预后相对较好。

三、子宫平滑肌肉瘤

子宫平滑肌肉瘤好发于绝经后的妇女，发生于青春期女性及幼女者偶见报道，早期症状不典型，如不规则阴道出血等，随病情进展可出现相应症状特征如腹胀腹痛、宫体增大等。临床分期采用国际抗癌协会分期法，治疗以全子宫切除术为主要手段。

（吴裕中）

参考文献

Pommert L, Bradley W, 2017. Pediatric gynecologic cancers. Curr Oncol Rep, 19(7): 44.

Kuznetsova MN, Martysh NS, Saidova RA, 1988. Diagnosis and echographic control of the treatment of uterine myoma in girls and young women. Akush Ginekol (Mosk), 3(3): 27-30.

Liu H, Shen Z, Wu D, et al, 2018. Uterine adenosarcoma with sarcomatous overgrowth: a case report of aggressive disease in a 16-year-old girl and a literature review. J Pediatr Adolesc Gynecol, 31(4): 426-431.

第 20 章 小儿与青少年卵巢肿瘤

卵巢肿瘤是女性最常见的肿瘤之一，由于卵巢的胚胎发生和组织构成成分复杂，按WHO 2014 年公布的在组织类型卵巢的原发肿瘤不下 130 余种，卵巢肿瘤除常见的上皮来源和生殖细胞来源之外，还可发生间胚叶的肿瘤如结缔组织、肌肉组织等，发生的病变性质可以是良性、恶性，也可以是交界性的。卵巢肿瘤可以发生于任何年龄，但多发生于生育年龄和年长妇女，年龄越大，发病率越高。小儿与青少年妇科肿瘤是其四大主要疾病（炎性、肿瘤、内分泌异常和生殖道畸形）之一，对该年龄段的女性而言，卵巢肿瘤是小儿与青少年妇科中最常见的肿瘤。1 岁以内发病与母体激素有关，初潮前后发病增加（因此时内分泌活动有关），约 5% 发生于月经初潮前。儿童和青少年卵巢肿瘤中约 1/3 位非赘生性囊肿（卵泡囊肿和黄体囊肿多见），2/3 为赘生性肿瘤，其中大多数是生殖细胞肿瘤，包括畸胎瘤、无性细胞瘤、内胚窦瘤等，与成人以上皮源性卵巢肿瘤为主不同。

小儿及青少年卵巢肿瘤与成年人相比有其特殊性。

第一节　小儿与青少年卵巢肿瘤的发病年龄和发病率

儿童和青少年卵巢肿瘤可发生于任何年龄，儿童和青少年卵巢肿瘤好发于青春期及以后。年龄越大，发病率越高。但恶性生殖细胞肿瘤多发生于 1 岁以内，以后少见，直至月经初潮前发生又增加。1 岁以内发病与其母亲体内激素有关；月经前初潮前发病增加与此时内分泌活动有关。有报道称卵巢肿瘤最小发病年龄为 1 个月（也认为是原胎儿肿瘤），最大为 17 岁 6 个月，平均年龄为 12.8 岁。病史最短为 2 天，最长为 3 年，平均为 1 年 2 个月。儿童和青少年发病率较少见，儿童青少年及 20 岁以下卵巢肿瘤的发病率也有 5%～10%，各国和各地统计会有误差。

小儿及青少年女性的卵巢肿瘤大多为出生后不同时期发生，但随着产前诊断技术的发展，产前行常规超声检查中发现胎儿卵巢囊肿，可能与受到母体和胎儿的促性腺激素的双重刺激有关。母体在妊娠期合并先兆子痫、糖尿病、羊水过多、同种（异体）免疫病的胎儿及新生儿发生卵巢滤泡囊肿概率增加。

第二节　小儿与青少年卵巢肿瘤的临床特点

1. 儿童和青少年时期的卵巢肿瘤多数是良性肿瘤，但恶性肿瘤的发生率较高，通常年龄越小恶性率越高。有良性、交界性和恶性之分。与成年女性不同的是小儿及青少年女性不一的是在20岁之前的卵巢肿瘤以卵巢生殖细胞肿瘤多，其发生率一般为5%～10%，约20%发生在初潮前。卵巢肿瘤的30%为非赘生性囊肿（以卵泡囊肿及黄体囊肿最为多见），约60%为赘性肿瘤。

2. 卵巢肿瘤临床表现多样，小儿卵巢肿瘤生长快，且因小儿骨盆狭小，不能容纳较大的肿块，肿瘤可能较为迅速上升至腹腔，故小儿卵巢肿瘤常以腹部包块为主诉。

3. 腹痛为常见症状。女性发育过程中卵巢位置自出生后，直到青春期左右才逐渐自腹腔下降至盆腔，因此不同年龄段的女性小儿卵巢肿瘤其在腹腔和盆腔内活动空间，与周围组织和脏器的关系有所不同，其中患儿出现的症状常以腹部疼痛及相应症状为主；当卵巢下降到盆腔后发生卵巢肿瘤，则以盆腔疼痛及相应症状为主表现为脐周或下腹部持续性疼痛，可能因肿瘤刺激腹膜、肿瘤出血，压迫周围组织或粘连等所致。

4. 少儿和青少年卵巢肿瘤易发生扭转。少儿和青少年女性卵巢肿瘤以生殖细胞肿瘤中的畸胎瘤为主，实性成分较多，且因小儿好动，易致卵巢极性发生改变，因此，少儿及青少年女性卵巢肿瘤蒂扭转的发生率相对较高，导致小儿急腹症。部分患者有腹肌紧张、压痛和反跳痛。

5. 儿童和青少年卵巢肿瘤，由于恶性肿瘤生长迅速，容易出现压迫症状、气短、发绀和腹水等临床表现。

6. 小儿和青少年卵巢肿瘤生长速度快，恶性程度比成人高，早期常无症状且表述不清而易被忽视，如治疗不及时或不彻底，则预后不良。

7. 有内分泌功能的卵巢肿瘤如性索间质肿瘤的颗粒细胞肿瘤、卵泡膜细胞瘤、原发性卵巢绒癌等均可引起同性性早熟或月经异常，出现初潮年龄提前、阴唇肥厚、阴毛生长和乳房早发育等。若患有分泌雄性激素的卵巢肿瘤如卵巢睾丸母细胞瘤，可有女性男性化表现；也可有阴道出血、月经异常、性早熟等。

8. 卵巢上皮细胞性肿瘤在小儿及青少年女性中相对少见。

9. 胎儿卵巢囊肿多为单侧，单纯性和混合性胎儿卵巢囊肿在产前或产后大多自然消失，也有发生卵巢扭转、坏死，腹部难产，包块过大致出生后呼吸窘迫者。

10. 孕育在母体子宫内的女婴也可有先天性的卵巢肿瘤。

11. 卵巢恶性肿瘤以生殖性肿瘤多见，约占青少年女性卵巢恶性肿瘤的60%，而成年女性中仅占20%左右。通常多发生于1～2岁的女孩，随初潮后又增多。有关生殖细胞恶性肿瘤有未成熟畸胎瘤、无性细胞瘤、内胚窦瘤、胚胎性癌等。

12. 青少年女性还可有妊娠性和非妊娠性滋养细胞肿瘤或疾病，卵巢有原发性卵巢绒癌或卵巢单侧或双侧卵巢黄素囊肿，血清hCG会升高。

第三节　病理类型

儿童和青少年卵巢与成人卵巢肿瘤除临床表现不同外，病理类型也有明显区别。少儿及青少年卵巢肿瘤的组织类型虽与成年女性相似，但具体组织学分类以生殖细胞肿瘤、性索间质肿瘤和上皮性肿瘤多见；而成年女性卵巢上皮性肿瘤占首位，占卵巢肿瘤的70%～80%。小儿及青少年女性卵巢上皮性肿瘤仅占20%左右，以黏液及浆液性肿瘤多见；生殖细胞肿瘤占 75% 以上，包括成熟和未成熟畸胎瘤、无性细胞瘤、内胚窦瘤和原发性绒癌等，恶性程度高，死亡率高。陈常召等回顾性分析了 1966～1984 年收治的 108 例儿童和青少年卵巢肿瘤，结果发现生殖细胞肿瘤占 75.9%，上皮性肿瘤占 18.5%，性索间质肿瘤占 5.6%，生殖细胞肿瘤以囊性畸胎瘤最多见，上皮性肿瘤以囊腺瘤多见，直径为 4～25cm。黄秀峰和石一复报道 62 例青春期卵巢肿瘤组织学分类中生殖细胞肿瘤占 62.9%（良性 31 例，恶性 8 例），卵巢上皮性肿瘤占 32.3%（良性 15 例，交界性 2 例，恶性 3 例），性索间质肿瘤占 4.8%（良性 2 例，恶性 1 例）。

小儿及青少年女性卵巢上皮性交界性肿瘤在卵巢肿瘤中也常见，尤其是囊性，增大迅速，CA125 升高或有乳头样物者，应高度疑有卵巢上皮性交界性肿瘤，宜及早手术处理。

2014 年 WHO 发布了第 4 版 WHO 女性生殖器官肿瘤组织学分类，与第 3 版（2003 年）相比，第 4 版对卵巢交界性肿瘤有了更新的认识。

1. 卵巢交界性肿瘤（BOT）不只局限于卵巢上皮性肿瘤，也可在其他类型的肿瘤中发生。

2. 卵巢组织学类型有 130 余种（其中交界性肿瘤也有 30 种之多），有良性、交界性、恶性肿瘤，包括上皮性、生殖细胞、性索间质肿瘤。

3. 卵巢上皮性交界性肿瘤的命名尚存争议，卵巢浆液性交界性肿瘤有微乳头亚型，其肿瘤直径 >5mm 融合区域的微乳头结构，细胞非典型变化明显，易出现腹膜种植，交界性肿瘤成分应超过 10%，不足者仍列入良性中，交界性肿瘤的微小浸润灶最大直径＜5mm，卵巢生发上皮包涵囊肿大小为 <1cm，否则为浆液性囊腺瘤（良性）。

4. 子宫内膜样交界性肿瘤腺体融合生长，膨胀浸润 >5mm 或明显浸润，应诊断为癌。

5. 具有微乳头结构的浆液性交界性肿瘤易发生浸润种植，复发风险高，可转变为癌，有学者建议将具有微乳头的肿瘤称为“微乳头浆液性癌”。相对应的无微乳头结构的肿瘤命名为“不典型增生性浆液性肿瘤”。

6. BOT 占卵巢肿瘤总数的 10%～20%，比卵巢癌发病早 10～15 年，术前难确诊，多经手术中或术后病理证实。80% 为 1 期，预后好。

7. BOT 总体预后良好，1～4 期 5 年生存率分别为 99%、98%、96%、77%，10 年生存率分别为 97%、90%、88%、69%。

8. 有关 WHO 公布的卵巢肿瘤组织分类见表 20-1，对小儿及青少年女性的卵巢肿瘤也一样适用。

表 20-1　WHO 卵巢肿瘤组织分类

表面上皮 - 间质肿瘤	
浆液性肿瘤	
恶性	
腺癌	8441/3
表面乳头状腺癌	8461/3
纤维腺癌（恶性腺纤维瘤）	9014/3
交界性瘤	8442/1
乳头状囊性肿瘤	8462/1
表面乳头状瘤	8463/1
腺纤维瘤，囊腺纤维瘤	9014/1
良性	

续表

囊腺瘤	8441/0
乳头状囊腺瘤	8460/0
表面乳头状瘤	8461/0
腺纤维瘤和囊性腺纤维瘤	9014/0
黏液性肿瘤	
恶性	
腺癌	8480/3
纤维腺癌（恶性腺纤维瘤）	9015/3
交界性瘤	8472/1
肠型	
宫颈内膜样型	
良性	
囊腺瘤	8470/0
腺纤维瘤和囊性腺纤维瘤	9015/0
黏液性囊性肿瘤伴附壁结节	
黏液性囊性肿瘤伴腹膜假黏液瘤	8480/3
子宫内膜样肿瘤包括伴鳞状细胞分化变异	
恶性	
腺癌，非特殊类型	8380/3
纤维腺癌（恶性腺纤维瘤）	8381/3
恶性苗勒管混合瘤	8950/3
癌肉瘤	
腺肉瘤	8933/3
子宫内膜间质肉瘤（低级别）	8931/3
未分化卵巢肉瘤	8805/3
交界性肿瘤	
囊性肿瘤	8380/1
腺纤维瘤和囊性腺纤维瘤	8381/1
良性	
囊腺瘤	8380/0
腺纤维瘤和囊性腺纤维瘤	8381/0
透明细胞肿瘤	
恶性	
腺癌	8310/3
纤维腺癌（恶性腺纤维瘤）	8313/3
交界性肿瘤	
囊性肿瘤	8310/1
腺纤维瘤和囊性腺纤维瘤	8313/1
良性	
囊腺瘤	8310/0
腺纤维瘤和囊性腺纤维瘤	8313/0
移行细胞肿瘤	
恶性	
移行细胞癌（非勃勒纳型）	8120/3
恶性勃勒纳瘤	9000/3
交界性	
交界性勃勒纳瘤	9000/1
增生性变异	9000/1
良性	

续表

勃勒纳瘤	9000/0
化生性变异	9000/0
鳞状细胞肿瘤	
鳞状细胞癌	8070/3
表皮样囊肿	
混合性上皮肿瘤（注明特殊成分）	
恶性	8323/3
交界性	8323/1
良性	8323/0
未分化和未分类肿瘤	
未分化癌	8020/3
腺癌，非特殊类型	8140/3
性索－间质肿瘤	
颗粒－间质细胞肿瘤	
颗粒细胞肿瘤	
成年型颗粒细胞瘤	8620/1
幼年型颗粒细胞瘤	8622/1
卵泡膜－纤维组织肿瘤	
卵泡膜瘤，非特殊型	8600/0
经典型	8600/0
黄素化型	8601/0
纤维瘤	8810/0
富于细胞纤维瘤	8810/1
纤维肉瘤	8810/3
伴少量性索成分间质瘤	8593/1
硬化性间质瘤	8602/0
印戒细胞间质瘤	
未分类（纤维卵泡膜瘤）	
支持－间质细胞肿瘤	
支持－莱狄细胞瘤（男性母细胞瘤）	
高分化	8631/0
中分化	8631/1
伴异源成分变异	8634/1
低分化（肉瘤样）	8631/3
伴异源成分变异	8634/3
网状型	8633/1
伴异源成分变异	8634/1
支持细胞瘤	8640/1
间质－莱狄细胞瘤	
混合性或未分类性索－间质肿瘤	
环状小管性索瘤	8623/1
两性母细胞瘤（注明成分）	8632/1
不能分类的性索－间质肿瘤	8590/1
类固醇细胞肿瘤	
间质黄体瘤	8610/0
莱狄细胞瘤	
门细胞瘤	8660/0
莱狄细胞瘤，非门细胞型	8650/1
莱狄细胞瘤，非特殊类型	8650/1
类固醇细胞瘤，非特殊类型	8670/0

续表

高分化	8670/0
恶性	8670/3
生殖细胞肿瘤	
原发的生殖细胞肿瘤	
无性细胞瘤	9060/3
卵黄囊瘤	9071/3
多囊泡型	
腺性变异型	
肝样变异型	
胚胎性癌	9070/3
多胚瘤	9072/3
非妊娠性绒毛膜癌	9100/3
混合性生殖细胞瘤（注明成分）	9085/3
两胚层或三胚层畸胎瘤	
未成熟性畸胎瘤	9080/3
成熟性畸胎瘤	9080/0
实性	
囊性	
皮样囊肿	9084/0
胎儿型畸胎瘤（小人型）	
单胚层畸胎瘤和合并皮样囊肿的体细胞肿瘤	
甲状腺肿瘤	
卵巢甲状腺肿	
良性	9090/0
恶性（注明类型）	9090/3
类癌	
岛型	8240/3
梁状	8240/3
黏液型	8243/3
甲状腺肿性类癌	9091/1
混合型	
神经外胚层肿瘤	
室管膜瘤	9391/3
原始神经外胚层肿瘤	9473/3
髓上皮瘤	9501/3
多形性胶质母细胞瘤	9440/3
其他	
癌类	
鳞状细胞癌	8070/3
腺癌	8140/3
其他	
黑色素细胞瘤	
恶性黑色素瘤	8720/3
黑色素痣	8720/0
肉瘤类（注明类型）	
皮脂腺肿瘤	
皮脂腺瘤	8410/0
皮脂腺癌	8410/3
垂体型肿瘤	

续表

视网膜始基肿瘤	9363/0
其他	
生殖细胞性索－间质肿瘤	
性腺母细胞瘤	9073/1
伴恶性生殖细胞瘤变异	
混合性生殖细胞－性索－间质肿瘤	
伴恶性生殖细胞瘤变异	
卵巢网肿瘤	
腺癌	9110/3
腺瘤	9110/0
囊腺瘤	
囊腺纤维瘤	
杂类肿瘤	
小细胞癌，高钙血症型	8041/3
小细胞癌，肺型	8041/3
大细胞神经内分泌癌	8013/3
肝样癌	8576/3
原发性卵巢间皮瘤	9050/3
威尔姆瘤	8960/3
妊娠性绒毛膜癌	9100/3
水疱状胎块	9100/0
腺样囊腺癌	8200/3
基底细胞瘤	8090/1
卵巢午非管肿瘤	9110/1
副神经节瘤，嗜铬细胞瘤，神经节细胞瘤	8693/1
黏液瘤	8840/0
卵巢非特异性软组织肿瘤	
其他	
瘤样病变	
妊娠黄体瘤	
间质卵泡膜细胞增生症	
间质增生	
纤维瘤病	
重度卵巢水肿	
其他	
淋巴样和造血肿瘤	
恶性淋巴瘤（注明类型）	
白血病（注明类型）	
浆细胞瘤	9734/3
继发性肿瘤	

2003 年第 3 版和 2014 年第 4 版均采用国际肿瘤疾病分类（ICD-O）肿瘤形态学编码和统一医学系统命名，以分子表示对肿瘤生物学行为给予注明；以分母表示：0 为良性肿瘤，1 为交界性肿瘤，2 为原位癌，3 为恶性肿瘤。临床医生见病理报告后对照 WHO

女性生殖器官肿瘤组织学分类中有关卵巢肿瘤部分即可了解卵巢肿瘤性质，可指导下一步治疗。卵巢肿瘤无原位癌，所以分母只有0（良性肿瘤）、1（交界性肿瘤）和3（恶性肿瘤）。

小儿与青少年妇科肿瘤的分期与成年女性卵巢肿瘤相同，但也有对卵巢生殖细胞恶性肿瘤参用儿童肿瘤协会（COG）的分期，具体如表20-2。

表 20-2　幼少女生殖细胞恶性肿瘤分期

1 期：	肿瘤局限卵巢（单侧或双侧），腹水细胞学（-），术后肿瘤标志物按其半衰期规律下降（AFP 5 天，hCG 16 小时）
2 期：	有镜下肿瘤残留或淋巴结阳性，但 <2cm，腹水细胞学（-），肿瘤标志物阳或阴性
3 期：	淋巴结阳性 >2cm，有大块肿瘤残存，或仅做活检，有腹腔及其他脏器受累（大网膜、肠道、膀胱），腹水细胞学（+），肿瘤标志物阳或阴性
4 期：	有远处转移，包括肝转移

第四节　小儿与青少年卵巢肿瘤的诊断

儿童和青少年卵巢肿瘤患者与成年人卵巢肿瘤一样缺乏早期诊断的理想方法，且由于内生殖器位于腹部或盆腔深部的解剖学特点，病变来源和性质较为复杂，常延误诊断。应综合病史、妇科检查、超声和血肿瘤标志物等各项检查以提高早期诊断率，为选择合适的治疗方式提供可靠依据。

1. 详细询问病史　应详细询问有无下腹痛、腹部包块、腹胀和腹围增大、下腹痛的部位和疼痛性质及持续时间等，以及有无乳房和外阴发育等症状和有无服用激素类药物病史，对鉴别有内分泌功能的卵巢肿瘤十分重要。

2. 妇科检查　少儿及青少年妇科检查具有特殊性，生殖器大多尚未发育成熟，小儿内生殖器位于盆腔深部，妇科检查较困难，一般行肛腹诊，小儿进行肛查最好仅用小指伸入直肠，如病情需要仍应进行阴道检查，但阴道检查前需征得家属同意，一般需在麻醉下进行。青少年根据有无性生活行双合诊或肛腹诊。若为卵巢良性肿瘤，一般肿瘤表面光滑，有一定活动度，囊性感，边界清楚；若为恶性肿瘤表面多结节不平感，活动差。若检查不满意，必要时可在麻醉下进行。

3. 腹部或阴道超声检查　可提示肿块的大小、囊实性和来源及内部多普勒血流情况，良性肿瘤多为囊性（成熟性畸胎瘤可有实性的强回声）、边界清晰，囊壁光滑，可单房或多房；恶性或交界性多为实性或囊实性，肿瘤内可见明显血流，与周边组织器官分界不清楚，可合并腹水。

4. CT 和（或）MRI　对进一步明确肿块的性质、与周围组织的关系，以及淋巴结转移情况有很好的提示作用，结合血清肿瘤标志物检查有助于卵巢肿瘤的早期诊断率。

5. 肿瘤标志物　目前尚无任何一种肿瘤标志物为某一肿瘤独特专有，但各型卵巢肿瘤可具有相对较为特殊的标志物，可用于辅助诊断和监测病情。

（1）血清甲胎蛋白（AFP）：由胚胎的卵黄囊产生，内胚层组织也可合成少量的AFP，对卵巢内胚窦瘤有特异性诊断价值，对未成熟畸胎瘤、混合型无性细胞中含卵黄囊成分者有协助诊断意义。

（2）人绒毛膜促性腺激素（hCG）：由滋养细胞产生，对卵巢原发性绒癌患者有特异性。

（3）血 CA125：大部分卵巢上皮癌患者血 CA125 水平高于正常值，>90% 患者 CA125 水平的高低与病情缓解或恶化相一致，可用于病情检测，敏感性高。

（4）血 CA19–9 和癌胚抗原（CEA）：可用于发现和检测相关的卵巢肿瘤。

6. 性激素水平测定 卵巢性索间质肿瘤如颗粒细胞瘤、卵泡膜细胞瘤产生较高水平的雌激素；浆液性、黏液性或勃勒纳瘤有时也可分泌一定量的雌激素。卵巢睾丸母细胞瘤可分泌雄激素。

7. 腹部 X 线片 若为卵巢畸胎瘤，可显示牙齿及骨质，囊壁为密度增高的钙化层，囊腔呈放射状透明阴影。

8. 腹腔镜 可直接观察肿块的来源、大小、与周边组织的关系等，同时可鉴别肠系膜囊肿、极度膨胀的膀胱和巨脾等异常，在可以部位取活检以明确诊断和分期，判断预后和指导治疗等。

第五节 少儿与青少年卵巢肿瘤的鉴别诊断

少儿及青少年卵巢肿瘤误诊率高，易误诊为阑尾炎、卵巢黄体破裂、肠蛔虫病、肠粘连、结核病等，其原因与临床症状不典型、体检困难、医生思维片面、急症病例多见、患儿叙述和表达不清有关，若及早使用 B 超检查则可减少误诊。若误诊不能及早诊治易致病情延误、丧失卵巢或造成严重不良后果。

1. 卵巢生理性囊肿 小儿和青少年卵巢囊肿不一定是真正的卵巢肿瘤，大多属生理性囊肿如卵泡囊肿和黄体囊肿，在青春期前和青少年卵巢增大中常见，但容易被疑为卵巢肿瘤。卵泡囊肿多由卵泡不成熟或成熟不排卵致使卵泡内液体潴留而形成卵泡囊肿，一般为单房，壁薄，囊内液清亮或微黄。初潮前的卵泡囊肿可并发性早熟，初潮后的卵泡囊肿通常不超过 5cm，可引起停经或经期延长，个别病例由于囊肿破裂出血、扭转及感染等可引起腹膜刺激症状，甚至出现休克。黄体囊肿多为黄体持续存在所引起，直径在 5cm 左右，囊腔内含黄色澄清液体，多为单侧性，壁薄，囊壁由黄素华的卵泡膜细胞及颗粒细胞构成，一般无明显症状，若黄体囊肿破裂或出血可引起腹痛或休克等症状。

2. 卵巢子宫内膜异位囊肿 好发于生育年龄，近年也有在青少年中发病的报道。临床多表现为进行性加重痛经，一侧或双侧卵巢囊肿，大小为 2～10cm，可有触痛，超声下见囊内液密集光点，血清 CA125 轻度升高。

3. 盆腔炎性包块 少儿及青少年中少见。其多有急性盆腔感染和反复感染发作史，平时可有下腹隐痛，疼痛无周期性，可伴有发热和白细胞增高等，妇科检查子宫和附件区包块活动度差，包块边界不清，抗生素治疗有效。

4. 急性阑尾炎 居急腹症的首位，多表现为转移性右下腹痛及麦氏点压痛和反跳痛，可伴有恶心、呕吐等消化道症状，多数患者血常规提示白细胞和中性粒细胞计数增高。有时与右卵巢囊肿破裂或扭转鉴别困难。

5. 肠蛔虫病 是小儿最常见的肠道寄生虫病之一，以学龄前和学龄期儿童感染率最高。患儿往往食欲异常，伴有脐周不定时反复腹痛，可有恶心、腹泻或便秘。因蛔虫有钻孔的习惯，还可引起胆道蛔虫病、阑尾蛔虫症和过敏性肺炎的相关症状。有时大便中可见排出的蛔虫。

总之，青少年卵巢恶性肿瘤早期诊断是个难题。因为：①与成年人卵巢肿瘤一样缺乏早期诊断和理想的方法，也无特异肿瘤指标；②解剖学特点：肿瘤位于盆腔深部；③无早期症状；④常延误诊断；⑤年龄因素；⑥病史叙述不清；⑦大部分未婚、幼小、无性生活、不能妇科检查 / 不能接受；⑧妇科常不是首诊；⑨肛诊少 / 不做，即使做，准确性也较差；⑩腹部包块常误诊。

第六节　小儿与青少年卵巢肿瘤的治疗

少儿与青少年卵巢肿瘤也有良性、交界性和恶性之分，也有生理性或功能性或瘤样改变之分，也有复发性与转移性之分，所以此年龄段女性发现盆腔或下腹包块，若考虑卵巢来源，特别是通过B超显示为单纯性囊肿，首先应除外生理性囊肿，切勿随意手术干预而造成医源性卵巢解剖和功能性损伤和（或）影响，注意保护卵巢及日后生殖健康。儿童和青少年卵巢肿瘤一旦诊断明确，应尽早手术治疗。与成人卵巢肿瘤不同的是，小儿及青少年女性无论良性、交界性或恶性卵巢肿瘤，在手术、化疗、放疗治疗前、中、后均应考虑到既要治疗疾病，又要尽量考虑对患者的近期和远期影响。如生长发育、卵巢功能、生育功能、生殖健康和生活质量，绝不能随便“一刀了之”，治疗过程必须与家属和监护人充分沟通。术中根据冷冻病理检查结果，选择正确的手术方式，原则上仍是尽可能保留正常卵巢组织，以维持其再生与内分泌功能，保留将来的生育功能。因手术中肉眼观察有时难以确定肿瘤的性质，手术中往往需要做冷冻切片检查来确定。手术范围应根据肿瘤的组织学类型和年龄等因素综合考虑，除了要考虑治疗的彻底性，还要尽量保留患者的内分泌和生育功能。

小儿及青少年女性若患有卵巢恶性肿瘤常通常恶性程度高，进展快，预后差，但其中卵巢生殖细胞恶性肿瘤又有特殊性，如卵巢内胚窦瘤好发于小儿及青少年女性，恶性程度高，肿瘤指标AFP检查敏感，大多累及一侧卵巢，对化疗敏感，可致肿瘤细胞逆转，所以处理上有别成年女性，即使为晚期患者仍有较多保留卵巢和生育功能成功的报道，这充分体现肿瘤处理上的个体性和特殊性。在病情允许的情况下，保留两侧卵巢优于一侧卵巢，保留一侧卵巢优于部分卵巢，保留部分卵巢好于没有卵巢。所以良性卵巢肿瘤必须保留健侧卵巢或两侧部分卵巢。据报道，卵巢只要保留1.5cm以上，术后绝大部分患者月经正常。恶性肿瘤则根据患者的手术病理分期和组织学类型，手术时尽可能保留生育功能和内分泌功能，术后辅助以化疗。

1. 手术治疗　儿童和青少年卵巢肿瘤一旦诊断明确，应手术治疗（滋养细胞肿瘤除外）。由于年龄和发育的特殊性，治疗直接影响到日后的身心健康，手术时必须考虑到治疗的彻底性，以及生育功能和内分泌功能的保留问题。外观正常的对侧卵巢不应常规性剖检或活检，但可疑部位必须进行活检。对冷冻切片不能肯定为恶性的病例，应尽量采取姑息态度，不可冒然进行根治术以免对患者造成不可挽回的损伤。

小儿、青少年卵巢恶性肿瘤手术原则：①施行保留生育功能的手术范围；②恶性生殖细胞肿瘤手术不受临床分期限制；③Ⅰ期患侧附件＋大网膜切除＋腹膜后淋巴结清除术；Ⅱ～Ⅳ期只要对侧附件、子宫无异常，可行患侧附件及大网膜和盆、腹腔转移性病灶切除术＋腹膜后淋巴结清除术；④双卵巢受累。无性细胞瘤只要子宫未受累，仍可保留子宫，以备将来助孕术；⑤罕见Ⅰ期G1上皮性癌及交界性肿瘤也可采用上述手术范围。

（1）如肿瘤为良性，应尽量行剥除术（除卵巢黏液性肿瘤外），尽量保留全部正常卵巢组织，减少电凝对剩余卵巢组织的电灼伤，注意不/少损伤卵巢门的血管。小儿及青少年女性卵巢肿瘤易扭转，以往几乎均行卵巢切除，现大多可在开腹或腹腔镜下复位而保留卵巢及其功能。发现扭转应尽早手术治疗，扭转发生时间短和程度轻，卵巢未完全缺血坏死及继发感染者，可将卵巢复位后行卵巢肿瘤剥除术；对于蒂扭转卵巢已坏死者，应行患侧附件切除术。

（2）对于交界性或临床期别早的恶性卵巢肿瘤，治疗上尽可能行保留生育功能的分期手术，保留部分正常卵巢组织和子宫，以保证患者日后的生育和内分泌功能，有利于患者的身心健康。

（3）保留生育功能是青少年卵巢恶性肿瘤术式选择时需考虑的特殊问题。

①卵巢上皮性癌青少年较成人少见，常规治疗方法是手术 + 化疗。5 年生存率低，难以保留生殖及内分泌功能。已完成生育功能的早期卵巢上皮性癌患者，可行全面手术，分期手术，全子宫双附件切除术，全面探查，活检，腹水 / 腹腔冲洗液细胞学检查，横结肠下大网膜切除，切除或选择性切除盆腔淋巴结或腹主动脉淋巴结。

未婚或已婚渴望生育的早期卵巢上皮性癌者：ⅠA 或ⅠB 者，肿瘤光滑，未破裂，无粘连；G1/G2 者，对侧卵巢外观正常 / 活检阴性，腹水细胞学（-），腹膜、大网膜多点活检（-），选择性淋巴结活检（-），有条件随访者，可实行保留生育功能的保守治疗（单侧附件 + 横结肠下大网膜切除或选择性 + 盆腔或腹主动脉淋巴结切除）。待生育后二次手术，切除子宫及对侧附件。此仅适用于浆液性、黏液性、子宫内膜样癌。晚期卵巢上皮性癌预后差，死亡率高，行肿瘤减灭术时，不考虑年龄与生育要求，均应切除子宫及双侧附件。对于晚期卵巢癌，应行肿瘤细胞减灭术，手术的主要目的是尽最大努力切除原发灶和转移灶，使残余肿瘤直径＜ 1cm，必要时切除部分肠管或脾等。对于手术困难的患者可在组织病理学确诊为卵巢癌后，先行 1～2 个疗程的先期化疗再进行手术。

②生殖细胞肿瘤年轻妇女、幼女、青春期前占 60%～90%，初潮前常见近 1/3 为恶性或有恶性倾向。

卵巢恶性生殖细胞肿瘤恶性程度高，死亡率高，近年有效化疗使 5 年生存率由过去的 20% 提高到 75%～90%，使保留生育功能成为可能。

已完成生育的卵巢生殖细胞恶性肿瘤手术范围同上皮性癌。未婚或已婚且有生育要求的年轻患者，临床期别并不能作为盆腔脏器去留的依据。只要子宫及对侧卵巢未受侵，不论期别均可保留生育功能，切除患侧附件、大网膜、腹膜后淋巴结和盆腔病灶，甚至在无卵巢组织，也可考虑保留子宫、术后 HRT 和 IVF。

卵巢的恶性生殖细胞肿治疗后，还有注意卵巢畸胎瘤继续生长综合征（GTS）问题。GTS 是起源于卵巢的恶性生殖细胞肿瘤，在化疗中或化疗后逆转为成熟畸胎瘤并持续存在或继续增长的现象。

GTS 诊断的 3 个标准：a. 化疗期间或化疗后，临床或影像学检查表明转移灶继续增大；b. 之前升高的血清肿瘤标志物恢复至正常范围；c. 组织学上，转移灶完全由成熟畸胎瘤成分错成，无恶性细胞存在。

GTS 是指卵巢未成熟畸胎瘤经化疗后转变为成熟畸胎瘤的现象，是一种化疗逆转。GTS 生物学行为属良性，但仍可产生一些并发症，如肠梗阻、胆道梗阻、输尿管梗阻、血栓静脉炎、白血病甚至恶变。

③具内分泌功能的性索间质肿瘤青少年较少见，5%～10% 颗粒细胞发生在青春期前。对于卵巢恶性生殖细胞或间质细胞来源的肿瘤，由于肿瘤细胞对化疗十分敏感，无论该病的临床期别早晚，只要对侧卵巢和子宫未受累，都应尽量保留患者生育功能，术后根据手术病理分期决定是否辅助化疗。复发患者可以再次行手术和化疗，必要时加用放射治疗。

卵巢无性细胞肿瘤年轻者尽量保留生育功能，切除患侧附件，保留子宫和对侧卵巢，术后化疗敏感。虽对放疗敏感，但对卵巢功能也有损害。

（4）胎儿和新生儿卵巢囊肿：胎儿和新生儿卵巢囊肿病因不清，胎儿囊肿通常产前发现，直径为4～6cm囊性包块宜穿刺抽吸治疗，当然也有误诊和穿刺并发症发生可能。对 >6cm 的囊肿，为防止破裂和（或）难产，推荐选择性剖宫产。新生儿卵巢囊肿常到产后4个月自然消退，应定期超声监测，确定有无消退；产后4个月，若卵巢囊肿直径 >5cm，则需手术处理，尽量保留剩余卵巢组织。

2. *化学药物治疗* 为卵巢恶性肿瘤的主要辅助治疗。儿童和青少年对化疗的耐受性比成人强，必须坚持正规、足疗程的化疗。化疗不但可以杀灭残留病灶，还有防止远处转移、保留生育器官等作用。化疗可以缓解症状，延长患者的存活期。故目前多数学者主张对恶性卵巢肿瘤术后均应辅以化疗，即使恶性度较低者。具体化疗方案应根据组织学类型选择。

（1）恶性生殖细胞肿瘤：对化疗十分敏感，根据肿瘤分期、类型和肿瘤标志物的水平，术后可采用3～6个疗程的联合化疗，常用化疗方案有BEP（博来霉素＋依托泊苷＋顺铂）、BVP（博来霉素＋长春新碱＋顺铂）和VAC（长春新碱＋放线菌素D+环磷酰胺）。

小儿肿瘤研究组（POG）和孩童癌瘤研究组（CCG）提出：① DDP用药不是一次给全量，而是分5次给药VP-16 13～15mg/m^2，第1～5天，BLM所用总量是成人总量的33%，减少67%（此方案毒性小，效果好）；②年龄 <12个月的婴儿，化疗剂量按体重计算：DDP 0.7mg/kg，VP 3mg/kg，BLM 0.5mg/kg。

（2）性索间质肿瘤：多采用铂类为基础的多药联合化疗，如PAC（顺铂＋多柔比星＋环磷酰胺）、BEP（博来霉素＋依托泊苷＋顺铂）、PVB（博来霉素＋长春新碱＋顺铂）。一般化疗6个疗程。

（3）上皮性恶性肿瘤：采用以铂类为基础的联合化疗，如TC（紫杉醇＋卡铂）、TP（紫杉醇＋顺铂）和PC（顺铂＋环磷酰胺）。一般为6～8个疗程。

但应注意的是，化疗对小儿和青春期女性卵巢功能有损害，化疗药物可影响卵泡的生长发育和成熟过程，导致卵泡的破坏和卵巢的纤维化，是卵巢总卵泡数的储存下降，从而损伤卵巢的内分泌功能，影响患者卵巢储备功能和生育能力。烷化剂可致卵巢功能衰竭，是未用化疗的4.52倍。铂类和植物碱是未用者的1.77和1.22倍，40%～73%化疗患者可出现月经紊乱、停经、月经减少。如何更好地保护化疗患者卵巢功能是目前亟待解决的问题。目前化疗患者卵巢功能保护的方法有GnRHa药物的应用、卵巢组织冷冻技术、卵母细胞冷冻技术、胚胎冷冻技术、细胞凋亡抑制剂等，每种方法各有优缺点及适用范围。近年来，研究发现促性腺释放激素激动剂（GnRHa）对化疗患者的卵巢功能有较好的保护作用，其机制包括减少子宫和卵巢血流灌注、直接作用于卵母细胞和颗粒细胞，以及通过抑制FSH分泌减少窦前卵泡分泌的生长因子，从而阻断卵泡的发育，保留更多的始基卵泡。目前已在临床治疗中逐步被应用于青春期化疗患者卵巢功能的保护（详细见本书有关章节）。

不孕也是保留生育功能手术后存在的常见问题，不孕原因主要与手术本身造成的炎症、粘连而影响输卵管通畅、切除一侧附件而减少受孕机会、术后化疗对卵巢功能的损害，以及卵巢活检造成卵巢周围粘连影响卵巢功能等因素有关。因此，对少儿和青少年卵巢肿瘤患者行保留生育功能的手术务必要操作规范，减少术后粘连和炎症的形成，健侧卵巢活检需慎重，严格掌握化疗的指征，化疗前使用 GnRHa 等保护卵巢的储备功能等。

3. 放射治疗　儿童和青少年不成熟组织对放射性损伤较为敏感，对放疗的耐受性比成人差，故只有在必要时采用放疗。一般仅用于化疗后复发的患者。放疗剂量与年龄密切相关，放疗可导致子宫血供减少、内膜薄或缺损，影响少儿和青少年患者子宫的发育。故放疗时应注意重要脏器的保护。

4. 免疫治疗　免疫系统在监督恶性病变上起重要作用，研究表明免疫抑制与肿瘤负荷及不良预后有关，随着基础医学和临床医学的发展和完善，免疫治疗也逐渐成为卵巢恶性肿瘤综合治疗之一。目前临床应用较多的是细胞因子治疗，如白介素 -2、干扰素、肿瘤坏死因子（TNF）和胸腺素等，均可作为辅助治疗应用。也有研究将 CA125 作为治疗性靶抗原，研究其在肿瘤中的免疫干涉作用。

第七节　随　　访

小儿及青少年卵巢良性畸胎瘤和上皮性交界性肿瘤手术后均应告之家长或已比较懂事的患者，应注意长期随访。如卵巢良性畸胎瘤有双侧可能性的含义，即若一侧卵巢畸胎瘤卵巢切除或肿瘤剔除后可能若干年后对侧卵巢也可发现畸胎瘤或手术同时检查对侧卵巢也有畸胎瘤存在，只是出现时间上不同。卵巢良性畸胎瘤双侧发生的概率较其他卵巢肿瘤相对较大。不同年龄的卵巢上皮性交界性肿瘤也易在成年后甚至 10～20 年后复发。儿童和青少年肿瘤预后与卵巢的组织学类型、临床分期、治疗方法有关。良性肿瘤预后良好，恶性肿瘤发展快，恶性程度高，但因恶性以生殖细胞肿瘤为主，对化疗敏感，复发以盆腔转移为主，手术加规范化疗的治疗可取得较好的疗效，年存活率比过去提高。但需注意手术和化疗引起的卵巢功能衰竭和未来的生育问题。也有因肿瘤分化差、广泛转移、不能完全切除、术后对化疗耐受性差、治疗效果不佳、术后短期内死亡的报道。

第八节　保留生育功能的有关问题

1. 不孕　是保留生育术后的可能存在的问题，因为手术本身造成的炎症和粘连影响输卵管通畅、切除一侧附件而减少受孕机会、术中卵巢活检造成卵巢周围粘连，因而影响卵巢功能。

2. 术后化疗对卵巢功能的影响　卵巢功能损害和早衰，化疗不良反应，化疗影响卵巢储备功能，40%～73% 可致月经紊乱、停经、月经减少，烷化剂可致卵巢功能衰竭，是未用化疗的 4.52 倍；铂类和植物碱，是未用者的 1.77 和 1.22 倍，一般化疗结束后半年卵巢功能逐渐恢复。

3. 有关卵巢功能、生育功能保护等问题　见本书有关章节。

2014 年 ACOG 第 607 号委员会指导意见：随着放疗、化疗、手术及多模式综合治疗手段的飞跃发展，儿童肿瘤生存期得到显著提高。然而肿瘤及其相关治疗可能会对女性患者的生殖健康造成近期和远期影响。年轻女性化疗后，卵巢功能恢复后更佳的随访超敏 AMH 激素分析。

（周怀君　李娟清　石一复）

参 考 文 献

陈常召，1986. 儿童及青少年卵巢肿瘤 . 中华小儿外科杂志，7（4）：214-215.

曹泽毅，2008. 中华妇产科学 . 第 2 版 . 北京：人民卫生出版社：2522-2524.

黄秀峰，石一复，2002. 青春期卵巢肿瘤 62 例分析 . 现代妇产科进展，18（7）：427-428.

石一复，1990. 卵巢内胚窦瘤 28 例分析 . 浙江医学，12（4）：38.

石一复，李娟清，赵承洛，等，1992. 14006 例卵巢肿瘤组织类型分析 . 中华妇产科杂志，27（6）：335-338.

Shi Y-F, 2002. Comprehesive analysis on the histological classifications in 42197 cases of ovarian tumors in China. Prog Obs Gyn, 11(4): 316-320.

Sarnacki S, Brisse H, 2011. Surgery of ovarian tumors in children.Horm Res Pediatr, 75(3): 220.

Billmir DF, 2006. Malignant germ cell tumor in childhood. Semin Pediatr Surg, 15(1): 30-36.

Green DM, Sklar CA,Boice JD, et al, 2009. Ovarian failure and reproductive outcomes after childhood cancer treatment: results from the Childhood Cancer Survival Study. J Clin Oncol, 27(14): 2374.

第21章 输卵管肿瘤

输卵管为女性生殖器官中最少发生肿瘤的部位，而相比恶性，良性输卵管肿瘤更少见，绝大多数均为个案报道。输卵管良性肿瘤患者以20～40岁的育龄期妇女居多，而原发输卵管恶性肿瘤多见于50～60岁的绝经后妇女，平均年龄约为55岁。在≤20岁这个年龄段偶见输卵管良性及交界性肿瘤的个案报道，至于输卵管恶性肿瘤，报道极为罕见。

第一节 输卵管良性肿瘤

输卵管肿瘤指原发病灶位于输卵管或其系膜者，是女性生殖系统肿瘤中发生率最低的。而相比输卵管恶性肿瘤，输卵管良性肿瘤更少见，多为个案报道。由于并不多见，以及缺乏特征性的临床及影像学表现，术前很少被诊断，多数为偶然发现。但也有不少病例具有重要的临床症状和体征，如肿瘤增大产生压迫症状、破裂或扭转导致急性下腹痛、堵塞输卵管导致输卵管积水甚至积脓等，这些症状是患者常见的就诊原因。

输卵管良性肿瘤缺乏特异性临床表现，大多数患者无明显症状，加之较罕见，术前诊断困难，往往误诊为卵巢肿瘤。超声是评估附件区包块的首选辅助检查，超声检查对直径＞3cm的肿瘤敏感性较高，检出率可达95.2%，对有特征性表现的肿瘤如良性畸胎瘤能正确诊断。由于输卵管与卵巢的位置相邻，超声检查很难区分附件包块是来源于输卵管还是卵巢，若于包块旁探及正常卵巢组织应考虑到输卵管或其系膜来源。血清CA125水平对于诊断输卵管良性肿瘤无特异性，绝大多数患者在正常范围，少数升高者多因合并卵巢子宫内膜异位囊肿等可以引起CA125水平升高的良性疾病。但对于CA125升高的病例应警惕早期输卵管癌的可能，需密切随访。

输卵管良性肿瘤以单侧发生为主，左、右侧无差别，大多向外突位于输卵管系膜内，部分突向管腔位于输卵管实质内，伞端最常见，其次为壶腹部。其病理类型多样，文献报道以腺瘤样瘤多见。其他病理类型包括囊腺瘤、乳头状瘤、化生性乳头状肿瘤、子宫内膜样息肉等上皮性肿瘤，平滑肌瘤、血管瘤、脂肪瘤等间质肿瘤，（囊）腺纤维瘤、腺肌瘤等上皮-间质混合性肿瘤，生殖细胞来源的囊性成熟性畸胎瘤，以及良性间皮肿瘤、滋养细胞疾病等。

对确诊为良性输卵管肿瘤，手术切除即可获得治愈。手术范围应综合考虑患者的年龄、生育要求、输卵管受累情况，同时合并的其他妇科疾病等因素，对于≤20岁的年轻患者应选择肿瘤剔除、患侧输卵管部分或全部切除，以保留患者生育功能。对于切除的肿瘤应常规台下剖视检查，可疑恶性者应送冷冻病理明确诊断，必要时可扩大手术范围。

第二节　输卵管交界性肿瘤

交界性肿瘤（borderline tumor，BT）或称低度恶性潜能肿瘤（low malignant potential tumor，LMP），是一类生物学行为介于良恶性之间的肿瘤，组织学上具有一定的核分裂象及异型性，但缺乏破坏性间质浸润，在卵巢较常见，占卵巢上皮性肿瘤的10%～20%，而发生于输卵管及其系膜者却很罕见，1986年Gatto等报道了1例发生在19岁青年女性的原发输卵管腺癌，被证实应为首例输卵管交界性肿瘤，此后国内外学者陆续报道，至今仅有20余例，其中最年幼者仅为3岁。

输卵管交界性肿瘤患者大多没有症状，为偶然发现，除盆腔包块外没有任何特异性临床表现，术前诊断困难。超声及肿瘤标志物检测可为术前明确包块来源及性质提供诊断依据。

术中诊断主要依靠冷冻病理，但据文献报道，术中冷冻对交界性肿瘤诊断的敏感性及阳性预测值均不高，分别为82.1%和78.7%，与石蜡病理的符合率也仅有67.1%，过度诊断及过低诊断均较常发生，分别为12.8%、20.1%，可见术中依据冷冻报告处理输卵管交界性肿瘤仍需慎重，最终确诊应依靠石蜡病理。

输卵管交界性肿瘤以单侧发生为主，无特定发病部位，可位于输卵管壶腹部、伞端或累及输卵管全长，大多为中等大小、囊性、表面光滑、内壁有乳头突起。肿瘤发现时多为早期，组织学类型中常见的有浆液性、黏液性、子宫内膜样等。

由于病例数有限，目前对输卵管交界性肿瘤的处理尚无规范可循。鉴于在肿瘤发生上的同源性，治疗上应与卵巢交界性肿瘤相同。由于患者的发病年龄轻，病变多局限于单侧输卵管或系膜，预后好，多数学者倾向保守性手术治疗，包括输卵管或系膜囊肿剔除、输卵管部分切除、输卵管全部切除、患侧附件切除等。

综合文献报道显示，输卵管交界性肿瘤好发于年轻女性，诊断时多为早期，预后好，在组织病理学特点及生物学行为上与卵巢交界性肿瘤相似，在处理上可借鉴其治疗经验，保留生育功能的保守性手术是安全、可行的。

（吴裕中）

参考文献

Alvarado-Cabrero, Navani SS, Young RH, et al, 1997. Tumors of the fimbriated end of the fallopian tube: a clinicopathologic analysis of 20 cases, including nine carcinomas. Int J Gynecol Pathol, 16(3): 189-196.

Gatto V, Selim MA, Lankerani M, et al, 1986. Primary carcinoma of the fallopian tube in an adolescent. J Surg Oncol, 33(3): 212-214.

Terek MC, Sahin C, Yeniel AO, et al, 2011. Paratubal borderline tumor diagnosed in the adolescent period: a case report and review of the literature. J Pediatr Adolesc Gynecol, 24(5): e115-116.

第22章 葡萄胎

第一节 完全性葡萄胎

葡萄胎是胎盘的一种良性病变，主要是胎盘的绒毛发生水肿变性，各个绒毛变成水疱，它们之间由绒毛干梗相连，累累成串，形状极像葡萄，故称为葡萄胎。

一、流行病学

葡萄胎的发生率世界不同地区GTD发生率差别明显。根据完整的病理检查，完全性和部分葡萄胎发生率分别为1∶1945和1∶695。

1975年我国宋鸿钊综合报道我国13个省市以医院为基础的发病率为1∶150妊娠，此后宋鸿钊又领导我国23个省市开展全国性大规模回顾性调查，共202余万妇女，综合全国葡萄胎平均发病率为以10万妇女计算为290/10万；以千次妊娠计算为0.78‰；以多少次妊娠中1次葡萄胎计算为1∶1290。

2005年石一复等联合我国7省（市）118所医院（1999～2000年）资料，共367余万妊娠中，平均每258次妊娠中有1例妊娠滋养细胞疾病，每千次妊娠中有3.87次妊娠滋养细胞疾病，而比1975年报道的以医院为基础的葡萄胎我国平均1∶400次妊娠有所下降。2016年石一复等又联合我国7所医学院校附属医院2010～2014年正常妊娠和异常妊娠大数量统计分析，每千次妊娠中葡萄胎数为0.44‰，比2005年的3.87‰明显下降。

葡萄胎在≤15岁的年轻女性和≥40岁的年长妇女中发病率最高，而年龄在20～29岁的女性中发病率显著降低。以25～29岁妇女葡萄胎发病率最低，若妇女＞35岁则葡萄胎发病风险增加2倍，＞40岁发病风险增加7.5倍，45～49岁发病风险增加26倍，＞50岁发病风险增加100倍，＜15岁妇女妊娠则发病风险也将增加6倍，可见葡萄胎发病年龄因素与其发病风险有关，年幼或年长者可因性生活次数相对过频，或大于40岁妇女卵巢功能较差，以及产生的精子或卵子不健康，染色体异常及内分泌紊乱等易发生葡萄胎。

二、病理学

葡萄胎的病理学主要应包括两部分，绒毛和卵巢病理，但一般性临床医生和医学生均只注重绒毛病理，而常忽略卵巢的病理改变，所以在日常工作或考试时常将卵巢病理部分遗漏。

葡萄胎的病理学还包括大体病理与显微镜下病理。大体检查水疱状物，形如成串葡萄，水泡大多在直径数毫米或1～2cm，其间有纤细的细蒂（纤维素）相连，常混有血块蜕膜碎片。葡萄样物充满宫腔，未见胎儿及其附属物。

显微镜下葡萄胎的特点为：①绒毛间质

水肿而肿大；②间质血管稀少或消失；③滋养细胞有不同程度的增生，增生的滋养细胞为所有三型滋养细胞（细胞滋养细胞、合体滋养细胞、中间型滋养细胞）以不同的比例组成，滋养细胞的非典型表现为核增大、多形性和染色质过深。参照滋养细胞增生及分化程度，将葡萄胎分为滋养细胞轻度增生（包括无增生）、滋养细胞中度增生、滋养细胞高度增生三种。

葡萄胎小泡者可能是绒毛水肿变性正在开始，滋养细胞增生旺盛，易侵入子宫壁血窦，故恶变概率较高。

葡萄胎的另一病理变化为卵巢黄素化囊肿，此为大量 hCG 的长期刺激，使卵巢内颗粒细胞和卵泡膜细胞发生黄素化反应而成。卵巢黄素化囊肿常呈双侧性，囊肿小的仅在显微镜下可见，大的则有儿头大或更大，外观光滑，多房性，囊壁薄。在葡萄胎排出后可逐步萎缩（有时暂增大），一般需经 2～3 个月逐步恢复正常，但也有存在长达半年或更长时间者。黄素化囊肿的囊液常呈淡黄色，储有大量 hCG，使葡萄胎排出后血或尿内 hCG 常不立即转阴。囊肿也易发生扭转破裂，刺激腹膜产生症状和腹水。

妊娠滋养细胞疾病是葡萄胎侵蚀性葡萄胎和绒毛膜癌的一个连续的疾病谱，也可以说是一种“性传播疾病”，代表唯一的一组需要父源性基因物质（雄性基因起源）参与的女性生殖系统肿瘤。

三、遗传学

从遗传学和染色体研究，目前一致认为完全性葡萄胎的染色体核型为二倍体，均来自父系，其中 90% 为 46，XX 由一个细胞核基因物质缺乏或失活的空卵与一个单倍体精子（23X）受精，经自身复制为二倍体 46，XX。另有 10% 核型为 46，XY，认为是由一个空卵分别和两个单倍体精子（23X 和 23Y）同时受精而成。虽然完全性葡萄胎染色体基因均为父系，但其线粒体 DNA 仍为母系来源（图 22-1）。

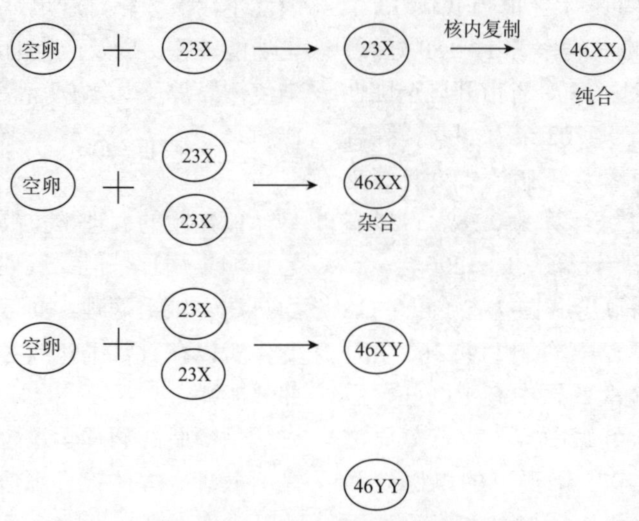

图 22-1 完全性葡萄胎的核型图示

四、临床表现

越来越多的完全性葡萄胎在妊娠早期被诊断，并在出现典型体征和症状前得到治疗。例如，常在妊娠早期对有阴道血迹和无症状的妇女应用阴道超声检查，这可以改变临床病程。下面是根据笔者的经验对完全性葡萄胎典型和现时的临床特征的描述。

1. 阴道流血　是完全性葡萄胎患者就诊的最常见症状。胎块组织可使蜕膜分离和破坏母体血管，大量的积血可扩张子宫内膜腔。由于阴道出血的量相当多且持续时间长，一半患者有贫血（血红蛋白<100g/L）症状。目前由于早期诊断和及早就诊，仅5%患者存在贫血症状。

2. 子宫异常增大　约50%的患者子宫体积比同孕龄子宫体积大，是完全性葡萄胎的典型体征之一。子宫内膜腔可因绒毛组织和积血而扩大。由于子宫增大在某种程度上因滋养细胞过度增生所引起，子宫异常增大一般与人绒毛膜促性腺激素（hCG）水平显著升高有关。目前，也因及早采用B超诊断，及早诊断明确，不拖延病情，仅28%诊断明确患者存在子宫异常增大。

3. 先兆子痫　既往报道完全性葡萄胎患者有先兆子痫较多。虽然先兆子痫与高血压、蛋白尿和反射亢进有关，子痫性抽搐极少出现。先兆子痫几乎仅发生在子宫异常增大和hCG水平显著升高的患者。每当在妊娠早期发生先兆子痫时，要考虑葡萄胎的可能。

4. 妊娠剧吐　完全性葡萄胎妇女因剧吐需要用止吐药或静脉补充液体，尤其是那些子宫异常增大和hCG水平显著升高的患者，可发生严重的水电解质紊乱，并需要肠胃外液体治疗。现今，因诊断及时发生剧吐者甚少。

5. 甲状腺功能亢进　完全性葡萄胎患者有临床症状明显的甲状腺功能亢进的可能，可有心动过速、皮肤温暖和震颤症状，通过检测血清游离（T_4）和（T_3）升高而做出诊断，我国报道甚少。

在为清除胎块进行麻醉诱导前，如果怀疑为甲状腺功能亢进，可给予β-肾上腺素阻滞剂，因麻醉和手术可促使甲状腺危象发生。甲状腺危象可出现高热、谵妄、惊厥、心动过速、高排出量、心力衰竭或心血管系统衰竭。在胎块清除后，甲状腺功能检查迅速恢复正常。甲状腺功能亢进几乎全部出现在hCG水平非常高的患者中。

6. 滋养细胞栓塞　呼吸窘迫通常发生在子宫异常增大和hCG水平显著升高的患者。这些患者可有胸痛、呼吸困难、呼吸急促和心动过速，在胎块清除期间和术后感到严重的呼吸窘迫。胸部听诊通常有弥漫性啰音，胸部X线检查显示两侧肺浸润。呼吸窘迫通常在心肺支持治疗72小时内缓解。在某些情况下患者需要机械通气。呼吸功能不全可来自滋养细胞栓塞或甲状腺危象、先兆子痫和大量的液体输入所引起的心肺并发症。

7. 卵巢黄素化囊肿　约有50%完全性葡萄胎患者出现明显的卵巢黄素化囊肿（直径为6cm）。卵巢黄素化囊肿是由于高血清hCG水平导致卵巢过度刺激所引起。由于子宫也可异常增大，卵巢黄素化囊肿在体格检查时难以触及。然而超声检查可准确检测到并测量其大小。在胎块清除后，黄素化囊肿于2～3个月内自行消退。

显著的黄素化囊肿可引起明显盆腔压迫症状，可在腹腔镜或超声指引下直接抽吸减压。如果出现急性盆腔痛，可行腹腔镜检查明确可能的囊肿扭转或破裂。

合并黄素化囊肿的患者恶性滋养细胞肿瘤的发生率增高，合并卵巢黄素囊肿同时子宫超出相应孕周、异常增大的患者发生恶性滋养细胞肿瘤的风险极高。需要进行辅助治疗的概率也增加。

五、诊断及鉴别诊断

病理及临床检查必须重视。许多患者葡萄胎最初的临床表现是排出葡萄样组织，如果未能获取排出的葡萄样物进行病理诊断，则采用其他辅助诊断。

（一）hCG检测

定量的hCG测定，其值高于相应正常的

孕周、子宫增大、伴随阴道出血等都提示葡萄胎诊断可能。单次的 hCG 测定不具有诊断意义，因在单胎或双胎妊娠时也可 hCG 异常升高，故诊断葡萄胎时，不能将单次 hCG 值作为决定因素。同样与相应孕周平行的“正常的”hCG 值也可能出现在葡萄胎的病例中，更有比“正常的”hCG 值还低者，所以 hCG 测定应有动态观察，还应结合 B 超及临床表现而定。

（二）超声诊断

超声检查对于完全性葡萄胎的诊断是可靠和敏感的手段，由于绒毛膜的绒毛显示弥漫性水肿膨胀和出血，完全性葡萄胎可产生特有的小囊状、落雪状、蜂窝状超声图形。同时超声检查也能发现卵巢黄素囊肿。

（三）子宫内镜诊断

20 世纪 70 年代除日本文献中偶见个别学者将子宫内镜用于本病的诊断外，1965～1980 年欧美文献中未见有关此类专题的报道。浙江大学医学院附属妇产科医院石一复于 1980 年起将子宫内镜用于葡萄胎的有关诊断，葡萄胎者镜下均见有灰白色或淡黄色、大小不等、细蒂相连、透明的水疱样物，形状与真实的水疱相似，每于镜头向宫壁方向紧靠观察时尤为明显，也可见葡萄样水疱之间尚有蜕膜样组织及出血区或飘浮的内膜，蜕膜间微小血管活动性出血于液体、介质中断续徐徐流出而渗于介质。葡萄胎刮宫后近期宫腔为淡黄白色之破碎蜕膜样物，呈不规则突起，边缘毛糙，有时不规则突起疑似残留的葡萄状物，但密度高，不如葡萄样水疱组织透亮，故两者可以区别。疑有恶变者见有结节状突起，呈火黄或红褐色，与周围子宫内膜界限清楚。总之宫腔镜对某些葡萄胎患者能协助诊断。

（四）腹腔镜诊断

腹腔镜对葡萄胎合并卵巢黄素囊肿的诊断作用大，腹腔镜下见卵巢黄素化囊肿呈灰白、蓝白的囊状增大肿块，囊壁薄，表面微小血管清晰可见，囊肿呈多房性。

以往常有一些非病理诊断技术，先后应用于诊断葡萄胎，如羊膜腔造影、子宫动脉造影等，因超声、CT、MRI 等发展，现已废弃，尤其是超声已成为现在主要的检测手段。

总之，当早孕出现阴道出血或剧烈呕吐时，需做超声检查，有助于鉴别葡萄胎、多胎妊娠或胎儿畸形。无胎心或 hCG>80 000mU/ml 可高度怀疑葡萄胎。

葡萄胎患者若应做全面体检和妇科检查，同时做相应的实验室检查，如全血细胞计数、血小板计数、尿素氮、肌酐和肝功能、血型、血凝试验，疑有甲状腺功能异常者，测甲状腺功能。

当胸部 X 线片显示欠明确，疑有肺栓塞或肺转移时，应做肺部 CT 检查。

（五）葡萄胎的鉴别诊断

近年来，随着临床诊断技术尤其是 B 超和血 hCG 测定敏感性的提高，葡萄胎的诊断得以提前到妊娠 8.5～12 周，与之相应的临床症状也发生了变化。原来就诊时子宫增大、贫血、妊娠剧吐、先兆子痫的发生率为 51%、54%、26% 及 27%，现在降为 28%、5%、8%、1%。典型症状的减少增加了确诊的难度，提示了鉴别诊断的重要性。葡萄胎常需与以下疾病相鉴别。

1. 流产　临床上葡萄胎尤其是部分性葡萄胎和流产的鉴别十分困难。据统计，部分性葡萄胎误诊为不全流产或稽留流产高达 92%，直至清宫后组织送病检方得以确定。超声可提供一定的鉴别诊断依据，但误诊为流产患者超声表现并不典型：子宫大于相应孕周少见，没有明显的黄素化囊肿，未呈现葡萄胎典型的落雪状或蜂窝状改变。这无疑增加了确诊的难度。

（1）先兆流产：不少病例最先被误诊为先兆流产。流产有停经史及阴道流血病史，妊娠试验可阳性，而葡萄胎患者子宫多大于同期妊娠子宫，妊娠期超过12周时hCG水平仍高。B型超声图像仍显示葡萄胎特点。

（2）过期流产或死胎：不完全典型葡萄胎由于停止发育或退变的葡萄胎组织在宫腔内可以逐渐退化甚至坏死出血，但仍有生存的滋养细胞，形成了B超图像中的不规则、大小不一、实质性、强回声光团及大片融合的液性暗区。过期流产或死胎时也会出现类似图像，但实质性强回声区均匀致密，子宫往往小于停经月份，血hCG水平低于正常妊娠水平。

（3）药物流产：广泛应用，某些基层医院未能严格掌握药物流产适应证，不进行B超检查即用药，对于排出物没有仔细检查，造成漏诊和误诊，应引起注意，加以鉴别。

2. 双胎妊娠　子宫较同期单胎妊娠大，hCG水平也稍高，易于葡萄胎混淆，但双胎妊娠无阴道出血，B型超声显像可确诊。

3. 羊水过多　可使子宫迅速增大，虽多发生于妊娠后期，但发生在妊娠中期者需与葡萄胎鉴别。羊水多时不伴阴道出血，hCG水平较低，B型超声显像可确诊。

4. 妊娠剧吐　葡萄胎患者如果停经后未发生阴道出血，而恶心、呕吐重者，易误诊为妊娠剧吐。通过B型超声显像不难与此鉴别。

5. 异位妊娠　由于输卵管妊娠发病率增高，同时异位妊娠保守治疗日益增多，因此，发生于子宫外的其他部位如卵巢、输卵管、宫角、阔韧带、大网膜及子宫直肠陷凹腹膜等的葡萄胎概率将有所增加，应注意与异位妊娠相鉴别。葡萄胎有特征性的声像图，当在子宫旁见到此声像图时，要考虑到宫外孕葡萄胎的可能。结合病史、临床表现、血hCG水平及其他检查可确诊。

6. 子宫肌瘤合并妊娠　子宫也大于停经月份，仔细的盆腔检查可发现肌瘤突起或子宫不对称性增大，hCG滴度不高，超声波检查除可见胎心、胎动外，有时可见胎体部分。

六、治疗

一旦确诊为葡萄胎，应仔细评估患者是否存在内科并发症，它包括先兆子痫、甲状腺功能亢进，电解质紊乱和贫血，在患者病情稳定后，采用最适当的葡萄胎清除术。

葡萄胎的初次处理甚为重视，不应轻视，否则易引起大出血、残留、子宫穿孔，甚至致命或恶变，国外建议转送到滋养细胞疾病诊治中心，并请有经验的医生处理。术前应有输血输液准备，个别患者应有开腹准备，有关葡萄胎的治疗应遵循以下要点。

1. 葡萄胎一经诊断明确，应尽快清除葡萄胎。

2. 刮宫前充分准备（输血、输液、必要的手术准备、纠正贫血、抗生素使用，以及纠正电解质紊乱、酸中毒或心力衰竭等），详细体检，纠正并发症，一旦病情稳定，立即处理。

3. 采用较大吸管（一般采用8号吸管）做吸刮术，因葡萄胎妊娠的子宫为病理性子宫，血供丰富，子宫柔软，又有滋养细胞对肌壁易浸润，操作过程中易致子宫穿孔，或因子宫过大吸刮不净，故必要时可在B超监视下行吸刮术。在吸刮前宫口要充分扩张，动作要轻柔，以防患者术中紧张或不适，更是为防止在急剧的操作中引起意外或滋养细胞栓塞。

4. 子宫收缩剂不宜常规使用，即使要使用也应在宫口扩张后，切忌于宫口未扩张时使用，因使用子宫收缩剂易引起滋养细胞栓塞和增加恶变、转移发生。葡萄胎时子宫常大于停经月份，宫腔内因葡萄样变化和内出血等，宫腔压力甚大，又因宫颈口未充分扩张情况下使用宫缩剂后，子宫收缩加强，使宫腔压力更大。此外，滋养细胞的本身生物学行为对组织有浸润作用，如此更易促使恶变。

5. 葡萄胎刮宫后必须将刮出物送病理检查，送检标本时应送检2份，并分别标明取材的部位，一份为典型水疱样组织，另一份为靠近子宫壁的组织。如此送检的目的除明确诊断外，尚可比较不同部位滋养细胞增殖程度，也可辅助区分完全性葡萄胎和部分性葡萄胎，因2份标本中，若有1份标本病检见有绒毛，则应最后诊断为部分性葡萄胎。

6. 葡萄胎现今为一次刮宫为宜，多次刮宫对子宫壁有损伤，可引起感染、出血，以及对再次妊娠结局易有不良影响，如前置胎盘、胎盘早剥、胎儿宫内发育不良等。更主要是多次刮宫可破坏子宫内环境的免疫系统，增加恶变的机会，同时多次刮宫造成子宫内膜血管内皮和基底膜损伤和缺陷，葡萄胎组织或滋养细胞易穿透基底膜而进入血液循环，向肌层或远处浸润转移。

7. 卵巢黄素囊肿的处理：葡萄胎清宫后把绝大多数卵巢黄素囊肿会在2～3个月自然消退，无须处理。若卵巢黄素囊肿出现并发症（如破裂、扭转、出血等）则应及时处理。

8. 预防性化疗：葡萄胎的恶变率为10%～20%，目前尚未有理想的预防恶变的方法，但有恶变倾向的患者采用预防性化疗能减少恶变的发生率。有很多报道肯定了预防性化疗有减少葡萄胎恶变的作用。但是，预防性化疗不宜常规使用，需结合临床及高危因素考虑。预防性化疗有特定的时间概念，即在葡萄胎清宫前，或清宫当天或第2天进行，超过上述时间的化疗，不应称为预防性化疗。若超过上述时间，患者有高危倾向而临床及客观检查尚不足以诊断恶性滋养细胞肿瘤，但有高度可疑或易发展为恶性滋养细胞肿瘤者所有采用的化疗称为选择性化疗，因时间概念上已失去预防的意义。预防性化疗应选用单一药物，一般1～2个疗程。

现今，考虑预防性化疗的高危因素为：①年龄＞40岁者；②子宫明显大于停经月份（子宫大于孕周4周或以上者）；③hCG值大于100 000mU/ml；④卵巢黄素囊肿直径＞6cm；⑤葡萄胎以小水疱为主者；⑥有咯血史可疑转移；⑦滋养细胞肺栓塞者；⑧边缘地区难以随访者；⑨合并妊娠高血压综合征等。在上述葡萄胎的高危因素中，以①②③④及⑥为重要因素。

预防性化疗一般采用单一药物，国际上一致肯定且常用的药物为：①MTX和ActD，预防化疗开始时间、药物选择、用药时间，剂量各家不一；②给药途经也有静脉滴注、肌内注射和宫腔灌注等，但后者使用甚少。Goldstein为使用MTX 0.3mg/（kg·d）×5天或ActD 9μg/（kg·d）×5天或12μg/（kg·d）×5天，于清宫前3天起使用。我国也有使用氟尿嘧啶750～1000mg+5%GS 500ml静脉滴注，共5天。

葡萄胎有明显高危因素者采用预防性化疗，已被妇科肿瘤医生所认同。预防性化疗的剂量和方法，一般均与正规化疗类同，预防性化疗尽可能在清宫前2～3天开始，如1个疗程后不转阴，可重复化疗直至hCG转阴，但不需要巩固化疗。预防性化疗应在有一定条件的医院进行，医生要熟悉抗肿瘤药物的性能，严密监测患者的造血、肝、肾功能等，以及其他副作用。

9. 预防性子宫切除术：预防性子宫切除病检证实为恶化者以年长者为多见。

七、随访

葡萄胎患者在刮宫术后并不意味着治疗的结束，葡萄胎患者刮宫后必须进行随访，有关随访内容包括以下几个方面。

（一）阴道出血

葡萄胎清除后，无残留、无感染者一般2周左右均能停止阴道出血，且日后恢复月经。若葡萄胎刮宫后有较长时间的阴道出血，或停止后又有出血，或恢复月经后又有不规则阴道出血，应考虑是否有子宫炎症、组织残留或恶变可能，可分别通过抗生素、子宫收缩剂、止血药的使用，结合超声和hCG检测可予以区分。

（二）妇科检查

观察阴道壁有无转移结节，尤其是阴道前壁及尿道口两侧是阴道结节好发部位，此处也常易被窥阴器的前叶所覆盖而造成漏诊；检查子宫大小、软硬度、子宫峡部血管搏动程度，子宫有无不规则突起；双侧卵巢黄素囊肿是否存在及其大小等。

（三）询问有无咳嗽、咯血等现象

必要时肺部X线片检查或肺部CT检查，以及早发现肺部有无转移灶。

（四）B超检查

葡萄胎术后随访期间，结合上述临床表现、妇科检查，再做超声检查（最好采用彩色多普勒超声），观察宫腔情况，有无组织残留、子宫内膜是否光滑、子宫内膜及子宫肌层厚度、是否对称，子宫肌层有无病变，探测血流、阻力指数、脉冲指数等对子宫有无病变或转移及早做出诊断。

（五）hCG测定

葡萄胎排空后，hCG下降方式遵循一定规律，Goldstein早就归为四种类型。Ⅰ型：迅速下降，常在首次刮宫后4周内可降至正常；Ⅱ型：缓慢下降，但刮宫后8周内也降至正常；Ⅲ型：曾下降至正常，但8周之内复又上升；Ⅳ型：虽葡萄胎刮宫后hCG有所下降，但始终未降至正常。绝大多数葡萄胎患者刮宫后4～8周内hCG转阴，仅少数至10～14周才降至正常，所以葡萄胎刮宫后4～6周hCG持续高值不降，或已降后又上升，或10～14周仍未正常者，在排除再次妊娠、葡萄胎残留、卵巢黄素囊肿未消退后，临床上应视为恶变，应按恶性滋养细胞肿瘤处理。

从Glodstein归纳总结的hCG下降的4种类型来看，一般Ⅰ、Ⅱ型常为良好的结局，而Ⅲ、Ⅳ型除外其他因素后，恶变可能甚大。

有关葡萄胎刮宫后hCG随访的模式也各异，2004年FIGO妇科肿瘤委员会和IGCS指导委员会编著的《妇科恶性肿瘤分期及临床实践指南》（第二版）中指出，葡萄胎刮宫后应每周测定hCG一次，及时治疗贫血和感染。hCG正常后，每周复查一次共2次。此后，6个月内每月复查1次，然后2个月复查一次，持续6个月。随访时hCG的敏感度应≤2mU/ml，且需同时检测hCG分子的不同亚单位。

八、避孕

葡萄胎清宫后的避孕问题，以往与当今也有不同的意见，以往均称需避孕2年，以后又有称由于超声诊断和灵敏的hCG测定术后避孕1年已足够。最新的观点是根据hCG下降的情况而定避孕时间，若葡萄胎清宫后血hCG呈对数情况下降，则随访6个月后即可妊娠；若葡萄胎后hCG下降缓慢，则需等待更长的时间才可妊娠，且下次妊娠时应早期做超声检查，同时检测hCG以确保其在正常范围内，如妊娠终止后也应随访hCG，直至正常水平。

近来国际上又称葡萄胎后需采取有效的避孕方法，最好为口服避孕药，不增加葡萄胎后持续滋养细胞疾病的发生，也不影响hCG的消退，此与以往相反，原认为避孕药含有大量雌激素，有促进恶变可能或使hCG恢复到正常值的时间延长，超过8～12周者会增加使用化疗药物的机会。

宫内节育器放置易引起子宫不规则出血，易与葡萄胎恶变等混淆，采用避孕套则方便、较安全。

第二节 部分性葡萄胎

葡萄胎可分为完全性葡萄胎（complete hydatidiform mole，CM）和部分性葡萄胎（partial hydatidiform mole，PM）两种，前者是没有胚胎的异常组织，胎盘绒毛全部变成大小不等细蒂相连的水疱状物，充满整个宫腔，两种滋养层细胞持续增生，绒毛水肿导致中心池形成及对成熟结缔组织的压迫，最终血管消失；后者是指胎盘绒毛部分变化，胎盘部分绒毛水肿未受累的绒毛形态正常，但血管随胎儿死亡而消失，胚胎胎儿早期死亡。一般对CM研究较多，颇为深入。但仍有一些至今未被阐明的问题，而对PM的研究和重视程度较CM为少，特别是WHO Scientific Group 1983年出版的《妊娠滋养细胞疾病》一书中对妊娠滋养细胞疾病分类及名称予以推荐，以纠正近期在临床和病理学上出现的一些紊乱，认为“水疱样变性和有明确的胚胎或妊娠囊伴水疱状绒毛的过渡性葡萄胎等不属于滋养细胞疾病或不宜继续使用，一般也无发生肿瘤的危险。”一些教科书或参考书上也均如此引证或教导学生和年轻医生，由于此权威的结论，使许多临床医生和病理医生均按其观点和推测处理患者。由于诊断标准存在问题，对有部分或少许甚至仅数颗水疱样物患者均不列入滋养细胞疾病，因而对这些患者警惕性不够，致使一些患者日后发展为持续滋养细胞疾病或恶性滋养细胞肿瘤。自20世纪80年代以来，临床对PM患者发生恶变现象已逐渐被重视，认识逐步深化，故对PM在各方面均需重新认识。

一、流行病学

有关PM的发生率报道甚少，近年来国内外报道部分性葡萄胎发病率增多，主要因早期诊断，在胎盘绒毛尚未完全转变为水疱时即已诊断出。目前因PM的诊断标准不一，一般统计的CM和PM未严格区分，自然流产、过期流产标本均未做病理检查，妊娠中期胎盘异常者也未送检，临床医生送检葡萄胎标本的取材各异，或部分病例二次刮宫后的组织未送病检，以及可疑病例未做遗传学检查等因素影响，至今尚未得出较为确切的发生率。

二、病理学

部分性葡萄胎有以下病理特征：①绒毛发生不同程度的灶性囊状水肿、成腔和滋养细胞增生。②绒毛显著，呈扇形。③突出的间质滋养细胞内含物。④可辨认的胚胎或胎儿组织。⑤染色体通常为三倍体核型（69条染色体），多余单倍体染色体通常来自父亲。⑥一项研究报道93%的部分性葡萄胎为三倍体，而另一报道为90%。当胎儿与部分性葡萄胎共存时，通常显示三倍体特征，包括生长受限和多形性先天畸形，如并指（趾）和脑积水。

典型的CM和PM大体观察常易识别并区分，但有时甚难，最后仍需病理确诊。发现胎盘异常也应深入检查，PM者在妊娠中期时常有胎盘异常。病理学上将水肿的胎盘分为水肿流产儿、PM和CM三种，曾研究142例水肿胎盘中39%是CM，35%是PM，26%是水肿流产儿。

三、遗传学

部分性葡萄胎细胞遗传学研究已经表明以三倍体为主，也有少数为四倍体（图22-2）。

遗传学研究指出，PM合并胎儿者80%～95%是三倍体。而少数成活后死亡者发现生物化学平衡缺失，导致基因变异超过解剖学异常所致。三倍体婴儿很少正常，典型者是早产、生长迟缓、多发畸形，常累及头部（脑积水），指（趾）端畸形和生殖器畸形，通常只能存活几天，许多水疱状胎块合并妊娠者均属双胎，其中有一个是正常二倍体核型无异常者。三倍体 PM 含有两套父方和一套母方染色体。作为一种例外情况，如 PM 合并成活胎儿者，则可有二套母体和一套父体的单数染色体。

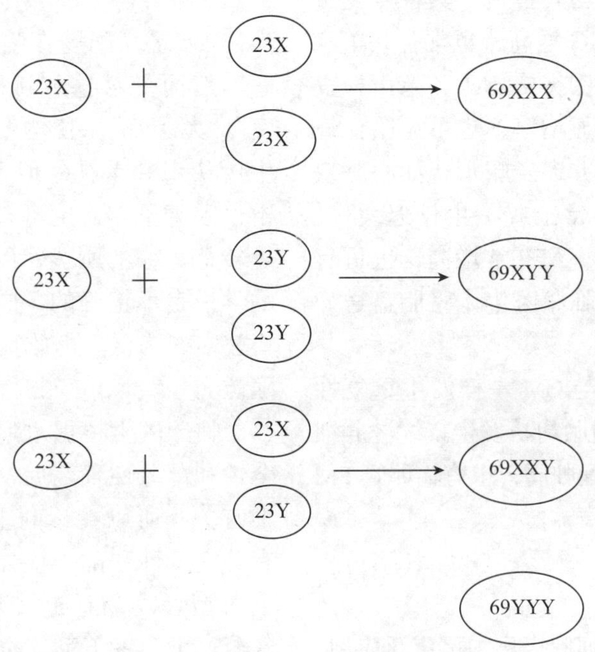

图 22-2 部分性葡萄胎的核型图示

PM 染色体核型主要是三倍体，但也有二倍体存活的胎儿，三倍体 69，XXY 合并一个女性配子，三倍体 69，XXX，四倍体 92，XXXXPM。

PM 可分为四种类型：①三倍体 PM；②双胎妊娠合并一个 CM 和一个正常妊娠；③二倍体 PM；④假性葡萄胎。

围生期应采用超声检查和测定母体血 hCG 和 AFP 作为这些病理本质的鉴别诊断。

四、临床表现

部分性葡萄胎患者通常没有完全性葡萄胎所特有的显著临床特征。一般情况下，这些患者体征和症状像不完全流产或稽留流产，在刮宫取得组织行组织学检查后方可做出部分性葡萄胎的诊断。

PM 在临床上常先被误诊为过期流产或胎盘水疱变性，现今对其他临床表现及有关流行病学研究也逐步被临床医生所认识，PM 几乎 50% 的临床表现为自然流产，43% 为过期流产，一般 PM 常无典型的临床和实验室表现。① PM 停经时间较长，常可 >12 孕周直至孕中期才出现症状而就诊，个别可接近或 >28 周。②相应的阴道出血时间也较 CM 为迟，且一般出血量较少，持续期长，血呈暗褐色。③妊娠反应一般不重，但也有报道伴有严重妊高征者。④子宫大小常小于停经月份，但也可相同或反增大，但较少见。Miggi 报道 PM 患者年龄较 CM 为大些，阴道出血的量和频度较 CM 为少，PM 刮宫后 3 个

月 β-hCG 仍阳性和 β-hCG 很快上升者有潜在恶性，需予以治疗。⑤ hCG 滴度一般较 CM 低，但也有少数可高值，其与胎盘绒毛水疱样变性范围的大小及滋养细胞增殖程度有关。

中期妊娠合并 PM 报道日渐增多，国外 Cox 及我国石一复等均有报道，其特点是常可合并妊高征，血 hCG 增高，也常合并羊水过多，于妊娠中期腹围突然增大，超声检查发现胎盘巨大，且明显增厚，也可见胎盘蜂窝样结构，胎儿多合并多发畸形，如心脏缺陷、腹壁缺损、肾异常（或）生长迟缓等，若合并神经管畸形者，AFP 常增高，也可有胎死宫内。以往多数临床医生未将胎盘送病理检查，故常漏诊。

临床上 PM 也可与 CM 一样发生重复性 PM，各种重复性葡萄胎均易发生持续滋养细胞疾病或恶性滋养细胞肿瘤，也有输卵管 PM 及输卵管滋养细胞疾病。

五、超声诊断

超声诊断在滋养细胞疾病中已广泛应用，而超声用于 PM 诊断其图像不及 CM 明显，常会误诊为过期流产，PM 超声所见子宫一般均比孕月小，宫内蜂窝状结构不甚清晰，常于子宫内可见胚胎组织，卵巢黄素囊肿少见。

此外在妊娠中期时超声发现胎盘有异常增大、增厚，显示出血管胎盘等均应考虑有否合并 PM 的可能。当然 PM 刮宫后是否发展为持续性滋养细胞疾病或恶变，超声仍不失为一重要的随访检查手段。

六、恶变问题

PM 恶变问题在临床上已逐步为人们注意，然而受某些权威性书籍描述“不会恶变”“无恶变”的影响，仍未被全体妇产科医生所认识和重视，但事实却不然，PM 恶变不仅限于子宫，也可有宫旁、阴道、肺和脑等转移。综上所述，以往认为 PM 不会恶变的学说是不正确的，应予以修正，只是恶变率较 CM 为低。但临床仍应与 CM 一样定期随访。

临床医生根据水疱样物多少而区分为完全性和部分性葡萄胎，也与肉眼检查是否仔细有关。所以在诊断上主要应以病理为准。有关完全性和部分性葡萄胎在临床和病理学上典型者均易诊断和区分，但有时也难以区分，可参考下列完全性和部分性葡萄胎的比较。

根据大体形态、病理组织学和核型可将葡萄胎分为完全性葡萄胎或部分性葡萄胎，见表 22-1。

表 22-1　完全性和部分性葡萄胎的特征

特征	完全性葡萄胎	部分性葡萄胎
胚胎或胎儿组织	缺乏	存在
绒毛间质水肿	弥漫	灶性
滋养细胞增生	弥漫	灶性
扇形绒毛	缺乏	存在
滋养细胞间质内含物	缺乏	存在
核型	46，XX（90%）；46，XY	三倍体（90%）

也有结合临床与病理区别完全性和部分性葡萄胎的，见表 22-2。

表22-2 完全性和部分性葡萄胎的区别

	完全性葡萄胎	部分性葡萄胎
停经时间	一般短，<12周	一般较长，>12周
子宫大小	常大于孕周	常小于孕周
hCG	高	稍高
妊娠反应	较明显	不明显
妊高征	合并较多	合并较少
胚胎或胎儿异常	缺乏	存在，畸形、羊水过多、胎盘厚
绒毛间质水肿	弥漫	局限
绒毛轮廓	规则	不规则
滋养细胞增生	弥漫	局限
绒毛间质血管	缺乏	存在
核型	二倍体	三倍体（90%），四倍体
卵巢黄素囊肿	多见	少见

第三节 葡萄胎并发症

一、大出血

葡萄胎患者其胎块组织可使蜕膜分离并破坏母体血管，使得葡萄胎患者在闭经后有多少不等的不规则、反复阴道出血，以往报道发生率为97%，现报道为84%。若未及时诊治，待葡萄胎组织从子宫蜕膜剥落，会发生不可控制的大出血，导致休克，甚至死亡。

二、严重感染

葡萄胎患者反复出现阴道出血，使得宫口松弛，若伴有贫血，患者抵抗力降低，造成宫腔常有轻度感染，可出现低热、白细胞升高等现象。若不及时规范治疗，感染严重甚至出现腹膜炎、败血症。其表现为畏寒、寒战、高热、身痛、乏力，可伴头痛、呕吐、腹胀、呼吸及心率加快，以至感染性休克、中毒性肝病、心肌炎、脑病、弥散性血管内凝血等。

三、子宫穿孔、子宫破裂

葡萄胎患者的子宫，因为葡萄胎积血和异常增高的人绒毛膜促性腺激素而变得大而软，子宫壁薄而软，在进行吸刮手术时易造成子宫穿孔或子宫破裂。因此，手术应选择熟练医生，操作时动作轻柔，若感到一次难以刮净，不必勉强，等待1周后进行第二次刮宫。

四、急性肺栓塞

当子宫受挤压时，葡萄胎组织可通过子宫壁的血窦侵入子宫静脉，沿静脉回流，经右心而播散至肺，在肺内形成栓塞。在葡萄胎胎块清除期间和术后感到严重的呼吸窘迫。胸部听诊有弥漫性啰音，胸部X线检查提示两肺浸润。呼吸窘迫通常在72小时内缓解。有些患者需机械通气，肺栓塞量大时可使患者立即死亡；量小时，也可引起部分血管栓塞和周围肺动脉痉挛，使肺动脉压增加而出现急性肺源性心脏病症状。

五、急性肺源性右心衰竭

滋养细胞肺栓塞、甲状腺危象、先兆子

痫及大量输液可引起急性肺源性右心衰竭，导致呼吸功能不全，出现呼吸困难、气促、胸痛、晕厥、烦躁不安、咯血等，在肺部有时可听到哮鸣音和湿啰音，心动过速，颈静脉充盈或异常搏动。

六、妊娠期高血压病

妊娠期高血压通常发生先兆子痫、发生在妊娠 20 周以后。葡萄胎患者子宫增长速度快，子宫内张力大，在妊娠早期即可出现高血压、蛋白尿和反射亢进，但子痫及抽搐很少出现。妊娠早期发生先兆子痫被认为是葡萄胎的特有病理征象。先兆子痫几乎仅发生在子宫异常增大和人绒毛膜促性腺激素水平显著增高的患者。

七、甲状腺功能亢进

约 7% 的完全性葡萄胎患者有甲状腺功能亢进，表现为心动过速、皮肤温暖和震颤现象，通过检查血清游离 T_3、T_4 升高可以判断。甲状腺功能亢进几乎全部出现在人绒毛膜促性腺激素水平非常高的患者中。葡萄胎组织清除后，甲状腺功能检查迅速恢复正常。

八、妊娠呕吐

由于增生的滋养细胞产生大量的人绒毛膜促性腺激素，使得约 1/3 的葡萄胎患者出现恶心和呕吐，约 8% 的患者出现剧吐。妊娠呕吐多发生于子宫异常增大和人绒毛膜促性腺激素水平异常增高者。妊娠呕吐出现时间较正常妊娠早，症状严重，持续时间长。若严重呕吐未及时纠正，可导致水电解质紊乱。

九、卵巢黄素囊肿

大量人绒毛膜促性腺激素刺激卵巢卵泡内膜细胞发生黄素化使得约 50% 完全性葡萄胎患者出现卵巢黄素囊肿。其多为双侧性，也可单侧，大小不等，最大可达 20cm 以上。一般无症状，由于子宫异常增大，在妇科检查时常难以发现，超声检查可准确监测并测量大小。黄素囊肿多在葡萄胎清除后 2～4 个月自行消失。由于黄素化囊肿表面光滑，活动性好，易发生扭转，出现囊内出血、坏死甚至囊肿破裂。如果葡萄胎患者出现急性盆腔疼痛，可行腹腔镜检查明确囊肿扭转或破裂。显著的黄素化囊肿可引起明显的盆腔压迫症状，可在超声或腹腔镜下穿刺囊肿抽吸囊液。

十、弥散性血管内凝血

妊娠本身处于高凝状态，刮宫手术可使葡萄胎组织进入血液循环，蜕膜组织等又具有促凝物质，高水平的绒毛膜促性腺激素使得葡萄胎患者易并发妊娠期高血压。以上种种因素可促进发生弥散性血管内凝血。

十一、子宫胎盘卒中

葡萄胎组织使蜕膜分离造成母体血管破坏出血，血液积聚在宫腔不能排出体外，使得宫腔压力增加，积血浸入子宫肌层，甚至渗入子宫浆膜层，造成子宫胎盘卒中。

第四节　葡萄胎的转归与恶变

葡萄胎是一种良性的绒毛病变，绝大多数可治愈，但仍有相当部分病例仍进一步发展为持续性滋养细胞疾病（persistent trophoblastic disease，PTD），而且有约 15% 的患者可发生恶变。现将葡萄胎的转归分述如下。

一、治愈

绝大多数葡萄胎可经有效地清宫而治愈。葡萄胎经清宫后，所有症状和体征迅速消失。血 β-hCG 正常回归曲线稳定下降，平均在清宫后8周降至不可测出，最长不超过14周。β-hCG转阴后应定期随访1.5～2年，以防复发。

二、残余葡萄胎

葡萄胎排除不净，部分葡萄胎组织残留宫内，可使子宫持续少量出血，子宫复旧欠佳，血或尿内hCG测定持续阳性。但如再次刮宫，将残留葡萄胎组织刮净，所有症状和体征迅速消失，hCG即转正常，这种情况称残余葡萄胎（residual mole），一般无严重后果。但由于长期出血，也易发生宫内感染，处理应极为小心。

三、持续性葡萄胎

如上述情况再次刮宫，仍未见症状和体征好转，血或尿内hCG持续3个月仍为阳性，数值不降，则称为持续葡萄胎（persistent mole）。部分持续性葡萄胎虽过一定时期，可自行转为正常。但多数患者在不久后即出现血或尿内hCG含量上升，或肺或阴道转移，发生恶变，故应及时处理。

也有学者将持续性葡萄胎称为持续滋养细胞疾病（PTD），在吸刮宫后仍显示hCG水平升高或不变的滋养细胞活性情况，相关检查未发现子宫肌层浸润及宫外转移的证据。PTD也有学者称为滋养细胞残留性疾病，中国香港认为如果患者刮宫后hCG仍保持相同水平4周或hCG水平连续升高3周，则诊断为滋养细胞残留性疾病，葡萄胎后PTD发病率为5%～30%。

四、恶变

葡萄胎排空后，血、尿hCG按一定规律下降及转阴，如葡萄胎清宫后12周仍不转阴，或一度转阴后再次回升，则在排除残余葡萄胎的前提下诊断为侵蚀性葡萄胎；如葡萄胎排空1年以上再出现症状，并测得血尿hCG阳性，在排除再次妊娠的可能性后，诊断为绒癌。国外文献报道恶变率为2%～20%，各地区报道不一。

恶变与下述因素有关。①年龄：40%在25岁以下，30%在40岁以上，但年龄大者基数小，说明年龄小或年龄大者发生恶变率均相对为高。②hCG明显增高，尤其是hCG水平＞10^6U/L者。③子宫大小：子宫大于停经月份，尤其是大于停经月份超过4周者恶变发生率明显升高。④卵巢黄素化囊肿：黄素囊肿大，持续时间长而不消退，也易恶变。⑤滋养细胞明显增生：葡萄胎组织学上滋养细胞明显增生者，则恶变率发生也高。⑥合并妊娠高血压综合征或甲状腺功能亢进者也易发生恶变。⑦hCG下降慢，持续阳性，或阴性后又复转阳性者均易恶变。

葡萄胎排出后，阴道不规则出血持续不断，子宫复旧不佳，增大而柔软，具有阴道转移结节或咯血等，hCG水平持续上升，或降而复升，就可确诊，而组织学和放射学不是必要的。

2003年FIGO提出滋养细胞肿瘤的诊断依据为葡萄胎后至少有4次（第1、7、14、21天）或更长时间hCG的稳定高值，持续hCG升高2周（第1、7、14天）或更长者，hCG真正的数值由医生自己判断；胸部X线片示肺转移。

侵蚀性葡萄胎大体可见子宫肌壁内有大小不等、深浅不一的水疱状组织，当病灶接近子宫浆膜层时，子宫表面可见紫蓝色结节，镜下可见绒毛结构及滋养细胞增生和分化不良，有时绒毛结构退化，可呈绒毛阴影。多数病例可在静脉内找到绒毛及滋养细胞，并造成血管壁坏死、出血。绒癌病灶多位于子宫肌层内，单个或多个，与周边组织分界清，质软而脆，伴出血坏死。镜下特点为滋养细胞不形成绒毛或水疱状结构，成片高度增生，出血坏死明显，肿瘤内不含间质和自身血管，瘤细胞靠侵蚀母体血管而获取自身营养物质。

第五节　其他各种类型的葡萄胎和滋养细胞肿瘤

一、重复葡萄胎

一次葡萄胎后，再次妊娠又为葡萄胎并不少见，称为重复性葡萄胎（repeat mole 或 recurrent mole）。有学者将第二次、第三次或更多次的葡萄胎称为复发，但一般将此称为重复葡萄胎为好。文献报道发病率为葡萄胎患者的2%～4%。国内外均有报道。

葡萄胎偶于同一患者屡次发生，唯此种现象并非常见。Essen-Moller 报道有患者最多连续患葡萄胎 18 次之多。Mack 及 Marquer-Monter 等也分别报道有连续患葡萄胎 10 次和 11 次。Endres（1961 年）报道 1 例 21 岁妇女于 1956～1960 年连续 5 次患葡萄胎。我国徐毓静（1966 年）报道 1 例 54 岁的老年妇女，于 45 岁之后，连续 2 次患葡萄胎，如稍忽略，易引起误诊。

二、家族性复发性葡萄胎

家族性复发性葡萄胎（familial recurrent moles，FRM）是指在一个家系中 2 个或 2 个以上的家族成员反复发生（2 次或 2 次以上）葡萄胎。

以基因起源和病理组织学为基础将葡萄胎分为以下几类。

1. 完全性葡萄胎（complete hydatidiform mole，CHM） 占 80%，常为空卵与单精子受精后自身复制（占完全性葡萄胎的 25%）或空卵与双精子受精（占完全性葡萄胎的 25%）导致的二倍体，46 条染色体均来自父亲，而缺乏母亲的染色体，称为孤雄二倍体葡萄胎或孤雄完全性葡萄胎（androgenetic CHM，或 AnCHM）。

2. 部分性葡萄胎（partial hydatidiform mole，PHM） 占 20%，胚胎组织为双精子受精导致三倍体，一组来自母亲，两组来自父亲称双雄三体。

3. 家族复发性葡萄胎（FRM） 非常罕见，其发生率难以统计。1980 年国外首例报道。至今为止报道的仅有 14 个家系，见表 22-3。

表 22-3　文献报道的 FRM 家系

序号	作者	报道时间	家系个数
1	Ambani 等	1980 年	3
2	La Vecchia 等	1982 年	1
3	Oarazzini 等	1984 年	1
4	Kircheisen，Ried	1991 年	1
5	傅建武，尤大益，等	1994 年	1
6	林爱花，李再华，等	1995 年	2
7	Seoud 等	1995 年	1
8	徐维才，李春秀	1996 年	1
9	Sensi 等	2000 年	1
10	Al-Hussaini 等	2003 年	1
11	季银芬，陈利友，石一复	2005 年	1

本病发病机制仍不清楚。多数HM是与孕体中有相对母方多余的父方染色体及随后的印迹基因的错误表达有关，而且临床上存在着FRM患者与不同配偶仍患复发性的葡萄胎。由此设想，作为双亲来源的完全性葡萄胎的FRM也可能是因为母方印迹基因的错误表达所致。目前，大多数学者支持FRM与母亲常染色体隐性突变引起基因印迹紊乱有关，但与人类淋巴细胞抗原相容性相关有争议。

三、输卵管葡萄胎

输卵管葡萄胎临床少见，施用辅助生育技术后也逐有可见。

四、卵巢葡萄胎

卵巢葡萄胎罕见，可由卵巢妊娠罕见推测而知。Bennent曾观察到1例病理标本。1965年Yenen曾报道4例。笔者在现今的文献中未能找到。

五、腹腔葡萄胎

腹腔内葡萄胎1959年Dumitriesen等曾报道1例。也有学者认为其是输卵管葡萄胎、卵巢葡萄胎流产或破裂的结果。

六、绝经后葡萄胎和滋养细胞肿瘤

妊娠滋养细胞疾病（gestation trophoblastic disease，GTD）往往发生于生育年龄妇女，以13～49岁为多，病理类型可以良性或恶性。然而，GTD很少发生于50岁以上，罕见于绝经后的妇女，而且常为恶性。绝经后葡萄胎患者临床上可以表现为异常的阴道出血、恶心、呕吐、腹胀、下腹痛，也有少数表现为水肿、呼吸困难、咯血等。

七、子宫切除术后绒癌

子宫切除术后绒癌极罕见，Mack等1992年报道子宫切除术后5年1例肺转移和肾转移的病例，至今未见其他报道。

八、辅助生育技术后的葡萄胎和滋养细胞肿瘤

随着辅助生育技术的开展，世界各地均有辅助生育技术后妊娠滋养细胞疾病的报道。

（*石一复*）

参 考 文 献

石一复，郝敏，2000. 20年前后两组葡萄胎恶变患者的对比分析．中国妇产科临床杂志，1（1）：29-31.

石一复，李娟清，郑伟，等，2005. 360余万次妊娠中妊娠滋养细胞疾病发生情况调查．中华妇产科杂志，40（2）：76-78.

石一复，1984. 腹腔镜在滋养细胞肿瘤诊治中的应用．中华医学杂志，64（7）：437-439.

石一复，2004. 滋养细胞肿瘤．中华妇产科杂志．第2版．北京：人民卫生出版社：2273-2282.

石一复，孙进，1983. 子宫内窥镜腹腔镜对滋养细胞肿瘤诊治价值的探讨．浙江医学，56（6）：7-8.

石一复，1992. 部分性葡萄胎恶变的探讨．实用肿瘤杂志，7（9）：155-157.

傅晓华，石一复，崔金全，2004. 葡萄胎误诊45例临床分析．实用妇产科杂志，20（3）：186-187.

Slim R, Fallahian M, Riviere JB, et al, 2005. Evidence of a genetic heterogeneity of familial hydatidiform moles. Placenta, 26(1): 5-9.

Fisher RA, Hodges MD, Newlands ES, 2004. Familial recurrent hydatidiform mole: a review. J Reprod Med, 49(8): 595-601.

Bucncrd A, 2003. PSTT of uterus after in vitro fertilization. Ann Pathol, 23: 236-239.

石一复，郝敏，李娟清，等，2016. 7 所医学院校附属医院 2010-2014 年正常和异常妊娠浅析 . 中国计划生育和妇产科杂志，8（6）：6-9，13.

石一复，2006. 葡萄胎，绒毛癌及相关疾病 . 北京 : 人民军医出版社：14-16，21-22.

向阳，2011. 宋鸿钊滋养细胞肿瘤学 . 第 3 版 . 北京 : 人民卫生出版社：288-291.

Yamada T, Matsuda T, Kado M, et al, 2008. Complete hydatidifprm mole with coexisting dichorionic diamniotic twins following tescular sperm extracytoplasmic sperm injection.J Obstet Gynaecol Res, 34(1): 121-124.

附：小儿与青少年肿瘤患者的妇科相关问题

随着放疗、化疗、手术和多模式综合治疗手段发展，儿童肿瘤生存期显著提高，然而肿瘤及其相关治疗可能会对女性患者的生殖健康造成近期及远期影响。

妇产科医生，肿瘤医生和腹部外科医生等应注意如何处理该患者在治疗前后及治疗期间可能出现的妇科相关问题，主要包括月经量增多和贫血、性生活、避孕、卵巢功能（包括生育功能）、乳腺癌及宫颈癌筛查，还有化疗和放疗引起的癌肿问题。保留生育功能也应让生殖内分泌医生参与整个治疗决策。

一、肿瘤治疗及其毒性影响

1. 放疗　可治疗多种儿童肿瘤，根据放疗部位和剂量不同，对女性患者妇科方面的影响不同。卵巢组织对于放疗高度敏感，盆腔放疗可导致卵泡丢失、卵泡成熟障碍、卵巢皮质及髓质的损害。造成卵巢功能障碍的决定因素主要为放射剂量、患者年龄、放疗时性发育程度、盆腔放疗野的范围。单次超过 5Gy 的盆腔放射剂量就就能造成性腺功能缺失从而影响患者今后生育功能。新生儿时期接受 20.3Gy 的放射量可造成 97.5% 的患者在治疗后立刻出现卵巢功能衰竭，20 岁时只能耐受 16.5Gy。除对卵巢功能的影响外，14～30Gy 的盆腔放疗量对盆腔内的子宫也可能危害到今后妊娠结局，包括自然流产、早产、低出生体重儿。其他盆腔器官对放疗的耐受剂量较高，阴道上皮或宫颈一般至少要接受 90～100Gy 的照射才可能出现纤维化、性交困难和瘘管形成。

在儿童期患有头颅肿瘤的患者常可出现内分泌功能障碍，这可能是由于肿瘤本身，也可能是由于治疗导致。中枢神经系统肿瘤的患者由于下丘脑 - 垂体 - 卵巢性腺轴受到破坏，常可能出现停经、不孕。头颅放疗也能造成大脑皮质对下丘脑的去抑制作用，从而导致性早熟。其他能导致月经不调的内分泌相关影响还包括针对下丘脑放疗而出现的生长激素缺乏、甲状腺功能减低、肾上腺皮质激素低下。

2. 化疗　对于卵巢功能的影响取决于患者接受化疗时的年龄、化疗药物、化疗剂量及疗程数。烷化剂类化疗药对于性腺功能的损害最为显著。此外，性腺受损程度与患者年龄及性成熟度成正比，即开始化疗时年龄越大，今后卵巢早衰的风险越高。卵巢功能低下有可能是暂时的，也可能是永久的。在性发育期间，根据性发育的不同程度，化疗可能造成性发育延迟甚至停滞。性成熟后，化疗则可导致月经量减少、停经，甚至影响妊娠结局。

3. 手术　手术切除阴道、子宫、卵巢、输卵管治疗恶性肿瘤势必要破坏患者生育能力。盆腹腔肿瘤，如肾母细胞瘤、横纹肌肉瘤的减灭术也可能造成盆腹腔粘连、不孕、盆腔痛、性功能障碍及瘘管形成。有一些疾病可采用保留生育功能的手术方式，如患者双卵巢因为受侵而手术切除，但可保留子宫为今后做供卵妊娠。

二、肿瘤治疗中的妇科相关问题

妇产科医生应当具备处理年轻肿瘤患者治疗前后及治疗期间妇科相关问题的技能，主要包括以下几方面：性发育问题、月经量大和贫血、性生活、避孕、卵巢功能、保留生育功能、乳腺癌和宫颈癌的筛查。

1. 性发育　儿童期肿瘤患者接受治疗时的年龄及治疗方式对于性发育有不同程度的影响，可能表现为性早熟，也可能因为卵巢功能低下表现为性发育延迟甚至停滞。位于下丘脑-垂体区域的中枢神经系统肿瘤可能因为手术治疗及放射治疗导致部分患者性早熟，而另一部分患者则出现性发育延迟。性早熟常见于年龄较小的儿童肿瘤患者，有文献显示接受头颅放疗超过24Gy或开始头颅放疗小于4岁的患者，性早熟的发生率增高，当然也有文献报道仅接受18～24Gy的头颅放疗就可以出现性早熟。

接受性腺毒性药物治疗的女孩可能出现性发育延迟或停滞。激素替代适用于性发育诱导和性成熟期维持治疗。同时儿童内分泌专家也应参与到治疗决策中。此外，激素替代也可应用于完成性发育但有卵巢功能衰竭的年轻女性，能够有效改善今后远期的生活质量。目前评估激素替代治疗对青少年女性患者的文献较少。性发育完成应当是给予激素替代治疗的合适时机，否则可能造成骨骺提早愈合。

2. 月经量大和贫血　肿瘤及其治疗本身就可能导致女性患者月经量大和贫血，即使是正常的月经量对于已经合并贫血的患者亦是不利的。具体的处理内容可参见ACOG第606号委员会指导意见——*Options for Prevention and Management of Heavy Menstrual Bleeding in Adolescent Patients Undergoing Cancer Treatment*。其中各种处理措施均有益有弊。最好是在肿瘤治疗开始前，就由患者、肿瘤医生及妇科医生共同制订一个减少月经量的治疗方案。

3. 避孕　肿瘤治疗期间患者一旦怀孕就意味着要么延后治疗要么终止妊娠。同时孕早期接受放疗或化疗均可能增加先天畸形的发生。对于处于性活跃期的年轻肿瘤患者务必进行宣教，以明确治疗期间妊娠所带来的危害，并强烈建议使用有效的避孕措施。应针对不同患者对于肿瘤治疗期间及治疗后对于妊娠的考虑选择适宜的避孕方式。应充分考虑到不同避孕措施的优缺点，也要考虑到有些避孕方法的非避孕功效，如诱发停经。更多有关月经调节相关内容请参见ACOG第606号委员会指导意见。

4. 急性、一过性和迟发型原发性卵巢功能减退　一些肿瘤治愈后的患者可发生急性卵巢功能衰竭，表现为肿瘤诊断后5年内发生卵巢功能丧失。有研究显示3390名童年肿瘤治愈患者，6.3%会发生急性卵巢功能衰竭，其高危因素包括诊断肿瘤时年龄较大、霍奇金淋巴瘤、卵巢放疗剂量较高、烷化剂类化疗药物应用增加。另一项研究显示2819名儿童期肿瘤治愈的患者中，非手术导致的卵巢早衰的发生率是8%，与其姐妹对照组的0.8%相比明显增高。原发性卵巢功能减退会引起女性患者性心理障碍、不孕、骨质疏松。大多数发生原发性卵巢功能减退的年轻女性患者需要长期的激素替代治疗以减少雌激素缺乏的相关症状、远期骨折和缺血性心脏病。具体诊治内容请参考ACOG第605号委员会指导意见——*Primary Ovarian Insufficiency in Adolescents and Young Women*。

5. 乳腺癌及宫颈癌筛查 近期一项系统性回顾调查显示既往胸部放疗史的女性患者乳腺癌发生率显著增高，在40～45岁累积发病率为13%～20%，这些患者大部分是因为霍奇金淋巴瘤接受放疗。在10～30岁接受过胸部放疗女性患者乳腺癌发病率增高，所以要在治疗后8～10年或在25岁开始进行以下筛查项目：每年乳腺X线检查、每年乳腺MRI，每6～12个月乳腺触诊检查。需要注意的是对于40岁以下的女性，乳腺X线较MRI的敏感性低，所以可能今后乳腺MRI更为推荐应用。

除非患者处于免疫抑制状态，否则宫颈癌的筛查仍遵循普通大众的宫颈细胞学筛查指南。目前尚没有研究或专科学会发表关于因肿瘤治理而免疫力低下患者的筛查建议。虽然疫病预防控制中心对于HIV感染患者建议即使不满21岁，从明确艾滋病诊断时就应当开始宫颈细胞学的筛查。但目前对于其他原因所致的免疫力低下状态的青少年女性患者是否应该在21岁或是有性生活后再开始筛查尚无定论。

6. 远期生育力及生育功能的保留 在最大的一项调查儿童肿瘤治愈患者的研究中，这些未行过手术绝育的患者成年后妊娠率与其姐妹对照组相比下降至0.81（95%CI为0.73～0.90）。生育力下降的因素包括：下丘脑或垂体区域放疗剂量≥30Gy；子宫卵巢区域放疗剂量超过5Gy；烷化剂药物应用过多。

对于儿童期肿瘤治愈的患者，评估卵巢储备功能的检查项目，抗苗勒管激素水平测定较单纯性激素水平测定更为有价值。一项包含53名儿童期肿瘤治愈患者的研究进一步证实了抗苗勒管激素水平测定评估卵巢储备功能的应用。因此，在青少年女性肿瘤患者接受治疗前，应当就如何保护其今后生育功能进行详尽的探讨。对于将要接受盆腔放疗的患者，卵巢悬吊术将卵巢从放疗区域中移开可能提供一定的保护作用。如果在肿瘤治疗前有足够的时间和安全的促排卵方案，卵子或胚胎的冷冻保存是可行的。另外，冷冻保存卵巢组织用于自体移植和原始卵泡促成熟已经有成功的报道。保留生育功能是近年来进展较快的研究领域，所以推荐有生殖内分泌专家参与到临床决策中。

对于已完成性发育的女性患者，促性腺激素释放激素类似物，如醋酸亮丙瑞林可通过诱导卵巢功能静止而保护卵巢功能和避免细胞毒性药物对生育功能的影响。虽然该种临床应用的效果评价结果不一，但最近一项纳入9个回顾性研究的荟萃分析显示366名在接受环磷酰胺化疗的女性患者给予醋酸亮丙瑞林，较未用组卵巢功能有轻度增高。目前虽尚无证据支持该应用，但一项多中心前瞻性随机试验已经在进行。

7. 妊娠结局 既往肿瘤治疗史可能对今后妊娠产生一定影响。对于儿童期肿瘤治愈患者来说，妇产科医生需要提供今后下一代健康风险和妊娠相关风险的咨询。目前的研究显示这类患者较其姐妹更不易受孕。患有可诱发突变的生殖细胞肿瘤的患者，其下一代发生肿瘤的风险将增加。虽然有研究显示化疗未必一定会影响胎儿生长发育或子宫功能，但曾应用多柔比星或柔红霉素等蒽环类抗生素化疗的患者，妊娠期可能出现心脏功能失代偿。也有长期随诊的多项研究显示，接受过放疗的患者，其子代先天性畸形、遗传性疾病、癌症的发生率并未明显增加，但早产和低出生体重儿的发生率增加，尤其是在盆腔放疗过的患者更为明显。其他有过报道的妊娠并发症包括胎位异常、胎盘异常、妊娠期高血压疾病、产后出血和子宫破裂等。

参 考 文 献

石一复摘录于 Committee opinion no. 607: gynecologic concerns in children and adolescents with cancer. Obstet Gynecol. 2014; 124(2 Pt 1): 403-408.

第 23 章

小儿与青少年女性肿瘤患者保留卵巢和生殖功能策略

近年来，由于肿瘤治疗技术不断提高，患者的生存率取得了长足的进步，如白血病、淋巴瘤患者 10 年生存率可达 90% 以上，这两种血液病多见于生殖育龄前期的儿童，同时有些实体肿瘤，乳腺癌和一些生殖细胞 / 性索间质卵巢肿瘤可见于青春期女性。然而化疗对性腺产生较大伤害，所以这些成功率是以牺牲患者生育功能、降低卵巢功能作为代价。即使身患癌症，很多女性仍然希望将来能拥有自己的孩子。有 1/7 的女性患者宁愿降低治疗肿瘤的效果来保留将来生育的可能。所以，随着肿瘤及非肿瘤因素或者个人因素导致的生育保护需求大幅度增加，在未来的几年，为临床工作者提出了重大的挑战。目前，胚胎冷冻保存和卵巢刺激后的卵子冷冻保存是美国生殖医学学会认可的唯一的生育保护方法。专家们认为，现在有足够的证据支持使卵巢组织低温贮藏作为一种可行且有效的技术，而不是一种试验。

第一节　放疗和化疗对卵巢毒性及保护卵巢功能损伤的方法

放疗、化疗是治疗恶性肿瘤的重要手段，能够显著延长患者的生存期，改善预后，但也可能影响女性卵巢功能，引起卵巢早衰。

目前常用的防护卵巢功能方法主要包括：①卵巢移位；②选用低生殖毒性化疗方案；③激素疗法（如 GnRH 类似物）；④冷冻技术（胚胎冷冻、卵母细胞或卵巢组织冷冻）。

随着诊断与治疗技术的进步和发展，许多恶性肿瘤的预后获得了明显的改善，生存期明显延长。但是女性某些类型恶性肿瘤发生率仍呈上升趋势，如乳腺癌，且 25% 患者发病于绝经前。放化疗是治疗恶性肿瘤的重要措施，但在杀伤肿瘤细胞同时，也可能对卵巢功能产生明显毒性作用，而卵巢生殖细胞数量有限且不能再生，这对许多有生育要求的年轻女性患者来说严重影响其生活质量及心理健康。

一、放化疗对卵巢的毒性作用

放化疗可对卵巢产生不可逆损伤，明显减少原始卵泡数量，加速卵泡细胞耗竭，进而导致卵巢早衰（ROF）。

ROF 临床上表现有月经不调、不孕、容颜早衰、生殖器官衰退、早绝经，或合并出现潮热、盗汗、骨质疏松，以及泌尿、心血管系统症状等更年期表现。

临床评估卵巢储备功能的指标有年龄、月经及生育情况、骨密度、激素［如抗苗勒管激素（AMH）、抑制素 B（INHB）、基础 FSH，基础 E_2，FHS/LH 比值］、卵巢的超声测量指标（如卵巢体积、平均卵巢直径、基础窦卵泡计数）和卵巢刺激试验（如氯米芬刺激试验、FSH 刺激试验、GnRHa 刺激试验）。AMH 与 INHB 为评估卵巢储备功能的直接指标，目前已得到广泛的使用。

二、放疗对卵巢功能损伤及其机制

放疗主要用于治疗盆腹腔肿瘤（如宫颈癌、直肠癌）、霍奇金病盆腔淋巴结转移、中枢神经系统肿瘤及骨髓移植前等。临床治疗时虽尽可能屏障保护卵巢，但大剂量放射线下，有时无法避免受到损伤，且放射线会损害各年龄段卵巢功能，引起永久卵巢功能衰竭，具体损害程度和持续时间取决于放射剂量、范围和患者年龄等。照射剂量越大，卵巢早衰危险越大。放疗所致不育与患者接受放疗时年龄、照射剂量等均相关，这与原始卵泡耗竭有关。

放射线能对机体产生急性（数天至数周）及慢性（数月至数年）结构性病变。卵巢是女性生殖系统中对辐射最为敏感的部位，大剂量、长时间的放射线照射可破坏卵巢，导致 ROF，这是一种射线造成的慢性病变。放疗损害卵巢的组织学表现为卵巢体积缩小、皮质萎缩、卵泡丧失、间质纤维化和玻璃样变。放射线可作用于细胞核，影响 DNA 的嘌呤和嘧啶碱基，从而导致单链断裂或双链断裂，抑制 DNA 合成和复制，阻止细胞分裂。DNA 损伤后如果不能修复，则细胞可发生凋亡。放射线使卵细胞死亡主要是破坏周围的颗粒细胞，终止卵细胞的营养供应所致。而颗粒细胞特别是在其繁殖时期——卵泡早期及卵泡成熟期最易受损伤。

三、化疗对卵巢功能损伤及其机制

化疗药物通过阻断细胞周期、诱导凋亡来阻止细胞增殖，从而达到治疗的目的，其从来源与相关作用机制分为 6 类：烷化剂、抗代谢药、抗生素类、植物药、杂类药及激素类。化疗药物对卵巢具有毒性作用，卵巢损伤的程度与药物种类、用药剂量、开始化疗时的年龄、卵巢功能等有关。在育龄期患者中，年龄较大的女性化疗后更易发生闭经，且发生的时间更早。

化疗药物根据是否与卵巢损害有关可分为 3 类：①明确有卵巢毒性损害，如环磷酰胺、美法仑、白消安、氮芥等烷化剂。烷化剂是细胞周期非特异性药物，能够直接破坏卵母细胞，引起卵泡池衰竭，并且这种影响呈剂量依赖性。②对卵巢毒性损害很小的细胞周期特异性药物，如甲氨蝶呤（MTX）、5-氟尿嘧啶（5-FU）、6- 巯基嘌呤。抗代谢药常作用于分化增殖期细胞，而卵巢中大量原始卵泡细胞处于静止期，故很少引起卵巢毒性，其对卵巢的影响主要表现在卵泡生长及成熟方面。③对卵巢是否有损害作用并不明确的药物，如多柔比星、博来霉素、长春新碱、顺铂、阿糖胞苷等。长春新碱类药物在动物实验中有较强的导致非整倍体发生的风险，但临床研究中并不增加卵巢衰竭的风险；顺铂类可导致染色体畸变；对紫杉醇类药物的研究较少，目前认为其风险低或无影响。

化疗损伤卵巢的组织学表现为组织缺氧、水肿、空泡化。化疗药物一般通过两条途径导致性腺功能损伤，一条是通过下丘脑 - 垂体系统引起卵巢功能损伤，另一条是直接损伤卵巢。多数抗癌药物可直接作用于卵巢引起卵巢功能损伤。化疗药物可抑制颗粒细胞，降低 FSH、LH 受体数目，引起卵巢早衰。此外化疗可诱导卵母细胞凋亡，其机制尚不明确，但与凋亡和 DNA 修复通路相关。生长卵泡主要凋亡通路为神经酰胺、Bax 和 caspases 通路。Rad 51 是 DNA 修复通路上的重要蛋白，可以保护卵母细胞免受 DNA 的损伤。研究还发现除凋亡通路外化疗药物会诱导卵泡发生自我吞噬。原始卵泡中 DNA 损伤和凋亡主要通过 C-Alb、TAp63、PUMA、NOXA 等导致凋亡的发生。近期的研究发现化疗可以触发静止期卵泡的活化和生长，从而导致损伤和卵巢储备功能的降低，其主要通过 PI3K/PTEN/Akt 信号通路进行。化疗药物还可以通过对卵巢间质造成损伤而间接的发挥作用，并通过卵巢血管的损伤从而影响原始卵泡。

四、放化疗所致卵巢毒性预防及治疗进展

鉴于年轻肿瘤患者对生活质量及生育的要求，目前对放化疗中及放化疗前后进行卵巢功能保护进行了诸多研究，寻求各种措施来减少卵巢受损程度，尽可能保留卵巢功能和患者生育力。

1. 卵巢移位术　育龄期盆腔恶性肿瘤妇女在接受盆腔照射前为保留生育功能可考虑行卵巢移位术，此手术可在行肿瘤手术的同时施行。卵巢移位的位置取决于照射范围。宫颈癌放疗前可将卵巢移至盆腔侧壁较高位置。右侧因受乙状结肠的影响更容易移位，故手术时应将右侧卵巢尽可能地移至结肠旁沟较高部位。有研究表明移位后的卵巢如不受损害所能承受的照射剂量平均为 1.75Gy（0.4～3.7Gy），对于 40 岁以下患者此剂量不会导致卵巢早衰。移位术也存在一定危险，主要并发症是血管损伤，也可发生输卵管梗死或卵巢囊肿（可高达 20%）。该法可减少放疗引起的损害，但不能减少全身化疗引起的损害。另外，卵巢早衰的发生虽减少，但仍存在早绝经的危险，而且对有生育要求者常需要采用辅助生育技术（ART）。

2. 选用低生殖毒性化疗方案　化疗方案及剂量选择是决定化疗后 ROF 发生的重要因素。对有生育要求的女性在保证化疗疗效的前提下尽可能选择用生殖毒性较弱的抗肿瘤药物代替生殖毒性强的药物。目前已有诸多研究对不同用药方案进行对比，如 TAC 方案（泰素帝 + 多柔比星 + 环磷酰胺）对卵巢功能抑制高于 FAC 方案（氟尿嘧啶 + 多柔比星 + 环磷酰胺）。

3. GnRH 类似物（GnRHa）　临床研究已清楚表明，化疗对成年女性卵巢的影响要比青春期大很多。因此，通过 GnRHa 对下丘脑 - 卵巢轴去敏化及降调节，人为制造青春期状态，可能起到保护卵巢的作用。GnRHa 作用于卵泡的时间比烷化剂早，可干扰卵泡生成，阻止其进入化疗敏感时期，化疗的细胞毒性常作用于分裂增殖期的细胞，处于静止期的卵泡可防止受损害。所以使用烷化剂时联合使用 GnRHa，每天的卵泡减少率可降低。大多数研究表明，GnRHa 对绝经前妇女化疗后卵巢早衰具有保护作用，但是可否改善妊娠率尚不明确。

4. GnRH 拮抗剂（GnRHA）　由于在下丘脑 - 卵巢性腺轴去敏感化前，GnRH 促效剂的应用可导致 1～2 周短暂 FSH、LH 升高的激活期，在此期卵巢因受刺激特别容易受化疗药物毒副作用损伤，为减少此激活期发生，目前研究倾向于应用 GnRH 拮抗剂（GnRHA）代替促效剂。据研究数据表明 GnRHA 可减少卵巢过度刺激及黄体功能损害，同时治疗需要的剂量、时间及不必要的副作用也可减少。GnRHA 为快速抑制，数小时即可引起促性腺激素释放减少，作用于卵泡时间的比烷化剂早，可干扰卵泡形成，阻止卵泡进入化疗敏感期。但该研究在动物实验中进行较多，人类研究尚较少，如有研究者应用 GnRHA 西曲瑞克抑制化疗引起的大鼠颗粒细胞中线粒体依赖的细胞凋亡，逆转卵巢损害。

5. 神经鞘氨醇 1- 磷酸的应用　放化疗可加速卵巢细胞凋亡，为防止卵细胞受损，近来研究热点着重于放化疗所致卵细胞的凋亡信号途径，从而寻找关键基因和蛋白作为新的抑制剂去阻断原始卵泡被破坏的途径，其

中主要是神经鞘磷脂途径。其主要代谢产物是神经酰胺、神经鞘氨醇和神经鞘氨醇 1- 磷酸（S1P），三者可相互转化，对细胞功能、分化、增殖、生长起着重要的调节作用。神经酰胺作为第二信使通过两个不同途径参与细胞凋亡启动，一是激活 JNK 转录途径，二是通过线粒体作用。相反，SlP 可引起细胞增殖，抑制细胞凋亡。S1P 在细胞外可结合 G 蛋白偶联受体，从而激活和调节一系列信号转导途径；在细胞内可作为第二信使调节钙离子流动，调节细胞生长，抑制细胞凋亡。放化疗使卵细胞内的神经酰胺生成增加，诱导细胞凋亡，S1P 可阻断神经酰胺的诱导作用。在治疗肿瘤方面，抑制抗凋亡信号可增加靶组织对化疗和放疗的敏感，激活抗凋亡信号可防止肿瘤周围正常组织被破坏。详细了解 S1P 作用机制或从新的治疗角度去开发研究保护卵巢功能的新方案。

第二节　年轻女性肿瘤患者保留生育能力的治疗

近年来，随着恶性肿瘤治疗方法的重大进展，癌症幸存者的人数空前增加，其寿命也越来越长，人们关注的焦点已经从生存需求发展到了对更高生活质量的追求，以及对生育力和卵巢内分泌功能的保存，尤其是对于儿童和青少年的癌症幸存者；在过去的 10 年间，越来越多的女性源于经济条件、工作压力、职业规划而推迟怀孕，与当今社会生育力保存需求不断增长相对应的确是生育力保存服务的滞后和不规范，许多从事生殖医学临床工作的医生对于女性的生育力保存还不甚了解，而从事肿瘤治疗的医生也仅关注疾病本身的治疗，忽略了在肿瘤治疗前的生育力的保存治疗，导致许多能生儿育女的高龄妇女和癌症患者失去了为人父母的希望。

高龄是影响女性生育力的最大杀手。人类的原始卵母细胞是卵巢的基本生殖单位，数量的多少代表了卵巢的储备功能。原始卵母细胞从胚胎期到青春期前都处于不断的生长、退化、闭锁，数目随年龄增长而递减，在胚胎 20 周时原始生殖细胞数量达到巅峰，为 600 万～700 万个，出生时剩 200 万个，到青春期时只剩 30 万个，卵泡生长在青春期前是非促性腺激素依赖性，仅发育到窦前期即停滞在前期 I 状态，直至青春期启动，此时卵泡的生长属促性腺激素依赖性，每月有一个优势卵泡成熟排出并具有生殖能力。以前普遍认为，所有哺乳动物出生时具有的卵母细胞质量是恒定的，近 10 年来，有多个研究小组在成人小鼠中发现了生殖干细胞（germ stem cells，GSC），GSC 可以产生新生卵母细胞。

女性的卵巢非常脆弱，正常生理情况下，是全身各个器官里最早衰竭的，病理状态下，某些性染色体缺陷（特纳综合征、脆 X 综合征）、常染色体基因突变（半乳糖血症）、自身免疫性卵巢损伤（自身免疫性肾上腺疾病、甲状腺疾病、1 型糖尿病）、感染（流行性腮腺炎、HIV 等）、医源性因素（放疗、化疗、手术），以及全身营养状况都会造成卵巢功能衰退，从而影响生育功能。

如何保存女性的生育力，是近年来生殖内分泌领域面临的巨大挑战。尤其是对于小于 19 岁的儿童和青少年患者，根据美国 2007 年统计数据：在 0～14 岁女童发病率最高的 10 种癌症中，白血病、脑瘤和其他神经系统肿瘤、淋巴瘤、软组织肿瘤（包括心脏）、神经母细胞瘤为前五位；儿童和青少年的卵巢肿瘤的发生率为 2.6/10 万 / 年，其中 3%～20% 为恶性。白血病、脑瘤和其他神经系统肿瘤、淋巴瘤的治疗包括全身化疗（多用性腺毒性药物：烷化剂）、局部或盆腔放疗，都会对卵巢、子宫造成极大的损害，导致卵巢功能衰竭和不可逆的子宫肌肉和血管损伤。对于儿童和青少年的卵巢恶性生殖细胞肿瘤，任何期别都可以行保留生育功能的分期手术，化疗方案则为对卵巢功能影响较小的低中风险药物，BEP 或 VAC 方案。

儿童和青少年因其年龄所限，患病时可能子宫和卵巢尚未发育，因此保留生育功能的技术和成人有很大的不同。

一、胚胎冷冻和成熟卵母细胞冷冻

在成人育龄女性，目前，IVF 后胚胎冷冻和成熟卵母细胞冷冻是唯一得到美国生殖医学学会（American Society of Reproductive Medicine，ASRM）认可的保存生育力的方法，尤其是对于即将接受化疗和全身放疗的患者。此项技术自 1983 年第一例解冻的冻存胚胎成功妊娠以来，其安全性和高效性已得到了充分证明，是一项成功率较高的成熟技术。目前大体上有 3 种技术用于胚胎冻存：超快速冷冻、慢速冷冻和玻璃化冷冻；后两种技术临床结局相似，玻璃化冷冻的胚胎复苏率更高。但是此方案要求将肿瘤的治疗推迟 2～4 周，还要求患者伴侣提供精子或患者接受供精，因此有一定的局限性，不适合儿童和青少年患者。

近 30 年以来，胚胎冷冻技术已经为广大妇女解决生育问题。然而，胚胎冷冻技术需要提供男方或供精方精子，当患者死亡或与配偶离异等情况都会引起伦理和法律上的争议。成熟卵母细胞的低温贮藏可以避免这些问题，它可以使女性保留与未来配偶一起生育的能力。卵巢组织冷冻技术仅适用于那些急需化疗的青少年女性，但该技术目前仍处于试验阶段，经过严格的应用标准，它将具有更广阔的临床应用范围。

需要保留生育功能的癌症女性患者，必须注意以下 5 点：①预留出足够的时间使卵母细胞玻璃化，化疗必须推迟 10～12 天。②患者应该是青春期及以后。③调控卵巢刺激的特定方案应该根据特定肿瘤的类固醇敏感性。④由于癌症女性患者需要优先达到疾病缓解，而且筛选出的卵母细胞的选择相对较新，所以癌症患者的卵母细胞质量如何无法获知。⑤虽然卵子捐赠项目取得了优秀的结果，但并不能说明癌症患者也可以得到相同的结局。有研究指出，罹患癌症的患者其通过卵母细胞玻璃化生育的活产率较无癌症的患者低很多。

二、卵巢组织的冷冻保存

有很多专家认为：已有足够证据表明卵巢组织的冷冻保存作为生育力的保存是确切有效的方法，而不应仅是实验性的方法。在癌症治疗前通过腹腔镜微创手术或开腹手术获取并冷冻卵巢组织（卵巢皮质组织块或整个卵巢），后期进行自体移植，其优点在于可以使卵巢组织完全免受化疗药物或放射线的损伤。本法适用于儿童和青少年、没有男性伴侣或不愿使用供精的成年女性、患有雌激素敏感乳腺癌的女性。

卵巢功能是和年龄相关的。在 10 岁以下的女孩中，一线癌症治疗仅减少卵巢储备不超过 10%，而对于 11～12 岁的女孩来讲，她们的卵巢功能储备可能将下降 30%。接受治疗的强度和女性即使是年轻女孩的卵巢早期衰竭之间有明确的联系，但是无法明确在接受积极的化疗后一定会出现卵巢早期衰竭。严格的适用范围需要设立，如年龄小于 35 岁。单个卵巢的多次活检取样不会影响到未来激素分泌。目前已被证实单侧卵巢切除可将绝经期提前 1～2 年。

在盆腔内移植卵巢组织后，95% 的病例恢复了卵巢活性。在重新种植后卵巢功能的维持时间平均是 4～5 年，甚至 7 年，这取决于卵巢组织冷冻时的卵泡密度。

将自体器官和组织进行异位移植在某

些领域已经是一项成熟的技术。约 20 年前，Gosden 等首次报道在绵羊模型中异位移植冷冻复苏后自体卵巢组织获得妊娠。2004 年，Donnez 等报道了女性患者经恶性肿瘤治疗后，接受原位移植冷冻 - 复苏的自体卵巢组织并成功妊娠。迄今为止，从 2004 年至今，卵巢原位移植（盆腔）的妊娠活产率已超过 130 例，而异位移植（腹股沟、皮下）仅报道 1 例成功妊娠。

卵巢组织的冷冻是儿童和青少年、化疗不能推迟的育龄期妇女保存生存力的唯一选择。化放疗对性腺的毒性作用是年龄依赖性的，10 岁之前，一线的癌症治疗措施造成的卵巢储备功能的下降＜10%，而 11～12 岁，则下降接近 30%。

由于卵巢皮质块在冻存前和移植后，以及在重新形成血供系统的时间段里容易遭受缺血性损伤，这将会导致移植卵巢组织的卵泡数量的显著减少，使得移植的卵巢皮质块存活时间短；一些研究估计：自体移植过程中的缺血损伤可导致 60%～95% 的卵巢储备丢失，因此对于卵巢冷冻的对象不适合卵巢储备功能降低的女性，最好是儿童青少年和年轻女性，年龄上限为 35 岁，如卵巢储备好，可以将上限设为 38 岁。

获取卵巢皮质组织块的方法有 3 种：卵巢活检、卵巢楔形切除、卵巢切除。其中最常用的方法为切除整个卵巢，然后分解为卵巢皮质块，对于双侧卵巢功能正常的女性，不会对卵巢功能造成很大的影响。为了缩短卵巢缺血时间，减少缺血对卵泡的显著影响，在腹腔镜下切除卵巢，先将卵巢沿子宫卵巢固有韧带、卵巢系膜、骨盆漏斗韧带剥离，最后才切断骨盆漏斗韧带剥离。

在获取卵巢组织皮质块时要避免在卵巢黄体处取材，用冷器械如剪刀，避免用电凝，对于卵巢尚未发育的儿童，可以取整个卵巢冷冻。对于移植后有微转移风险的癌症幸存者，可取一小块卵巢送病检排除转移。

卵巢样本从腹腔取出后，即放入冷的生理盐水，然后将卵巢皮质的最表层切割成 5mm × 5mm、厚 1mm 的组织块，放入含有冷冻保护剂的冷冻管中。

1. 冻存　卵巢皮质块的冻存方法有两种：慢速冷冻和玻璃化冷冻。玻璃化冷冻是一种新的冻存技术，先将卵巢皮质块放在高浓度渗透性冷冻保护剂中暴露 1～5 分钟，随后将组织浸入 −70℃液氮中，形成胞质内玻璃样状态，避免致死性的胞内冰晶形成。

人类全卵巢的冻存是在动物模型上发展起来的，由于人类的卵巢比其他物种要大得多，全卵巢的冻存必须注意：如何保证冷冻保护剂充分渗透、边缘和核心的冷冻温度保持一致、避免血管内冰晶形成导致血管损伤。目前在绵羊模型中已有证据显示，自体移植带血管蒂的新鲜全卵巢组织能提高卵母细胞质量，延长移植后卵巢的存活时间。人类冷冻 - 复苏的全卵巢自体移植仍未见报道。

2. 卵巢皮质块的自体移植　癌症治愈后至少 1 年才能移植，包括原位移植（卵巢窝或卵巢上）、异位移植（前臂皮下、腹壁皮下、耻骨上皮下），为了提高抑制物的血管生成，可以用促血管生成和抗凋亡治疗。比较两种冻存方法，目前没有依据证明玻璃化冷冻优于慢速冷冻，迄今应用玻璃化冷冻技术活产的仅有 2 例报道。

由于目前全球数据较少，尚无关于全球此项研究技术成功率的报道。但基于一项包含 5 个中心的研究（共 111 例患者）表明怀孕率达 29%，活产率达 23%。在一项研究中，有 22 例患者接受卵巢组织再植术，妊娠率和活产率分别达到 41%（9/22）和 36%（8/22）。目前没有证据表明急速冷冻技术优于缓慢冷冻技术，对于患有急性白血病的妇女而言，肿瘤细胞会随着组织移植的风险很高。而另外一种方法可以选择将卵母细胞在体外培养成熟或选择人工卵。

三、未成熟卵母细胞体外成熟

卵母细胞成熟是指卵子发生的最后阶段，即卵母细胞获得启动和维持胚胎发育能力的关键时期。在人体内，由排卵前 LH 峰诱发，全过程需要 36～38 小时。未成熟卵母细胞的冷冻保存是另一项具有应用前景的保存生育力的实验性技术，对于不能延迟化疗或因雌激素敏感性乳腺癌无法接受激素刺激获得成熟卵母细胞或胚胎，以及移植后肿瘤细胞再种植风险高的癌症患者，可以选择未成熟卵母细胞，分离始基卵泡，体外成熟，体外受精，胚胎移植以减少肿瘤再种植风险。

总之，青春期女孩的生育力保存是最具挑战性的，因为对即将进行接受癌症治疗的儿童进行生育力保存的尝试尚属新鲜事物。卵巢组织冷冻用于未来移植、未成熟卵母细胞体外培养和成熟，仍属于实验阶段。

卵巢组织冻存是青春期前女性进行生育力保存的唯一选择。在确诊恶性肿瘤后经腹腔镜手术获取卵巢组织。未成年女性都具有大量原始卵泡，如果卵巢冻存无法在化疗之前完成，也可以在第一个化疗结束后尝试。直到患者未来完全康复，想要生儿育女时再进行卵巢组织移植及未成熟卵母细胞体外培养成熟（IVM），但是对于 IVM 的卵母细胞，其印迹基因是否正常还有待于进一步的实验验证。

第三节　保留生育功能展望：生殖干细胞和人工卵巢

最新研究提示卵巢中可能存在具有少量的自我更新和分化潜能的生殖干细胞，具有产生新的卵母细胞和维持原始卵泡发生的潜能，甚至骨髓间充质干细胞和胎儿间充质干细胞也可被诱导成为生殖干细胞。生殖干细胞表面高表达酪氨酸激酶受体 c-kit。生殖干细胞的分化受多种因素调控。经过非对称分裂产生 1 个子代生殖干细胞和 1 个初级卵母细胞，再经过对称分裂生成 2 个初级卵母细胞。其中 pumilio（PUM）和 bam 是调控生殖干细胞的重要分子。PUM 是一个 RNA 结合蛋白，通过阻碍翻译防止生殖干细胞分化，而 bam 相反，促进生殖干细胞分化成为初级卵母细胞。另外。雌激素可能是诱导生殖干细胞向卵母细胞分化的重要启动因素。卵巢定向的单核细胞来源的 T 细胞（ovary-committed monocyte-derived T cells，OCMT）与卵子生成有关。免疫系统发育时期建立“卵巢”记忆，因此，成人期可通过 OCMT 支持卵子再生。在一定环境下，通过激素信号、细胞因子信号及免疫细胞的调节，生殖干细胞可形成新的卵泡。已有将人类卵巢生殖干细胞培育卵泡样结构的成功报道。

目前干细胞用于治疗卵巢早衰仍处于动物实验阶段，应用于临床研究仍然存在困难，这是由于能够分离出的卵巢源性干细胞非常有限。最新的研究提出可将生殖干细胞附着于人工支架，大量扩增，形成新的卵泡，由此构建个体化的“人工卵巢”，移植入患者腹膜或卵巢髓质，模拟自然状态下卵巢的生殖内分泌功能及排卵功能。研究者已在动物实验中利用卵巢小皮质片与人工支架成功构建“人工卵巢”，支架成分包括天然的藻朊酸盐、胶原蛋白、纤维蛋白、血凝块、去除细胞的卵巢基质及人工合成的聚乙二醇等。研究者将小鼠窦前卵泡取出，附着于上述支架，将合成的“人工卵巢”移植入肾脏包膜、卵巢包膜、腹膜间隙或皮下，“人工卵巢”成功种植，这其中特别性能特别突出的是纤维蛋白原与凝血酶复合而成支架，窦卵泡复活率达30%，显著高于其他支架，其中的窦前卵泡可发育为窦卵泡、初级卵泡、次级卵泡，纤维蛋白原与凝血酶的最佳配比为 50mg/ml 纤维蛋白原混合 50U/ml 凝血酶，已作为人卵巢小皮片的支架成功运用，具有模拟人类卵巢的最佳的物理学特性。

综上所述，通过干细胞培育卵泡样结构和利用卵巢皮质片构建人工卵巢均已取得成功，未来可将两者联合，将需要生育力保存患者的卵巢生殖干细胞分离，体外扩增并培育窦前卵泡，种植于人工支架形成人工卵巢，最后移植入患者体内，恢复排卵及内分泌功能。在人工支架的选择方面，将来或许有生物相容性好、物理学性能优良、不易被降解的先进材料出现。

附：女性生育力保存策略

恶性肿瘤患者（青春期前或急需立即化疗）→腹腔镜手术取卵巢组织→慢速冷冻→疾病康复 1 年以上，卵巢组织冻融→对于移植可能有微转移风险→分离原始卵泡，体外成熟（未成熟卵母细胞体外成熟）、体外受精、胚胎移植。

恶性肿瘤患者（青春期前或急需立即化疗）→腹腔镜手术取卵巢组织→慢速冷冻→疾病康复 1 年以上，卵巢组织冻融→对于移植可能有微转移风险→分离始基卵泡至藻朊酸盐和纤维蛋白支架上→洗脱卵泡 3 次，清除肿瘤细胞→人工卵巢→移植至卵巢下方腹膜窗或卵巢髓质。

恶性肿瘤患者（青春期前或急需立即化疗）→腹腔镜手术取卵巢组织→慢速冷冻→疾病康复 1 年以上，卵巢组织冻融→无肿瘤转移风险→卵巢组织原位自体移植。

（汪希鹏　方旭红）

参考文献

Donnez J, Dolmans MM, 2013. Fertility preservation in women. Nature Reviews Endocrinology, 9(12): 735-749.

Ethics Committee of American Society for Reproductive Medicine, 2013. Fertility preservation and reproduction in patients facing gonadotoxic therapies: a committee opinion. Fertility and sterility , 100(5): 1224-1231.

Donnez J, Dolmans MM, 2017. Fertility Preservation in Women. The New England journal of medicine 377(17): 1657-1665.

Wallace WH, Kelsey TW, Anderson RA, 2016. Fertility preservation in pre-pubertal girls with cancer: the role of ovarian tissue cryopreservation. Fertility and sterility, 105(1): 6-12.

Wallace WHB, Anderson RA, Irvine DS, 2005. Fertility preservation for young patients with cancer: who is at risk and what can be offered? Lancet Oncology, 6(4): 209-218.

Wallace WHB, Smith AG, Kelsey TW, et al, 2014. Fertility preservation for girls and young women with cancer: population-based validation of criteria for ovarian tissue cryopreservation. Lancet Oncology, 15(10): 1129-1136.

Donnez J, Dolmans MM, Diaz C, et al, 2015. Ovarian cortex transplantation: time to move on from experimental studies to open clinical application. Fertility and sterility, 104(15): 1097-1098.

Donnez J, Dolmans MM, Demylle D, et al, 2004. Livebirth after orthotopic transplantation of

cryopreserved ovarian tissue. Lancet, 364(9443): 1405-1410.

Greve T, Clasenlinde E, Andersen MT, et al, 2012. Cryopreserved ovarian cortex from patients with leukemia in complete remission contains no apparent viable malignant cells. Blood, 120(22): 4311-4316.

Dolmans MM, 2012. Safety of ovarian autotransplantation. Blood, 120(22): 4275-4276.

女性生殖道畸形篇

第24章 先天性生殖器官发育异常

女性生殖器官在胚胎发育形成过程中受到某些内在或外来因素的干扰，可导致发育异常。生殖器官发育异常是涉及子宫、宫颈、阴道、输卵管及卵巢的一大类先天性结构异常，可引起相应的临床表现，且常合并生殖道以外的器官发育异常，如泌尿系统发育异常。苗勒管发育、融合、(隔）吸收过程中，不同节点发生异常而出现不同的结构异常，既可以是单独的局部异常，如子宫纵隔、阴道纵隔，也可以是多部位的组合发育异常，如先天性无子宫无阴道。常见的女性生殖器官发育异常按照胚胎学发生可分为以下三类：①正常管道形成受阻所致的异常，包括处女膜闭锁、阴道横隔、阴道纵隔、阴道闭锁和宫颈闭锁等。②副中肾管衍化物发育不全所致的异常，包括无子宫、无阴道、子宫发育不良、单角子宫、始基子宫、输卵管发育异常等。③副中肾管衍化物融合障碍所致的异常，包括双子宫、双角子宫、鞍状子宫和纵隔子宫等。女性生殖器官轻度发育异常多无症状，易被忽略。有时在婴幼儿阶段发现外生殖器异常而得到诊断，其余多在青春期因原发闭经、腹痛或婚后性生活困难、流产或早产就医时被确诊。

第一节　女性生殖器官发育异常分类方法

目前对不同生殖生殖器官发育异常的分类有较多种，分类方法主要取决于结构特征和临床表现，也力求与胚胎发育学相联系，最具有代表性的分类包括美国生育协会（American fertility society，AFS）分类法（1988年）、阴道-宫颈-子宫-附件-相关畸形（VCUAM）分类法（2005年）、Acién胚胎发育学分类法（2011年）、欧洲人类生殖与胚胎学会（European association for human reproduction and embryology，ESHRE）及欧洲妇科内镜学会（European society of gynecologic endoscopic，ESGE）的女性生殖道先天异常分类法（2013年）。现分别阐述如下。

一、美国生育协会分类法

1979年Buttram和Gibbons首先提出了基于副中肾管发育过程的异常分类系统，由于该分类较好地区分了不同类型发育异常的临床表现、治疗方式和生殖结局，被AFS采纳并推广。AFS分类系统是目前被广泛接受和应用最广的分类系统。1988年修订的AFS分类系统根据胚胎学发育的理论基础，将生殖道发育异常分为四大类。第一类：苗勒管发育不良，如MRKH综合征（mayer-rokitansky-küster-hauser syndrome）；第二类：苗勒管垂直融合异常，如阴道横隔和宫颈发育不良；第三类：

苗勒管侧面融合异常，如非对称阻塞性或对称非阻塞性阴道、子宫发育异常；第四类：苗勒管垂直－侧面融合缺陷的异常构造（表24-1）。又将子宫发育异常根据副中肾管发育异常的发生阶段分成7种不同的类型（图24-1）。1998年AFS又进一步完善了外生殖器、子宫颈、阴道畸形的分类，但即便是改良的AFS分类法仍不足以满足多部位组合性畸形的归类要求。其中侧重于侧面融合引起的宫体异常，尽管允许使用者描述输卵管、阴道宫颈和泌尿道的异常，但分类中并不涉及。该分类系统的缺点是无法将子宫、阴道和宫颈的复合畸形进行分类。如图24-1中，以MRKH综合征为代表的复杂畸形均归为Ie，但无法进一步区分变异。而Ⅱ～Ⅶ类仅针对宫体部畸形，对宫颈和阴道都不涉及。

表24-1　1998年美国生育协会（AFS）苗勒管发育异常补充完善分类

种类	描述
Ⅰ	苗勒管发育不全
Ⅱ	苗勒管垂直融合异常
	1. 阴道横隔
	A. 阻塞性；B. 非阻塞性
	2. 宫颈发育不良或未发育
Ⅲ	苗勒管侧面融合异常
	1. 非对称阻塞性子宫阴道异常伴同侧肾脏发育不良
	A. 单角子宫伴有非交通性残角；B. 双子宫单侧宫腔阻塞；C. 双子宫单侧阴道阻塞
	2. 对称非阻塞性子宫阴道异常
	A. 双子宫
	a. 完全性阴道纵隔；b. 部分性阴道纵隔；c. 无阴道纵隔
	B. 纵隔子宫
	a. 完全性
	a1. 完全性阴道纵隔；a2. 部分性阴道纵隔；a3. 无阴道纵隔
	b. 部分性
	b1. 完全性阴道纵隔；b2. 部分性阴道纵隔；b3. 无阴道纵隔
	C. 双角子宫
	a. 完全性
	a1. 完全性阴道纵隔；a2. 部分性阴道纵隔；a3. 无阴道纵隔
	b. 部分性
	b1. 完全性阴道纵隔；b2. 部分性阴道纵隔；b3. 无阴道纵隔
	D. 己烯雌酚相关异常（T型子宫）
	E. 单角子宫
	a. 单角子宫有残角
	a1. 残角有内膜腔：与单角有交通；与单角无交通。a2. 残角无内膜腔
	b. 单角子宫无残角
Ⅳ	垂直－侧面融合异常的特殊构型

二、阴道－宫颈－子宫－附件－相关畸形分类法

包括妇产科、儿科、泌尿科临床医生在内的德国多学科团队于2005年在《生育与不孕》杂志上发表了一种针对生殖道畸形的新分类法，即阴道－宫颈－子宫－附件－相关畸形（VCUAM）分类法，与其他分类系统相比，该分类方法增加了对附件（输卵管和卵巢）及生殖系统以外畸形的分类描述，故

而能够较全面地涵盖所有女性生殖道畸形的表型，更适合于描述 MRKH 综合征这类复杂病例（表 24-2）。该分类方法有 5 个变量的组合可能，分类结果难免非常复杂，对于宫颈和阴道描述较 ESHRE/ESGE 分类法更加烦琐，不容易记忆和推广使用，而对子宫的畸形描述存在不足，如残角子宫是否有内膜腔及是否与单角子宫间存在交通等。针对附件亚型的归类，非手术探查难以明确，限制了其应用的可行性和广泛性。

类型	描述	解剖图示
Ⅰ	不同程度的子宫发育不全或缺失	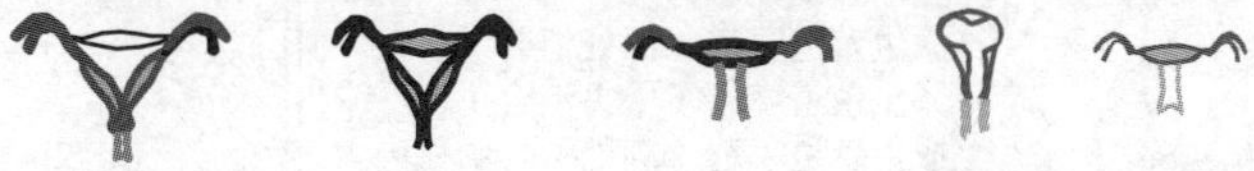 a.阴道发育不全　b.宫颈发育不全　c.仅有宫底　d.双侧输卵管未发育　e.复合型
Ⅱ	单角子宫、残角子宫	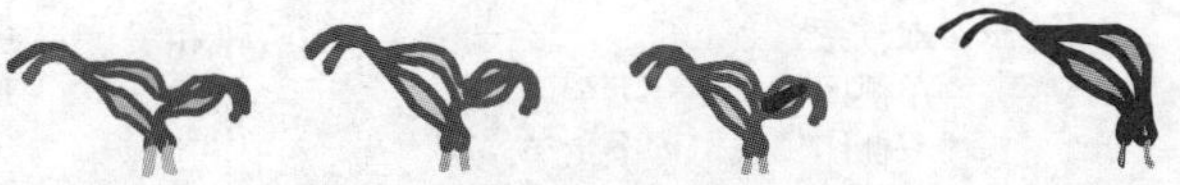 a.宫腔相通　b.宫腔不通　c.无宫腔残角子宫　d.单角子宫
Ⅲ	双子宫	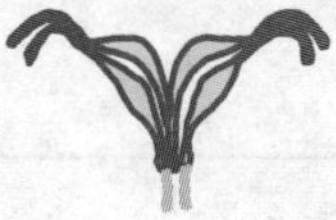
Ⅳ	双角子宫	a.完全性　b.部分性
Ⅴ	纵隔子宫	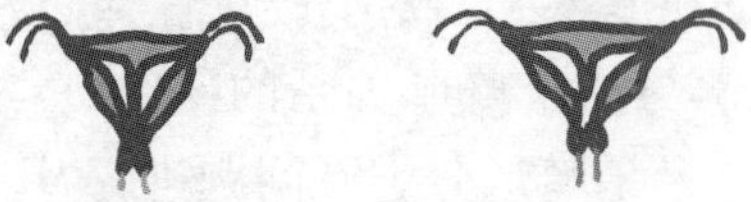 a.完全性　b.部分性
Ⅵ	弓形子宫	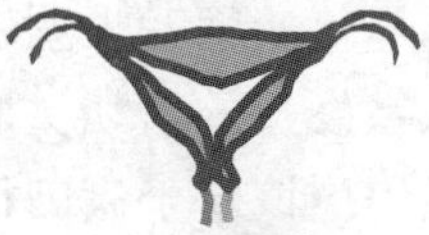
Ⅶ	己烯雌酚相关异常	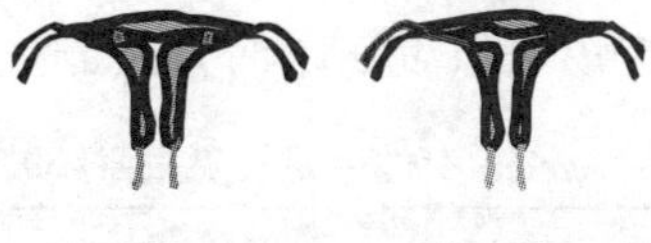 a.T型子宫　b.T型子宫宫角处扩张

图 24-1　1988 年美国生育协会（AFS）苗勒管发育异常分类法

表 24-2　VCUAM 分类法

器官	分类	描述	器官	分类	描述
阴道	0	正常		1c	子宫纵隔＞50%
（V）	1a	部分性处女膜闭锁		2	双角子宫

续表

器官	分类	描述	器官	分类	描述
	1b	完全性处女膜闭锁		3	子宫发育不全
	2a	不完全性阴道纵隔		4a	单侧残角子宫或发育不全
	2b	完全性阴道纵隔		4b	双侧残角子宫或发育不全
	3	阴道口狭窄		+	其他
	4	阴道发育不全		#	不明
	5a	一侧阴道闭锁	附件	0	正常
	5b	完全阴道闭锁	（A）	1a	单侧输卵管畸形，卵巢正常
	S1	泌尿生殖道窦道（深处汇合）		1b	双侧输卵管畸形，卵巢正常
	S2	泌尿生殖道窦道（中央汇合）		2a	单侧发育不全或条索性腺
	S3	泌尿生殖道窦道（高处汇合）		2b	双侧发育不全或条索性腺
	C	阴沟		3a	单侧发育不全
	+	其他		3b	双侧发育不全
	#	不明		+	其他
宫颈	0	正常		#	不明
（C）	1	双宫颈	相关	0	无
	2a	单侧闭锁或发育不全	畸形	R	肾脏
	2b	双侧闭锁或发育不全	（M）	S	骨骼
	+	其他		C	心脏
	#	不明		N	神经
	0	正常		+	其他
子宫	1a	弓形子宫		#	不明
（U）	1b	子宫纵隔＜50%			

三、Acién 女性生殖 - 泌尿系统畸形的胚胎学 - 临床分类

德国学者 Acién 等多年致力于女性生殖道的胚胎发育学与临床畸形关系的研究，2011 年就“女性生殖道畸形分类”问题进行了系统综述，包括对 AFS 分类法、VCUAM 分类法均有分析和评价。笔者强调在胚胎发育学上生殖与泌尿系发育的密切关联，主张一个理想的分类系统应该基于病因机制并对治疗策略有帮助，这些理念对临床而言是非常实用和宝贵的。Acién 提出的分类方法更重视女性生殖器官发育异常合并泌尿系统的发育异常，更新修订的分类法中第 1、2 大类是合并单侧肾畸形的情况；第 3～5 大类不涉及肾畸形，按累及副中肾管和（或）苗勒结节、引带结构或泌尿生殖窦不同部分进行再分类；第 6 类属于罕见的组合复杂畸形类型（表 24-3）。但是鉴于临床医生对胚胎发育学的理解相对困难，该分类系统显得复杂且难以记忆，影响了其广泛接受性。

表 24-3　Acién 女性生殖 - 泌尿系统畸形的胚胎学 - 临床分类法（修订版）

分类	描述
1	一侧泌尿生殖系统不发育或发育不全型：一侧泌尿生殖嵴不发育或发育不良导致的单角子宫，对侧肾缺如
2	双子宫（二体或双角）、双阴道，一侧阴道闭锁合并闭锁侧肾脏缺如
3	孤立或常见的子宫畸形或子宫阴道合并畸形（单侧或双侧型）
	a. 苗勒管发育异常型：细分为 7 种
	b. 苗勒结节（窦结节）发育异常型：完全型或部分型阴道闭锁
	c. 双侧苗勒管、双侧窦结节发育异常型，即 MRKH 综合征
4	子宫附属性包块或发育异常的类型
5	泌尿生殖窦畸形，包括先天性处女膜闭锁、泌尿生殖道窦道、膀胱阴道瘘、泄殖腔异常等
6	其他罕见的复杂畸形

四、欧洲人类生殖与胚胎学会和欧洲妇科内镜协会分类法

2013 年 6 月，欧洲人类生殖与胚胎学会（European association for human reproduction and embryology，ESHRE）及欧洲妇科内镜学会（European society of gynecologic endoscopic，ESGE）经过严谨的论证过程，就女性生殖道先天性发育异常达成专家共识，发表于人类生殖杂志上。该分类以子宫异常为基础，针对宫颈和阴道的异常相互独立、并存，根据异常程度及临床意义分不同亚型（从轻到重），从轻到重分别为子宫体 U0～U6，宫颈 C0～C4，以及阴道 V0～V4（表 24-4、表 24-5、图 24-2）。

表 24-4 ESHRE/ESGE 子宫发育异常分类

分类	描述	分类	描述
U0	正常子宫	U4	单角子宫
U1	异常形态子宫		a. 伴残角子宫（残角宫腔与单角宫腔连通或不连通）
	a.T 型子宫		b. 无残角子宫（无残角子宫或残角子宫无宫腔）
	b. 幼稚子宫	U5	发育不良的子宫
	c. 其他类型		a. 有残迹宫腔（双侧或单侧残角）
U2	纵隔子宫		b. 无残迹宫腔（双侧或单侧子宫残迹或发育不良的子宫）
	a. 部分性	U6	未分型
	b. 完全性		
U3	双子宫		
	a. 部分性		
	b. 完全性		
	c. 有纵隔的双子宫		

表 24-5 ESHRE/ESGE 子宫颈及阴道发育异常分类

类型	描述
C0	正常子宫颈
C1	纵隔子宫颈
C2	双（正常）子宫颈
C3	一侧子宫颈发育不良
C4	子宫颈发育不良（单个）
	子宫颈未发育
	子宫颈完全闭锁
	子宫颈外口闭塞
	条索状子宫颈
	子宫颈残迹
V0	正常阴道
V1	非梗阻性阴道纵隔
V2	梗阻性阴道纵隔
V3	阴道横隔或处女膜闭锁
V4	阴道闭锁

其中 ESHRE/ESGE 对宫颈分型的定义和描述为：C0 为正常宫颈；C1 为纵隔宫颈，所有的宫颈吸收异常，宫颈外观呈正常的圆柱形，但其中间存在 1 个纵隔；C2 为双宫颈，所有的宫颈融合异常，存在 2 个外观呈圆柱形的宫颈，其间可以完全分离或部分融

合。可合并完全性双子宫，即 U3bC2（双子宫）；C3 为单宫颈发育不全，仅单侧宫颈发育，对侧宫颈部分形成或缺失，常合并 U4 型子宫异常，以及某些罕见异常分类，如完全双子宫并单宫颈发育不全，即 U3bC3；C4 为宫颈发育不全，完全性宫颈发育不全及严重的宫颈形成缺陷，如索条状宫颈、宫颈闭塞，可合并正常或异常的宫体。

类型	描述	亚类	解剖图示
U0	正常子宫		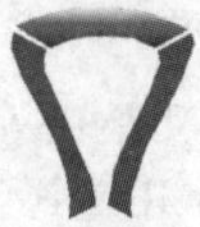
U1	子宫形态异常	a.T 型子宫	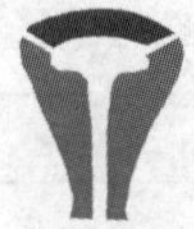
		b. 幼稚子宫	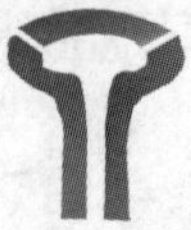
		c. 其他子宫发育不良	
U2	纵隔子宫	a. 部分纵隔子宫（宫底内陷＜宫壁厚度的 50% 且宫腔内隔厚度＞宫壁厚度的 50%）	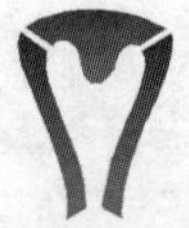
		b. 完全纵隔（宫底内陷＜宫壁厚度的 50%）	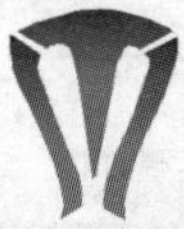
U3	双角子宫	a. 部分双角子宫（宫底内陷＞宫壁厚度的 50%）	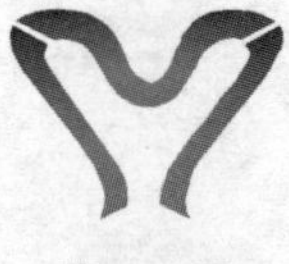
		b. 完全双角子宫	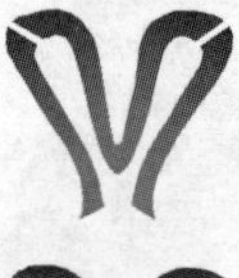
		c. 双角纵隔子宫（宫底内陷＞宫壁厚度的 50% 且宫腔内隔厚度＞宫壁厚度的 50%）	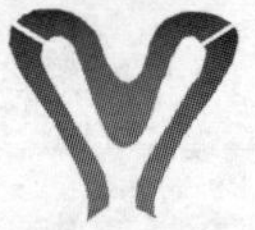
U4	单角子宫	a. 对侧伴有宫腔的残角子宫（与单角子宫相通或不相通）	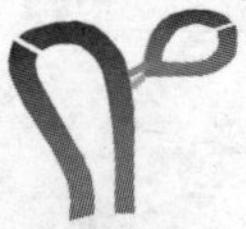
		b. 对侧为无宫腔残角子宫或缺如	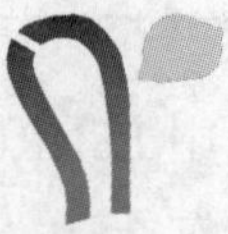

续图

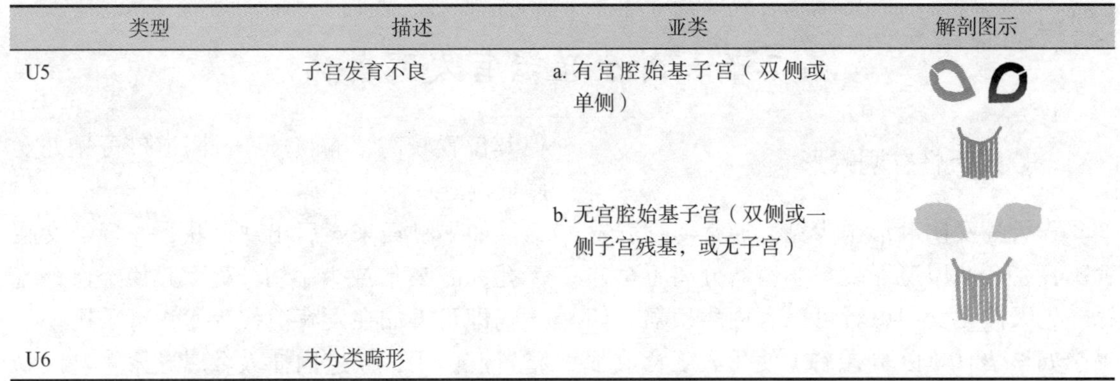

类型	描述	亚类	解剖图示
U5	子宫发育不良	a. 有宫腔始基子宫（双侧或单侧）	
		b. 无宫腔始基子宫（双侧或一侧子宫残基，或无子宫）	
U6	未分类畸形		

图 24-2　ESHRE/ESGE 子宫发育异常分类

此分类对于子宫的分型是以超声影像为依据，其中三维超声在宫体冠状面的测量对于宫底部畸形的归类尤为重要。如果超声不能满足诊断需求，也可行磁共振成像以评估。该分类突出的特点是将“宫颈”和“阴道”的畸形与“宫体”的畸形相互独立描述，提供了多重组合的可能，也弥补了 AFS 系统对宫颈和阴道畸形的描述不够细致的缺陷。但是该分类方法对子宫分型是基于影像学，所以在 U4 和 U5 的残角子宫描述中仅区分为“有宫腔”和“无宫腔”两类，但无法体现残角宫腔的功能及临床有无梗阻性症状，因此在临床决策指导上尚不完善，需要进一步改进。另外，该系统不涉及生殖道外的合并畸形，对于有 MRKH 综合征这类的复杂畸形病例而言，还需要附加其他分类系统才能达到全面描述和记录的目的。

综上所述，女性生殖道发育异常是涉及子宫、宫颈、阴道、输卵管和卵巢的极其广泛的一大类先天性结构异常，且常合并生殖道以外的器官畸形，传统的 AFS 分类系统对于子宫畸形的描述已经比较完善，对于宫颈、阴道及合并畸形描述不全的缺陷，VCUAM 分类法和 ESHRE/ESGE 分类法都在试图弥补，而又各具优点、特点和局限性。临床工作中并非越大越复杂的分类系统就越好，还应该以临床需求为导向选择合适的分类法。例如，讨论单纯的宫体畸形的手术方法或生育结局，而不合并宫颈、阴道的发育异常时，采用简洁的 AFS 分类系统就足够了，没有必要刻意加上 C0V0。而面对复杂畸形的病例，如 MRKH 综合征时，为全面描述各种表型，就需要采用 ESHRE/ESGE 分类法或 VCUAM 分类法才合理全面。女性生殖器官发育异常分类系统正趋于不断完善，但生殖道发育异常的病因机制并未完全明晰，临床上不断有新发现的罕见畸形。在尚无国际统一的生殖道畸形分类系统的前提下，熟悉和掌握各分类法的系统定义及适用病症是必要和重要的。作为诊治女性生殖道发育异常的妇产科医生，不仅要熟悉生殖道各部分的评估和分类方法，也要有发现和评估生殖道以外（如泌尿系、肛肠、骨骼及神经系统等）畸形的意识。常规的检查应包括：外阴检查时应记录处女膜环的有无，前庭陷窝的深度等；宫颈检查中应关注和描述宫颈的形态、个数和位置变异，对于发育不良的宫颈，MRI 具有较高的辅助检查价值；对于宫体形态的评估，子宫输卵管造影只能显示宫腔内轮廓，宫底外形的评估必须辅以三维超声或 MRI，必要时腹腔镜探查才能全面评估；而对于子宫内膜的功能性评估也并非超声或 MRI 显示有或无内膜那么简单，有时手术探查和病理证据也是非常必要的。

第二节　外生殖器官发育异常

一、先天性女阴畸形

先天性女阴畸形很少见，通常与性腺发育不良、女性尿道下裂与泄殖器分离不全并存。先天性无女阴患者可以有内生殖器，如果孕妇早孕时（12周左右）使用人工合成孕激素制剂类药物，其女性胎儿可以出现女阴融合异常。

二、无孔处女膜

无孔处女膜（imperforate hymen）又称处女膜闭锁，是胚胎发育过程中，泌尿生殖窦上皮未能贯穿前庭部所致，或在发育过程中受到干扰而发生处女膜异常，为最常见的女性生殖器官发育异常。通常患儿内生殖器发育正常，多数在青春期无月经来潮，但每月有周期性腹痛而就医发现。目前认为此病与性连锁常染色体显性遗传有关，有报道称处女膜发育异常具有家族性发病的特点，所以有处女膜发育异常的母亲应该警惕她们的女儿可能也会发生同样的问题，应注意体检。

妇科检查可见阴道口被一层膜样组织覆盖，由于阴道内积聚的经血而向外膨隆，呈紫蓝色。肛门检查可扪及因积血而扩大的阴道，称为阴道积血。多次月经来潮后，可致子宫、输卵管积血，甚至腹腔内积血，继而造成子宫内膜异位症，影响生育功能。

如在婴儿期或幼儿期即发现无阴道开口，需等待其局部解剖结构发育完善再进行检查，以区别是单纯处女膜无孔，抑或是部分或完全无阴道的畸形。但注意此病需与阴道下段横膈或阴道下段闭锁鉴别：阴道下段横膈阴道积液时，部分膨出的隔膜可达处女膜处，但其位置较高，隔膜较厚，阴道口可见处女膜痕迹。

如果月经来潮后出现症状，发现处女膜无孔，需X形或十字切开处女膜使经血外流通畅即可。如在发育前作手术，可采用一手指置肛门中，尿道内插入金属导尿管进入膀胱作为标志，也可经处女膜注入显影剂，分辨尿道、阴道和直肠，然后切开处女膜，注意防止创缘粘连闭合。

三、微孔处女膜

微孔处女膜是一种特殊的处女膜发育异常，1968年Capraro首次描述并报道，目前该病文献均未见个案报道。因患者常有月经来潮而不易被诊断，同时由于微孔常不易被发现，微孔处女膜常被误诊为处女膜闭锁。微孔处女膜阴道口有薄膜覆盖，仅有针尖大小的开口，根据孔的大小而有不同的临床症状，会有少到中等量的月经外流，但仍有月经血积存于阴道。其主要表现为月经不规律、阴道点滴出血、周期性腹痛、积血形成盆腔包块等，对于经血尚可流出并且无腹痛的患者，微孔处女膜的诊断较处女膜闭锁更容易被忽略，并在幼女时不易被发现。微孔处女膜可单独存在，也可以并发其他发育异常，如双角子宫、前庭发育异常、肛门闭锁等。由于微孔处女膜患者的阴道与外界相通，病菌会在阴道积液或积血中繁殖，可以逆行感染形成盆腔脓肿，也可造成泌尿系统感染。早期诊断微孔处女膜并及时地进行手术可以预防这些并发症的发生。对于有月经来潮但妇科检查未见阴道开口者，可以在月经第2～3天经量多时行静脉麻醉下妇科检查，明确诊断并同时进行治疗。手术切开处女膜并清除阴道积血，大多数患者在进行了处女膜切开后，可以改善上述症状。

四、处女膜坚韧

处女膜环纤维组织增生，坚硬无弹性，使性交发生困难或失败，称为处女膜坚韧。检查示处女膜为狭窄的硬环。轻度强直可做机械扩张术，逐步扩大阴道口，使强直的处女膜松弛，少数处女膜组织坚韧，扩张困难，需在麻醉下行处女膜切开术或切除处女膜，手术时机选择在发育成熟及婚后进行为宜。部分患者因情绪紧张等精神因素导致的处女膜坚韧，需配合心理疏导和干预。

五、阴蒂肥大

阴蒂肥大（hypertrophy clitoris）可单独发生或合并其他生殖器官发育异常，或同时伴有性发育异常。其常见病因为：肾上腺皮质增生或肿瘤；卵巢分泌雄激素的肿瘤；母体妊娠期间接受过量雄激素作用；性腺发育不良等。发现患儿阴蒂肥大，应寻找病因，然后分别对因治疗。

六、小阴唇肥大

小阴唇肥大（hypertrophy labial minora）是较常见的外阴形态异常，可表现为单侧或双侧肥大，可导致外阴刺激症状、疼痛不适或使外阴受挤压的活动受到影响，如骑车、骑马等，部分患者无症状。对于没有症状的患者，可给予解释，这种不对称或对称性肥大不属于严重的发育畸形，可不予矫治。对于有症状的患者可施行阴唇成形术。手术可切除肥大的部分小阴唇组织，使之成为对称、大小合适的小阴唇。

七、尿道阴道隔发育不全

前庭形成过程中，尿道向下伸展，开口于阴道口上缘或阴道前壁下方近阴道口处，在生长发育过程中可能向上，恢复正常位置，必要时可手术矫正。尿道开口于阴蒂下方，尿道与阴道距离较远，不影响排尿无须手术。先天性尿道阴道瘘，直肠阴道瘘较罕见，儿童期手术视野小，难度大可由儿科医生处理，成人后发现时按生殖道瘘处理。

八、尿道直肠隔发育异常

尿道直肠隔发育受阻，尿道、阴道、直肠开口于一个腔，也可能尿道阴道隔正常，肛门开口异常为肛门异常，正常肛门处有一凹陷。直肠开口于阴道、舟状窝、会阴，形成阴道肛门，前庭肛门、会阴肛门。前庭肛门、会阴肛门，异位的肛门有括约肌，功能正常，不必处理。阴道肛门如上生殖道无异常，为避免上行感染，可先行直肠造口，将残留肠管穿过肛提肌，在肛门位置做人工肛门，肛门伤口愈合后行肠吻合术。手术复杂困难，成功率极低，能否采取手术矫正应按阴道肛门位置的高低与感染情况综合考虑。此类手术宜请小儿外科医生协助完成。

第三节　阴道发育异常

阴道是月经血的通道，性交的场所，也是连接内外生殖器的通道。发育过程中上 2/3 起源于副中肾管（苗勒管）、副中肾管结节（苗勒结节）；下 1/3 起源于泌尿生殖窦。在发育过程中，尤其是胚胎早期受到各种因素的影响可使阴道发育异常，包括阴道闭锁（atresia of vagina）、阴道缺如（agenesis of vagina）、阴道横隔（transverse vaginal septum）、阴道纵隔（longitudinal vaginal septum）、阴道斜隔（oblique vaginal septum）等。

一、阴道闭锁

泌尿生殖窦发育不良表现为阴道闭锁，外生殖器正常，处女膜可存在。根据阴道闭锁的解剖学特点分成两型：Ⅰ型（下段闭锁型）主要是泌尿生殖窦发育异常引起的，其闭锁位于阴道下段，长2～3cm，阴道上段、子宫颈、宫体均正常；Ⅱ型（完全闭锁型）合并有不同程度的苗勒管发育异常，多合并宫颈发育不良、子宫体发育不良或子宫畸形。

1. 临床特点　初潮前无症状。

（1）Ⅰ型：症状出现较早，症状重，病程短，就诊早；多表现为阴道上段及子宫积血，阴道积血包块位置较高，且阴道口无紫蓝色膨隆。直肠指检包块与阴道口有一定的距离。

（2）Ⅱ型：症状出现较晚，症状轻，病程长，就诊时间较晚，经血易反流，引起子宫内膜异位症的概率较大；若合并有子宫发育不全且子宫内膜有功能，可有周期性下腹痛、患者常因原发闭经或婚后性生活失败就诊。

2. 诊断要点　青春期后无月经或伴周期性腹痛，或婚后性生活困难者，体检示无阴道口或仅一浅凹隐窝，腹部超声或MRI检查提示阴道上段积血，有正常的子宫颈、宫体者可诊断为Ⅰ型阴道闭锁；腹部超声或MRI检查未见阴道结构，合并有子宫发育不全，或伴有盆腔子宫内膜异位病灶，可诊断为Ⅱ型阴道闭锁。Ⅰ型阴道闭锁主要需与处女膜闭锁鉴别，前者阴道积血包块位置较高，且阴道口无紫蓝色黏膜膨隆。

3. 治疗　月经初潮后Ⅰ型患者应行阴道下段切开、造穴，阴道上段扩张积血可以提供充足的黏膜，手术成功率高，如患者无明显手术禁忌证可直接行闭锁段切开，阴道上段开放，引流经血。手术时应常规探查宫颈，必要时可宫腔镜探查宫颈管及宫腔。阴道闭锁的患者如切开的闭锁阴道不长，可直接把上方的黏膜间断缝合至处女膜。一般术后无须佩戴模具，定期扩张预防挛缩即可。如闭锁部分较小，可缝合阴道上段黏膜及前庭黏膜，闭锁部分较长则不宜缝合，可应用羊膜作为支架或仅止血、术后放置模型，防止阴道挛缩、狭窄。

Ⅱ型患者处理的关键为是否有保留子宫的可能。阴道完全闭锁多合并子宫颈发育异常、子宫体发育不良或子宫畸形，若子宫太小或无子宫颈结构，因无支撑结构，术后再闭锁风险高，目前主张直接行子宫切除术。阴道完全闭锁且有保留子宫可能者，需“上下贯通”，行子宫阴道贯通及子宫颈成形术。阴道完全闭锁的手术应选在“经期”（即有腹痛）时进行，可一期或二期完成，有输卵管积血或卵巢巧克力囊肿者，需同时处理。应告知患者保留子宫有近半数可有月经，但生育的概率很少。重度子宫内膜异位症、子宫畸形或子宫发育较差者，伴有痛经症状可行子宫切除，以缓解症状，婚前行人工阴道成形术。

二、先天性无阴道

先天性无阴道系胚胎在发育期间受到内在或外界因素干扰，或因基因突变（可有家族史）引起的副中肾管发育异常或融合障碍所致，其发生率为1/5000～1/4000，染色体核型为46，XX。患者表现为女性外阴，阴道缺如，90%以上子宫缺如或仅有始基子宫，30%～40%合并泌尿系统畸形，12%～50%合并骨骼异常。6%～9%有功能性子宫。多数输卵管及卵巢发育正常，能保持正常女性第二性征，称为MRKH综合征（mayer-rokitansky-küster hauser syndrome）。根据Schmid-Tannwald和Hauser（1977年）、Duncan等（1979年）的描述，有学者将MRKH综合征分为3型：①典型MRKH（Ⅰ型），输卵管、卵巢与泌尿系统发育正常；②不典型 MRKH（Ⅱ型），伴有卵巢或泌尿系统发育异常；③ MURCS（mullerian aplasla，renal aplasla，and cervico-thoracic somite dysplasia）（Ⅲ型），泌尿系统畸形伴有骨骼和（或）心脏畸形。

1. 临床特点　原发性闭经是患者就诊的主要症状，即自幼发育正常，青春期无月经来潮。性交困难是患者就诊的次要症状，因婚后性交困难就诊。极少数有功能性子宫的患者，青春期后因经血潴留导致周期性腹痛，严重者经血经输卵管倒流至腹腔，可形成盆腔子宫内膜异位症而加重痛经。体检示外阴外观正常，阴道前庭处有时可见处女膜或浅凹。已婚的患者有时会出现尿道口松弛、阴道前庭凹陷形成，甚至出现会阴直肠瘘，是粗暴顶压所致。无阴道有子宫者直肠 - 腹部触诊可扪及增大的子宫。辅助检查示染色体核型（46，XX）和性激素水平多为正常女性，也有患者存在 46，XX t（9，11）平衡易位（1/140，2.5%）。此外，该综合征尚可伴发生殖道以往的多器官多系统发育异常，常见泌尿系统发育异常，如一侧肾脏缺如或异位肾等。脊柱畸形少见，如骶骨腰椎化、隐性或显性脊柱裂、椎体融合等，可有胸廓或肋骨畸形、指或趾异常等，也有先天性心脏病、先天性耳聋或听力低下、耳郭畸形等。

2. 诊断要点　青春期后无月经，或婚后性生活困难者，体检示无阴道口或仅一浅凹隐窝或短浅阴道盲端，根据子宫和阴道缺如的特点可以诊断本病。极少数仍有发育正常的子宫者，伴周期性腹痛，直肠 - 腹部触诊可及增大子宫，腹部 B 超或 MRI 可协助诊断。该综合征可为复杂的多发畸形，诊断时需要明确是否存在其他系统的异常，除了全面细致的查体外，泌尿系统超声、脊柱 X 线检查、超声心动图、染色体检查、性激素水平测定、听力筛查应作为常规检查项目，MRI 与腹腔镜检查有利于明确诊断，尤其腹腔镜探查可评估盆腔及附件的发育情况，但作为有创的方法其应用时机需全面评估和慎重决定。

3. 鉴别诊断　应与处女膜闭锁、雄激素不敏感综合征、21/17a- 羟化酶缺乏、性腺发育不全等疾病相鉴别，可行染色体检查明确染色体性别以进行鉴别诊断。处女膜闭锁常可扪及阴道内肿物，向直肠膨隆，子宫位于囊性包块之上，B 超检查可协助诊断。雄激素不敏感综合征为 X 连锁隐性遗传病，染色体核型为 46，XY，先天性无阴道患者核型为 46，XX，血清睾酮正常。先天性无阴道患者性激素水平为正常女性水平，有助于与性腺发育不全鉴别。

4. 治疗　先天性无阴道无子宫者，小儿和青少年期不必处理，婚前行人工阴道成形术。先天性无阴道的处理包括非手术和各种手术（造穴及不同材质的铺垫）。其中，非手术治疗法（机械顶压法阴道成形术）因其微创、安全、经济、成功率可达 90% 以上，目前已被包括美国妇产科协会（American congress of obstetricians and gynecologists，ACOG）在内的世界重要医疗体系推荐为 MRKH 综合征患者的一线治疗方式。在手术治疗中近年来还开展了腹腔镜下腹膜法人工阴道成形术，优点是解剖更为清晰，游离前后腹膜更为宽裕，腹腔镜下监视"造穴"准确、安全、创伤小、失血少、恢复快、住院时间短，可获得满意的阴道长度及性生活。在尿道和直肠之间有一浅凹隐窝或 2cm 短浅阴道盲端者可先行机械扩张法，采用从小到大的阴道模型，局部加压扩张，以达到足够的阴道长度为止。因术后多需佩戴模具，手术时机应选择在婚前半年为宜。

极个别有正常发育的子宫者，初潮时应立即行人工阴道，引流宫腔内积血，以保留生育功能，手术前需要结合超声和 MRI 结果评价是否存在宫颈及宫颈的发育情况，如存在宫颈，应与阴道闭锁Ⅱ型相鉴别（此种情况应考虑宫颈-阴道成形同期完成并保留生育功能），如无宫颈存在，诊断为MRKH综合征且判定无生育可能时才选择单纯的阴道成形术和残角子宫切除术。

三、阴道横隔

1877年Delannay首次描述阴道横隔，发生率为1/70 000～5/70 000，较少见。在阴道腔化过程中，某一部位的组织未被吸收而形成，残留下一层黏膜样组织，一般厚度为1～1.5cm，两面均覆有鳞状上皮细胞，形成阴道隔。

1. 临床特点　阴道横隔可位于阴道内任何水平，最常位于中部或上1/3部即苗勒管尾端与尿生殖窦相连之处，分为不完全横隔和完全横隔。多数横隔为不完全横隔，中间有孔，部位较高，不影响性生活及月经流出，一般无症状。横隔较低时可影响性生活，阴道分娩时可影响先露下降。隔上孔小时，可能经血引流不畅而长期淋漓不净，甚至继发感染。完全横隔表现为原发性闭经伴周期性下腹痛，也有患者妇科检查时因暴露宫颈困难而被确诊。妇科检查阴道可触及横隔，不能暴露宫颈，或隔上可见孔，以探针探查小孔或扩张小孔，后方可有暗红色积血或积液流出，肛诊可扪及宫颈及宫体。

2. 诊断要点　青春期后宫腔或阴道积血、积液，月经长期淋漓不尽或婚后因阴道深度不够而导致性生活不满意，体检示阴道短浅或阴道内可触及横隔，经血潴留者横隔可向外膨出。B超检查可协助诊断。非孕期发现不完全横隔，可用探针由隔上小孔探测隔上方阴道深度及有无粘连、闭锁等情况。

3. 鉴别诊断　应与阴道斜隔、处女膜闭锁、微孔处女膜等生殖道畸形鉴别。

4. 治疗　对小儿和青少年女性来说，阴道横隔起初无症状，直到初潮后经血排流不通畅，且有腹痛等症状，经检查才被发现，一旦诊断明确可进行手术切开，并切除多余横隔组织，缝合切缘粗糙面，防止粘连形成。术后短期放置模具，防止挛缩。完全性横隔后腔积血，处理同处女膜闭锁。不完全性阴道横隔患者若生育前出现临床症状或影响生育，则需手术治疗。对于妊娠期发现的不完全性阴道横隔，若横隔薄者可于临产时处理；若横隔较厚且处理困难，可选择剖宫产术。

四、阴道纵隔

阴道中有纵行隔膜，将阴道分为两个腔道，可分为完全纵隔和不全纵隔，是由于双侧副中肾管融合时，其尾端中隔未消失或未完全消失所致。

1. 临床特点　纵隔可位于阴道正中，把阴道分为两个大小相近的腔道；也可偏于一侧，形成大小不等的两个阴道，较小的可被漏诊。临床上完全纵隔可伴有双子宫、双宫颈畸形，且纵隔自上而下达阴道口，绝大多数无临床症状，因妇科检查或人工流产、分娩时产程进展缓慢而被发现。不全纵隔阴道内某一段可见纵行隔组织，婚后性生活困难或无症状，在分娩时胎先露下降受阻而发现。

2. 诊断要点　婚后有性生活困难或分娩时产程进展缓慢，妇科检查示阴道内有纵行隔膜组织可诊断。

3. 鉴别诊断　应与阴道斜隔相鉴别。

4. 治疗　阴道纵隔不影响性生活及分娩者无须手术（如完全性阴道纵隔合并双子宫颈者）。有不孕或反复流产史的完全性或部分性阴道纵隔影响性生活或分娩时阻碍胎先露下降者，应行阴道纵隔切除术。若已临产，纵隔阻碍胎先露下降者，可沿纵隔中部切断，分娩后缝合止血，或同时切除多余隔组织。

五、阴道斜隔

阴道斜隔是罕见的生殖道畸形，发生率为0.1%～3.8%。1922年Hadem与Pursow各报道一例，但并没有一个合适的命名，有的命名为“双子宫合并一侧阴道不通”，1985 年卞美璐等称之为“先天性阴道斜隔”。由于此类患者常合并子宫、宫颈畸形或泌尿系畸形，如双侧马蹄肾、一侧肾缺如等，故 1994 年朱人烈等称之为“阴道斜隔综合征”。阴道斜隔的形成主要是在胚胎发育过程中，副中肾管和中肾管均起源于泌尿生殖嵴，而副中肾管的发育又依赖于中肾管的发育。因此，妨碍中肾管发育的任何因素都会影响到副中肾管，从而形成一系列肾、输尿管和子宫、阴道的畸形。阴道斜隔综合征（oblique vaginal septum syndrome，OVSS）的定义主要包括以下几个方面：①双子宫双宫颈，个别的可有单宫颈合并子宫纵隔；②阴道斜隔，既不同于把阴道分为两侧的阴道纵隔，也不同于把阴道分为上、下两节的阴道横隔，阴道斜隔表现为一片两面均附盖阴道上皮的膜状组织，起源于两个宫颈之间，斜隔一端附着于一侧的阴道壁，形成一个盲管把该侧的宫颈遮蔽在内，隔的后方与宫颈之间有一个腔为“隔后腔”；③泌尿系畸形，绝大多数患者合并与斜隔处于同一侧的肾脏及输尿管的缺如。

1. 病因和发病机制　OVSS 确切发病机制尚未明确，但目前国内外观点一致地认为其与副中肾管异常有关。胚胎发育过程中，副中肾管由左右对称的双侧性管道，通过发育、融合、吸收，形成单一的子宫体、子宫颈和阴道，而输卵管仍保持左右各一。这一过程开始于胚胎第 6～12 周基本完成。在此期间接触致畸因素，可导致不同程度的双宫体双宫颈及阴道畸形的发生。另有文献报道，胚胎早期，中肾管的后肾发育畸形引起输尿管芽的发育不全，从而导致泌尿生殖系统异常，而一侧中肾管发育异常可引起同侧副中肾管畸形发育，造成一系列的肾、输尿管及子宫、阴道的畸形。关于 OVSS，也有学者做了相应的分子学机制研究。Hox 和 Wnt 基因作为宫腔形态调控基因与双子宫畸形有关，但是具体的基因突变机制尚未明确，有研究发现约在胚胎第 6 周时，由于缺乏苗勒管抑制因子导致女性苗勒管双向生长，从而形成双子宫、双阴道。另有文献报道 OVSS 与 Prader-Wii 综合征（PWS）的发病机制存在内在关联性，可能拥有共同的遗传学背景。

2. 阴道斜隔分类　可分为 3 种类型（图 24-3）。

Ⅰ型：无孔斜隔，隔后的子宫与外界及对侧子宫完全隔离，该侧月经血积聚在隔后阴道腔内。

Ⅱ型：有孔斜隔，隔上有一个直径数毫米的小孔，隔后子宫也与对侧隔绝，月经血可通过小孔流出至正常侧阴道内，但引流不畅。

Ⅲ型：无孔斜隔合并宫颈瘘管，在两侧宫颈之间或隔后阴道腔与对侧宫颈之间有一小瘘管，有隔一侧的子宫月经血可通过另一侧宫颈排出，但引流不畅。

近年来，随着对疾病认识的深入，也有学者提出了新的分型，增加了一种新类型：无孔斜隔，斜隔后子宫颈发育不良或闭锁，隔侧经血不能通过闭锁的宫颈流出。

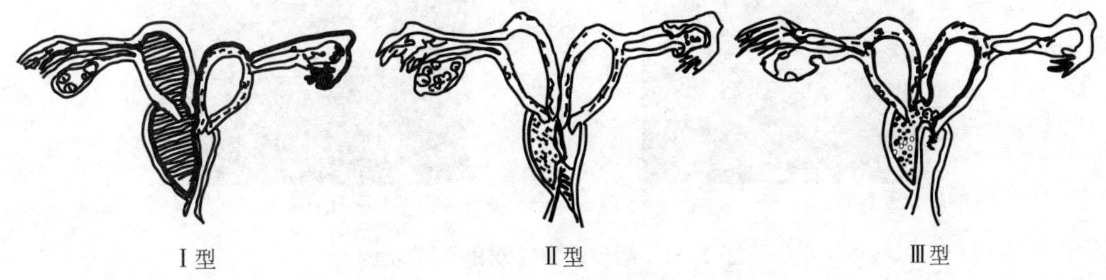

图 24-3　阴道斜隔

3. 临床表现　主要与阴道斜隔的分型、斜隔闭锁的程度、斜隔侧子宫发育的情况及年龄有关。在青春期前通常无症状月经初潮后出现症状，从初潮至主要临床症状出现平均间隔1.7年，以无孔型阴道斜隔就诊时间相对最早，痛经是其主要的临床症状。典型临床表现如下所述。

（1）进行性加重的痛经：Ⅰ型患者多以痛经为主诉，发病年龄较小，而且初潮至发病时间较Ⅱ、Ⅲ患者短。由于月经初潮后3年内月经周期通常不规则，大多数有阴道斜隔患者都没有在月经后立刻表现出来。

（2）经期长或阴道流液或流脓：以Ⅱ、Ⅲ为主，月经常淋漓不尽，久而久之并发感染，经期或经期后持续性流液、流脓。

（3）阴道壁肿块：斜隔后阴道腔有月经血和（或）脓性液体积聚，常可在一侧穹窿或阴道侧壁触到囊性肿物，张力和囊性程度不一。各型均可出现，Ⅰ型明显，肿块较大，Ⅱ、Ⅲ型肿块较小，还可见到阴道顶端脓液流出。

（4）盆腔包块：Ⅰ型由于斜隔内经血反流，表现为宫腔积血和（或）输卵管积血，甚至出现腹腔内积血或盆腔内子宫内膜异位症。Ⅱ、Ⅲ型由于存在开口，但经血引流不畅，可导致阴道积血感染，而形成阴道内积脓甚至盆腔积脓，并可表现出急性发作的腹痛、发热和呕吐。此外，合并泌尿系统畸形还可表现为排尿困难、尿失禁等。

4. 诊断要点　如果对阴道斜隔综合征没有概念认识，术前诊断几乎不可能。如果对此病有充分的认识，诊断并不困难。诊断应根据临床表现及相应辅助检查进行。

（1）临床表现：进行性加重的痛经，经期长或阴道流液或流脓，阴道壁肿块等临床特征。

（2）超声检查：①探及双子宫图像，伴或不伴有宫腔积液；②一侧宫腔及宫颈下方可见无回声区或内见密集均匀的光点，可合并附件区包块；③阴道斜隔侧肾脏缺如，对侧肾脏正常或代偿性增大。

（3）子宫输卵管碘油造影（HSG）：Ⅰ型常表现为单角子宫；Ⅱ型经斜隔小孔注入碘油后隔后腔显影；Ⅲ型同侧子宫显影，碘油经宫颈瘘管使对侧子宫和隔后腔显影。

（4）磁共振成像（MRI）：目前盆腔磁共振检查被推荐作为影像学诊断金标准。

（5）宫腹腔镜联合：可对OVSS的生殖器官情况做出全面直观的评估，同时可以进行相应的初潮后月经淋漓不尽、痛经，伴一侧下腹痛，部分患者阴道有异常分泌物。双合诊或肛查可发现一侧穹窿或阴道壁囊肿，增大的子宫及附件肿物。

5. 鉴别诊断　需要和阴道壁囊肿伴或不伴感染、盆腔肿物、阴道纵隔等相鉴别。通过B超检查泌尿系统及肾的情况、MRI检查（图24-4）及妇科检查有助于鉴别诊断。Ⅰ型阴道斜隔形成阴道内肿物需和卵巢肿物鉴别，斜隔引起的肿物往往和阴道壁连成一体并可造成阴道移位变形。

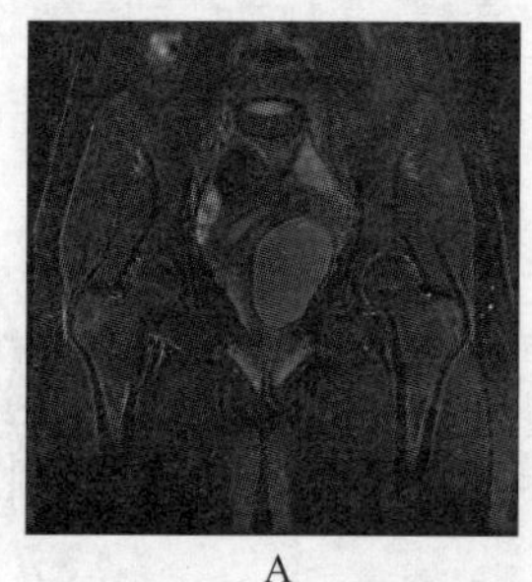

A

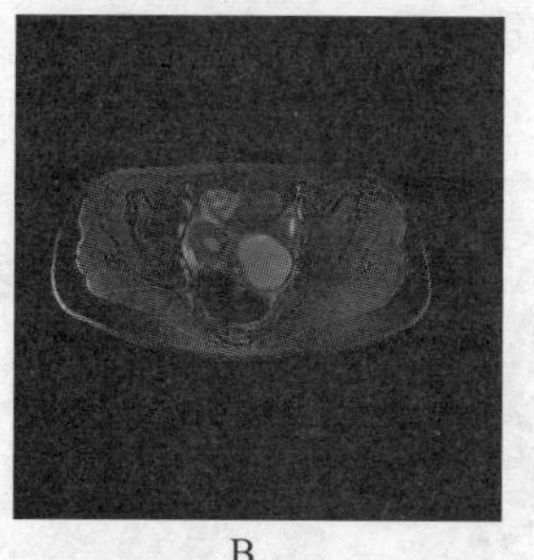

B

图24-4　阴道斜隔伴双角子宫畸形

A为MRI冠状面；B为MRI横断面

6. 治疗　对于青春期女性一经确诊需尽早行阴道斜隔切除术，缓解症状和防止并发症的发生，并保留生育能力。治疗若不及时，则可继发盆腔子宫内膜异位症、盆腔感染。手术选择在月经期或月经刚结束进行为宜，因此时阴道壁肿物或闭锁侧宫腔积血张力大，易于定位。宫腔镜下阴道斜隔切除术是最理想的手术方式，也是解除生殖道梗阻最有效而且简易的方法。宫腔镜下手术尤其适用于青春期未婚女性，简单且无创，大部分可保持处女膜的完整性。宫腹腔镜联合手术可同时了解腹腔内子宫畸形状态、经血反流情况、输卵管积血程度、卵巢巧克力囊肿情况及盆腔子宫内膜异位等情况。宫腹腔镜手术时若同时进行超声监测，可以保障手术的安全性，可以更好地寻找到阴道斜隔最佳切口位置。宫腔镜进入阴道后找到正常宫颈，沿宫颈向斜隔侧寻找切开点，将阴道壁切开小孔，进入隔后腔，在隔后腔中需探查该侧宫颈。若无孔，可长针穿刺抽吸证实定位后切开，超声监测下有助于找到阴道内包块最突出处切开。打开斜隔后，自上而下切除斜隔，上至穹窿，下至斜隔后囊腔的最低点，应“顶天立地”，以引流通畅，排出积血或积脓，并将多余的隔膜组织切除，充分暴露宫颈，切缘创面缝合止血，防止再次粘连。我国王文莉、段华等也报道了 23 例腹腔镜监护下宫腔镜针状电极切开阴道斜隔的病例，并取得满意的效果。阴道斜隔切除术后通常不影响性生活和生育，但可能出现流产、早产、胎位异常等。文献表明 OVSS 畸形纠正后的生育能力相比其他子宫畸形更好，活产率能达到 89%，早产率略高于正常人群。

第四节　子宫发育异常

在女性生殖系统发育异常分类方法中，以下两种分类方法在描述子宫畸形的分类中较为常用和实用。① AFS 分类：1988 年 AFS 修订的女性生殖器官畸形分类系统，目前在世界范围内被广泛接受，普遍应用于临床，其中子宫畸形分为 7 种类型（图 24-1）。AFS 分类系统清晰实用，容易记忆，便于掌握，也基本涵盖了临床常见的绝大多数女性生殖器官畸形类型，是临床最常使用的分类方法。② ESHRE 及 ESGE 于 2013 年 6 月发布了新的女性生殖器官畸形分类共识，以解剖学为基础，将最常见也最重要的子宫畸形分为 7 个主型，各主型根据临床意义又分不同亚型，并按严重程度从轻到重进行排序（图 24-2）。两种分类均定义纵隔子宫只有 1 个宫颈和阴道，然而近年有正常子宫或纵隔子宫合并双宫颈和阴道纵隔的病例报道，据此提出了子宫峡部双向融合理论，即自子宫峡部开始的苗勒管头段融合形成子宫体、苗勒管尾段融合失败造成双宫颈和阴道纵隔。由于定义不同、诊断标准不统和分类各异，导致各种子宫畸形的分布比例存在差异。在发现的先天性子宫发育异常中，子宫纵隔和弓形子宫所占比例最高，其次为双角子宫。先天性子宫发育异常与流产、早产及某些胎儿异常相关。同子宫正常的妇女相比，弓形子宫患者妊娠中期流产率和胎位异常比率明显增高；纵隔子宫患者妊娠率明显降低，自然流产、早产和胎位异常比率明显增高；单角、双角子宫或双子宫患者早产和胎位异常比率明显增高。子宫畸形传统的治疗方法为开腹手术。现今宫腔镜子宫成形术已经替代了传统的开腹手术，成为子宫畸形最有效的治疗方法。本节将分别阐述不同类型子宫发育异常的诊治。

一、不同程度的子宫发育不全或缺失

（一）先天性无子宫（congenital absence of uterus）

因胚胎在10～12周时两侧副中肾管中段及尾段未发育或未会合所致，常合并无阴道，但卵巢发育正常。其临床特点为原发闭经，第二性征正常。超声检查或腹腔镜检查可辅助诊断。

（二）始基子宫（rudimentary uterus）

双侧副中肾管融合后不久即停止发育，子宫极小，仅1～3cm，多数无宫腔或为一实体肌性子宫；无子宫内膜，可合并先天性无阴道，卵巢发育正常。其临床特点为原发闭经，第二性征正常。超声或腹腔镜检查可辅助诊断。

（三）幼稚子宫（hypoplastic uterus，infantile uterus）

双侧副中肾管融合形成子宫后在妊娠晚期或胎儿出生后到青春期前的任何时期子宫发育停止所致。其子宫体小，宫体与宫颈结构正常，但宫体与宫颈之比为1∶1或2∶3，有子宫内膜。其临床表现为月经量过少，婚后不孕不育。超声检查示宫体三径之和为5.5～8.5cm，宫腔中央见宫腔线，但未见明显内膜，可协助诊断。子宫发育不良者治疗效果不佳，但仍主张采用人工周期治疗4～6个周期。

二、一侧副中肾管发育不全或缺失

（一）单角子宫

一侧副中肾管正常发育，对侧副中肾管未发育，形成单角子宫，健侧卵巢功能正常，副中肾管未发育侧卵巢、输卵管和肾往往同时缺如。此类患者在婚前常无症状，但婚后不孕发生率高，由于单角子宫一侧血管，血液供应不足，妊娠后也易发生流产、早产、胎儿生长受限等。B超、子宫输卵管碘油造影、MRI、腹腔镜检查等方法均可以诊断。单角子宫可不予处理，但是，单角子宫受孕后，流产发生率为21%～40%，早产发生率为17%～29%。单角子宫不孕症的治疗方法不多。首都医科大学附属复兴医院宫腔镜中心夏恩兰等2013年首次报道宫腔镜手术治疗单角子宫后成功妊娠。其手术方法为：宫腔电切镜切除或切开肌壁的深度，在宫底和上段宫腔部位达1cm以上，切除或切开向内倾斜侧肌壁的过程：首先横向切除或切开肌壁，形成新的2cm以上宽度的宫底，然后纵向自上而下，上深下浅，切除或切开单侧宫角对侧的肌壁，长约4cm，术毕形成倒三角形且上段较为宽阔的宫腔。该术式有助于改善妊娠结局，可作为单角子宫合并不孕患者子宫矫形的推荐术式。

（二）残角子宫

单角子宫65%合并残角子宫，一侧副中肾管发育正常形成单角子宫，而另一侧发育不全形成残角子宫，双侧卵巢及输卵管正常，但常伴患侧泌尿器官发育畸形。根据残角子宫形态，是否与发育侧子宫之间相通，Buttram将其分为三种类型：①Ⅰ型残角子宫发育不全：无宫颈有宫腔，与发育侧单角子宫腔相通；②Ⅱ型残角子宫发育不全：无宫颈有宫腔，与发育侧单角子宫不相通，仅有一纤维带相连或其中有极细小管相通；③Ⅲ型残角子宫是始基子宫，无宫腔，宫颈为一实体，占残角子宫的34%。

残角子宫初潮前无症状，初潮后症状因类型而异。若残角子宫有宫腔和内膜，又与子宫颈不通，可有痛经，多为周期性一侧腹痛，经血不能排出，宫腔压力增高，可发生子宫腺肌症、盆腔子宫内膜异位症。多数残角子宫与对侧正常子宫不相通，仅有纤维组织相连，偶有两者狭窄管道相通者。临床也易将残角子宫误诊为卵巢肿瘤或子宫浆膜下带蒂肌瘤。若在残角子宫内妊娠，人工流产时无法吸刮，至妊娠 6 ～20 周往往出现类似输卵管妊娠破裂的症状，易致大出血、休克甚至死亡。妇科检查时发现实质性肿块，腹腔镜、B 超可协助诊断。

残角子宫的治疗取决于子宫是否有功能性内膜。若超声或 MRI 等影像学检查未提示残角子宫有内膜存在，并且无周期性腹痛的症状，可不予处理。若影像学检查（或腹腔镜）证实残角子宫宫腔有内膜存在、有症状者，需尽早行残角子宫切除术，同时切除同侧输卵管，以免以后发生异位妊娠。合并子宫内膜异位症的患者，手术时应同时处理子宫内膜异位病灶。若人工流产未刮出组织，且复查子宫旁仍有肿块且继续增大，应考虑残角子宫妊娠。残角子宫妊娠出现腹痛、内出血症状等，应考虑残角子宫破裂可能，应及时手术治疗。

三、双子宫

双子宫系两侧副中肾管完全未融合，各自发育形成两个子宫和宫颈，多合并阴道纵隔或斜隔，左右侧子宫各有单一的输卵管、卵巢、圆韧带和阔韧带。一侧阴道闭锁时常伴同侧泌尿系统发育异常。

1. 临床特点　青春期大多无任何症状，部分患者可有月经过多或痛经。婚后常在人工流产、产前检查或分娩时偶然发现，合并阴道内有一纵隔、斜隔，可妨碍性交，有性交痛和性交困难或初潮后月经淋漓不尽、阴道内包块而发现。人工流产时常误刮未孕侧子宫，致漏刮孕侧子宫继续妊娠；因宫腔狭小，妊娠晚期胎位异常发生率增加，分娩时难产率增加；子宫发育差，妊娠期可发生子宫破裂。两个子宫完全分离，仅一侧有韧带固定，可出现妊娠子宫扭转。偶有双子宫异期复孕，不同时期卵子受精，每侧子宫各有一胎儿。

2. 诊断要点　对儿童和青少年女性常因无任何症状而不易被发现。有症状而就诊者 B 超、MRI（图 24-5）、腹腔镜检查可协助和明确诊断。

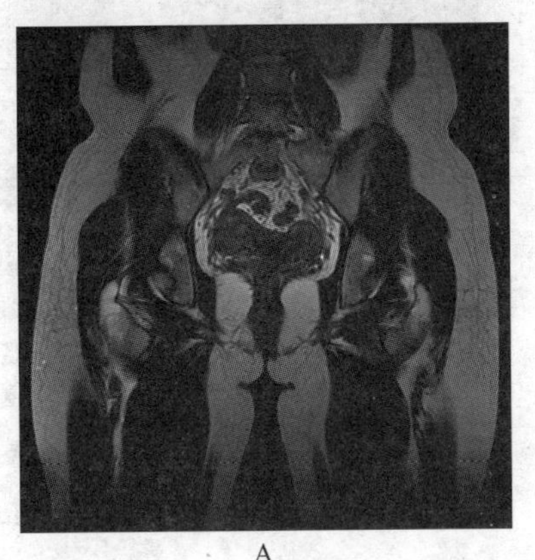
A

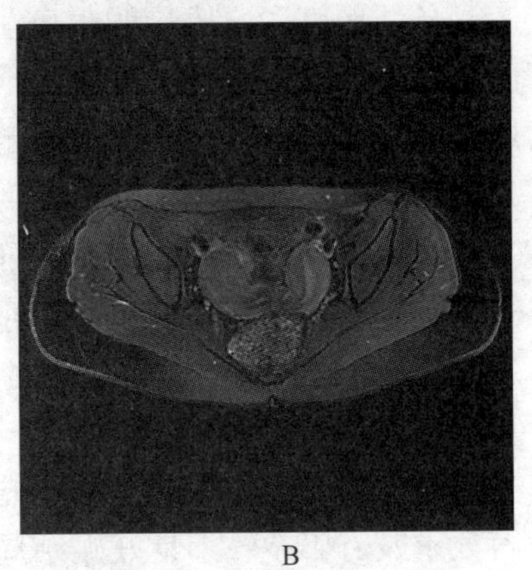
B

图 24-5　双子宫合并阴道完全纵隔畸形

A. MRI 冠状面；B. MRI 横断面

3. 治疗　双子宫合并阴道完全纵隔，无症状且不影响性生活或分娩者一般不需治疗。双子宫合并阴道不全纵隔或斜隔有症状或影响性生活或分娩时阻碍胎先露下降者，应行阴道纵隔或斜隔切除术。

四、双角子宫

双角子宫是两侧副中肾管未完全融合

所致，表现为子宫底部融合不全呈双角。Buttram 分类中双角子宫从宫颈内口处分开为完全双角子宫，从宫颈内口以上任何部位分开不全双角子宫。

1. 临床特点　青春期大多无任何症状，部分患者可有月经过多或痛经。妊娠结局较差，流产率为 28%～61%，早产率为 14%～30%。妊娠早期易发生反复流产，妊娠中晚期发生胎位异常、子宫破裂等并发症。

2. 诊断要点　有反复流产或早产史需警惕子宫的结构有无异常，盆腔检查可发现宫底部有凹陷，需与纵隔子宫、双子宫鉴别，三维 B 超、MRI 及子宫输卵管造影或宫腹腔镜联合可协助和明确诊断。其中与纵隔子宫的鉴别文献报道标准不统一，大致有以下几种。①宫底浆膜层凹陷不同：双角子宫凹陷＞1cm，而纵隔子宫凹陷＜1cm。②两者内膜均呈分开状，双角子宫分开距离＞4cm，纵隔子宫分开距离＜4cm。③ Troiano 和 McCarthy 提出，两侧宫角部内膜顶点的连线若距宫底浆膜层的距离＜5mm 或穿过宫底则认为是双角子宫；若这条线距宫底浆膜层的距离＞5mm 则认为是纵隔子宫，无论宫底是圆顶状、平坦或是有切迹而成分离状。ESHRE 定义双角子宫是若宫底浆膜层内陷＞宫壁厚度的 50%，定义纵隔子宫是宫底浆膜层内陷＜宫壁厚度的 50% 且宫腔内隔厚度＞宫壁厚度的 50%。目前推荐使用 ESHRE 定义鉴别双角子宫与纵隔子宫。

3. 治疗　既往无不良孕产史者，可先试孕；有生育要求及有不孕、不良妊娠结局者，可行宫腹腔镜联合手术。腹腔镜探查盆腔，并在其监护下进行宫腔镜子宫隔板切除术，腹腔镜下横行切开子宫底至距双侧子宫角 1～1.5cm，纵向间断缝合子宫底全层以闭合宫腔（即横切纵缝）。术后放置宫内节育器或口服雌激素孕激素预防宫腔粘连。宫腹腔镜联合子宫融合的矫形手术，与传统开腹矫形手术相比有微创、减少粘连，术后恢复快的优势。

五、纵隔子宫

双侧副中肾管融合后，中隔吸收受阻，形成不同程度的纵隔。Buttram 将纵隔子宫分为两大类：完全纵隔（纵隔由宫底至宫颈内口或内口之下）和不全纵隔（纵隔由宫底至宫颈内口之上的任何部位）。

1. 临床特点　儿童和青春期无症状。婚后不孕、复发性流产、早产，因纵隔血供差，胎盘着床于纵隔时，血供不足所致。宫腔狭小，胎儿活动受限，易发生臀位。宫颈功能不全、胎膜早破、前置胎盘、产后出血发生率均较正常妊娠高。

2. 诊断要点　有反复流产或早产史需警惕子宫的结构有无异常。需与弓形子宫、双角子宫、双子宫鉴别，三维 B 超、MRI（图 24-6）及子宫输卵管造影可协助诊断，宫腔镜、腹腔镜联合检查可确诊。

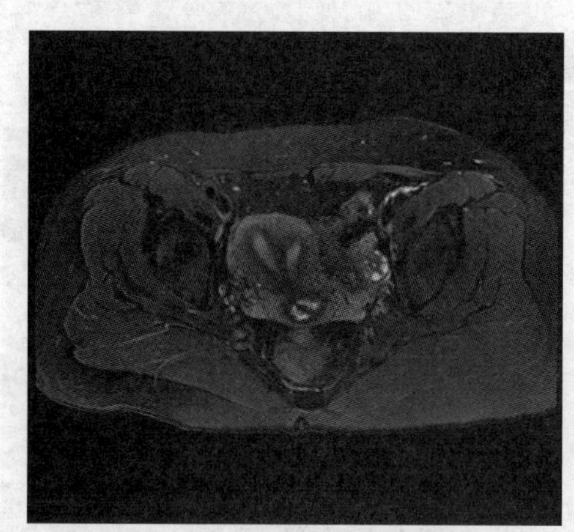

图 24-6　完全纵隔子宫伴阴道纵隔

3. 治疗　并非所有的纵隔子宫需手术治疗，既往无不良孕产史者，可先试孕。有以下一项者可行手术治疗：①有自然流产史 2 次以上或不明原因不孕；②需辅助生育技术的原发不孕患者；③有宫腔积血、周期性腹痛或急腹症症状者。可在腹腔镜或 B 超监护下行宫腔镜下子宫纵隔切除（transcervical

resection of septum，TCRS）术。不全纵隔子宫的 TCRS 术用连续灌流宫腔电切镜，环形电极自纵隔末端一侧开始，向另一侧切割隔板，然后自另一侧向回切割，重复切割操作，达宫底部。或用针状电极自隔板末端小心前推，分离隔板，再交替自一侧向对侧横向划开隔板，直至宫底部。隔板切尽时可见宫底纵形排列的肌纤维、其间裂隙状的血窦及邻近的子宫角和输卵管开口。腹腔镜监护时可利用透光试验及反向透光试验观察子宫底厚度。腹部超声监护时可做宫底成形试验，即在宫腔充盈时宫底与子宫前后壁的厚度近似或相等。手术结束时两侧宫腔打开，形成一个对称的宫腔。完全纵隔子宫的 TCRS 术其隔板多在宫颈内口水平有缺失，导致两侧宫腔交通，此种情况可于交通处开始切割宫腔内纵隔。若双侧宫腔无交通，可于宫颈内口水平切开纵隔，切通宫腔。如无法判断切割方向，术时可在一侧宫腔内放置指示物，如 Hegar 扩宫器、Foley 球囊导管等，由对侧宫腔向指示物提示方向切割隔板。剩余步骤同上述不全子宫纵隔手术方法。术后是否使用大剂量天然雌激素、放置宫内节育器或球囊皆有争议。雌激素可加速子宫内膜生长，使切除纵隔后的裸露区上皮化，故术后可人工周期治疗 2 个月。术后 4～8 周行宫腔镜二次探查，观察宫腔形态和宫腔创面恢复情况，残隔长度＜1cm，可暂不予处理。若二探检查示残隔较长或宫腔粘连可再次手术。术后 8 周即可尝试妊娠。经宫腔镜纵隔切除，提高了手术的安全性，避免了传统开腹手术术后并发症，提高了术后妊娠率和自然分娩率，但需警惕术后发生妊娠晚期子宫破裂的可能。子宫畸形患者应同时关注宫颈功能不全问题。

六、弓形子宫

宫底中央有凹陷宫壁向宫腔突起，约占子宫发育异常的 20%。因其在子宫输卵管造影中宫底呈较宽的马鞍形凹陷，过去又称为“鞍状子宫”。但弓形子宫（arcuate uterus）的定义尚有争议，2013 年 ESHRE 及 ESGE 分类中已无此命名。各文献中的常见定义为：子宫外形基本正常，宫底外形无切迹，宫腔底部内膜呈弧形内凹，内凹深度一般＜1 cm，两侧内膜夹角＞90°。弓形子宫青少年期无症状，妊娠后易发生胎位异常如横位，产程中子宫收缩时宫底部凹陷尤为明显。一般无须行子宫矫形手术。需注意弓形子宫与纵隔子宫的鉴别：在三维冠状切面上，这两种畸形的子宫外形都是正常的，以宫腔内侧宫底凹陷最低点为顶点分别与两侧宫角部内膜顶点连线，两线间的夹角为 α 角，连接两侧宫角部内膜顶点画一条线，测量此线中点距离宫底凹陷最低点的距离为 d。若 α 角为钝角、d＜1cm 则为弓形子宫（图 24-7）；若 α 角为锐角、d＞1cm 则为纵隔子宫（图 24-8）。

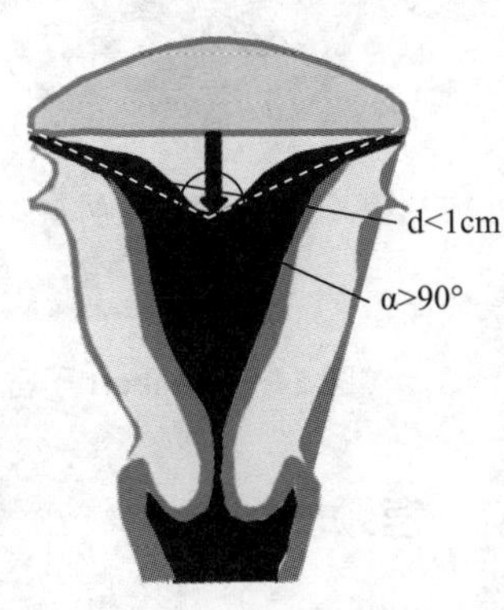

图 24-7　弓形子宫

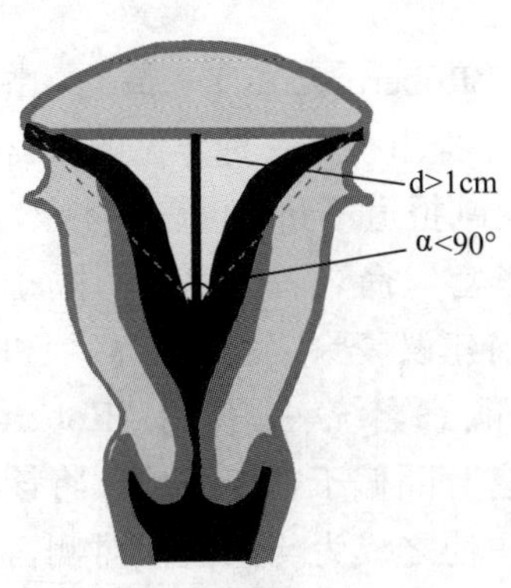

图 24-8　纵隔子宫

七、与己烯雌酚相关的发育异常

孕早期副中肾管发育过程中母体服用己烯雌酚（diethylstilbestrol，DES），胎儿在宫内受己烯雌酚暴露，胚胎9周时，己烯雌酚与雌激素受体结合，促使副中肾管发育异常，引起子宫肌层形成收缩带样发育异常，宫腔呈“T”形改变。近年来有学者注意到“T”形子宫无DES暴露史，称为DES样子宫，发生原因不明。“T”形子宫通常无症状，盆腔检查无异常；常于子宫输卵管造影时发现，表现为宫腔小，“T”形，宫腔下端较宽，宫腔内有条索状突起，有时合并宫腔边缘充盈缺损。一般认为DES相关子宫发育异常，同样存在肌肉组织与结缔组织失衡，宫颈功能不全发生率高，流产及早产发生率分别为27%与28%。

“T”形子宫一般不予处理，但患者同时有不孕史或不良孕产史时，可选择宫腔镜手术治疗。手术选择宫腔镜“T”形子宫畸形矫正术，术中与子宫侧壁垂直自宫底部向子宫峡部切开子宫侧壁，术后可选择放置宫腔内球囊或宫内节育器预防继发性宫腔粘连，并给予雌孕激素1～2周期治疗，促进子宫内膜生长。术后3个月再次宫腔镜检查评估。妊娠后宫颈机能不全时，可于妊娠14～16周行宫颈环扎术。

八、Robert 子宫

Robert 子宫（Robert uterus），最早由Robert H于1970年提出，是一种罕见的子宫畸形，目前英文文献报道不到20篇。中文文献中用“Robert子宫”命名者约是“斜隔子宫”的2倍。目前建议废除“斜隔子宫”和“盲角子宫”，与国际命名统一，使用“Robert子宫”命名。子宫分隔偏于宫腔一侧，将该侧宫腔完全封闭，使之成为与阴道或对侧宫腔不相通的盲腔（图24-9）。与子宫颈不相通一侧的子宫盲腔内，会积血。也有罕见病例报道，因隔上有孔，于子宫盲腔内妊娠，则类似于残角子宫妊娠。宫腔镜Robert子宫成形术需在腹腔镜监护下实施，腹腔镜检查示除单角子宫和残角子宫外，子宫外形为一个子宫体，闭锁宫腔内有积血者该侧膨大，盆腔可见陈旧血液、粘连和子宫内膜异位症。宫腔镜下见宫腔呈狭长的单角状，可见一侧输卵管开口。在腹腔镜或腹部超声监护下宫腔镜环形电极或针状电极自通畅侧向闭锁侧切开或划开隔板并切除。若斜隔厚，无法判定电切方向，也可在腹腔镜下穿刺针自闭锁腔穿刺，达通畅侧宫腔内，为切开（切除）隔板做指示。打开闭锁宫腔，可见陈旧积血或积液排出。继续切割扩大切口，可见对侧宫腔内膜样组织。然后按照子宫不全纵隔手术方法切割，切除宫腔内隔板。术后可考虑放置宫内节育器或球囊预防粘连，隔组织切除后子宫内膜缺损较大者术后可人工周期治疗2个月。有生育要求者术后4～8周行宫腔镜二次探查，观察宫腔形态和宫腔创面恢复情况及是否存在残隔和宫腔粘连等，术后8周即可尝试妊娠。

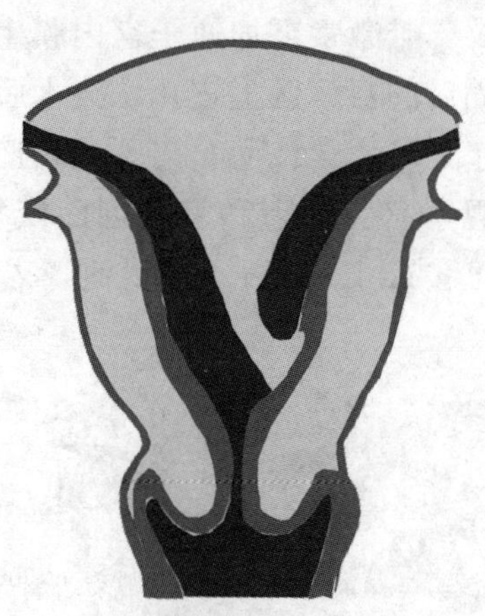

图 24-9 Robert 子宫

九、宫颈发育异常

宫颈发育异常（cervical dysplasia）是非常

罕见的副中肾管发育不全，包括子宫颈未发育（cervical agenesis）、子宫颈完全闭锁（cervical atresia）、子宫颈外口闭塞（external cervical os obstruction）、条索状子宫颈（cervical cord）、子宫颈残迹（fragment of cervix）等。其常伴有阴道闭锁，但有正常的子宫体与子宫内膜。其临床表现为青春期后原发闭经，周期性下腹痛，逐渐加重，经血可倒流进入盆腔，形成盆腔内膜异位症或卵巢巧克力囊肿。妇科检查见阴道顶端为光滑盲端或闭锁的发育不良的宫颈或宫颈残迹，子宫触诊正常。可有子宫增大并有压痛，或宫旁可触及内膜异位囊肿，以探针探宫颈管，探针不能深入，宫颈部分闭锁。三维 B 超及 MRI 有助于诊断。治疗应在子宫与阴道之间，手术塑造一个宫颈管道，使经血引流通畅。当伴有阴道闭锁时同时行阴道成形同时进行，术后月经引流成功率约为 40%。如阴道正常宫颈成形后月经引流正常率约为 70%。

第五节　输卵管发育异常

输卵管在成年女性具有输送卵细胞功能，并是受精的场所。输卵管从副中肾管的上部发育而来，当胚胎为 55mm 时已经分化形成。输卵管发育异常的病因为副中肾管发育受阻，常与子宫发育异常同时存在。输卵管可见的发育异常如下所述。

一、旁输卵管

旁输卵管是从输卵管各部分发生的带柄的囊性物，最多见于壶腹部。旁输卵管的柄长 10～25mm，柄的末端有发育程度不同的伞部和小囊肿，管壁主要为平滑肌组成，在肌肉内有非常粗的血管沿伞端的分支走向旁输卵管末端，如旁管既不与主管也不与腹腔相通，则分泌物潴留形成一有柄的囊肿，其发病与输卵管积水相同，称为旁输卵管积水。

二、输卵管副口

输卵管副口可见单个或多个，发生于输卵管各部，多见于壶腹部单侧或双侧，口大小不一，边缘可被发育不等的伞部包围，常形成花冠样漏斗，探针检查，副口可与主管相通，是导致异位妊娠的病因之一。

三、输卵管单侧缺如

胚胎发育过程中只有一条副中肾管上部发育所致。患者阴道、子宫颈发育正常，但子宫体狭长，只有一条输卵管。

四、输卵管发育受阻

副中肾管未发育或发育不良，只有输卵管的残留或明显痕迹，多伴有无阴道，子宫呈幼稚型。卵巢往往正常，也可见正常发育的阴道。

上述各种输卵管发育异常者，常与子宫发育异常同时存在，也可伴有泌尿道畸形。患者幼年无症状，青春期后合并有月经异常、闭经等，经检查或因其他原因开腹或腹腔镜手术时才发现。输卵管发育异常者日后也易发生不孕不育或异位妊娠。

（徐肖文　朱雪琼）

第六节　卵巢发育异常

卵巢发育异常（ovarian abnormalities）包括由性染色体异常及性腺发育异常导致的卵巢不发育、卵巢发育不全，以及由原始生殖细胞迁移异常、性腺形成后移位异常等所导致的卵巢分裂、卵巢数目异常及卵巢位置异常等。

卵巢未发育及发育不全与异常性分化过程密切相关。目前将性分化异常的疾病按其病因分为三大类：第一类为性染色体异常，包括性染色体数目和结构异常；第二类为性染色体正常，但性腺发育异常；第三类为性染色体和性腺均正常，但性激素异常。以上3种分类中，性染色体异常及性腺发育异常均可导致卵巢未发育及卵巢发育不全。

一、染色体异常导致卵巢未发育及卵巢发育不全

（一）卵巢未发育

卵巢未发育（ovarian dysgenesis）指卵巢始基已形成，但未发育而停留在始基阶段，无卵泡及无女性内分泌功能。卵巢未发育多由染色体畸变引起，可以单侧发生，也可以双侧发生。单侧卵巢未发育，常见于单角子宫，常伴有同侧输卵管甚至同侧肾缺如，如对侧卵巢正常，仍可担负起正常卵巢的功能，临床上不必给予医疗干预。卵巢未发育多为双侧性，是2条带有必须且重要区带的X染色体均缺陷的结果，常伴有其他器官的严重畸形，通常不能存活。卵巢未发育极为罕见。

（二）卵巢发育不全

卵巢发育不全（ovarian hypoplasia）多数由性染色体核型异常或染色体构造缺陷所致。卵巢发育不全者卵巢呈淡白色细长形，质硬，卵巢组织被条束状纤维所取代而呈条索状。卵巢发育不全与卵巢缺如不同，前者卵巢始基已经显现，并常伴生殖器官的发育异常。单侧卵巢发育不全者常伴有同侧输卵管甚至肾脏缺如，也可能在患侧出现单角子宫；双侧卵巢发育不全者常伴有其他生殖器官发育异常。

1.先天性卵巢发育不全(congenital ovarian hypoplasia)：也称Turner综合征，是一种最常见的由性染色体畸变引起的卵巢发育不全症。

2.XO/XY性腺发育不全者染色体核型为45，XO/46，XY，其性腺可能有多种多样，可以一侧为发育不全的卵巢或睾丸，另一侧为发育不全的卵巢或条索状性腺；也可以双侧有发育不全的卵巢或睾丸等。

3. 超雌综合征。

4.单侧条索状卵巢综合征：由于左侧卵巢纤维条索化，右卵巢发育不良而引起的月经稀少、闭经等一组综合征，称为单侧条索状卵巢综合征（unilateral streaked ovarian syndrome）。

二、性腺发育异常导致的卵巢发育不全

性腺发育异常指性染色体正常，性腺在胚胎的不同发育时期，由于某些因素的影响发生不同程度的发育不全或退化。这类性腺发育异常包括XX单纯性腺发育不全（pure gonadal dysgenesis）、XY单纯性腺发育不全及性染色体正常的真两性畸形，其中以XX单纯性腺发育不全最为常见。

1. XX单纯性腺发育不全　是一种隐性常染色体遗传病，仅限于46，XX个体发生，多数患者的双亲有近亲结婚史。患儿仅性腺发育不全，内、外生殖器属女性，无身体其他方面的发育异常。

2. 染色体核型正常的真两性畸形合并卵巢发育不全　真两性畸形（true hermaphroditism）是在机体内同时存在卵巢和睾丸组织，染色体核型可以为正常男性型、女性型或嵌合型，生殖导管和外生殖器往往为两性畸形。患者染色体核型为46，XX者约占80%，46，XY者约占20%，其他还有各种嵌合体如46，XX/46，XY、45，OX/46，XY、46，XX/47，XXY、46，XX/47，XXY/ 49，XXYYY等。嵌合体

部分可归入性染色体异常的真两性畸形。

三、卵巢数目及位置异常

胚胎发育过程中受某些内外因素的干扰可使副中肾管衍化物发育不全，或原始生殖细胞迁移异常及性腺形成后移位异常等可导致卵巢组织重复或分裂及位置异常，最终导致卵巢数目异常及卵巢异位。卵巢数目及位置异常包括单侧卵巢缺如、双侧卵巢缺如、副卵巢、额外卵巢、多余卵巢、分叶卵巢、异位卵巢等，均非常罕见。

1. 卵巢缺如（absence of ovary） 是胚胎发育过程中受某些内外因素的干扰，使副中肾管衍化物发育不全所致。卵巢缺如可以单侧发生，也可以双侧发生，但均极为罕见。

单侧卵巢缺如常表现为患侧卵巢、输卵管、圆韧带缺如，甚至患侧输尿管、肾畸形或缺如，而对侧卵巢、输卵管正常，子宫为单角子宫。单侧卵巢缺如一般无卵巢功能障碍的临床表现，因单侧卵巢仍可担负起正常双侧卵巢的功能。双侧卵巢缺如，均表现为卵巢功能障碍，染色体为女性组型，并具有女性第二性征。

2. 多余卵巢（excess ovaries） 是指除双侧位置及大小正常的一对卵巢以外的多余的卵巢组织，是卵巢发育、数目及位置异常的一种极为罕见的类型，包括额外卵巢和副卵巢。也有文献把多余卵巢称为卵巢分裂或第三卵巢。多余卵巢可以 1 个，也可以更多个。笔者认为，当多余卵巢仅有 1 个时，称为第三卵巢才比较恰当，否则应统称为多余卵巢。

多余卵巢中的额外卵巢和副卵巢在诊断和治疗中又有自己各自的特点，临床医生在诊治过程中应注意这些特点。

（1）额外卵巢（supernumerary ovary）：属于卵巢数量及位置的异常，具备典型卵巢组织及正常卵巢功能，可以位于正常卵巢位置以外的其他腹盆腔任何位置及腹股沟外阴等处，与正常位置的卵巢完全分开并与正常卵巢、阔韧带、子宫卵巢韧带或输卵管卵巢韧带没有直接或通过韧带的联系，其体积和形状与正常卵巢相似，直径为 1～2cm，为罕见的一种卵巢畸形，无一例能在手术前获得诊断。额外卵巢可位于盆腔、腹膜后腔、主动脉旁、结肠系膜或大网膜等，但多位于腹膜后输尿管与乙状结肠之间、子宫骶骨韧带左侧方、大网膜处、回肠系膜处等位置。

（2）副卵巢（accessory ovary）：是指在正常卵巢附近出现多余的卵巢组织，具有正常的卵巢组织结构和功能，其位置通常接近或连接于正常位置的卵巢，也可能与阔韧带、卵巢固有韧带或骨盆漏斗韧带相连，但更多见的是位于靠近子宫或子宫角附近的阔韧带内，体积一般较小，直径为 1～2cm，多数＜1cm，可多个出现，呈结节状。

（3）分叶卵巢（lobulated ovary）：由于卵巢分裂不完全而形成，通常由于 1 个至数个深沟将卵巢分为 2 个或更多部分的畸形卵巢，有时乃至完全分隔，由结缔组织连接各叶。分叶卵巢通常为 2 叶，偶有 3～4 叶。分叶卵巢在胚胎学上似与额外卵巢有关，属于卵巢组织重复或分裂所致。分叶卵巢有时与副卵巢难以区别，特别是当其中一个分叶卵巢明显小于其他分叶卵巢时就更难以判断。

（4）异位卵巢（dystopic ovary）：有先天因素，也有后天因素，但更多见于盆腔手术后的改变如年轻宫颈癌患者术中的卵巢移位。异位卵巢迄今尚无严格的概念、统一命名及分类标准。有学者将异位卵巢分为手术移植的异位卵巢、炎症引起的异位卵巢和胚胎期卵巢下降异常所致的真性异位卵巢三种类型，前两者为后天性，最后一种为先天性。本节主要讨论真性异位卵巢，以下简称异位卵巢。异位卵巢是指卵巢在发育过程中受阻，仍停留在胚胎期的位置而未下降至盆腔，或下降过度超出双侧卵巢窝甚至盆腔以外的位置。

（5）其他卵巢发育异常：包括极为罕见的脾性腺融合（splenogonadal fusion）及子宫样附件团块（uterus-like adnexal mass）等。

①脾性腺融合是一种极为罕见的性腺发育异常，男女两性均可发病，但男女之比并不一致，约有16.8%的脾性腺融合患者是在尸检时无意发现的。

脾性腺融合发生于宫内胚胎的早期，脾和性腺组织混合导致脾组织接近卵巢或卵巢门的小管。脾性腺融合的病因尚未明确，目前广泛接受的观点认为主要是由于胚胎在宫内发育的早期，脾组织位于卵巢和中肾管附近，胚胎发育至5～8周，性腺尚未下降时，脾和性腺发生了融合。也有认为同时覆盖于脾和生殖脊的腹膜表面的轻度炎症可能是导致脾和性腺2个器官的部分融合。

②子宫样附件团块是指一种由平滑肌组成的团块，中央有衬覆子宫内膜的腔，占据卵巢或卵巢附近的位置。前几年称为取代卵巢的“子宫样团块”（“uterus-like mass” replacing ovary），认为该病卵巢被子宫样团块所包绕取代。子宫样附件团块是一种极为罕见的性腺发育畸形，临床上表现为良性行为的囊性肿块，其特点为子宫内膜样组织沿着囊内中心腔排列，囊腔的内衬排列为类似于子宫内膜的子宫内膜腺体和间质，囊壁周围环绕着厚厚的平滑肌束，其排列类似于子宫肌层。

四、临床特点

卵巢发育异常常在开腹手术时发现。因卵巢发育异常，临床常有卵巢功能不全和不育等表现。闭经或月经失调常见。个别特纳综合征患者第二性征发育不良，身材矮小，智力低下，以及蹼颈、肘外翻等。

五、诊断

应检查全身发育情况，妇科检查内外生殖器发育及第二性征，B超、腹腔镜可协助诊断。卵巢内分泌测定和子宫内膜检查，可间接反映卵巢功能及子宫内膜反应。

（石一复）

参考文献

石一复，郝敏，2014. 卵巢疾病 . 北京：人民军医出版社：60，581-592.

杨冬梓，石一复，2008 小儿与青春期妇科学 . 北京：人民卫生出版社：55-67.

曹泽毅，2014. 中华妇产科学 . 第3版 . 北京：人民卫生出版社：1280-1292.

朱兰，2013. 女性生殖器官畸形新分类分型和现代诊治策略 . 中国实用妇科与产科杂志，29（10）：761-763.

中华医学会妇产科学分会，2015. 女性生殖器官畸形诊治的中国专家共识 . 中华妇产科杂志，50（10）：729-733.

中华医学会妇产科学分会，2015. 关于女性生殖器官畸形统一命名和定义的中国专家共识 . 中华妇产科杂志，50（10）：648-651.

周慧梅，朱兰，2017MRKH综合征的诊断特点及临床处理 . 中国计划生育和妇产科，9（9）：12-14

郎景和，2011. 青少年妇科学 . 北京：人民军医出版社：83-87.

邓姗，2018. 女性生殖道畸形新分类 . 中国实用妇科与产科杂志，34（4）：361-367.

夏恩兰，2018. 子宫畸形的诊治 . 中国实用妇科与产科杂志，34（4）：367-370.

孙莉颖，朱丽，2018. 阴道斜隔综合征的诊治 . 中国实用妇科与产科杂志，34（4）：374-376.

EmansSJ, Marc R L, Donald P G. 儿童及青少年妇科学 . 第5版 . 郎景和，向阳，译 . 北京：人民卫生出版社：212-267.

Adam H B, Paediatric and Adolescent Gynaecology, 2014. Cambridgeshire: Cambridw Cambridw University Press: 104-157.

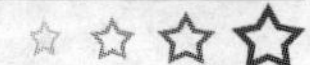

Lourdel E, Cabry-Goubet R, Merviel P, et al, 2007. Septate uterus: role of hysteroscopic metroplasty. Gynecol Obstet Fertil, 2007, 35(9): 811-818.

Nakhal Rs, Creighton SM. Management of vaginal agenesis. J Pediatr Adolesc Gynecol, 25(6):352-357.

ACOG Committee on Adolescent Health Care, 2006. ACOG Committee Opinion No. 355: Vaginal agenesis: diagnosis, management, and routine care. Obstet Gynecol, 108(6): 1605-1609.

第 25 章 小儿与青少年女性性发育异常

性发育异常（disorders of sex development，DSD）是指由于先天性的染色体、性腺或性别解剖结构发育出现异常，是疾病谱广泛、有不同病理生理改变且临床表现各异的一组疾病，最常见于新生儿、小儿和青少年。新生儿和小儿常表现为生殖器异常，而青少年则表现为青春期异常的性发育。性发育异常是一组病因非常复杂的疾病，分类方法也难以统一，以往习惯于以性腺病理为基础进行分类，将性发育异常统称为两性畸形（hermaphroditism），同时根据临床表现和病理，将两性畸形分为真两性畸形（true hermaphroditism）和假两性畸形（pseudo hermaphroditism）。近年来，多数专家和学者认为"两性畸形"是一种对患者具歧视性的称谓，且临床上所见性发育异常病因种类繁多，按真假两性畸形分类已不足以反映目前临床所见的各种类型。因此，在阐述性发育异常前首先需要回顾和明确性发育异常的分类。

第一节　性发育异常分类

性分化发育过程是一个连续而有序的过程。首先是受精时染色体性别的确定，其次是性腺性别的分化和发育，从而引导内外生殖器官的分化及发育，最后在性激素的影响下形成表型性别。因此，我国葛秦生等提出将性发育过程中的三个最关键的环节即性染色体、性腺、性激素作为性发育异常的分类基础，将其按病因分成三大类如表 25-1 所示。近年来，随着细胞和分子遗传诊断技术的快速提高，越来越多的性发育异常病因得以明确。也随着对伦理问题和患者关注度和认识度的提高，需要重新审视以往的命名法。理想的命名和分类法应该足够灵活，足以纳入新的信息。在此背景下，2005 年 50 位国际顶尖专家集聚美国芝加哥，开创了具有里程碑意义的共识，将 John Money 理论（1955～1990 年）过渡到芝加哥共识。该共识将性发育异常进行了新的分类和使用新的名词来代替以往使用过的名词，用性发育异常来替代以往的两性畸形名词，同时也摒弃了如真两性畸形、假两性畸形、性逆转等术语，并根据染色体核型不同对其进行了重新分类，新的分类将性发育异常按性染色体分为 46，XX 性发育异常（主要与 SRY 基因易位、雄激素过量有关）、46，XY 性发育异常（主要与睾丸分化发育异常及雄激素合成、利用障碍有关）和性染色体型性发育异常（主要与性染色体核型异常有关）三大类，新旧术语对照关系见表 25-2。芝加哥共识中所提出的新的术语在性发育异常的分类中的应用见表 25-3。在三个分类下，又进行亚分类，分性腺发育异常、雄激素合成异常、雄激素作用异常、雄激素过多、间质细胞缺陷、苗勒管永存综合征、苗勒管发育缺陷、非特异性雄性化不全病症及其他，在每个亚分类中根据细胞及分子遗传检查结果来明确诊断。我国葛氏分类法在我国沿用已久，条理清楚，简单实用，便于学习和记忆，本章节将以葛氏分类法为基础，参照表 25-2 采用新术语进行阐述。其中以往称为“真两性畸形”的性发育异常可有各种类型嵌合体的性染色体，也可有正常的 46，XX 或 46，XY 性染色体，因此按照分类的定义即可归入性染色体异常，也可归入性腺发育异常。本书将其归入性腺发育异常中讲述。

表 25-1　性发育异常葛氏分类法（1994）

分　类	病　因
性染色体异常 （包括性染色体数目与结构异常）	Turner 综合征 XO/XY 性腺发育不全 超雌 真两性畸形（嵌合体性染色体） 46，XX/46，XY 性腺发育不全 精曲小管发育不良（Klinefelter）综合征
性腺发育异常	XX 单纯性腺发育不全 XY 单纯性腺发育不全 真两性畸形（46，XX 或 46，XY） 睾丸退化
性激素量与功能异常	雄激素过多 　先天性肾上腺皮质增生 　妊娠早期期外源性雄激素过多 雄激素缺乏（合成酶缺乏） 　17α- 羟化酶缺乏：完全型；不完全型 雄激素功能异常（雄激素不敏感综合征） 　完全型；不完全型

表 25-2　性发育异常新旧医学术语对照

新术语	旧术语
性发育异常	雌雄间体
46，XY DSD	男性假两性畸形、男性雄性化不全、男性女性化
46，XX DSD	女性假两性畸形、女性雄性化过度、女性男性化
卵睾型 DSD	真两性畸形
46，XX 卵睾型 DSD	46，XX 性逆转
46，XY 完全型性腺发育不良	46，XY 性逆转

表 25-3　性发育异常新分类（2005 年芝加哥共识命名法下新分类）

性染色体型 DSD	46，XY DSD	46，XX DSD
45，XO	睾丸发育异常	卵巢发育异常
（Turner 综合征及其变异型）	完全性性腺发育不全	卵睾型 DSD
47，XXY	部分性性腺发育不全	睾丸型 DSD
（Klinefelter 综合征及其变异型）	性腺退化	性腺发育不良

续表

性染色体型 DSD	46，XY DSD	46，XX DSD
45，X/46，XY （混合性性腺发育不良症，卵睾型 DSD） 46，XX/46，XY （嵌合体，卵睾型 DSD）	卵睾型 DSD 雄激素合成或功能异常 雄激素合成缺陷 17α- 羟化酶缺乏 急性调节蛋白（StAR）突变 雄激素功能异常 雄激素不敏感综合征 完全型、部分型 LH 受体缺陷（睾丸间质细胞发育不良、不发育） AMH 异常和 AMH 受体异常（苗勒管永存综合征）	雄激素过量 胎儿性 21- 羟化酶缺乏 11- 羟化酶缺乏 胎盘性 芳香化酶缺乏 P450 氧化还原酶异常 母体（黄体瘤、雄激素摄入过量） 其他 泄殖腔外漏、阴道闭锁

第二节 性染色体异常

一、先天性卵巢发育不全

先天性卵巢发育不全（congenital ovarian dysgenesis）是染色体为 45，XO 的一种性发育异常，是最为常见的性发育异常。1930 年由 Ullrich 首先描述了本病的临床表现。Turner 于 1938 年报道了 7 例青春期后的妇女，生殖器和第二性征不发育、身材矮小、蹼颈、肘外翻等为其主要特征性表现，故又称 Turner 综合征（Turner syndrome）。其发生率为新生儿的 10.7/100 000 或女婴的 22.2/100 000，占流产胚胎的 3%～10%，仅 0.2% 的 45，XO 胎儿达足月，其余在孕 10～15 周死亡。

（一）发病机制和遗传学

本症是由于性染色体异常所致，其性染色体除 45，XO 外，可有多种嵌合体，如 45，X/46，XX；45，X/47，XXX；45，X/46，XX/47，XXX 等。单一的 X 染色体多数来自母亲（有学者证实本症患者的 X 染色体 75% 为母源性，而 25% 为父源性）。因此，大多数患者是由于父亲的精母细胞性染色体不分离所造成。其性染色体异常主要有如下几种核型。

1. X 单体型 45，XO 无染色质，具有典型的本综合征表型，最多见。

2. X 染色体缺失 46，Xdel（Xp），46，Xdel（Xq）。

3. 等臂染色体 46，X（Xqi），其表型与 XO 相似，但约有 1/5 伴发甲状腺炎和糖尿病。

4.嵌合体：核型为 XO/XX，XO/XXX 或 XO/XY。表型有很大差异，可从完全正常到典型的 XO 表型，根据嵌合体中哪一种细胞占多数而有相关的表现，若正常性染色体占多数，则异常体征较少，反之，若异常染色体占多数，则典型的异常体征也较多。性染色体结构异常者，性染色体长臂缺失或短臂等臂的组型在临床上只有性腺发育不良，而没有身材矮小的特征。由此推测：身高与性腺的发育异常与长臂和短臂均有关系。正常身高者长臂和短臂都不可缺少，短臂起决定作用。性腺的发育也是如此，但长臂起主要作用。如为多种嵌合体核型，则临床表现决定于嵌合体中占多数的细胞。正常性染色体占多数，则异常体征较少；反之，若异常染色体占多数，则典型的异常体征也较多。

（二）临床表现

本病临床特点为身材矮小、生殖器与第二性征不发育和一系列躯体的发育异常。具体描述如下所述。

1. 新生儿呈女性外表，身长较短，出生体重较轻，手足背部扪之有坚实无炎症表现的淋巴水肿，通常在第 2 年才逐渐消失。

2.智力：一般尚可，但常比同龄人低，常表现听力和理解力差。

3.面部：颌面部发育不成比例，短小、缩颌。常有内眦赘皮，偶见双眼距过宽，斜视（内斜或外斜），集合功能不足，外展麻痹，眼球可发生轻突或震颤，上胞下垂，近视，椭圆形角膜，角膜薄弱，蓝色巩膜，先天性青光眼或原发性开角青光眼，白内障等。耳郭大而低位，偶见先天性重听或耳聋。上唇圆曲，下唇直短（呈鲨鱼样）。

4.颈部：颈项短粗，50% 患者有颈蹼，发际低，甚至低达肩部。

5.胸部：胸部宽，呈桶状或盾牌状，两侧乳头小而相距远，乳头位于锁骨中线外，乳腺不发育。

6.心血管系统：35% 合并有先天性心脏病，其中 1/4～1/2 病例中有主动脉弓狭窄及原发性高血压，偶见肺动脉瓣狭窄。

7.骨骼：骨骼畸形或异常肘外翻（75%），颈椎发育不良（80%），骨质疏松，阳性掌骨征（第四、五掌骨短小），锁骨外端与骶骨翼发育不良，第五手指短且弯曲，胫骨内倒可有外生骨疣，椎体扁平，身材矮小，通常成年后身高不超过 150cm。

8.皮肤及指甲：多痣，皮肤总嵴纹数增加，有黏液性水肿，指甲常有生长不良，过度凸起。

9.生殖、泌尿系统异常：卵巢发育不全呈白色条索状，内外生殖器官呈幼稚型，原发性闭经，绝大多数不孕，个别患者能怀孕，但流产、死产发生率高。阴、腋毛缺如或稀少。偶见马蹄肾。

10.代谢异常：肥胖、糖代谢异常等的发生率高于正常人群。中山大学附属第一医院对 2010～2013 年收治的 47 例特纳综合征患者代谢情况进行总结分析，结果显示代谢综合征的发生率高，其中以高血压和血脂异常发生率最高。一些患者早期即可出现代谢异常，中央型肥胖是代谢综合征发展过程中的早期改变。患者早期代谢异常改变的可能原因之一是胰岛素分泌反应延迟及血糖不耐受相关的胰岛素抵抗。此外，人体测量学检查腰围身高比以 0.5 为界限能在早期更有效地预测特纳综合征患者代谢异常的发生。

11.其他异常：偶见微血管扩张、甲状腺抗体增高，中枢神经识别、空间感觉和定向障碍。

12.实验室检查：染色体检查见典型核型。自 10 岁起 LH 和 FSH 显著升高，FSH 的升高大于 LH 的升高，雌激素水平低。在健康成年女性循环中抗苗勒管激素（anti mullerian tube hormone，AMH）的水平可反映个体原始卵泡的数量并预测生殖寿命，而大多数的特纳综合征患者在病程中都会出现原始卵泡的进行性丧失。既往横断面研究显示，抗苗勒管激素是判断青少年特纳综合征卵巢功能的一个敏感性和特异性均较高的指标，但是对于预测那些早期卵巢功能正常的患者出现卵巢早衰的时间尚不清楚。Lunding 等对 120 例特纳综合征患者进行前瞻性纵向队列研究发现 AMH＜4pmol/L（＜-2SD）预示着青春期前女孩将缺乏青春期发育，青少年及成年女性患者将发生卵巢早衰。可见，抗苗勒管激素是特纳综合征卵巢功能早衰的一个预测因子。染色体核型与这类患者是否有自发青春期及是否发生卵巢早衰相关，其中 45，XO 患者发生自发青春期的比例较低而发生卵巢早衰的比例较高。

本症可有多种异常表现，但很少有患者具有上述全部的异常表现。

（三）诊断与鉴别诊断

除根据临床表现外，最主要的是染色体核型检查。核型为45，XO（包括上述各种嵌合体核型）即可确诊。需有足够数量的细胞以明确是否有嵌合体的存在。若属结构异常，尚需通过分带技术了解缺失或易位部分的染色体。

（四）治疗

本病治疗目标是促进身高，刺激乳房与生殖器发育，预防骨质疏松，婚后辅助生育。

1. 促进身高　特纳综合征患者最终身高一般与同龄人相差约20cm，适时促进身高治疗至关重要。促进身高治疗方法有生长激素疗法和性激素疗法。其中注射生长激素治疗较为肯定，给予生物合成的生长激素可加快生长速度并增加5～10cm的最终身高。治疗的效果与开始治疗的年龄、治疗持续时间、治疗的剂量和频率有关。目前常规剂量为0.045～0.050mg/（kg·d）（每周0.375mg/kg），每天睡前皮下注射。据报道，治疗2～7.5年后，大部分患儿身高超过150cm。开始治疗年龄越小效果越明显。有学者建议可从4岁或5岁开始使用生长激素治疗，也可从12岁起用2年小剂量雄激素。应尽可能地延迟青春期的发育直至生长完全，避免过早应用雌激素促使骨骺早期愈合。北京协和医院田秦杰报道用含有雌、孕、雄3种激素作用的药物替勃龙，利用其雌、雄激素的作用治疗特纳综合征取得一定的身高增长。可从9岁开始用药，起始剂量每隔1天或每天1.25mg，随着年龄增长而逐渐加量。治疗期间定期复查骨龄。该方法减少了单用雄激素带来的男性化和糖耐量受损的副作用和单用雌激素引起的骨生长板早期愈合、限制骨生长、加速骨骺愈合的风险。

2. 促进乳房和生殖器发育　雌激素效果良好，但需长期使用，且需要把握用药时机。过早应用雌激素会促使骨骺早期愈合，影响身高。治疗上一般先促进身高，骨骺愈合后再用雌激素促使乳房和生殖器发育。可用戊酸雌二醇（补佳乐）2mg/d，或可酌情增加剂量，促使乳房发育。对有子宫的患者应用雌孕激素周期序贯疗法，可有月经来潮。剂量应个体化，可选择有效的最小剂量。

3. 辅助生育　45，XO/46，XX嵌合型，正常细胞系占多数，垂体促性腺激素水平无明显升高者有希望使用自身卵子完成生育。无卵子的有生育要求患者可通过供卵体外受精，胚胎移植而完成生育。

二、XO/XY性腺发育不全

XO/XY性腺发育不全是染色体为45，XO/46，XY嵌合体的一种性发育异常，是一种罕见的染色体核型异常疾病。临床表现和特纳综合征有很多相似之处，但因部分细胞含有46，XY染色体，故患者可出现不同程度的睾丸发育和男性化表现，导致外生殖器畸形和其他复杂的临床表现。此外，含有Y染色体的发育不良的性腺组织，发生性腺母细胞瘤的风险增加，如不能及早发现和切除，肿瘤可逐渐进展为浸润性恶性生殖细胞瘤，进而危及生命。

（一）发病机制

45，XO/46，XY嵌合体的个体具有45，X细胞系，同时至少有2个细胞系含有1条Y染色体，其形成机制尚未明确，推测和细胞有丝分裂过程中Y染色体不能顺利分离进入两个子代细胞有关。北京协和医院茅江峰等研究结果显示，57%（4/7）患者的Y染色体存在明显的异常。以至于传统G带核型分析难以判定它的来源而当作标志染色体（+Mar）处理。对部分染色体进一步分析显示，可存在AZFb和AZFc基因片段的缺失，AZF称为“无精因子（azoospermia factor）”，其片段丢失可导致精子生成障碍。目前已有研究显示，很多45，XO/46，XY患者的Y染色体存在大片段缺失、微小片段缺失或异染色质的丢失或重复等异常。异常Y染色体可能引起染色体的复制、联合和分离障碍，导致XY嵌合体的形成。

（二）临床表现

45，XO/46，XY嵌合体患者的外生殖器表现多样，根据睾丸发育不同程度，可表现为女性外阴（性腺发育不良）尿道下裂或正常男性阴茎。由于异常Y染色体的存在，一些45，XO/46，XY患者虽有睾丸形成和发育，但睾丸功能存在不同程度的缺陷，表现为隐睾、睾酮产量不足导致尿道下裂和生精障碍。性腺的发育状态更加复杂。病理上大致可分为睾丸组织、分化不良睾丸组织（或分化不良性腺组织，含有极少数生殖细胞）、索条状组织（含索条状结构，不含生殖细胞）、卵巢样组织及无性腺组织。一项大样本研究纳入47例45，XO/46，XY患者及他们85份性腺手术标本，结果显示：总体上18%的患者无性腺组织；在24例男性化患者中，73%存在睾丸组织，13%为分化不良性腺组织，而索条状组织和无性腺组织占13%；在23例完全女性外阴患者中，74%为索条状组织，22%为无性腺组织，剩余4%患者为卵巢样组织和分化不良性腺组织。由此可见，45，XO/46，XY患者几乎不存在卵巢组织，完全女性外阴患者，几乎都不存在睾丸组织。临床上可将本病的表现型分以下3种类型。

1. 表现为女性生殖器　具有特纳综合征的特征，但临床上可能区别于特纳综合征。这种个体往往身高正常，躯体无异常。由于缺乏性激素的刺激，其外生殖器、阴道、子宫和输卵管均发育不良，乳房无发育。阴毛、腋毛稀少或缺如。如有乳房发育，应警惕有分泌雌激素的肿瘤如性腺胚胎瘤或无性细胞瘤。有约25%的45，XO/46，XY患者性腺发生恶性肿瘤。

2. 表现为混合性性腺发育不良症（mixed gonadal dysgenesis）　其一，侧性腺为条索状，另一侧为发育不良的睾丸或一侧是睾丸或条索状性腺，对侧是性腺肿瘤。可能是45，XO细胞影响发生条索状性腺，而46，XY细胞促使发生睾丸两种细胞同时存在导致睾丸发育不良，异常的睾丸又易发生肿瘤。这种个体通常表现为两性化的外生殖器。其二，重要的临床表现是通常有苗勒管衍生器官，如子宫。这对诊断很有帮助，因为在几乎所有其他的男性假两性畸形类型中均无苗勒管衍生器官存在。因此只要性发育异常的个体具有两侧睾丸和一个子宫，无论是否鉴定出两种细胞遗传学的细胞系，都可诊断其为45，XO/46，XY嵌合体。偶尔表现为始基子宫或仅单侧输卵管或与睾丸同侧的输卵管。

3. 表现型为男性　这是最常见的类型。产前90%通过羊水细胞检查确定核型为45，XO/46，XY的胎儿属此类型。外生殖器有一定程度的女性化，如阴囊很小，近乎平坦，内有发育不良的小睾丸。与表现型为女性者比较，其性腺恶变的发生率较低。

45，XO/46，XY患者，因常伴有发育不良的性腺组织而导致性腺母细胞瘤的风险明显增加，高达30%~47%，肿瘤发生平均年龄为18岁。性腺母细胞瘤和原位癌可逐渐进展为非浸润性和浸润性的恶性生殖细胞肿瘤。研究显示，肿瘤发生和生殖细胞异常表达睾丸特异蛋白有关，而肿瘤风险和睾丸的分化程度有关。尿道下裂伴隐睾患者，因精子发生的局部微环境明显改变，可导致精子发育停滞和异常增殖，导致肿瘤发生风险增加。外生殖器充分男性化发育且睾丸位于阴囊内者，生殖细胞微环境良好，肿瘤风险几乎不增加。外阴完全女性患者，表现为索条状性腺组织或无性腺组织，生殖细胞很早发生凋亡而不能生存，因此肿瘤风险可能也不增加。虽然有发育不良性腺患者出现性腺母细胞瘤的个案报道，但几乎没有因恶性生殖细胞瘤而出现多部位转移的病例报道。鉴于以上对性腺母细胞瘤的认识。凡有Y染色体而性腺发育不全者，建议行预防性切除性腺组织。但在临床实践中，因顾虑到手术风险和其他因素，很多患者不愿行性腺切除术。鉴于腹腔镜检查的有效性和安全性，以及发育不良性腺组织的肿瘤风险，建议对患者进行个体化处理：有男性化表现的隐睾患者，预防性切除性腺；对位于阴囊内、能大量生产睾酮的患者，可定期超声监测体表的睾丸；对完全女性外阴患者，可行腹腔镜探查，一旦发现性腺组织，可行预防性切除。

（三）诊断与鉴别诊断

1. 诊断依据　除临床特征外，首先进行染色体核型检查，染色体为45，XO，需有足够数量的细胞以明确是否有嵌合体的存在。若属于结构异常，尚需通过分带技术了解缺失或易位部分的染色体。明确诊断后，需要筛查可能伴有的其他并发症，包括心血管异常、甲状腺异常、肝肾异常等，以便进行相关的预防和治疗。

2. 产前诊断　羊水细胞测定胎儿细胞染色体核型。

3. 鉴别诊断　需与睾丸发育异常疾病、特纳综合征相鉴别。

（四）治疗

其治疗目的是促进身高，根据就诊时患儿的社会性别及性腺情况进行相应的激素补充治疗，评估性腺的去留，进行必要的外生殖器矫形。

1. 表现型为两性畸形或女性化外生殖器的患者　应尽早切除性腺，青春期后使用雌激素补充疗法。发育较好的子宫可保留，留待今后可通过捐赠卵子或胚胎而获妊娠。

2. 表现型为男性的患者　可保留性腺，定期行B超或触诊检查阴囊了解睾丸变化情况。

3. 其他　外生殖器的手术矫形。

三、超雌

女性有2个以上的X染色体时，成为超雌（superfemale）。其发生原因主要是由于母方染色体不分离所致，而其中主要错误发生阶段是细胞第一次减数分裂时期。常见的染色体为47，XXX，也有报道有5个X。患儿均为女性，没有明显的外表特征，出生时无明显的先天畸形表现，身高一般略高于同龄人平均高度。性染色体异常患儿（尤其是47，XXX、47，XXX及相关嵌合体）并不会在表型上和智力上与正常儿童有很大差异，成年后可能会遇到生育上的问题，但除此之外，她们可以像正常儿童一样生长。Jacobs1959年首次报道47，XXX大多数智力正常，无畸形，有生育能力。少数智力稍低，发育迟缓或有先天畸形，并有精神分裂症倾向。48，XXXX由Kesaree和Wooley首次描述，表现为智力严重障碍，类似唐氏综合征面容，还可有四肢骨畸形。多X的特点为X越多，智力低下程度越严重。患者乳房和内外生殖器发育差，可有继发性闭经或早绝经，也可有正常月经或生育。临床可误诊为唐氏综合征。

四、精曲小管发育不良

精曲小管发育不良又称为克氏综合征（Klinefelter Syndrome，KS），是一种性染色体数目异常的性发育异常。典型染色体核型为47，XXY，也有嵌合型，性腺为睾丸，发生率为1/1000～1/600活婴。既往研究显示，与糖代谢及炎症相关因子的基因均定位于X染色体上，而这些基因转录失调可能会导致精曲小管发育不良患者代谢病的发病率增高。德国学者研究显示精曲小管发育不良患者的腰围更大、胰岛素抵抗及糖代谢紊乱的发生率更高、炎症因子水平增高、心电图的QT间期缩短，QT间期缩短与心室颤动及心源性猝死密切相关。此外，该学者通过外显子组测序发现 X 染色体上的 21 个基因表达有差异，KDM6A 基因过度表达与患者先天发育异常及智力缺陷相关，CSF2RA、CD99 基因的过度表达与患者的腰围、炎症因子水平及胰岛素抵抗程度相关。父系来源的多余 X 染色体的患者 QT 间期缩短更显著，其心血管危险事件的发生风险更高。由此进一步验证了超数 X 染色体在精曲小管发育不良的病理过程中发挥了重要作用，不同的基因表达模式其临床表现也各不相同。

患者睾酮水平低，LH 和 FSH 显著升高。有男性分化的外生殖器，但幼年时尿道下裂，患者在青春期前很难发现，一般在青春期睾丸、阴茎与第二性征不发育而就诊。睾丸小又硬，精曲小管退化呈玻璃样变，无生精现象。皮肤细嫩，不长胡须，身材较高，寿命明显短于正常男性。此类患者主要在泌尿外科或内分泌科就诊。部分患者因乳房发育而到妇科就诊，其乳房发育是由于导管周围纤维组织数量的增加而非自然的导管增生所致。

第三节　性腺发育异常

此类性发育异常，性染色体检查正常，但由于某些因素影响，性腺在胚胎不同时期发生不同程度的发育不全或退化而造成性发育异常。患者临床表型多样，卵巢发育不全者的生殖器官仍为女性，但睾丸发育不全或退化将影响男性生殖器官的发育，生殖器官可以从完全女性到男性尿道下裂等各种不同的临床表现。从性腺发育不全到完全性逆转，特别是一些促进睾丸分化和发育的因子可同时表达于多个组织，因此，这些基因的突变不仅导致患者性发育异常，还可伴有其他系统的异常表现。此类性腺发育异常中以单纯性腺发育不全为最常见，可分为 XX 与 XY 单纯性腺发育不全，其中以 46，XX 为最多见。这两类性腺发育不全临床表现极为相似，但性染色体不同，因而处理也不同。

一、46，XY 单纯性腺发育不全

在胚胎早期睾丸不发育，未分泌睾酮和苗勒管抑制物质（Müllerian inhibiting substance，MIS），中肾管缺乏睾酮作用而未能向男性发育，副中肾管未被苗勒管抑制物质抑制而发育为输卵管、子宫与阴道上段，外生殖器未受雄激素作用而发育为女性外阴。其临床表现为女性内外生殖器官，但发育幼稚，无阴毛、腋毛或稀少，双侧条索状性腺，染色体为 46，XY，出生后按照女婴抚养，生长和智力正常，多因青春期原发闭经或乳房不发育而就诊，用人工周期可来月经。1955 年 Swyer 首先描述此类疾病，故也称 Swyer 综合征（Swyer syndrome）。

（一）病因及发病机制

1. WT1 基因突变　WT1 在胚胎早期即在尿生殖嵴内表达，此后在肾和性腺发育过程中持续表达。WT1 完全缺失会导致肾脏威尔姆肿瘤、虹膜畸形或缺如、泌尿系统异常（常见隐睾和尿道下裂）、智能障碍（Wilms tumor、Aniridia、Genitourinary anomalies、mental Retardation，WAGR）综合征。如果 WT1 蛋白表达异常，常于 2 岁左右出现肾母细胞瘤，性腺受损较晚，由于抗苗勒管激素产生正常因而患者体内不存在子宫和输卵管，患者表现为进行性肾小球硬化及性腺发育不全，晚期肾病常于 3 岁左右出现。如果 WT1 蛋白正常，患者不会发生肾母细胞瘤，但性腺分化受损较早，无抗苗勒管激素产生，患者有子宫和输卵管，表现为完全性性发育不良、永存苗勒管、局灶性节段性肾小球硬化和儿童晚期的终末期肾病。

2. SF-1 基因突变　SF-1 基因位于 9q33，

对男性性别的决定和分化至关重要，可促进胚胎抗苗勒管激素的表达，进而促进苗勒管的退化。1999 年第 1 例报道的 SF-1 基因突变患者表现为 46，XY 完全性性发育不全、永存苗勒管和原发性肾上腺皮质功能缺陷。

3. DAX-1 基因　表达异常 DAX-1 基因位于 Xp21，主要表达于垂体－下丘脑、性腺和肾上腺。在性腺分化过程中 DAX-1 抑制睾丸的分化，过度表达导致 46，XY 睾丸型性发育异常；DAX-1 基因突变可造成 X 连锁隐性先天性肾上腺发育不全、隐睾、青春期发育受阻和促性腺激素不足性性腺功能减退。

4. SRY 和 SOX9 基因　突变 SRY 基因位于 Y 染色体的短臂，是决定性腺原基向睾丸分化的关键基因。SRY 基因突变导致 46，XY 完全性性发育不全和条索状性腺。15%46，XY 完全性性发育不全患者存在 SRY 基因突变。SOX9 基因位于 17q24.3-25.1，不仅与 SRY 共表达于男性尿生殖嵴，促进男性性腺的分化，亦可在骨骼组织表达直接调控Ⅱ型胶原基因。SOX9 的缺失可导致 46，XY 完全性性发育不全、条索状性腺和骨骼畸形。

除了上述因子异常导致的 46，XY 完全性性发育不全外，在男性完全性性发育不全中还包括因雄激素合成和作用异常所致完全性性发育不全，如雄激素受体基因突变、5α-还原酶缺乏及与其他综合征有关的基因突变。

（二）临床表现

女性内外生殖器官，但发育幼稚，无阴毛、腋毛或稀少，双侧条索状性腺，染色体为 46，XY，出生后按照女婴抚养，生长和智力正常，多因青春期原发闭经或乳房不发育而就诊，用人工周期可来月经。个别患者可有阴蒂肥大，为部分性性腺发育不全。

（三）诊断

根据上述临床表现，进行染色体核型检查进行诊断。超声可了解内生殖器发育情况。腹腔镜检查可见条索状性腺，性腺活检病理学检查示条索状性腺无生殖细胞，甚至还会发现性腺肿瘤。

（四）鉴别诊断

需要与完全型雄激素不敏感综合征和 46，XY17α-羟化酶缺乏等鉴别（表 25-4）。

表 25-4　三种 46，XY 性发育异常鉴别诊断

	单纯性腺发育不全	雄激素不敏感综合征（完全性）	17α-羟化酶缺乏
原发闭经	+	+	+
乳房发育	−	+	−
阴、腋毛	−	−	−
外生殖器	女性型	女性型	女性型
阴道	有	盲端	有
宫颈及子宫	有	无	无
人工周期后月经来潮	有	无	无
性腺	睾丸（条索状）	睾丸（发育不全）	睾丸（发育不全）
染色体	46，XY	46，XY	46，XY
雄激素	低下	正常或升高	低下
雌激素	低下	正常或升高	低下
高血压	无	无	有
低血钾	无	无	有

（五）治疗

该类患者如果在超声检查时发现性腺有包块应积极行腹腔镜探查。含有 Y 染色体患者的条索状性腺有发生恶变的可能，应予以切除。如手术时性腺已有肿瘤，应在术中送检冷冻切片，根据病理提示肿瘤性质和期别决定手术范围及术后的辅助治疗。肥大的阴蒂可以通过整形手术切除。青春期可开始人工周期替代治疗。该类有生育要求的患者可通过供卵和体外受精胚胎移植助孕后生育后代，激素补充治疗需持续至早孕期。

二、46，XX 单纯性腺发育不全

（一）病因和发病机制

已有报道多个家族姐妹中有 2 个以上的患者，父母中有近亲史，提示可能是一种隐性常染色体遗传病，但仅限于 46，XX 个体。性腺发育不全可来自基因突变，如 Wnt-4 基因突变，也可由于染色体异常，因此染色体正常并不除外性腺发育不全。因基因突变而造成性腺发育不全，其姐妹或母系其他后裔也有可能发生此病。

（二）临床表现

表型为女性，身高正常，类去睾体型，原发闭经，青春期乳房及第二性征不发育，内外生殖器为发育不全的女性，有输卵管、子宫与阴道，性腺条索状，用人工周期可来月经。患者出生后按女性生活，常因青春期乳房不发育或原发闭经而就诊。成年时血清雌激素水平低下，促性腺激素水平升高。体内不含 Y 染色体，性腺肿瘤发生率低，此点与 46，XY 单纯性腺发育不全者不同。且此类神经性耳聋发生率稍高。

（三）诊断

染色体为 46，XX，区别于 46，XY 类型。对于染色体为 46，XX 的原发闭经患者，通过腹腔镜或超声扫描或剖腹探查观察到双侧条索状性腺即可诊断。

（四）鉴别诊断

需要与特纳综合征鉴别，除染色体外，体貌外观上区别是此类患者身高正常，且无其他特纳综合征的躯体异常特征。

（五）治疗

此类患者不需要手术治疗。青春期后应尽早给予生理剂量的人工周期替代治疗，可有撤退性出血，促进女性第二性征发育，预防骨质疏松。通过供卵和体外受精胚胎移植助孕后可望妊娠。

三、卵睾型性发育异常

卵睾型性发育异常以往称为“真两性畸形”，是一种罕见的性发育异常，患者有双重性腺性别，体内同时有睾丸及卵巢，并可有双重遗传性别或遗传性别和性腺性别相矛盾。染色体核型以 46，XX 型最为常见，占 80%～90%，而 46，XY 少见，约占 10%，极小部分为嵌合体（chimera）。其中嵌合型在欧洲和北美洲更常见，46，XY 型在日本、斯里兰卡和非洲西部更常见。临床表现取决于在胚胎性别决定和性分化期间是否存在的功能性睾丸和（或）卵巢组织及两者之间的关系。临床表型谱广，包括性腺模糊、腹股沟区肿物、青春期后男性乳房发育、周期性血尿等，男性化不全程度轻或女性表型等。因此，按分类的定义既可归入性染色体异常，也可归入性腺发育异常。由于 Y 染色质阳性，患者外生殖器呈男性，阴茎有尿道下裂，阴囊中无睾丸，阴毛呈女性分布。明确诊断主要依靠染色体核形分析和性腺 B 超发现体内卵巢和睾丸同时存在，剖腹探查病理活检证实为卵睾。

（一）病因及发病机制

1. 46，XX 卵睾型性发育异常　常染色体隐性遗传，部分呈家族性，具体机制不明。10% 患者证实有 SRY 基因表达和易位。发病机制有以下学说。① X-Y 异常交换学说：Ferguson-Smith 等在 1966 年就提出，在父源减数分裂过程中，X 和 Y 染色体的假常染色体区发生交换，若交换的断裂点延伸到睾丸决定因子（testis determining factor，TDF）（即现在证实的 SRY 基因），Y 染色体的 TDF 基因易位到 X 染色体上，则可出现 46，XX 卵睾型性发育异常（以往称为 46，XX 真两性畸形）。此后，多位学者的研究也证实了这一学说。②其他基因突变：目前仅发现少数 46，XXDSD 含有 Y 染色体顺序，人们已认识到 X 染色体及常染色体上也存在影响睾丸分化的基因。若 SRY 基因的某一靶基因发生突变而自行表达，则在没有 SRY 作用下也可使睾丸发育，出现 XX 男性化；若表达不完全致使睾丸发育不全，出现无 Y 的性发育异常。

2. 46，XY 卵睾型性发育异常　一般认为患者体内部分细胞具有 46，XX 或 45，X 核型或性分化过程中存在 DAX-1 基因的过度表达。SRY 基因是最重要的睾丸决定因子，SRY 基因若发生点突变，则可能出现 46，XY 单纯型性腺发育异常或 46，XY 卵睾型性发育异常。1993 年，Braun 等报道了一位核型为 46，XY 卵睾型性发育异常患者，性腺为卵巢组织，外周血白细胞及性腺组织切片 DNA 均含 SRY 基因。对 SRY 测序发现外周血白细胞 SRY 是正常的，而性腺组织同时存在野生型及突变型 SRY 基因的两种细胞系。在 46，XY 性反转患者中，已经发现存在 SRY 基因缺失及缺失 4 个核苷酸而引起的移码突变，认为因缺失 SRY 蛋白或编码无功能的 SRY 蛋白而导致睾丸决定或分化过程受阻。另外，常染色体和 X 染色体上也存在影响睾丸发育的基因，这些基因的突变活化可能导致 46，XX 及其他核型患者睾丸发育不全。46，XY 卵睾型性发育异常的病因还需对 X 染色体及常染色体上的有关基因做进一步研究。以上的发病机制涉及 SRY 基因及常染色体上的多种基因。除了性连锁之外，已有足够的证据说明 46，XY 卵睾型性发育异常遗传方式也包括常染色体显性遗传。

（二）临床表现

由于患者具有两种性腺，体形多有两性表现，而且往往与染色体核型没有直接关系。除了生殖器官发育畸形外，无特殊体征，未见身体上的畸形，也没有明显的智力障碍。

1. 乳房　卵巢在青春期后分泌雌激素，有排卵时还分泌孕激素，乳房发育成女性较多。乳房发育可见于任何核型，可能出现较晚，但也有乳房不发育者。

2. 子宫　染色体核型为嵌合体患者中子宫发育的比较多，而 46，XY 卵睾型性发育异常者子宫发育良好者较少，约有 50% 仅有子宫的残遗体，或子宫发育不良或子宫与体外不相通而产生经血潴留。

3. 输卵管、输精管　一般在睾丸的一侧没有输卵管的形成，在卵巢的一侧有输卵管形成，部分病例在卵巢的同侧又有睾丸组织存在，则有输卵管及输精管形成。

4. 外生殖器　主要有三种表现：①外生殖器为长短不一的阴茎，合并尿道下裂或阴茎系带及唇囊皱襞合并不全等；②外生殖器两性化可见阴蒂增大，唇囊皱襞合并不全，没有阴道或阴道下端闭锁，或阴道与尿道相通。无阴道者约占卵睾型性发育异常的 1/4；③外生殖器基本上女性型有阴道及阴蒂肥大，大小阴唇发育不良，青春期后有月经来潮。

5. 性别的定向养育　46，XY 卵睾型性发育异常者多数以男性定向养育，因为多数有男性体形或男性化的表现。

（三）诊断

1. 有诊断意义的病史　母亲妊娠早期的药物使用史或疾病史、家族中不明原因的围生期和新生儿死亡史，以及不明原因不育史。

2. 体检　包括行为举止、喉结、乳房的观察，阴囊（大阴唇）及腹股沟的触诊来区别睾丸、卵巢或卵睾及子宫。此外，还要仔细检查尿道口、阴道、尿生殖窦并行直肠指检，以了解其相互关系及有无宫颈、子宫和前列腺。有报道新生儿直肠指检最容易触及铅笔样子宫。体检可见性征及外生殖器发育的双性状态或畸形。但对其性别的判定有时非常困难，尤其在青春期前，第二性征尚未发育，很难做出正确的判断。而早期确定两性畸形患者的性别，并给予相应的治疗非常重要，所以应该进一步行实验室检查。

3. 实验室检查

（1）染色体核型测定：卵睾型性发育异常的染色体核型绝大多数为 46，XX，也可为 46，XY 或其他各种嵌合体，如 46，XX/46，XY；45，X/46，XY；46，XX/47，XXY；46，XX/47，XXY/49，XXYYY 等。

（2）SRY 和 ZFY 基因检测：对核型正常的患者，利用 PCR 扩增 SRY 并结合染色体分析，可判断患者的真实性别。分子细胞遗传荧光原位杂交检测使用 X、Y 染色体全染色体或其特殊位点的探针标志，可以测定 X、Y 染色体易位。Y 染色体上锌指结构基因（zinc-finger-Y gene，ZFY）是继 SRY 之后又一与性分化有关的基因，并与精子的发生有关。可用巢式聚合酶链反应扩增特异性 ZFY 基因方法，检测 DNA，判断患者的性别。

（3）类固醇激素及其代谢产物、垂体－肾上腺轴和垂体－性腺轴功能检查：尿 17 酮类固醇测定、血皮质醇及促肾上腺皮质激素测定可帮助鉴别肾上腺皮质增生引起的 46，XX 性发育异常。性腺发育不良者可有 FSH、LH 增高。hCG 兴奋试验有助于了解有无具备功能的睾丸组织及其睾酮合成能力。

（4）影像学检查

①超声、CT 或 MRI 检查：了解有无子宫或性腺（卵巢或未下降的睾丸）及尿道情况，但对混合性性腺发育不良者不能分辨卵巢或未下降的睾丸；了解肾上腺或肾形态学变化。

②逆行尿生殖窦造影：膀胱镜经尿生殖窦开口插入确定阴道状况，有无子宫、宫颈及尿道开口部位，并可做逆行造影明确内生殖管道解剖结构。

（5）腹腔镜检查：对临床不能扪及性腺者是必要的检查步骤，可查明腹腔内苗勒管结构及行性腺活检。常用冷冻切片快速做出诊断。其表现形式有三种：①一侧为睾丸，另一侧为卵巢，约占 40%；②每侧性腺中既有睾丸组织又有卵巢组织，称卵睾，约占 20%；③一侧为卵睾，另一侧为卵巢或睾丸，约占 40%。卵巢位置多正常，其旁附有输卵管，病理学检查卵巢正常，青春期后卵泡发育，有黄体及白体。卵睾及睾丸常在睾丸下降的位置上，睾丸附有输精管，卵睾旁常附有输卵管，偶见输卵管和输精管同时存在。

（四）鉴别诊断

1. 46，XY 卵睾型性发育异常　与雄激素过量分泌疾病如先天性肾上腺皮质增生症不易鉴别，需对性腺行病理检查，染色体核型分析是重要的鉴别诊断手段。

2. 性腺发育缺陷　见于 46，XY 或 46，XX 性腺发育不全、睾丸退化综合征、克氏综合征。

（五）治疗

1. 性别选择的重要决定因素是外生殖器解剖条件及外科整形后所能具备的性功能，遗传性别并非性别决定的要素。生育能力虽应考虑，但与其他因素相比不作为首要考虑。

2. 对于外貌及外生殖器大体属于女性的，应切除肥大的阴蒂、腹腔中的睾丸及卵睾，必要时扩大阴道，行阴道成形术，并以雌激素治疗使女性化更趋完善。

3. 对于主要体形及生活习惯属于男性的，应修补尿道下裂，切除阴茎系带，切除腹腔中的卵巢。如果睾丸的功能不够完善，应给予雄激素治疗。

4. 剖腹探查或腹腔镜检查中发现发育不良的性腺应予以切除防止恶变，因为有 Y 染色体的个体，其腹腔内的性腺尤其是发育不良者恶变率高。

5.遗传咨询：疾病多属散发性或非遗传

性，应及早做出诊断并作相应的手术治疗以便及早作性别定向，随后的性别教育也很重要。

四、睾丸退化

睾丸退化是一种临床罕见的性发育异常，常见于泌尿科和儿科，约占隐睾患者的5%，此类患者染色体为46，XY，性腺为发育不全的睾丸。既往按解剖外形分为多种类型，1977年Edmand等将多种分类的病理基础归为胚胎期睾丸退化所造成的外生殖器畸形后，将此类患者统称为睾丸退化。

（一）发病机制

男性胚胎在孕8～9周开始外生殖器分化，在18～20周时完成分化。在外生殖器开始分化后，由于种种因素导致睾丸在其完成分化前退化，即仅分泌一段时期的睾酮和副中肾管抑制因子，外生殖器有不同程度的男性发育，但由于睾丸发育的停滞，则不再分泌睾酮和副中肾管抑制因子，其外生殖器停止向男性分化与发育，表现为不同程度的外生殖器性别模糊。目前病因不明，可能和胚胎期睾丸血管的意外或精索扭转相关。但也有一些家族性病例的报道，提示部分病例中可能由于某些罕见基因突变引起。

（二）临床表现及诊断

患者染色体核型为46，XY，曾受睾酮影响，但未再继续发育，导致外生殖器表现模糊，如阴唇融合，阴蒂稍增大，尿道口在阴蒂根部，双大阴唇似阴囊，盆腔内无子宫。患者社会性别多为女性，智力发育正常，原发性闭经，乳房不发育，小便不畅。剖腹探查或腹腔镜检查见双侧输卵管发育不全，无子宫，双侧性腺为条索状，性腺水平低下，促性腺激素水平升高，hCG刺激试验睾酮无增加。

（三）治疗

根据内外生殖器形态决定手术方式，如排尿不畅者可手术治疗，包括生殖器矫形手术、性腺切除术等，青春期后辅以激素补充治疗促进第二性征发育，成年后考虑行人工阴道成形术，可获得满意的性生活。由于无子宫，即使采用供卵及体外受精技术，仍无法妊娠。

第四节　性激素量和功能异常

此类患者性染色体和性腺无异常，而主要为性激素的合成和（或）功能异常。雄激素的合成由4种基因编码的5种酶调控，雄激素通过雄激素受体发挥作用，其中任何环节的异常均可导致性发育异常。由于酶缺陷的程度不同，患者的临床表型多样，重者表现为典型的完全性性发育不全，轻者表现为小阴茎、尿道下裂和隐睾。患者除有性腺异常外多伴有醛固酮和皮质醇的合成异常。

一、雄激素量异常

雄激素量异常最常见的病因为先天性肾上腺皮质增生症，其次为母孕期接触雄激素过多。先天性肾上腺皮质增生症中21-羟化酶缺乏症最常见，其次还有11羟化酶缺乏。由于在胎儿期处于高雄激素环境中，患者出生时有不同程度的男性化表现，轻者出现阴蒂肥大或伴轻度的阴唇融合，重者尿道可开口于阴蒂顶端。患者生后由于雄激素的持续作用出现生长加速，但因骨骺提前闭合导致矮身材。出现痤疮，多有原发性闭经或继发性闭经和不育，伴有不同程度的色素沉着，以皮肤皱褶处如腹股沟、乳晕周围、腋窝和会阴部最为明显。可通过检测其上游代谢产物如17-羟孕酮（17-hydoxy progesterone，17-OHP）、脱氢表雄酮（dehydroepiandrosterone，DHEA）和雄烯二酮等确诊。

（一）先天性肾上腺皮质增生症致雄激素过多

先天性肾上腺皮质增生症（congenital adrenal hyperplasia，CAH）是于胎儿期起病，由于肾上腺皮质激素生物合成过程中以21- 羟化酶为主多种必需酶缺乏所引起的一组疾病，属常染色体隐性遗传病。新生儿中的发病率为 1/20 000～1/16 000。常见的酶缺陷包括 21- 羟化酶、11β- 羟化酶、18- 羟化酶、3β- 羟类固醇脱氢酶、20，22- 裂解酶、17α- 羟化酶等，其中 21- 羟化酶缺乏最常见，90% 以上的先天性肾上腺皮质增生症患儿为该酶缺乏所引起。

1. 病因和发病机制　21- 羟化酶由 CPY21A2 编码，也称为 CYP21 或 P450c21，是位于肾上腺皮质内质网的一种细胞色素 P450 酶。它能催化 17- 羟孕酮转化为 11- 脱氧皮质醇（皮质醇的前体），黄体酮转化为 11- 去氧皮质酮（醛固酮的前体）。21- 羟化酶活性的减少或缺失将使肾上腺皮质激素生物合成通路受阻，对下丘脑和垂体前叶的负反馈作用减弱，导致垂体前叶大量分泌促肾上腺皮质激素，肾上腺皮质在促肾上腺皮质激素的刺激下增生并产生过量的皮质醇前体，即 17- 羟孕酮堆积，转而经旁路致肾上腺雄激素合成增加。增加的雄激素常可导致出生后生长加快，严重受累的女性新生儿可有外生殖器男性化体征。并发的醛固酮缺失（黄体酮转化为醛固酮的前体受阻）可引起以发育停滞、血容量减少及休克为特征的全身失盐症状。肾上腺皮质在过量的促肾上腺皮质激素的刺激下如产生的肾上腺皮质激素足够身体需要，则代偿完全，如代偿不全，则仍具有肾上腺皮质功能减退的相关症状。综上所述相关的酶缺乏致使皮质激素生物合成终止于某一阶段，造成中间产物堆积。不同的酶缺乏将导致不同激素的产生障碍及中间产物的堆积（图 25-1），若中间产物具有生理活性，如皮质酮增多、醛固酮减少或缺失则可引起高血压和低钾血症。

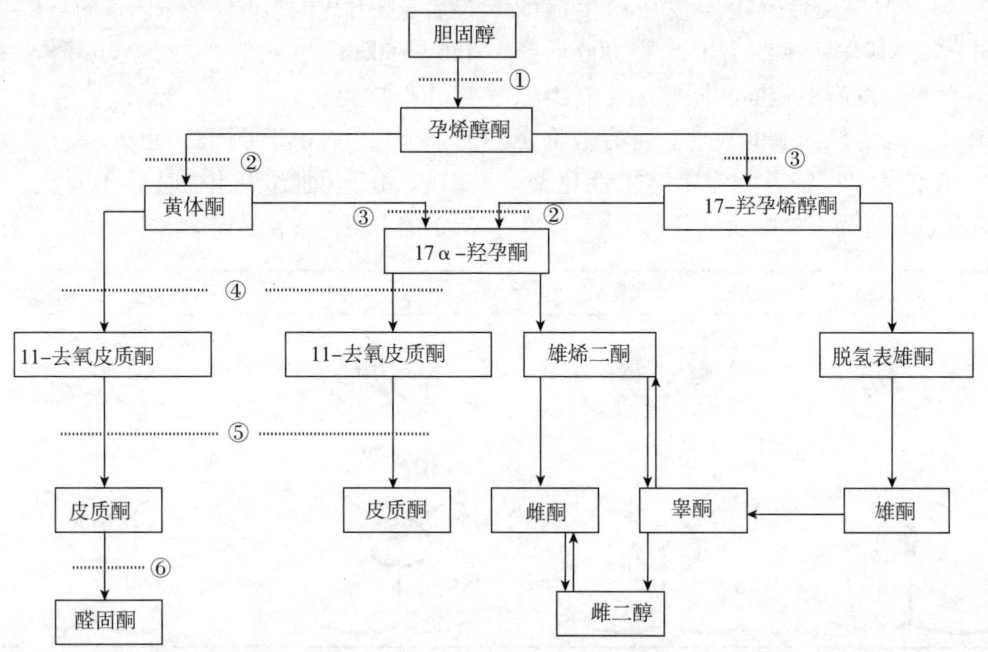

图 25-1　肾上腺甾体激素合成通路

①20，22- 裂解酶；②3β- 羟类固醇脱氢酶；③17α- 羟化酶；④21- 羟化酶；⑤11β- 羟化酶；⑥18- 羟化酶；→生物合成通路；…………酶缺陷通路阻断

2. 遗传学　21- 羟化酶缺陷是由细胞色素 P450 同工酶（CYP）基因上遗传编码缺陷引起的，缺陷的原因是 CYP21B 基因的突变。人类存在 2 个 21- 羟化酶基因，即活性 21- 羟化酶基因（CYP21A2 或 CYP21B）和无活性的 21- 羟化酶假基因（CYP21A1 或 CYP21P）。CYP21A2 基因上发现 3 种新的突变：两种错义突变为 9 号外显子上的 F404S 和 10 号外显子上的 T450P，以及 1 号外显子上 10bp 缺失所致的基因突变，该类突变被认为彻底削弱了酶的活性，导致 21- 羟化酶失活。先天性肾上腺皮质增生症的严重程度依赖于 CYP21 的缺乏程度。11β- 羟化酶有两个同工酶，编码合成这两个同工酶的基因是 CYP11B1 和 CYP11B2，11β- 羟化酶缺陷由 CYP11B1 基因突变所致，并以点突变为常见，基因突变导致酶活性消失。

3. 临床表现

（1）21- 羟化酶缺陷型：由 21- 羟化酶缺陷引起的先天性肾上腺皮质增生症为最常见的一类，占先天性肾上腺皮质增生症的 90%～95%，其发病率约为 1 ∶ 15 000 活产儿，男女两性发病率相同。同胞中可有类似发病者，且均为相同酶的缺乏。可有轻重之分，临床上通常将轻者称为单纯男性化型，重者除男性化外尚有失盐表现。

1）单纯男性化型（simple virilizing）：胎儿的肾上腺皮质功能于妊娠第 3 个月开始出现。21- 羟化酶缺乏导致女胎男性化在胚胎 8～12 周开始，因此，女胎出生时外生殖器即有不同程度的男性化表现。Prader 将不同程度的外阴男性化分为 V 型（图 25-2，图 25-3）。

①生殖系统：女性表现男性化（可有阴蒂增大，阴毛早现，尿道与阴道共同开口，外形如男性尿道下裂等）。胎儿在 20 周前发病时，外生殖器正在分化与形成过程中，若此时受增高睾酮的影响，外生殖器类似男性，如Ⅳ、V 型。胎儿在 20 周后发病，阴道与尿道已分化形成，外生殖器将表现为Ⅰ、Ⅱ型。而在男性胎儿则呈“早熟性生殖器巨大畸形”（外生殖器发育过度），睾丸发育一般较差。②性特征：女性青春期乳房不发育，原发性闭经，音调粗沉，体毛增多类似男性。③体型：因雄激素增多，生长快，肌肉发达，体态多矮小强壮。因骨骺融合过早，骨龄大于实际年龄，但最后身高却比同龄人矮，未治疗的身高一般在 140～150cm。④其他：由于皮质醇分泌减少，患儿抵抗力差，应激能力差，易感冒、发热等。个别患者由于原胆烷醇酮增多，可发生周期热。由于男性患者出生时不出现外生殖器官异常的表现，故容易误诊。

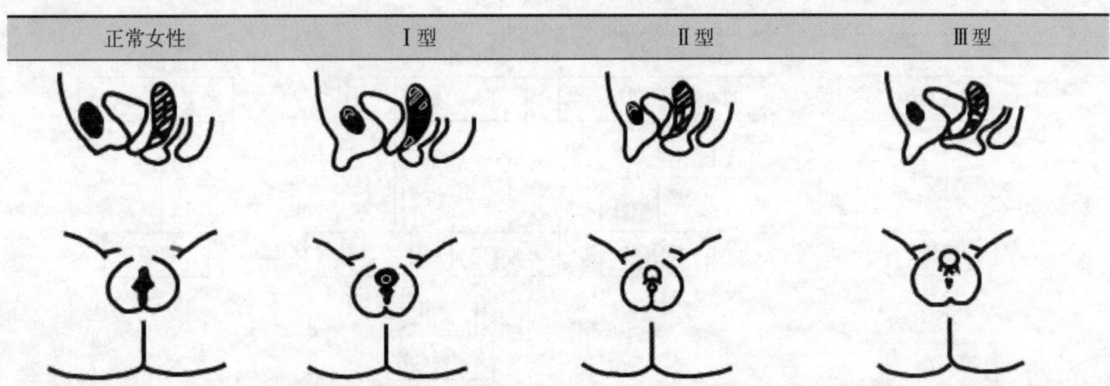

图 25-2　外阴男性化 Prader 分型（Ⅰ～Ⅲ型）

Ⅰ型：阴蒂稍大，阴道与尿道口正常；Ⅱ型：阴蒂较大，阴道口为漏斗形，但阴道与尿道口仍分开；Ⅲ型：阴蒂明显增大，阴道与尿道口开口于一个共同的尿生殖窦

续表

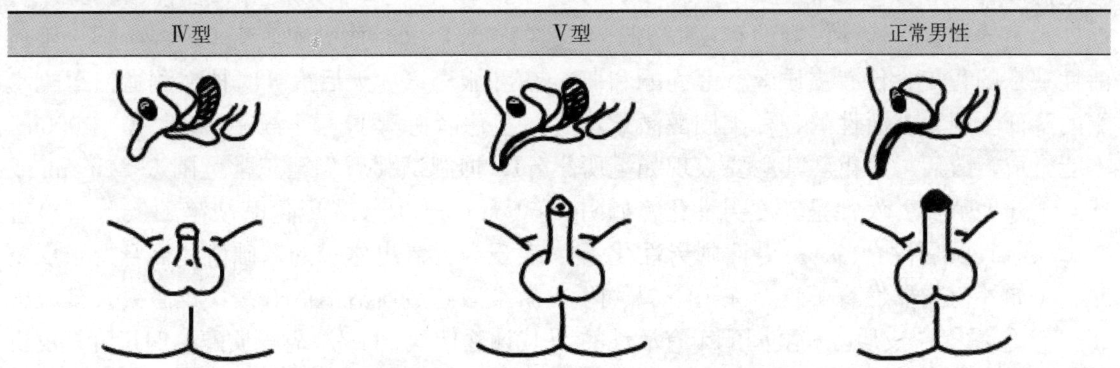

图 25-3　外阴男性化 Prader 分型（Ⅳ～Ⅴ型）

Ⅳ型：阴蒂显著增大似阴茎，阴茎基底部为尿生殖窦，类似尿道下裂，生殖隆起部分融合；
Ⅴ型：阴蒂似男性阴茎，尿道口在阴茎头部，生殖隆起完全融合，此型常误认为有隐睾与尿道下裂的男性

2）失盐型（salt-wasting）：约占 21- 羟化酶缺乏症的 75%。由于 21- 羟化酶功能的改变，肾上腺醛固酮分泌不足，从而影响远端肾小管对钠的重吸收，导致盐大量丢失。由于盐大量丢失，这一类患儿一般在出生后 2 个月内出现拒食不安、呕吐、脱水等表现，严重者体重迅速下降，并导致肾上腺危象（adrenal crisis），如氮质血症、低钠低氯高钾血症、代谢性酸中毒、循环衰竭、休克甚至死亡等。肾上腺危象的出现可早至生后 1～4 周时出现。女性患儿出生时明显的外生殖器官异常有助于对失盐型的早期诊断和治疗，但男性患者由于出生时往往缺乏性器官的改变而未能及时诊断，故其肾上腺危象发生的风险高。据分析，根据 Prader 分型，Ⅰ、Ⅱ型 92% 无失盐；Ⅲ、Ⅳ型 80% 伴有失盐。

3）非典型型（non-classical）：患者发病时间从幼年到成年不等。其临床症状可以是粉刺、阴毛早现、骨龄超前、骨骺融合过早、体形矮小等。女性患者在出生时的性器官通常正常，但随着年龄的增长，出现外阴男性化，青春期乳房不发育，原发性闭经，不孕，音调粗沉，体毛增多等类似男性表现。少数患者会出现囊性卵巢。男性患儿可能有胡须早现、粉刺、阴毛早现、生长过早、阴茎增大但睾丸相对细小的特点是对肾上腺性来源雄激素增多诊断的重要指征，也是与睾丸来源的雄激素增多进行鉴别的重要依据。非典型型 21- 羟化酶缺乏症的男性患者通常不容易被发现，其临床特点常仅表现身材矮小，少精或生育力降低。少数非典型型男女患者可以不表现出任何临床症状，但生化检查都能发现与患病者相同的改变。

（2）11β- 羟化酶缺陷型：较为少见，仅为 21- 羟化酶缺乏数量的 5%。11β- 羟化酶缺乏时皮质醇与醛固酮的合成均减少，去氧皮质酮、去氧皮质醇与雄激素均增多。与 21- 羟化酶缺乏相同的是雄激素增多，造成女性男性化及男性阴茎增大。与 21- 羟化酶缺乏不同的是由于去氧皮质酮有足够的盐皮质激素作用而无失盐的表现。由于产生过多的去氧皮质酮造成血压增高是 11β- 羟化酶缺乏的特征。

（3）18- 羟化酶缺陷型：主要障碍在于皮质酮不能变成醛固酮，而皮质醇合成不受影响。患者外生殖器正常，无男性化表现。如皮质酮增多能够代偿醛固酮的不足，则患者可无症状；如不能代偿，则可有失盐、呕吐、脱水等表现。如同时具有 17- 羟化酶缺乏，则可伴有相应的表现。

（4）3β- 羟类固醇脱氢酶缺陷型：3β- 羟类固醇脱氢酶基因位于 1p11-13，主要表达于

肾上腺和性腺，该基因突变导致46，XY男性外生殖器模糊，性腺模糊的程度取决于酶活性缺乏的程度，伴有皮质醇、醛固酮和睾酮的降低。因为有活性的各种类固醇激素均不能合成，故后果严重。其主要表现如下所述。①外生殖器：女性呈轻度男性化（如阴蒂增大、大阴唇融合等）；男性则男性化不完全（如外生殖器发育不良、尿道下裂、隐睾等）。②激素：皮质醇和醛固酮等有活性的激素均缺乏，导致失钠，出现循环衰竭等。

（5）20，22-裂解酶缺陷型：又称为先天性类脂性肾上腺增生（congenital lipoid adrenal hyperplasia，LCAH）。胆固醇进入线粒体内膜是睾酮合成的第一步，急性调节蛋白（StAR）基因位于8q11.2，该基因突变导致类脂性肾上腺发育不良，患者肾上腺皮质和睾丸间质细胞内沉积大量的胆固醇，由于胆固醇不能转变为孕烯醇酮，糖皮质激素、盐皮质激素和雄激素合成均受阻，导致46，XY完全性性腺发育不全伴有原发性肾上腺功能不足。此症是先天性肾上腺增生中罕见的类型。男性外生殖器呈女性化或女性生殖器，但子宫缺如，女性患者生殖器正常，有失盐表现。如不治疗，出现肾上腺危象而危及生命，常于新生儿早期死亡。

4. 诊断与鉴别诊断

（1）诊断：若婴儿有外生殖器畸形伴高血压或呕吐、脱水、失盐等表现，小儿和青春期女性原发或继发男性化表现，应考虑先天性肾上腺皮质增生的可能性。21-羟化酶缺陷的诊断依据除了临床表现外，还基于实验室检查，即血清17-羟孕酮和皮质雄激素，尤其是雄烯二酮显著增多，以及尿中代谢物孕三醇和17-酮类固醇的值上升，这些升高的指标在糖皮质激素治疗后下降。在失盐型中血浆血管紧张肽原酶/醛固酮比值也升高。近年来，主要用血17-羟孕酮与睾酮水平进行诊断，若两者水平高则进一步行地塞米松抑制试验（口服地塞米松0.75mg，每6小时一次，共5天）。于服药前和服药时1、3、5天晨8时抽血测血清17-羟孕酮；服药前和服药第5天后晨8时抽血测血清睾酮水平。患者血清17-羟孕酮可高达10～1000ng/ml，抑制试验后降至正常范围（＜2ng/ml或6.06nmol/L）。11-羟化酶缺陷的实验室检查表现为去氧皮质酮的基础值和促肾上腺皮质激素激惹后血清值的升高，雄激素及其尿中代谢物四氢-11-脱氧皮质醇、四氢脱氧皮质酮和17-类固醇值升高，并在糖皮质激素治疗后下降；在未治疗时，由于过多的去氧皮质酮的水钠潴留作用而常继发性抑制血管紧张肽原酶和醛固酮的活性。

（2）产前诊断：该病可被产前诊断和进行产前治疗，其目的是预防失盐型女性患病胎儿两性化的发生或减少单纯男性化型的发生，从而避免由生殖器官异常引起的对患者的精神压力和出生后生殖器官矫形手术。产前诊断方法包括对羊水激素的检测，以及羊水细胞或绒毛细胞的CYP2lB基因突变分析。与产前诊断相结合，产前治疗已能有效地降低或消除女性患病胎儿出生时的男性化

1）羊水激素测定：典型的21-羟化酶缺陷有以下羊水激素升高。①17-羟孕酮；②雄烯二酮；③21-脱氧皮质醇；④睾酮。有报道以上①、②项测定值在非失盐型的典型21-羟化酶缺陷和非典型21-羟化酶缺陷患者中为正常范围，因而羊水17-羟孕酮和雄烯二酮水平升高被认为是产前预测失盐型典型的21-羟化酶缺陷的可靠指标。这种羊水激素测定常规在孕中期进行，但有报道在妊娠9～13周时羊水17-羟孕酮水平已升高，有望在孕早期时就以此为指标进行产前诊断。

11β-羟化酶缺陷有羊水中的四氢脱氧皮质醇（THS）浓度升高及其与四氢皮质醇（THF）加四氢皮质酮（THE）的比值（THS/THF+THE）升高。其中THS/THF+THE比值被视为产前诊断11β-羟化酶缺陷胎儿的最佳

判定指标。而羊水中雄烯二酮升高仅见于部分妊娠。

20，22- 裂解酶缺陷型的羊水中 17- 羟孕酮、17- 羟孕烯醇酮、皮质醇、去氢表雄酮、雄烯二酮和雌三醇水平均低下。

2）母尿中的激素测定：11β- 羟化酶缺陷者母尿中的 THS 浓度从孕早期起即升高，此后浓度继续攀升。

3）超声波诊断：B 型超声波扫描有助于了解外生殖器畸形情况。

4）绒毛细胞和羊水细胞的 HLA 分型和基因诊断：可用培养的羊水细胞或绒毛细胞提取的 DNA 进行 HLA 的 C4 和 HLA Ⅰ、HLA Ⅱ分型和 CYP21B 基因突变分析进行本病的产前诊断。绒毛细胞的获取比羊膜腔穿刺能更早地做出产前诊断。DNA 基因突变分析可帮助预测患儿的表现型，判定胎儿是患病者或携带者或是正常的纯合子。利用 HLA 连锁基因诊断可能会出现误差，故已逐渐被淘汰。利用等位基因特异性引物进行的 PCR 诊断方法，可以将有关的 CYP21B 基因突变作诊断。目前对 CYP21B 基因突变的检测主要是利用 Southern Blot 分析和利用 PCR 方法对该基因进行选择性扩增，然后用等位基因特异性探针进行杂交检测常见的 9 种基因突变。用等位基因特异性引物的 PCR 方法可以将原来的 2 周诊断时间缩短为 4 天左右，更有利于产前治疗。

（3）鉴别诊断

1）46，XX 性发育异常需与 46，XY 卵睾型性发育异常相鉴别。可采用口腔黏膜细胞涂片法或外周血染色体核型分析。

2）性早熟巨生殖器需与其他原因的性早熟鉴别，如体质性及下丘脑性性早熟等。本病患者睾丸小，后两种疾病患者睾丸大，且以尿 17- 酮类固醇仅轻度升高为特征。

3）闭经、多毛需与多囊卵巢综合征和分泌雄激素的卵巢肿瘤相鉴别，通过地塞米松抑制试验和血浆睾酮测定来鉴别。

4）排除非肾上腺皮质增生的女性男性化，如孕期中不适当地使用性激素，如衍生于 19- 去甲睾酮的合成黄体酮、雄激素等。

5. 治疗与预防

（1）产前治疗：首例 21- 羟化酶缺陷型病例的产前治疗早于 1970 年报道，但胎儿是一位杂合子。首例纯合子患病胎儿的产前治疗报道于 1983 年。到目前为止，已有近百例进行产前治疗的病例报道。由于胎儿外生殖器男性化的发生始于 8～9 孕周，理论上在此时期对患病女性胎儿的垂体 - 肾上腺轴的抑制可以防止生殖器两性化的发生，而于 9 孕周后的继续治疗可以防止进行性的阴蒂异常增大。孕妇治疗常用的药物是氢化可的松和地塞米松，剂量为 0.5～2.0mg/d。用药原则宜早和小剂量且持续至分娩。据 1996 年欧美地区 53 例总结，在 43 例＜妊娠 10 周开始连续用药至分娩的效果最好，其中 14 例（32%）没有发生男性化，23 例（53%）只有轻度的男性化而不需要出生后手术治疗，发生男性化而需要手术纠正的仅占 6 例（14%）。

（2）糖皮质激素的应用：一般选用皮质醇或促皮质素，也可用同等剂量的泼尼松、地塞米松等。初始剂量应较大，待尿 17- 酮类固醇排泄量减少即可开始减量。用量可参照尿 17- 酮类固醇和临床症状来调整。对失盐患者用量宜增大，必要时加用盐皮质激素。合并感染、外伤等时用量宜增加。失盐型患者有危象时，应按急性肾上腺皮质功能减退处理。疗程因人而异，失盐型患者和高血压病例可能需终身激素治疗。故应跟踪随访，注意避免剂量过大而抑制小儿的生长发育，剂量过小难以控制雄性化及早期骨骺融合。

（3）盐皮质激素的应用：对 21- 羟化酶严重缺陷、17α- 羟化酶缺陷、3β 羟类固醇脱氢酶缺陷或 20，22- 裂解酶缺陷者，经及时正确诊断和抢救而挽救生命，否则多数出生后3个月内死亡。治疗需静脉滴注氢化可的松（25～100mg/d）与生理盐水（含盐2～3g/d）。至呕吐停止，脱水纠正，可逐渐减量及口服至维持量。有时需用醋酸去氧皮质酮以纠正脱水与低钠。按有无水肿出现和电解质平衡调整剂量，轻者每天加摄2～5g食盐也有效果。

（4）性激素的应用：20，22-裂解酶缺陷型及17α-羟化酶缺陷型患者出生时外生殖器多呈女性，为使女性性征充分发育，应补充女性激素。

（5）手术治疗：女性外生殖器畸形需手术整形，即缩小增大的阴蒂，扩大融合的会阴。过去行单纯增大阴蒂切除术，因阴蒂为性敏感器官，现提倡予以保留。将增大的阴蒂部分切除，保留龟头及其血管与神经。术前可行膀胱阴道造影术，了解解剖情况，术时注意勿损伤尿道括约肌。单纯阴蒂整形术可在儿童期进行。术时需加大皮质激素用量。早手术对患者心理创伤较小。阴道整形术应在发育后进行。外生殖器属Prader Ⅳ、Ⅴ型且已按男性生活者，成年后不易改变生活，可行阴茎成形术，切除女性生殖器官。

（6）其他：如经上述治疗后血压不能恢复正常，可服以螺内酯（安体舒通）治疗可从40mg每天3次口服开始，逐渐调整至血压控制满意的剂量。

（7）预防：可在产前做羊水分析及胎儿HLA分系分型，如提示21-羟化酶缺陷则可终止妊娠。鉴于本病早期治疗效果较好，是否终止妊娠仍有争议。新生儿筛查可采用测定载血纸片中17-羟孕酮的浓度。

6. 遗传咨询　属常染色体隐性遗传，父母双方都是携带者的子女患病风险为25%。产前胎儿治疗可以有效地减少或避免女患者的男性化，但应该于孕后10周内进行。经产前诊断，胎儿确诊为女性，就及时诊断治疗，且必须持续直到出生。产前小剂量地塞米松治疗尚没有发现胎儿副作用，但孕妇可能持续情绪的改变、体重增加、轻度下肢水肿和血压升高等。

对于男性化的女患者要进行性别教育，减少患者及其家属的思想压力，并应介绍患者进行及时的手术治疗。

（二）非肾上腺来源的雄激素过多

1.母源性雄激素过多：妊娠期卵巢的良性肿瘤，称为黄体瘤，可产生孕激素和雄激素，肿瘤大小为1～25cm，多数为6～10cm，可在产后自行消退。过量的雄激素可导致女胎男性化。

2.外源性雄激素摄入过量：并不多见，多由于母亲孕期因先兆流产或其他原因服用合成孕激素类药物，如炔诺酮、异炔诺酮或睾酮等，可造成女胎外生殖器男性化。生殖器的男性化程度与孕期母体用药时间、剂量、持续时间与用药种类有关。胎龄12周以前受高浓度雄激素影响，可引起外生殖器男性化，胎龄12周以后，即使有高浓度雄激素刺激，仅有阴蒂肥大，因此，患者男性化程度取决于接触雄激素的时期。染色体为46，XX，但往往因为外生殖器男性化而社会性别误为男性。进行优生优育的宣教尤为重要，避免孕期使用合成类孕激素及雄激素，防止此类疾病发生。

3. 也有雄激素来源不明的病例。

二、雄激素合成缺陷

雄激素合成不足可发生于多种酶的缺乏，如先天性肾上腺皮质增生症中的17α-羟化酶缺陷、20，22-裂解酶缺陷、3β-羟类固醇脱氢酶缺陷等，或5α-还原酶缺乏导致雄激素缺乏。其中以17α-羟化酶缺乏较多见。17α-羟化酶缺乏存在于肾上腺和性腺。此酶缺陷使黄体酮不能转变为17α-羟孕酮导致皮质醇不足，黄体酮、皮质酮及去氧皮质酮增多，后两者增多可引起高血压。由于17α-羟化酶功能不足，雄激素及雌激素产生均减少。因此此病多见于男女两性。

（一）17α- 羟化酶缺陷

1. 病因和发病机制　P450c17 基因位于 10q24.3，编码蛋白同时具有 17α 羟化酶和 17、20 裂解酶的作用，可以催化孕烯醇酮和黄体酮转化为 17α- 羟孕烯醇酮和 17α- 羟孕酮，后两者又在 17、20 裂解酶的作用下分别转化为脱氢异雄酮和雄烯二酮。P450c17 基因突变可同时引起糖皮质激素和雄激素合成缺陷，无论男性还是女性，均表现为女性表型，由于盐皮质激素合成亢进，患者伴有高血压和低钾血症。

2. 临床表现

（1）性特征：女性因雌激素不足呈现卵巢发育不全，原发性闭经，第二性征如乳房不发育、外阴幼稚等。男性因雄激素缺乏，外生殖器可呈女性型，阴道为盲端，无子宫和输卵管。

（2）骨龄：由于性激素不足，骨龄停滞在 12～13 岁。身材偏高，骨密度低。

（3）代谢改变：可有低血钾性碱中毒所致的肌无力或周期性瘫痪，潴钠引起的高血压。抵抗力低，易感冒。

3. 诊断与鉴别诊断　根据上述临床表现及辅助检查。患者睾酮和雌二醇水平低下，FSH 和 LH 增高，对 hCG 刺激试验无反应。皮质醇水平低下，促肾上腺皮质激素刺激试验反应不良。黄体酮和孕烯醇酮及代谢产物孕二醇均增多，而醛固酮与肾素明显降低，性染色体为 46，XY 者应与单纯性腺发育不全、完全性雄激素不敏感综合征相鉴别。也需与其他原因引起的高血压和低血钾相鉴别。

4. 治疗　对 46，XY 的患者需切除性腺以防发生肿瘤。46，XX 的患者不需手术，需用糖皮质激素替代治疗，用药方法同 21- 羟化酶缺乏。青春期后行雌激素替代治疗。

（二）5α- 还原酶缺陷

5α- 还原酶缺陷是一种常染色体隐性遗传疾病，其表现为男性患儿外生殖器女性化。

1. 遗传病学及发病机制　双氢睾酮由睾酮在 5α- 还原酶作用下生成，是男性外生殖器形成的关键因子。当 5α- 还原酶缺乏时，不能将睾酮转化为双氢睾酮，而胚胎时期的外生殖器官的男性化分化需要双氢睾酮的作用，中肾管的分化和青春期男性发育仅需要睾酮。因此，5α- 还原酶缺乏导致胚胎时期的外生殖器官发育异常，出生时男婴外阴性别模糊。完全缺乏导致男性婴儿出生时外阴类似女性，多被当成女性抚养。研究表明 60% 的 5α- 还原酶缺乏患者出生时表型为女性。但由于青春期第二性征的发育主要受睾酮的作用，因而会存在正常男性青春期发育，从而出现男性性发育。由于患者雄激素转换成双氢睾酮障碍，因而在 hCG 刺激试验中表现为睾酮 / 双氢睾酮比值明显增高，约半数患者还存在 LH 和 FSH 的轻度升高。

2. 临床表现　出生时外阴呈两性畸形，可有尿道下裂，阴茎小如阴蒂，会阴部见类似阴道的盲端入口或浅陷凹。青春期开始有如正常男性的性征发育，阴茎增大，面部胡须，肌肉发达，嗓音低沉，无乳房发育，睾丸体积大小正常，睾酮分泌量正常。

3. 诊断　其诊断依据除了有意义的家族史及体检外，主要基于实验室检测患者血中睾酮 / 双氢睾酮比值，这一比值在使用 hCG 或丙酸睾酮后明显上升；尿中睾酮 / 双氢睾酮的代谢物（如还原尿睾酮和雄酮）比值也上升。在新生儿期，由于睾酮和双氢睾酮的水平均很低，故诊断较困难。有学者提出用气相色谱法或质谱仪测定尿四氢皮质酮 /5- 四氢皮质酮的比值，如上升有助诊断。

4. 治疗　同雄激素不敏感综合征。

（三）急性调节蛋白（StAR）基因突变

胆固醇进入线粒体内膜是睾酮合成的第一步，StAR 基因位于 8q11.2，基因突变导致类脂性肾上腺发育不良，患者肾上腺皮质和睾丸间质细胞内沉积大量的胆固醇，糖皮质激素、盐皮质激素和雄激素合成均受阻。因雄激素生成障碍导致46，XY完全性性发育不全同时伴有原发性肾上腺功能不足。

三、雄激素功能异常

（一）雄激素不敏感综合征

雄激素不敏感综合征（androgen insensitivity syndrome，AIS）又称睾丸女性化综合征（testicular feminization syndrome），患者虽有睾丸形成但因雄激素受体缺陷而导致体形及外生殖器的女性化异常发育。根据组织对雄激素不敏感程度的不同，又可分为完全性和不完全性两种。不完全性雄激素不敏感综合征包括了Lubs综合征、Gilbert–Dreyfus综合征和Reifenstein's综合征。发病率为1/20 000活产儿，占原发性闭经6%～19%。

1. 发病机制　雄激素不敏感综合征发病的根本原因是雄激素受体（androgen receptor，AR）缺陷，导致男性生殖系统靶器官对雄激素无反应。其细胞质中的睾酮和双氢睾酮受体数减少或缺如。患者外阴部皮肤细胞培养结果证实缺乏这种受体。本病具有遗传异质性，除受体数目减少或缺如外，目前已知尚有两种突变类型：一种是受体数目的结合情况正常，由某种至今原因不明的受体后缺陷（post-receptor-defects）所引起；另一种是受体的质发生变化，特别是受温度变化的影响，在37℃时这些受体数比正常少一半，在42℃时进一步减少。AR耐热力的降低是AR基因发生突变的结果。某些类型的AR基因突变可以影响雄激素与雄激素受体的结合，而另一些则使AR数量的减少或缺如。

该病的发病机制主要是AR基因突变导致AR数量的改变或其生理功能的改变，其中后者的改变包括AR的耐热力降低和与雄激素的结合力降低。此外，还有既没有发生受体结合力的改变也没有发生受体基因突变的雄激素不敏感综合征的报道。但这些病例的发病原因不明。本病的病理改变是靶器官对雄激素不敏感、睾丸间质细胞增生和血LH水平升高。60%～70%的病例缺乏雄激素受体，30%～40%的病例雄激素受体阳性。

赖芬斯坦综合征（Reifenstein syndrome）是一种单纯生化缺陷疾病。根据患者外阴部皮肤培养和双氢睾酮结合实验的结果，将该病又分为两型：一型是双氢睾酮受体数减少；另一型是双氢睾酮受体在与染色质结合后出现转录或翻译不正常，因此对雄激素不能引起反应。在胚胎期，雄激素不敏感综合征患者睾丸间质细胞分泌的睾酮由于雄激素受体异常而不能刺激中肾管发育形成男性内生殖器，双氢睾酮对泌尿生殖窦和外生殖器不起作用而导致分化成阴道下段与女性外阴。睾丸支持细胞能分泌正常副中肾管抑制因子，副中肾管被抑制而没有输卵管、子宫、宫颈和阴道上段。到青春期后，由于完全缺乏雄激素的抑制，少量雌激素即可导致乳房发育和女性体态。研究发现雄激素不敏感综合征患者对雌激素的敏感性是正常男性的10倍。

2. 临床表现

（1）完全性雄激素不敏感综合征：出生时表型完全为女性，因而按女性抚养。青春期后原发闭经，乳房发育丰满，乳头发育欠佳，乳晕较苍白，阴毛、腋毛多缺如，阴道为盲端且较短浅，无子宫及输卵管。两侧睾丸大小正常，位于腹腔内、腹股沟、偶可在大阴唇内扪及，但以腹股沟部多见。身材高，四肢长。婚后性生活尚满意，但没有月经，不能生育。

（2）不完全性雄激素不敏感综合征：较完全性者少见，最常见的体征是重度尿道下裂。外阴性别模糊，表现为阴蒂肥大或短小阴茎，阴茎下往往有阴茎系带，阴唇部分融合，阴道极短或仅有浅表凹陷。至青春期可出现阴毛、腋毛增多的多毛征象，以及阴蒂继续增大等男性改变。乳房发育程度不一。

腹腔内一般无副中肾管衍生物，部分患者有中肾管衍生物但通常发育不良；男性第二性征发育不良，睾丸小。

（3）性腺恶变的发生率：不少病例在少年时已切除性腺，故发生率难以统计。据 1953 年 Mahesh 等报道其发生率为 22%，随着年龄增长，恶变概率较大，到了 30 岁以后恶变可达总数的 25%。目前估计的发生率约 5%。

3. 遗传学　目前认为，本病为 X 连锁隐性遗传，且以家族性患者占多数。雄激素受体基因位于 Xq11-12，由 8 个外显子组成，编码含 919 个氨基酸的蛋白。雄激素受体高表达于外生殖器，目前已经了解到其基因突变将导致雄激素不敏感综合征，表现为外周的午非管和外生殖器对高水平的睾酮无反应，但适量 AMH 却致苗勒管不能正常退化，从而导致 46, XY 部分或完全性性发育不全。

4. 诊断和鉴别诊断

（1）有诊断意义的病史：家族史很重要，甚至一个家族中数人患此病。

（2）体检：有上述性征及生殖器的异常表现。在阴囊或大阴唇内及沿睾丸下降通道经上行至腹股沟外环口触诊性腺，多数可扪及腹股沟肿块。

（3）实验室检查：①内分泌测定。17-羟皮质酮水平正常，偶尔升高。青春期前雄激素不敏感综合征患者的 LH 和 T 水平与其年龄相符；青春期后血浆 LH 水平和 T 水平比正常男性高，FSH 水平正常，生殖腺切除后 FSH 可明显升高。血浆雌二醇值也高于正常男性（约为正常男性的 2 倍）。②染色体核型及性染色质试验。46，XY 核型，性染色质试验阴性。③ hCG 刺激试验。血 T 和双氢睾酮均正常升高，两者比值正常，这在鉴别诊断中很有意义。④性腺病理检查。完全性雄激素不敏感者睾丸处于发育不成熟状态，精曲小管充满了支持细胞，有少数精原细胞，但没有精母细胞。青春期后没有精子生长的现象，精曲小管的基膜变厚，个别部位有透明变性，间质细胞过度增生。约 50% 患者有附睾，但其组织多纤维化。不完全性雄激素不敏感者在 12 岁前，睾丸的构造是正常的；12 岁后睾丸开始退化，精曲小管中的支持细胞及精原细胞不多，间质细胞却过度增生，罕见有精子生长。由于大多数的性腺没有生殖细胞，患者不能生育。附睾形成正常，这一点与完全性雄激素不敏感综合征患者不同。⑤产前遗传诊断。妊娠期做羊水细胞核型鉴定，如果为 46，XY，则用 B 超探查胎儿外阴部是否为男性外阴。妊娠 28 周后 B 超探查外阴的正确率较高，必要时可采用胎儿镜检查。由于高度异质性 DNA 诊断仍然存在困难。但是，通过分析受体结合区突变热区可以将大部分病例检测出来。

（4）鉴别诊断：需与 46，XY 单纯性腺发育不全和 17α-羟化酶缺乏鉴别（表 25-4）。对于一个 46, XY 患者，hCG 刺激试验可了解是否有合成和分泌雄激素的睾丸组织存在，hCG 刺激后血睾酮和双氢睾酮的正常增加是诊断雄激素不敏感综合征的必要条件。

5. 治疗　在雄激素不敏感综合征明确诊断后，手术的时机和方式应根据患者的社会性别、雄激素不敏感综合征的类型、睾丸的部位和外生殖器畸形的程度决定。

（1）完全性雄激素不敏感综合征：大多数患者的外生殖器为完善的女性，且按女性抚养。原则上按女性处理。经腹腔镜或腹股沟肿块活组织检查证实为睾丸后，应在青春期前后予以切除，必要时行疝修补术。阴道不够长或狭窄，应在适当时延长或扩大。

（2）不完全性雄激素不敏感综合征：患者的外生殖器的两性化程度不同。青春期后外生殖器能否进一步趋向男性化也很难预料，故治疗相比完全性者困难。因此，最好按女性养育，因为矫正为女性在技术上比较容易。

只要切除阴蒂和睾丸组织，必要时进行阴道成形术。呈男性外阴者处理方式决定于阴茎大小及对雄激素的反应，若阴茎短于1.9cm，一般难以达到正常男性长度，应选择女性性别；若长于1.9cm的小阴茎可给足量雄激素治疗，治疗后不能增大者应尽早选择女性性别并行外阴整形术，雄激素治疗后能增大者可选择男性性别，进行尿道下裂修补术、隐睾固定牵引术及切除副中肾管结构等。对于雄激素不敏感综合征患者按女性生活者，行性腺切除的手术时机仍有争议。有学者建议25岁后切除性腺，以便女性第二性征更好地发育；也有学者建议尽早切除性腺，因为在雄激素不敏感综合征病例中有最早在2个月婴儿中发现性腺恶变的报道。

6. 遗传咨询　在患者有性别概念之前，性别定向手术治疗十分重要。在患者建立较完整的性别概念之后，性别教育是重点。对于确定以女性抚养的患者应遵循女性教育方向，并提供疾病有关知识，减轻生育能力的思想压力，帮助患者解决子女收养问题。疾病通常按X连锁隐性遗传方式在家系出现，故女性携带者的男性胎儿患病风险是50%。

（二）LH受体基因突变

LH受体是激活睾丸间质细胞分化和生长的重要因子，46，XY患者LH受体失活突变导致间质细胞发育不良，临床表型从完全女性表型到小阴茎、隐睾，高促性腺激素性腺发育不良和尿道下裂、雄激素水平低下等。患者无苗勒管，实验室检查示LH增高、睾酮降低及hCG刺激后睾酮前体物质无反应性增高。

（三）永存苗勒管综合征

抗苗勒管激素由睾丸支持细胞分泌，在胚胎期引起苗勒管退化，如基因突变则46，XY男性患者苗勒管不能正常退化而分化为子宫和输卵管，患者具有男性生殖管道和男性表型。本病多于疝切开术中发现苗勒管结构而被诊断。

性发育异常的诊治是胚胎发育学、生殖内分泌学、遗传学和整形技术等知识和技术的综合应用。在芝加哥共识中，下列情况建议进行性发育异常的评估，可供我们临床中酌情参考：①生殖器模糊；②女性外生殖器伴有阴蒂增大、大阴唇后融合，或腹股沟/大阴唇肿块；③男性生殖器伴有双侧隐睾，或小阴茎，或单发的会阴型尿道下裂，或轻中度尿道下裂伴有隐睾；④有性发育异常家族史，如完全性雄激素不敏感综合征；⑤生殖器外形与产前染色体检查不符合。

临床大多数性发育异常患儿在新生儿时即被发现，部分在青少年时期发现，可能就诊的原因：①患儿外生殖器不典型；②女童腹股沟疝囊内发现睾丸样物；③青春期发育不全或发育延迟；④女性男性化；⑤原发性闭经；⑥男孩乳房发育；⑦男孩周期性血尿等。除了病史、家族史、体检包括外生殖器雄性化评分外，一线检查包括染色体、双侧性腺是否可及、盆腔超声检查（是否存在子宫、输卵管）、抗苗勒管激素、17-羟孕酮、睾酮、皮质醇、雄烯二酮、促性腺激素和尿液分析，其中抗苗勒管激素的重要性超过睾酮，当超声无法显示内生殖器情况时，可行磁共振、生殖道造影和腹腔镜检查。二线的评估包括通过hCG激发试验后检测睾酮、雄烯二酮、双氢睾酮、11-脱氧皮质醇等水平，此外，还可以进行LHRH、ACTH激发试验、性腺活检及遗传学基因检测。在我国，由于各地区各单位能进行的各种激素水平检测及分子诊断常有较大差异，发达地区可能检测的项目较多，而偏远地区则较少，因此进行性腺活检从而获得确切的病理诊断，目前仍不失为重要的诊断手段。随着对性发育异常的深入研究，国际上已形成共识，即性发育异常的基本临床评估、诊断建立、患儿性别分配、外科手术选择、潜在的生育能力保护、激素的替代及长期的管理需要多学科的共同参与，即对性发育异常患儿进行个体化诊治需要有经验的多学科团队（MDT）来共同完成。性别分配是性发育异常处理中的难点，芝加哥共识给出了基本原则可供临床参考：①应避免在 MDT 专家评估前对新生儿性发育异常进行性别分配；②评估和长期管理应在一个有丰富经验的 MDT 中心进行；③所有的性发育异常病例都应该得到一个性别分配；④与患儿及家属开放交流是必不可少的，并鼓励参与决策；⑤患儿和其家庭的关切必须得到尊重和重视。进行性别分配需要考虑的因素包括诊断、幼年时期的性特征、内外生殖器情况、手术方案选择、终身激素替代和潜在的性功能和生育能力。

（徐肖文　朱雪琼）

参考文献

杨冬梓，石一复，2008 小儿与青春期妇科学 . 第 2 版 . 北京：人民卫生出版社：67-91.

郎景和，2011. 青少年妇科学 . 北京：人民军医出版社：19-43.

应艳琴，罗小平，2007. 性发育障碍的诊断与鉴别程序 . 临床儿科杂志，25（12）：965-970.

唐达星，付君芬，2016. 性别发育异常的新认识及外科选择 . 中华小儿外科杂志，37（7）：481-484.

罗小平，祝婕，2006. 先天性肾上腺皮质增生症的诊断及治疗 . 实用儿科临床杂志，21（8）：510-512.

赵珏，王利权，金杭美，等，2008. 先天性肾上腺皮质增生症的诊治进展 . 中国妇幼健康研究：19（2）：140-143.

曹泽毅，2014. 中华妇产科学 . 第 3 版 . 北京：人民卫生出版社：2680-2711.

Lee PA, Houk CP, Ahmed SF, et al, 2006. Consensus statement on management of intersex disorders. J Pediatr Urol, 2(3): 148-162.

Biason-Lauher A, 2010. Control of sex development.Best Pract Res Clin Endocrinol Metab, 24(2): 163-186.

Ahmed SF, AcheEmann JC, Arlt W, et al, 2011. Society for Endocrinology UK guidance on the initial evaluation of an iniant or an adolescent with a suspected disorder of sex development(Revised 2015). ClinEndocrinol(Oxf), 75(1): 12-26.

Ahmed SF, Rodie M, 2010. Investigation and initial management of ambiguous genitalia. Best Pract Res Clin Endocrinol Metab, 24(2): 197-218.

Lee PA, Nordenstrom A, Houk CP, et al, 2016. Global disorders of sex development update since 2006: perceptions, approach and care. Horm Res Paediatr, 85(3): 158-180.

Van der Zwan YG,Biermann K, Wolffenbuttel KP, et al, 2015. Gonadal maldevelopment as risk factor for germ cell cancer:towards a clinical decision model. Eur Urol, 67(4): 692-701.

附 1：人妖

人妖是将男性经手术去势（切除双侧睾丸）并做乳房整形术，再长期使用大量雌激素，且体形女性化而形成的畸形儿。一般是十三四岁时即切除睾丸，将阴囊整形成阴唇或阴道样，乳房做整形、填充、并长期大量使用雌激素，体形成女性化，楚楚动人，以假乱真，唯独发音异常，从事“艺术表演”时，均为假唱。

在世界上泰国人妖最为出名，其他如缅甸、巴西等也有。绝大多数是因家庭经济困难，子女众多，将面容较好的男孩行去势等手术，使用雌激素变成女儿身，以维持家庭生活，仅有少数是追求虚荣和醉生梦死欲望驱使下主动去做人妖。个别还做阴茎切除和人工阴道。大量雌激素对人体有害，有胃肠道反应、肝功能损害、血栓性疾病，也易致糖尿病、冠心病等，常是疾病缠身，精神、肉体摧残而过早死亡，一般 40 余岁就过早死亡。

人妖也是生殖器后天异常的一种表现，个别情况下也应与女性生殖器畸形相鉴别，通过病史询问及大量长期雌激素使用史及听发音易于鉴别。

（石一复）

附 2：性别转换（改性手术）

性别转换或称易性症，需通过改性手术，或性别重塑术来解决。期望作为异性来生活，被人们接受，常有对自己解剖性别的不适应感或不恰当感，并希望通过手术和激素使自己的身体与偏爱的一致，男的向往成为窈窕淑女，女的愿成为英俊少年，这少数人的解剖和生理完全正常，只是心理不正常，男性患者具有完全的女性心理，强烈要求变为女性，否则在青春期后十分痛苦而求医，若不达目的有自残或自杀倾向，甚至自己割去阴茎和睾丸。

国外于 1930 年第一例手术成功，我国第一例重塑手术于 1984 年完成。通常是治疗患者的变态心理，患者常服用或在医生指导下服用性激素治疗，在接受性激素治疗一段时间后，会出现不同程度的异性化表现，如男性出现乳房发育、胡须及体毛消退、皮肤细嫩等。

男性易性的性别重塑手术为三个步骤：①睾丸、阴茎切除。②阴道成形术，采用肠袢或腹膜作腔壁，皮片或羊膜植入，皮瓣移植等作衬里。也有外阴皮肤相对缝合成阴道。③隆乳，喉结整形。

易性症手术涉及家属、精神科、整形外科、公安部门、户籍、法律等问题。个别情况下也与女性生殖器畸形相鉴别，虽属罕见和极个别案例，但也应予以识别和鉴别。

（石一复）

乳房相关问题篇

第 26 章 小儿与青少年女性乳房相关问题

第一节　乳房的发育

一、胚胎时乳房发育

在人类胚胎发育的第 5 周，外胚层胚胎干从腋窝到腹股沟间形成原始的乳线，乳线在胸壁上发育成乳腺嵴，其他部位的乳腺逐渐退化。原始乳线上的不完全退化或散布形成副乳腺，2%～6% 的妇女具有副乳头或腋窝乳腺组织。

在妊娠 7～8 周，乳腺胚基增厚（乳丘阶段），接着进入胸壁间叶细胞（球形阶段）。妊娠 10～14 周胸壁间叶细胞进一步增殖形成扁平的边缘（锥形阶段）。妊娠 12～16 周，间叶细胞分化成乳头和网眼状组织平滑肌。妊娠 16 周，上皮细胞形成“乳腺芽”（萌芽阶段）。接下来分支形成 15～20 个条索状上皮性分支（分支阶段）。第二乳腺胚基发育，毛囊、皮脂腺、汗腺基本分化形成，只是此时汗腺完全发育。一般认为乳腺实质组织是从汗腺组织发育而来。另外顶质分泌腺发育形成乳腺蒙氏结节。这些发育主要是依靠激素的作用。

在妊娠第三阶段，胚胎性激素进入胎儿血液循环，诱导分支上皮组织形成（分支阶段）。这一过程持续至妊娠 32 周。最终形成 15～20 个乳腺导管，约 10 个主导管和皮脂腺结合在表皮附近。主质分化发生在 32～40 周，内含初乳的腺泡结构形成（末梢小泡阶段）。此时乳房腺体以 4 倍的速度增长，乳头乳晕体发育，颜色加深。尽管蒙氏结节和皮脂腺存在，乳头仍小而扁平。这一时期，乳头部环状平滑肌纤维形成。

新生儿期，受刺激的乳腺组织分泌乳汁样物质（新生儿乳），在产后 4～7 天，男婴、女婴均可从乳头挤出乳汁。随着母体胎盘激素的降低，乳腺复旧，这一现象在出生后 3～4 周后开始减少。早期儿童期，末梢小泡进一步分支，延伸进入导管结构。

男性在出生后乳腺几乎不发育，女性在规律的激素刺激下乳腺发育明显，特别是在生育阶段。在 20 岁乳腺发育到顶峰，50 岁以后乳腺开始萎缩。

二、青春期乳房发育

随着下丘脑促性腺激素释放激素分泌进入下丘脑 - 垂体静脉系统，女孩在 10～12 岁开始进入青春期。腺垂体的嗜碱性粒细胞释放促卵泡激素和黄体生成素。促卵泡激素使原始卵巢滤泡成熟，形成囊状卵泡，分泌以 17- 雌二醇为主的雌激素。这些激素诱导乳房和性器官的发育成熟。月经初潮后 1～2 年，下丘脑 - 垂体功能尚不稳定，因为原始卵泡的成熟没有促成排卵或黄体阶段，而且卵巢雌激素合成控制着孕激素合成。雌激素对成熟中乳房的生理作用是刺激导管上皮的纵向生长。末梢导管先于乳腺小叶形成萌芽。与此同时，血管分布增多，脂肪沉积，导管周围的结缔组织的数量和弹性增加。这些最初的改变是由不成熟卵泡合成的雌激素所诱发，随后成熟卵泡排出，黄体释放孕激素。这些激素的作用尚不明确。在实验研究中，单用雌激素可引起明显的导管增加，单用孕激素则不会。这两种激素共同作用引起乳腺组织完整的导管－小叶－腺泡发育。Tannery将乳房从童年到成年演变分成5个阶段，见表26-1。

表26-1 乳房发育阶段

阶段	年龄	发育状况
阶段Ⅰ	青春期	青春期前的乳头凸起，无可触及的乳腺组织或乳晕色素沉着
阶段Ⅱ	（11.1±1.1）岁	乳晕区出现乳腺组织，乳头和乳腺从胸壁明显隆起，容易触及的腺体组织数量增加，伴有乳房直径增大，乳晕色素沉着
阶段Ⅲ	（11.2±1.09）岁	乳房和乳头轮廓保持在一个独立的平面
阶段Ⅳ	（13.1±1.5）岁	乳晕增大，色素沉着加深，乳头和乳晕形成乳房平面的第二个隆起
阶段Ⅴ	（15.3±1.7）岁	青春后期继续发育，平滑的轮廓，无乳头和乳晕凸起

三、乳房异常发育

乳房异常发育可以是单侧的，也可以是双侧的；可以累及乳头或乳腺，也可以两者均累及。大多数异常可以孤立存在于乳腺组织中，也可以同时并有其他的异常。最常见的是与上臂及泌尿道异常相关的乳房异常发育。

（一）先天畸形

1. 多乳头畸形和多乳房　在两性中最常观察到的畸形是副乳头（多乳头畸形）。异位乳头组织可能被误认为是有色痣，并且可以发生在沿乳线从腋窝到腹股沟的任何位置。研究报道多乳头畸形变异性很广，发生率约为2.5%。副乳腺组织很少发育，多乳头畸形常见于腋窝。在妊娠与哺乳期，副乳腺可能会增大，如果恰好有副乳头，副乳腺可发挥其功能。一般情况下无须处理。

2. 发育不良与缺如　乳房发育不全为乳房发育不良；乳房先天缺如被认为是乳房缺失。乳腺组织缺失而乳头存在的情况被称为无乳腺畸形，广义的乳房畸形被描述为以下类型：①一侧发育不全，对侧正常；②双侧不对称发育不良；③一侧肥大，对侧正常；④双侧不对称肥大；⑤一侧发育不良，对侧肥大；⑥一侧乳房、胸部、胸肌发育不良（波伦综合征，Poland syndrome）。

大多畸形并不严重。最严重的畸形患者如乳房缺失或明显的乳房发育不良，90%与胸肌发育不全有关。但是不可以反而言之，胸肌畸形的女性，92%拥有正常的乳房。1/3以下的胸肌先天畸形通常与肌肉缺失并且同侧肋骨畸形有关。胸肌缺失、胸壁畸形和乳房畸形之间的关联在1981年首先被波兰人发现，然而最初描述的症状并没有注意到伴随的手部畸形（蹼趾或指、中间的指骨和皮肤边缘畸形）。波伦综合征可以手术矫正，重建乳房。

3. 乳头缺如　乳头乳晕复合体的先天缺如是非常少见的，通常与乳房的缺失相关。同时这种缺如也与其他异常相关。目前乳头缺如可以手术矫正，重建乳头，但重建的乳头无功能。

4. 乳头内陷　可以分为原发性和继发性。

原发性乳头内陷，遗传因素起了很重要的作用。继发性乳头内陷主要由乳腺癌、炎症、外伤、瘢痕、乳房过大、乳房下垂引起。乳头内陷妨碍哺乳，局部难以清洗，污垢积存并继发感染，因此需要及时有效的手术矫正。

5. 乳房过大　青春期少女或青少年乳房过大被定义为发生在 10～16 岁，为不典型的、快速的、持续不断的乳房生长发育。其通常是双侧发病，可以导致严重的心理问题。而且过大过重的乳房可以导致慢性的颈部、背部、肩部和乳房的疼痛。导致乳房过大的病因尚不明确，可能与青春期激素的活性增加有关。目前外科手术仍然是有效的治疗方法。

（二）后天畸形

最普遍也是可以避免的引起乳腺缺失的原因是医源性的。对早期发育中乳房诊断不当的活检导致乳腺畸形大部分切除，接下来的青春期会出现明显的畸形。青春期前的女孩应用射线治疗乳房血管瘤或胸廓内疾病，也能引起乳腺缺失。发育中乳房的外伤，如严重的皮肤损伤后的挛缩，也能引起乳房畸形。

第二节　乳 房 感 染

一、新生儿乳房感染

新生儿的乳腺芽一般在出生后几周内增大，随后恢复。在这一阶段发生的感染，称为新生儿乳腺炎。早期的感染可以通过抗生素加以控制，如氟氯西林可以有效地对抗最常见的致病菌——金黄色葡萄球菌和大肠埃希菌。当出现波动感需要引流时，应行周围切口以免损伤乳腺芽。

传染病可以通过母亲的乳汁垂直传播给婴儿，包括 I 型单纯疱疹病毒、人类免疫缺陷病毒（HIV）、日本 TT 病毒、德国巨细胞病毒等。

二、非哺乳期乳腺炎

常见的非哺乳期乳腺炎有两种类型，即导管周围炎（periductal mastitis，PDM）和肉芽肿性乳腺炎（granulomatous mastitis，GM），两者临床表现相似，有时与乳腺癌也难以鉴别，病情迁延不愈，反复发作。

导管周围炎和肉芽肿性乳腺炎的临床表现均可表现为乳房肿块、脓肿、窦道或溃疡。传统的治疗是肿块切除并活检，脓肿切开引流，常造成病变反复发作，迁延不愈形成窦道、瘘管或皮肤溃疡，甚至不得已全乳切除。一般影像检查如超声和钼靶主要是起鉴别乳腺癌和评估炎症范围的作用，主要的诊断依据是病理检查。但是不能采用传统的肿块切除或切取活检，现代诊断方法常用的是空心针经皮穿刺活检，不主张用空心针辅助旋切活检。

导管周围炎病变常从乳晕处起病，可由普通细菌感染引起，也可以由非结核分枝杆菌引起，是脓肿反复发作、形成窦道的重要原因，一般不会形成皮损或溃疡。其病理改变主要是大导管扩张，浆细胞浸润为主，也可出现非干酪样肉芽肿。治疗方面根据临床分期的不同，治疗方法也不同。①急性期（脓肿）采用穿刺抽脓，不宜切开引流，并用广谱抗生素 + 甲硝唑治疗 1 周。愈后有基础病变者（如乳头内陷）需行手术治疗，否则容易复发。②慢性期（肿块、窦道）或脓肿反复发作者可用异烟肼（0.3g/d）+ 利福平（0.45g/d）+ 乙胺丁醇（0.75g/d）抗分枝杆菌药物治疗（三联药物治疗 9～12 个月），辅助保肝药物，注意肝功能和眼睛的不良反应。肿块局限和外周病灶，可直接行肿块或区段切除。手术原则：必须充分切除病灶，特别是导管周围炎必须清除乳晕下大乳管内的病灶；手术时机一般选择无明显疼痛、肿块比较稳定、窦道闭合时。

肉芽肿性乳腺炎多从乳房外周发病，多发脓肿，累及皮下和皮肤形成皮损或溃疡，是一种乳汁引起的超敏反应及自身免疫反应表现。其病理改变是以乳腺小叶单位为中心的肉芽肿性炎，可伴微小脓肿；小叶内有多种炎细胞浸润，包括中性粒细胞、单核细胞、淋巴细胞。肉芽肿性乳腺炎的治疗仍存在争议，类固醇激素、甲氨蝶呤、抗生素及手术治疗等均有报道。目前临床上采用类固醇激素加手术的综合治疗是较为合理的治疗。诊断肉芽肿性乳腺炎后不宜急于手术，不然术后多数会加重或复发。其治疗重点是先用类固醇激素缩小病灶，手术尽量切除病灶和皮损，特别要注意乳头后方病灶的切除，保留正常组织，缺损大时可转移腺体充填创面。文献推荐剂量为泼尼松片60～30mg/d，逐渐减量，至少用6周，并持续用药至病变完全缓解。在治疗过程中，注意药物的不良反应。对于不能耐受高剂量类固醇激素不良反应的患者、激素治疗效果欠佳、激素停药后复发和病灶皮损溃疡广泛无法手术或需要做全乳切除等难治性肉芽肿性乳腺炎，可尝试用类固醇激素联合甲氨蝶呤免疫抑制疗法。

三、乳管旁瘘

乳管旁瘘又称为Zuska-Atkins病，是指乳晕区或邻近区域皮肤与深面输乳管或乳管之间的交通，排出脓性分泌物的慢性疾病。瘘最常作为非哺乳期乳腺脓肿切开引流的并发症出现，也常见于乳管旁乳腺炎活检后或乳晕旁肿物自发破溃形成，平均5个再发的乳腺脓肿中有1个发展为乳晕旁瘘。

其手术方法是用泪道探针明确瘘管由皮肤开口至乳头的走行，取放射状或乳晕切口切开皮肤至探针。完全切除瘘管后，伤口或是通过肉芽组织生长而闭合，或是用抗生素的敷料填塞。将亚甲蓝注入瘘管有助于术中发现与瘘管相通的主要乳晕下导管。同时由于内陷的乳头很难保持干净，易于感染，建议对乳头内陷予以纠正。

第三节　乳房疾病

一、乳腺囊性增生

乳腺囊性增生病因和发病机制目前尚不清楚，多数学者认为与内分泌失调或精神因素相关。雌激素水平过高和孕激素水平过低，或两者之间的不平衡，可引起乳腺导管上皮和纤维组织不同程度的增生。

其主要症状是乳房周期性疼痛，大部分患者的疼痛与月经周期相关，月经前加重，月经后减轻或消失。部分患者疼痛与月经周期无关。其疼痛为弥漫性或局限性的刺痛、胀痛，以外上象限为主要疼痛部位。查体可触及乳房腺体弥漫性或局限性增厚，部分有结节感，无明显肿块，个别的有乳头透明或乳样溢液。

本病需与乳腺癌相鉴别。应根据年龄、病史、症状、体格检查及辅助检查综合分析。30岁以后乳腺癌的发病率上升，45～55岁是乳腺癌的第一个发病高峰。乳房肿块增大迅速，无明显疼痛，乳头偏移、内陷，肿块质地硬，可以与皮肤及胸肌粘连，结合超声、钼靶及肿块穿刺组织学检查即可诊断。本病也需与乳腺纤维腺瘤鉴别。纤维腺瘤多发生于20～30岁内分泌旺盛时期的青年女性，乳房内肿块，生长缓慢，边界清楚，活动佳，质地韧，无明显疼痛。B超表现见图26-1。

多数病例无须任何治疗，若月经来潮前乳腺明显疼痛，可以给予内分泌治疗。如三苯氧胺 10mg 口服，每天 2 次，连续 10～15 天，可以明显缓解疼痛。但是内分泌治疗会干扰体内激素之间的平衡，导致月经不调，故不宜常规应用，仅在严重影响生活和工作时，考虑短期使用。另外也可采用中医中药治疗，以疏肝调经、散结止痛为主，可用逍遥丸、小金丸、桂枝茯苓胶囊等。

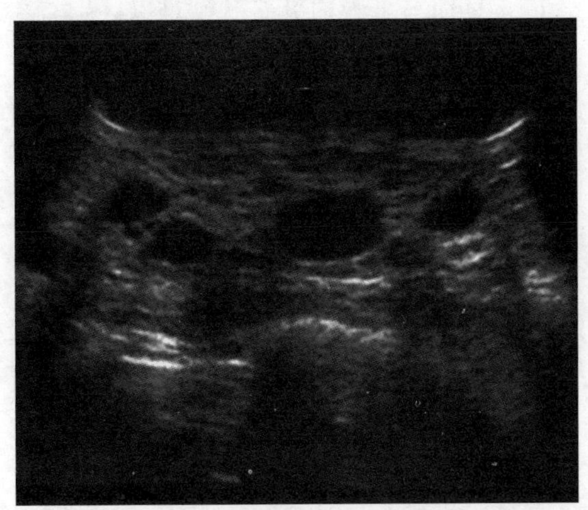

图 26-1　乳腺囊性增生的超声表现

二、乳腺纤维腺瘤

乳腺纤维腺瘤（fibroadenoma of breast）是青年女性常见的良性肿瘤，占乳腺良性肿瘤的首位。一般认为与雌激素水平过高，过度刺激有关；也与乳腺局部纤维细胞雌激素受体密度异常增高有关。

乳腺纤维腺瘤常见于 18～35 岁青年女性，肿瘤往往无意中发现，常为单发，也可多发，或在双侧乳腺内同时或先后生长，以单发为多见。乳腺上方较下方多见，外侧较内侧多见，外上象限最常见。

瘤体初期较小，生长缓慢，肿瘤大小一般为 1～3cm，超过 5cm 的不常见，个别的也有超过 10cm 的。患者大多数无任何症状，无疼痛及触痛，偶有轻微触痛，肿瘤呈圆形或椭圆形，表面光滑，质地韧，与周围组织无粘连，活动佳，表面皮肤无改变，腋窝淋巴结无肿大。瘤体可在妊娠期或绝经期前后突然增大。

青春型乳腺纤维腺瘤是一种特殊类型的纤维腺瘤，临床上少见，是女性月经初潮前发生的乳腺纤维腺瘤。进入青春期后，乳腺逐渐开始发育，此时乳腺主要为纤维脂肪组织增多，导管周围间质内富于血管，导管扩大延伸，分支增多。本病初始肿瘤较小，生长缓慢，多数被认为是乳腺的不对称发育，羞于告人而延误治疗。月经来潮后，乳腺发育成熟，乳腺随着卵巢的周期性活动而呈周期性变化。乳腺纤维腺瘤在迅速增多的雌激素反复作用下明显增大，直径通常大于 5cm。由于肿瘤生长较快，瘤体较大，患者认为是青春期乳房过小，故瘤体几乎占满全乳房，易被认为是正常乳腺发育。快速膨胀生长的瘤体使乳房皮肤高度紧张，致表浅静脉曲张，此体征易被误认为恶性肿瘤。但青春型乳腺纤维腺瘤不与皮肤粘连，肿瘤可以推动，无疼痛，腋窝淋巴结一般不肿大，这些特点有别于乳腺恶性肿瘤。而常见的乳腺纤维腺瘤一般生长缓慢，但在哺乳期，肿瘤也可以急速生长，发展为巨大肿瘤，称为巨纤维瘤，但与本病有明显区别。触诊时除了可以触及质地韧的瘤体外，其旁可以触及被挤压的、质地软的青春发育腺体，乳头凹陷往往向腺体方向牵拉。

乳腺纤维腺瘤的诊断主要依靠年龄、病史、体格检查及辅助检查。辅助检查主要为超声检查及穿刺组织学检查。乳腺钼靶在年龄小于 35 岁的女性中不推荐。乳腺红外线检查目前已经淘汰。乳腺纤维腺瘤主要与乳腺囊性增生、乳腺癌、乳管内乳头状瘤和乳腺脂肪瘤相鉴别。

乳腺纤维腺瘤的处理原则是手术切除，并送病理检查。诊断明确、瘤体不大的，可以择期手术。可以选择局部麻醉或静脉麻醉。可以选择以肿块为中心的放射状切口或沿乳房皮纹方向的弧形切口，也可以选择乳晕旁切口。乳晕旁切口术后瘢痕不明显，但如果肿瘤不能除外恶性，有保乳条件的患者不推荐使用。本法切除范围略大，将肿块及其周围少许正常乳腺组织一并切除，或将受累部位的乳腺组织做区段切除。术后仍有复发的可能，而多一次复发便增加一次恶变的可能。如手术前怀疑有恶变者，手术后即送快速冷冻切片，如为恶变，可考虑行乳房单纯切除或按乳腺癌处理。如肿瘤平时增长缓慢，在没有促进肿瘤快速增长的因素，如妊娠、外伤等情况下，应考虑肿瘤有黏液性变或恶变可能，应立即行肿瘤切除术。

乳腺纤维腺瘤预后较好，但即便彻底切除，也有在乳腺其他处或对侧乳腺再发新生乳腺纤维腺瘤的可能，所以手术后仍应定期复查。

三、乳管内乳头状瘤

乳管内乳头状瘤（intraductal papilloma）是一种少见的乳腺良性肿瘤，病灶多位于乳晕下方较大的输乳管内。瘤体为多数细小分支的乳头状新生物构成，状似杨梅状的肿瘤，有蒂与扩张的导管壁相连，故得名乳头状瘤。

乳管内乳头状瘤多发生在 10～50 岁的女性，据报道，发病年龄最小的为 9 岁，最大的为 82 岁，平均年龄为 15.3 岁。目前病因尚不明确，多数学者认为是孕激素水平低下或雌激素水平增高所致。

乳管内乳头状瘤是乳头溢液最常见的原因之一，溢液多为血性，也有少数为浆液性，或两者交替出现。查体在乳晕下可扪及椭圆形肿块，直径在 0.5～1.0cm，也有相当一部分患者因肿瘤较小，难以触及肿块。也有部分周围型的乳管内乳头状瘤在乳房周围可以扪及肿块。肿块质地较软，边界不清。肿块可以为单发性，也可为多发性，可以形成乳管内乳头状瘤病，有恶变可能，文献报道的恶变率在 5.7%～14%。

乳管内乳头状瘤的诊断除病史及临床表现外，辅助检查主要有超声检查，在扩张的乳管内可见低回声结节。此外乳导管造影检查，可见乳管树截断，乳管内单发或多发的圆形或椭圆形充盈缺损，近端导管扩张。另外还可应用乳管镜检查，直视下可见细小的粉红的或黄色有蒂肿瘤。

本病鉴别诊断主要为乳管内乳头状癌，此为一种原位癌，可以发生在乳腺的大小导管内。早期与乳管内乳头状瘤难以区别，主要症状都是乳头血性溢液。乳头状癌的瘤体一般较大，生长较慢，肿瘤外有包膜，乳头内含有丰富的血管，细胞分化较差，癌细胞可以穿透增厚的管壁浸润到周围间质内。乳导管造影可见导管中断，管壁被破坏。

另外还需与乳腺囊性增生、乳管扩张症相鉴别。乳腺囊性增生可出现周期性乳房疼痛，乳头溢液为无色清亮液体，乳房内可触及增生的腺体。乳管扩张症为一种退行性病变，乳头溢液多为淡黄色液体，有时也为血性溢液，有时在乳晕下可触及增粗的乳管。乳导管造影可见增粗的乳管，管壁光滑无肿物。另外一些患者仅有乳头溢液，无其他任何体征。对于这些病例，首先考虑病理性的，应及早手术探查，以明确诊断，不至于漏诊恶性病变而延误治疗。

诊断为乳管内乳头状瘤的应尽早手术治疗。术中冷冻切片检查，如为恶性，按乳腺癌处理。如为良性病变，可行区段切除。如果冷冻切片难以确诊，待石蜡切片及免疫组化结果出来后再进一步处理。另外可以通过乳管镜的工作通道将肿瘤切除，获得病理诊断，损伤小，避免不必要的手术。

乳管内乳头状瘤是一种良性病变，恶变率较低，临床上所见到的乳头状癌，多为原发病变，并非恶化而来。通过局部与区段切除后均可获得满意的治疗效果。乳管镜下形态见图 26-2。

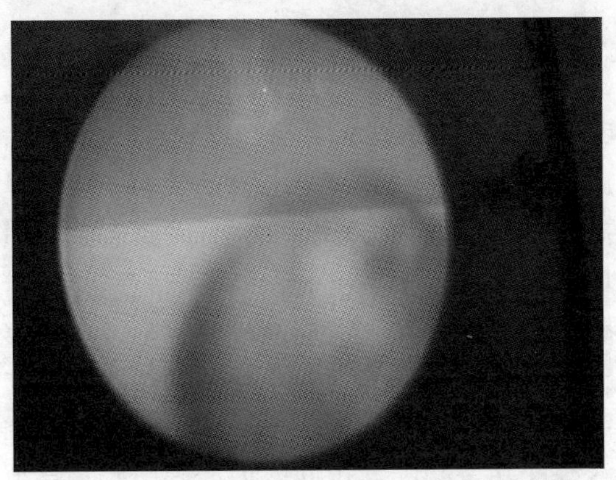

图 26-2　乳管镜下的乳管内乳头状瘤

四、乳房叶状肿瘤

乳房叶状肿瘤少见，多发生在 40～50 岁的妇女，年轻女性偶见。由纤维、上皮两种成分构成，似纤维瘤，但间质增生更为明显，细胞更为丰富，常伴有细胞异形性。叶状肿瘤分为良性、恶性、交界性。肿瘤生长较快，常达拳头大小，甚至小儿头大小。其质地韧如橡皮，呈结节分叶状，肿块表面血管丰富，迂曲扩张。与周围组织分界清楚，与皮肤及胸大肌无粘连，活动度好，腋窝淋巴结多无肿大。由于此肿瘤经常形成指状突起伸入周围乳腺组织内，因此切除后容易复发，需行广泛切除，甚至行单纯乳房切除术。恶性叶状肿瘤行单纯乳房切除，无须进行腋窝淋巴结清扫。肿瘤外观形状见图 26-3，肿瘤形状见图 26-4。

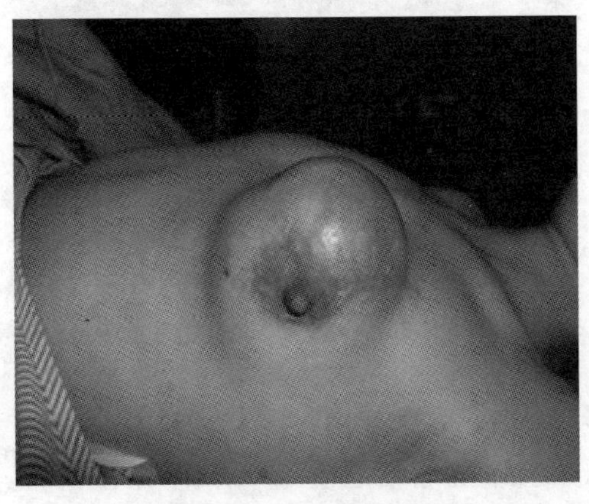

图 26-3　乳房叶状肿瘤

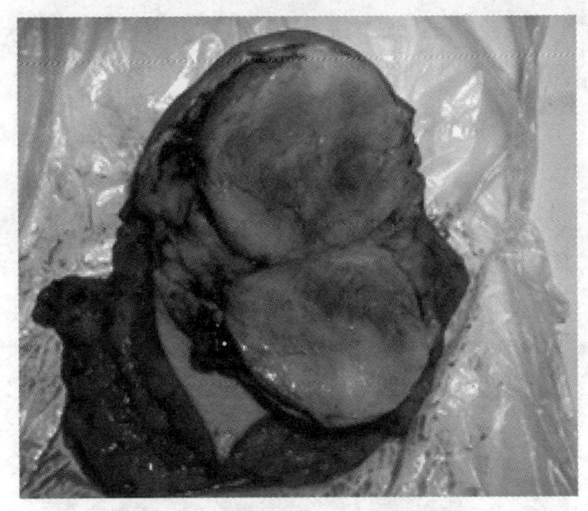

图 26-4　乳房叶状肿瘤

五、乳腺癌

乳腺癌（breast cancer）目前已经成为威胁全球女性健康最常见的恶性肿瘤，WHO 国际癌症研究中心数据显示 2012 年全球乳腺癌发病率为 27/10 万～96/10 万，新发病例 167 万，占女性恶性肿瘤的 1/4，居女性癌症死因的第 5 位，年死亡人数达 52.2 万人。我国女性乳腺癌的发病年龄第 1 个高峰在 45～55 岁，第 2 个高峰在 70～74 岁。乳腺癌在我国趋于年轻化，小于 35 岁的乳腺癌并不少见，我国报道的最小的乳腺癌发病年龄为 11 岁。欧美国家乳腺癌发病年龄比我国晚 10 年，绝大部分患者为绝经后。

（一）病因

乳腺癌发病主要与雌激素水平过高有关，行经时间长，月经初潮年龄小于 12 岁或绝经年龄大于 55 岁，雌激素对乳腺的刺激时间长也增加乳腺癌的风险；未生育哺乳，或初次生育年龄大于 30 岁，既往乳腺良性疾病，活检显示不典型增生或原位癌；不良的生活方式，如每天饮酒，绝经后体重明显增加；此外还有一类遗传性乳腺癌，表现为 BRCA1 或 BRCA2 基因表达阳性，乳腺癌的绝对风险高达 50%～85%。

（二）病理

1.非浸润性癌：包括导管内癌、小叶原位

癌、乳头乳晕湿疹样癌（图 26-5）。此型为早期病变，预后好。

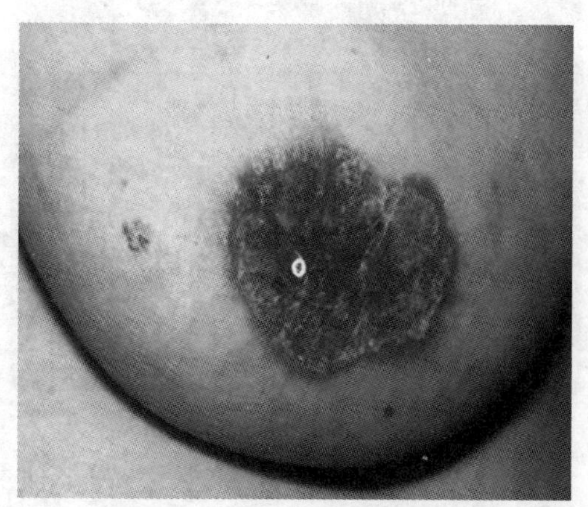

图 26-5 乳头乳晕湿疹样癌

2.早期浸润癌：包括早期浸润性导管癌、早期浸润性原位癌。此型仍为早期病变。

3.浸润性特殊癌：包括乳头状癌、髓样癌、小管癌、腺样囊性癌、黏液腺癌、大汗腺癌、鳞状细胞癌。此型一般分化高，预后尚好。

4.浸润性非特殊癌：包括浸润性小叶癌、浸润性导管癌、硬癌、髓样癌、单纯癌、腺癌。此类型分化低，预后差，占乳腺癌的70%～80%，其中浸润性导管癌最多见。

5. 其他罕见癌。

（三）临床表现

乳腺癌在早期为无痛、单发的小肿块，质地硬，表面不甚光滑，与周围组织分界不清，在乳房内不易被推动。肿块常是患者在无意中发现的。由于早期乳腺癌不引起患者任何不适，患者往往不甚在意，延误了诊治。

肿块逐渐增大，侵犯 Cooper 韧带，使之收缩，肿块处皮肤凹陷，是为酒窝征，是乳腺癌早期常有的征象。肿瘤继续发展，硬癌常使乳房缩小、变硬，乳头抬高，并可由于乳管的牵拉而内缩。髓样癌可在数月内迅速增大、隆起。腋窝淋巴结肿大、变硬，起初散在，活动；逐渐增多，粘连成块，固定。

晚期，肿瘤侵入胸肌筋膜，与之固定，乳房即不能被推动；乳房与皮肤有广泛粘连，皮肤发生淋巴水肿，因毛囊的关系，皮肤呈橘皮样改变（图 26-6）。继而皮肤破溃，溃疡常有恶臭，容易出血。如癌细胞广泛地扩散至乳房皮肤和乳房周围皮肤，则发生很多硬的小结节和小条索；小结节和小条索相互连接，融合成暗红色弥漫的一片，甚至蔓延至背部和对侧胸部皮肤，形成铠甲胸，导致呼吸困难。锁骨上淋巴结也肿大、变硬，对侧腋窝淋巴结也可有转移。若肿瘤细胞堵塞腋窝主要淋巴管，引起该侧手臂淋巴回流障碍，则发生蜡白色的手臂水肿。若锁骨下或腋窝肿大的淋巴结压迫腋静脉，则引起该侧手臂青紫色水肿。若神经干被肿瘤细胞侵犯或被硬变的淋巴结压迫，则引起手臂和肩部剧痛。癌细胞血行转移至远处，可以导致骨转移，引起骨痛、贫血、病理性骨折；肝转移引起腹胀、腹水、黄疸；肺转移引起呼吸困难、咳嗽；脑转移引起头痛、喷射状呕吐等晚期症状。最后患者出现消瘦、贫血、发热，甚至死亡。

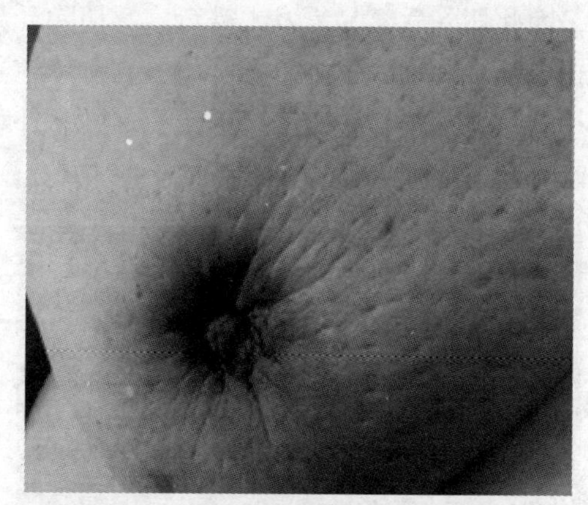

图 26-6 乳头内陷伴橘皮样外观

（四）临床分期

国际抗癌协会建议用 T（原发肿瘤）、

N（局部淋巴结）、M（远处转移）的分类方法：Tx，原发肿瘤无法评估；T_0，无原发肿瘤的证据；Tis，原位癌；T_1，肿瘤最大直径≤20mm；T_2，肿瘤最大直径＞20mm，且≤50mm；T_3，肿瘤最大直径＞50mm；T_4，不论大小，侵及胸壁和（或）皮肤，包括炎性乳癌；Nx，区域淋巴结无法评估；N_0，无区域淋巴结阳性发现；N_1，可活动的同侧Ⅰ、Ⅱ水平腋窝淋巴结（转移）；N_2，融合或固定的同侧Ⅰ、Ⅱ水平腋窝淋巴结（转移），或临床发现内乳淋巴结转移而没有腋窝淋巴结转移的证据；N_3，同侧锁骨下淋巴结转移，伴或不伴Ⅰ、Ⅱ水平腋窝淋巴结转移；或临床发现内乳淋巴结转移，伴临床发现的Ⅰ、Ⅱ水平腋窝淋巴结转移；或同侧锁骨上淋巴结转移，伴或不伴腋窝淋巴结或内乳淋巴结转移；M_0，临床和影像未发现远处转移；M_1，经典的临床和影像方法能发现的远处转移灶或组织学证实＞0.2mm的病灶。

根据上述分类，将乳腺癌分为：0期，$TisN_0M_0$；Ⅰ期，$T_1N_0M_0$、$T_0N_1miM_0$、$T_1N_1miM_0$；Ⅱ期，$T_0N_1M_0$、$T_1N_1M_0$、$T_2N_0M_0$、$T_2N_1M_0$、$T_3N_0M_0$。Ⅲ期，$T_0N_2M_0$、$T_1N_2M_0$、$T_2N_2M_0$、$T_3N_{1\sim2}M_0$、$T_4N_{0\sim2}M_0$、$T_{0\sim4}N_3M_0$；Ⅳ期，任何T、任何N、M_1。

（五）诊断

本病诊断主要依靠病史、临床表现及辅助检查。

1. 钼靶检查　尤其适用于腺体较少，脂肪较多的乳腺，对于致密型乳腺，钼靶的准确性不如超声，但可以显示成簇的沙砾样细小钙化，此种钙化恶变可能性高达25%～30%。肿块边界不清，呈毛刺状。钼靶的乳腺癌诊断准确率可达90%（图26-7）。年轻女性不推荐常规使用，尤其是青少年，除非怀疑为恶性肿瘤者。

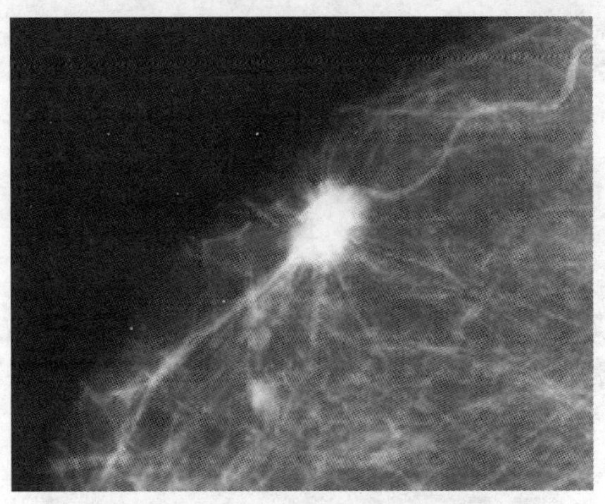

图 26-7　乳腺癌钼靶表现

2. B型超声检查　近年来在临床上广泛应用，能清晰地显示乳房各层软组织结构及其内的肿块形态和质地。乳腺癌形态不规则，回声不均匀，边界不清楚，呈“蟹足样”改变。超声检查目前已经成为乳腺癌首选的辅助检查方式，尤其对于致密型乳腺。随着技术的发展，目前直径为3～4mm的肿块超声也可以清晰地显示。弹性成像显示肿块质地硬，呈蓝色。

3. 磁共振成像　当乳腺B超及钼靶检查不能确定病变性质时，可以考虑采用MRI进一步检查。MRI检查出浸润性乳腺癌的敏感性接近100%，但假阳性也较高。MRI检查阳性的病变必须活检。推荐平扫加增强扫描同时应用。此外MRI也用在乳腺癌的术前分期、保乳手术前的评估和术后随访、新辅助化疗效果的评估。另外高风险人群的筛查MRI敏感于B超及钼靶检查。高风险人群是指BRCA-1、BRCA-2基因携带者，明显的家族史及既往有小叶原位癌病史者。

4. 穿刺细胞学检查　应用细针在肿块不同方向穿刺吸出组织细胞，涂片做细胞学检查，其诊断乳腺癌的准确性达80%以上。损失小，但对于直径＜1cm的乳腺癌假阴性较高。目前主要用在肿大淋巴结的穿刺以判断淋巴结有无转移。

5. 空心针穿刺组织学检查　应用空心针在肿块的不同方向穿刺，取2～3条组织，送病理检查，不仅可以判断是否为乳腺癌，还可以同时进行免疫组化检查。大宗病例报道，不增加穿刺道肿瘤转移的机会，不降低保乳手术的比例。

6. 乳管镜及乳导管造影检查　当出现乳头血性溢液，超声及钼靶阴性，可以进行此检查（图26-8）。

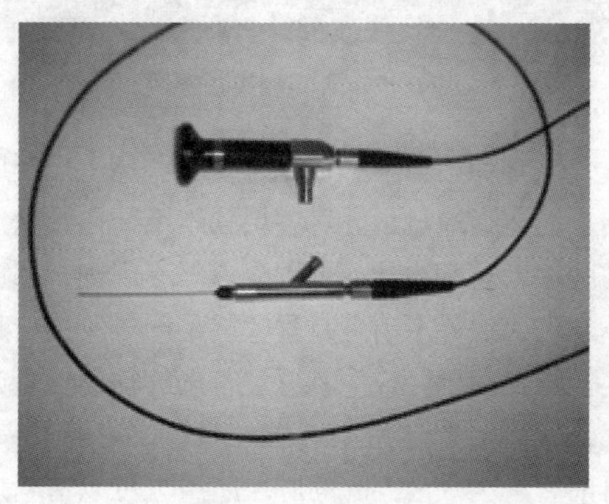

图 26-8　乳管镜

7. 肿块切除活检　当以上各种检查结果均为阴性临床又高度怀疑乳腺癌时，可以进行切除活检。将肿块连同周围正常组织一并切除，遵守无瘤原则，切除标本送快速冷冻切片。切除活检要与进一步的乳癌手术紧密衔接，做好术前准备。根据病理结果决定是否进一步手术治疗；若冷冻切片无法确定，可暂时将切口缝合，等待石蜡切片结果。

（六）鉴别诊断

晚期乳腺癌的临床表现非常明显，诊断并不困难。早期乳腺癌主要与下列疾病相鉴别。

1. 外伤性脂肪坏死　常发生在肥大的乳房，多数在挫伤后数月形成，外伤史经常被患者忽略；也为无痛的局限性肿块，往往与皮肤粘连。

2. 乳房结核　往往形成寒性脓肿，破溃形成窦道，但早期不易与乳腺癌相鉴别。目前乳房结核很少见。

3. 乳房囊性增生　有多个大小不一、质地韧的结节，往往分散在两侧整个乳房。对于局限在一侧乳房外上象限的病变，要注意与乳腺癌相鉴别。

（七）治疗

长期以来，人们对无转移的乳腺癌认为是一个局部病变，故根据解剖原则进行手术为主的治疗手段。近年来，根据Fisher理论，认为乳腺癌一开始就是一种全身性疾病，即使无淋巴结转移，仍有10%～16%死于血运转移。盲目扩大手术范围并不能提高疗效。ST. Gallen共识明确提出了乳腺癌的分子分型（表26-2），并按照不同分子分型进行相应治疗。乳腺癌的治疗包括手术、化疗、放疗、内分泌治疗及靶向治疗的综合治疗，应根据患者的病期、病理类型、全身情况综合考虑，做到个体化治疗。

表 26-2　乳腺癌分子分型

分子分型	ER和（或）PR阳性	HER2阳性	Ki-67	治疗类型
Luminal A型	是	否	低（<20%）	大多数患者仅需内分泌治疗
Luminal B型 HER2阴性	是	否	高（≥20%）	全部患者均需内分泌治疗，大多数需加用化疗
Luminal B型 HER2阳性	是	是	任何	化疗＋抗HER2治疗＋内分泌治疗
HER2阳性型	否	是	任何	化疗＋抗HER2治疗
基底样型（三阴性）	否	否	任何	化疗

1. 手术治疗　乳癌根治术 1897 年问世以来，长期都是乳腺癌主要的治疗手段，并取得很好的疗效，无淋巴结转移的早期病例 5 年生存率已逾 80%，局部复发率低于 6%。20 世纪 60 年代以后，人们认识到乳腺癌的预后更多取决于肿瘤的生物学特性及机体的免疫反应，乳癌改良根治术保留了胸大肌，避免了术后上肢运动功能障碍，且局部复发率和远期生存率与根治术无差别，故改良根治术取代根治术成为乳腺癌的主要术式。20 世纪 80 年代以后，保乳手术比例逐年增加，将乳腺肿瘤局部切除，保证切缘阴性，术后辅以放疗，可以达到和改良根治术同样的治疗效果。

腋窝淋巴结清扫的目的除了切除转移的淋巴结，还为了确定乳腺癌分期，评估预后，决定综合治疗方案。单凭触诊判断有无淋巴结转移的误诊率高达 25%。然而腋窝淋巴结清扫的并发症，特别是上肢淋巴水肿和功能障碍，给患者造成极大的痛苦。导管原位癌的淋巴结转移率极低，为 0～1%，直径 ≤1cm 的 T_{1a} 和 T_{1b} 期肿瘤腋窝淋巴结的转移率分别为 3% 和 7%，故而很多学者对早期乳腺癌是否常规进行腋窝清扫提出了质疑。前哨淋巴结活检技术自 20 世纪 90 年代率先在欧美开展，由于手术创伤小，并发症较少，前哨淋巴结的检出率在 95% 左右，假阴性率低于 10%，假阳性率为 0，故而前哨淋巴结活检已经成为乳腺癌手术的标准术式。2011 年报道的 Z0011 试验提出前哨淋巴结在 1～2 个转移的情况下，加用放疗，可以避免腋窝清扫。乳腺癌前哨淋巴结活检是继保乳手术之后的乳腺外科治疗上的又一次“革命”。

2. 化学药物治疗　乳腺癌从单细胞分裂繁殖到直径 1.0cm 大小的肿块，需要倍增约 30 次，生长超过 3 年，给全身血行播散提供了足够的时间，所以乳腺癌的手术范围对乳腺癌的预后不起决定性作用，而全身治疗越来越受到重视。化疗是全身综合治疗重要的一环，除 Luminal A 型的低 21 基因评分的乳腺癌以外，大部分的乳腺癌需要接受化疗，主要方案有 EC 方案（表柔比星、环磷酰胺）、EC 续贯 T 或 P 方案（多西紫杉醇或紫杉醇）、TC 方案（多西紫杉醇、环磷酰胺）和 CMF 方案（环磷酰胺、甲氨蝶呤、氟尿嘧啶）。目前建议Ⅲ期及以上的乳腺癌在手术之前进行新辅助化疗，待肿瘤缩小后再进行手术。新辅助化疗可以使不能手术的乳腺癌转变成可以手术的乳腺癌，提高保乳率，而且可以检验化疗药物的敏感性，目前新辅助化疗越来越受到重视，各种新辅助化疗的临床试验正在进行中。

3. 放射治疗　术后放疗是乳腺癌治疗中的一个重要组成部分，能降低局部和区域淋巴结的复发率。对于无淋巴结转移的乳腺癌，行乳房改良根治术或单纯乳腺切除加前哨淋巴结活检，术后不必进行常规放疗。但对于保乳手术的乳腺癌，无论是否有淋巴结转移，都需要常规进行放疗，仅 70 岁以上，ER 阳性、PR 阳性的患者可以免除放疗。如果腋窝有 4 个及以上的淋巴结转移，放疗为常规治疗，1～3 个淋巴结转移是否进行放疗，目前还存在争议。对于孤立的局部复发灶及骨转移病灶，放疗有一定的姑息治疗作用，但仅限于照射局部。对于脑转移病灶，目前全脑放疗已经被立体定位照射取代。单纯放疗疗效不佳，需和全身治疗配合使用。

4. 靶向治疗　在乳腺癌中有 20%～30% 的患者表现为 HER2 阳性，HER2 阳性的乳腺癌恶性程度高，预后差，复发时间和生存时间均较短，与 HER2 阴性乳腺癌相比，5 年生存率减少 46%。目前抗 HER2 治疗已经成为 HER2 阳性乳腺癌的标准治疗。无论是进展期乳腺癌还是晚期乳腺癌，均推荐抗 HER2 治疗。目前常用的药物有曲妥珠单抗、帕托珠单抗和拉帕替尼。曲妥珠单抗和蒽环类药物如多柔比星、表柔比星不能同时应用，否则心脏毒性具有累加效应。乳腺癌分子分型详见表 26-2。

5. 内分泌治疗　是乳腺癌治疗领域中必不可少的一个环节，其有效性不亚于化疗，且毒副作用小，可以长期维持治疗。内分泌治疗效果与肿瘤的 ER、PR 密切关系。ER 和或 PR 阳性的患者，内分泌治疗效果好，而 ER、PR 阴性的患者内分泌治疗无效。内分泌治疗药物的选择与月经有关，绝经前的患者，可以选择枸橼酸他莫昔芬；绝经后的患者可以选择芳香化酶抑制剂，如依西美坦、来曲唑、阿那曲唑。二线内分泌治疗药物可以选择氟维司群。目前卵巢功能抑制在绝经前乳腺癌患者中取得良好的疗效，一方面可以降低乳腺癌的复发风险，另一方面可以保护卵巢功能，避免化疗药物对卵细胞的损害，对患者以后的生育功能有很好的保护作用。目前较多的是应用药物进行卵巢功能抑制，以往的卵巢切除及卵巢放疗因可以造成卵巢功能不可逆的丧失，目前已经很少采用。

6. 免疫治疗　目前属于临床试验阶段，未大规模进入临床使用。

（八）术后护理

1. 观察生命体征　术后予以心电监护，密切观察患者的体温、脉搏、呼吸、血压、血氧饱和度，予以持续低流量吸氧，行乳腺癌扩大根治术的患者有损伤胸膜引起气胸的可能，术后应注意观察患者有无胸闷、呼吸困难等症状，一旦发现异常情况，及时报告医生协同处理。

2. 体位护理　一般乳腺癌手术采用全身麻醉的方式，患者术后返回病房后，应予以去枕平卧位 6 小时，头偏向一侧，以防患者因麻醉反应发生呕吐而引起误吸。术后 6 小时若血压平稳、无麻醉反应后可垫枕头。术后第一天即可鼓励患者下床活动，并告知患者卧床时采取半卧位，以利于术后切口引流，并使膈肌位置下降，便于患者有效咳嗽，以预防肺不张和肺部感染的发生。

3. 患肢的位置　患者返回病房后，让患者将患肢平放在前胸，以可减轻皮瓣张力，有效防止皮下积液形成无效腔。患侧肩下垫以小软枕，使患肢抬高 30°～40°，手高于肘，肘高于心脏，以利于血液循环、淋巴回流，防止或减轻患肢水肿。

4. 胸部加压包扎护理　乳腺癌根治手术后使用胸带加压包扎，加压包扎有利于创造良好的愈合环境，促进组织再生，避免皮下积血积液、感染和皮瓣坏死的发生，对皮瓣的愈合至关重要。胸带包扎的松紧度要适中，以感觉不紧为宜。若胸带过松，不能有效的加压包扎，使渗液积于皮瓣下，皮瓣不能与胸壁牢固固定，导致皮瓣下积血积液和坏死的发生；若胸带过紧，不仅会压迫皮瓣，影响皮瓣的血液循环，导致缺血，还限制了呼吸，增加肺部并发症的发生率。应告诉患者及家属手术后不可随意解开胸带，避免皮瓣移动。同时应注意观察患侧肢体远端的血液供应情况，若皮肤发绀伴皮温低，脉搏扪不清，提示腋部血管受压，应及时调整绷带松紧度，以患侧上肢血供恢复正常为宜。若绷带或胸带松脱滑动应重新加压包扎，减少创腔积液，使皮瓣与胸壁紧贴，以利于愈合。

5. 引流管的护理

（1）乳腺癌根治术后因腋窝淋巴结清扫致大量淋巴管断离，淋巴液积聚于皮下，皮瓣剥离时的渗血也可同时积聚在皮下，因此必须予以及时引流，即持续性的低负压吸引，压力为 40～80mmHg，压力过大易引起出血，压力过小不能及时吸出积液，导致皮瓣飘浮、坏死，影响伤口愈合。应经常挤压引流管，保持引流管通畅。

（2）24 小时内应每小时观察并记录一次引流液的色、质、量，同时观察引流管内有无血带形成，以便及早发现出血现象。通常手术后 24 小时内引流量为 300～400ml，如果每小时血性引流液大于 100ml 或呈鲜红色、质地黏稠伴有血带且大于 50ml，则提示有活动性出血，应立即通知医生，并做好手术止血的准备工作。

（3）应每天更换引流瓶，正确记录引流量。更换引流瓶时，必须用血管钳夹闭引流管，防止空气进入。更换后需重新观察压力表，保持压力的稳定。

（4）引流管妥善固定，预留出一定的长度，利于患者翻身，避免引流管受压、扭曲、折叠和脱落。告诉患者万一引流管脱出应立即反折引流管，并及时通知护士。

（5）通常术后 3 天将引流瓶更换为负压吸引器，此时引流量一般＜50ml/d，应将负压吸引器固定在病衣下缘，告诉患者负压吸引器不能高于伤口，防止引流液倒流。

（6）目前临床上已开始在手术后直接应用一次性负压吸引器或负压球连接引流管，方便了患者下床活动，应注意观察负压吸引器或负压球是否处于负压状态，若引流量大，应及时倾倒出引流液，以保证有效引流。

6. *疼痛的护理*　评估患者的伤口疼痛情况，重视患者的主诉，鼓励家属陪伴，告知患者用看书、听音乐等方式转移注意力，必要时遵医嘱予镇痛药物。

（九）预后

乳腺癌的预后与分子分型相关。Luminal A 型乳腺癌预后较好，三阴性乳腺癌和 HER2 阳性型乳腺癌预后较差，容易复发转移。目前国内乳腺癌的临床治愈率可以达到 80% 以上。美国和西欧发达国家由于早期筛查及综合治疗手段的提高，临床治愈率可以达到 90% 以上。

（郑　敏）

第四节　乳房相关症状

女性乳房是第二性征的主要标志之一，是维持女性躯体曲线美的象征之一，是婴儿哺乳、抚育孩儿成长和增强孩儿体质和免疫力的关键步骤，也是女性重要的性器官之一，也是有别于男女的重要区别之一。

一、正常女性乳房发育

出生后乳腺对尚存的母体激素反应而增大，称为新生儿乳房增大，约在出生后 2 周乳腺增大达高峰，个别可有乳头流出初乳样液体，称为新生儿乳。

早产儿乳腺的反应不及成熟儿明显。在激素静止期乳腺无生长活动。乳房发育常先于月经初潮。

8 岁或 8 岁以后，则逐步开始新的乳腺生长活动。首先是乳晕明显增大，此是一种成熟的标志。女性第二性征中乳房初长，平均年龄为（10±2）岁，9～10 岁乳晕充血、色素沉着，12～13 岁乳头色素沉着。乳房自 10 岁左右开始发育，至青春期末发育完全成熟可分为五个阶段：①仅见乳头凸起；②乳房及乳头轻微隆起，乳晕扩大，状如蓓蕾；③乳房及乳晕进一步扩大，凸出，形似山峰高耸；④乳头及乳晕形成第二高峰，与乳房衬托显得突出；⑤乳房发育完全，此时乳晕变平，不似第四阶段显得突出。

儿童及青少年时不应忽视对乳房的检查，大小、对称、发育等。

乳房发育与种族、发育、营养、内分泌、年龄、月经周期、炎症、损伤、肿瘤等因素有关。

二、乳房疾病的病史症状及要点

1. 了解女性乳房发育的过程、时间、大

小、有无腹痛。

2. 乳头大小、对称、乳头凸起、扁平或凹陷、皲裂，乳晕大小、色泽。

3. 月经周期乳房自觉症状，乳房胀感、触痛、有无结节。

4. 有无非孕期及产后溢乳，产后泌乳量，有无泌乳不畅或溢乳现象或血性分泌物。

5. 乳房有无痒、渗出液、破溃、皮肤乳晕有无湿疹痒改变。

三、体检及乳房检查要点

1. 全身状况及一般体检　全面观察女性身材、体形和发育、营养状况，尤其应注意有无内分泌障碍现象，以及观察皮肤色素、脂肪分布、肥胖或消瘦、毛发是否增多及进行腹部检查等。

2. 重点是双侧乳房检查及观察

（1）观察大小，是否对称，包括乳房、乳头，有无皮肤湿疹样，破溃，橘皮样改变。

（2）触诊有无肿块，结节，硬块，有无触痛，所在部位（每侧乳房四个象限及乳头、乳晕），同时检查腋下淋巴结等均有无肿大、触痛、边界、活动度，挤压乳房有无溢液、血性分泌物、出血等。

（3）妇科检查：观察外阴发育、阴毛分布及稀疏等，对发育较成熟者可做肛门腹部联合检查，了解子宫及盆腔情况，已婚者可做双合诊或三合诊检查及窥器检查来检查阴道及宫颈情况。

（4）自我检查乳房方法：掌握自我检查乳房方法，及早发现乳房异常及疾病。每于洗澡或更换内衣时可自己触摸或对着镜子观察双侧乳房是否等大，对称、外形有无改变，皮肤有无橘皮样凹陷，乳头位置有无改变，有无分泌物；仰卧位，肩下垫小枕头，一侧手臂上举，另一侧手指由外向内，自上而下的顺序触诊乳房内侧半边，直至外侧时，手臂放下。

四、辅助诊断

1. 乳房大小测量，用软皮尺，通过乳头顶端横量及直量，两者的乘积为一个乳房单位，左右侧乳房分别测量。

2. 乳房 B 超测量、检查。

3. 内分泌测定。

4. 乳腺分泌物细胞学检查。

5. 乳房活检。

6. 乳房钼靶或 X 线检查。

7. 染色体检查。

8. 肿瘤指标测定。

五、乳房疾病鉴别诊断

（一）乳房生理性变化

1. 约 50% 新生女婴在出生 1～2 周内乳房轻度肿大，少数乳房还会分泌乳汁，此乃胎儿在子宫内受到母体激素的刺激，使乳腺增生，出生后体内雌激素水平骤降，致使乳汁分泌。一般不需要处理，数天后可自行消失，切忌用力挤压，以免乳腺感染。

2.青春期乳房痛性肿胀：青春期开始阶段即可出现乳房肿痛，此现象可发生在乳房发育的任何阶段。月经初潮后，多发生于经前几天，月经后自行消失。乳房肿痛受周期性激素水平波动的影响，其肿胀程度因人而异，按激素分泌及乳房激素水平波动而异，也与血液及淋巴循环致细胞外液张力增高、水钠潴留有关。肿胀时乳房丰满而结实，触之有结节感，乳头易勃起，触痛。也因不能忍受胀痛或内衣摩擦引起疼痛而求医，但其胀痛症状随月经周期变化而消失，故一般易诊断，但若乳房若有结节，必须与肿瘤鉴别。可在月经间歇期复查，因此时生理性乳房结节最少，甚至消失，若为肿瘤则持续存在。采用 B 超、钼靶乳房检查有利鉴别。

3.青春期乳房增生过长：多见于青春期开始后，表现为乳房持续迅速增大，呈悬垂状，影响外观及日常活动及社交等，也可因乳房增生过长出现忧郁、害羞，远离人群和性情孤僻。常为与激素刺激有关，也与抚摸有关，增大不明显时可用乳罩支托，若妊娠后则增大更明显。

4.乳房发育不对称：两侧乳房有较为明显的发育不对称，可能与两侧乳房对体内激素的敏感性不一有关，有时一侧乳房对激素的敏感性大而生长较快，而另一侧生长较慢，因而在青春发育期，甚至在新生儿乳房增生时两侧乳房可不等大，而发育成熟后两侧乳房大小和外形逐趋一致。但是正常发育的两侧乳房与手足一样，并非绝对对称和一样的，总有一些差异，一般乳房是右侧乳房稍大于左侧，一般可用乳罩矫正，也有少数可在乳房发育成熟身材体型定形前手术矫正。激素治疗无效。

5.乳房增生不良（发育不良）：包括乳房和乳头发育不良，常见于卵巢功能正常的女性，但以卵巢发育不良者较明显和多见。乳房发育不良者，月经可正常，也可因卵巢发育或功能不良而致月经异常、经量少、稀发甚至闭经等。有因胚胎时原始乳房组织发育不良所致，也有因幼年营养不良影响发育所致。此类乳房发育不良者轻度者，妊娠乳房也可增大及泌乳，断奶后又回复到原来大小。乳房发育不良者用雌激素刺激治疗。

6.青春期乳房萎缩：常见于减肥、节食的青少年者，发生厌食症，低蛋白饮食，体重下降明显，内分泌改变，月经失调、稀发、闭经，乳房萎缩，乳房皮下组织和支持组织明显减少，皮肤松弛皱缩，外观与老年人乳房相同。

7.生理性溢乳：凡生理性泌乳期乳妊娠、产后期及哺乳期，以及新生儿溢乳者外，而有乳汁溢出，则为病理性。应考虑药物作用，如服用氯丙嗪、利舍平、抗精神病药及作用于周围神经的口服避孕药、外源性雌激素、绒毛膜促性腺激素等可引起溢乳；中枢性或周围性刺激如垂体肿瘤、血中缩宫素分泌增多、周围性刺激乳头、吸吮乳头，按摩乳房等使丘脑下部－垂体轴兴奋而有泌乳；高泌乳素血症等均可引起泌乳或溢乳。实际除生理性外上述药物性、中枢或周围性刺激，高泌乳素血症等均应属病理性情况。

8.绝经后乳房萎缩。

（二）乳房疾病

1. 乳房先天性畸形

（1）无乳房、无乳头：此类少见，有遗传性，无乳头可单独出现，也可与乳房其他畸形同时出现，也可与胸壁畸形并存。无乳房、无乳头可为单侧也可为双侧。个别为无乳头，同侧上肢过短、蹼指、胸大肌缺失和肋骨畸形并存，此也称为 Poland 综合征。

（2）多乳房、多乳头：胚胎期由腋下至腹股沟间一条乳线，在胚胎发育过程中，乳腺胚原基退化，仅剩下一对乳房，此为正常现象；若胚原基持续存在或退化不全，则形成多乳房和多乳头，一般以多乳头多见，又称副乳和副乳头。副乳头及副乳以乳线部为多见，单个或多个，单侧或双侧，但以腋窝为多见。副乳内多不含腺体，如含有腺体，则与正常乳房具有同样的生理及病理变化。

2. 性早熟　一般女孩在 8 岁前出现乳房增大，阴毛生长、腋毛生长等第二性征表现的任何一种或一种以上，称为性早熟，或初潮开始于 10 岁以前也可称女性性早熟。

性早熟分真性，也称完全性性早熟，指机体正常成熟过程提前，过早建立丘脑－垂体－卵巢轴的功能，有排卵性月经及生育力。假性，也称为：①不完全性同性性早熟，是指丘脑下部－垂体－卵巢轴正常功能尚未发育成熟前，仅因垂体外促性腺激素或雌激素分泌过多所致，第二性征发育出现在卵巢正常发育之前，可有生殖器发育，乳房发育，阴毛、腋毛生长，可有无排卵性月经，无生育力；②不完全性异性性早熟，由卵巢或肾上腺本身疾病引起雄激素分泌过多，性特征多与女孩体表不符。

真性性早熟常由体质性或特发性；中枢性神经系统病变（如先天发育异常，如小头畸形等）；下丘脑、肿瘤、松果体瘤等；中枢神经系统炎症、创伤；幼年甲状腺功能低下。假性性早熟中不完全性同性性早熟可因乳房早发育、卵巢肿瘤、卵巢绒癌、畸胎瘤、外源性雌激素所致；不完全性异性性早熟可因阴毛早生长、肾上腺素升高、卵巢含雄激素肿瘤、肾上腺皮质增生、肾上腺皮质肿瘤、外源性雄激素等所引起。

性早熟诊断的目的是确定病因，针对病因进行治疗。诊断时应详细询问病史，注意个人生长发育和过去病史，如病毒感染，患者在母体妊娠期感染，其母孕期有无使用激素。体检应注意身高、体重，有无生长过速，乳房、阴毛、子宫出血情况，有无内分泌紊乱的影响，疑有颅脑病变应做MRI、脑电图等。妇科检查及腹部触诊有无肿瘤、腹水，注意外阴发育并判断与其年龄是否相符。

辅助检查包括激素测定，生殖内分泌测定、17-酮类固醇及17-羟类固醇测定、X线检查骨龄、超声、磁共振（MRI），必要时行腹腔镜协助诊断。

治疗则请儿科内分泌医生专科检查。主要治疗药物有GnRHa、孕激素、肾上腺皮质激素，还可行手术矫治等。

3. 乳房炎性疾病

（1）新生儿乳腺炎：新生儿常出现一过性乳房肿大，发生乳腺炎，若化脓性应切开排脓。

（2）急性乳腺炎：常因排乳不畅、乳头皲裂等易致感染，形成急性乳腺炎，局部红肿，胀痛，硬结，温度升高，患者全身不适，畏寒发热，局部有波动感，深部、浅部有脓肿，应及时切排引流。急性乳腺炎也要与炎性乳癌、晚期乳癌鉴别。

4. 乳房肿瘤

（1）乳房良性肿瘤：①多见于成年女性，而青少年少见。青年女性乳房囊肿多继发于外伤性脂肪坏死，可与皮肤粘连，使皮肤凹陷，易误认为乳癌。②纤维腺瘤：青年女性多见，增大迅速，单个或多个生长。卵巢激素水平降低后，肿瘤即缩小。③神经纤维瘤：除发生于身体其他部位外也可发生于乳晕。

（2）乳房恶性肿瘤：①乳腺导管内癌，青年时多为囊性，实性少见，主要是乳头分泌浆液性或血性液，可单侧或双侧，恶变率约为40%。②乳腺癌，有家族史，母患乳腺癌，其女可提前10～12年，与BACA Ⅰ基因有关。③乳头乳晕湿疹样癌病，也称湿疹样癌。

5. 乳房不发育　多见于染色体及内分泌异常，如性腺发育不全、垂体功能不全、两性畸形、肾上腺皮质增生症、胸壁X线照射破坏乳芽等均可导致乳房不发育。一般女孩超过14岁不发育者，可能为乳房不发育，应寻找原因。月经正常而乳房不发育常为乳房增生不良；乳房不发育伴有原发性闭经可能是下丘脑-垂体轴功能不全或性腺发育不全；与继发闭经同时存在，而第二性征正常者，可能为产生男性激素的卵巢肿瘤或肾上腺肿瘤。肾上腺皮质增生症及染色体异常所致的性腺发育不良也可导致乳腺不发育。

6. 乳头及乳晕疾病

（1）乳头凹陷：常影响哺乳。正常乳头为圆锥形，突出在乳房表面正中，周围也有色素沉着的乳晕。妊娠后乳晕有蒙氏腺多少不定。乳头对性刺激有作用。

（2）乳头皲裂：多因吸吮所致，严重时有出血，疼痛而影响乳汁分泌，并易继发感染。

（3）乳晕也可发生血管瘤，血管内皮瘤。

（4）乳头和乳晕湿症样癌：常为孤立、

界限清楚的斑，表面呈湿疹样，经皮肤活检确诊后，需做皮肤及皮下癌变的外科手术。其也应与湿疹样皮炎鉴别。

7. 乳房损伤性疾病　乳房位于胸腔前面易受伤，多发生于运动、车祸、手术等时，受伤后易致血肿，撕裂、感染等，导致乳房脂肪坏死、乳房皮肤瘀斑、乳房肿块。

8. 席汉征　因产后大出血引起垂体、甲状腺、性腺功能低下，出现消瘦、畏寒、体弱、闭经、性欲降低、乳房萎缩等。

9. 乳房其他疾病　女性与梅毒者性接触，50% 可被感染一期梅毒，也可见于乳房，并伴有局部淋巴结肿大，开始为丘疹，很快溃破，大小如米粒至 10cm 不等，典型者呈圆形或椭圆形，边界清，周围堤状隆起，创面平，稍高出皮面，呈肉红色的糜烂面，上有少量渗液。不经治疗可 3～8 周自行消失，实际是假性愈合状态，其病变会继续发展，应积极治疗，控制其发展。一期梅毒又称硬下疳，出现 1～2 周后，一侧或两侧腹股沟淋巴结肿大，质硬，不融合，不痛，表面无红肿化脓。

六、治疗原则

1. 乳房生理性变化应向女性说明其生理变化，其与内分泌、种族、营养等变化有关，不必惊慌。

2. 乳房大小变化超过正常变化，可手术治疗。

3. 有些可植入假体，整形手术。

4. 部分乳房发育小者也可使用雌激素刺激治疗。

5. 乳房良性或恶性肿瘤请乳腺外科进一步诊治。

6. 两性畸形则由儿科及内分泌科专业进一步诊治。

7. 乳房疾病虽与妇产科、内分泌、性等密切相关，也是妇产科常见症状之一，但主要由乳腺外科诊治处理。

（石一复）

第五节　乳 头 溢 液

一、定义

溢乳是指在未分娩或停止哺乳半年后的妇女，乳头自发性出现液体溢出的现象。是指任何液体从乳腺乳头流出的一种症状，乳房自溢或挤压乳房后流出乳汁或乳汁样分泌物的现象，是一种非妊娠期的病理性泌乳。其多见于 20～35 岁妇女，在儿童和不孕妇女中相对少见，若发生于儿童，则多见于婴儿和青春期女孩，偶可发生于男性。

分泌的液体可以是乳状的、浆液性的、血性的。当乳头溢液是自发性，并且症状显著时应予以重视，如把挤压乳房有乳汁样液体溢出的人群也列入乳头溢液，则乳头溢液有很高的发病率。溢液（乳）量多，会影响社交，尤其是在夏天。生理性溢液是指妊娠期和哺乳期的泌乳现象；病理性溢液是指非妊娠哺乳状态下出现一侧或双侧乳头的溢液现象，乳腺疾病较多见，但女性不孕不育患者中也占有一定比例。另根据溢乳的发生情况，可为自主性溢液（无挤压乳房的状态下出现溢乳）或激发性溢液（挤压乳房时出现溢乳）。

二、溢乳原因

乳腺是内分泌靶器官，雌激素促使乳腺管增生、乳头乳晕着色；孕激素促进乳腺腺泡发育。乳腺组织的分泌细胞合成乳汁并分泌到腺泡腔，这个过程称为乳汁分泌；腺泡腔中的乳汁，通过乳腺组织的管道系统，逐级汇集起来，最后经乳腺导管和乳头管流向体外，这一过程称为排乳；乳汁分泌和排乳这两个过程合称泌乳。

妊娠时，胎盘分泌大量雌孕激素进一步促进乳房发育，但抑制乳汁生成与分泌。妊娠末期，尤其在接近分娩期时挤压乳房，可有少量淡黄色稀薄液体溢出，称为初乳。分娩后，体内雌孕激素水平迅速下降，解除对乳汁生成的抑制。脑垂体前叶分泌的催乳素、促肾上腺皮质素、生长素等作用于已发育的乳腺，从而引起乳汁分泌；吮乳刺激通过神经径路，经下丘脑作用于脑垂体前叶，促进上述激素分泌；同时促使后叶释放缩宫素，使腺泡腔周围的肌上皮细胞收缩，以促进排乳。

某些疾病如脑垂体器质性改变、功能紊乱或长期服用一些药物等，使体内催乳素水平升高，通过其在乳腺组织上的相应受体作用而影响乳腺的乳汁分泌，促进乳腺酪蛋白和乳白蛋白的生成，最终可引起乳腺小叶增生、巨乳和溢乳。同时高催乳素血症会抑制下丘脑－垂体功能和卵巢功能导致闭经。

乳房疾病导致的乳头溢液主要是局部炎症、肿瘤细胞异常分泌导致局部渗出积聚在腺泡腺管到一定程度或受到外力压迫通过乳腺导管、乳头管流出。

总结原因可归纳为以下几点。

1. 生理性　如机械性刺激、生育期始末阶段，哺乳期后，压力因素。

2. 药物　是引起溢乳的一个常见因素（表 26-3）。其中一些药物可通过阻断多巴胺和组胺受体，耗竭多巴胺，抑制多巴胺的释放及刺激泌乳素分泌而引起溢乳。含雌激素的口服避孕药可通过抑制下丘脑分泌泌乳素抑制因子及直接刺激垂体泌乳素细胞而引起溢乳（表 26-3）。

表 26-3　与溢乳相关的药物

阻断多巴胺受体
丁酰苯类
甲氧氯普胺（胃复安）
吩噻嗪类
利培酮（维思通）
选择性 5- 羟色胺再摄取抑制剂
舒必利
噻吨类
三环类抗抑郁药
多巴胺受体耗竭剂
甲基多巴
利舍平
抑制多巴胺释放
可待因
海洛因
吗啡
阻断组胺受体
西咪替丁
刺激泌乳素细胞
口服避孕药
维拉帕米

3. 垂体肿瘤　是引起溢乳最常见的病因，通过产生泌乳素或阻断多巴胺从下丘脑至脑垂体分泌的通路，从而导致高泌乳素血症。泌乳素瘤是垂体肿瘤中最常见的类型，与溢乳、闭经和显著的高泌乳素血症相关。

4. 下丘脑与垂体病变　下丘脑病变（如颅咽管瘤、原发性下丘脑肿瘤、转移瘤、组织细胞增生症、结核、结节病、空蝶鞍综合征）和垂体柄病变（如外伤等）是产生溢乳的重要原因。这些病变可破坏产生多巴胺的神经元，并能阻断多巴胺从下丘脑至垂体的通路，导致多巴胺对泌乳素细胞的抑制作用解除。下丘脑－垂体区域的许多病理和生理变化都可能影响多巴胺的分泌，从而导致高泌乳素血症。

5. 甲状腺及其他内分泌腺疾病　原发性甲状腺功能减退症是引起儿童和成人溢乳的一个罕见原因。甲状腺功能减退时，下丘脑产生大量的促甲状腺激素释放因子，这种因子在刺激垂体分泌促甲状腺激素的同时，也能刺激垂体泌乳素的过量分泌而造成溢乳。溢乳偶可见于甲状腺功能亢症，这可能是由于雌激素结合球蛋白水平增加或雌激素代谢异常所致。其他导致溢乳的内分泌疾病如肾上腺肿瘤、卵巢肿瘤、异源性泌乳素分泌综合征等，在临床上均为很少见的疾病。

6. 慢性肾衰竭　约 30% 的慢性肾衰竭的患者因肾对泌乳素的清除率下降致血中泌乳素水平升高，引起溢乳，然而这种情况较为罕见。

7. 神经刺激　某些部位特别是胸部的皮肤受刺激，包括周围神经损伤引起的剧痛，都可以通过神经传递到下丘脑而引起泌乳素增高，如胸部手术、灼伤、胸背部的带状疱疹等。此外，乳房的经常性刺激，如慢性乳房脓肿、囊性乳腺瘤，尤其是那些婴儿经常性吮吸乳头者，会由于长期神经刺激而造成内分泌控制失调，以至于引起溢乳。严重精神创伤及明显的生活习惯的改变，也可造成一时性的溢乳。

8. 特发性　属于一种无明显原因的溢乳症，一般见于女性溢乳而月经正常、生殖器无萎缩的患者，可能是由于这类患者的乳腺组织对生理水平的泌乳素敏感性较高所致。

9. 其他

（1）乳腺手术后短期内出现自发性乳头溢液，乳腺导管造影后。

（2）乳腺导管乳头瘤。

（3）乳头状癌。

三、病史询问和体检

详细询问病史、认真体检是正确诊断乳头溢液最为关键的第一步，必要时选用适当的辅助检查来确诊。

1. 病史询问：需着重了解以下内容。

（1）最初发现溢乳的时间及规律：50 岁后病理性溢液者乳房恶性疾病发病率明显升高；而生理性溢液多在生育期早年。同时询问溢乳和月经之间的关系。

（2）乳头溢液的性状及其改变：溢液是浆液性、黏液性、乳汁样、脓血性。无色的、乳白色的、淡黄色的还是暗红的等。通常内分泌疾病导致的乳头溢液浆液性和乳汁样的多见。乳腺疾病可以有各种各样的表现。

（3）其他：①单侧还是双侧，通常双侧溢乳则乳房恶性肿瘤的可能性小。②有无合并肿块。如果有，仔细询问肿块的变化，其表面皮肤如何，有无疼痛。乳房整个外形有无改变。③是否有局部异常的淋巴结肿大，尤其是腋窝和锁骨下淋巴结。④是否定期乳房自我检查。⑤妊娠和生育史，如果有分娩史询问有无哺乳及时限。⑥月经有无改变。如果月经稀发逐步加重为闭经，通常考虑闭经 - 溢乳综合征。单纯乳房疾病很少月经改变。⑦目前的体重指数，体重是否改变。⑧是否有视物模糊和头痛症状。如果有要考虑脑垂体部位的疾病。⑨询问有无药物使用史，尤其是精神类药物，激素类药物等。⑩询问有无家族肿瘤史，尤其是一级亲属的乳腺肿瘤、卵巢肿瘤等病史。⑪ 诱发因素。需注意溢乳患者是否存在衣物、哺乳及性生活对乳房的刺激。⑫ 社会心理因素等。社会心理应激可能是引起溢乳的潜在因素，需要注意。

2. 体格检查：首先检查溢液的情况，也称乳诊，明确单一或多个导管有溢液（乳）。观察乳头溢液的性状、量、侧别、单孔还是多孔、自发还是激发的，有无触痛、是否合并乳房肿块等。溢液量的评估可分为 5 个等级。（+++）：不用挤压，自然流出；（++）：轻压时，丝状喷出；（+）：强压时流出 2～3 滴；（±）：强压时勉强可见；（-）：压迫也不见溢液。治疗后评估乳头溢液量也可作为治疗效果的评价参考。全面的体格检查包括以下几类（表 26-4）。

（1）一般检查：包括患者的身高、体重和生命体征。生长缓慢提示垂体功能减退、甲状腺功能减退、慢性肾衰竭；巨人症/肢端肥大症提示垂体肿瘤；心动过缓提示甲状腺功能减退；心动过速提示甲状腺功能亢进；此外，还应检查胸部是否存在局部刺激、感染或外伤。

（2）乳腺检查：注意乳腺是否有结节及分泌物的性状。

（3）相关症状的检查：若存在视野缺失、视盘水肿、脑神经病患者提示垂体肿瘤、颅内占位性病变；若存在甲状腺肿、毛发粗糙、皮肤干燥、黄皮病、黏液性水肿提示甲状腺功能减退；若存在甲状腺肿、手颤、眼球突出提示甲状腺功能亢进；若存在多毛、痤疮提示慢性雄激素过多症伴发高泌乳素血症。

表 26-4　全面体格检查结果及其可能病因

体格检查结果	可能病因
生长缓慢	垂体功能减退，甲状腺功能减退，慢性肾衰竭
巨人症/肢端肥大症	垂体肿瘤
心动过缓、甲状腺肿、毛发粗糙、皮肤干燥、黄皮病、黏液性水肿	甲状腺功能减退
心动过速、甲状腺肿、手颤、眼球突出	甲状腺功能亢进
视野缺失、视盘水肿、脑神经病患者	垂体肿瘤、颅内占位性病变
多毛、痤疮	慢性雄激素过多症

3.辅助检查

（1）血清泌乳素测定：泌乳素的分泌呈脉冲式，存在昼夜差别，一天之中有很大的变化，入睡1小时后开始上升，在5：00～7：00达到峰值，10：00左右最低。由于存在泌乳素分泌的波动性，所以泌乳素水平升高应重复检查。患者需在空腹、安静及没有乳房刺激的情况下，10：00左右抽血，至少2次随机检测，发现泌乳素高于20～25ng/ml，才能确定为高泌乳素血症。若血中基础值＜50ng/ml，提示由药物所致的可能性较大；若基础值＞100ng/ml，则提示垂体肿瘤的可能；若基础值＞200ng/ml，应高度怀疑垂体肿瘤的存在。

（2）其他激素测定：就诊的闭经妇女均应进行妊娠试验检测，包括尿hCG或血hCG的检测，以除外妊娠。检测血中FSH、LH、E_2、T_3、T_4、TSH水平有助于明确病因。

（3）其他：头颅CT或磁共振检查可早期发现垂体微腺瘤；乳腺B超、乳腺导管造影可了解或排除乳腺疾病；眼底和视野检查以了解有无肿瘤压迫引起的眼底或视野的改变等。

4.必须对乳房做全面触诊并观察其发育情况：这非常重要。注意使用手掌依次循序轻轻扪按乳房，忌用手指抓捏乳房，以免误把正常腺体组织认为乳房肿块。如果触诊到肿块，要注意其硬度、边界、活动度；必须扪查乳房区域淋巴结。

5. 细胞学检查。

6. 双乳腺及腋下检查。

7.妇科检查：注意外阴毛发分布、外生殖器官的发育情况，着重注意子宫情况和盆腔有无肿块。对于无性生活者采用肛腹诊。

四、辅助检查

（一）激素测定

1. 催乳素（PRL）激素测定：一般要求检查者3个月内未服用激素，抽血前休息至少10分钟，避免剧烈运动。因PRL呈脉冲性释放，各时间段的水平相差较大，所以检查PRL时应在8：00～10：00抽血，避免生理性升高的假阳性；另外，抽血前 1～2 天避免乳房刺激，尤其是乳头刺激，抽血前也不要做乳房检查，以免刺激乳房使 PRL 升高；需要注意患者精神紧张时也会造成 PRL 升高。如有异常，建议重复检查一次为宜。

2. 推荐患者检查雌激素，孕激素、雄激素、促卵泡素和黄体生成素：这有助于判断生殖内分泌的总体情况，同时也能了解和月经周期的同步性。

3. 同时建议检查其他垂体激素水平。

（二）乳房的病理学检查

1. 溢液细胞学检查　简单、方便，能早期发现乳腺癌，容易被患者接受。有学者认为所有乳头溢液均应常规细胞学检查。但非选择性常规细胞学检查阳性率较低。因为脱落细胞皱缩变形，容易导致假阳性或假阴性。

2. 肿块针吸细胞学检查　乳头溢液伴有乳内肿块者，针吸细胞学检查对乳腺癌的诊断正确率可达 96%；但对乳头溢液的良性疾病的正确诊断率则较低，需综合临床所见及其他辅助检查。

（三）乳房的影像学检查

1.近红外线乳腺扫描：对乳晕区导管疾病所引起溢液的阳性诊断率可达 80%～90%。

2.乳腺B超检查：超声检查对良性乳腺疾病的病因诊断符合率可达 80%～90%，可见到扩大的乳管、极小的囊肿，包括部分管内乳头状瘤或充盈缺损情况，对乳腺恶性疾病的诊断符合率达 70% 左右。

3.乳腺钼靶检查：具有照片图像清晰、对比度适宜等优点，可清楚显示乳房内＜ 1cm 的结节性病灶，并可准确定性、定位，比有经验的医生早 2 年发现早期乳腺癌。其辐射剂量已降低至对人体无损害。因此，乳腺钼靶摄影被推荐在乳腺癌手术前帮助明确肿瘤的位置、肿瘤的浸润范围、有无多发癌灶及对侧乳腺的情况。

4.选择性乳腺导管造影：尤其适用于有乳头溢液而体检无肿块及其他特征，或其他检查均为阴性者。选择性乳管造影可显示病变的导管，确定其位置，利于手术切口选择，但对病变的诊断价值不大。

5. 纤维乳管镜检查。

6. 隐血试验。

7.其他生化检查：如 CEA。

（四）其他

1. 脑部 CT 或磁共振　主要适用于怀疑脑垂体部位有病变者，评估有无肿瘤和空蝶鞍区。

2. 盆腔超声检查　评估盆腔内子宫形态和双侧附件情况，卵巢窦卵泡和排卵情况，有无盆腔肿块等。

五、鉴别诊断

乳头溢乳需与以下疾病相鉴别（表 26-5）。

表 26-5　鉴别诊断

病史资料	可能病因
发生在新生儿期的溢乳	新生儿溢乳
头痛、视觉障碍、癫痫、多尿、烦渴	垂体或下丘脑疾病
性欲下降、不孕、月经稀发或闭经、阳痿	高泌乳素血症
疲乏、畏寒、便秘	甲状腺功能减退
神经过敏、坐立不安、多汗、怕热、食欲增加而体重减轻	甲状腺功能亢进
闭经	妊娠或垂体肿瘤
服用相关药物	药物诱导的溢乳

续表

病史资料	可能病因
甲状腺疾病家族史	甲状腺疾病
多发性内分泌肿瘤家族史	垂体肿瘤

1. 生理性溢乳　绝大多数属于激发性溢液，于挤压、按摩乳头周围乳管后出现溢液或溢液出现与妊娠、哺乳及排卵期有关。溢液通常为清亮无色、浅黄透明或乳样。可发生在单侧或双侧乳房，溢液常出现于多个乳孔。

2. 产后性高催乳素血症　继发于妊娠、分娩、流产或引产后，催乳素一旦升高不易下降。其主要表现为溢乳明显，无排卵和子宫阴道萎缩。血清催乳素明显升高，雌激素水平低下。

3. 药物性溢乳　长期服用氯丙嗪、甲基多巴、哌嗪类、奋乃静、氟哌啶醇、利血平等药物，主要抑制下丘脑多巴胺，促使垂体分泌催乳素增加，同时对 GnRH 的暂时性抑制引起闭经、溢乳。停药后多数症状逐渐消失。

4. 刺激性溢乳　如经常玩弄或吸吮乳头、胸部带状疱疹、严重的精神创伤、突然的生活习惯改变等因素，也可促进催乳素的分泌，导致催乳素出现一过性增高而引发溢乳。

5. 垂体肿瘤　见“闭经”章节。

6. 乳房囊性增生　多见于育龄妇女。部分患者溢液为淡黄色、黄绿色、棕色、血性或无色浆液样。此病有两个特点：一是乳房周期性胀痛，在月经前期比较明显或加重。二是合并有多发乳房肿块，可一侧或双侧，可局限或分散。肿块呈结节状且大小不一，和周围组织界限不清，质地韧，与皮肤无粘连，肿块在月经后可有缩小。由于患者月经周期不受影响，不影响受孕。

7. 乳腺导管扩张症　好发于 40 岁以上非哺乳期或绝经期妇女，乳腺导管扩张为其基本病理病变，临床表现较为复杂，有急性期、亚急性期、慢性期的炎症性表现，因此很容易误诊。多数首发症状是乳头溢液。溢液的颜色多为棕色，少数为乳头溢液血性。若并发感染时，肿块局部有红、肿、热、痛的炎症表现。B 超提示导管呈中度至高度扩张，粗细不均，迂曲走行，少数可呈囊状或梭状扩张，管腔中央可有碎片形成的回声影。肿块针吸细胞学检查常可找到坏死物、脓细胞、浆细胞、淋巴细胞、泡沫细胞等，有助于鉴别。

8. 乳管内乳头状瘤　以 40～50 岁者多见，75% 的瘤体发生在邻近乳头的部位，瘤体小，带蒂而有绒毛，且有很多壁薄的血管，故易出血，常为血性，浆液血性或浆液性溢液，一般仅累及一支导管，按压乳晕区某一“压液点”时乳头才有溢液，有时仔细触诊患者乳房，可发现乳晕下有樱桃大的包块，质软、光滑、活动。乳腺导管造影表现为大导管内有圆形或卵圆形充盈缺损，多为单发也可为多发，可引起导管不完全阻塞或中断，近侧导管扩张。

9. 乳腺癌　当溢液来自单侧单一乳管，呈浆液、血性、红褐色或水样，细胞学检查异常，无论乳房 X 线或乳管造影的结果如何，应首先考虑乳癌的可能。其起病缓慢，患者在无意中发现无痛性乳房肿块，多位于内上限或外上限，逐步增大。晚期病变部位出现橘皮样皮肤改变及卫星结节。腋窝淋巴结如转移则肿大、质硬，随病程进展彼此融合成团。要注意一级亲属的卵巢癌、乳腺癌和结肠癌的病史。

六、治疗原则

溢乳作为主要症状来就诊于不孕不育科

的女性患者并不多见，通常以闭经－溢乳综合征的表现或更多以闭经的主诉求诊。但随着乳腺疾病的年轻化和生育年龄的推后，以及紧随生育后面的哺乳问题，要求我们在临床过程中不可忽视这一症状，需要及时治疗或分诊到外科治疗。

一般乳汁样溢液者应去除机械性刺激，停止或更换药物，测定 PRL；有色乳样溢液（乳）需排除血性溢液，年龄>35 岁者排除其他病变；凡考虑非妇产科所致者及时转乳腺外科处理。

1. 药物性溢乳停药 3～6 个月通常可以自愈。

2. 刺激性溢乳需要治疗刺激源的根治和消除。

3. 产后性高催乳素血症目前病因不明，没有特效药物，部分患者只能应用雌孕激素序贯替代治疗。有报道患者再次怀孕完全恢复正常。

4. 垂体催乳素瘤较小者首先药物溴隐亭治疗，通常 3 个月明显显效。如果肿瘤较大或对药物无效者需要手术。

5. 乳腺导管扩张症，最好获得组织学证据。如果药物无效者或怀疑恶性者需要手术。

6. 乳管内乳头状瘤有 6% 左右的恶变率，应及早手术。

7. 乳腺癌根据期别和高危因素等遵循乳腺癌临床诊治指南治疗。

8. 溢液（乳）多者的对症处理是戴衬垫。

注：有关乳腺疾病及相关问题虽与妇产科有关，许多女性因乳头溢液（乳）会首先来妇产科就诊，但以往及现今国内外均大多仍属外科范畴，又因国内现今妇产科专科医院及各级妇女保健机构在近十年也开设乳腺科，但总体水平与综合性医院和外科范围内的乳腺肿瘤和乳腺科仍有较大差距，故与妇产科有关的溢液（乳）外，宜及早请乳腺外科会诊，以免延误诊治。

（黄秀峰　石一复）

第六节　乳房胀痛

一、定义

乳房胀痛主要是指乳房出现的饱满、肿胀及疼痛或触痛的症候群。女性乳房胀痛的原因主要有两方面，即生理性胀痛和病理性胀痛。女性乳房胀痛在一般情况下都是正常的生理变化，往往是在月经前期、妊娠期及分娩后的暂时性表现。某些器质性病变如乳腺小叶增生、乳腺管性疾病及一些肿瘤性疾病如乳癌、转移性乳癌、乳癌晚期等也都可以出现乳房胀痛。

二、发病机制

1. 雌激素、孕激素、催乳素等可以引起乳腺导管上皮和纤维组织不同程度的增生及乳腺局部神经功能紊乱，从而引起乳房胀痛。

2. 乳房的局部炎症、感染常伴随乳房胀痛。

3. 乳腺淋巴潴留、静脉充盈和间质水肿等各种原因引起乳腺导管不畅，乳汁流出受阻。

4. 乳腺癌等肿瘤侵犯、压迫乳腺组。

5. 产后乳胀是由于产后泌乳不能及时排出导致乳胀。由于激素的作用，大部分产妇产后开始分泌乳汁，分泌的乳汁存留在腺管内，刺激乳腺周围组织，从而引起乳房内静脉充盈、间质充血、淋巴潴留、乳腺导管不通畅即可发生乳胀。常见的相关因素如下所述。

（1）新生儿吸吮过迟：产后未能及时有效地给予新生儿按需哺乳易造成乳胀。

（2）产妇的扁平、凹陷乳头：是影响产后母乳喂养的重要原因之一。产妇在产前检查时未能及时纠正这些缺陷。分娩后婴儿含乳困难，不能做到早吸吮，导致乳汁排出受限，造成乳胀。

（3）分娩后伤口疼痛、哺乳知识缺乏、哺乳姿势错误均可引起哺乳方式错误，乳汁排出受限，造成乳胀。

三、病史要点

病史采集的重要方面包括患者的年龄、疼痛的类型、与月经的关系、持续时间及疼痛位置等，并应注意那些虽然疼痛感觉位于乳房，但实际上是乳房之外的某一部位与乳房有关的部位的疼痛，应当予以鉴别，如胸壁肌肉疼痛、肋软骨症状、肋骨骨折、带状疱疹疼痛等。

四、查体与辅助检查

查体及相关检查的目的是及时明确乳房胀痛是由于某些生理因素引起，还是存在乳腺疾病引起的病理性乳胀的可能。

查体应注意乳房胀痛是否伴随有乳房肿块、乳头溢液、局部皮肤改变、淋巴结肿大等。可酌情行激素水平、乳腺超声、钼钯摄片等相关检查，以除外相关疾病。

五、鉴别诊断

1. 青春期乳房胀痛　一般发生于9～13岁女性，此时女性的乳房开始发育，常会有轻微的胀痛感。初潮后，随着乳房的发育成熟，胀痛一般将自行消失。

2. 经前期乳房胀痛　是指月经来潮前7～14天（即在月经周期的黄体期），出现乳房饱满、肿胀及疼痛不适，以乳房外侧边缘及乳头部位为重。严重时疼痛可放射至腋窝及肩部，可影响睡眠。叩诊时乳房敏感、触痛，有弥漫性坚实增厚感，有时可触及颗粒结节，但缺乏局限性肿块感觉，经期后完全消失，下一周期又重新出现，但症状及体征的严重程度并不固定不变。如发生乳腺小叶增生，则可能在整个月经周期有持续性疼痛，经前加剧。临床上单纯经前期乳房胀痛症状较少见，其往往伴随经前期综合征的其他症状出现。

3. 妊娠期乳房胀痛　部分女性在怀孕40天左右的时候，由于胎盘、绒毛大量分泌雌激素、孕激素、泌乳素，致使乳腺增大，而产生乳房胀痛，重者可持续整个孕期。

4. 产后乳房胀痛　产后泌乳，如不能及时吸吮排空乳汁则造成乳房胀痛。其临床表现为一侧或双侧乳房充盈、饱满、局部胀痛，不能触碰，甚至有硬结，较重者可出现体温升高、活动受限、全身不适等，如乳胀进一步发展，有可能形成化脓性乳腺炎；乳腺炎的发生会影响产妇休息、睡眠、饮食及活动，使新生儿不能有效地母乳喂养，甚至导致母乳喂养失败，造成产妇及家属的紧张、焦虑情绪。及时的诊断及合理的处理，使乳汁排出顺畅后乳房胀痛可自行缓解或消失。一般根据乳房肿胀的程度可以分为4型。Ⅰ型：乳房内乳腺管道畅而出口欠通畅者，乳房无硬结，无压痛；Ⅱ型：乳腺管部分不通畅，乳房间隔有硬块，局部皮肤轻度红润，有压痛感；Ⅲ型：乳腺管全部不通畅，乳房坚硬如一圆饼，局部皮肤红肿并向外浸润扩大，有明显触痛，腋下淋巴结肿大；Ⅳ型：除以上症状外局部皮肤颜色由红变紫，双侧腋下淋巴结肿大，并伴有高热，患者对触摸有恐惧感。

5. 人工流产或引产后乳房胀痛　人工流产后，有些妇女主诉乳房胀痛并可触及肿块。随着孕周的增长，引产后的妇女乳房胀痛及泌乳的表现更加显著。这是由于妊娠突然中断，体内激素水平骤然下降，使乳房的变化突然停止，引起乳腺肿块、乳房疼痛，甚至泌乳。

6. 性生活后乳房胀痛　不和谐的性生活也可引起乳房胀痛或使原有疼痛加重，这与性生活时乳房生理变化有关。当女性进入性兴奋期，乳头即竖起，乳房表面充血，整个乳房胀满增大持续期则乳晕充血，乳房胀大更明显，其体积可增大 1/4；性高潮时，胀大达到极点；消退期，乳房静脉充盈消退，其体积逐渐缩小，经过 15～30 分钟即可恢复原状。性欲淡漠者或性生活不和谐者因达不到性满足，乳房的充血、胀大就不容易消退，或消退不完全，持续性充血会使乳房发胀、疼痛。

7. 乳腺增生性乳房疼痛　乳腺增生病为乳房胀痛的最常见原因，80% 以上的乳腺增生有不同程度的乳房胀痛。其疼痛部位与肿块位置常不一致，经常向腋下、肩背部放射，可受月经、情绪、天气变化等因素的影响，常有自动缓解或无规律的阵发性发作。乳房内可摸到边界不清、大小不等、质地硬韧、活动度好的肿块，有的肿块表面呈颗粒状。本病占乳腺疾病的 2/3 以上，好发于 35～45 岁，特别多见于高龄未婚、未生育、未哺乳、精神抑郁、有性功能障碍的妇女。

8. 乳腺炎性疼痛　急性乳腺炎一般病情进展迅速，局部红、肿、热、痛明显，多数伴有急性炎症的全身表现，如发热、血象升高等，脓肿形成时还有典型的超声等影像学表现，局部穿刺可以抽出脓液，抗菌药物治疗有效。

9. 乳腺癌性疼痛　乳腺癌多见于 50 岁以上的妇女，48% 的乳腺癌患者有不同程度的乳房隐痛、刺痛，呈渐进性加重，并牵涉肩背部，常伴有乳房肿块、乳头溢液、乳腺皮肤凹陷等。乳腺癌晚期患者常疼痛剧烈难忍，并出现乳房皮肤红、肿、破溃、腋窝淋巴结肿大等。乳腺 B 超、钼靶摄片等有助于乳腺癌的早期发现及诊断。

六、治疗原则

1. 应对生理性乳房胀痛患者进行相关心理疏导，使其保持心情舒畅，加强自身调节。经前期乳房胀痛严重者可服用溴隐亭，以缓解症状。

2. 产后乳房胀痛患者应指导患者产后尽早哺乳，避免乳汁淤积。

（1）早期频繁吸吮对新生儿建立吸吮记忆十分重要，24 小时内吸吮使新生儿对母亲乳头留下深刻的记忆，从而建立良好的吸吮觅食反射，成功地进行母乳喂养，解除乳胀。

（2）产妇的扁平、凹陷乳头是影响产后母乳喂养的重要原因之一。产前检查时应及时指导纠正这些缺陷。避免分娩后婴儿含乳困难，做到早吸吮，促使乳汁排出，解除乳胀。

（3）掌握正确的哺乳姿势，分娩后伤口疼痛、哺乳知识缺乏，及时矫正错误的哺乳姿势，防止乳汁排出受限造成乳胀。

（4）专业护士人工按摩乳房，保障乳管通畅。对于肿胀的乳房可于顺产后 18～24 小时，剖宫产后 24 小时开始按摩，按摩前以 42℃左右湿热毛巾覆盖胸部，每次按摩 15～20 分钟。每天 1 次，连续 3 天，注意动作连续、有节律，双手配合协调，轻柔，产妇无痛感。

此外，当乳胀较重时应教会产妇挤奶方法，也可以用一般吸奶器或电动吸奶器吸出多余乳汁，配合按摩、热敷、清淡饮食等综合处理。

引产后及晚期人工流产后，注意及时服用抑制乳汁分泌的相关药物。

3. 乳腺炎性疼痛患者应及时抗感染治疗，配合物理疗法，多能治愈。必要时手术切开引流。

4. 乳腺增生症的治疗主要是对症治疗，若肿块无明显消退者或在观察过程中局部病灶有可疑恶变时，应予以切除。如有对侧乳腺癌或有乳腺癌家族史等高危因素者，以及年龄较大、肿块周围乳腺组织增生也较明显者，可做单纯乳房切除术。

5. 乳腺癌一旦确诊，若条件允许应尽量手术治疗。此外还可辅助化学药物、内分泌、放射治疗及生物治疗等。

（王惠兰　董晓瑜）

第七节　乳腺结节肿块

乳房是女性第二性征之一，其生物功能是泌乳、哺乳，除此之外丰满挺拔、富有弹性的乳房是女性性感魅力、青春活力的象征，然而也是以乳腺肿块为特征的各种疾病的多灾之地，尤其乳腺癌已成为占据女性恶性肿瘤第一位的影响妇女身体健康和威胁生命安全的多发病、常见病。因此乳腺肿块的早发现、早诊断、早治疗十分重要。

一、定义

乳腺肿块通常是指由于乳房组织的构成不同而使其内部生长有肿块的一种临床表现，又可分为临床可触及的肿块和不可触及的肿块。临床可触及的肿块患者和医生可通过查体触及肿块的大小、质地、活动度等。随着目前辅助检查方法的提高，越来越多的临床不可触及的肿块在超声、钼靶及 MRI 等检查中被发现。无论肿物经何种手段发现，都应进一步检查判断其性质。

二、发病机制

乳腺肿块是各种乳房疾病中最常见的临床症状，乳腺的炎症（特异性或非特异性）、肿瘤（良性或恶性）、增生性疾病、损伤及发育异常均可导致乳腺肿块的出现。引起乳腺肿块的常见疾病如下所述。

1. 纤维腺瘤　源自乳腺小叶增生、结缔组织与上皮细胞增生、基质纤维化，乳房的这些改变均与女性雌激素水平有关。

2. 囊肿　形成的原因可能有两种，其一是发生于停经前，因终端乳小叶的 Apocrine 上皮过度分泌所致。其二是停经后因乳小叶的基质较早退化消失，上皮腺泡尚存在而形成小囊肿；若输出管不通畅则小囊肿会逐渐变大。

3. 纤维囊肿　是临床医生或病理学家用来描述各类良性乳房组织变化的统称，也是指乳房组织对激素的生理性变异，包括囊肿、腺体增生、纤维化、乳管增生等变化，通常与月经周期有关，停经后上述变化会逐渐减轻或慢慢消失。

4. 乳腺炎　通常发生于孕期或哺乳期，常见的致病菌为金黄色葡萄球菌或链球菌；其他的状况如囊肿并发细菌感染及非泌乳性乳房化脓也属常见。有时偶见慢性乳晕下乳腺炎，其原因是乳管内壁上皮细胞变性增生，管内有分泌物产生，继发细菌感染所致。

5. 乳腺癌　和其他恶性肿瘤一样，乳腺癌确切的发病机制尚不十分清楚，雌激素、孕激素及泌乳素在乳腺癌的发病中有着明显的促进作用；乳腺癌明显的家族聚集性提示其与遗传因素相关；乳腺癌的易感基因 BRCA1 、BRCA2 的发现被称为乳腺癌基因研究的重要里程碑。基因的突变、失活造成乳腺管上皮细胞或腺泡不能正常分裂、不断增生繁殖导致肿瘤的生成。

三、病史要点

1. 病史　了解患者的年龄、乳房发育史、月经婚育史、哺乳情况、自然绝经、停经史；既往乳腺疾病史，如乳腺感染、外伤及手术史、药物史，是否有乳腺癌家族史及接受电离辐射史等。

2. 肿块情况 询问肿块的大小、数量、出现的时间、生长的速度、与哺乳的关系及腋窝淋巴结的情况。

3. 肿块伴随的症状 ①是否伴随乳房疼痛，以及疼痛与月经周期的关系、单侧疼痛或双侧疼痛、疼痛是否局限及疼痛与哺乳的关系等；②是否存在乳房发红、发热、肿胀及全身症状；③是否伴随乳头溢液，以及溢液的时期、溢液的性质、脓性或血性、单侧或双侧溢液、药物史等。

四、查体及相关辅助检查

1. 查体

（1）乳房视诊：应注意乳房的对称性和大小、局部皮肤的变化情况（有否充血、水肿、酒窝征、橘皮征等）、乳头情况（是否内陷、偏移、回缩等）、乳晕区是否存在糜烂或湿疹样改变等。此外还应注意观察腋窝和锁骨上窝有无红肿、包块、溃疡、瘘管和瘢痕等。

（2）乳腺触诊：触诊是诊断乳腺肿块的重要方法，不应忽略。对于临床可触及肿物，应重点关注以下几个方面，包括数目、大小、形态、边界、质地、活动度及伴随症状等。

2. 辅助检查

（1）乳腺 B 超：了解乳腺包块的大小、形态、边缘情况，此外还可探测腋窝、胸骨旁及锁骨上、下淋巴结情况并对囊性肿块和实质性包块及其血流是否丰富等进行鉴别。

（2）钼钯摄片：可以发现乳房内较小的包块，较好的显示肿块的形态、结构，以及肿块内和肿块边缘的钙化灶和微小钙化点等。对乳腺疾病诊断的准确率达到 90% 以上，是公认的乳腺癌最有效、最可靠的诊断方法。

（3）近红外线检查：肿瘤组织血供丰富，因此吸收红外线较正常组织增多而显示为暗区，而囊肿、脂肪组织及小的乳房肿块可以透光，临床以此对于乳块进行初筛。

（4）乳腺导管造影术：主要用于乳头溢液的诊断。

（5）核素扫描：乳腺恶性肿瘤怀疑有骨转移时，可进行核素扫描检查。

（6）其他影像学检查：当乳腺钼钯摄片及其他检查不能做出明确诊断时，CT、DSA、MRI 等对鉴别诊断有较高价值，但价格较昂贵。

（7）乳管纤维内镜检查：适用于乳头溢液的诊断和鉴别诊断。

（8）针吸活检：用较粗针头吸取部分肿瘤组织进行病理检查。

（9）切除活检：完整切除肿块进行病理学检查。对乳房实质性肿块，以完整切除活检为原则，不提倡部分切取活检。

五、鉴别诊断

乳腺肿块的鉴别诊断一方面需根据肿块的主要伴随症状分析肿块的病因，另一方面则需判断肿瘤的良、恶性。

1. 乳腺纤维瘤 是最常见的乳腺良性肿瘤，常见于年轻女性，偶尔见于青春期女性。纤维瘤主要有增生的纤维间质和腺体组成，14%～25% 为多发或双侧。最早表现为质韧、无痛性肿块，单发或多发，触诊边界清晰，形态规则，为圆形、椭圆形或分叶状，表面光滑，质地较韧，活动度良好。多数生长缓慢。一般除肿块外，不伴有其他症状和体征。典型超声表现为形态规则的低回声病灶，长轴多与皮肤平行，回声较为均匀，有包膜。进一步明确诊断尚需病理学检查。

2. 浆细胞性乳腺炎 又称为乳腺导管扩张症，是乳腺导管内的脂肪性物质堆积、外溢、引起导管周围的化学性刺激和免疫性反应，导致大量浆细胞浸润形成的炎症包块，是一种特殊的乳腺炎症。浆细胞性乳腺炎以乳房疼痛、乳头溢液、乳头内陷和乳房肿块为主要表现。其临床特点包括以下几点。

（1）约占乳腺疾病患者的10%，多见于40岁左右的非哺乳期妇女，为非周期性乳房疼痛。

（2）多数伴有乳头的各种畸形或导管扩张。

（3）反复发作，长久不愈的乳晕旁瘘管或慢性炎性肿块。

（4）毁形严重。多次的切开、破溃，多处瘢痕，导致乳头扭曲、乳房变形。如果病灶多发，反复不彻底的手术，则致乳房毁形更加严重。

（5）容易误诊、误治。急性期如果缺乏专业知识会误诊为急性乳腺炎而行切开引流，切开引流后有形成脓肿和乳瘘的倾向；多发瘘管，脓水不断可误诊为乳腺结核；如果初起的病灶离乳头较远，或位置较深，这种慢性炎症的肿块会引起皮肤粘连，可误诊为乳腺癌而给予乳房手术切除治疗。应进行常规病理切片检查，以取得最可靠的诊断依据，避免误诊、误治。

3. 乳腺囊肿　主要是由于内分泌紊乱引起导管上皮增生，管内细胞增多，导致导管迂曲、折叠，折叠处管壁因缺血而发生坏死，形成囊肿。常见的乳腺囊肿有单纯囊肿、积乳囊肿等。单纯囊肿在乳腺囊肿中最多见。积乳囊肿又称为乳汁潴留样囊肿，较单纯囊肿少见，主要是由于泌乳期某一导管阻塞，引起乳汁淤积而形成囊肿。对于乳腺囊肿，最明确的诊断是行乳腺彩超，辨别其是否为无回声结节、囊内是否有附壁肿瘤、囊壁有无不规则和丰富血流等。

4. 乳腺脂肪瘤　是来源于乳腺脂肪组织的一种良性肿瘤，可发生于任何年龄，常见于40～60岁妇女脂肪丰满的较大乳腺内，多位于乳腺皮下，也可位于乳腺深部，常为单发，偶见多发。肿瘤为原形或椭圆形，扪诊触及质地柔软有分页感。肿瘤可推动，与周围组织无粘连。肿瘤大小一般为3～5cm，病程长者，可缓慢增大至10cm以上。一般无特殊不适感。

5. 乳腺管内或囊内乳头状瘤　本病较少见，多见于40～50岁妇女，可单发或多发。肿瘤常位于乳头部扩张的乳管中，或在乳头附近与乳管通连的囊肿中。乳头状瘤一般很小，有蒂及许多绒毛，因富有薄壁血管，故极易出血。患者一般无疼痛，以乳头溢液为主要症状，溢液为浆液性或血性，只有肿瘤较大时才可于乳腺表面触及。触诊肿瘤边界不清，质软或质韧，有时压迫肿物时可以出现乳头溢液。超声检查有时可以看到扩张的导管有低回声团块。钼靶摄片导管造影可见导管内充盈缺损。部分导管内乳头状瘤6%～8%会发生癌变。

6. 急性乳腺炎和乳腺脓肿　绝大多数患者为产后哺乳期女性，尤其初产妇更为常见，是乳腺的急性化脓性蜂窝织炎。一般病情进展迅速，局部红、肿、热、痛明显，多数伴有急性炎症的全身表现，如发热、血象升高等，脓肿形成时还有典型的超声等影像学表现，局部穿刺可以抽出脓液，抗菌药物治疗有效。

7. 乳腺增生症　又称为乳腺结构不良症或乳腺囊性增生症，为女性常见的一种既非炎症也非肿瘤的一种乳腺疾病。乳腺增生主要以乳房胀痛和乳腺肿块为只要表现。多数患者乳房胀痛有周期性，月经来潮前疼痛明显，月经过后疼痛缓解或消失。乳腺肿块往往为双乳多发，并伴有触痛，触诊肿块一般质地较韧，边界不清，但表面较为光滑，很少累及皮肤和乳头改变。针吸细胞检查和活检可以明确诊断。

8. 乳腺癌　是来自乳腺终末导管小叶单

元上皮的恶性肿瘤，居女性恶性肿瘤第一位，常见于40～60岁的妇女，小于35岁妇女少见。乳腺癌早期患者往往缺乏自觉症状，大多数患者为偶然触摸或体检时发现乳腺肿物。部分患者表现为乳头溢液、乳腺皮肤凹陷等。晚期患者表现为乳房皮肤红肿、破溃、腋窝淋巴结肿大等。查体典型体征表现为乳腺肿物呈单发、边界不清、形态不规则、质地较硬、表面不光滑、活动度较差或与周围组织粘连。晚期乳腺癌可有皮肤溃疡、淋巴结及远处转移。钼钯摄片对乳腺癌的诊断符合率达90%以上，但对某些致密型乳房显影不满意。针吸细胞检查方法简便、安全、准确，其诊断符合率在80%以上，切除活检可明确诊断。

六、治疗原则

1. 结合病史、体征及相关辅助检查，判断乳腺肿块的良、恶性极为重要。大部分良性病变是可以通过规律的临床乳腺检查和乳腺摄片来检测的。对于可触及的肿瘤或者肿瘤伴危险信号（如血流丰富、边界不清、伴钙化等）的患者建议手术治疗。

2. 纤维瘤一旦形成，药物等是无法让肿瘤消失的，而手术是唯一的解决办法。由于妊娠可使纤维瘤增大，所以在妊娠前或妊娠后发现的纤维瘤一般都应手术切除。

3. 浆液性乳腺炎用抗生素治疗往往只能缓解一段时间，而手术能尽量彻底地去除炎性物质，从而尽量减少复发的可能性。根据术中情况，必要时需要切开乳头、去除乳头下大导管内的炎性物质，尽量减少复发的可能性。如果浆细胞性乳腺炎迁延不愈或对乳房毁形严重，则只能行乳腺切除术。

4. 乳腺囊肿出现恶变的概率很小，大部分囊肿可以观察，但应定期彩色超声进行随诊对比。如果囊肿较大，有压迫症状等，或彩色超声提示囊壁局部变厚、血供丰富、囊内有附壁瘤等，或患者精神压力很大，则可以考虑进行手术治疗。

5. 乳腺脂肪瘤属良性肿瘤，生长缓慢的小肿瘤危害不大，可予以观察。生长较快，体积较大，对周围有压迫者应手术，行脂肪瘤单纯切除即可。本病预后良好，术后复发少，罕有恶变。

6. 乳腺管内或囊内乳头状瘤的治疗以手术为主，对单发的乳管内乳头状瘤应切除病变的乳管系统。如存在恶变，应行乳腺癌根治术。对年龄较大、乳管上皮增生活跃或间变者，可行单纯乳房切除术。

7. 急性乳腺炎的治疗原则是消除感染、排空乳汁。早期呈蜂窝织炎表现时不宜手术，及时排空乳汁、理疗、大量有效的抗菌药物往往能奏效。但脓肿形成后单纯依靠抗菌药物治疗则可能导致更多的乳腺组织遭到破坏。应在压痛最明显的炎症区域进行穿刺，抽取到脓液表示脓肿已形成，此时主要的治疗措施是及时进行脓肿切开引流术。

8. 乳腺增生症的治疗主要是对症治疗，可用中药或中成药调理，若肿块无明显消退者或在观察过程中局部病灶有可疑恶变时，应予以切除。如有对侧乳腺癌或有乳腺癌家族史等高危因素者，以及年龄较大、肿块周围乳腺组织增生也较明显者，可做单纯乳房切除术。

9. 乳腺癌一旦确诊，应及时手术治疗。Ⅰ、Ⅱ期的患者可行保留乳房手术，而晚期患者则需要乳腺根治术及全腋淋巴清扫术，此外还可辅助以化学药物治疗、内分泌治疗、放射治疗及生物靶向治疗等。

（王惠兰　董晓瑜）

第八节 乳房发育异常

女性乳腺和乳房的发育和相关症状和病变与妇产科有关，但国内外许多乳房疾病基本均由外科，尤其是乳腺外科或整形外科处理或相互协同处理。

医学上对“正常”乳房的定义是：具备生产乳汁的能力，不管其大或小，也不管两侧是否对称，更不论是否多一个乳头。

然而，乳房在发育上本身是有一定差异的，一种是出生即明显可见，另一种为青春期才发现，以青春期才发现异常为多见。此外，因意外事故或疾病引起的差异。

一、病因和分类

1. 出生时最常见的异常

（1）多乳症：乳头可出现在乳腺嵴的任何地方，通常在乳房下的位置，像黑痣，多出的乳头不引起美感上的嫌恶。

（2）多余的乳房组织，没有乳头，或隐约或仔细辨认可见色素异常或伴有稍突起，也可忽略，主要在“乳腺”其他部位形成乳腺组织。多乳又称副乳，患者自认为肿块。其多见于腋窝、女性阴部，其大小与月经期、妊娠、哺乳有关，结束泌乳时肿块也消失。

（3）无乳房症：出生时有乳房组织，但无乳头，常伴随胸骨、胸肌发育不全、脊柱侧弯或肋骨变形。

2. 青春期出现的乳房异常　乳房开始发育后乳房可有过大、过小和左右不对称。

（1）乳房过大：常发生在青春早期，称处女乳房肥大症，乳房开始发育后不断生长，超过与身体其他部位的正常比例，常有家属倾向，也有处女乳房肥大症仅出现在单侧乳房。

（2）乳房过小：先天性乳腺发育不全，也有幼儿时乳房局部感染。

（3）乳房不对称：一般人乳房都有少许不对称，某些是双侧乳房发展速度不一，1～2 年就会成对称状态，但有些会有明显的不对称。与乳房发育受遗传因素、营养状态、睡眠姿态、体育锻炼、乳房按摩等因素有关。

3. 乳房下垂　也称乳房松垂症，为女性多见的病态乳房，与乳房肥大、减肥后和老年有关。

4. 乳头畸形　包括乳头内陷、内翻、扁平乳头等。

二、主要病史询问要点

1. 幼年常无症状，也无生理和心理影响

2. 青春期后乳房大小、乳房过大、过小、不对称情况。

3. 生理和心理上的影响，自觉影响美观，身体不适。

4. 乳房过大者有无沉重感，下垂感，遭到嘲笑，影响体育活动，社交等。

5. 乳房过小者心理压力，产生“缺乏吸引力”“不性感”，不美观等伤害，也有对今后恋爱、婚育等顾虑。

6. 乳头异常可影响美观，性生理有无影响。

7. 有无乳房伴有肿块、乳头有无溢液、炎症或恶变。

8. 妊娠、哺乳前后有无乳腺异常变化，哺乳有无影响。

三、体征

我国女性乳房发育程度分为 4 度：1 度，胸部平坦，乳房尚未发育；2 度，乳头及乳晕在胸壁上呈现芽苞状突起；3 度，乳腺稍鼓起，乳头及乳晕像座小山似的突出乳腺上；

4 度，乳腺鼓起显著，乳头突出，芽苞状突起消失，成为成熟的乳房。

我国女孩乳房平均 8 岁时即有少数开始发育，10 岁约有 50% 发育，其中约 20% 可达 4 度，13 岁已全部发育，并 80% 以上的女孩发育为 3 度，19 岁时 90% 的女青年乳房为 4 度。

根据其乳房大小、年龄、营养、疾病、有无创伤等可知乳房发育成熟与否及其发育程度。

乳头异常则根据其大小、形态、乳房体征也易明确。

四、诊断及鉴别诊断

1. 根据患者叙述，主诉和乳房检查和必要时体表检查一般易于诊断。

2. 必要时请乳腺外科和（或）整形外科医生协助诊断。对乳房大小、乳房角度、乳房健美评定标准更易清楚。

3. 乳头异常通常根据外形也易诊断。

4.鉴别诊断：乳房发育异常主要信于体表，一般易于诊断。须予鉴别诊断的疾病不多，但对此类患者也应排除患者有无乳腺小叶增生、乳房纤维瘤、乳房其他肿瘤；乳头、乳晕湿疹；炎症；溢液等相关疾病，特别应与乳房外佩吉特病，鲍恩病，甚至乳腺癌鉴别。分别通过大体观、触诊、细胞学、影像学（X 线，B 超）、生物学标记物等鉴别，最后则应病理学确诊。总之，此类患者应及时介绍至乳腺外科诊治，切勿延误诊治。

五、治疗原则

1. 让女性了解乳房正常发育和生理变化。

2. 适时和正确使用乳罩，可以弥补或逐步校正女性体形上的缺陷；也可阻止乳房下垂，在运动时使乳房保持相对固定，消除不适感；乳房过小者可选用外戴式人工乳房（有充气式、硅橡胶制等）

3. 在专业医生指导下乳房按摩，使乳房挺拔、丰满，有一定作用。

4. 健美锻炼。

5.手术：针对乳房过大、下垂或乳房过小者。乳房肿瘤者可做乳房重建术。

6. 乳头、乳晕异常者也可整形术。

7. 乳头凹陷在平时或早孕检查发现后在医生指导下做自行翻出和牵拉。

8. 乳房发育不良者需合理营养。使用激素类药物涂抹油膏或霜剂，或使用雌激素类药物均宜在医师指导下，切勿滥用。否则长期使用易致月经紊乱、不规则阴道出血、水肿、乳头乳晕变黑，个别易致子宫肌瘤、子宫内膜癌、乳腺癌等。

（石一复）

第九节 青少年女性束胸与丰胸

一、束胸

乳腺的发育发生在三个主要时期：宫内胎儿时期、青春期及妊娠期。乳腺在宫内发育过程中，上皮成分进入下面的间质，发育为初级导管系统。从青春期开始，导管的远端增殖并发育成乳腺腺泡。妊娠后第二轮的增殖又开始了，大量的激素（雌二醇、黄体酮、雄激素、催乳素和其他一些生乳因子、甲状腺素、糖皮质激素、胰岛素、生长激素、转化生长因子 -β 和表皮生长因子）作用下乳腺腺泡和导管再进一步发育。

女性乳房由乳腺腺体、脂肪和结缔组织构成，青春期女性的乳房发育和体内雌激素水平有关，乳房作为女性第二性征，其发育代表着青春期的开始。但因不了解乳腺的发育特点，这个时期常可以发现青春期女性束胸的现象。

（一）束胸的定义

束胸指女子穿紧身内衣或胸罩等方法把胸部扎紧，使得胸部活动受限。束胸会影响呼吸。早期欧洲社会，女性多数会穿束胸，也经常有被束胸勒到晕过去的情况发生。过紧的束胸会导致憋气，胸部骨骼等。当然适当的型号可以帮助运动员固定胸部，也是可以保护女性身体健康的。

（二）束胸的危害

青春期女性束胸多见于两种情形，一种是认为这种体态不好看，另一种心理是追求苗条身材。但青春期束胸对身体健康十分不利。

有调查显示束胸心理有认为乳房小好看，不束胸怕被人讥笑。这提示学生青春期卫生知识缺乏，另外，该调查还提示束胸会明确减少肺活量。

青春期束胸影响女性乳房发育及功能，青春期女性乳房发育的重要阶段，束胸会使乳腺内纤维及乳腺导管发育受阻，致乳头内陷，日后影响泌乳及哺乳，使婴儿吸吮困难，乳头内陷会使皮肤的不洁物及皮脂腺分泌物藏纳其中，以造成细菌繁殖和感染，有研究显示乳头内陷人群乳腺癌的发病率为2.15%，远高于正常人群。

束胸特殊情形之一是束胸衣：宽松的束胸衣对身体造成的压力约为15.5kg，而紧的束胸衣的压力可达29kg。对女性的影响包括减少胸腔体积、影响肺活量、心脏负担增加、消化吸收受限，严重者可以导致子宫脱垂。青春期女性穿戴束胸衣可以直接引起肋骨发育异常、胸廓畸形。

由以上可见，青春期女性不宜束胸，建议佩戴合适的胸罩。建议多运动，保持健康体态。

二、丰胸

现代社会，丰胸受到很多爱美女性的追捧，下面就常见丰胸方法、适应证及危害做介绍。

（一）丰乳霜

方法：①挤出2cm左右的丰乳霜霜体涂于双乳（避开乳头），按摩5分钟霜体完全渗透即可。②伸出五指，从乳房的外围朝乳头方向按摩。③照箭头方向，以旋转方式逐渐缩小并带力向上推托。使用前，若能用热毛巾热敷双乳，使毛孔张开，霜体能更好地被吸收。每天早晚各使用一次。

适应证：适用于任何种族、体质，处于不同生理阶段的女性；对胸部偏小、松弛、下垂、大小不一的乳房都具有显著的效果。18岁以下、怀孕、哺乳妇女及被诊断出乳房有问题的女性不宜使用。

危害性：我国将美乳霜列为特殊用途化妆品，美乳霜由营养成分及美乳添加剂组成。美乳添加剂主要含有三大类物质，即生化成分、植物有效成分及雌激素。因乳房的发育主要和雌激素有密切关系，所以目前的大多数丰乳产品都含有一定剂量的雌激素。女性体内的雌激素水平是否正常的一个重要判定指标就是是否有规律的月经，如果女性月经规律，提示体内雌激素水平在正常范围，不必外源性摄入，因大量外源性雌激素可引起女性内分泌功能紊乱，尤其是青春期女性，可以表现为月经不调，乳房局部皮肤色素沉着。已有报道哺乳期女性使用丰乳霜致其子代性早熟。所以临床上不建议女性，尤其是青春期女性使用丰乳霜，其危害明显大于益处。

（二）手术丰胸

药物丰乳对人体的危害被大多数人所认知，手术可避免药物的副作用，所以就成为丰胸的另一种选择，常见的手术方法有以下几种。

1. 自体脂肪颗粒移植丰胸

方法：以自体的脂肪细胞作为隆乳材料，通过自体脂肪填充、自体组织充填等方法移植注射于乳腺组织并促使其成活，以使乳房隆起并增强女性形体美感。其特点是可以实现吸脂减肥塑形和隆胸一次手术同时完成，自体脂肪移植是一种特色鲜明的隆胸技术。

适应证：原发性胸部发育不良；妊娠后自发胸部萎缩；胸部两侧不对称或有轻度下垂；单纯乳腺切除术后体重急剧下降导致的体形消瘦、胸部平坦。

优势：自体组织，注射后不会产生免疫反应及排异反应；对乳腺组织本身不会伤害，对今后生育、哺乳无不良影响；可以重复手术。

自身脂肪移植增大的乳房的真实感受更好，女性及其性伴侣更易接受。

危害性：自体脂肪隆胸要多次移植才能起到有效的隆胸效果，因此隆胸者承受的痛苦将比较多。可能存在的危害包括以下几点。

（1）感染：自体脂肪隆胸时，由于器皿、脂肪等消毒得不好，就容易在吸脂、冲洗脂肪或注入脂肪的过程中发生感染的危险，当然，如果注入脂肪时，没有用药品处理，也会引起感染，还有就是在自体脂肪隆胸之前，没有检查出炎症，也容易导致感染。

（2）出血：在自体脂肪隆胸注射过程中，如果伤到了乳房的细小血管，或隆胸者凝血机制障碍，或手术之后加压包扎不正确都会造成出血，如果出现这种情况，最好用针管抽吸，然后再局部加压包扎，情况严重的可以重新打开创面止血，并且静脉滴注止血药物。

（3）形态不均匀：自体脂肪隆胸手术之后，可能会出现形态不均匀的现象，这主要是注入的脂肪吸收不够均匀造成，当然，吸收的多少不同，造成局部凹陷的情况也会不一样，如果出现这种情况，最好是在凹陷的部位，再次的注射脂肪颗粒，以达到形态美的效果。

（4）脂肪吸收：自体脂肪隆胸手术最严重地危害就是脂肪吸收，到现在为止，还不清楚是什么原因造成的，可能是和抽吸或注射细胞坏死、损害等有关，这主要是它牵扯到组织自体游离移植中的一些问题。

（5）脂肪瘤：自体脂肪隆胸手术还可能造成脂肪瘤的危害，这主要是注射脂肪时，脂肪颗粒聚集成块，以至于刺激到宿主细胞，而转化为增生性的脂肪瘤，如果出现这种情况，就只好切开组织将增生处削平或切除。

2. 假体丰胸

方法：硅凝胶被认为具有惰性和热稳定型，已广泛应用于丰胸。

适应证：可用于年龄 18 岁以上的女性。

危害性：有关研究证明其中的无机硅有一定的生物毒性，远期局部形成异物肉芽肿。如果破裂被淋巴管引流或被巨噬细胞吞噬后引起远处的异物反应，发生腋窝聚硅酮淋巴结病。

3. 聚丙烯酰胺水凝胶注射

方法：临床医学上聚丙烯酰胺水凝胶作为一种填充软组织材料用于乳房整形手术，特点是手术创伤小所以容易被患者接受。但其伴随的合并症也不容忽视。

危害性：常见并发症包括局部并发症和全身并发症两类。①局部并发症：皮肤坏死、穿刺破溃；乳汁淤积；双侧乳房不对称及乳房变形；注射物疼痛；注射物发生水解反应，患者血清中可检测到聚丙烯酰胺。②全身并发症：对注射物敏感而引起的全身疼痛；自身免疫功能下降。2006 年我国已发文禁止生产和使用聚丙烯酰胺水凝胶。

4. 对于欲选择隆胸手术者建议　①了解各种隆胸材料的性质，选择适合的材料和术式；②到正规机构进行手术；③术前对双侧乳腺进行外科检查，排除禁忌证；④术后出现并发症及时就医。

（三）针灸丰胸

方法：现代医学表明针灸对神经系统、内分泌系统性腺功能有良好调整作用，针灸膻中、乳根、足三里、三阴交等可促使神经系统兴奋，脑垂体功能增强，卵巢分泌大量雌激素和孕激素，促进乳腺的发育。

适应证：适宜激素分泌不足，先天发育不良，遗传因素等产生的平胸或乳房扁小，以及哺乳后乳房萎缩、下垂及药物导致乳房回缩者。

优势：专业针灸医生操作简便，疗效稳定，无副作用。配合乳房按摩效果更好。观察结果显示年龄小于33岁的效果优于大于33岁者，扁平乳房者效果优于乳房下垂者。

危害性：针灸丰胸虽然快速安全，但市场还没有相应的标准来规范。一些根本没有施针治疗资格的场所就存在极大的安全隐患，针灸丰胸如果穴位找得不准或是卫生安全做得不好，很可能会引发胸部疾病或炎症，还有可能会成为传染病的传播途径。尽管不是手术丰胸，但针灸会对人体整个代谢产生影响，所以针灸丰胸也不宜经常进行。正规的针灸丰胸会安排固定的时间疗程，在丰胸过程中同样需要戒食辛辣和刺激的食物。施针的穴位要注意不要引发炎症，有些人的体质本身不适合针灸，如果你在施针后出现乳房痛痒和肿胀的情况，应该及时告诉医生或停止丰胸。即使基本没有副作用，针灸丰胸也有一定的风险和不良反应。尽管针灸丰胸的操作步骤虽然比较严格，但由于个体差异，在实施过程中还是难免会有一定的风险和不良反应，如晕针、晕灸、疲劳、麻木、酸胀、灼热疼痛、皮下出血、紧张、呼吸困难等。

（四）按摩丰胸

方法：按摩丰胸的理论基础是按摩通过经络的传感，使神经肌肉兴奋，可促进脑垂体和卵巢激素的分泌，使乳腺发育，并促进局部血液循环及乳腺通畅，改善乳房血供，达到丰乳的效果。有学者对按摩效果进行了观察，将人群分为三组，局部按摩组、针灸组、局部按摩＋针灸组，结果显示，局部按摩组有效率为26.7%，远低于针灸＋按摩组。

适应证：适用于任何种族、体质，处于不同生理阶段的胸部平坦女性。

危害性：仅通过局部气血运行来达到丰乳的作用有限，但按摩无不良反应，无副作用，可以改善其他的临床症状。所以按摩也可以作为丰胸的一种选择。

（五）运动丰胸

运动丰胸的相关文献报道几乎没有。

人体的乳房后方即为胸大肌，通过运动能够增加胸大肌，可以增加乳房的挺拔度。运动同时可以促进青春期女性的体格发育。因此，建议青春期女性多运动，保持健美体态。

（郝晓莹　郝　敏）

第十节　妊娠、产后及哺乳期乳房变化

正常时，每个乳房有15~20个乳腺，每一个乳腺都开口于乳头。乳腺是由腺泡和乳腺导管组成，腺泡分泌乳汁，乳腺导管向外输送乳汁。在乳腺之间还有许多结缔组织和脂肪，乳房表面被皮肤覆盖着。正常乳头为圆柱状，突出在乳房表面，乳头表皮不平，有小结节。乳腺是许多内分泌腺的靶器官，其生理活动受腺垂体、卵巢及肾上腺皮质等激素影响。妊娠及哺乳时乳腺明显增生，腺管延长，腺泡分泌乳汁，可发生多种变化。

一、妊娠期乳房变化

乳房增大：妊娠期孕妇乳房开始增大，充血明显。从早孕开始，乳头、乳晕的颜色就会加深，从淡红色逐渐变为深褐色。乳头增大易勃起。皮脂腺肥大形成散在的结节状隆起，称为蒙氏结节。可出现生理性乳头溢液，淡黄色稀薄液体溢出称为初乳。这种变化主要由于妊娠后体内雌激素和孕激素增加所致，属于正常的生理变化。

乳头内陷：多为先天存在，发病率约为3%，不仅影响外观，还可积存污垢、油脂，造成湿疹或炎症，提升乳癌发生的危险，产后可导致哺乳困难和乳腺炎症，给患者带来极大的身心困扰。乳头内陷多为先天畸形，也可能因外伤、炎症、肿瘤造成。妊娠后需每天挤捏、提拉乳头为泌乳做好准备，也可手术纠正，但手术后可能影响泌乳。

乳房肿块：发生在妊娠期及哺乳期的良性乳腺肿块，常见的有纤维腺瘤、叶状肿瘤、泌乳腺瘤等。其表现为乳腺可触及肿块或表现为逐渐增大乳腺肿块，由于妊娠后乳腺腺体增厚，不易发现，可伴疼痛及脓肿形成，需手术治疗。

妊娠期乳腺癌：是乳腺的无痛性肿块或腺体的局限性增厚，当出现乳头溢液为血性时提示该病存在可能。

二、产后及哺乳期乳房变化

产后乳房的主要变化是泌乳。

产妇于胎盘娩出后，进入以自身乳汁哺育婴儿的哺乳期，可出现乳胀及乳头皲裂。乳头皲裂疼痛等在临床上常见。部分产妇还会发生乳腺炎症等。

乳房胀痛：是产后常见问题之一，常伴随泌乳量少，产后 3～7 天，产妇可能会出现双乳胀闷、硬结、疼痛，这主要是由于喂哺次数不够造成的，其次是乳腺淋巴潴留、静脉充盈、间质水肿及乳腺导管不畅所致，情况严重时，还可引起乳腺炎。乳房胀痛时，婴儿吸吮困难，产妇也因疼痛不愿喂奶，严重时，还可影响产妇的手臂活动。可以通过热敷、穴位按摩或中药敷贴缓解。

乳头皲裂：主要是由于婴儿在含接时姿势不正确引起的，只含接乳头，未含接大部分乳晕。乳头皮肤比较娇嫩，承受不了婴儿饥饿时用力吸吮的刺激，使乳头表皮剥脱、糜烂，形成大小不等的裂口。另外，产妇过度在乳头上用肥皂、乙醇溶液等刺激物清洗，造成乳头过于干燥，容易使乳头发生皲裂。

急性乳腺炎：是乳腺的急性化脓性感染，患者多是产后哺乳的妇女，往往发生在产后 3～4 周。乳腺炎多继发于乳汁淤积、乳头皲裂及破损后。乳汁淤积的原因有乳头发育不良（过小或内陷）妨碍哺乳；乳汁过多或婴儿吸乳少；乳管不通，影响排乳。6 个月以后的婴儿已长牙，易致乳头损伤。如乳腺硬块局部出现红、肿、热、痛，产妇出现高热、寒战、脉搏加快，常有患侧淋巴结肿大、压痛，白细胞计数明显升高。乳腺炎的发生会一定程度影响产妇的心理状态，使产妇焦虑、抑郁。

多乳头、多乳房畸形又称副乳，是一种先天性发育异常，为胚胎发育过程中沿原始乳嵴生长的多乳头残留部分，也称为异位乳腺。异位乳腺发生率为 2%～6%，多发生在腋窝前缘，也可以发生在外阴等罕见部位。由于副乳有腺体的存在，在月经期、妊娠期、哺乳期等生理变化过程中，可出现胀痛，哺乳期可有乳汁分泌。副乳在妊娠期、哺乳期出现肿胀、疼痛、压痛等症状，影响患者活动，需手术治疗，也可以发生与正常乳房同样的良、恶性病变。副乳巨大时可出现副乳破溃、出血、感染甚至副乳乳腺癌等安全隐患，需要手术治疗。

（李东燕　郝　敏）

第十一节　青少年乳腺发育的影响因素

女性的曲线美的重要组成部分是乳房。乳房的发育是青少年女性最重要的代表性性征之一。女性的乳房发育经历了胚胎时期，出生后至青春期、青春期、妊娠哺乳期，之后到绝经后乳腺组织退缩。在纵贯一生的乳房变化中，多种因素起了不同的作用，其中最为重要的是雌激素及孕激素对女性乳房的影响。了解雌激素、孕激素对乳房的影响，为更好的研究乳房疾病打下了最为坚实的基础。在阐述青春期女性乳房发育阶段之前，应该了解一下在胚胎期和出生后这一段时期乳房的发育及受到其他因素影响的情况。

一、青春期的乳房发育及雌孕激素的影响

1. 乳房发育的特点　青春期是人生最重要阶段，第二性征的变化尤为明显。在女孩子中乳房的发育是非常重要的一个标志。Tanner 把这个时期的乳房由童年期到成年期的变化分为五个阶段。第一个阶段是青春期开始时，标志是乳头凸起，但没有乳晕下腺体组织或乳晕色素沉着；第二阶段是在（11.1 ± 1.1）岁，标志是乳晕区出现乳腺组织，胸前可出现乳腺隆起；第三阶段是在（12.2 ± 1.09）岁，标志是腺体组织数量增长，伴有乳房直径的增大，乳晕色素沉着；第四阶段是在（13.1 ± 1.5）岁，乳晕继续增大，色素沉着加深，乳头乳晕成为乳房平面的第二隆起；第五阶段是在（15.3 ± 1.7）岁，青春后期的发育，平滑的轮廓，接近成人乳房。在这个阶段的乳房发育不能忽略雌激素和孕激素的作用。所以接下来了解一下青春期乳房发育的机制。

2. 发育机制　在 10～12 岁时，随着下丘脑－垂体静脉系统受到下丘脑促性腺激素释放激素的影响，女孩进入青春期。腺垂体的嗜碱性粒细胞释放促卵泡激素和黄体生成素，使卵泡成熟形成囊状卵泡，分泌以雌激素，诱发乳房及性器官的发育直至成熟。

3. 雌激素孕激素在青春期乳房发育中的作用

（1）乳腺导管的发育：在青春期开始 1～2 年，下丘脑－垂体功能还不很稳定，所以即便有月经，但没有促成排卵或黄体阶段，这时的孕激素的合成受到卵巢雌激素的影响。雌激素对乳房的影响更为重要，它刺激乳腺导管上皮纵向生长，血管分布增多，脂肪沉积，导管周围结缔组织的弹性增加，在一些动物实验中，证明了雌激素可以引起导管的发育，而单用孕激素却没有发现对乳房的作用，但是两种激素结合起来，共同引起乳腺组织完整的导管－小叶－腺泡的发育。

（2）乳腺腺叶的发育：在乳房导管的发育中，可以看到雌激素的作用。雌孕激素共同引起了导管－小叶－腺泡的发育。在腺泡发育中，孕激素是其发育的主要递质。在基础实验中，B 型孕激素受体敲除的小鼠，腺叶腺泡的发育明显减少，另一项实验得出的结论是外源性孕激素可以部分的刺激雌激素受体敲除的小鼠的乳腺小叶发育。这些实验说明乳房的腺叶腺泡的发育依赖于孕激素的刺激。

（3）分子机制：该阶段的分子学机制的研究更为广泛，更为详细地阐述了雌激素，孕激素和生长激素对乳房发育的作用。详细研究了雌激素及孕激素在青春期开始是主要针对乳腺初始导管上皮的发育，形成终端胚芽。终端胚芽的最外层上皮为帽状细胞，它是多能祖细胞，可以分化成前导管细胞和肌上皮细胞。还有表皮生长因子也参与了导管

形成。对于乳腺腺泡的发育在雌激素和孕激素的作用下，WBT-4、ugf-Ⅱ、RANKL、TGFB 等因子参与其中。

二、乳腺发育相关外源性因素的影响

目前认为是多种致病因素的综合效应，除雌激素外，与外界存在的生物、物理、化学、社会及机体本身内分泌因素有关。但是具体的机制并不明确，研究者共识是和雌激素相关。经典学说是“临界体重”，就是目前为止临床上很多医生也会用这一学说来解释女童的乳房提早发育，他们认为体重过重的女童会有更大的概率使乳房提前发育，但是不支持这一学说的研究者认为发现肥胖和早发育并无必然联系。

1. 双酚 A　是这几年对于女童乳房早发育关注的因素之一。双酚 A，也称 BPA，在工业上双酚 A 被用来合成聚碳酸酯（PC）和环氧树脂等材料。20 世纪 60 年代以来就被用于制造塑料（奶）瓶、幼儿用的吸口杯、食品和饮料（奶粉）罐内侧涂层。BPA 无处不在，从矿泉水瓶、医疗器械到食品包装的内里，都有它的身影。每年全世界生产 2700 万吨含有 BPA 的塑料。但 BPA 也能导致内分泌失调，威胁着胎儿和儿童的健康。癌症和新陈代谢紊乱导致的肥胖也被认为与此有关。欧洲联盟认为含双酚 A 奶瓶会诱发性早熟，从 2011 年 3 月 2 日起，禁止生产含化学物质双酚 A（BPA）的婴儿奶瓶。BPA 作为环境内分泌干扰物，文献报道称其影响着儿童的神经系统、心理行为、发育等多个方面，由于在结构或功能上与内源性雌激素相似，具有拟雌激素的效能，影响人类的生殖系统，干扰儿童的青春发育。

对于 2 岁以下女童的乳房早发育的研究，我国的研究较少，国外的研究也是小样本量的研究，可信性较小。对于青春期的研究，研究者认为可能是 BPA 能诱导下丘脑 Kiss-1 基因的表达，使得 Kiss-1 基因编码的 Kisspeptin 蛋白与受体合导致青春期的启动，还有研究显示 BPA 使得抑制 GnRH 活动的 RFRP3 神经元的敏感性下降，促使性发育提前。我国吴海瑛等进行的研究发现 BPA 的暴露与 6 个月至2 岁女婴幼儿乳房发育相关，可能是 6 个月至2 岁女婴幼儿出现乳房发育的原因之一，血清 BPA 浓度分别与血清 E_2 和 LH 浓度呈正相关。

2. 蜂王浆（royal jelly）　又名蜂皇浆，是蜜蜂巢中培育幼虫的青年工蜂咽头腺的分泌物。蜂王浆中含有雌二醇，长期摄入会增加女童体内的雌激素效应。蜂王浆中有机酸类物质是由多种成分组成的，具有生物活性的复合物，实验结果表明：它能促进雌幼小鼠子宫和卵巢发育，并能增强雄性大鼠的交配功能，说明它具有性激素样作用，在人体能引起乳房发育。一些基础研究中看到了性激素样的作用或者雌激素效应，但是缺乏流行病学的研究证据，所以仍需要进一步的流行病学研究。

3. 豆制品　其中含有人们经常称为的“植物性雌激素”，在成年女性和乳腺癌的关系中受到了科学界和大众的关注。尤其是在我国和日本，豆制品的消耗量很高。豆制品在我国也历经千年的历史，人们经常从豆制品中获得蛋白质，所以无论成人还是儿童都会经常摄入。在对成人的研究中，大豆的成分大豆黄素和染料木黄酮的复合化学成分能与雌激素受体结合，有一定的阻断内源性雌激素的作用。但是在一些小样本量的女童摄入豆制品的研究中，过多的摄入植物性雌激素也可以引起乳房的发育，另外也有不同的研究结果，如 2002 年黄晓东等对 23 例 18 个月到 6 岁 9 个月女童单纯乳房早发育者与对照组检测尿植物雌激素二羟基异黄酮，结果提示研究组与对照组二羟基异黄酮差异无显著意义。这些研究共同的缺点就是样本量少，无法控制其他的影响因素，所以得出的结果并不一致。

在其他食物性因素中，可以看到其他研究者对于动物性食物或高蛋白因素和含防腐剂色素食品是单纯乳房早发育的危险因素，认为这些食物中含有促早熟性物质，食物累积后可以促进下丘脑－垂体－性腺的活性。

在 2018 年王琰华等对于天津女童乳房早发育危险因素的回顾性研究中，研究纳入 110 例乳房早发育的女童，发现乳房早发育和母亲的月经初潮年龄小于 13 岁，住址附近有污染工厂，与塑料制品的使用频率及动物性食物或高蛋白因素和含防腐剂色素食品相关。

女性乳房健康现在已经成为公众话题。对于女性乳房健康，目前无论是从基础、临床还是流行病学上讲，对于乳腺癌的研究更为广泛。乳房的发育从青春期开始，但是在青春期女童的乳房健康及引起乳房早发育的研究少之又少，不但缺乏大量样本的研究，基础研究及流行病学研究也不足。

在目前的研究及基础理论中我们可以了解到，针对青春期乳房发育在基础机制上，可以看到雌激素的作用更为重要，单一的孕激素发挥的作用较为薄弱，体内更需要多种激素联合起作用。但是从现在目前的外源性影响因素中不难发现，所有研究者更重视雌激素的作用。但因为这些研究样本量及影响因素的原因，不同研究得出的结论并不一致，所以很难给予准确的指导。

在乳房早发育的诊断中，首先要排除自身疾病因素，在排除下丘脑－垂体－性腺疾病后，也要了解外源性激素所带来的影响。虽然对于该疾病的机制了解还有很多疑问，但这给了所有研究者方向和空间。

注：有关植物雌激素仅供参考，尚在观察和研究中，切勿断章取义和因噎废食，应结合国情。

（姜鸿南）

第十二节 催奶、回奶

一、催奶

在整个妊娠过程中，基础催乳素（PRL）水平逐渐升高，这和孕期雌激素水平升高引起催乳素细胞增生有关，足月时 PRL 水平可以升高 10 倍，超过 200ng/ml，为哺乳做准备。

产后哺乳过程中 PRL 的变化，在产后 4～6 周内，哺乳妇女的基础 PRL 水平依然高，每次吸吮都会触发垂体 PRL 的快速释放。在接下来的 4～12 周，基础 PRL 水平逐渐降至正常，而且伴随着每次吸吮升高的 PRL 也逐渐消失。但如果持续维持哺乳的强度，则基础 PRL 会保持在一个高水平。

PRL 在人类主要作用是为产后哺乳做准备，和 PRL 释放有关的因子又称作 PRL 释放因子，包括有促甲状腺激素释放激素（TRH）、血管活性肽（VIP）、5- 羟色胺、阿片样肽、生长激素释放激素、神经垂体、缩宫素、血管升压素及促性腺激素释放激素等。

PRL 抑制因子（PIF）包括有多巴胺（DA）、γ- 氨基丁酸、GnRH 相关蛋白。这其中 DA 是在生理情况下起主导作用的 PIF。

由此可见，可以引起体内 PRL 水平升高的药物和方法均可以增加泌乳。

目前有关泌乳的明确机制主要是吸吮。产后早吸吮及持续一定强度的哺乳，通过对乳头的刺激直接引起垂体 PRL 水平保持在较高水平可以刺激泌乳。吸吮的信号也可以引起下丘脑诱导缩宫素的急性释放，缩宫素通过刺激酪蛋白基因、乳清蛋白基因，以及合成游离脂肪酸和乳糖所需基因的转录，维持乳汁的产生，缩宫素引起乳腺腺泡和导管的肌上皮细胞收缩，使乳汁流出。除了吸吮以外，视觉和听觉刺激也能使神经垂体释放缩宫素。

分娩后尽早及足够强度的吸吮有助于乳汁的分泌和乳汁量的保证，另外，在这个基础上，要保证营养的摄入，同时配合乳房按摩在一定程度上有助于乳汁的分泌，同时产妇保持愉悦的心情也有助于泌乳，尤其是产后 4 周内。

病理情况下，能增加 PRL 分泌的药物也有一定程度的促进泌乳作用。

泌乳特殊情形之一是诱导泌乳。诱导泌乳是指近期没有泌乳时的哺乳，泌乳过程中的关键激素是泌乳素，能帮助提高泌乳素水平的药物，就可以帮助泌乳。如每天服用甲氧氯普胺 10mg，每天 3 次，同时每间隔几小时辅以乳房电子泵对乳头的刺激，大多数妇女可以都能泌乳。

二、回奶

泌乳素的分泌对维持泌乳有很关键作用，在哺乳期，泌乳素的产生和乳头及乳腺的刺激有直接关系，因此对于大多数母亲来说减少乳房和乳头刺激就可以直接抑制泌乳，同时辅以冰袋包裹法和抗前列腺素治疗法也可以抑制泌乳。

另外能够抑制泌乳素的药物也能达到回奶的作用，在生理情况下多巴胺起抑制泌乳的主要作用，能引起体内多巴胺升高的药物溴隐亭可以达到抑制泌乳的作用，但权威机构不推荐溴隐亭作为回奶的一线用药，因为有产后使用溴隐天发生严重高血压和癫痫发作的病例报道。

回奶在妊娠中期终止后尤其迫切，除了上面提到的多巴胺激动剂溴隐亭外，还有其他药物用于回奶，介绍几种常用药物。

1. 雌激素类　由于体内大于生理剂量的雌激素可以反馈性的抑制垂体，导致泌乳素产生下降，从而可以达到回奶的作用。戊酸雌二醇（补佳乐）5mg，每天 3 次，连服 5 天，有效率大于 71.4%，且不良反应小。己烯雌酚 5mg，每天 3 次，连服 5 天，有效率 70%，胃肠道反应明显。倍美力 1.875mg，每天 3 次，连服 3 天，回奶有效率 100%，而且无异常阴道出血及胃肠道反应。

2. 维生素 B_6　大剂量维生素 B_6 有保护体内多巴胺神经元的作用，使体内多巴胺水平升高，从而达到抑制泌乳的作用。使用方法维生素 $B_6$100mg，每天 3 次，连服 3 天，可引起 PRL 水平下降，回奶效果好，不良反应。由于其胃肠道反应小，相比较雌激素更易被患者接受。

3. 5- 羟色胺拮抗剂　大鼠的研究显示全身注射 5- 羟色胺能引起 PRL 的释放，它是通过下丘脑经门脉转运或通过垂体内的自分泌作用完成其功能的。所以其拮抗剂，可以直接抑制 PRL 的分泌。美妥高林（Metergoline）为 5- 羟色胺拮抗剂，使用方法：4mg，每天 3 次，共 5 天，能达到很好的回奶作用。

（郝晓莹　郝　敏）

第十三节　青少年女性文胸的选用

青春期乳房的发育标志着少女开始成熟，隆起的乳房也体现了女性成熟体形所特有的曲线美和健康美。并为日后哺乳婴儿准备了条件。因此，乳房的保护与保健是女性青春期卫生的主要方面。乳房发育的大小与种族、家族等遗传因素，以及营养、体育锻炼等后天因素有关。一般来说，营养较好者乳房发育较早。乳腺发育存在着个体差异。进入青春期的女性在乳房发育之后应适时地佩戴胸罩。由于有胸罩的支托，使乳腺负担均匀，减轻了在进行体育运动和体力活动时乳房的上下震动，保证了乳腺里的正常血液循环，避免引发各种乳腺疾病，并通过胸罩的保护，还可避免乳房受到损伤。如果不及时佩戴胸罩，长时间后还可使乳房周围的韧带逐渐松弛，而导致乳房下垂，影响美观。开始戴胸罩的时间不宜过早或过晚，①应视乳房发育的大小而定。当测量乳房时，应从乳房上缘（经过乳头）到乳房下缘的距离小于16cm时说明乳房还小，不用戴胸罩，应让它充分发育。②从时间上讲，在少女乳房发育基本定型后，一般是在15岁左右就可以开始戴胸罩。但如在这个年龄之前，乳房已充分发育，也应考虑佩戴。

对于青少年女生选择文胸，由于其穿着群体的特殊性，对其材料的选择非常严格，这不但关系到穿用文胸时的整体形态美，而且对少女躯干部的舒适、卫生、心肺活动量，特别对能否正常发育都起着关键作用。

1. 文胸的材料选择　好的文胸面料除了要有良好的透气性、透水性、透湿性，还应能够迅速将湿气和成为自由水的汗液传输出去并迅速蒸发。因此，在文胸的面料选择方面应尽量选择触感优良的天然纤维。此外，一些新型纤维也是不错的文胸材料。

2. 柔软度及光洁度　具有良好柔软度及光洁度的面料是减少刺痒感的最佳方法。纤维素酶是一种很好的柔软剂，可以用其柔软织物以增加柔软的持久性，它的柔软效果好、稳定性好、吸湿性好、光泽好、防止起毛起球，并且柔软过的织物具有很好的光洁度。

3. 弹性　穿戴过松或过紧的文胸都会影响乳房的正常发育。在结构设计合理的情况下，选择适当弹性的面料能够提高文胸的合体程度。对于胸部微微隆起的少女，文胸罩杯里料和面料都可以选用100%棉制的文胸。但随着胸部慢慢长大，100%棉制作的无弹罩杯就会使少女感到胸部受压迫，此时需要选用弹性面料制作的文胸。罩杯里料的弹性与罩杯面料的弹性相比要小，罩杯面料的氨纶含量大多在10%以上，多采用涤氨混纺、锦氨混纺；里料一般采用弹性较小的材料制作，多采用涤棉混纺、涤锦混纺。这样文胸罩杯在提供稳定承托力的同时，又能满足人体运动时胸部的运动量。

4. 罩杯　文胸罩杯基本款式包括全包式（全罩杯）、斜包式（3/4罩杯），半包式（1/2罩杯）。全罩杯的文胸面积较大，起码要包住全部乳房，侧底边也较宽，它可以收集扩散在乳房周围的肌肉，适用于胸肌较多而属圆盘型的女子，可以根据乳高的需要在内层增加海绵衬垫或其他材料的衬垫来美化造型；3/4罩杯使文胸形成两边向中间的推挤力，适合于乳沟不明显，乳房间距较大的女性，半球乳型、圆锥乳型可以选用。1/2罩杯的文胸主要适合下垂乳型的女性。针对罩杯大小的选择，太大起不到支托作用，太小则有碍呼吸和胸廓及乳房发育，胸罩佩戴后应感到舒适而无压迫紧束感。应对照文胸尺码对照表选择。

5. 钢圈及扣环　少女文胸虽然不以塑型为目的，但对于发育较好的少女来说，为了避免出现胸部下垂，增强运动时胸部的稳定性，保证胸部的正常发育，还是需要钢圈承托胸部的。在少女文胸钢圈的选择上，首先要避免选择金属镍涂层的品种，以免造成皮肤过敏；其次，钢圈外缘一定要光滑，选择两端制作成椭圆形的文胸，以免钢圈戳出外包的捆条摩擦皮肤。此外，对于少女来说，胸部处于一个持续发育阶段，如果选用使用材质过硬钢圈的文胸，会过于压紧胸部，影响胸部的正常发育，因此可以考虑选择使用了弹性及稳定性好的塑料或合成树脂制作钢圈的文胸。对于少女文胸的扣环选择，也同样要避免选择使用了容易引起皮肤过敏的金属涂层及表面粗糙的材料的文胸。

6. 肩带　乳房的重力由肩带和文胸的下杯片共同承担，肩带的弹性太大会缺少承重力，太小又会勒紧肩膀，造成颈部及背部疼痛。在肩带的选择上可以根据部位区别对待。肩带靠近颈侧处应选择弹性较小的紧密材料，肩带靠近肩端时应选用弹性及回弹性较好的材料。

7. 饰边　对于不贴肤穿着的饰边，选择空间较大，主要考虑美观性。但若是贴肤的装饰花边，就要避免选择有化纤材料的文胸，应尽量选择天然纤维制作的饰边，而且一定要选择边缘光滑、手感柔软的类型。

8. 颜色　挑选颜色较浅的内衣。在挑选内衣时可以多以浅色为主，外衣穿起来不透不印不暴露，舒适得体，浅色的内衣对于女孩儿们的接纳度也会更大些，这个时期也要积极做好自己的心理成长建设。

9. 其他　少女文胸的穿着目的主要是保护胸部，对塑型要求并不强烈。选择时应重点考虑是否危害到少女的身体健康，影响少女的身体发育。为避免造成身体的局部疼痛，文胸的接缝越少越好，或选择接缝处有布料遮盖、避免接缝外漏的文胸，从而减少文胸摩擦乳头和皮肤的机会。

此外，还要根据个人生长发育情况随时更换。临睡前应解开胸罩，以保证胸部的血液循环和呼吸畅通。要养成佩戴胸罩的习惯，一年四季均应坚持佩戴。同时注意清洗文胸的方式，最好不要机洗，以防止文胸变形，如果发现文胸变形，一定要及时更换。

（周建政　郝　敏）

参考文献

邵志敏，沈镇宙，2017. 乳腺原位癌 . 上海：复旦大学出版社：8-25.

宁连胜，方志沂，2017. 现代乳腺疾病治疗学 . 第 2 版 . 北京：人民卫生出版社：3-13.

中国抗癌协会乳腺癌专家委员会，2017 中国抗癌协会乳腺癌诊治指南与规范（2017 版）. 中国癌症杂志，27（9）：695-744.

邵志敏，沈镇宙，徐兵河，2013. 乳腺肿瘤学 . 上海：复旦大学出版社：364-374.

陈雪莲，樊英，徐兵河，2014. Luminal 型早期乳腺癌辅助治疗后远期复发的研究进展 . 中华医学杂志，94（12）：955-957.

徐兵河，邵志敏，胡夕春，2016. 中国早期乳腺癌卵巢功能抑制临床应用专家共识（2016 版）. 中国癌症杂志，26（8）：712-720.

吴孟超，吴在德，2013. 黄家驷外科学 . 第 7 版 . 北京：人民卫生出版社：1153-1163.

邹丽娟，2015. 产后乳房护理对预防乳腺炎的影响 . 中国卫生标准管理，6（7）：119-120.

薛颖，于宝生，2007. Kis-1 基因在双酚 A 诱导的雌性性早熟大鼠下丘脑中的表达 . 南京医科大学学报，27（12）：1377-1379.

吴海瑛，陈临琪，何光照，等，2014. 双酚 A 与 6 月—2 岁婴幼儿女童乳房发育的关系研究 . 中国儿童保健杂志，22（11）：1147-1150.

黄晓东，周建得，顾学范，等，2002. 单纯乳房早发育与尿二羟基异黄酮水平的关系 . 中华儿科杂志，40（2）：239.

邹丽娟，2015. 产后乳房护理对预防乳腺炎的影响 . 中国卫生标准管理，6（7）：119-120.

汤汉军，1989 农村女学生束胸情况调查 . 学校卫生，10（3）：47.

陈志敏，史惠蓉，任芳，等，2010. 补佳乐栽产后及中晚期妊娠引产后回奶的效果 . 中国实用医刊，37（18）：41-42.

Osborne M, Boolbol S, 2009. Breast anatomy and development. In:Harris JR,Lippman ME, Morrow M, et al, eds. Diseases of the breast. 4ed. Philadelphia: Lippincott Williams & Wilkins: 1-11.

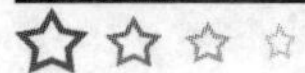

Nielsen TO, Jensen M, Burugu S, et al, 2017. High-risk premenopausal luminal A breast cancer patients derive no benefit from adjuvant cyclophosphamide-based chemotherapy: result from the DBCG77B clinical trial. Clin Cancer Res, 23(4): 946-953.

Shah C, Wobb J, Manyam B, et al,2016. Management of ductal carcinoma in situ of the breast: a review. JAMA Oncol, 2(8): 1083-1088.

Incorvati JA, Shah S, Mu Y, et al, 2013. Targeted therapy for HER2 positive breast cancer. J Hematol Oncol, 6(1): 38.

Bachelot T, Bourgier C, Cropet C, et al, 2012. Randomized Phase Ⅱ trial of everolimus in combination with tamoxifen in patients with hormone receptor-positive,human epidermal growth factor receptor 2-negative metastatic breast cancer with prior exposure to aromatase inhibitors: a GINECO study. J Cin Oncol, 30(22): 2710-2724.

Ketsuwan S, Baiya N, Paritakul P, et al, 2018. Effect of Herbal Compresses for Maternal Breast Engorgement at Postpartum: A Randomized Controlled Trial. Breastfeed Med, 13(5): 361-365.

其他临床相关问题篇

第 27 章 阴道微生态

第一节 阴道微生态的基本知识

微生态学是人类生命科学的一个分支，是细胞水平和分子水平的生态学，是研究人类、动物、植物正常微生物群与其宿主相互关系的生命科学分支，是一门新兴的边缘科学。

微生态学认为机体内微生态系统、正常微生物群与宿主和环境是相互依赖、相互作用的统一体。

微生态平衡是人体健康的基础，如果正常微生物群之间及正常微生物群与其宿主之间的微生态平衡，在外环境影响下，由生理组合转变为病理性组合的状态，则为微生态失调。

微生态失调（microdysbiosis）就会导致疾病发生。人类有四大微生态环境，分别为口腔、皮肤、肠道、阴道。阴道微生态菌群结构相对简单，多样性低。

维持和调整阴道微生态平衡，对女性生殖健康和阴道炎，生殖道疾病的预防和治疗至关重要。

正常阴道内微生态菌群（vaginal microbiola，VMB）总量可达 10^9/ml，其中乳酸杆菌占 70%～95%，通过定植抗力、生物拮抗，分解阴道上皮细胞糖原产生乳酸而维持阴道酸性环境，分泌 H_2O_2、细菌素、类细菌素和生物表面活性剂及刺激机体免疫防御作用而抑制其他菌和致病菌生长，维持阴道“自净”作用。

VMB 主要分布于阴道四周侧壁，其次在后穹窿、宫颈。宫颈外口也是 VMB 栖息之地。宫颈柱状上皮深、皱襞多，表面积增加，同时又是宫颈腺体的开口，易形成湿润、氧分压低的环境，是部分厌氧菌良好的生长环境。

VMB 结构相对简单，多样性低。

正常 VMB 以 1 种或 2 种阴道乳酸杆菌为优势菌，以卷曲乳杆菌、加氏乳杆菌，惰性乳杆菌、詹氏乳杆菌较常见。

乳杆菌分泌乳酸，与其他微生物竞争营养和上皮细胞受体等多种机制，保护和维持阴道微生态正常，从而免受其他菌种入侵。

阴道内小部分 VMB 由大量厌氧菌构成，包括普雷奥菌属、巨型球菌属、加德纳菌属和阿托波菌，其他还有葡萄球菌、棒状杆菌、链球菌、消化球菌、肠球菌、韦荣球菌、类杆菌、双歧杆菌、假丝酵母菌属、支原体、衣原体等。

根据 VMB 菌落状态类型（CST）将 VMB 分为 5 型：Ⅰ型，以卷曲乳杆菌为优势菌群；Ⅱ型，以加氏乳杆菌为优势菌群；Ⅲ型，以惰性乳杆菌为优势菌群；Ⅳ型，以厌氧菌为优势菌群，乳酸杆菌含量无或低；Ⅴ型，以詹氏乳杆菌为优势菌群。

一、女性生殖道自然防御机制

（一）解剖学

1. 大小阴唇阴道口闭合。

2. 阴道前后壁紧贴。

3. 阴道上皮角化。

4. 子宫颈黏液塞子（下 1/3 有细菌，上 1/3 查不出）。

5. 子宫颈内口平时紧闭。

6. 子宫内膜周期脱落。

7. 输卵管的蠕动及黏膜上皮纤毛运动均可防御部分外来病原体侵入。

（二）生化学

1. 雌激素作用下阴道上皮细胞含有糖原、乳酸，使阴道正常情况下呈酸性（pH 为 3.8～4.5），可抑制适合碱性的病菌。

2. 子宫颈黏液呈碱性，可抑制适合酸性的病菌。

3. 网状内皮系统、白细胞吞噬作用、细菌刺激导致局部血管扩张，大量白细胞溢出血管外，吞噬细菌等。

4. 产生抗体，起免疫作用，女性生殖道炎症是身体内在的防御机制，外部的致病因素斗争的结果。身体自身的防御功能是起重要作用。

（三）阴道的自然防御功能

1. 盆底肌肉作用　阴道口闭合、阴道前后壁紧贴，减少外界微生物侵入。

2. 阴道分泌物中的黏蛋白　可形成网状非特异性物理屏障，防止微生物损害阴道上皮细胞。

3. 生理情况下　雌激素使阴道上皮变厚，并包含糖原，增加对病原体的抵抗力。

4. 阴道乳杆菌　可使糖原分解为乳酸，维持阴道 pH 在 3.8～4.5，可抑制其他病原体生长，称为阴道自净作用。

（四）阴道的免疫功能

阴道的免疫生殖道黏膜下层有淋巴组织及散在淋巴细胞，包括 T 细胞、B 细胞；中性粒细胞、巨噬细胞、补体及一些细胞因子均在局部有重要的免疫功能，发挥抗感染作用。

阴道是全身共同免疫系统的组成部分。阴道的体液免疫通过阴道冲洗液的免疫球蛋白、细胞因子、补体发挥作用。黏膜免疫为局部免疫，包括肠相关淋巴样组织、支气管相关淋巴样组织、生殖道黏膜淋巴样组织肠系膜淋巴结、阑尾、扁桃体。

上述形成免疫应答网络，一处黏膜受病原体攻击，除受攻击部位产生免疫反应外，血液和其他黏膜部位很快产生免疫应答。

阴道内免疫球蛋白和抗体 IgA、IgG 来自阴道黏膜浆细胞和阴道刺激，受多种细胞因子调节，如巨噬细胞克隆刺激因子，转化生长因子 β（TGF-β），IL-8，IL-6，PGE_2，分泌性白细胞蛋白酶抑制因子，干扰素 -α，肿瘤坏死因子 -α。此外。月经周期、外源性雌激素、孕激素以及疾病、AIDS 均对阴道免疫有影响。

（五）正常阴道内有微生物寄居形成阴道正常菌群

正常阴道内可分离出 50 余种微生物，平均每个妇女可分离出 6～8 个微生物，以细菌为主；阴道正常菌群包括以下几种。

1. G^+ 杆菌　兼性厌氧菌：乳杆菌属；厌氧菌：放线菌属，真杆菌属，梭菌属；需氧菌：棒杆菌属。

2. G^- 杆菌　兼性厌氧菌：加德纳杆菌、肠杆菌属；厌氧菌：动弯杆菌（Mobillancus 菌），拟杆菌属；需氧菌 - 假单细胞菌属。

3. G^+ 球菌　兼性厌氧菌：葡萄球菌属，链球菌，肠球菌；厌氧菌：消化链球菌，厌氧链球菌；需氧菌：微球菌属。

4. G^- 球菌　厌氧菌：韦荣菌属，奈瑟菌属。

5. 其他微生物　人型支原体，脲支原体，酵母菌。

正常阴道内有多种微生物，生态平衡、

菌群平衡则不致病；阴道平衡破坏或外来病原体侵入，即可致病；维持阴道生态平衡中乳杆菌、阴道 pH 及雌激素起重要作用；正常阴道菌群中可产生过氧化氢（H_2O_2）的乳杆菌为优势菌，乳杆菌维持阴道的酸性环境，并产生 H_2O_2 及其他抗微生物因子可抑制和杀灭其他细菌。维持产生 H_2O_2 的乳酸菌（阴道原籍菌，数量约为 8×10^7cfu/ml）在阴道菌群中的优势地位是阴道菌群生态平衡的关键，阴道正常菌群的微生态平衡在预防下生殖道感染中起重要作用，乳酸菌产生的 H_2O_2 是重要的杀菌物质，可抑制条件致病菌的增殖和抑制 HIV、HPV、支原体、衣原体的增殖等。H_2O_2 浓度一般在 2μmol/L 以上，H_2O_2 浓度＜2μmol/L 时，则意味着阴道生态菌群遭到了破坏，已经引起了厌氧菌的生长，是其他病原体（如滴虫、假丝酵母菌等）易复发、难以治愈的重要原因之一。

长期使用广谱抗生素，可抑制乳杆菌生长；阴道酸性环境有利于乳杆菌生长，抑制其他微生物生长；任何使阴道 pH 升高的因素（如性交频繁，性交后阴道 pH 可上升至 7.2，并维持 6～8 小时后恢复）均可使阴道 pH 升高。

阴道灌洗可使阴道 pH 升高，均不利于乳杆菌生长。

体内雌激素下降，阴道上皮变薄，糖原少，pH 升高，可使其他致病菌形成优势菌，引起炎症。

（六）阴道黏膜变化

出生时阴道上皮较厚、多层，几天后上皮脱落；性成熟期，随雌激素增多，阴道上皮层次增加和增厚。阴道黏膜上皮可于月经周期第 14 天左右高达 45 层，于月经周期第 24 天减至 22 层左右。接近绝经期，变薄，细胞糖原减少。正常生育年龄女性阴道上皮内糖原在乳杆菌作用下产生乳酸，使阴道 pH 维持在 3.8～4.5。

二、影响阴道生态的有关因素

①阴道 pH；②激素活性；③女性一生中阴道菌群变迁（表 27-1）；④月经周期；⑤妊娠；⑥生物电势，如宿主细胞 / 细菌表面电荷作用；⑦避孕器；⑧月经用品；⑨性交（表 27-2），如精液、润滑黏液（强碱性），性交后 8 小时内阴道 pH 不能恢复到正常，性交频繁影响大；⑩生殖道手术；⑪ 消毒剂及阴道冲洗；⑫ 药物，如抗生素、免疫抑制剂。

表 27-1　青春期前少女、育龄妇女、绝经后妇女阴道菌群变化

细菌	青春期前	育龄妇女	绝经期后
乳杆菌	73	93	49
加德纳菌	0	27	58
酵母菌	0	26	1
大肠埃希菌	12	16	41
绿色链球菌	42	59	74
B 族链球菌	0	6	23
人型支原体	0	23	1

表 27-2　性交对阴道微生物影响（Hoton TM，JAMA，1999，256，64-69）

细菌	性交前（%）	性交后次晨（%）	36 小时后（%）
乳杆菌	100	87	94
产 H_2O_2 乳杆菌	89	66	72

续表

细菌	性交前（%）	性交后次晨（%）	36 小时后（%）
加德纳菌	36	58	38
大肠埃希菌	18	64	48
肠球菌	21	52	39
厌氧菌 G⁻	40	64	48

性交过程中和性交射精后对阴道黏膜产生机械刺激和化学反应，机械刺激主要改变阴道黏膜生物电势，影响阴道内各种细菌的黏附性，导致阴道菌群暂时改变；精液是碱性液体，阴道射精后 8 小时，阴道 pH 不能恢复正常，使乳酸菌下降，致病菌繁殖，性交过频（每天≥ 1 次）的女性易发生阴道症状；营养不良；全身疾病影响阴道上皮细胞增殖，使阴道糖原减少；营养不良者影响性器官发育，雌激素低，乳杆菌少；全身疾病、免疫力低，阴道内免疫球蛋白下降；阴道环境不利于乳杆菌增殖，易出现阴道症状；滥用抗生素，抗生素是目前治疗女性生殖道感染的首选药物，抗生素能杀死正常致病菌，也杀死正常菌，引起菌群失调；使用氨苄西林后阴道乳杆菌下降 40% 左右；克林霉素、甲硝唑、抗真菌药对乳杆菌无明显影响。

阴道冲洗可改变阴道微生态（表 27-3），而引发阴道症状；常冲洗阴道女性，患 BV 的风险较不冲洗者高 1 倍以上；单纯清水冲洗，阴道乳杆菌减少不明显；采用活性剂（如氯己定等各种冲洗液）阴道乳杆菌下降 50%，采用防腐剂（如苯扎氯氨）则乳杆菌消失；阴道杀菌剂（苯醇醚 -9，也是常用阴道冲洗剂）可使肠球菌、大肠埃希菌、动弯菌进居机会增加，引发阴道症状。此外，阴道不同冲洗液可改变阴道 pH；阴道冲洗引起细菌上行感染。

表 27-3　冲洗对阴道生态的影响（Onderdon K. Enviorn Microbiol，1987）

微生物	冲洗前（%）	非商品冲洗剂（%）	商品冲洗剂（%）
乳杆菌	98	84	64
H_2O_2 乳杆菌	90	70	51
加德纳菌	27	36	41
厌氧菌	36	51	46
大肠埃希菌	24	30	38
肠球菌	19	27	54

各级妇产科及各妇产科亚专科医生，若不重视阴道微生态和认识阴道炎，不熟练正确处理阴道炎，不利于临床工作。阴道炎的基础研究、诊治水平也在不断发展，妇产科医生要“与时俱进”，不断学习。

（石一复）

第二节　女性一生阴道微生态主要变化

阴道是女性生殖系统的重要组成部分，全长≥ 8cm，表面由复层鳞状上皮细胞覆盖，无角化层，并以基膜与上皮下结缔组织（即黏膜下层或固有层）相分隔。黏膜下层有很多无包膜的淋巴细胞群，而且各层细胞间有细胞间管相关系。

细胞间管界面的胞膜可见到吞噬小泡和伸向管腔内的微绒毛，细胞间管使各层细胞与阴道腔起物质交换作用，如固有膜中的免疫球蛋白和血浆蛋白可经细胞间管排入阴道腔内。

正常情况下阴道黏膜上皮连续而完整，组成了一道防御外界微生物入侵的自然屏障。

一、女性各期阴道微生态

阴道微生态是一个独特的、有动态变化的复杂体系。影响女性阴道微生态的因素有：①生理状态（月经、内分泌、性活动等）；②局部理化因素；③解剖；④个人卫生；⑤外界因素；⑥计划生育及避孕；⑦滥用抗生素、激素、化学药物等；⑧妊娠；⑨年龄；⑩免疫状态；⑪ 不同人种等因素的影响。

女性一生不同阶段阴道内微生态菌群（vaginal microbiota，VMB）变化与相关疾病。

通常正常情况下，女性一生阴道微生态的变化（表 27-4）大致如下所述。

（一）新生女婴

新生女婴阴道内无菌，VMB 在出生后 7～8 小时开始出现，主要是葡萄球菌、肠球菌和类喉杆菌等。2～3 天后厌氧或兼性厌氧的乳杆菌取代上述需氧菌，形成纯种状态。

新生女婴血液循环中母体雌激素维持较高水平，阴道上皮细胞内储存较多糖原，为乳杆菌的定植提供了环境。同时由于该阶段肾上腺和卵巢发育不全，雌激素水平低下，随母体雌激素水平衰退，新生女婴 VMB 中乳杆菌的含量减少，最终球菌成为优势菌群，阴道酸性环境也逐转变为中性或弱碱性。

（二）幼女

阴道处于闭合状态，有处女膜的保护，体外致病菌难以侵入阴道。但幼女由于生殖器官发育尚不成熟，下丘脑 - 垂体 - 卵巢轴还未完善，卵巢分泌低剂量雌激素和孕激素，阴道上皮处于低雌激素状态，上皮细胞内的糖原含量少，乳杆菌不占优势，致使阴道 pH 值维持在 7.2～8.0，呈中性或碱性，有利于其他病原微生物的生长，常见的病原体有葡萄球菌、链球菌及大肠埃希菌等。但白色假丝酵母菌感染比较少。细菌性阴道病占首位。

（三）青春期

随肾上腺和卵巢功能的成熟，女童逐渐出现乳房萌发、性毛初现、生长加速和月经初潮等生理现象而进入青春期。传统观念认为初潮前 VMB 为少量兼性厌氧菌，无乳杆菌或仅有低量乳杆菌。青春后期女性月经周期逐渐规律，阴道黏膜上皮细胞受周期性激素影响，分泌糖原，乳杆菌数量迅速增加，形成相对稳定的正常菌群定植，保持阴道的酸性环境，抑制致病菌增殖。

大部分女童在青春早期至中期 VMB 优势菌群为产乳酸细菌，其中乳杆菌含量丰富，约 1/3 女童优势菌为加德纳菌（GV），其他为无乳链球菌、咽喉类链球菌等。GV 是构成青春期末初潮女童 VMB 的正常组成成分，不经性行为传播。所有围青春期女童阴道 pH＞4.5。女童 VMB 结构与母体 VMB 结构相似。

初潮前 VMB 为少量厌氧菌，无乳杆菌或极低量乳杆菌。青春后期月经基本规律，形成相对稳定的正常菌群定植，保持阴道酸性环境。

青春期后，卵巢功能的完全建立，雌激素及孕激素的水平明显升高，阴道上皮生长茂盛，雌激素能促进阴道上皮生长，逐渐分化为中层细胞，再生成表层细胞，其中中间细胞含丰富的糖原，激素对糖原有调节作用。

青春期后，阴道腔内微生物菌群明显增多，大多数为正常微生物菌群，常见属于需氧或兼性厌氧的有乳杆菌、类白喉杆菌、大肠埃希菌、白色假丝酵母菌等，属于厌氧菌的有乳杆菌、消化链球菌等。罕见需氧菌和厌氧菌、类杆菌、链球菌、消化球菌、梭状芽孢杆菌等。在这些菌群中，乳杆菌是最重要的，也是数量最多的。

表 27-4 健康妇女阴道生理及微生态演替

特征	怀孕期及新生儿期	青春期前	青春期后	闭经期
雌激素水平	++++	+	+++	+
pH	酸性	中性	酸性	中性
糖原含量	++++	+	+++	+
专性厌氧菌	不利于其生长	有利	不利	有利
G^- 需氧菌	不利于其生长	有利	不利	有利
细菌总数	上升	下降	上升	下降
细菌总类	上升	下降	上升	下降

（四）育龄期

正常菌群间通过营养的竞争和代谢产物的相互制约等因素而保持相互平衡的。阴道乳杆菌状态预示阴道是否健康，阴道 pH 是最方便、快捷的指标，正常为 3.8～4.5，正常阴道 pH 的升降只靠乳杆菌，分界糖原产生乳酸，阴道 pH 的变化加重阴道内微生态失调 .

（五）妊娠期和产褥期

孕妇 VMB 稳定，整个孕期 VMB 缺乏多样性变化，与孕期缺乏激素波动、无月经、基本无性行为等有关。由于雌激素和孕激素明显高于非妊娠期，乳杆菌使糖原分解成乳酸，阴道内乳酸含量增多，pH 降低。这种低酸度的环境制止大多数细菌的入侵，同时为白色假丝酵母菌的生长提供了良好的环境。因此，妊娠期女性外阴阴道假丝酵母菌病发病率比较高。产后乳杆菌骤然减少。

（六）绝经期和绝经后期

女性在围绝经期雌激素和孕激素均降低，但最早出现孕激素降低，雌激素在开始时有所下降，但相继可能出现一过性代偿性增高阶段，然后才进入雌激素长期低下状态。乳酸减少，乳杆菌密度降低，阴道 pH 上升到 6.0～8.0。因此，随着年龄的变化，雌激素是有波动的，进而推断围绝经期阴道 pH 也应有波动的变化。绝经期妇女由于雌激素分泌减少，阴道上皮萎缩，糖原减少或缺乏，使阴道酸度降低，pH 升至 6.0～7.5。

二、乳杆菌及其对阴道微生态的作用及抗肿瘤作用

乳杆菌最早是由德国的 Albert Doederlein 报道的。1892 年他证明有一种细菌（后来证实为德氏乳杆菌）在培养基或阴道内能抑制致病菌的生长，当时被命名为 Doederlein 杆菌。

乳杆菌（Lactobacillus）是乳杆菌科（Lactobacillaceae）的一个属，它是革兰阳性杆菌，不产生孢子，呈棒状或微弯曲状，有厌氧或微需氧（兼性厌氧）的。

正常妇女阴道内可分离出 16 种左右的乳杆菌，能产生 H_2O_2 的乳杆菌有嗜酸乳杆菌（Locotobacilli acidophilus）、弯曲乳杆菌（L. crispatus）、发酵乳杆菌（L.formeutum）、德氏乳杆菌（L. debrueckii）、詹森乳杆菌（L. jensenii）等。

正常青春期妇女的含菌数最多，可达 10^7～10^8cuf/ml（即每毫升样品中含有细菌群落总数）。乳杆菌是正常阴道内的优势菌，通常分离率达 80%～90% 的乳杆菌具有抵抗致病菌的繁殖，保持阴道生态平衡的作用。

乳杆菌是人和动物阴道、胃肠道、口腔

等湿润黏膜表面生长的厌氧菌；已从阴道内分离的乳杆菌有 16 种；能产生 H_2O_2 的乳杆菌在维持阴道自净和抗感染中起关键作用；正常阴道菌群是以乳杆菌占优势的动态平衡系统；生殖道内乳杆菌存在及其优势地位可减少 BV 等生殖道感染；多种因素（内、外）可影响微生物平衡，导致菌群失调（数量、种类、比例等），而导致阴道局部免疫力降低，有利于其他病原微生物侵袭，继而引起多种阴道炎。

（一）乳杆菌生理作用

1. 降低阴道 pH　阴道内低 pH 是控制阴道菌群组成的原始机制。阴道自净功能：阴道 pH 维持在 3.5～4.5，可抑制阴道嗜血杆菌和其他条件致病菌的生长繁殖，维持阴道菌群平衡。阴道酸性 pH 的维持是由：①乳杆菌、部分阴道共生菌及阴道上皮细胞等共同实现，它们都可以释放包括乳酸在内的脂肪酸。②竞争黏附；H_2O_2 的产生；广谱抗菌因子；刺激免疫系统。

2. 竞争黏附　乳杆菌在体内干扰阴道病原菌对阴道上皮细胞黏附的能力尚不清楚，有学者报道，乳杆菌在体外干扰白念珠菌对阴道上皮细胞的黏附。在正常情况下，乳杆菌是阴道内占优势的菌群，数量巨大，它在阴道上皮上黏附，形成空间上的占位，维持阴道上皮的定植抗力，妨碍并阻止了致病微生物的入侵。营养竞争：大量定居于阴道中的乳杆菌在阴道内处于营养竞争的优势状态，不利于其他微生物的生长。

3. 产生 H_2O_2　有些乳杆菌能产生 H_2O_2，而 H_2O_2 是抑制某些细胞生长的重要物质，近来的研究发现健康妇女阴道内能产生 H_2O_2 的乳杆菌绝大部分是兼性厌氧菌，单纯厌氧的乳杆菌并不产生 H_2O_2，而且从细菌性阴道病患者的阴道中培养出能产生 H_2O_2 的兼性厌氧菌明显减少。因此利用能产生 H_2O_2 的乳杆菌以恢复正常的阴道微生态平衡是一个合理的设想，产生 H_2O_2 是细菌拮抗的重要机制。Eschen-bach 等报道，96% 的健康妇女阴道可分离到产生 H_2O_2 的乳杆菌。细菌性阴道病妇女仅 35% 可分离到乳杆菌，其中只有 11% 的妇女阴道有产生 H_2O_2 的乳杆菌定植，并提出缺乏产生 H_2O_2 的乳杆菌使阴道嗜血杆菌和厌氧菌过度生长，导致细菌性阴道病。除能产生 H_2O_2 外，乳杆菌还能产生乳酸菌素及其他抗菌物质，以抑制和杀灭其他致病菌。

4. 广谱抗菌因子　乳杆菌产生多种不作用其自身的、与细菌素类似的抑制因子，在维持阴道系统生态平衡中起重要作用。

5. 刺激免疫系统　动物饲以乳杆菌发酵奶可刺激巨噬细胞和淋巴细胞的活性，尽管没有实验证实，但诱导的局部免疫很可能有助于阴道局部菌群水平的控制。

6. 维持阴道酸性环境　乳杆菌可分解上皮细胞储存的糖原产生乳酸、乙酸等酸性物质，本身也能产生乳酸，对维持阴道的酸性环境，使阴道的 pH 保持在 3.5～4.5，抑制某些致病菌的繁殖。

（二）乳杆菌预防生殖道感染机制

1. 黏附和竞争拮抗　在雌激素作用下，阴道内发生周期性变化（包括 pH、清洁度、分泌物性状、糖原含量等），改变阴道表面上皮细胞的脱落和再生；上述改变也影响细菌的黏附性，从而影响阴道菌群的构成；乳杆菌具有黏附阴道上皮细胞能力；乳杆菌与阴道加德纳菌竞争受体，从而具有拮抗病原体的能力。

2. 阴道低 pH 及乳酸产生　阴道 pH 是控制菌群构成的重要机制；雌激素增多，阴道上皮糖原含量增加，上皮细胞数及层次增加，产生乳酸，维持健康女性阴道 pH 低值；酸性程度限制阴道菌群为嗜酸性或耐酸菌种；酸性环境能抑制念珠菌、大肠埃希菌、加德纳菌增殖。

3. 过氧化氢酶系统　大多乳杆菌释放

H_2O_2，对邻近的细菌、念珠菌、病毒起抑制作用或毒性作用；H_2O_2 杀菌能力。

4. 细菌素、细菌素样物质和表面活性物质　乳杆菌能产生多种抑制物，如细菌素、细菌素样物质和表面活性物质，能对细菌有杀伤作用，比细菌素有较广的活性，抑制 G^+ 菌、G^- 菌和念珠菌；体外试验：H_2O_2 对念珠菌抗性微弱；H_2O_2 对某些酵母菌抗性较强；克霉唑对念珠菌抗性强；H_2O_2 与克霉唑可以配伍；H_2O_2 在低 pH 时抗性增强；H_2O_2 与克霉唑在低 pH 混合时抗念珠菌效果好。

（三）雌激素对阴道上皮作用

1. 糖原生成，乳酸产生，影响阴道酸性环境。

2. 免疫调节，分泌 IgA 和 IgG，高水平 IgA 对阴道有保护作用。

3. 对宫颈阴道上皮作用，影响阴道分泌物。

（四）孕激素对阴道上皮作用

1. 加快阴道上皮细胞脱落，降低阴道、宫颈上皮的成熟指数、角化指数。

2. 减少宫颈黏液的分泌量，降低黏稠度、拉丝度、结晶力和精子穿透力。

3. 降低阴道局部免疫力。

4. 降低阴道内乳杆菌数量和清洁度，增加 VVC、BV 发病风险。

（五）雌激素和孕激素在阴道微生态变化中的作用

育龄妇女阴道 pH 正常范围为 3.8～4.4（酸性环境）；幼女期 pH 维持在 7.2～8.0（中性或碱性）；娠期由于 E、P 值高，pH 降低；围绝经期，绝经过渡期 pH 有波动；绝经期 pH6.0～7.5。

（六）免疫系统

在阴道防止感染起重要作用，阴道免疫是一种局部的黏膜免疫。人体执行免疫功能的免疫球蛋白有 IgG、IgM、IgA、IgD、IgE。

IgM 是体液免疫应答中最早出现的抗体，是抗感染的先头部队。IgG 是血清和细胞外液的主要抗体成分，占人血免疫球蛋白的 80%。IgA 可分为血清型和分泌型（secretory IgA，SIgA），SIgA 对抗体局部免疫起重要作用，在外分泌液中 SIgA 含量多，而且不易被一般的蛋白酶破坏。

正常情况下阴道内可测到 IgG、IgM、IgA、IgE，一般都处于正常水平，成为抗感染、抗过敏的重要免疫屏障，黏膜接触抗原（病原体）及过敏物质后，局部可产生各类抗体并分布于分泌液中。

其中起重要作用的是 SIgA，它由阴道基底层下的淋巴细胞群产生，通过管道输送至阴道黏膜表面上，IgM 的形成和 SIgA 相似，可代偿 SIgA 的功能，IgE 在黏膜抗感染作用中也起一定的作用，目前阴道感染中 SIgA 和 IgG 也作为观察指标之一。

阴道黏膜抗炎症方面，T 淋巴细胞起更重要的作用，它是有高度特异性的淋巴群体，其中 γδT 淋巴细胞主要分布于阴道黏膜，主要为 $CD2^+$、$CD3^+$、$CD4^+$、$CD8^+$。

$CD4^+$T 淋巴细胞按功能可分为辅助性 T 细胞（Th），Th 还可分为 Th1 和 Th2 细胞。Th1 主要参与炎症反应的应答，它可分泌多种细胞因子，它们都是研究阴道防御功能及阴道炎症的重要内容。

（七）乳杆菌的抗肿瘤作用

1. 抗肿瘤作用　乳杆菌抑制多种肿瘤的发生、发展：乳杆菌有抗胃肠道肿瘤的作用，幽门螺杆菌感染是胃癌的主要因素。体外实验：多种乳杆菌可阻止幽门螺杆菌的黏附，抑制 IL-28 释放，预防幽门螺杆菌感染。动物实验：用乳杆菌混合食品喂养小鼠，可降低结肠癌和肝癌的发生率。乳杆菌降低宫颈癌发生：乳杆菌可通过分解阴道黏膜上皮内糖原，产生乳酸，使阴道保持酸性环境，有利于局部抗感染。如乳杆菌减少，阴道加德纳菌或混合性厌氧菌群大量繁殖，有害菌代谢产物亚硝胺等致癌物堆积，同时其他致癌因素（HPV，CMV，HSV-2）共同作用，导致 CIN。1999 年日本第 58 次癌症会报道摄取乳杆与发生膀胱癌危险的相关病例对照研究：①寄望通过摄取含乳杆菌饮料以降低膀胱癌发生的年龄。②流行病学调查发现：长期服用酸奶制品可降低膀胱癌发生，也降低乳癌、宫颈癌发生。乳杆菌抑制其他肿瘤动物实验：可抑制 Lewis 肺癌、MethA 纤维瘤、B16 黑素瘤、浅表膀胱癌、淋巴瘤等多种肿瘤的发生、转移和复发。

2. 乳杆菌抗肿痛作用机制

（1）乳杆菌与黏膜共建人体生理屏障，有效抵抗致病菌侵入。

（2）产生抗肿瘤活性代谢产物，去除致癌物质，改善肠道微生态。

（3）刺激黏膜免疫机制，有效清除致癌因素。

（4）激活机体抗肿瘤免疫功能。

（5）干扰肿瘤细胞物质代谢。

（6）诱导 NO 产生。

（7）抗突变作用。

（8）诱导肿瘤细胞凋亡。

（9）靶向定植于实体瘤组织。

（石一复）

第三节　阴道微生态的检测

阴道微生态系统检测包括形态学和功能学两种形态学两大类（表 27-5）。

一、形态学检测

1. 阴道菌群密集度　指标本中细菌分布，排列的密集度。

1 度（+）：油镜（放大 10×100 倍），观察每视野平均细菌数 1～9 个，换算标本中细菌数为 10^5～10^6 个 /ml。

2 度（++）：油镜每视野 10～99 个细菌，换算标本中细菌数为 10^7～10^8 个 /ml。

3 度（+++）：油镜 100 个以上，换算标本中细菌为 10^9～10^{10} 个 /ml。

4 度（++++）：油镜细菌聚集成团，换算标本中细菌数＞10^{10} 个 /ml。

2. 细菌多样性　指细菌种类多少，按形态、染色、排列、杆菌、球菌、弧菌、球菌、杆菌单个或链状排列、G^+、G^-。

1 级（+）：能识别 1～3 种细菌。

2 级（++）：能识别 4～6 种细菌。

3 级（+++）：能识别 7～10 种细菌。

4 级（++++）：能识别 11 种从上细菌。

3. 优势菌　细菌计数最多的一种细菌为优势菌。

4. 菌群抑制和细菌增殖过度　菌群抑制为细菌明显减少，无优势菌，密集度为≤1 级；细菌增殖过度以形态学类似乳杆菌的 G^+ 杆菌为优势菌，密集度和多样性均为 3～4 级。

5. 病原微生物　如滴虫、念珠菌、菌丝、芽生孢子、孢子等。

表 27-5　Nugent 阴道分泌物革兰染色评分标准

记分	乳杆菌（A）	加特菌和类杆菌（B）	动杆菌（C）
0	4+（≥ 30/1000F）	0	0
1	3+（5 ~ 30/1000F）	1+	1+，2+（＜1 ~ 4/1000F）
2	2+（1 ~ 4/1000F）	2+	3+，4+（5 ~ ≥ 30/1000F）
3	1+（＜1/1000F）	3+	
4	0（0/1000F）	4+	
			总分为 A+B+C

6. 需氧菌阴道炎及 Donder 评分　需氧菌阴道炎（aerobic xaginitis，AV）是需氧菌繁殖伴生产 H_2O_2 的乳杆菌减少或缺失，导致阴道黏膜充血、水肿，产生脓性分泌物的阴道炎。诊断主要根据临床和 Donder 评分。

7. 阴道分泌物的白细胞计数　正常白细胞：0～5/HP，轻度炎症：6～10/HP。滴虫感染、AV、子宫颈炎、盆腔炎等白细胞计数均升高。阴道分泌物的白细胞计数＞10 个 /HP 可能有上述炎症。

二、功能学检测

1. pH　用干棉签检测，正常为 3.8～4.2（一般称＜4.5），pH 升高指阴道菌群功能异常。

2. 生化指标

（1）白细胞酯酶。

（2）唾液酸苷酶（SNA）：是加德纳菌、厌氧菌、动弯杆菌合成的胞外酶，SNA 测定大多采用靛青反应（BV-Blue），有假（+）。

（3）乳酸脱氢酶（LDH）：乳杆菌合成的一种胞外酶，可用于阴道微生态的评价。育龄妇女 LDH 活性在 10U/ml 以上，阴道感染时 LDH 活性下降，以 SV 和 BV 为明显。LDH 对 BV 诊断符合率为 82%，SV 为 76%，VVC 和滴虫性符合率差。

（4）透明质酸酶：反映阴道黏膜损伤，致病微生物进居的酶各种阴道炎时此酶活性持续升高。

（5）脯氨酸氨肽酶：对 BV 诊断使用较广泛的一种酶，主要反映阴道微生物进居和繁殖。此酶由加德纳菌、动弯杆菌等合成，在 BV 早期感染此酶即高，急性期可超过正常 1000 倍。对 BV 的诊断特异性、敏感性＞80%。SV 诊断灵敏度可达 95%，特异性约为 70%。滴虫感染和 VVC 临床价值不确定。

（6）白细胞酯酶（LE）：检测衣原体和淋球菌敏感度为 54%～97%，特异性为 36%～95%。LE 显色临界值为 10U/ml，约相当 15 个 /HP 的细胞破坏。

（7）胱氨酰蛋白酶：为原虫合成分泌的一种胞外酶，对滴虫感染诊断特异性为 92%，灵敏度为 88%。

（8）门冬酰胺酶（ASP）：是念珠菌合成分泌的一种胞外酶，会造成阴道黏膜损伤。所有阴道念珠菌感染分泌物中均可检测到 ASP，亚急性检出率为 80% 左右，与培养的符合率为 84%～96%。对 VVC 有较高诊断价值。

（9）乳杆菌功能标志物：阴道乳杆菌产生的一种杀菌物质，对阴道致病菌的定居、增殖、维持阴道微生态有重要作用。阴道分泌物中 H_2O_2 浓度和杆菌数量成正比。产生 H_2O_2 乳杆菌为优势的妇女，患各种阴道炎机会很少。

（10）β- 葡萄糖醛酸苷酶活性（GUS）测定：蓝色或绿色为（+），不显色为（-）。

（11）凝固酶活性（GADP）活性测定：紫红色为（+），色深度与活性成正比，不显色为（-）。

三、胺类测定

正常阴道分泌物中只能检出少量精胺等胺，阴道感染时分泌物中可检出大量单胺、腐胺、尸胺等，分泌物产生异味的主因。BV 致病菌产生三甲胺，分泌物有鱼腥味。滴虫致病菌产生腐胺，分泌物有臭味。

胺类测定（除三甲胺外）特异性差，国外极少单独使用，但我国许多地方用总胺测定一项指标诊断 BV，实为不合理。

中华医学会妇产科分会感染性疾病协作组 2016 年发表的《阴道微生态的临床应用专家共识》基本如上述，但在基层单位和许多医生仍不容易开展，即使在大医院有些检测也不开展，仅供研究生或进一步深入研究之用。所以，对基层单位和许多医生有关简便、容易、可靠的方法仍需要进一步研讨。

（涂权梅　石一复）

第四节　阴道微生态妇产科的临床意义

一、阴道炎

阴道内环境不稳定的因素有以下几点。

1. 低雌激素水平　进入老年期或因故卵巢切除，雌激素水平明显降低，阴道黏膜上皮变薄，糖原减少，供应乳杆菌分解的乳酸不足，pH 上升，有利于条件致病菌的生长 .

2. 免疫功能下降　妊娠期免疫功能下降，因慢性疾病或恶性肿瘤患者，全身免疫功能降低，再加以化疗、放疗、皮质激素应用，阴道菌群失调，致病菌及假丝酵母菌生长 .

3. 菌群失调　正常菌群间的比例失调，乳杆菌比例降低，Gardner 菌、类杆菌、消化链球菌大量繁殖而发生炎症，长期大量使用抗生素，无原则的阴道冲洗均可导致菌群失调。

4. 性交　精液属碱性物质，性交后阴道 pH 升高，酸性度降低，一次性交后需 8 小时 pH 始恢复正常，如 1 天内多次性交，阴道内 pH 一直处于高值状态，有利于条件致病菌的生长。

5. 定居移位　正常菌群离开原定居部位向周围转移称为定居移位，如脆弱类杆菌、消化链球菌可经过分娩、流产或阴道手术进入阴道或宫颈的裂伤部位或宫颈内而发生阴道炎症或子宫炎症。无指征的阴道冲洗也是发生定居移位的原因。

每当阴道生态环境改变和阴道免疫功能失衡、使正常阴道内的菌群失衡或感染致病病原体，则阴道容易发生多种阴道炎。阴道炎是女性的常见病和多发病，然而未引起妇女和医务人员的重视。

阴道炎在教科书或现有的专业参考书中也均只有少数文字，对其未有深入的研究和叙述，也是客观上造成许多医务人员不重视各种阴道炎诊治的原因之一。

阴道炎的共同特点不论各种阴道炎，都表现为乳杆菌量减少，pH 升高。其根本原因是阴道炎时阴道生态系统的变化就决定了阴道炎的复发性。

实际上各种阴道炎，尤其育龄妇女患阴道炎对妇科疾病和手术，对围生结局、母婴影响及计划生育工作的开展等均有十分密切的关系（表 27-6）。

对各种阴道炎的治疗方案应是“边抗边调，合并用药”的微生态疗法——即用抗生素降低阴道炎病原菌负荷，同时应用乳杆菌进行调理。抗生素的应用只能暂时缓解症状，只有调节阴道菌群的平衡，才能根治阴道炎。

石一复在 1998～2005 年多次会议、撰写的论文和著作中提及阴道炎治愈标准：①症状消失；②体征恢复正常；③病原体消失；④阴道清洁度恢复正常；⑤ pH 恢复正常范围。此简单而容易理解，设备简便而不贵，也包含阴道微生态理论。临床医生大多以前三项标准作为衡量阴道炎治愈标准，应将后两项标准加上，才能真正从根本上解决阴道菌群失衡，减少临床多见的阴道炎短期反复发作。

所以，保持上皮的连续和完整；保持一定的雌激素水平；阴道局部免疫系统发挥正常的功能；寄居在阴道内以乳杆菌为主的菌群保持平衡是使阴道内环境稳定的主要因素。

阴道益生菌对预防和治疗阴道菌群失调有效，乳杆菌、益生菌可治疗 BV 和降低早产风险。阴道益生菌能降低 HPV 感染，促进 HPV 清除。

表 27-6 妇产科及各亚专业均涉及阴道炎

妇科	产科	计划生育	ART	新生儿	妇女保健
各种妇科病	妊娠合并	各种手术	IVF-ET	口腔	普查
阴道手术	胎膜早破	避孕药	ICSI	皮肤	诊疗
子宫全切	宫内感染	IUD	PGD	肛门	防治
肿瘤化疗	产科手术	工具		全身性	
肿瘤放疗	败血症	杀精剂			

二、避孕措施与阴道微生态

（一）宫内节育器（IUD）

IUD 最大忧虑是潜在感染风险，IUD 存在为细菌依附和生物被膜形成提供一个固体表面，生物被膜形成导致感染是慢性的、难治的放带铜 IUDCu-380A 后，阴道厌氧菌群，尤其是 G^+ 球菌和 G^- 杆菌分离阳性率增高，需氧菌相对较少，说明 IUD 者阴道内厌氧菌数量明显增高。将取出的 IUD 培养，可见葡萄球菌、大肠埃希菌、粪球菌、放线菌等生长。

IUD 者 BV 检出率为 11.7%，OCP 者为 5.7%，IUD 组宫颈糜烂比 OCP 明显增加 14.7%，IUD 组大肠埃希菌菌落较正常妇女组增加 5 倍，放线菌菌落检出率增加 11.7%。以上均说明 IUD 避孕会改变正常阴道菌群。

IUD 与 BV：IUD 放置>4 年者中 3/4 感染 BV。

IUD 与 VVC 妊娠、IUD、抗生素是 VVC 最常见的危险因素。

长期使用 IUD 要考虑 VVC。VVC 显示产生生物被膜的高容量性，表明念珠菌黏附在 IUD 的不同部位及其生物被膜的形成可能对 VVC 及 RVVC 的发生起重要作用。扫描电镜、激光显微聚焦扫描观察示附着在 IUD 不同部位上的白念菌和非白念菌的超微结构和活力，发现 IUD 不规则的表面导致了念珠菌的黏附过程，特别是尾丝部位高浓度酵母细胞的滞留，导致生殖道感染的发生。

IUD 与滴虫阴道炎与 OCP 相比，IUD 可增加滴虫感染风险。伊朗南部 7753 例采用 15 种不同计划生育措施，结果 IUD 使用者滴虫感染率明显增加。

（二）激素避孕药

OCP 与 IUD 相比，对正常阴道菌群影响较少。OCP、激素注射、植入者中 BV 总患病率降低。

（三）避孕套

一直使用者，BV 发生率降低，也保护防止 BV 感染。使用避孕套者与 IUD、OCP 及其他避孕方法相比，BV 发病率低。

（四）阴道避孕环

阴道避孕环使用能增加阴道湿度、改善阴道菌群，但病例数少，报道少。

（五）阴道避孕用杀微生物剂

杀精子剂 N-9，可预防艾滋病、淋病、衣原体感染，但也杀死乳杆菌。N-9 以剂量依赖方式增加 BV 的发病和影响阴道菌群。

小结：IUD 使阴道内厌氧菌数量增加，可增加 BV、VVC、滴虫阴道炎发生率；OCP 对阴道菌群影响小，避孕套能降低 BV 发生率、减少阴道菌群的改变；阴道避孕环能改善阴道菌群，但例数少；阴道避孕杀精子药对阴道菌群的影响尚有一些争议。

三、阴道微生态变化与 HPV 感染的相关疾病

目前已知 HPV 感染则女性阴道菌群多样性增加，尤其是格氏菌和加德纳菌增加，乳

杆菌丰度低，菌群多样性增高的人群 HPV 感染率更高。梭菌属与 HPV 感染最为有关，HPV 清除或 HPV 发生恶性转化也与阴道菌群结构有关。

阴道微生态失调容易引起阴道感染，如 BV、VVC、TV、STI 及病毒感染（如 HPV 感染）。宫颈 HPV 感染与阴道微生态变化有较明确的相关性。

阴道微生态主要看如下指标：菌群的密集度、多样性、优势菌、炎性反应、病原体、pH、清洁度、过氧化氢综合评价。

阴道 pH 变化对 HPV 感染和细胞学的影响：阴道 pH 是最方便、快捷的指标，正常为 3.8～4.5，正常阴道 pH 的升降只能靠乳杆菌分解糖原产生乳酸。阴道 pH 的变化加重阴道内微生态失调。

阴道 pH 对 HPV 感染和宫颈病变的影响：pH 为 5～5.5 时，<34 岁者 HPV 感染率显著升高；>35 岁者和绝经者 HPV 感染率升高不明显；>65 岁者多型 HPV 感染率明显升高；高危型 HPV 感染率显著高于低危型 HPV；<34 岁和>65 岁 HPV 感染引起 LSIL 显著升高。

宫颈 HPV 感染及宫颈病变：检索 2009 年前 464 篇论文，学者认为 BV 与 HPV 感染显著相关，因为：① BV 者能产生 H_2O_2 的乳杆菌明显减少，对微生物抑制能力下降；②白细胞蛋白酶抑制因子（SLPI）下降，对病毒抑制率下降；③阴道液中黏蛋白降解酶增加，降解宫颈上皮细胞表层的胶质层，使上皮易受病毒的侵犯；④影响宫颈上皮细胞的某些细胞因子（IL-1β，IL-10），破坏宫颈免疫平衡。大多认为 BV 是 CIN 的高危因素，生殖道感染者随着涉及沙眼衣原体（Ct）、支原体（MG），HPV 感染中加德纳细菌增多，VVC 也增多，HPV 感染高。

目前在生理和多种疾病状态下，阴道内可鉴定出 250 多种细菌，发现除乳杆菌外，许多其他细菌也可以在正常的阴道内定植。

当正常阴道酸性环境中的优势乳杆菌减少，而其他多种厌氧微生物增多时则会引起细菌性阴道病（BV）的发生。BV 可增加女性盆腔炎、早产、HPV 感染及多种性传播疾病的易感性。

阴道内多种菌群失调与 CIN 发生有密切的相关性，CIN 与阴道阿托波菌、加德纳菌、梭形杆菌增多有关。偏西方式的饮食女性（吃鱼及蔬菜少）CIN 发生率高。阴道菌群对宫颈癌作用外，还通过慢性感染等机制影响肿瘤的发病。HPV 存在，某些菌株能显著增加宫颈癌风险。HPV 感染女性阴道菌群多样性增加，且乳杆菌丰度低、菌群多样性高的人群，HPV 感染率更高。梭菌属包括纤毛菌属与 HPV 感染最为相关。机体最终清除 HPV，还是发生 HPV 相关恶性转化，也取决于阴道菌群结构。

四、技术辅助生育

人工授精、阴道取卵、胚胎移植等处理过程，若阴道菌群或微生态异常，均会对生育有影响。

五、其他

1. 阴道菌群与 PID 有关。

2. 也可能是子宫内膜癌的间接危险因素，子宫菌群与子宫内膜癌发病相关。

3. 卵巢癌发病可能同样受阴道微生态的间接调节（局部炎症和免疫因素）。

4. 卵巢、输卵管拥有特殊的菌群；卵巢上皮性癌与健康女性上生殖道菌群不同。

5. 接受 HRT 的女性开始治疗后 1 个月体内雌激素水平开始升高，阴道微环境，也开始改变，3 个月时变化最大，阴道 pH 由 5.2 下降到 4.2，平均需要 24 个月。这说明阴道干涩、烧灼症状消失需要一定时间。

6. 放疗、化疗后，影响卵巢功能，雌激

素水平降低，也可影响阴道微生态。

（石一复）

参考文献

石一复，2000. 念珠菌外阴阴道炎的诊治对策 . 现代妇产科进展，9（5）：321-323.

石一复，2005. 重视阴道炎的防治（述评）. 中国实用妇科与产科杂志，2（3）：129-130.

石一复，2005. 外阴阴道疾病 . 北京：人民卫生出版社：87，202.

石一复，李娟清，2005. 宫颈炎症的诊治和随访 . 中国计划生育杂志，13（8）：507-508.

徐廷富，石一复，邱丽倩，2005. Nugent 评分系统在 BV 治疗效果评价中的应用 . 浙江预防医学，17（6）：40-41.

石一复，李娟清，2006. 常见阴道炎诊疗中应注意的几个问题 . 中华全科医师杂志，5（12）：709-710.

石一复，李娟清，2007. 阴道炎治疗进展及相关问题 . 国外医学妇产科分册，34（5）：295-297.

石一复，2009. 重视阴道微生态与阴道炎诊治的关系（述评）. 中华妇产科杂志，44（1）：3-5.

杨冬梓，石一复，2007. 小儿和青春期妇科学 . 2 版 . 北京：人民卫生出版社 .

马薇，金措，2016. 女性一生不同阶段阴道微生态菌群特征研究进展 . 中国实用妇科与产科杂志，3（8）：817-820.

刘玲玲，王蔼明，2013. 雌、孕激素在阴道微生态系统变化中的作用 . 中国实用妇科与产科杂志，29（4）：318-320.

赵更力，2008. 生殖道感染防治培训手册 . 北京：人民军医出版社 .

Champer M, Wong AM, Champer J, et al, 2007. The role of the vaginal microbiome in gynecological cancer: a review. Biog An Intenational Journal of Obs & Gyn, 25(8): 431-434.

Jacob JA, 2015. Another frontier in microbiome research: preterm bieth. JAMA, 314(15): 1550-1551.

第 28 章

新生儿、儿童及青少年女性 HPV 感染和 HPV 疫苗

人乳头状瘤病毒（human papilloma virus，HPV）于 1919 年由 Wile 和 Kingen 发现。1932 年由 Ullman 发现人乳头状瘤病毒属“哺乳动物类病毒”中一种，属“乳多空病毒”（papova virus），在人、兔、牛、狗、猴中均有乳头瘤病毒，又属 DNA 病毒。

人乳头瘤病毒（HPV）是属于乳头瘤病毒家族的一种小环状双链 DNA 病毒，环状 DNA 约为 8kb，病毒颗粒直径为 50～55nm，依靠宿主细胞进行复制、转录和翻译。HPV 基因的结构按其功能可分为：①编码区，其又分为早期区（E 区）和晚期区（L 区）；②非编码区，也称长控制区（LCR）。早编码区包含 6 个开放的阅读框架，编码蛋白为 E1、E2、E4、E5、E6、E7（HPV 无 E3），它们控制病毒的复制、转录和细胞转化；晚编码区分 L1 和 L2，与靶细胞的受体相互作用，促进病毒 DNA 的侵入，LCR 负责转录和复制的调控。

HPV 可存在以下组织中：①外阴、阴道、宫颈；②子宫内膜、子宫内膜癌、子宫恶性肿瘤、子宫肌瘤；③整除卵巢、卵巢肿瘤、卵巢畸胎瘤、上皮性肿瘤、勃伦纳瘤；④羊水、胎盘、脐带血；⑤成人口腔、新生儿、婴幼儿口腔；⑥乳腺癌组织；⑦绒癌和葡萄胎；⑧男性 HPV 感染精液；⑨ HPV 感染孕妇母乳中。

HPV 感染率高低主要取决于人群的年龄和性行为习惯。在大多数国家，HPV 感染非常常见，年轻的性活跃妇女 HPV 感染率最高，感染高峰年龄在 15～28 岁。HPV 可检出期比较短（2～3 年），一般在 8～10 个月便可消失，但若 35 岁以上妇女有持续感染且为高危型 HPV，则日后患宫颈癌的风险较高。妇女可反复感染 HPV，也可同时感染几种不同亚型。

HPV 感染引起皮肤疣非常多见，尤在学龄儿童，肛门生殖器 HPV 感染多见于青春期和年轻妇女。国外一项对有性行为的女大学生调查显示 43% 的正常宫颈组织 HPV-DNA 阳性。

HPV 在无症状的妇女中，感染率为 5%～40%，初生女婴及儿童和青少年、年轻成年女性中感染也非常普遍。生殖器 HPV 感染虽然在儿童中不常见，但可通过接触，如盆浴时被父母接触传播，新生儿则可通过母亲宫颈感染 HPV，也可通过母儿间垂直传播、非性接触或性接触传播。

HPV 感染的疾病，可分为潜伏感染期、亚临床感染期、临床症状期和 HPV 相关的肿瘤期。一般 HPV 感染至宫颈浸润癌大致需要 15 年。HPV 感染通常无症状，但可引起严重后果，婴儿在子宫内或在分娩时感染 HPV 可出现反复发作的呼吸道乳头瘤或上呼吸道疣。儿童可通过垂直传播、性虐待或与抚育者的密切接触而发生 HPV 感染。青少年和成年女

性感染HPV可引起尖锐湿疣、宫颈不典型增生和宫颈癌。

HPV可分为皮肤型和黏膜型两种，黏膜型多见于肛门、生殖道和消化道；皮肤型多见于皮肤、外阴部等。HPV一共分离出100余种HPV基因型，其中至少有30种可感染生殖道。感染生殖道的HPV分为低危型及高危型，前者主要引起生殖道湿疣，后者主要引起宫颈不典型增生和癌。

一、胎儿、新生儿、幼婴儿HPV感染

儿童可在围生期或通过性虐待感染HPV，也有报道可通过自体接种、异体接种及通过污染物的间接传播。有报道称1～4个月大的婴儿50%～70%皮肤上存在HPV但无症状；在健康的婴儿口腔也能发现HPV。

现有报道妊娠期妇女HPV感染率为5.4%～68.8%，且以HPV16、HPV18多见，通常以亚临床感染为主。不同孕期及产褥期HPV感染率不同，以孕晚期为最高，产后有一定的自然转阴率。HPV检出率波动与激素水平波动有关，所以应慎重对待单次HPV检出结果。

妊娠期HPV感染的可能因素如下所述。

1. 妊娠期细胞免疫功能受抑制，降低对病毒抵抗能力。

2. 妊娠期盆腔血供丰富，体内雌激素增加，机体免疫力下降，致细菌和病毒易感染。

3. 妊娠期免疫系统，一些受免疫系统控制的可溶因子失调，增加HPV易感性。

4. 妊娠期性激素水平升高，性激素可增强HPV非编码区的转录活性。

5. 妊娠期抗HPV的体液免疫能力下降。

6. 患者年龄、性伴数、吸烟、种族因素和＜30岁易感染。

7. 妊娠合并糖尿病易感染HPV。

妊娠期HPV感染后可通过多个途经传给婴儿，包括母血、胎盘、羊水和产道。妊娠期HPV传播的途径不十分明确，已发现HPV感染孕妇的外周血、羊水或口腔中均有HPV-DNA存在，多数认为可能是HPV的病毒血症；产道传播，可证实是新生儿经产道吞咽分泌物、血液等所致；宫内感染；母血经胎盘到脐血和胎儿吞咽被HPV感染的羊水或脐血、胎盘污染所致；出生后母婴与周围密切接触，新生儿接触污染的橡皮奶头、新生儿吸痰导管或气管插管等所致。妊娠期HPV感染对胎儿、新生儿和婴儿会有影响，50%以上新生儿有咽喉部乳头状瘤，易反复发作上呼吸道感染，新生儿HPV检出率为4%～87%，新生儿HPV感染主要是皮肤、黏膜（先天性肛周多发性尖锐湿疣，婴儿期咽喉乳头状瘤）。新生儿HPV6和HPV11型感染易致复发性呼吸道乳头状瘤，严重者出现肺炎、肺气肿或肺不张。

尽管某些高危型HPV在一些儿童身上可持续存在，但因围生期垂直感染或儿童期因性虐待而感染HPV后发生宫颈、外阴或阴道的上皮内瘤变（CIN、VIN和VaIN）的风险尚不明确。

二、青少年女性HPV感染

HPV是世界范围内最常见的性传播因子，80%左右性活跃人群在一生中都可能感染HPV，并有可能发展为HPV相关疾病。青春期和年轻女性中HPV积累感染率可达82%，美国女大学生在性接触开始12个内感染HPV，而4年内HPV阳性率达50%以上。青少年女性肛门、生殖器易感染HPV。处女罕有HPV感染，学龄女童直接皮肤接触是一种传播方式，母亲生殖道HPV可通过阴道分泌物传至婴儿口腔和咽喉中，也有通过口交传播的。青少年女性生殖道HPV感染高峰人群是15～25岁。

其易感因素如下所述。

（1）青少年女性宫颈外口以柱状上皮和变移上皮为主。

（2）过程中大量过渡型鳞状上皮、腺细胞和化生细胞易在快速增殖细胞中大量复制，诱导化生上皮产生基因突变。

（3）首次性生活年龄越小，HPV 感染率越高。

（4）30 岁以后 HPV 感染率下降，因已存在获得性免疫。

（5）性伙伴多，男性伙伴又有多个性伙伴均增加青少年 HPV 感染。

（6）HSV 感染可破坏生殖道黏膜保护屏障，使 HPV 直接侵入上皮基底层。

（7）不同避孕套和其他工具避孕也有关。

（8）宿主免疫反应可直接影响 HPV 的清除和转化。

HPV 感染十分普遍，但青少年 HPV 感染率难以确定，西方国家青少年性生活年龄早、观念开放，故开展 HPV 检测工作相对易开展，而我国则更为困难。美国青少年中生殖道 HPV 感染发病率也仍罕有报道，但性活跃的青少年和年轻的成年妇女中 HPV 阳性率均较高。约 50% 的妇女在开始性生活后 2 年内可以发现生殖道 HPV 感染，但由于地区、检测方法和受检人群的不同，显示不同感染率和感染类型。亚临床感染和潜伏感染率至少是临床 HPV 感染率的 3 倍，如果重复检测数次，感染率可能上升 3～5 倍。Tarkowski 等（2004 年）对 312 名美国城市青春期女性的流行病学调查研究显示，平均年龄为 16.1 岁、中位性生活史为 2 年、中位性伴侣数为 4 个，HPV 感染率为 64%。

性活跃的青少年及年轻的成年女性中 HPV–DNA 阳性率在 30%～50%。有关青少年女性 HPV 感染的自然病程并不十分清楚，直至 1998 年 Moscicki 等对 600 多名 13～21 岁 HPV 阳性女性纵向队列研究，在 30 个月内 HPV–DNA 检测至少 3 次为阴性者，则自然消退率很高，尤其是低危型 HPV，其消退率为 90%，高危型为 75%。HPV 阳性的年轻女性则发生低度鳞状上皮内病变（LSIL）和高度鳞状上皮内病变（HSIL）的风险增加。

三、HPV 的母婴感染问题

青少年及年轻的成年女性妊娠中 HPV–DNA 阳性率高，HPV 与妊娠各期妊娠时 HPV 感染也备受关注，因由于通过胎盘垂直传播，妊娠期 HPV 对母婴健康有关。文献报道各期妊娠 HPV 感染率为 5.4%～68.8%，差异较大，其有许多因素可影响结果。妊娠前、后均可感染，妊娠后可促使进一步发展。可能因素为：①妊娠期细胞和体液免疫功能受制，降低对病毒抵抗力；②妊娠期盆腔血供丰富，体内雌激素水平增加，机体免疫力下降，致细菌和病毒易感，对编码区基因转录活性改变（表 28–1）。

1. 妊娠期生殖道 HPV 感染发生率　无宫颈细胞学改变的女性 HPV 感染率为 10%，CIN 和 ICC 的 HPV 感染率几乎为 100%（需不同方法检测）。妊娠期生殖道 HPV 感染率、发生率差异很大，妊娠期 HPV 可单一感染或多重感染，妊娠期 HPV 感染可分妊娠早、中、晚期。妊娠期雌激素和相关激素水平升高，使 HPV 复制活跃，妊娠期免疫功能下降，阴道分泌物增多，也有利于 HPV 的入侵和繁殖。妊娠期盆腔、外生殖器血供丰富，体内雌激素及黄体酮水平升高，妊娠期许多激素能抑制机体免疫反应，促进血浆中产生大量能抑制淋巴细胞转化的抑制物，胎儿在发育中产生大量和多种胚胎抗原，其中 AFP 能抑制母体免疫反应，淋巴细胞转化率下降，可能抑制 T 细胞亚群增高和转化性 T 淋巴细胞下降，所以妊娠期容易导致 HPV 感染。

2. HPV感染时对受精卵着床和胚胎的影响　妊娠期生殖道HPV感染可致子宫内膜和滋养细胞HPV感染，影响受精卵黏附、着床，影响妊娠率，通过胎盘传播，部分引起妊娠相关疾病，如葡萄胎、绒癌。HPV感染与病理性妊娠、自然流产等关系密切，HPV-DNA阳性者自然流产为40%，未感染HPV者为13.7%；男性精子HPV-DNA阳性自然流产率为66.7%，精子HPV-DNA阴性者为15%；自然流产物中HPV E6和E7基因表达为60%，意外妊娠流产物中20%；自然流产物合体滋养细胞中HPV16检出率为29%。

3. HPV感染对胎儿、新生儿的影响　理论上讲可发生胚胎异常、胎盘异常、胎儿畸形、流产、早产等，阴道分娩、剖宫产者的新生儿HPV感染率提高，分别为51.4%和27.3%。产程>10小时，新生儿长大后呼吸道乳头状瘤发生率高，新生儿喉部、结膜、生殖器乳头状瘤和疣状物增加。

4. HPV感染对妊娠的影响　①HPV与其他病毒不同，通常不引起妊娠终止；②感染后局部体征较非妊娠期严重，组织充血、松软，疣体迅速增大，甚至发生巨疣；复发率高；产时可能阻塞产道，导致产道分娩时会阴严重撕裂、大出血；也能通过多种途径使HPV传给胎儿（产道、母血、羊水、胎盘）；增加剖宫产率，但剖宫产不能预防和阻止HPV垂直传播。

5. HPV感染对新生儿和婴儿影响　①目前未发现HPV感染与流产、早产、死胎、畸形等异常相关；②>50%新生儿有咽喉部乳头状瘤，新生儿HPV检出率为4%～87%；③新生儿HPV感染主要是皮肤、黏膜（肛门、咽喉）；④新生儿HPV6和HPV11感染导致复发性呼吸道乳头瘤，严重者出现肺炎、肺气肿、肺不张等；⑤除通过胎盘、产道、羊水、血液外，出生后母婴与周围密切接触，新生儿接触污染的橡皮奶头、新生儿吸痰、气管插管器械物品均可被感染。

HPV对胎儿的影响与传播途径有关，宫内垂直传播可能致先天性畸形或异常，尚有争议。母亲患尖锐湿疣，经皮肤、黏膜传播，新生儿可患喉乳头状瘤，剖宫产也可致新生儿喉乳头状瘤（羊水问题）；妊娠期HPV引起遗传不稳定性，使染色体变异，发生畸变，胎儿生长迟缓，新生儿高胆红素血症；流产，死胎，死产；婴幼儿、青少年喉乳头状瘤，结膜乳头状瘤，生殖器疣；新生儿、婴幼儿肛门、生殖器部位尖锐湿疣。

6. HPV感染分娩方式　①HPV感染并非剖宫产的指征；②若生殖道多处、巨大疣体物，阻碍产道则行剖宫产；③阴道分娩的新生儿HPV感染率比剖宫产高；④阴道侧切时应避开疣状物；⑤总体认为HPV感染对妊娠结局、新生儿影响不大；⑥母乳HPV传播率约为2.5%。

7. 宫颈HPV感染对母体影响　①胎儿在发育中会产生大量胚胎抗原，逃避母体免疫监视等，可抑制母体免疫功能；②妊娠期，尤其是妊娠早期，HPV复制表达活跃，HPV感染率较非妊娠期高；③妊娠合并症增加；④孕期盆腔充血，分泌物增多，也是妊娠期HPV或其他病原体（细菌、病毒如沙眼衣原体感染增加）生长的有利条件；⑤高危HPV易致胎膜早破，自发流产、早产、子痫、成年后期葡萄胎、绒癌等；⑥宫颈癌前病变，宫颈癌增多。

表 28-1　无症状儿童 HPV-DNA 检测

作者	标本年龄	部位	HPV 检测方法	母体状况	
				阳性	阴性
Sedbcek	刚出生	鼻咽	southern 杂交	11/25（44%）	4/20（20%）
Fredericks	6 周	口腔	PCR	8/11（72%）	1/19（5%）
Pakerian	1 天	口腔	PCR	10/20（50%）	1/11（9%）
Smith	6 周	生殖道	PCR	6/20（30%）	2/11（18%）
	11 周至3 个月	口腔 / 生殖道	PCR	1/25（4%）	1/78（0.6%）
Punaen	4 个月	口腔	PCR	14/44（32%）	7/14（50%）
	11 周至6 个月	口腔	PCR		
Cason	1 天	口腔 / 生殖道	PCR	28/42（67%）	4/18（22%）
	6 周	口腔 / 生殖道	PCR	23/29（19%）	2/9（22%）
	6 个月	口腔 / 生殖道	PCR	9/12（75%）	1/4（25%）
	0～3 年	口腔 / 生殖道	PCR	3/80（4%）	5/63（8%）

四、HPV 感染检测方法

1. 视诊　生殖道疣可表现为单发或多发病变，多发者可成簇或成片存在，也可有扁平、圆顶状，可伴有角化，也可带蒂，诊断时应在光线明亮下直接观察，必要时可用放大镜观察。

2. 患儿症状　常会有外阴或肛门部痒、刺痛等诉述。

3. 细胞学检查　HPV 感染主要由三类细胞构成，挖空细胞、角化不良细胞及湿疣外低层细胞。宫颈涂片中挖空细胞出现，基本可诊断 HPV 感染，但受取材、染色、细胞学阅片者主观因素影响，特异性低。一般宫颈巴氏涂片或液基薄片检查中均可发现。一般细胞学检查主要用于已有性生活的女性。当然外阴的 HPV 感染病变如湿疣或上皮病变，也可细胞学检查。

4. 病理学诊断　HPV 感染病理学诊断标准为：①镜下可见鳞状上皮疣状乳头状增生；②表皮细胞过多角化或角化不全；③棘细胞增生；④表皮基底层增生，上皮脚延长；⑤特征性挖空细胞，位于中表层，散在或群集。对疣状物通过活检即可明确诊断。

5. 免疫组化检测　病理切片通过检测 HPV 的衣壳抗原来进一步确诊 HPV 感染，但 HPV-DNA 复制成熟后才有衣壳装备，所以敏感性及阳性率低。

6. 核酸杂交检测　Southen 印迹杂交，敏感度高，与 PCR 联合，理论上可测定 1 个病毒 / 细胞。此法适用于 HPV 分型，HPV-DNA 分子量鉴定，但处理较为复杂和烦琐，必须是新鲜组织标本，大多仅用于研究，不便于临床应用；斑点杂交法特异性强，敏感度高，能检测每 100 个细胞中 1 个 DNA 分子；原位杂交法敏感度低，仅能检测每个细胞中 5～50 个 DNA 分子，不适用于临床。

7. 聚合酶链反应技术（PCR）　有运用引物 PCR、型特性 PCR 和荧光定量 PCR 等。

8. 第二代杂交捕获试验（HC-Ⅱ）　采用免疫技术，通过化学发光仪使基因信号放大的微孔板检测方法，一次可检测 96 份标本，适合大规模普查。但其缺点是混合阳性结果，不能具体分型，高危型和低危型 HPV 不能同时检测，它也最多是一种半定量检测法，不是 HPV-DNA 含量的精确方法。

9. DNA芯片分型检测　此法快速、灵敏、高适量，自动化、能分型，可测定23种亚型，能弥补HC－Ⅱ不足，但也有一定假阳性。

10. 导流杂交技术　是快速的杂交技术与低密度基因芯片技术结合，但实验条件要求较高，操作不慎易致样本室污染。

11. 阴道镜检查　主要在转化区内、外检查，可见多中心病灶。3%冰醋酸试验局部发白，具有扁平或粗糙不平、小斑点、微小乳头状，异型血管，毛细血管，中央毛细血管，也有乳头状或手指状突起，可见特征性疣状毛细血管袢。

12. 电镜　可直接观察病毒颗粒，主要是研究机构使用。

13. 血清中测HPV抗体　HPV检测必需分型：①可作HPV流行病学调查，不同国家、不同地区、不同人群、不同年龄群中HPV亚型不一；②不同HPV亚型对宫颈病变的严重程度不一；③HPV亚型多重感染与宫颈疾病的严重程度不一，多重HPV感染易引起严重病变；④高危型HPV所致的宫颈癌对放疗效果差；⑤高危型HPV感染的宫颈癌其生存率相对为低；⑥HPV亚型感染与宫颈癌转移和预后密切相关；⑦高危型HPV感染而细胞学正常者，若未处理，则10%的患者今后4年内发展为CIN Ⅲ级；⑧HPV分型明确，在宫颈癌筛查和预防中可有针对性地进行监控，早期发现癌前病变和宫颈癌；⑨HPV分型后对有宫颈癌高风险者可从低风险和一般人群区分出来，合理进行阴道镜检查；⑩HPV检测阴性者，可将筛查间隙延长到每3年1次，大大降低检查成本；⑪HPV分型为HPV疫苗的研制、开发和临床预防提供精确依据。

对儿童、青少年和未婚妇女也应进行HPV分型，有利于治疗，了解预后等。

五、新生儿、儿童和青少年女性HPV感染的危险因素

1. 母婴垂直传播。

2. 产道传播。

3. 宫内感染。

4. 脐血、胎盘污染。

5. 母婴接触及周围密切接触。

6. 免疫功能低下，免疫抑制。

7. 初次性交年龄早，性伴侣多。

8. 青少年宫颈外翻区相对较大，柱状上皮细胞对HPV敏感。

9. 地区和种族因素。

六、新生儿、儿童和青少年HPV有关疾病

1. 新生儿口腔HPV感染，喉部乳头状瘤，呼吸道乳头状瘤及反复发作的上呼吸道感染；新生儿肛周湿疣，外阴湿疣。

2. 女性儿童3岁后因垂直传播HPV所致的外阴疣罕见。若有，应高度怀疑是否是性虐待所致。上呼吸道反复发作乳头瘤引起的感染多见于2～3岁。

3. 青少年HPV感染可引起尖锐湿疣，宫颈鳞状上皮不典型增生和宫颈癌。临床尖锐湿疣多见。而CIN和宫颈癌发生相对不高。美国19万例青少年宫颈细胞学异常发生率报道CIN Ⅱ仅2例，CIN Ⅲ仅1例。其他报道分别有一定比例的ASCUS、LSIL和HSIL。当然上述调查研究均未长期随访。但高危型HPV感染者中LSIL的消退率为80%，而只有6%进展。宫颈癌在青少年女性中极为罕见。1995～1999年的资料表明10～19岁宫颈癌的发生率为0/10万，20～24岁为1.7/10万。

七、新生儿、儿童和青少年HPV感染的诊断

1. 诊断新生儿、儿童和青少年HPV感

染应重视病史和了解母体孕期有无 HPV 感染，也应进行全身仔细的体格检查。喉部乳头瘤及上呼吸道乳头瘤还需使用内镜检查及病理活检。合并上呼吸道感染者必要时也需进行胸部 X 线检查，但无特异性，仅见肺部感染影像。新生儿口腔、羊水、脐血或外周血 HPV-DNA 检测也可进行，但因经济或检测设备不常使用，除非必要时作科研或疾病诊治。

2. 儿童和青少年女性 HPV 感染除作研究和流行病学调查外，一般均不进行，也可与家长或监护人说明情况，知情同意后用消毒棉签小心在外阴或通过处女膜取标本检查 HPV-DNA，对已有性生活的青少年女性上述检测则可进行，必要时还可进行细胞学、阴道镜、宫颈活检等检查。

总之，在诊断 HPV 感染时有关病史及常用的检查如视诊及相关检测 HPV 的手段均可使用，当然应根据年龄、有无性生活及疾病需要而定，且应得到家长或监护人的知情同意。

八、新生儿、儿童和青少年 HPV 感染的治疗

1. 目前尚无治疗能清除 HPV，新生儿咽喉部乳头瘤需反复切除，上呼吸道感染则适量应用抗生素预防感染，也有使用抗病毒药物。

2. 有关尖锐湿疣主要是破坏受累组织，清除疣状物，如不治疗则生殖道疣也有可自行消失，或持续一段时间不变化，或有增加、加重。局部可使用药物治疗，如 10%、25% 或 50% 的鬼臼树脂；或 5- 氟尿嘧啶油膏等治疗，也有口服抗病毒药物。病变内注射干扰素等；对较多的疣状物可分别采用激光、冷冻等物理治疗，或采用电切割或手术切除。

3. 宫颈不典型增生的有关治疗与成年人相同，分别采用冷刀锥切（CKC）、环形电切（LEEP）、冷冻、激光等物理治疗，CIN 则大多可逆转，以观察及局部治疗为主。

4. 青少年女性宫颈癌毕竟少见，一旦出现则一般按宫颈癌处理。现今有保留子宫的宫颈癌根治术，但儿童、青少年患者尚未见报道。

九、HPV 疫苗

提到 HPV 和 HPV 疫苗，我们绝对不能遗忘温州医科大学周健教授。他和 Ian Frazer 教授发明了四价 HPV 疫苗，为防治宫颈癌和保护健康做出贡献，可惜周健教授英年早逝，时年 42 岁，后获得欧洲发明奖，由其遗孀孙小依女士前往代领。这是中国人及温州医科大学的骄傲，我们会永远怀念周健教授。

HPV 疫苗有预防性疫苗和治疗性疫苗两大类，大多处在研究过程中。2006 年 6 月首个针对人类乳头状瘤病毒（HPV）感染的疫苗——Merck's Gardasil 被批准上市。

2007 年已在 70 个以上国家注册。Gardacil 预防最常见的引起宫颈癌的两种 HPV 感染，即 16 型和 18 型，约 70% 的宫颈癌患者与这两种类型的 HPV 有关。此疫苗也可预防不引起癌症的 HPV6 型和 HPV11 型，因 HPV6、HPV11 主要引起生殖道疣。此四阶的疫苗在 6 个月时间连续肌内注射 3 次，共 0.5ml。第 2 次注射是在第 1 次注射后 2 个月，而第 3 次注射是在第 1 次注后 6 个月。另一种为二阶的 Cervarix 也是预防 HPV16、HPV18（对 HPV6、HPV11 无预防作用），用法与上一种稍有不同，第 2 次注射是在第 1 次注射后 1 个月，第 3 次注射是在第 1 次注射后 6 个月。

2006 年至今已有 140 多个国家在接种。目前我国已完成 HPV 疫苗审批工作，2017 年已上市。疫苗主要适合于 9～25 岁女性，尤其是未有性生活之前，由于有效免疫作用可持续几年仍不清楚，所以接种者并非接种疫苗可“一劳永逸”，终身免疫，所以接种

仍需接受常规宫颈癌筛查。现只有二价（针对 HPV6 和 HPV11）和四价（针对 HPV6、HPV11、HPV16、HPV18）和九价疫苗，但还根本不能覆盖引起癌前病变和癌所有或主要可引起癌的亚型，虽近又有新兴疫苗问世，原先的和新问世的疫苗均尚不能替代筛查，这又均是加重双重负担，更主要是效果问题。所以 HPV 疫苗仍是任重而道远。

2018 年最新资料各国青少年女性 HPV 疫苗接种情况：有关 HPV 疫苗注射各国及各学术机构的主要对象均以小儿及青少年女性为主（部分也有建议男性可注射者）。

高危型 HPV，尤其是 HPV16 和 HPV18 型与大部分肿瘤相关，包括宫颈癌、外阴癌、肛门癌、口咽癌及癌前病变。

2006 年全世界批准两价疫苗完成两剂或三剂接种，可使 HPV 16 和 HPV18 型相关肿瘤风险降低 60%～70%。

四价疫苗在两价疫苗基础上增加了 HPV6 型和 HPV11 型抗原成分，可预防肛门生殖器疣及复发性呼吸道乳头状瘤病。

九价疫苗（2014 年 FDA 批准上市）可防止九价中最常见的 HPV 感染，可预防 90% 的宫颈癌发生，有可能成为许多国家的首选疫苗。

1. 不良反应

（1）瑞典、丹麦研究与自身免疫、神经和血管栓塞不良反应无关联。

（2）英国一次 10 余万女童接种后未发现吉兰 – 巴雷综合征发生。

（3）WHO 统计自 2006 年已超过 270 万剂 HPV 疫苗接种，除了过度紧张导致短暂晕厥及罕见过敏外，未见与疫苗相关严重不良事件。

2. 全球接种概况　接种覆盖率差异甚大，原因复杂，其与 HPV 病毒传播方式（性传播为主）、接种年龄（青春期）、感染与癌肿发生间隔时间（常为 10 余年左右）、HPV 相关癌症性别分布有关，但 HPV 疫苗接种不能也不同于儿童广泛接种感染性疫苗同样对待，应予分开来看待。文化、教育程度和认识，社会媒体对某些不良反应耸人听闻的负面报道，以及因接种成分、商业因素及对近性成熟青少年接种疫苗后引发的宗教和道德方面的担忧、政府行为的支持等，均对 HPV 疫苗注射的覆盖率会产生不同结果。

目前发达国家年轻女性疫苗完整接种率约为 1/3，其中法律强制性规定，如“不接种不发工资”“不注射不休息”等已成为学校注册、享受育儿津贴和其他公共福利的先决条件。

（1）澳大利亚所有学龄儿童中注射接种 HPV 疫苗，覆盖率达 70%

（2）英国国家公共卫生服务，对 12～13 岁女性完成完整包括 HPV 疫苗接种，超过 88%，但在英国的一些非洲侨民认为 HPV 发布对健康有害，加剧性骚扰，是对非洲年轻女性实施的阴谋。

（3）美国是第一个引入 HPV 疫苗的国家，但适龄青少年疫苗接种率＜50%，在某些地区更是＜15%。

（4）欧盟成员国差异也大，北欧地区接种率最高，其他地区接种率＜40%。

（5）日本因媒体因素，导致 2013 年 HPV 疫苗从国家医保计划中撤出，使民众信心急剧下降，接种从 70% 下降到 0.6%（因 338 万 HPV 疫苗接种者中有 2584 例不良事件发生）。因疫苗接种全部自费，接种率持续走低。

（6）南半球发展中国家接种率也不乐观，至 2016 年，低收入和中收入国家 10～20 岁女性完成全程接种率仅为 2.7%。

（7）我国 2017 年批准 HPV 疫苗上市。

（8）卢旺达与美国 CDC 及生产厂合作，通过以学校为基础的免疫接种，为 93.3% 小学六年级女生完成全程接种。

（9）不丹国家出资实施全民接种，青少年完整接种率为 90%。

预防性 HPV 疫苗主要重点是 HPV 感染和 CIN。中国和亚洲宫颈 HPV 感染主要是 HPV16、HPV52、HPV58、HPV31、HPV33。接种主要目标年龄为 9～13 岁（次要为较大的女性青少年和年轻妇女），<15 岁女孩（性活跃之前）可接种两剂；>15 岁女孩（性活跃期）应接种 3 剂；免疫功能低下和 HIV 阳性者接受 3 剂；不推荐注射疫苗前进行 HPV 和 HIV 监测，不推荐用于妊娠女性（哺乳期可接种，若孕期无意中注射则不作干预）。HPV 疫苗可与其他疫苗同时应用，FDA 和 CDC 不建议 26 岁以上人群接种 HPV 疫苗。

3. HPV 疫苗存在问题

（1）卫生经济学问题：公司为全球最穷国家提供每剂不足 5 美元，但人均 GDP 不足 1580 美元，国家每剂要降到 1～2 美元才能发挥作用。

（2）接受和推广程度：中国香港 80.8% 居民参加筛查，3% 接受疫苗接种。美国 11～13 岁完成 3 剂的仅有 36%。

（3）疫苗接种不能替代筛查。

4. WHO 和我国有关 HPV 疫苗应用建议

（1）2009 年建议：①具备条件的国家引入 HPV 疫苗接种；② HPV 疫苗对未暴露于疫苗相关 HPV 基因型的女性接触最佳；③主要目标为青春早期女孩（也可青春后期和年轻成年女性）；④接种后仍要接受宫颈癌筛查。

（2）2014 年建议：①接种主要目标年龄 9～13 岁（次要为较大的女性青少年和年轻妇女）；②不推荐男性 HPV 接种（资源限）；③<15 岁女孩（性活跃之前）可接种二剂；④>15 岁女孩（性活跃期）应接种三剂；⑤免疫功能低下和 HIV 阳性者接受三剂；⑥不推荐注射疫苗前进行 HPV 和 HIV 监测；⑦不推荐用于妊娠女性，哺乳期可接种，若妊娠期无意中注射则不作干预；⑧ HPV 疫苗可与其他疫苗同时应用；⑨ FDA 和 CDC 不建议 26 岁以上人群接种 HPV 疫苗。

（3）2015 年建议：①常规 HPV 接种从 11～12 岁开始（也可提前到 9 岁）；②二价、四价、九价用于女性。四价用于男性；③常规年龄接种推荐：对 13～26 岁女性；13～21 岁男性。过去未接种或未完成三剂接种可推荐接种。22～26 岁男性可以接种；④对男－男性接触者，以及 HIV 感染在内的免疫缺陷者，如以往未接种也推荐接种三剂。

（4）我国专家建议：①因我国女性 15～24 岁发生初始性生活（平均 17 岁）；②建议我国女性适宜接种年龄放在初中阶段的女生；③我国独生子女多，接种前应做好相关工作。

（5）中国香港 HPV 疫苗接种现状及对我国内地宫颈癌一级预防的借鉴作用。

中国香港妇产科学院指出 HPV 疫苗是对未感染女性最有效的保护措施，15 岁及以上女性全程接种 3 剂，15 岁以下女性需接种 2 剂，完成接种仍需接受宫颈癌监测与筛查。

中国香港地区子女存在 HPV 接种度低，实际接种低的现象，2008 年学龄期女性实际接种率仅为 2.4%，2012 年学龄期女性实际接种率为 9.1%，2013 年 7.2% 的受访者接种 HPV 疫苗。2014 年调查 1416 例中国香港女中学生中 HPV 接种率仅为 7%。中国香港母亲对女儿接种 HPV 疫苗的影响因素包括疫苗成本，对于疫苗副作用的不确定性，疫苗效果的持续时间，担心变相鼓励高危性行为，婚前性行为等。

大多国家在执行 HPV 疫苗免疫计划时，建议针对 9～14 岁的青少年女性，目的是在其发生首次性行为前产生免疫。中国香港推出的“先导计划”与青少年 HPV 疫苗接种计划也是对这些主要服务人群有良好的保障。

（6）2013 年 ACOG 委员会意见：HPV 疫

苗接种（NO704）。

妇产科医生需告知大众：① HPV 疫苗接种的益处及安全性。医疗工作者对疫苗的建议对父母的决定有极大影响；②妇产科医生在妇幼保健方面发挥重要作用，需要评估 13～26 岁接种 HPV 疫苗的女性；③建议 11～12 岁的子女接种 HPV 疫苗，CDC 和美国妇科协会（ACOG）建议 9～26 岁的男女进行 HPV 疫苗接种。但 HPV 疫苗接种的目标人群是 11～12 岁的儿童，即使超过 26 岁也可接种；④对于接种第 1 剂 HPV 疫苗时年龄＜15 岁的儿童和青少年而言，接种 2 剂已足够，注射 2 剂的时间分别为 0（基准线）和第 6～12 个月，如 2 剂间隔＜5 个月，则推荐再注射第 3 剂疫苗。如果女性或男性在≥15 岁注射第一支疫苗，则第 3 次注射是必要的，为 0～1（或 2）～6 个月分别注射 3 剂；⑤接种者 HPV–DNA（+）者，还是建议接种疫苗，以往细胞学异常，或有生殖器疣病史者，仍建议接种 HPV 疫苗；⑥应评估患者的严重过敏史，有中重度发热者，应缓解后再接种；⑦妊娠期不建议接种，如 HPV 疫苗接种因妊娠而终止者，在产后则继续接种未完成的疫苗；⑧ 26 岁及以下的哺乳期妇女可接种 HPV 疫苗；⑨接种后局部可能出现轻微不适，此属正常。青少年接种后应最少观察 15 分钟，因接种后发生晕厥的风险较高。

HPV 基因型已超过 150 个，其中 13 个基因已证实可导致宫颈癌。在美国，基因型 16、18 导致 66% 的宫颈癌，基因型 31、33、45、52、58 是导致另外 15% 宫颈癌发病原因。CIN≥2 级者 50%～60% 是基因型 16、18 所致，25% 是基因型 31、33、45、52、58 引起。接近 90% 的生殖器疣是基因型 6 和 11 引起。

美国 FDA 证实三种疫苗对预防 HPV 有效（二、四、九价疫苗），应关注和评估在生长发育关键时期（13～26 岁）注射过 HPV 疫苗的青春期女孩和年轻妇女。HPV 疫苗接种与过早性行为和性传播风险增加有关。

流行病学显示，1/3 的 9 年级学生和 2/3 的 12 年级学生开始有性生活。在瑞典早期疫苗接种可在 10～13 岁女孩，其尖锐湿疣感染风险可降低 93%，若 20～22 岁，23～26 岁则降低风险仅为 48% 和 21%，上述均证实在目标人群（9～13 岁）接种疫苗十分重要，可真正在接种 HPV 病毒前达到有效的预防作用。以往有 HPV 感染的女性，则 HPV 疫苗的有效性降低，但九价疫苗仍能使这些女性获得保护。接种前不需测量 HPV–DNA，即使阳性，也可接种。另外接种 HPV 疫苗，也不推荐 HPV 检测。

有免疫抑制状态的患者，如 HIV 感染或器官移植者并非 HPV 疫苗接种的禁忌，推荐使用 3 次以上的疫苗接种。

根据 CDC 数据，如健康服务提供者能增加 80% 符合资格的人群接种 HPV 疫苗，估计能预防 53 000 名 12 岁以下的女童免患宫颈癌。接种率不增加，每年能防止 4400 名女性发展为宫颈癌。

（7）美国临床肿瘤学会（ASCO）于 2017 年 3 月 19 日发布了 HPV 疫苗接种可预防宫颈癌的临床实践指南，针对不同水平的社会经济和结构性资源环境的多发地区制定的宫颈癌初级预防的第一个指南，提供循证指南，在所有环境中独立于资源设置，对 9～14 岁的女孩推荐 2 剂 HPV 疫苗，2 次剂量至少间隔 6 个月，最多 12～15 个月。HIV 阳性的女孩应接受 3 剂，如果 15 岁以上女孩在 15 岁之前接受第 1 剂，她仍可以完成 2 剂；如果在 15 岁之前未接收第 1 剂，则应接受 3 剂。如果 9～14 岁女孩接种疫苗后仍有足够资源，接受一剂药物的女孩可能在 15～26 岁接受额外剂量。

与其他现有 HPV 疫苗接种指南不同的是 ASCO 指南侧重于使用接种来用于预防宫颈癌。目前 HPV 疫苗已存在 10 多年，但许多地方，即使在美国等高资源国家，疫苗的注射也并不理想。

5. HPV疫苗副作用　HPV16和HPV18亚型疫苗只能保护71%的患者。目前一针疫苗一劳永逸预防宫颈癌尚不可能。HPV疫美国联邦卫生官员和FDA已接获＞8000起有18起11～22岁女性死亡通报，部分出现瘫痪、肌肉无力，其他如有昏迷、关节痛、流产，也有视物模糊、呕吐、全身麻疹、肿痛，美国总计有4260人使用后送入急诊室，259人住院治疗。几百万人注射后有＞8000例发生毒副作用，虽是小概率，但应重视，其安全性令人生畏。不能排除与疫苗的关联性。总之，目前HPV疫苗是利大于弊。

临床试验发现，当女孩在发生性活动前或妇女在没有感染这些HPV病毒前注射此两种疫苗，至少5%可有效防止HPV16型和HPV18型的持续感染，100%有效预防指定类型的宫颈病变。单独广泛使用这种疫苗可减少50%的潜在性宫颈癌引起的死亡。若能在青少年女性进行免疫，则对预防有效期至少为5年。

在美国当前建议对所有青少年女性在性活动开始前常规接种疫苗，包括11～12岁的女孩和所有26岁以下以前未接种疫苗妇女。不建议对已有性活动的年龄较大的妇女接种。加拿大政府宣布2007～2008年，对9～13岁的女孩，以及可能已有性生活但未感染病毒年龄较大的女孩和妇女进行疫苗接种。疫苗使用对资源匮乏国家实有困难、尚无法实现。

目前常见HPV亚型为16、18、31、33、52、58，而现有的疫苗尚不能完全针对这些病毒亚型，所以尚有待进一步研制，降低成本及进一步观察。

（石一复　李娟清）

参考文献

陈旭豪，任沙鹰，江路，等，2018. 现代妇产科进展，27（1）：64-67.

郎景和，向阳，2007. 儿童及青少年妇科学 . 北京：人民卫生出版社：405-406.

章文华，2006. 子宫颈病变的诊治要点 . 北京：人民卫生出版社：9.

Disaia PJ, Creasman WT, 2003. Clinical Gynecologic Oncology. 6th Singapore: Elsevier. 2003.6-7.

Sadeghi S, Hsieh E, 1984. Prevalence of cervical intraepithelial neoplasia in sexually active teenagers and young adult Results of data analysis. Amer J Obstet Gynecol, 148(6): 726.

Armstrong LR, Preston EJ, Reichert M, et al. 2000. Incidence and prevalence of recurrent respiratory papillomatosis among children in Atlanta and Seattle. Clin Infect Dis, 31（1）: 107.

Crosbie EJ, Kitchener HC，2007. Cervarix-a bivalent L1 virus-like particle vaccine for prevention of human papillomavirus type 16 and 18-associated cervical cancer. Expert opinion on biological Therapy, 7(3): 391.

Frazer IH, 2006. HPV Vaccines. Int. J Obstet Gynecol, 94(supple1): s81.

第 29 章 青少年女性子宫内膜异位症

子宫内膜异位症是指具有生长功能的子宫内膜（包括腺体和间质）位于正常子宫内膜腔以外的部位，并引起一系列症状和（或）体征的疾病。小于 20 岁的青春期女性也可发现子宫内膜异位症，称为青春期子宫内膜异位症，其发病机制与成人子宫内膜异位症基本相似，但合并有生殖道畸形者经血倒流学说更可能是引起子宫内膜异位症的原因，从侧面支持了 Sampsan 学说。血行与淋巴扩散学说与青春期子宫内膜异位症的发生也有关。1984 年 Meig’s 报道在所有青少年女性的发病率为 6%。1980 年 Ranney 估计少女初潮后有 4%～17% 患有子宫内膜异位症。有慢性盆腔疼痛的青少年女性中 25%～38.3% 患有子宫内膜异位症。许多国外报道对一般（如口服避孕药或非甾体抗炎药）无法控制的青少年慢性盆腔疼痛女性，若行腹腔镜检查，则发现 50%～75% 患有子宫内膜异位症。

以前均认为子宫内膜异位症是生育期年龄妇女的疾病，在月经多年以后才发现。现研究证明本病发生在初潮之前。有报道称在初潮后 1 个月和 5 个月即可诊断本病。实际上本病的起病时间难以精确确定，一般是以初潮后有症状，或至结婚后才诊断和确诊，所以本病起病时间和诊断时间不能混为一谈。

临床上对有慢性盆腔疼痛、腹痛的女性青少年，在使用复方激素治疗或非甾体抗炎药后仍持续有盆腔疼痛症状者，应考虑是否有子宫内膜异位症存在，切勿随便以原发性痛经、少女痛经予以解释。否则，未能及时做诊断和治疗，将会使病情发展，增加治疗难度及延误病情，至婚育后对孕育会有影响。本病在青少年时常仅表现为盆腔疼痛或痛经，到成年时症状或体征更趋明显。又因错失及时诊断、治疗机会，使病程进展，影响生育和日常健康。

由于医生和患儿家长认识或观念上的不同，我国一般对青少年女性很少进行妇科方面的检查或下腹部超声检查和血清 CA125 的测定，所以青少年女性子宫内膜异位症很少诊断。直至近 10 年，才对这方面予以重视，所以我国也逐渐有青少年女性子宫内膜异位症的报道，尤其是合并有女性生殖道发育异常的病例中子宫内膜异位症的报道更为多见。

一、子宫内膜异位症的病因及发病因素和危险因素

（一）发病机制

子宫内膜异位症大多为良性病变，但具有类似恶性肿瘤的血行、淋巴播散远处转移和种植生长能力。1924 年 Haibon 研究发现在盆腔淋巴管和盆腔静脉中有子宫内膜异位组织。苗勒管胚胎残余或体腔上皮化生学说支持临床部分患者初潮前即发生子宫内膜异位症的现象。2013 年 Brosens 等发现约有 5% 的新生儿会出现子宫内膜脱落，其中的干细

胞发生种植，在血管内皮生长因子（VEGF）等细胞因子刺激下，新生血管形成，可使疾病进展，在月经来潮前或青春期发展成子宫内膜异位症。其发病机制至今尚未完全阐明，目前有如下学说。

1. 子宫内膜种植学说 1921 年 Sampson 提出子宫内膜随经血通过输卵管逆流种植的学说，又称经血倒流学说或 Sampson 学说。至今此学说仍被大多数学者，以及临床和实验所接受和支持。支持此学说的依据为子宫内膜组织具有异位生长的能力，经血中可找到存活的内膜细胞，已有成功地将经血中的子宫内膜移植到猕猴腹腔内生长的；剖腹或腹腔镜均发现腹腔内有经血逆流，同时异位病灶内发现有逆流的经血成分；手术瘢痕、剖宫取胎、分娩后会阴切口的子宫内膜异位症反映了手术所致的内膜种植和异位生长；月经过多和生殖道梗阻的妇女或人工流产等宫腔操作等子宫内膜异位症的发病率增高。目前内膜种植学说已为人们所公认，但无法解释盆腔外的子宫内膜异位症；同样月经期也有许多妇女发生经血倒流，也并非经血倒流妇女均发生本病。

2. 血行 – 淋巴播散学说 1952 年 Javert 提出子宫内膜组织可像恶性肿瘤一样，通过血行和淋巴向远处转移；动物实验证实将子宫内膜组织注入动物静脉内，可以导致远处的种植；病理检查发现淋巴结和静脉中有子宫内膜组织，临床上见肺、四肢的皮肤、肌肉的子宫内膜异位症是子宫内膜通过血行和淋巴播散的结果。

3. 体腔上皮化生学说 卵巢表面上皮、盆腔腹膜都是胚胎期具有高度化生潜能的体腔上皮分化而来，其受到卵巢激素、经血和慢性炎症等反复刺激后，可被激活而衍化为子宫内膜组织，同样受卵巢激素的周期性作用而成为子宫内膜异位症。但这一理论尚无临床和实验的依据。

4. 免疫学说 妇女经血逆流较多见，但仅少数妇女发生盆腔子宫内膜异位症，因此认为此病的发生可能与患者免疫力异常有关，而子宫内膜异位症是自身免疫性疾病，与免疫抑制及免疫促进失衡导致免疫失控有关。学者认为患者免疫功能下降，对盆腔内的内膜细胞清除力降低，子宫内膜异位症的病变可进一步发展。有关子宫内膜异位症的免疫排斥、黏附免疫、增殖免疫和自身抗体的研究报道较多，如 T 淋巴细胞异常，如外周血和腹腔液中抑制性 T 细胞显著升高，CD4/CD8 比例降低或倒置；自然杀伤细胞（NK 细胞）在患者外周血和腹腔液中活力明显降低和活性抑制，免疫监视作用减弱，不能有效地清除异位子宫内膜而发病；异位子宫内膜黏附分子表达异常，参与异位内膜细胞的移植、定位和黏附过程，促进子宫内膜异位症的发展；巨噬细胞数量增多，活性增强，释放 IL–1、IL–6 及 TNF 等一系列细胞因子，导致盆腔纤维化和粘连，促进子宫内膜异位症的发展；同样，巨噬细胞数量增多，也导致腹腔液中血管活性物质，表皮生长因子（EGF)、转化生长因子（TGF)、肿瘤坏死因子（TNF）及纤维母细胞生长因子（FGF）等物质增多，使腹壁微血管形成增加，为子宫内膜的异位种植创造条件；此外，多种非器官特异性抗体及器官特异性抗体，尤其是抗子宫内膜抗体，对本病的发病和不孕有重要意义。

此外，还有遗传因素、炎性因素、环境因素、出血、器官依赖性、激素依赖性等多种假说。

新近的研究焦点聚集于子宫在位内膜，有谓“不正常”子宫内膜，我国学者提出在位内膜决定论，即不同人（患者与非患者）经血逆流或经血中的内膜碎片能否在“异地”黏附、侵袭生长，在位内膜是关键，在位内膜的差异是根本差异，是发生内异症的决定因素。目前有学者也认为子宫内膜异位症是一个多基因、多因素的遗传病，子宫内膜异位症的一级亲属发病率为6.9%，而对照组为1%。此外，子宫内膜异位症也与免疫因素有关，发现若子宫内膜碎片倒流入盆腔，因细胞免疫反应力差，巨噬细胞未能有效清除异物，同时还会产生大量巨噬细胞介导免疫和炎症反应，局部形成粘连等促进子宫内膜异位症的发生和发展，所以小儿及青春期女性子宫内膜异位症的发生除考虑成年人子宫内膜异位症发生的相关学说外，上述几种学说如经血倒流学说（Sampson学说）、苗勒管残余或体腔上皮化生学说、遗传学说、干细胞学说和免疫调节学说与之关系更为密切。

目前尚无一种学说可以全面解释子宫内膜异位症的发生，各种有关学说可相互补充解释不同部位的子宫内膜异位症的发病机制。

（二）危险因素

1. 子宫后倾　子宫轴与阴道不一致，经血易在宫腔内积累，使子宫内压力增大，易致经血倒流。

2. 初潮年龄　初潮年龄越小，经血反流开始越早，子宫内膜种植的概率越大。

3. 月经周期长短　周期短，行经频率快，子宫内膜反流的概率也相应增大。

4. 经期长短与血量　月经持续时间长、血量多均可增加反流的概率，发生子宫内膜异位症的概率也相应增加。

5. 子宫异常与发病关系　主要与雌激素影响的疾病有关，患有子宫肌瘤或子宫腺肌病的妇女，子宫内膜异位症的发病率高。

6. 经期剧烈运动　翻滚、旋转、倒立活动，或负重，均易增加腹压，子宫后倾，增加经血倒流、种植概率，使子宫内膜异位症发病率增高。

7. 家族史　有子宫内膜异位症家族史发病率比无家族史者高出数倍。

8. 生殖活动　多产者较少患本病，因妊娠期月经停止来潮，无经血倒流，从而阻止了子宫内膜异位种植，而不孕、不间断的周期性卵巢激素作用使异位子宫内膜有了增生、分泌的机会而易发病。

9. 计划生育手术因素　人工流产采用负压吸刮，若操作不当，取出吸头仍为负压，用力从宫腔拔出，此时宫腔内外正负压差，使宫腔血液、子宫内膜碎片易经输卵管进入盆腔，造成种植；放宫内节育器者，月经量多，增加宫腔压力，又使宫腔容积有所减少，所以增加经血倒流的概率。

10. 妇产科手术　剖宫产术、子宫切除术、羊膜腔穿刺术、宫腔手术等易致子宫内膜种植。

11. 免疫因素与过敏体质　免疫功能低下，不能清除随经血流入盆腔的子宫内膜组织，使其异位种植而发病；过敏性疾病等患者免疫功能受影响，发生本病的相对危险性也增高。

小儿及青少年子宫内膜异位症的高危因素也应重视，如初潮年龄、性生活年龄、体重指数（BMI）、痛经、月经量多、后倾子宫、慢性盆腔疼痛等均与发病有关。

二、子宫内膜异位症病理学

1. 基本病理改变　子宫内膜异位症的主要病理变化为异位的子宫内膜随卵巢激素变化而发生周期性出血，伴有周围纤维组织增生和粘连形成，局部出现病变，最后形成大小不等的紫蓝色结节或包块。病变部位不同、程度不同，其病灶部的表现也有差异。

子宫内膜异位症临床病变具有广泛性，病理表现具有多形性，身体的各部位多数可发生内异症，依次是卵巢（约80%患者病变累及一侧卵巢；双侧卵巢同时波及者约为50%）、子宫直肠窝、盆腔腹膜、膀胱壁、肠壁、输卵管、腹壁切口、子宫颈、阴道及其他部位。

2. 病理形态 颇为复杂，类型未臻统一，近分为腹膜型、卵巢型和深部结节型三种，其组织发生、临床病理表现甚至治疗等也有所不同。

（1）腹膜子宫内膜异位症：为最常见的一种内异症，广泛分布在盆腹腔腹膜，但主要在接近附件的盆腔腹膜、宫骶韧带和子宫直肠窝的腹膜表面上，典型的病变是皱缩的紫色或黑色斑结。腹腔镜下可具有烧灼样黑色皱缩病变，血管形成的丘疹，囊泡病变，红色、火焰状病变，紫色点状腹膜和血管密集区，也可有黄棕色、蓝色或白色瘢痕，腹膜缺陷，粘连等各种改变，实际是代表异位症病理发展过程中的四个阶段，即镜下病变、早期、进展和愈合。

（2）卵巢子宫内膜异位症：病变早期在卵巢表面上皮层中可见紫褐色斑点或小疱，随着病变进展，卵巢内的异位子宫内膜可因反复出血而形成单个或多个囊肿，但以单个多见，称为卵巢子宫内膜异位囊肿。囊内含有暗褐色糊状陈旧血，状似巧克力液体，故又称卵巢巧克力囊肿。根据大体观察、囊肿内容、囊壁去除难易，将子宫内膜异位囊肿分为：Ⅰ型（原发性内膜异位囊肿），其为小型囊肿，直径＜2cm，囊内为黏稠的棕褐色物质，难以去除，常需分割切除。囊肿均有子宫内膜，可有血铁素沉着或纤维化。Ⅱ型（继发性内膜异位囊肿），其又分为Ⅱ a 型，可见内膜异位囊肿，内含血性、黄色液体、胶状凝块或黏稠棕褐色物质，包膜容易撕剥，其表面有异位灶，但不突破包膜，多数见卵巢黄素化；Ⅱ b 型，直径为 3～12cm，常为 7～8cm，囊壁易从卵巢上撕脱，卵巢组织和包膜有粘连，镜下可见内膜组织，血铁素沉着或纤维化，并与盆壁、韧带有粘连；Ⅱ c 型，外观如Ⅱ b，但有明显的表面异位灶，并侵入囊壁，此为与Ⅱ a、Ⅱ b 的区别，因有多处浸润，故剥除有困难，和卵巢实质粘连严重，周围组织粘连也明显。虽有上述分型，但在同一卵巢上可有不同类型的囊肿同时存在。

（3）结节性或阴道直肠内异症：子宫直肠窝的内异症常有广泛粘连使陷窝封闭或侵入子宫下段和直肠前壁。有学者认为是腹膜内异症深部浸润的结果，或是苗勒管残余化生形成的腺肌结节，也将其分为三型，Ⅰ型浸润深度＜5mm，病灶深入陷窝，但盆腔解剖尚清晰；Ⅱ型主要病变是肠管牵拉变形，深部浸润，子宫直肠陷窝不清；Ⅲ型浸润最深，填塞陷窝，通常触诊比腹腔镜下检查更易发现。

（4）其他部位内异症：以消化道、泌尿道、呼吸道及瘢痕等处多见，其发生、临床表现和治疗均有其特点。

三、青少年女性子宫内膜异位症的临床表现

传统观点认为子宫内膜异位症多发生在生育期，至少要在初潮后 5 年后才可能患此病。近年来，随着研究的进展及腹腔镜的临床应用，也有少儿腹腔镜在临床应用，所以病例报道数逐步增加，已逐步认识到子宫内膜异位症可发生在青少年女性，甚至青春前期的儿童。Marc 报道 1 例 8 岁初潮前的患儿诊断为本病，日本 Yamamoto 报道 1 例初潮后仅 1 个月的子宫内膜异位症患者。我国报道的患者最小年龄为 11 岁，初潮后仅半年即诊断为本病。我国 2007 年的荟萃分析患者确诊时平均年龄为 17.92 岁，初潮年龄平均为 13.63 岁。确诊距初潮年龄为 4 年多，但因很多患者出现症状距确诊尚有一段时间，所以初潮距离实际发病的时间应少于 4 年。由此可见，国内外资料及临床实际均表明子宫内膜异位症，并非传统的观点认为是生育期年龄妇女的疾病，实际在青少年女性中可有发生，或是潜伏存在，或呈亚临床表现，或误认为是痛经不予以重视，或未

及时诊断，或渐进发展到婚后，或因不育等就诊，或出现急腹症等才发现。所以各级妇产科医生、儿科医生和妇幼保健医生均应重新认识、重视和熟悉青少年子宫内膜异位症。

青少年女性的子宫内膜异位症的临床表现和成年人不同，青少年女性子宫内膜异位症大多以慢性盆腔疼痛或痛经为主要临床表现。疼痛可是非周期性的，体育活动和性交能加重症状或出现疼痛，休息后能缓解病情。我国现有统计分析表明，青少年女性子宫内膜异位症的临床表现以痛经、慢性盆腔疼痛、附件囊肿、急腹症等为主，我国青少年女性子宫内膜异位症中卵巢子宫内膜异位囊肿（卵巢巧克力囊肿）占多数，高达80%～90%，且临床期别也以Ⅲ、Ⅳ期为主。此也说明实际本病在较早期即发生，只是未及时诊断而延误，致病期增加，也增加了治疗的困难，日后易复发及影响生育等。

1974～1983年波士顿儿童医院统计发现有慢性盆腔疼痛的青少年女性行腹腔镜检查后发现子宫内膜异位症占首位共126例（45%），原有术后粘连37例（13%），腹膜或脏器浆膜炎15例（5%），卵巢囊肿和子宫畸形分别占15例和14例，各占5%，其他，如回肠炎、卵巢冠囊肿、盆腔淤血共4例占2%，无病变者71例占25%。所以，上述说明因慢性盆腔疼痛行腹腔镜检查者中3/4青少年女性患者有盆腔内病理情况，且主要为子宫内膜异位症。

国外资料显示，子宫内膜异位症在年轻、初潮、口服避孕药、手术史、症状方面有异，具体参见表29–1。

表29–1 有无子宫内膜异位症的特征

临床特征	子宫内膜异位症（n=32）例数（%）	有盆腔疼痛，但非子宫内膜异位症者（n=14）例数（%）
年龄（岁）		
≤14	7（21.8）	1（7.2）
15～17	20（62.5）	10（71.4）
≥18	5（15.6）	3（21.4）
初潮平均年龄（岁）	12.3	12.3
初潮平均时间（月）	3.7	3.9
口服避孕药时间（月）		
≤3	17（53.1）	5（25.7）
4～11	9（28.1）	6（42.0）
≥12	6（18.8）	3（21.4）
手术史	3（9.4）	5（35.7）
症状		
非周期性和周期性疼痛	20（62.5）	8（57.1）
非周期性疼痛	9（28.1）	3（21.4）
周期性疼痛	3（9.4）	3（21.4）
胃肠疼痛	11（34.3）	6（42.9）
泌尿系疼痛	4（12.5）	4（33.3）
不规则月经	3（9.4）	6（42.9）
阴道分泌物	2（6.3）	2（14.3）

$P<0.05$

有生育功能的青少年女性，则根据其病程、病变严重程度和广度，以及期别不同，也有与成年女性子宫内膜异位症相同的症状，如不孕不育、性交痛、排便痛等。个别可有：①肠道异位症，出现腹痛、腹泻、便秘或周期性少量便血，出血为肠黏膜受累所致，严重者有肿块压迫肠腔，出现肠梗阻、肠穿孔、肠扭转、肠套叠等。②泌尿系异位症，膀胱最多见，其次为输尿管、肾和尿道，膀胱子宫内膜异位症主要是接近子宫或膀胱反折处，可有尿频、尿痛，此类症状常被痛经症状掩盖而忽视。侵犯输尿管可导致输尿管狭窄、梗阻及肾盂积水和继发性肾萎缩。泌尿道子宫内膜异位症也可有血尿出现。③腹壁、会阴瘢痕异位症，常在术后数月或数年出现周期性疼痛和结节。④肺部子宫内膜异位症，主要是胸膜和肺实质的子宫内膜异位症，可有月经期气胸、呼吸短促、疼痛，或有咯血、血胸等。⑤其他部位如外阴、阴道、宫颈、四肢肌肉、淋巴结、脐部、胰、肝、鼻黏膜、心包膜、脑等均有异位症报道。这些少见现象在青少年女性子宫内膜异位症中也罕见。

四、青少年子宫内膜异位症的诊断

（一）病史

青少年女性子宫内膜异位症的诊断中要重视慢性盆腔疼痛（周期性和或非周期性）、痛经病史。对有上述病史的青少年女性需注意和观察使用联合激素治疗（避孕药）和非甾体抗炎药物治疗的效果，疼痛缓解或加重程度，疼痛时间、频率和特征，是否与肠道或膀胱症状和功能有关，能否参加正常学习、活动，有无子宫内膜异位症家族史，有无流产史或遭受性虐待等均应详细询问，对诊断或鉴别诊断有帮助。其他如月经史、孕育、人工流产、放置宫内节育器等病史也可供参考或提示。

（二）盆腔检查

青少年女性已婚或有过性生活者可做阴道检查，否则可行肛门－腹部联合检查，青少年女性盆腔检查常表现为轻度到中度的触痛，一般早期少触及盆腔内结节或包块，但子宫后位，活动差，宫旁有无增厚，包块，触痛也有助诊断。

（三）CA125

子宫内膜异位症者 CA125 常可升高，但无特异性，但因常规检查，CA125 也可做治疗效果的观察指标之一，也可作为疾病复发的指示之一。

（四）影像学检查

影像学检查包括超声、CT 和 MRI，但他们均不能对微小病灶做出诊断。青少年女性大多可做腹部或肛门 B 超检查，阴道 B 超检查仅适用于已婚妇女。B 超对卵巢有无卵巢子宫内膜囊肿有较大帮助。B 超可确定卵巢子宫内膜异位症的位置、大小和形状，囊肿有较明显的界限，囊壁较厚，粗糙不平，囊内有点状细小的絮状光点，常呈囊性或混合性，囊肿回声图像并无特异性，不能单靠 B 超图像确诊。偶能发现盆腔检查时未扪及的包块。

（五）腹腔镜诊断

与成年妇女子宫内膜异位症一样，青少年女性子宫内膜异位症诊断的“金标准”是腹腔镜，但腹腔镜检查是有创检查手段，即使是微创性手段，但由于我国传统思想和习俗，未婚妇女及其家长均不易接受，所以青少年女性子宫内膜异位症未能及时诊断，也错失早期诊断、早期治疗的良机。

子宫内膜异位症的进展模式，即从青少年女性的微细病变到 10 年后的典型病变，所以若青少年女性有慢性盆腔疼痛、痛经等疑子宫内膜异位症的症状，行腹腔镜检查时应注意浆膜病变、色泽变化、微小血管变化及粘连等。经典的子宫内膜异位症腹腔镜或开腹所见被描述为蓝色、褐色、粉末样燃烧、灰色、白色、腹膜上具有小泡状、腹膜缺损等改变。其分典型和非典型病灶。根据形态分为：①白色病变；②红色病变（红色、火焰状或瘀斑病变）；③透明水疱样病变；④红褐色种植灶；⑤蓝色、褐色、灰色粉末样燃烧种植灶。青少年女性子宫内膜异位症病灶一般不如成年女性那样典型，青少年女性子宫内膜异位症病灶主要是透明水疱、珍珠颗粒样点（白色种植灶）和（或）盆腔腹膜的小出血或瘀斑。

由于子宫内膜异位症的病理改变并非处在同一水平，部分病变已逐渐萎缩，部分又有新病灶进展，所以常在盆腔内见到不同部位、色泽和病理变化的病灶。青少年女性子宫内膜异位症腹腔镜下所见以透明的和红色病变最常见，且与疼痛剧烈程度关系最密切。

腹腔镜对诊断卵巢子宫内膜囊肿也十分有帮助，比一般诊断更直接，可发现早期病变及小囊肿，以及周围有无粘连等其他盆腔病变。然而国外认为青少年女性子宫内膜异位症中卵巢子宫内膜异位囊肿（卵巢巧克力囊肿）并不常见，但我国2007年荟萃分析中在青少年女性子宫内膜异位症中占比高达80%～90%。此是医院中较为集中的典型报道，但仍有较大的参考价值，因子宫内膜异位症本身80%左右可累及卵巢引起病变。此外，促使医生对青少年女性子宫内膜异位症更引起重视。

青春期子宫内膜异位症腹腔镜下所见与成年女性子宫内膜异位症略有不同，前者非典型病变为主，腹腔镜下呈干净的红色血管样浅表种植为常见，占80%左右，可见有无色透明状或盆腔腹膜小出血血点或瘀斑、瘀点。初潮前的子宫内膜异位症常见有血管增生、含铁血黄色沉积、巨噬细胞增殖、有间质但无腺体可见，最常见于直肠及子宫陷凹。

近年来也有青春期子宫内膜异位症者使用经阴道注水腹腔镜，即经阴道使用细针穿刺，属微创，可观察输卵管、卵巢，虽视野相对较小，但可见腹膜上的微小病灶，有助于诊断。此技术对已有性生活的青春期女性可使用，但在我国推广使用会受限制。

（六）手术诊断

腹腔镜诊断和（或）手术是常见的微创手术，但除此之外，还有开腹手术或剖腹探查也是手术诊断范围，包括普外科、儿科及妇科医生，在手术处理时，对子宫内膜异位症的病史，青少年女性的症状，术中所见有充分的认识，熟知子宫内膜异位症的大体病理所见，以提高对青少年女性子宫内膜异位症的临床诊断水平，必要时可做病检以确诊，对及早治疗，提高治疗效果十分有助。

腹腔镜下大体病理改变所见与开腹手术或剖腹探查均是一致的。

1999年和2003年国外学者在评估和处理青少年女性盆腔疼痛/子宫内膜异位症指南可供参考图29–1。

五、青少年女性子宫内膜异位症分期

虽然子宫内膜异位症的分期各国有十余种方法，但大多均采用1996年美国生殖医学会修订的子宫内膜异位症分期标准。青少年女性子宫内膜异位症分期也均采用此法，但均以腹腔镜和（或）手术、病理为依据。本病是一种非癌性浸润性疾病，但病变范围和程度常因人、因发现时间的早晚而异。疾病的程度直接关系到治疗的选择、疗效评定和预后估计，为了便于对不同疗法进行比较，制定临床分期标准十分必要。分期方法虽多，但仍不令人满意。目前我国多采用1985年美国生育学会（AFS）修订的子宫内膜异位症分期法。此法需经腹腔镜检查或剖腹探查确诊，并要求详细观察和记录内异症病灶部位、数目、大小、深度和粘连程度，最后以评分法表达。此法虽内容较全面、客观，但临床上尚难以推广，详见表29–2。

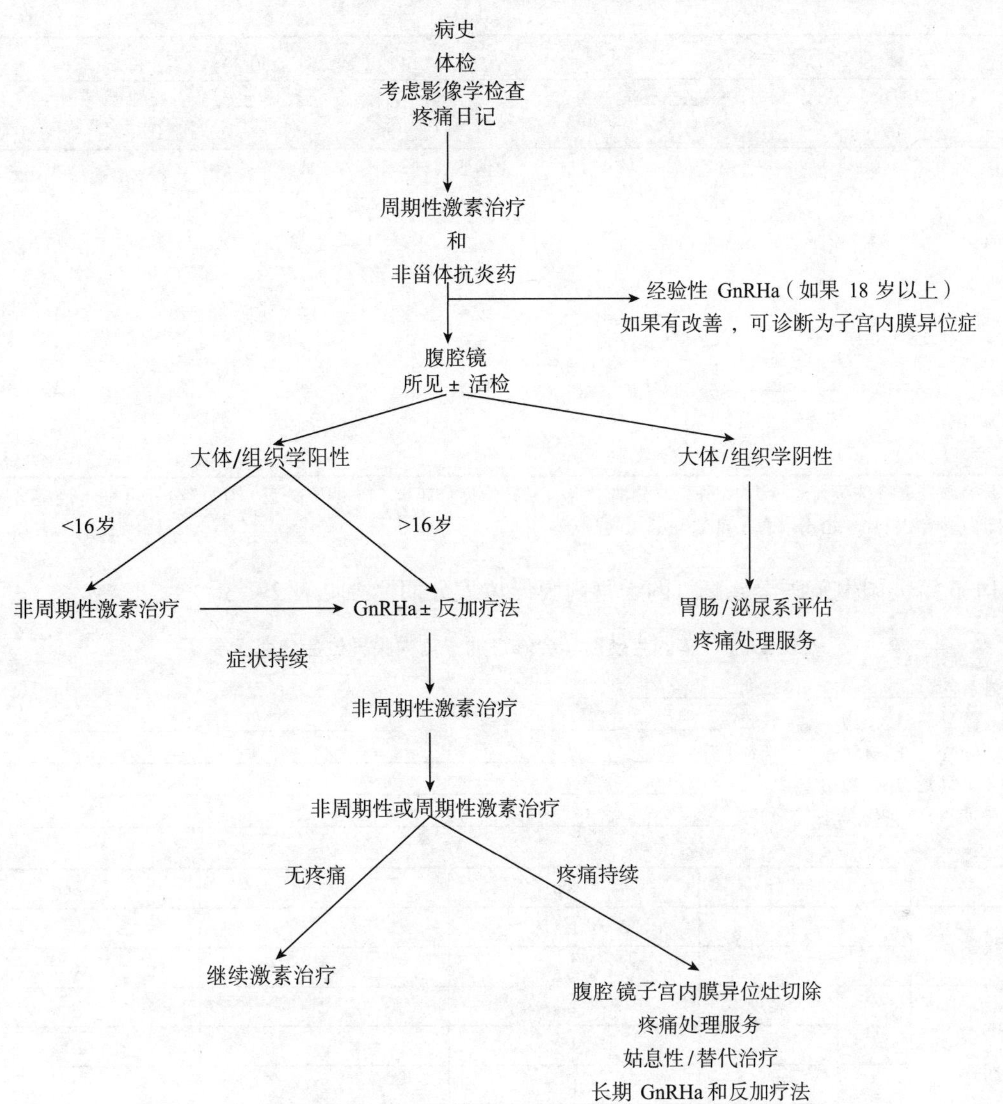

图 29–1　青少年女性子宫内膜异位症诊治流程

表 29–2　子宫内膜异位症的分期（1985 年修订的 AFS 分期法）

	病灶大小				粘连范围		
	＜1cm	1～3cm	＞3cm		＜1/3 包入	1/3～2/3 包入	＞2/3 包入
腹膜							
浅	1	2	4				
深	2	4	6				
卵巢							
右浅	1	2	4	薄膜	1	2	4
右深	4	16	20	致密	4	8	16

续表

	病灶大小				粘连范围		
	<1cm	1～3cm	>3cm		<1/3 包入	1/3～2/3 包入	>2/3 包入
左浅	1	2	4	薄膜	1	2	4
左深	4	16	20	致密	4	8	16
输卵管							
右				薄膜	1	2	4
				致密	4	8	16
左				薄膜	1	2	4
				致密	4	8	16
直肠子宫陷凹闭塞	部分				全部		
	4				40		

若输卵管伞全部包入应改为 16 分。此分期法将内膜异位症分四期：Ⅰ期（微型），1～5 分；Ⅱ期（轻型），6～15 分；Ⅲ期（中型），16～40 分；Ⅳ（重型），>40 分

1996 年美国生殖医学会修订的子宫内膜异位症分期标准见表 29–3。

表 29–3　美国生殖医学会修订的子宫内膜异位症分期标准

患者姓名________________日期_________

Ⅰ期（微型）：1～5 分　腹腔镜___________________剖腹探查_________________绘图____________

Ⅱ期（轻型）：6～15 分　推荐治疗____

Ⅲ期（中型）：16～40 分　____

Ⅳ期（重型）：>40 分　预后____

总分_______

内异病灶			<1cm	1～3cm	>3cm
腹膜	表浅		1	2	4
	深层		2	4	6
卵巢	右	表浅	1	2	4
		深层	4	16	20
	左	表浅	1	2	4
		深层	4	16	20
子宫直肠窝封闭			部 分		完 全
			4		40
粘连范围			<1/3 包裹	1/3～2/3 包裹	>2/3 包裹
卵巢	右	轻	1	2	4
		重	4	8	16
	左	轻	1	2	4
		重	4	8	16
输卵管	右	轻	1	2	4
		重	4*	8*	16
	左	轻	1	2	4
		重	4*	8*	16

* 如果输卵管伞完全被包埋，则评为 16 分

续表

将浅表种植的外观分类描述为：

红色病变［（R），红色，红粉色，火焰状，水疱样，透明小泡样］

白色病变［（W），混浊，腹膜缺损，黄褐色］

黑色病变［（B），黑色，含铁血黄素沉着，蓝色］

分别计算各种病变的百分比 R______%，W______%，B______%。总和相加为 100%。

其他子宫内膜异位灶______________________________

相关病理诊断______________________________

L　用于正常卵管和卵巢　R

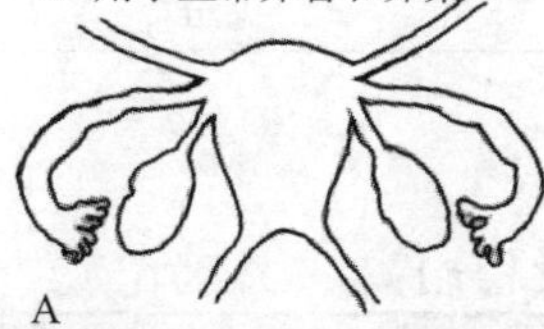

A

L　用于异常卵管和卵巢　R

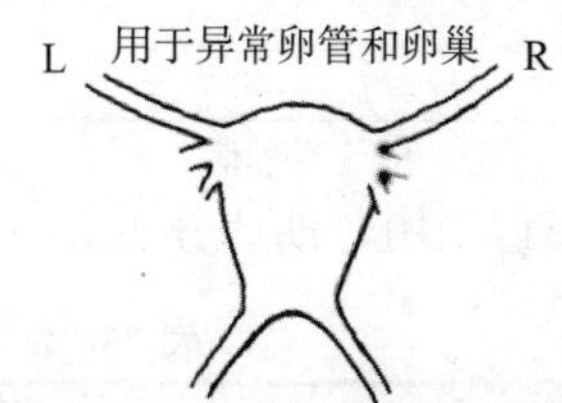

示例

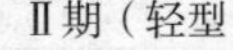
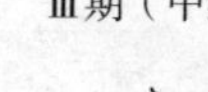

Ⅰ期（微型）

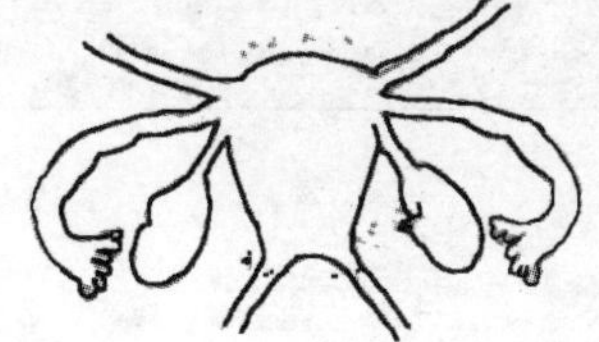
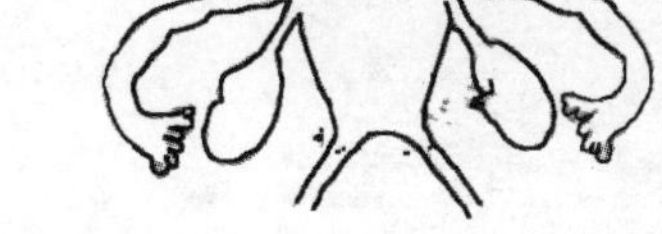

腹膜

　浅表内异灶——1-3　　　−2

右卵巢

　浅表内异灶——<1cm　　　−1

　腹膜粘连　——<1/3　　　−1

　　总分　　　4

Ⅱ期（轻型）

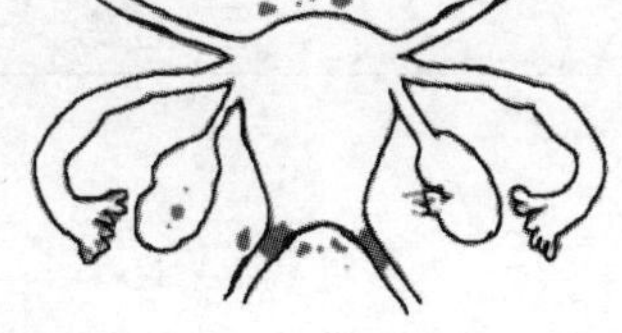
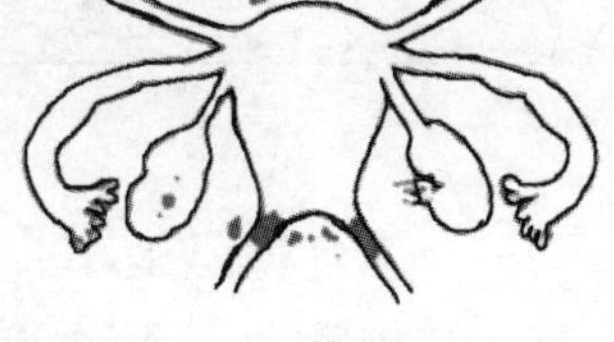

腹膜

　深部内异灶——>3cm　　　−6

右卵巢

　浅表内异灶——<1cm　　　−1

　腹膜粘连　——<1/3　　　−1

左卵巢

　浅表内异灶——<1cm　　　−1

　　总分　　　9

Ⅲ期（中型）

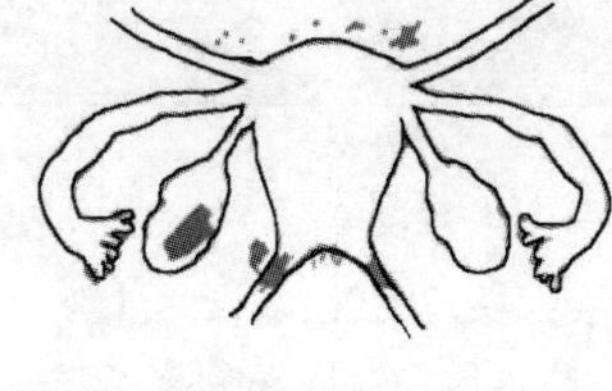

腹膜

　深部内异灶——>3cm　　　−6

直肠子宫陷窝

　部分封闭　　　−4

左卵巢

　深部内异灶——1～3cm　　　−16

　　总分　　　26

Ⅲ期（中型）

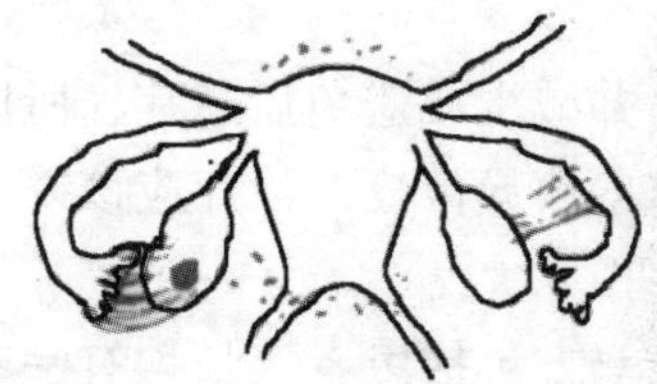
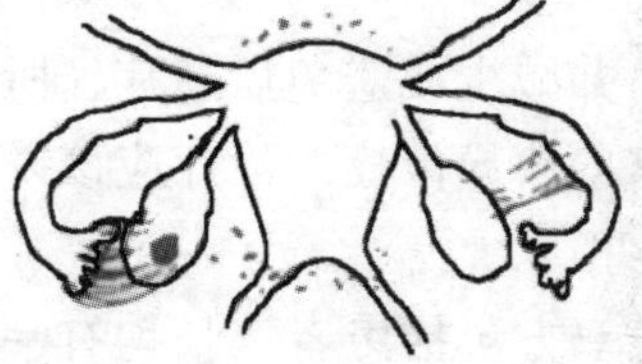

腹膜

　浅表内异灶——>3cm　　　−4

右卵管

　薄膜粘连　——<1/3　　　−1

右卵巢

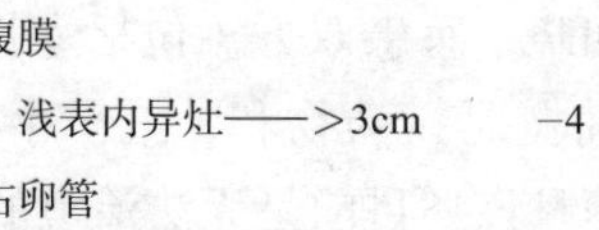

Ⅳ期（重型）

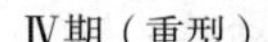
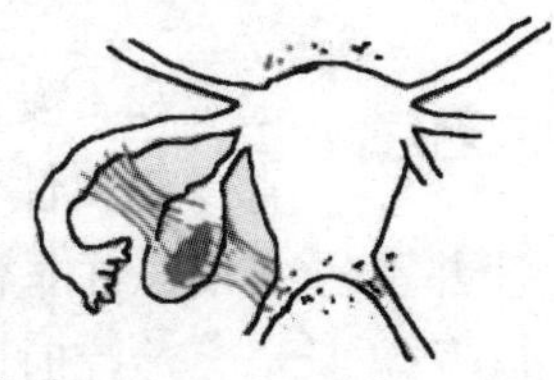

腹膜

　浅表内异灶——>3cm　　　−4

左卵巢

　深部内异灶——1～3cm　　　−32**

　致密粘连　——<1/3　　　−8**

Ⅳ期（重型）

腹膜

　深部内异灶——>3cm　　　−6

直肠子宫陷窝

　完全封闭　　　−40

右卵巢

续表

薄膜粘连 ——<1/3	−1	左卵管		深部内异灶——1～3cm	−16
左卵管		致密粘连 ——<1/3	−8**	致密粘连 ——<1/3	−4
致密粘连 ——<1/3	−16*	总分	52	左卵管	
左卵巢				致密粘连 ——>2/3	−16
浅表内异灶——<1cm	−4			左卵巢	
致密粘连 ——<1/3	−4			深部内异灶——1～3cm	−16
总分	30			致密粘连 ——>2/3	−16
				总分	114

* 评分变为 16 分，** 评分加倍

近年又修订采用分期评分表 29–4。

表 29–4 内异症 ASRM 分期评分表（分）

类别	异位病灶				粘连				直肠子宫陷凹封闭的程度	
	位置	大小（cm）			程度	范围				
		<1	1～3	>3		<1/3包裹	1/3～2/3包裹	>2/3包裹	部分	完全
腹膜	表浅	1			–	–	–	–	–	–
	深层	2			–	–	–	–	–	–
卵巢	右侧，表浅	1			右侧，轻	1	2	4	–	–
	右侧，深层	4	6	0	右侧，重	4	8	16	–	–
	左侧，表浅	1			左侧，轻	1	2	4	–	–
	左侧，深层	4	6	0	左侧，重	4	8	16	–	–
输卵管	–	–	–	–	右侧，轻	1	2	4	–	–
	–	–	–	–	右侧，重	4	8	16	–	–
	–	–	–	–	左侧，轻	1	2	4	–	–
	–	–	–	–	左侧，重	4	8	16	–	–
直肠子宫陷凹封闭	–	–	–	–	–	–	–	–	4	40

如果输卵管伞端完全粘连，评 16 分；如果患者只残留 1 侧附件，其卵巢及输卵管的评分应乘以 2；–：无此项；内异症：子宫内膜异位症；ASRM：美国生殖医学学会

六、青少年女性子宫内膜异位症的治疗

青少年女性子宫内膜异位症的治疗并不与成年妇女患本病的治疗完全相同，应考虑未来的生育问题。所以早期诊断，缓解症状，提高生活质量，不/少影响学习、生活和工作外，还应考虑其能保留生殖潜在功能和能力，并抑制自然病程进展，最好使疾病萎缩、稳定和不发展，并减少或避免后遗症，所以青少年女性子宫内膜异位症的治疗应该说有难度，并非容易事。

治疗时医患双方包括患者家长均有一些事宜相互沟通和知晓，医患双方（包括家长）需了解本病的目前概况；药物和（或）手术的作用、利弊；而且该病目前是无法治愈的；易复发；易影响孕育；青少年女性应当在每

次就诊时从 0 到 10 将疼痛进行分级；治疗疼痛后疼痛能或可能不会完全消失；通过调整各种治疗方案以最大缓解疼痛，促进工作、学习和提高生活质量。

（一）药物治疗

药物治疗的目的主要是控制症状和对部分患者可促进生育能力，以及抑制盆腔或生殖道以外的子宫内膜异位症病灶等。药物治疗包括对症治疗和激素抑制疗法。前者适用于病变局限在Ⅰ、Ⅱ期的有慢性盆腔疼痛、无生育要求者的治疗，对症治疗主要是抑制疼痛，不能阻止病情进展，反而可能掩盖病情或促使病灶发展或导致不孕。药物治疗可阻止内异症发展，减少病灶活性及粘连形成，减轻症状和避免复发，但使肿块缩小可能性不大。临床常用的药物治疗为性激素抑制治疗，使患者假妊娠或假绝经，导致异位内膜萎缩、退化、坏死。

选择药物要考虑患者年龄、症状的严重程度、持续时间和疾病的进展程度。药物治疗子宫内膜异位症疼痛的基础是利用子宫内膜组织的生长和功能，发挥对甾体激素的依赖性。可用于治疗的激素药物较多。

1. 青少年女性子宫内膜异位症虽有症状，但未确诊前，使用非甾体抗炎药物较多，如水杨酸类、阿司匹林、吲哚美辛、氟比洛芬、布洛芬、萘普生、吡罗昔康等，对青少年和成年人痛经同样有效，但镇痛不充分，胃肠道刺激较重。

2.避孕药：如口服避孕药、复合激素贴片能减轻痛经，可抑制排卵，使子宫内膜萎缩，经量减少，从而减少前列腺素的产生。但可有恶心、突破性出血及口服避孕药等其他副作用。持续低剂量的复合激素可产生“假孕”现象，也可能有不规则阴道出血，应告知青少年女性口服避孕药适用于有痛经症状，但暂无生育要求的轻度病变者。避孕药为高效孕激素和小量炔雌醇的复合片，连续周期服用，不但可抑制排卵起到避孕作用，且可使子宫内膜和异位内膜萎缩，导致痛经缓解和经量减少。服法与一般短效口服避孕药相同。

3. 孕激素治疗本病效果不一，高效孕激素：采用炔雌醇和高效孕激素长期连续服用 9 个月，造成类似妊娠的人工闭经，以治疗子宫内膜异位症，故称假妊娠疗法。由于炔雌醇可导致恶心、呕吐、乳胀等副作用，患者难以坚持，故目前改为单纯大剂量高效孕激素连续服药进行治疗。药物可抑制垂体促性腺激素的释放和直接作用于子宫内膜和异位内膜，导致内膜萎缩和闭经。实际临床常用甲羟孕酮 20～50mg/d，连续 6 个月，或醋酸炔诺酮 5mg/d，连续 6 个月。药物副作用是不规则阴道点滴出血、乳胀、体重增加等。

4.睾酮：外源性雄激素产生的高雄激素状态能使子宫内膜异位灶萎缩并改善盆腔疼痛，但量大、时间长易致男性化，也易使体重增加、水肿、痤疮、头痛、月经规则等，所以青少年女性子宫内膜异位症不适合使用。

5.达那唑（danazol）：为合成的 17α－乙炔睾丸酮衍生物，能抑制 FSH、LH 峰，抑制卵巢甾体激素合成能力，直接与子宫内膜的雄激素和孕激素受体结合，抑制内膜细胞增生，导致子宫内膜萎缩，短暂闭经，称为假绝经疗法（pseudomenopause therapy）。达那唑对缓解本病疼痛有效，但副作用也大。它是一种产生非周期性的低雌激素和高雄激素的药物。达那唑用法为 200mg，每天 2～3 次，从月经第 1 天开始，连续用药 6 个月。若痛经不缓解或不出现闭经，可加大剂量至 200mg，每天 4 次。药物副作用是卵巢功能抑制症状及雄激素同化作用，如多毛、痤疮、皮脂增加、头痛、潮热、性欲减退、体重增加、肝功能损害等，停药后上述症状迅速恢复正常。停药 4～6 周月经可恢复，治疗后可提高受孕率，但此时内膜仍不健全，可待月经恢复正常 2 次后再考虑受孕为宜。本药对已婚妇女可使用，但不适合青少年女性患者。

6.孕三烯酮(gestrinone)：为19-去甲睾酮的衍生物，有抗孕激素和抗雌激素作用，用于治疗内异症的疗效和副作用与达那唑相同，但较达那唑的副作用低。用法为月经第1天开始，每次2.5mg，每周口服2次，连续用药6个月，治疗后第1个月，疼痛60%减轻或消失，治疗4个月90%的症状有所改善，治疗24个月的妊娠率为60%左右，略高于达那唑。本药对已婚妇女可使用，但不适用于青少年女性患者。

7.促性腺激素释放激素激动剂(GnRHa)：为下丘脑10肽化合物，可调节FSH、LH的分泌，其GnRH受体亲和力强，长期连续应用可使垂体GnRH受体耗尽，而对垂体产生降调节作用，即垂体分泌促性腺激素减少，导致卵巢激素明显下降，出现暂时绝经，此疗法又称药物性卵巢切除（medical oophorectomy）。长期用药，由于卵巢激素受抑制，患者出现低雌激素所致的潮热、阴道干燥、性欲减退和骨质丢失等绝经症状，停药后这些症状可消失，在短期内恢复排卵。由于GnRHa治疗内异症，用药后出现上述低雌激素的一系列不良反应，为此一种既保持疗效又消除不良反应的反向添加治疗［简称反加疗法（add-back therapy，ABT）］应运而生，即使用GnRHa 3个月以上者，加用雌-孕激素或雌-孕-雄激素作为反向添加性激素治疗，如孕马雌酮0.625mg加甲羟孕酮2mg每天1次，或利维爱2.5mg/d。目前常用的GnRHa类药物有亮丙瑞林（抑那通）3.75mg，戈舍瑞林（诺雷德）3.6mg，曲普瑞林（达必佳）3.75mg，选用1种于月经第5天皮下注射1针后，每隔28天注射1次，共3～6次。

目前作为一线药物和广泛在临床使用治疗子宫内膜异位症的是促性腺激素释放激素激动剂（GnRHa），它建立了一个非周期性的低雌激素环境，防止种植灶的出血及逆行子宫内膜的盆腔种植。因为持续的GnRHa刺激可使垂体降调节，并达到低雌激素环境，这种可逆的药物治疗可使患者的激素水平返回至低雌激素和低促性腺激素水平，建立抑制子宫内膜异位症的低雌激素环境。

使用该药，若为药物喷鼻治疗，每天2次，交替鼻孔喷药，则临床顺从性较差，而采用每4周（28天）1次肌内注射或皮下注射较为方便。第1次使用GnRHa，患者在GnRHa降调之前有一次“点火”阶段，即患者会有撤退性出血，血清中雌二醇水平升高，症状有可能会稍加重，之后再真正发挥作用，呈低雌激素状态，所以一般宜建议患者至少使用4针，而非3针，因第1针使用后有“点火”和反跳作用。

使用GnRHa治疗的副作用主要是低雌激素症状，如潮热、阴道干涩、性欲减退，另外增加骨丢失，降低骨密度，所以美国FDA没有批准其连续应用>6个月的疗程。为减少GnRHa长期使用的副作用，现建议采用“反向添加疗法”（或称反加疗法），近又有学者提出反减疗法。

反加疗法（add-back therapy），子宫内膜异位症患者应用GnRHa持续减量调节GnRH受体，并抑制黄体生成素（LH）和促卵泡激素（FSH），降低雌激素水平，造成可逆性药物卵巢切除状态，是治疗子宫内膜异位症的又一选择，近10年的研究报道效果良好。

但所有GnRHa产生副作用通常是由低雌激素作用引起的。国外报道各种随机试验GnRHa治疗6个月后最普遍的副作用见表29-5。

表 29–5　GnRHa 治疗 6 个月常见副作用

	Goserelin 欧洲试验	Nafarelin 欧洲试验	HRRI Buserelin	Lupron 研究组
	Goserelin 3.6mg 每月皮下注射	Nafarelin 400μg 每天喷鼻	Buserelin 200μg 每天皮下注射	Leuprolide 3.75mg 每月肌内注射
背痛	7%	11%	—	—
头痛	65%	9%	23%	35%
恶心	5%	4%	3%	13%
胸痛	5%	11%	—	—
体重增加	1%	1%	1%	13%
肌肉痉挛	1%	2%	2%	—
潮热出汗	98%	98%	7%	84%
疲劳	37%	16%	6%	11%
头发和皮肤脂溢	25%	—	—	—
性欲下降	66%	17%	10%	13%
阴道干燥	71%	18%	29%	29%
情感不稳定 / 压抑	50%	7%	10%	27%

上述症状潮热出汗最多见，阴道干燥、性欲下降、情感易变次之，失眠和肌痛少见。在停药治疗 4～6 个月可完全恢复。肝功能异常未见报道。用药后对电解质、脂肪代谢及凝血功能均无不良影响。然而，由于雌激素的改变，直接造成骨丢失、骨质减少和骨质疏松日益受到重视。大多研究报道 GnRHa 治疗 6 个月后采用定量计算机 X 线断层照相术（CT）扫描脊椎骨密度（BMD）平均下降 4%～12%，用双光子吸收测定下降 2%～8%。至今尚无明显证据说明治疗后骨丢失能完全恢复。Dawood 用 Leuprolide 3.75mg 肌内注射，每月 1 次，治疗 6 个月后采用 CT 测定 BMD，随访 12 个月仍不能完全恢复到治疗前水平。

由于雌激素可直接作用于成骨细胞，间接抑制骨代谢，因此低雌激素可促进骨吸收。血清总钙、游离钙、磷、骨钙和碱性磷酸酶升高，尿钙 / 肌酐和羟脯氨酸 / 肌酐比例在治疗期间也升高，导致骨吸收和骨形成增高。尿钙 / 肌酐在治疗结束后迅速恢复至正常，而 BMD 仍继续下降，提示骨质恢复是一个持续修复的过程，至于需要多长时间才能完全恢复尚需长期随访。

近年来为预防或减轻 GnRHa 引起的雌激素下降的副作用提出了反加疗法。因为 GnRHa 致雌激素水平在 15pg/ml 和 30pg/ml 范围对子宫内膜异位症的疗效相同，故可通过联合激素反加治疗或调整 GnRHa 剂量，使雌激素浓度控制在 30pg/ml。人体各种正常组织对雌激素敏感度有异，血管、神经症状的抑制为 30pg/ml，骨代谢为 20～40pg/ml，子宫内膜异位生长为＞40pg/ml，在反加治疗时，雌激素的“窗口”在 30pg/ml 左右。这样可以最大限度地限制异位子宫内膜生长及骨质丢失。既能消退子宫内膜异位病灶，又能使雌激素水平过低，产生的副作用降低到最低程度，为那些希望受孕的年轻子宫内膜异位症患者长期和重复治疗提供了可能性，骨密度减少也可得到预防。

具体反加治疗时雌激素的“窗口”或

“限界”治疗剂量为结合雌激素0.625mg每天1次，甲羟孕酮5mg每天1次，其骨密度（BMD）下降为1.5%；若结合雌激素0.3mg每天1次，甲羟孕酮2mg每天1次，则骨密度下降为2%，而不用反加疗法则骨密度下降均较上述明显。反加疗法治疗中应补充钙和维生素D。

针对反加疗法，有人提出反减疗法（down-back therapy），是指先用全量GnRHa使垂体完全脱敏，后再用半量治疗，使患者雌二醇水平保持在30pg/ml。目的是通过调整GnRHa剂量，以减少雌激素低下产生的副作用。反减疗法也有延长GnRHa用药间隔，每6周1次，共4次。为侧重预防骨丢失，可用如下方案：① GnRHa+甲状旁腺激素（40μg/d），长期可防骨丢失；② GnRHa+小剂量达那唑（100mg/d）可增加骨量，术后维持治疗；③ GnRHa+芳香化酶抑制剂+钙剂。

有关青少年女性长期使用GnRHa和性激素反加疗法的安全性尚需进一步长期研究和随访观察。目前临床对所有>16岁的青少年女性子宫内膜异位症者，在手术诊断和切除/汽化治疗后，推荐6个月疗程的GnRHa和性激素的反加疗法。如果患者对这种治疗反应尚可，则患者可一直坚持到希望生育。

8. GnRH拮抗剂：理论上讲，GnRH拮抗剂比GnRH激动剂益处更多，因它没有最初的激动期（点火现象），因此能更快地抑制性腺，但其副作用较多，故FDA对它尚未认可，并且药物的生物合成比GnRHa困难得多，故发展尚缓慢。已有少数临床使用报道，可缓解症状，副作用并不十分大，可长期使用，不需要反加疗法。使用后能达到满足雌激素域值水平，以达到抑制性腺，发挥治疗子宫内膜异位症的作用。

9.米非司酮（mifepriston）：具有抗黄体酮和抗肾上腺皮质激素双重活性，是一种合成的甾体激素。长期服用可导致不排卵，故不适用于青少年和未婚女性患者，但抑制疼痛的效果尚满意。国外报道每天使用50～100mg/d，国内报道10～20mg/d已足够。

10.选择性雌激素受体调节剂（selectin estrogen receptor modulater，SERM：对雌激素有结构特异性，主要药物包括他莫昔芬和雷诺昔芬。前者有促进子宫内膜异位细胞芳香化酶的作用，高剂量抑制细胞增殖，促进细胞凋亡，临床镇痛作用强，但不能长期使用，否则可引起子宫内膜增殖，选用需慎重，短期使用无妨。雷诺昔芬可选择作用雌激素受体，有学者提出可作为绝经后子宫内膜异位症的治疗。

11.芳香化酶抑制剂：芳香化酶是雌二醇合成过程中的关键限速酶（又称细胞色素酶P450），能催化雄烯二酮转化成雌酮，雌酮再被催化转成活性雌二醇。子宫内膜异位症者内膜与异位病灶中都能检出芳香化酶mRNA和芳香化酶存在，而正常子宫内膜不表达芳香化酶。芳香化酶抑制剂能干扰雌激素合成，直接抑制子宫内膜异位症病灶中芳香化酶的表达，局部雌激素水平降低，PGE2合成减少。国外已有治疗顽固性子宫内膜异位症的报道，已有10种制剂的新药。因此，国外认为芳香化酶抑制剂和环氧化酶-2抑制剂是有前途的新药。

总之，子宫内膜异位症在治疗中药物治疗占有重要地位，二联治疗的模式有药物治疗+手术，手术+药物，药物+药物；三联治疗的模式有药物+手术+药物，手术+药物+手术；三阶段治疗模式的手术+术后6个月药物治疗+腹腔镜检查/手术，各种治疗模式中均是药物治疗占有必不可少的一席之地。

（二）手术治疗

手术治疗的目的是确诊和临床分期；切除异位囊肿和病灶；分离粘连和恢复正常解剖结构；增加生育力和止痛。一般手术治疗适用于药物治疗后症状不缓解，局部病变加剧，生育功能仍未恢复，卵巢内膜异位囊肿直径≥3cm，又特别迫切希望生育者、年轻不孕患者，可手术去除异位囊肿，但尽量保留健康卵巢组织。可手术可通过腹腔镜或开腹进行。腹腔镜手术已成为异位症的首选治疗，但手术质量取决于内镜质量和手术者的经验和手术技巧。根据手术范围的不同可分为保留生育功能、保留卵巢功能和根治性手术三类。

1. 保留生育功能手术　又称保守性手术，适用于年轻有生育要求的患者，尤其是药物治疗无效者，手术范围为尽量切净或灼除异位病灶，但保留子宫和双侧或一侧或至少部分卵巢。常可在腹腔镜或开腹下作病灶清除、粘连分离，卵巢异位囊肿穿刺抽吸后注入无水乙醇；对粘连广泛、病灶巨大或巨大卵巢内异囊肿者宜开腹处理。

2. 保留卵巢功能手术　又称半根治或半保守性手术，指可将盆腔内病灶及子宫予以切除，至少保留一侧或部分卵巢以维持患者卵巢功能，此手术适用于年龄在 45 岁以下，且无生育要求的重症患者。

3. 根治性手术　即将子宫、双附件及盆腔内所有内异病灶予以切除，适用于 45 岁以上、近绝经的重症患者，双侧卵巢切除后，异位内膜可自行萎缩、退化和消失。

对青少年女性子宫内膜异位症患者来说手术应慎重，考虑问题应全面，主要是患者年轻，涉及日后的孕育和内分泌功能问题。

（三）腹腔镜诊治

子宫内膜异位症腹腔镜处理的目的是：①明确诊断；②消除或减轻症状；③恢复正常解剖功能；④恢复生育能力；⑤切除病灶；⑥减少疾病复发。在腹腔镜手术熟练的情况下，几乎用于所有开腹的子宫内膜异位症手术及开腹难以决定的手术（卵巢巧克力囊肿直径≥3cm），因此腹腔镜是本病最好的治疗方法。

至今没有统一的诊断子宫内膜异位症的标准，需同时行活检。但 Cohen 曾提出具有典型的蓝、棕或黑色的种植病灶；在膀胱子宫反折腹膜、子宫骶骨韧带或 cul–de–sac 及卵巢表面，分离时有巧克力样液体可诊断。Hasson 曾提出卵巢表面有内异种植或巧克力囊肿，盆腔腹膜表面紫蓝色或棕色的内异灶种植，子宫骶骨韧带结节。

腹腔镜手术的具体适应证：①卵巢内膜样囊肿＜3cm，药物治疗无效或＞5cm；②中、重度盆腔内异伴粘连；③盆腔内异伴不孕或盆腔疾病者；④浸润生长的内异症如直肠阴道隔的子宫内膜异位症；⑤泌尿道或消化道内异症伴梗阻。

腹腔镜处理本病的优点为：①诊断与治疗为一体；②恢复快；③术后粘连少；④解除或减轻疼痛相对较好；⑤内异症伴不孕可提高受孕率；⑥腹腔镜手术是子宫内膜异位症最好的治疗。

腹腔镜手术破坏和切除病灶有多种方法可供选择：一种为破坏法，包括机械法、内凝法、激光法、超声法；另一种为切除法，包括使用单极、双极、激光、超声刀等。具体手术方法则有烧灼、切除，卵巢病灶的穿刺、开窗、囊肿剥出，部分卵巢切除，卵巢切除，附件切除，粘连分离和解剖结构重建，子宫骶骨神经和骶前神经切除、子宫切除术（加附件切除术），直肠与阴道内病灶切除，子宫悬吊术，膀胱、输尿管及其他肠管内异灶切除等，具体应根据患者年龄、生育要求、病变部位、范围、深度及术者技术熟练程度、器械种类等具体情况而定。

一般腹腔镜或开腹手术后药物治疗仍有必要，因为内异症均存在复发的潜在危险，有些虽病灶仍存在，但并不出现症状，术中对内异症较深（＞5mm）的病灶常被遗留，有些内异症病灶较深又较隐蔽易被忽略，又可有新病灶产生等。所以理想的治疗是腹腔镜诊断后 GnRHa 治疗 3 个月，再行腹腔镜手术，然后再行 GnRHa 治疗 3 个月。

腹腔镜治疗子宫内膜异位症应注意以下几点：①切除病灶的烧灼感（尤其对卵巢病灶）；②切除范围应超过病灶边缘 1cm 以上；③腹腔镜手术前后最为适合药物治疗；④创面尽量予以缝合，尤其是卵巢的创面；⑤高度怀疑内异症者最好选择在月经前后手术；⑥深部内异症可在阴道或直肠放置水囊，并最好联合经阴道手术。

总之，腹腔镜检查为内异症诊断的首选，腹腔镜手术已可取代传统的剖腹手术，用于几乎有需要行手术治疗的子宫内异症者，其成功率高达 90% 以上。但腹腔镜手术的操作比较复杂，器械也必须先进和新颖，并应由有经验的腹腔镜妇科医生负责操作实施。

随着腹腔镜手术日臻完善和成熟，开腹手术治疗本病已减少应用，尤其对青少年女性子宫内异症者，本身高期别者少见，所以更应通过腹腔镜诊治处理。

（四）三阶段治疗或三相治疗（three phase therapy）

目前对子宫内膜异位症患者应根据病情和生育情况选择手术或内分泌治疗，但不少患者宜选用三相联合疗法。其模式可是手术、药物（术后 6 个月）、腹腔镜手术。对青少年女性子宫内膜异位症者可能更为适用。也可采用如下方法。

1. 诊断和手术腹腔镜 + 输卵管内亚甲蓝通液内镜检查 + 系列的输卵管通液术　其中包括粘连分解术，卵巢粘连分离术，输卵管粘连分离术，输卵管伞部成形术，卵巢子宫内膜囊肿剥出术或切除术，子宫内膜异位病灶电凝术及整个盆腔的有关治疗。此第一步主要是明确诊断和做出相应的保守性手术治疗。

2. 激素治疗　其中包括术后已确诊和保守性手术治疗的激素治疗。一般 3～9 个月为 1 个疗程，所采用的激素药物治疗宜正规。此为第二步，若经过此步治疗后能妊娠则最为理想。否则仍未妊娠或观察激素药物治疗后的疗效再作第三步治疗。

3. 再次手术腹腔镜 + 输卵管亚甲蓝通液内镜检查 + 系列输卵管通液术　其中包括粘连分解术，卵巢粘连分离术，输卵管粘连分离术，输卵管伞部成形术，输卵管造口术，或剖腹输卵管端端吻合术，或输卵管移植。此第三步处理后仍有一定比例的患者能获得妊娠。

上述三阶段治疗或三相治疗实际是手术或腹腔镜技术与激素药物治疗在前后如何有机配合，对年轻或病变较轻的患者以积极争取治疗疾病和争取妊娠，也可观察疗效；对病变重、年纪大的患者在实际临床治疗中也常见采用上述模式进行诊治，直至最后行手术子宫、附件切除等。

一般“三阶段”治疗适合子宫内膜异位症处在活动期或有进展的患者，采用“三阶段”治疗后复发率低，复发间隔的时间延长。而对非活动期或进展慢的子宫内膜异位症患者，手术后也要用药物治疗，或再做腹腔镜检查获得对治疗后的病情客观的评价。

（五）内异症不孕者的治疗

先行腹腔镜手术，以明确诊断，同时进行内异症生育指数的评估和输卵管功能的评分，并行子宫内膜检查，输卵管粘连松解、分离处理。如患者年轻，且为轻至中度病变，术后可短期（3 个月左右）观察，并给予生育指导，如仍未妊娠则应助孕治疗。若年龄较大（≥35 岁）或有其他高危因素，应积极采用辅助生育技术，包括促排卵（COH）和（或）人工授精（IUI）或体外受精 – 胚胎移植（IVF–ET）。对Ⅲ、Ⅳ期患者，术后应用 GnRHa 治疗 2～3 个周期，再行人工助孕（ART）更为合理、有效。ART 治疗提倡抓紧术后“黄金时期”（半年左右），速战速决。内异症不孕者应由内异症专家和生殖内分泌专家密切合作，采取综合治疗方法。

七、复发

子宫内膜异位症药物和（或）手术治疗后均易复发，复发随随诊时间延长而复发率增高；不同药物治疗后其复发率也有异，达那唑停药一年的复发率为 23%，以后每年复发率为 5%～9%，孕三烯酮复发率为 12%～17%，GnRHa 复发率为 37%～74%，米非司酮停药后也均有复发；上述三种不同手术后复发率分别为 28.9%、17.3% 和 1%～2%；按期别轻重的积累复发率为 11.1%～30.7%。总之，一般认为年复发率为 5%～20%，5 年累计复发率为 40%。

八、预防

1.防止经血逆流：及时发现和治疗引起经血逆流的疾病如生殖道畸形、闭锁、狭窄和继发宫颈粘连等。

2.避免手术操作所致子宫内膜异位：防止各种医源性扩散，开腹切开子宫，进入宫腔内的手术，应保护切口，防止内膜种植切口，缝合子宫壁时避免穿透子宫内膜层，月经期避免妇科检查，正确使用人工流产负压，宫颈物理治疗和阴道手术等宜在月经净后 3～7 天进行等。

3.注意经期卫生：月经期禁性交，经期避免剧烈运动和负重等。

4.药物避孕：服用避孕药抑制排卵，可促使子宫内膜萎缩和经量减少，因而经血及子宫内膜碎片逆流至腹腔的机会相应减少，所以药物避孕可降低患子宫内膜异位症风险。

5. 消除危险因素。

6. 增强体质，提高免疫功能。

总之，青少年子宫内膜异位症与成年子宫内膜异位症之不同，应予以重视和区别对待。

1. 年龄不同。

2. 原因、诱因不同：生殖道畸形，经血流出梗阻，经血倒流引起 PEM，也占有更明显的诱因。

3. 治疗上及时解除生殖道梗阻，使月经正常途径流出，对减少和预防本病发生有助。

4. 青少年 EM 诊断平均延迟 8 年左右。

5. 青少年女性腹痛、盆腔痛、痛经等关系密切。

6. 药物使用上的不同和特殊性，GnRHa 对＜17 岁者，易致骨质疏松（应慎用，少用或不用），其他如雄激素及有关药物、达那唑、孕三烯酮及米非司酮（mifepriston）等不宜使用。

7. 手术处理时特别重视保护日后的卵巢和生殖功能问题。

8. 及早诊治可推迟和延缓病程进展，有助诊治，改善症状和生殖健康。

9. 整个疾病演变，各种治疗的利弊，对内分泌、性、婚姻、生育、复发等可能情况必须充分沟通。

10. 长期管理问题应有充分思想准备。

11. 避免高危因素和医源性因素等对防治和减少 PEM 发生十分重要。

（石一复）

参考文献

石一复，2002. 子宫内膜异位症 . 上海：上海科技出版社：106.

杨冬梓，石一复，2003. 少儿和青春期妇科学 . 北京：人民卫生出版社：185.

孙秀丽，王建六，李小平，等，2007. 我国青少年子宫内膜异位症：Meta 分析 . 现代妇产科进展，16（4）：256-259.

张帝开，覃春容，杨冬梓，2004. 青春期子宫内膜异位症 43 例临床分析 . 中华妇产科杂志，39：687-689.

郎景和，向阳，2007. 儿童及青少年妇科学 . 第 5 版 . 北京：人民卫生出版社：282–293.

范素鸿，林开清，马俊彦，等，2007. 195 例青春期盆腔子宫内膜异位症临床病例分析，26（1）：19–22.

Marc RE, Jones BW, Watt CB, et al, 2003. Neural remodeling in retinal degeneration. Prog Retin Eye Res, 22(5): 607–655.

Laufer MR, Goitein L, Bush M, et al, 1997. Prevalence of endometriosis in adolescent women with chronic pelvic pain not responding to conventional therapy. J Pediatr Adolesc Gynecol, 10(4): 199.

Edmonds DK, 1996. Add–back therapy treatment of endometriosis: the European experience. Br J Obstet Gynecol, 103(suppl): 10–12.

Sauvan M, Chabbert–Buffet N, Geoffron S, et al,2018. Management of painful endometriosis in adolescents: CNGOF–HAS Endometriosis Guidelines. Gynecol Obstet Fertil Senol, 46(3): 264–266.

Gallagher JS, Missmer SA, Hornstein MD, et al, 2018. Long–Term Effects of Gonadotropin–Releasing Hormone Agonists and Add–Back in Adolescent Endometriosis. J Pediatr Adolesc Gynecol, 31(2): 190.

Sadler GJ, Feldman HA, Stokes NA, et al, 2017. The Effects of Gonadotropin–Releasing Hormone Agonist Combined with Add–Back Therapy on Quality of Life for Adolescents with Endometriosis: A Randomized Controlled Trial. J Pediatr Adolesc Gynecol, 30(2): 215–222.

Broens I, Grodts S, Benagiano G, 2013. Endometriosis in adolescent in a hidden, progressive and severe disease that deserves attention, not just compassion. Hum Reprod, 28(28): 2026–2031.

Jassen EB, Rijkers AC, Hoppenbrouwers K, et al, 2013. prevalence of endometriosis diagonsed by laparoscopy in adolescent review. Hum Reprod Update, 19(5): 507–582.

AI–Jefout M, Palmer J, Fraser IS, 2017. Simulaneous use of a levonorgestrel intrauterine system and an etonogestrel subdermal implant for debilitating adolescent endometriosis. Aust N Z J Obstet Gynecol, 47(3): 247–249.

Mrug S, Elliott MN, Davies S, et al, 2014. Early puberty, negative peer influence, and problem behaviors in adolescent girls. Pediatrics, 133(2): 7–14.

第 30 章 青少年女性妊娠低龄化问题（少女妊娠）

WHO 把少女妊娠定义为 10～19 岁年龄阶段的妊娠称为少女妊娠（teen pregnancy）。

一、国内外青少年女性妊娠低龄化概况

青少年女性妊娠主要包括未婚先孕，少女妊娠和分娩及异位妊娠，常分别以各种流产（也包括非法堕胎）、引产、自然分娩、难产、阴道手术产、剖宫产或开腹、腹腔镜处理，均对少女可造成身体、心理、精神、生殖健康带来创伤。

（一）国外未成年女性妊娠现状

2016 年联合国发布发展中国家中每年都有超过 700 万未成年少女分娩，其中 200 万年龄<15 岁，面临健康风险不得不辍学，甚至影响就业。近全球每年 8500 万例意外妊娠，其中 40% 的妊娠是非意愿妊娠。8500 万例意外妊娠中约 50% 为非意愿妊娠均以人工流产为结局，也即每年有 4000 万～6000 万例人工流产，其中我国每年约占 1500 万例。

回顾性分析 1987～2009 年美国华盛顿有医院病历记录的生育数据，以人群为基础进行队列研究，共 26 091 例 24～43 周单胎未产妇资料，探讨 11～14 岁、15～17 岁及 18～19 岁青少年是否比 20～24 岁青少年有更高的剖宫产、手术助产和分娩相关母儿风险。主要是从分娩方式、产后出血、肩难产、Ⅲ度和Ⅳ度会阴裂伤、绒毛膜羊膜炎，产妇住院时间、分娩孕周、新生儿出生体重、呼吸窘迫综合征、新生儿住院时间及死亡等方面来比较。

结果显示，青少年与 20～24 岁年轻成年人相比，11～14 岁青少年剖宫产［相对风险度（RR）为 0.73；95%CI 为 0.65～0.83］和阴道助产（RR 为 0.87；95%CI 为 0.78～0.97）风险更低，青少年住院阴道分娩或剖宫产时间延长风险增加（RR 为 1.34；95%CI 为 1.20～1.49 和 RR1.71；95%CI 为 1.38～2.12）。与年轻成年人相比，青少年剖宫产、顺产住院时间过长风险增加。青少年的早产分娩（RR 为 2.00；95%CI 为 1.79～2.48）、低体重儿（RR 为 2.08；95%CI 为 1.73～2.50）与极低体重儿（RR 为 3.25；95CI 为 2.22～4.77）、新生儿死亡（RR 为 3.90；95%CI 为 2.36～6.44）风险增加。

与年轻成年人相比，青少年剖宫产和手术助产风险降低，但新生儿及早产、低体重儿、极低体重儿和死亡风险增加

美国青少年妊娠极高，2013 年美国 10～14 岁青少年中有 3108 次分娩（0.3 次分娩 / 1000 妇女），多个研究表明对青少年来说，生育与更多健康问题相关。与 20～29 岁成年人相比，早产、低体重儿、高血压、子痫前期、子痫、贫血、新生儿死亡风险在青少年妊娠中增加。

由于<15 岁的青少年妊娠人群很少接受充足和规范的产前检查，所以目前资料有限，

但该人群妊娠后更易并发胎儿宫内生长受限、早产、死产、新生儿死亡，且剖宫产和手术助产风险增加，推测其原因，<15 岁与成年妇女相比，未发育完善的骨骼结构引起头盘不称。

许多大型研究表明青少年妊娠剖宫产风险降低，但大部分相关研究使用的样本主要由>16 岁的青少年组成，年龄更小的青少年较少。

与年龄较大的青少年相比，年龄<15 岁者剖宫产风险增加，与大年龄青少年组相比，年轻的青少年急诊剖宫产、产伤和产钳助产风险增加。

有关年轻青少年组妊娠和分娩的结果鲜有报道，但来自华盛顿的报道 11～14 岁、15～17 岁、18～19 岁青少年的分娩方式（剖宫产、阴道助产）及母儿分娩并发症如下所述。

结果计有 2007 例 11～14 岁年轻青少年，其他 15～17 岁、18～19 岁和 20～24 岁共 8028 例，共计 26 091 例。

11～14 岁组更有可能是少数民族，有个人保险和肥胖者少，更少获得产前保健，患糖尿病风险小于其他各组。高血压、子痫前期、子痫和胎儿畸形各组相似。早产儿、低体重儿风险增加，11～14 岁组较其他组别增加 2～3 倍，同时住院天数增加。

青少年与 20～24 岁年轻成年人相比，11～14 岁青少年剖宫产（RR 为 0.73；95%CI 为 0.65～0.83）和阴道助产（RR 为 0.87；95%CI 为 0.78～0.97）风险更低，青少年住院阴道分娩或剖宫产时间延长风险增加（RR 为 1.34；95%CI 为 1.20～1.49 和 RR 为 1.71；95%CI 为 1.38～2.12）。与年轻成年人相比，青少年剖宫产、顺产住院时间过长风险增加。青少年的早产分娩（RR 为 2.00；95%CI 为 1.79～2.48）、低体重儿（RR 为 2.08；95%CI 为 1.73～2.50）、极低体重儿（RR 为 3.25；95CI 为 2.22～4.77）与新生儿死亡（RR 为 3.90；95%CI 为 2.36～6.44）风险增加。

与年轻成年人相比，青少年剖宫产和手术助产风险降低，但新生儿及早产、低体重儿、极低体重儿和死亡风险增加。

美国青少年妊娠极高，2013 年美国 10～14 岁青少年中有 3108 次分娩（0.3 次分娩 / 1000 妇女），多个研究表明对青少年来说，生育与更多健康问题相关。与 20～29 岁成年人相比，早产、低体重儿、高血压、子痫前期、子痫、贫血、新生儿死亡风险在青少年妊娠中增加。

（二）我国未成年女性妊娠现状

目前我国每年有 800 万～1000 万人次的人工流产。近年来，流产群体低龄化趋势逐渐明显，据统计，未成年人做人工流产的占比达 40%～50%。昆山市卫生和计划生育委员会曾对当地 20 所公立医疗结构妇产科流调中的分析统计发现，在 2010 年共有分娩产妇 13 225 例，其中少女妊娠分娩 202 例，占 1.53%；终止妊娠 27 763 例，少女妊娠 1716 例，占 6.93%，其中少女怀孕 14 周以上终止妊娠者占 2.86%。同时，流动人群、无业的青少年女性妊娠分娩与终止妊娠的发生率明显高于有户籍及有业人群，这表明未成年少女发生性行为与个体的人口学特征、家庭关系、受教育程度等关系较大。未成年怀孕不仅给本人的人身健康及家庭和谐带来危害，也会影响社会稳定与发展，流产是大部分青少年女性势在必行的选择，而这又对她们的身心造成极大伤害。此外，部分少女因经济拮据不能及时采取终止妊娠手术，导致孕龄增大无法实施人工流产手术，需要引产甚至胎儿出生成为未婚妈妈，严重妨害青少年女性健康和儿童的健康成长。甚至一部分少女怀孕后不敢告诉家人，也不敢到正规医院终止妊娠，故而选择私自堕胎或到所谓有“隐蔽性”的黑诊所进行非法的、不安全的人工流产或分娩，会严重危害母婴安全。

二、未成年女性妊娠的心理分析及精神问题

我国有研究发现，近 30% 的青少年有过婚前性行为，且仍在逐年增加。由于存在多性伴侣的现象，性爱分离严重，这使得青少年女性婚前性行为产生负面结果的风险大大增加，包括梅毒、HIV 等的感染和传播，以及意外怀孕对青少年女性造成的身心伤害。

青少年的性知识，包括其对生理知识、性交知识及性安全知识的掌握情况，会直接影响他们的性态度与性行为。性态度是个体对性行为进行判断和认识的价值标准，它是一定时期人的性心理固定化、系统化的思想反映，其核心问题是对于性问题的道德评价。青少年对婚前性行为的态度是影响婚前性行为的首要因素，且性态度比较开放的青少年与异性发生性行为的可能性是性态度保守的青少年的 3～4 倍。

青少年女性的自我概念也是影响其早发性行为甚至怀孕的重要因素。自我概念是指个体对自己的感知，具体而言包括对自己性格、能力、兴趣、欲望的了解，个体与别人和环境的关系，个体对于处理事物的经验，以及对生活目标的认识与评价等，它反映着自我认识甚至自我意识发展水平的高低，对自我体验和自我调节有着深刻的影响。有学者指出，一个没有健全自我概念的青少年，容易迷失自我或产生行为、思想上的偏差，进而造成许多社会问题，如未婚怀孕等。

三、青少年妊娠症状多种多样性

青少年妊娠症状有咽部不适，腹痛，尿路刺激，恶心、呕吐，乳胀，或有其他症状。

四、预产期计算

1. 妊娠时间　与正常年龄一样，末次月经第 1 天算起。

2. Nagele 计算预产期　将末次月经第 1 天加 7 天，再减去 3 个月，然后加上 1 年。

3. 青少年月经不准　子宫 8 周如橘子大，12 周接近柚子大，妊娠后期超出骨盆，12 周平卧在耻骨上触及，20 周平脐，16 周位于两者之间。

4. 其他　超声。

五、少女妊娠终止妊娠方式

1. 人工流产（孕 3 个月前），少女流产北欧地区为 10‰～20‰；俄罗斯为 56‰；美国为首位占 3%；我国 90% 有婚前性行为者，妊娠后选择人工流产。

做全身麻醉无痛人工流产请务必到正规医院去做。因为全身麻醉时，药物会抑制呼吸和循环系统，如果在急救设备和人员不完善的医院做无痛人工流产，麻醉过深，有可能会让人再也醒不过来。在那些急救设备不完全的医疗单位，医生可能会推荐“吸笑气无痛人流”。他们会夸张地说：“手术前吸一口麻药，手术就不疼了。”其实，这种方法的直接效果是因人而异的，如果吸得不够深，手术开始时还没有进入麻醉状态，手术依然会感到疼痛。

（1）微管人流：意义并不很大。人工流产手术的吸管根据其直径粗细分为 5、6、7、8 等几个型号。医生会根据孕周的大小决定使用哪一个。微管人流无非是指当孕周很小的时候，用小号的吸管将怀孕的胚胎吸出来。但是过早的手术存在着“漏吸”的风险，也就是没有把妊娠的胎囊完全吸出来，所以恰当的时候（孕 40～50 天）最合适。

（2）可视人流：现在有些医院在宣传可视人流，他们把可视人流渲染一番，然后收取超出正常流产 2 倍甚至更高的价钱。其实，这种手术真的是一种噱头，与单纯的无痛人

流相比没有多大益处，但要多花数千元。这些所谓的可视是有局限性的。手术只是在吸管前加了一个光学纤维镜头，当吸管进入子宫腔后，镜头将胎囊的影像传输在显示屏上。当吸管触及胎囊后，就有血液流出，镜头完全被血液挡住，就什么也看不见了，与普通的人流并没有什么区别。

所谓超导可视人流，其实就是在B超监视引导下的人工流产，相对合理的B超探头可以放在手术窥器下方，通过超声屏幕，医生可以看到吸管是否触及胎囊，同时可以监视手术是否做得完全。但手术操作起来不是很方便。

（3）必要的提示：需要提醒的是，女性通常是因为不来月经而意识到有可能怀孕，然后通过尿妊娠试纸来确认。不管采取人工流产还是药物流产，事前请一定要做B超检查。首先，宫外孕也会停经，也会有尿妊娠试验阳性，但是在子宫外面的妊娠，人工流产或药物流产都解决不了问题，它还有可能随时破裂，导致不能发现的腹腔内出血，后果非常严重。其次，现在很大一部分女性是剖宫产生的孩子，有一种新的危害已被医生们越来越重视，这就是剖宫产子宫瘢痕处妊娠的流产。剖宫产术后子宫瘢痕部妊娠是剖宫产术后远期并发症。当新的妊娠组织生长在剖宫产子宫瘢痕处的时候，由于那里瘢痕组织没有肌纤维，就不能依靠纤维的收缩而止血，如果术前没有发现，人工流产时发生不可控制的大量出血，同样非常危险。两种危险情况诊断和预防的最好方案就是在流产前B超检查明确妊娠胎囊生长的位置。医生如果能够及时发现这种情况，可采取一些医学手段以尽可能避免大出血。无论人流手术有多少种，人工终止妊娠只是避孕失败的补救措施，不是避孕措施，没有生育计划时，一定要避孕，一定要避免流产。

有的少女以为悄悄去做药物流产，没有痛苦，就可以不休息。她们不知道的是，有人因为药物流产后大出血治疗不及时而丧失性命。这绝对不是危言耸听，而是真实发生过的事情。

2. 药物流产　采用米非司酮，适合停经49天内的妊娠者，最近表明停经63天的妊娠者有同样功效。详细见“避孕”章节。

3. 中期引产（≥13周）　我国常用依沙吖啶、水囊引产。国外采用米非司酮+米索前列醇为多。剖宫取胎因创伤大，国内外均少用。

4. 继续妊娠、分娩青少年女性足月妊娠　需要得到医疗机构正规产检、咨询。青少年妊娠会产生一系列问题。例如，胎儿畸形的风险及畸形儿问题与营养缺乏、嗜酒、毒品有关；减少神经管畸形，补充叶酸；性传播疾病的产前检测；妊娠不良结局；低体重儿；早产；子宫未发育成熟；妊娠并发症增加；胎盘功能低下、子痫；束缚腹部，胎儿生长受限，胎方位异常；性暴力、性虐待、乱伦等容易发生STD；宫缩乏力；宫颈评分低，宫口扩张困难；胎盘滞留；大出血，休克；产褥期心理、身体、经济负担；围生期病率、死亡率、感染率；精神心理问题；家庭、社会问题；辍学、就业影响；抚养，下一代健康；教育问题等；许多个人、家庭、下一代、社会、医疗、法律、人口素质、生殖健康等问题。

六、少女妊娠的危害性

1.心理影响：人工流产除了要承受肉体上的痛苦外，还要承受很大的心理压力，顾虑如果父母知道了怎么办，害怕如果以后不能生小孩被男友抛弃怎么办，从而产生忧虑。

2. 为以后的夫妻生活和家庭幸福埋下隐患。

3. 并不是所有的怀孕都能通过药物流产或人工流产而顺利解决问题。因为医学上同样还有病理性妊娠。如宫外孕是一种比较常见的病理性妊娠，最终要用化疗或手术才能解决，如不及时处理还会有生命危险。曾有人因未婚而对医生隐瞒有性生活的病史，使医生不能及时诊断出宫外孕导致年轻美丽的生命早逝。同样是病理性妊娠，还有一种为葡萄胎，甚至是侵蚀葡萄胎、绒癌等，称为妊娠滋养细胞肿瘤。

妊娠早期疾病流产本身也会带来许多妇产科并发症，如异位妊娠、PID、产道损伤等，甚至遗憾终身。

七、青少年妊娠对策

1. 家庭，社会，文化，个人品质，民族，风俗，宗教。

2. 妊娠对女性身体：性器完整性，生育能力的影响。

3. 性解放。

4. 避孕。

5. 法律。

6. 生活水平。

7. 性教育：性生理，性知识，STD，避孕。

八、未成年女性妊娠的精神心理影响

我国青少年发生性行为现象越来越普遍，未婚先孕问题已向普通学生蔓延，呈低龄化趋势。但与此同时，我国现有的教育体系对青少年女性的性教育却极其缺失，导致她们缺乏自我保护意识。由于青少年女性妊娠知识及心理承受能力相对成年女性薄弱，对人工流产手术给身体的损伤程度及危害性缺乏了解，加之自身心理调节能力差，尤其是低学历或无业外来青少年比例占较大一部分，该群体的社会支持度低，因此产生心理问题的风险更高。意外怀孕的压力与恐惧、家庭社会的舆论压力及学习压力等各种不利因素，使未婚怀孕的青少年女性更容易出现敏感、焦虑甚至抑郁等问题。

近年来，关于人工流产术妇女的心理问题研究较多。这些研究表明，焦虑、抑郁是人工流产术术前普遍存在的情绪障碍，在未婚先孕者尤为甚之。据资料报道，人工流产术前 40%～50% 的妇女有焦虑症状，20% 有抑郁症状。究其原因，未婚人工流产术者不仅要承受一般外科手术所带来的心理应激，还要承受社会道德、性道德的谴责及婚后夫妻感情问题等多重心理负担。严重的焦虑、抑郁情绪，不仅加重了患者的心理负担，甚至可能会导致自杀、自伤等后果的发生。

未婚先孕客观上是有悖于传统的伦理观念，文化因素和社会舆论因素使未成年少女感到害羞、自责、负罪感。未成年少女的生理发育迅速，心理的发育相对滞后，怀孕对这个时期的女性造成巨大的心理压力，包括应对来自社会舆论和长辈的压力，对周围环境及孩子父亲态度的压力，以及对未来的不确定性和茫然感。这些因素使得未成年少女的心理状况较成年妇女更为敏感、脆弱。

未成年青少年女性常缺乏基本的医学常识，对怀孕本身的害怕，对引流产手术造成的疼痛、对手术安全性的怀疑、对手术费用的担心，以及对以后正常生活的顾虑，都会给这个群体造成不小的压力。由于害怕责骂，而不敢面对父母、老师、同学，同时又期望得到家人、老师、同学的关心，沉重和矛盾的心理压力使其惶恐不安，对手术产生强烈的抵抗和忍耐。一部分青少年女性怀孕后甚至会选择隐瞒，生下孩子后又将其抛弃，更有甚者选择杀害，造成犯罪事实，结局令人扼腕。

综上所述，未成年人工流产术术前可能存在严重的焦虑、抑郁情绪，心理压力较大，医务工作者应给予积极的治疗与干预，以维持其良好的心理状态，有助于顺利实施人工流产术，减少意外发生。更重要的是对未成年女性进行教育和保护，尤其对低社会经济地位的青少年女性，作为意外妊娠的高发人群，在妊娠发生时，更需要得到正确的指导和帮助，提供更多保护身心健康的渠道，以灌输正确的性知识，提升其自我概念的认知度，使其在面对性行为时能确切地抉择与判断，从根本上减少其再次未婚先孕的可能。

2012 年 WHO 发布青少年怀孕的实况报道，每年约有 1600 万名少女分娩，大多发生在低收入和中等收入国家。据估计，每年有 300 万 15～19 岁少女实施不安全堕胎。在低收入和中等收入国家，妊娠和分娩并发症是导致 15～19 岁少女死亡的一个首要原因。

未成年母亲生育的婴儿出现死产和新生儿死亡的比例比那些年龄在 20～29 岁的母亲的孩子要高出 50%。未成年母亲的婴儿发生低出生体重的可能性更大。

每年约有 1600 万名 15～19 岁少女和 200 万名 15 岁以下少女分娩。全世界每 5 名少女中就有 1 人在 18 岁之前分娩。在世界上最贫穷的地区，这一数字则升至不到每 3 人中就有 1 人。

在许多社会中，少女可能会处于早结婚和早生育的压力之下，否则她们获得教育和就业的前景就可能存在限制。

在低收入和中等收入国家，30% 以上的少女在 18 岁之前结婚，约 14% 在 15 岁之前结婚。此外，已婚少年很可能按照社会规范怀孕和分娩。另一方面，教育是预防过早怀孕的主要保护因素：学龄越长，过早怀孕的情况就越少。受教育程度低的妇女的分娩率比受过中高等教育的女性要高。

一些少女不知道如何避免怀孕或无法获得避孕措施。然而，即便避孕措施广泛可用，有性生活的青少年使用避孕措施的可能性也低于成年人。在拉丁美洲、欧洲和亚洲，仅有 42%～68% 的已婚和同居青少年使用避孕措施。在非洲，这一比例从 3% 到 49% 不等。

15～24 岁人群中，仅有 36% 的青少年男性和 24% 的女性全面正确了解如何预防艾滋病毒。

在某些情况下，少女可能无法拒绝性活动。性暴力的广泛存在对少女产生的影响尤甚。在一些国家，1/3 以上的少女报道称其初次性行为是被迫发生的。

与成年人相比，青少年怀孕更容易发生不安全堕胎。据估计，全球每年有 300 万名 15～19 岁少女进行不安全堕胎。不安全堕胎会在很大程度上导致长期健康问题和孕产妇死亡。

在青少年期生育会对少女及其婴儿造成严重的健康后果，特别是在卫生系统薄弱的地区。在某些国家，与成年人相比，青少年在分娩前后和分娩中获得熟练护理的可能性更小。

怀孕和分娩引起的并发症是众多低收入和中等收入国家中导致 15～19 岁少女死亡的首要原因。未成年母亲生育的婴儿发生死产和新生儿死亡的比例比那些年龄在 20～29 岁的母亲的孩子要高出 50%。未成年母亲的婴儿发生低出生体重的可能性也更大，这一点也将对其健康和发育产生长期影响。

九、防范措施

2011 年 5 月，世界卫生大会通过了一项决议，督促会员国加速行动，以改善年轻人的健康，具体措施为：审查并修订政策，保护青少年远离早育；获得避孕和生殖健康保健服务；促进有关性与生殖健康信息的获得。

WHO发布了关于如何在低收入和中等收入国家预防青少年过早怀孕和不良生殖后果的指南。该指南包含了以证据为基础的行动建议，使国家能够针对六项具体目标采取行动。

1. 减少18岁以前结婚的数量。

2. 营造理解和支持的环境，减少20岁之前怀孕的数量。

3. 提高面临意外怀孕风险的青少年的避孕措施使用率。

4. 减少青少年中被迫发生的性行为。

5. 减少青少年中的不安全堕胎。

6. 提高青少年中产前分娩和产后护理技能的使用；呼吁社会采取行动预防青少年怀孕。

WHO统计全球15～19的女孩，死亡原因中妊娠和分娩并发症仅次于自杀。因此对青少年应做好避孕知识的宣教和普及工作，预防意外妊娠，避免人工流产，同时对已发生意外妊娠的青少年应做好人工流产后的避孕措施，防止重复流产的再次发生。

目前我国医务人员对青少年使用LARC（依托孕烯皮下埋植，是一种可逆性的避孕方法）仍存在顾虑，对已发生非意愿妊娠青少年在人工流产后使用IUD及皮下埋植有较好的认同，因此经过充分咨询并排除禁忌证后可将IUD和皮下埋植作为青少年人工流产后立即提供的一线避孕方法。对暂不能使用LARC方法的青少年可开具处方或免费提供口服避孕药（COC）。对伴有流产并发症（出血、感染、损伤）的青少年更为有益。青少年多无稳定的性伙伴，因此除了上述措施外，还建议免费提供避孕套（男用或女用），以预防性传播疾病（STD）。青少年的生理和心理状态仍不稳定和健全，应特别告之不宜选择宜受孕期知晓法和体外排精。使用杀精剂的失败率高达28/100，且对STD无防护作用，故青少年不宜使用。

智障女性人工流产后，或被性侵犯后，对无生育需求或条件的智障女性，在排除并发症且与监护人充分沟通后，可在人工流产后实行节育术作为首选，还可立即放置IUD或皮下埋植。部分智障女性不能完成月经自我护理，选择LNG-IUS和皮下埋植，既保证避孕效果，又能使月经量减少甚至闭经。智障女性并不能使用自行掌握的避孕方法。

美国生育协会将子宫畸形分为7类，发生较高的是纵隔子宫和弓形子宫，畸形子宫妇女人工流产后，由于宫腔形态异常且妊娠组织残留风险相对较大，可将COC及CIC（复方庚酸炔诺酮注射针：庚酸炔诺酮50mg，戊酸雌二醇5mg，每月注射1次）作为术后短期内（3个月）首选的避孕方法。之后，根据子宫畸形的情况和手术结局再落实长效可逆或永久的避孕方法。皮下埋植和绝育史与子宫形态无关，更适合此类服务对象。

（石一复）

参考文献

潘绥铭，2004. 当代中国人的性行为与性关系. 北京：社会科学文献出版社：107.

张叶云，2005. 短信文化对青少年社会化的影响. 当代青年研究，(1)：41-46.

谭胜兰，2010. 现代大众传媒对青少年社会化的冲击及控制. 学校党建与思想教育，(17)：56-57.

吴静，熊光练，石淑华，2006. 青少年性健康行为研究概况. 中国社会医学杂志，23（2）：7-101.

中华妇产科分会，2018. 女性避孕方法临床应用中国专家共识. 中华妇产科杂志，53（7）：433-447.

Abd El-Hady RM, El-Nashar AB,1998. Long term impact of circumcision on health of newly married females in Benha City. Zagazig University Medical Journal, 6:839-851.

Omara BH . Bad psychological effects of the procedure of girls' circumcision.1994. Paper presented to the Meeting of NGO in preparation for the International Conference for Population and Development, Cairo.9.

Torvie A J,Callegary S,Schiff A, et al,2015. Labor and delivery outcomes among young adolescents. Am J Obstet Gyncol, 213(1):95.e1–95.e8.

第31章 青少年女性避孕

第一节　青少年的性生理及人工流产现状

自第二性征开始发育至生殖器官逐渐发育成熟获得生育能力（性成熟）的一段生长发育期称为青春期。随着生活水平的提高，少女性成熟年龄提前，WHO将青春期年龄定为10～19岁。

一、生理特点

（一）青少年女性生理特点

1. 第二性征发育　如女性体态、乳房发育是青春期的第一征象。

2. 生殖器官发育（第一性征）　由于下丘脑、垂体的促性腺激素作用卵巢逐渐发育增大，卵泡发育开始分泌雌激素和孕激素，促使内、外生殖器开始发育。

3. 月经来潮　女孩第一次月经来潮称为月经初潮，为青春期的一个里程碑。

4. 生殖能力　规律的月经和周期性排卵是女性成熟并获得生殖能力的标志。

（二）青少年女性生殖内分泌的特点

女性的生殖功能包括分泌性激素产生卵子、妊娠和分娩。女性生殖系统的主性器官为卵巢。卵巢具有产生卵子和合成分泌性激素（雌激素和孕激素）的功能。下丘脑分泌促性腺激素，释放激素促进腺垂体分泌黄体生成素和促卵泡激素，腺垂体分泌的促性腺激素调控卵巢的排卵和内分泌功能。同时，卵巢分泌的激素对下丘脑－垂体分泌的生殖激素进行反馈调节，下丘脑、腺垂体及卵巢激素之间的相互关系构成下丘脑－垂体－卵巢（H-P-O）的内分泌调节轴。到青春期卵巢功能逐步成熟，卵泡开始发育、排卵，开始具有生殖能力。

（三）青少年女性性现状

随着少女性成熟年龄的提前和性观念的开放、互联网的普及，青年男女对性的渴望、需求日益增长。然而由于青少年身心发育尚不完全，缺乏判断力、自制力，家长、学校对孩子的生殖健康又重视不够，甚至完全回避。部分少女偷食禁果，事后又不知所措，没有采取有效的避孕措施，导致意外妊娠而堕胎，严重影响少女身心健康，甚至影响其一生。在传统的医疗卫生体制中，处于青春期的青少年被称为“医学孤儿”，处于内科、儿科、妇科“三不管”地带。据我国研究表明，意外妊娠少女对性接触后会导致妊娠的认知率约为47.4%，对避孕相关知识知晓水平更低：知晓安全套使用的相关知识的约为21.7%，知晓服用紧急避孕药能避免意外妊娠的约为16.8%，知晓安全期避孕的约为1.8%，知晓口服短效避孕的药约为9.5%，知晓体外排精避孕占1.2%。多因素分析显示，青春期少女缺乏受孕和避孕相关知识，不能正确或规范使用避孕方法。因此，为保障青春期少女生殖健康，防止非意愿妊娠，减少青春期妊娠的对策之一就是进行正确的避孕教育，选择恰当的避孕方法。

二、青少年女性人工流产现状

人工流产是作为避孕失败的一项补救措施，对保障妇女的生殖权利和控制人口都有重要的作用，在我国不受法律的限制。我国人工流产具有以下特点：一是人工流产总数居高不下，据国家人口和计划生育委员会发布的一组数据显示，每年人工流产多达1500万人次，这还不包括药物流产和在未注册私人诊所做的人工流产；二是人工流产妇女年轻，25岁以下的女性占50%以上，未育的比例高，大学生甚至成为人工流产的“主力军”；三是重复流产率高、间隔时间短。我国是世界上青少年人口最多的国家，2010年我国人口普查资料显示，10~24岁的青少年人口为近3.02亿，占全国总人口的22.7%。青少年妊娠发生率呈逐年上升的趋势，大大增加了生殖道感染及不孕症的发生概率。

三、青少年女性人工流产的危害

少女人工流产危害大。一方面，由于青春期少女生殖道发育尚不成熟，外阴及阴道都很娇嫩，阴道短表面组织薄弱。另一方面，少女的流产手术都是瞒着父母，在偷偷摸摸的情况下进行，有的甚至在设备简陋、消毒差、医术低劣的条件下进行；或采用许多不符合科学、危险性大的方法如使用绷带紧束腹部，做强烈的跳跃运动，或口服一些所谓的“打胎”药物等，企图强行将胎儿打下来，而且术后往往得不到充分的休息，也不懂该如何护理，这样手术中及手术后很容易引起各类并发症，严重损害少女的身心健康。

（一）术中并发症

1. 生殖道损伤及出血　少女由于心智尚未完全成熟，对自身怀孕后的身体变化不易察觉，往往发现怀孕时已经孕周较大，同时生殖道发育也不成熟，人工流产时易导致阴道、宫颈裂伤、子宫穿孔，大块组织不能及时吸出，妨碍和影响子宫收缩，继而导致大出血等。

2. 人工流产综合征　少女由于缺乏经验、情绪紧张害怕、宫颈小而扩张困难，在行人工流产手术时，对子宫或宫颈的局部刺激引起迷走神经自身反射，出现迷走神经兴奋症状，释放大量乙酰胆碱，可对心血管系统产生一系列影响及脑供血不足，受术者突然出现心跳过缓、心律失常、血压下降、面色苍白、大汗淋漓、头晕胸闷等一系列症状。

（二）术后并发症

1. 吸宫不全、宫腔积血　由于操作不仔细或子宫过度屈曲，造成部分组织或积血残留宫腔，引起持续性阴道出血或大出血，有时伴发热及腹痛，易感染，大多需再次清宫手术，增加痛苦及其他并发症。

2. 粘连　吸宫或刮宫过度、吸宫方法不当，会损伤子宫颈管和子宫内膜，进而引起宫颈粘连、阻塞或宫腔粘连、缩小，导致术后周期性腹痛、经量减少或闭经。

3. 感染　由于术前生殖器炎症处理不全或术中消毒不严、术后护理不当或过早有性生活易致生殖器官炎症，重者反复盆腔炎发作，对今后的生育产生影响。

4. 子宫内膜异位症　人工流产手术可造成子宫颈狭窄，阻止经血外流，引起经血潴留子宫腔，从而逆流到腹腔，形成子宫内膜异位症。

5. 月经不调　人工流产手术可对机体造成严重的干扰，导致神经内分泌系统失调，从而出现月经异常。

6. 不孕　多次的人工流产还可能导致终身不孕，由于反复地钳刮子宫内膜，使子宫壁变薄，内膜越来越少，导致月经过少，甚至闭经，受精卵着床而没有良好的“土壤”，使之不能发育成胚胎，因而终身不孕。

7. 过早的性生活及妊娠　流产可严重影响心理健康。因为少女的流产常是在十分紧张的状态下偷偷摸摸进行的，由于怕暴露而产生恐惧感、负罪感及悔恨情绪，久之还会使人发生心理问题，影响学习和工作，对本人、家庭和社会都不利。

所以说人工流产是影响育龄少女生殖健康的重要因素，青春期应忌性生活，珍惜自己的青春与身体，把注意力和兴趣投入到学习、工作中去，这对于自身的健康成长、事业成就、生活幸福都有重要意义。但是性是与生俱来的本能，我们每个人都有追求性的权利。家长、学校和计划生育部门在引导青春期孩子正确价值观的基础上，应多途径向青春期少女提供避孕相关知识，选择适宜有效的避孕方法，加强青春期保健，保护少女的身心健康。

第二节　避 孕 措 施

青春期女性选择适宜避孕措施需要考虑的主要因素如下所述。

1.安全：不危及双方性生活健康。

2.有效：即使不熟练掌握使用技巧也不会导致避孕失败。

3.长效：减少反复使用次数，依从性好。

4.可逆：随时可以停用，停用后即可恢复生育功能。

5.易获得：随时随地可以获得。

6. 对体形及外貌无负面影响。

7. 不影响骨骼发育。

8.有额外的健康益处：如治疗不规则阴道出血、痛经、多囊卵巢综合征（PCOS）、痤疮等。

一、工具避孕

工具避孕又称物理屏障避孕法，即外用避孕药具，是用物理方法（机械阻挡）不让精子到达子宫内口处，或用化学制剂在阴道内灭活精子，或两者结合，从而阻断精卵相遇而达到避孕目的。屏障避孕法具有避孕和不同程度的预防性传播疾病的双重功能。物理屏障避孕法国内市售的有男用和女用避孕套、女用避孕囊。国外常用的方法还有阴道隔膜、子宫颈帽、女用帽、Lea 盾等。

（一）男用避孕套

男用避孕套也称为阴茎套（condom），是由乳胶或其他材料制成的袋状男用避孕工具。其适用于各年龄段的育龄人群，尤其适合于未婚少女，新婚，患心、肝、肺等疾病的夫妇，避孕变换措施尚处于适应阶段及可能感染性传播疾病（包括 HIV）的高危对象。

1. 使用方法　选择合适的型号，使用前应检查一下避孕套有无破损，排去小囊内空气后套在阴茎上，射精时让精液排在阴茎套前端的小囊内，阻断精液进入阴道，起物理性屏障作用，达到避孕目的。射精后在阴茎尚未软缩时，即捏住套口和阴茎一起取出。每次性交时均应更换新的阴茎套，事后检查避孕套有无破裂，如有破裂，应采取紧急避孕措施（图 31–1）。

2. 避孕套的双重功能　使用避孕套是青少年避免非意愿性妊娠和阻止性传播疾病最值得提倡的避孕方法。综合国外研究，阴茎套在屏障避孕措施中是最为有效的一种方法，如能正确使用，避孕成功率可达 95% 以上。第一年的意外妊娠率低于 3/100 妇女 / 每年。含杀精剂的阴茎套避孕效果为每年 99/100 妇女。使用阴茎套，男性性传播疾病感染的相对危险度范围为 0～0.51；女性相对危险度为

0.11～0.87。持续使用，女性感染HIV的相对危险度为0～0.6。2013年有1篇综述提出有多个性伴侣的青少年避孕应采取长效可逆避孕方法与避孕套联合使用，可减少青少年意外妊娠和性病的发生率。

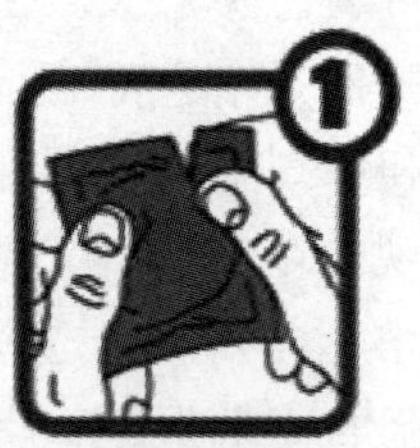

①性交前在勃起的阴茎与对方身体有任何接触前戴上避孕套，以避免怀孕或性病传播。从避孕套单只包装的有锯齿边的边缘撕开，小心地取出避孕套

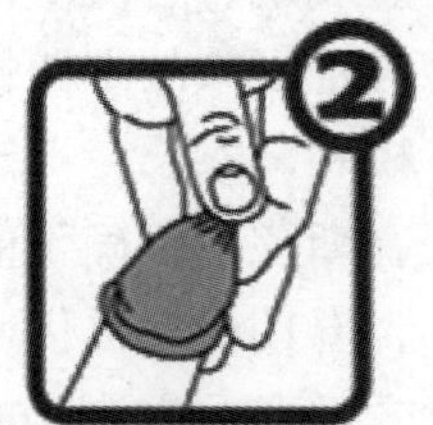

②检查避孕套末端卷曲部分是否在外面，如果不是，就说明戴反了。应挤出避孕套前端储精囊内的空气

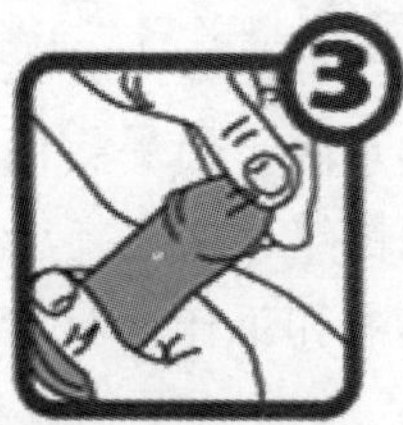

③接着戴上避孕套，并伸展至阴茎末端。如果在性交过程中避孕套部分脱落，应立即将其套回原位。如果避孕套滑落掉出，请更换新的避孕套

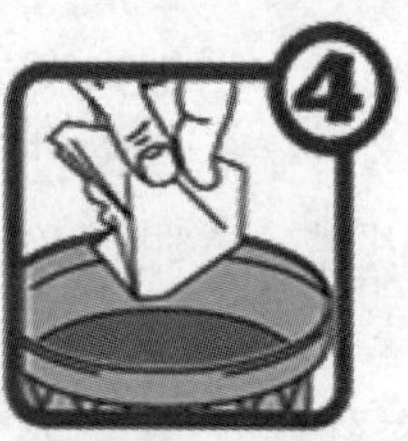

④射精后，在阴茎仍然勃起时应立即稳妥地用手从阴茎根部按住避孕套，并尽快抽出阴茎，确保在阴茎完全抽离后再将避孕套脱下

图 31–1　男用避孕套使用方法

（二）女用避孕套

女用避孕套也称阴道套（vaginal pouch），是一种由聚氨酯（或乳胶）制成的柔软、宽松的袋状物，长15～17cm。开口处连一直径为7cm的柔韧“外环”，套内有一直径为6.5cm的游离“内环”。女用避孕套既能避孕，又能预防性传播疾病和艾滋病。除阴道过紧、生殖道畸形、生殖道肿瘤、子宫Ⅱ度脱垂、反复尿路感染、生殖道急性炎症及对女用避孕套过敏外，均可使用。

1. 使用方法

（1）打开包装，取出阴道套。必要时，加些润滑剂在套内，轻轻搓动，使润滑剂在套内均匀分布。

（2）取一足踏凳的立位，两腿分开的蹲位或膝跪位，或半躺位。

（3）内环位于套底（封闭端），放置前可在套底外部加些润滑剂。

（4）用拇、示、中三指在套外侧握住内环，轻轻挤压，呈长形，外环（套的开放端）自然下垂。

（5）另一手轻轻分开阴唇，将阴道套内环沿阴道后壁上推置入阴道深部。

（6）从套内用示指将内环上缘置于耻骨上方，即进入阴道内2～3寸处。

（7）外环覆盖在外阴，即可性交。必要时，可在阴道套外露部分两侧加些润滑剂。

（8）性交后，握住外环，旋转1～2周后，轻轻拉出，丢弃。

阴道套也可由男方帮助放置，方法同上，只是女性需取平卧位。另一种使用方法是：取出内环，将套套在阴茎上如类似男用避孕套使用（图31–2）。

2. 注意事项

（1）每次性交均需使用。

（2）性交时感觉到外环移动是正常现象，不必担心。

（3）如果感觉到有内环，通常是未将内环放置于阴道深处（耻骨上方）的缘故。

（4）如果感觉到外环进入阴道，或阴茎从阴道套下方或侧方进入阴道，要停止性交，取出阴道套，加些润滑剂，重新放置。

（5）取出时阴道套上分泌物多，宜弄脏衣裤或寝具。

（6）性交时有可能感觉到外环及其移动。

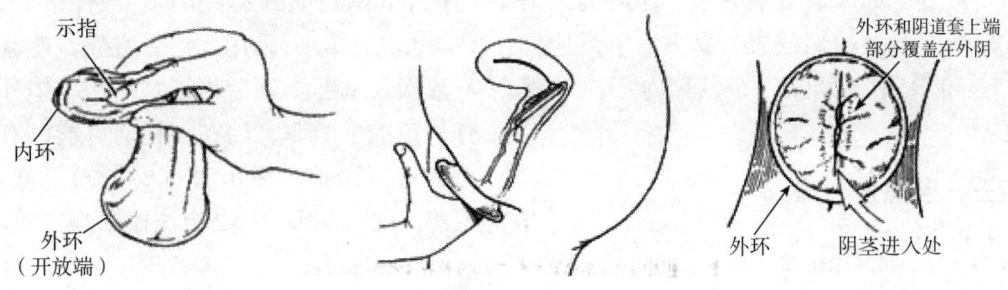

图 31–2 女用避孕套使用方法

3. 阴道套的双重功能 近年来，国外研究显示，使用阴道套的妊娠率为每年 5/100 妇女。一些实验室研究显示，聚氨酯阴道套能阻滞传播性疾病的微生物（包括 HIV）通过。相较于男用避孕套，女用避孕套过敏少，几乎无刺激反应，且强度高，破损率低。

（三）女用避孕囊

女用避孕囊简称“避孕囊”，是我国自己设计、制造的女用屏障器具，由乳胶制作。

1.使用方法：避孕囊是一中空的囊状物，柔软而富有弹性。避孕囊的外形部分，称为“囊体”，表面有三条凹凸的波纹状结构；底部有一凹陷，称为“囊底”；顶部有三片叶状突起，称为“囊尖”；囊尖向囊内反折，形成“囊管”，未过性生活时，囊管自行闭合，并折叠成三条相连的囊管沟；囊体内侧的空腔，称为“囊腔”。放置后的避孕囊，囊底覆盖于子宫颈；囊体贴于阴道壁上段；囊尖与囊管在性生活时接纳进入的阴茎；囊腔可封存性高潮时排出的精液。避孕囊能有效地阻止精液上行进入女性的宫腔而达到避孕目的。

2.使用禁忌证：阴道畸形（如纵隔、横膈等）、阴道宫颈或盆腔急性炎症、对乳胶或杀精剂过敏或者某些性功能障碍治愈前，如阴道痉挛、早泄等，禁使用女用避孕囊。

3. 避孕囊在试制过程中，曾对 598 对志愿者夫妇进行连续 6 个月以上的临床避孕效果观察，共 7917 个周期。完美使用后的妊娠率仅为 0.84%，避孕囊在使用中覆盖宫颈，理论上有部分预防性传播疾病和 HIV 的功能。

（四）阴道隔膜、宫颈帽

阴道隔膜用乳胶制成，宫颈帽用硅橡胶制成，均需经医护人员配置，选择大小合适、经学习妇女自己掌握的机械屏障避孕方法。目前我国尚无此类产品。

二、阴道内杀精子药

阴道杀精剂（vaginal spermicides）是性交前置入女性阴道，具有对精子灭活作用的一类化学避孕制剂。

1. 目前常用的有避孕栓、胶冻片剂（泡腾片）和避孕药膜，均以壬苯醇醚为主药，由惰性基质制成。壬苯醇醚具有快速高效的杀精能力，最快者 5 秒内使精细胞膜产生不可逆改变；含主药 50mg，但其 1/30 剂量即足以杀灭一次射精中的全部精子。

2.使用方法：性交前 5～10 分钟将药栓、胶冻、片或膜置入阴道深处，待其溶解后即可性交。正确使用后的避孕效果达 95% 以上。

3.注意事项：一般对局部黏膜无刺激或损害，少数妇女有阴道灼热感、过敏、阴道分泌物增多，偶有月经周期变化。每次性交前都要放置，如果放置后超过 1 小时尚未射精或再次房事要重新放置。女方房事后应仰卧 15～30 分钟，房事后 6 小时内不应冲洗阴道。

三、自然避孕法

自然避孕法（natural family planning，NFP），又称安全期避孕法，是指不用任何药物、工具或手法，而是顺应自然的生理规律，利用妇女月经周期中生理上产生的不同自然信号来识别其处于月经期的"易受孕期"或"不易受孕期"，从而选择性交日期，以达到避孕的目的。

1. 避孕原理　日历表法、哺乳期闭经避孕法、基础体温测量法、宫颈黏液观察法均属自然避孕法。卵子自卵巢排出后可存活 1～2 天，而受精能力最强时间是排卵后 24 小时内；精子进入女性生殖道可存活 2～3 天。因此，排卵日及前后 3 天为易受孕期，其余的时间不易受孕视为安全期。

2. 注意事项　采用安全期进行性生活，使用安全期避孕需事先确定排卵日期，通常根据基础体温测定、宫颈黏液检查、排卵试纸检测、卵泡 B 超检测或通过月经周期规律来推算。多数妇女月经周期为 28～30 天，预期在下次月经前 14 天排卵，排卵日及其前后 5 天以外时间即为安全期。

由于妇女排卵过程可受生活、情绪、性活动、健康状况和外界环境等因素影响而推迟或提前，还可能发生额外排卵。因此，安全期避孕法并不十分可靠，失败率达 20%。

四、体外射精

体外排精又称"中断性性交"（coitus interruptus），是一种古老的避孕方法。

1.使用方法：性交时，男性在射精前，即有射精感时及时撤出，将精液排在阴道外。通常，宜将精液排在事先准备好的毛巾或软布上，避免沾染外阴或阴道口，阴道口精液的精子也有可能游入阴道内造成怀孕。

2.注意事项：采用此法者宜先戴避孕套练习数次，掌握要领后再正式使用。体外排精有一定的失败率，因在射精前可能已有少量精液进入阴道，撤出时也要夫妇双方配合。通常，此法仅作为后备方法使用。

3. 据报道，约 57% 青少年采用体外射精避孕，其失败率达 22%。因此体外排精缺乏对性传播疾病保护作用，青少年应该避免采取该避孕措施。

五、逆行射精

逆行射精（Retrograde ejaculation）也称会阴部尿道压迫法。

1. 方法　性交中，男性在有射精感时，用示、中两指，从阴囊和肛门之间，向耻骨方向紧紧压迫，等到搏动完全停止后（约 1 分钟）再放松，同时将阴茎撤出。手指压迫尿道，使尿道分成前、后两个部分，暂不通畅。精液不能到前部尿道，逆行射向膀胱，以后随尿排出。

2. 注意事项　采用此法者也宜先戴避孕套练习数次，掌握要领后再正式使用。逆行射精有一定的失败率，因需掌握压迫要领，也需及时撤出阴茎，否则放松后尿道内精液有可能再流入阴道。同时，此法并不符合生理情况，精液反复逆流入膀胱，对膀胱颈可能有刺激作用，易发生性交后尿频现象。通常，不推荐此法。

六、药物避孕

药物避孕即女性甾体激素避孕，指女性使用避孕药物后达到避孕，是一种高效的避孕方法。避孕药物的成分是雌激素和孕激素。

（一）避孕机制

甾体激素避孕药的作用是多环节的，根据药物种类、剂量、剂型、给药途径、用药方法的不同，其作用环节也有所不同。

1. 抑制排卵　甾体激素避孕药通过干扰下丘脑－垂体－卵巢轴的正常功能以抑制排卵。避孕药物抑制下丘脑释放 GnRH，使垂体分泌 FSH 和 LH 减少，同时直接影响垂体对 GnRH 的反应，不出现排卵前 LH 高峰，故不发生排卵。

2. 对生殖器官的直接作用

（1）改变宫颈黏液性状：避孕药中的孕激素使宫颈黏液变高度黏稠，拉丝度减小，不利于精子穿透。

（2）改变子宫内膜的性状：胚胎着床的关键在于胚胎发育与子宫内膜生理变化过程必须同步。避孕药中的孕激素干扰雌激素效应，抑制子宫内膜增殖，腺体小而直、螺旋动脉发育不良，间质细胞蜕膜样变，从而导致内膜不适宜于受精卵着床。

（3）改变输卵管的功能：在持续的雌、孕激素作用下，改变输卵管正常的分泌活动与蠕动，改变受精卵在输卵管内的正常运行速度，从而干扰受精卵的着床。

（二）常用的几种避孕药

1. 短效口服避孕药　是少女最常用的避孕药物，目前最常用的有如下几种。

（1）妈富隆（去氧孕烯炔雌醇片）：是炔雌醇和去氧孕烯复方制剂。其主要避孕作用是通过抑制垂体－性腺轴的排卵来实现，以及增加宫颈黏液的黏稠度，阻止精子的穿入。用法：在月经周期的第 1 天，即月经来潮的第 1 天开始服用本品。按照包装箭头所指的方向每天约同一时间服一片本品，连续服 21 天，随后停药 7 天，在停药的第 8 天开始服用下一板。不良反应通常在使用复方口服避孕药的开始几个周期出现。

（2）达英－35（炔雌醇环丙孕酮片）：可用于口服避孕，也可用于治疗妇女雄激素依赖性疾病，如痤疮，特别是明显的类型，以及伴有皮脂溢或炎症或形成结节的痤疮（丘疹脓疱性痤疮、结节囊肿性痤疮）、妇女雄激素性脱发、轻型多毛症及多囊卵巢综合征患者的高雄性激素症状。用法：必须按照包装所指方向每天约在同一时间用少量液体送服。每天 1 片，连服 21 天。停药 7 天后开始下一盒药。

（3）优思明（屈螺酮炔雌醇片）：每片优思明含屈螺酮 3mg 和炔雌醇 0.03mg，是一种含有独特孕激素屈螺酮的短效避孕药。屈螺酮是一种具有抗盐皮质激素活性的新型合成孕激素，除了能实现高效避孕之外，还具有其他有利特性：①屈螺酮具有抗盐皮质激素活性，能防止由于体液潴留而引起的体重增加和其他症状。它对抗与雌激素相关的钠潴留提供了良好的耐受性，并对经前期综合征有积极作用。与炔雌醇组成复方口服避孕药，屈螺酮增高了高密度脂蛋白水平，显示良好的脂质谱。②屈螺酮的抗雄激素活性对皮肤有良好的作用，可减少痤疮损伤及皮脂的产生。此外，屈螺酮并不对抗与炔雌醇相关的性激素结合球蛋白增高，后者有利于与内源性雄激素的结合并使其失活。③屈螺酮没有任何雄激素、雌激素、糖皮质激素与抗糖皮质激素的活性。这一特性，结合其抗盐皮质激素和抗雄激素特性，使屈螺酮的生化和药理性能与天然孕激素十分相似。用法：必须按照包装所标明的顺序，每天约在同一时间用少量液体送服。每天 1 片，连服 21 天。停药 7 天后开始服用下一盒。

（4）优思悦（屈螺酮炔雌醇片）：为最新上市的短效口服避孕药，每片优思悦含屈螺酮 3mg 和炔雌醇 0.02mg，雌激素含量更低，副作用更少。其临床除用于口服避孕外，还可用于治疗中度寻常痤疮，适用于≥14 岁、没有口服避孕药已知禁忌的已初潮女性。只有在患者希望使用口服避孕药作为避孕措施时才能使用本品治疗痤疮。药理作用与优思明一致，但其雌激素含量更低。用法：告知患者在月经周期的第1天（第1天开始）或月经周期开始后的第1个星期日（星期日开始）开始服用本品。每天同一时间口服一片，先用浅粉红色片24天，第25～28天每天服用一片白色无活性片，必须按照包装所标明的顺序，每天约在同一时间用药。

注：以上几种口服短效避孕药服用时间最好放在每天晚上睡前。

2. 长效避孕药　主要包括复方长效口服避孕药和长效避孕针剂，此类避孕药一般不太适用于少女避孕。

（1）复方长效口服避孕药由长效雌激素和人工合成孕激素配伍制成，服药1次可避孕1个月。避孕有效率达96%～98%，但其激素含量大，副作用多，如类早孕反应、月经失调等，市场上已经少见。

（2）长效避孕针有单孕激素制剂和雌、孕激素复合制剂两种。避孕有效率达98%以上。单孕激素制剂如醋酸甲羟孕酮避孕针，每隔3个月注射1针，避孕效果好；复合制剂由于激素剂量大，副作用大，很少用。

（3）皮下埋植剂是一种缓释系统的避孕剂。1987年起在我国应用，有效率达99.6%。Norplant Ⅰ为第一代荷兰产品，有6个硅胶囊，每个含左炔诺孕酮（LNG）36mg，总量为216mg。Norplant Ⅱ为第二代产品，有2根硅胶棒，每根含LNG 70mg，总量为140mg。埋植后Norplant硅胶囊缓慢、恒定地向血液循环中释放左炔诺孕酮，平均释放量为30μg/24h，放置24小时后即发挥避孕作用。Norplant皮下埋植剂用法：于周期第7天内在上臂内侧作皮下扇形插入，可避孕3～5年，避孕有效性为99.5%以上。其优点是不含雌激素，随时可取出，恢复生育功能快，使用方便。其副作用主要是不规则少量阴道出血或点滴出血，少数闭经。一般3～6个月后可逐渐减轻及消失，出血时间过长或不规则出血不能耐受而又不愿终止使用者可给予含炔雌醇30～35μg的复方短效口服避孕药22天。ACOG和AAP推荐皮下埋植避孕剂作为青少年长效可逆的避孕方法之一。青少年使用皮下埋植剂续用率高，但使用率为0.5%。

3. 紧急避孕药　用于单次无防护措施性生活后或避孕失败后，常用的药物有炔诺孕酮片和米非司酮。炔诺孕酮（商品名毓婷等）每片0.75mg，在性生活后72小时内口服1片，12小时重服一次，或遵药品说明书使用。炔诺孕酮片通过干扰内膜的正常转化，不利于受精卵着床，从而达到避孕作用。米非司酮片每片10mg或25mg，在无保护性生活后72小时内口服10～25mg。米非司酮为孕激素受体拮抗剂，与孕激素受体的亲和力是黄体酮的5倍，具有抗孕激素作用，从而抑制孕激素的作用，导致可逆性闭经。

紧急避孕药的注意事项：其尚未达到规范常规避孕方法的效果，不宜经常反复使用（1年内不多于3次），更不能用它来替代常规的避孕方法，否则易引起月经紊乱；紧急避孕药只能对前1次性生活有事后避孕作用，用药后不能再有无防护措施的性生活。服药后1小时内发生呕吐，应尽快补服1次。其中，口服左炔诺孕酮是紧急避孕的首选，因其不良反应小和有效性达85%。可见紧急避孕药仍有较大避孕失败的可能，此外还增加宫外孕的风险。

（三）避孕药物的适应证和禁忌证

1. 适应证　育龄妇女尤其是青春期少女自愿要求服用而无禁忌证者。

2. 禁忌证

（1）严重心血管疾病不宜使用。如高血压、冠心病等。

（2）急、慢性肝炎或肾炎。

（3）血液病或血栓性疾病。

（4）内分泌疾病如糖尿病需用胰岛素控制者、甲状腺功能亢进症者。

（5）恶性肿瘤、癌前病变、子宫或乳房

肿块患者。

（6）哺乳期不宜使用，因避孕药中的雌激素可抑制乳汁分泌，影响乳汁质量。

（7）月经稀少或年龄＞45 岁者。

（8）原因不明的阴道异常出血。

（9）精神病生活不能自理者。

（10）骨骼尚未发育完全者。

（11）吸烟。

（12）宫颈癌高危人群。

（四）青春期女性服用口服避孕药避孕以外的用途

1. 功能失调性子宫出血 使用含雌、孕激素避孕药的效果优于单一药物。低剂量的雌激素可以维持子宫内膜的适度增生，孕激素可以使内膜转化，既可以阻止子宫内膜的过度增生，使增厚的子宫内膜变薄，也可以使非薄的子宫内膜有所增长，达到服药血止、停药“月经来”目的，从而控制和调节月经周期。

2. 多囊卵巢综合征 复方短效口服避孕药能够抑制下丘脑 – 垂体 – 卵巢轴的功能，LH 和 FSH 均降低，卵巢进入静息状态，由多囊状态趋于正常；性激素结合球蛋白增加，使血浆游离雄激素水平下降，痤疮和多毛改善；按照周期服药，可以起到控制和调节月经周期作用，防止内膜过度增生，保护子宫内膜。达英 –35 与其他复方短效口服避孕药相比，抗高雄激素作用更强，除降低血浆游离睾酮外，还可抑制雄激素与受体的结合。用药方法为按周期服药、21 天 /7 天方案。

3. 子宫内膜异位症 复方短效口服避孕药使下丘脑 – 垂体 – 卵巢轴的功能受到抑制，卵巢功能静止，子宫内膜处于增生不良状态，月经规则而量少，因而子宫内膜异位灶也处于静止状态，逐渐趋于萎缩，痛经也能得到缓解。与其他药物相比，其突出的特点是安全性好，可以长期服用，尤其是作为保守手术后的维持治疗，价格远低于其他药物。除了治疗作用外，有报道称复方短效口服避孕药可以降低子宫内膜异位症的发生率，具有预防作用。

4. 经前综合征 非药物的疗法有饮食调节、行为调节和有氧锻炼等，药物有复方短效口服避孕药、维生素和 CnRH–a 等。复方短效口服避孕药由于使卵巢功能静止，雌激素水平降低，神经递质和前列腺素水平降低，因此停药后的“月经”就没有特别的不适。含屈螺酮的避孕药效果更明显，因为它还具有抗盐皮质激素作用，有利于减少水钠潴留。

（五）避孕药的副反应及处理

1. 类早孕反应 服药后可出现恶心、头晕、乏力、困倦、食欲缺乏、乳胀、白带增多等类似早孕反应，为雌激素刺激胃黏膜所引起。轻者不需要处理，坚持服药数天后，可自然减轻或消失。可考虑进行对症治疗，如服药的前 3 个月口服维生素 B_6、复合维生素等。症状严重者，可考虑更换制剂。

2. 阴道出血 又称突破性出血，发生阴道出血，或是由于漏服、迟服、服药方法错误、药片质量受损所致；或是由于个人体质不同，服药后体内激素水平不平衡，不能维持子宫内膜正常生长的完整性而发生。少量出血者，每晚加服炔雌醇 1 片（0.005mg），与避孕药同时服到 22 天停药。出血稍多者，每晚加服炔雌醇 2 片（0.01mg），与避孕药同时服到 22 天停药。出血量如同月经量时，或出血时间已接近月经期，可停止服药，就将此次出血当作月经，在出血的第 5 天重新开始服药。

3. 停经或月经过少 绝大多数停经或月经过少者，在停药后可自然恢复。若停药后月经仍不来潮，应在停药的第 7 天开始服下一个周期的避孕药，不宜久等，以免影响避孕效果。连续发生 2 个月停经者，应考虑调换避孕药种。调换药品后仍停经，或连续发生 3 个月停经者，应停止服药，观察一段时间，等待月经自然恢复；或在停药后每天肌内注射黄体酮10mg，连续5天；也可口服甲羟孕酮，每天10mg，连服5天。一般在停药后1周内月经来潮。如注射或口服上述药物后仍不来月经，应查找原因。停药超过6个月依然闭经，称为“避孕药后闭经”，原因可能是下丘脑垂体系统阻断，可试用人工周期调节，使其功能恢复，如果妇女原有下丘脑－垂体－卵巢轴的功能不全则往往难以恢复。停用避孕药期间，应采用其他避孕措施。月经减少通常不必处理，如需处理，可考虑每天加用炔雌醇（0.005mg）1～2片，按周期加服。

4. 体重增加　较长时间服用短效口服避孕药，少数妇女体重增加。其原因是避孕药中孕激素成分弱，雄激素作用促进体内合成代谢，或雌激素成分使水钠在体内潴留所致。这种体重增加不会导致肥胖症，不影响健康。优思明及优思悦不会导致水钠潴留，因此不会引起体重增加。

5. 色素沉着　少数妇女颜面皮肤可出现淡褐色色素沉着，如同妊娠期色素沉着一样。停药后多数妇女可自然减轻或恢复。极少数色素脱失缓慢，但不影响健康。

6. 其他　如头痛、乳房胀痛、食欲增强、皮疹、瘙痒等，可对症处理，必要时停药。严重头痛及出现视力障碍、原因不明的胸痛、腿痛者需停药观察，并做进一步的检查。

七、宫内节育器

宫内节育器（intrauterine device，IUD）是一种安全、有效、简便、经济、可逆的节育方法。大量研究认为IUD抗生育作用是多方面的，主要是局部组织对异物的物理和化学反应干扰胚胎着床。

（一）适应证

育龄妇女自愿要求以IUD避孕而无禁忌证者。

（二）禁忌证

1. 妊娠或可疑妊娠。

2. 生殖器官炎症。

3. 生殖器肿瘤。

4. 月经频发、月经过多或不规则阴道出血。

5. 宫颈过松、重度裂伤、重度狭窄及重度子宫脱垂。

6. 生殖器官畸形。

7. 宫腔＜5.5cm或＞9cm。

8. 较严重的全身急慢性疾病。

9. 各种性病未治愈。

10. 盆腔结核。

11. 非人工流产后，子宫收缩不良、可能有妊娠组织残留或有感染可能。

12. 产时或剖宫产时胎盘娩出后放置，有潜在感染或出血可能。

13. 有铜过敏史者，不能放置载铜节育器。

（三）IUD常规放置时间

1. 月经净后3～7天内为宜。

2. 人工流产后即时。

（四）IUD的副作用

1. 异常子宫出血。

2. 下腹部或腰骶部疼痛及白带增多。

这两种情况需明确诊断后处理，而后者多数不需要治疗，一般于数月后自行减少。

关于宫内节育器避孕，原则上只适用于已经生育过子女的妇女，不主张用于未婚少女避孕，有特殊需要可以考虑，如已同居，几年内不结婚没有其他合适避孕措施反复流产者也可以考虑。

小　结

人工流产是避孕失败的一种补救措施，是一种消极的、迫不得已的方法，绝对不能作为避孕方法的补充，更不能作为常规的避孕方法。意外妊娠除了以上做人工流产带来的危害及对少女心理影响外，对以后生殖健康及家庭幸福也会有远期影响。另外，意外妊娠除了正常妊娠以外还有病理性妊娠，如异位妊娠可能会造成腹腔内大出血及切除输卵管的后果。非意愿妊娠还会有浸润性葡萄胎、滋养细胞肿瘤的可能，需要化疗甚至切除子宫来应对。

对已经做了人工流产的青少年更要实施 PAC 项目，即人工流产后关爱，指人工流产的即刻由医务人员实施面对面的咨询指导、图文并茂的讲解、告知流产后的注意事项及帮助分析意外妊娠的原因，协助选择合适的避孕方法并指导正确使用，确保后续避孕措施的落实以避免重复流产。

青少年性生活采取避孕措施中最实用方便又容易获得的首选避孕套，如果应用得法，避孕效果在 90% 以上，且可以预防性传播疾病。

如果性伴侣接触密切，或已同居，建议采用口服短效避孕药，尤其是本身有痛经、月经过多或脸上长有寻常痤疮的更适合采用口服避孕药，因为其除了避孕外同时有治疗作用。

如果因为一时冲动发生性行为，身边也没有避孕套，那只有采取体外射精方法了，虽然不可靠，但还是会有点作用的。

无任何避孕措施的性生活要避免怀孕，还有一个补救办法即口服紧急避孕药（在 72 小时之内），其成功率在 80% 以上，但不能经常采用，否则内分泌会紊乱的。

总之，为防止非意愿妊娠，青少年性生活采用避孕措施显得尤为重要，避孕措施以避孕套、口服避孕药比较可靠，其他几种措施可酌情选择。

（孙惠兰）

参考文献

李阳，焦娜，蒋泓，等，2015. 我国青少年性与生殖健康的需要与需求研究现状 . 中国妇幼保健，30（13）：2122–2125 .

石一复，张承烈，2015. 实用中西医妇产科经验荟萃（上下册）. 杭州：浙江科学技术出版社：323–357.

谢莹珊，夏爽，李力，2016. 重庆市大学城地区未婚人工流产女性避孕现况研究 . 检验医学与临床，1：85–86.

Bitzer J, 2013. Oral contraceptives in adolescent women.Best Practice & Research Clinical Endocrinology & Metabolism, 27(1): 77–89.

Wiliams RL, Fortenbery JD, 2013. Dual Use of Long–Acting Re–versible Contraceptives and Condoms Among Adolescents. J Adolesc Health, 52(4): 29–34.

第32章 小儿与青少年女性遗传学相关问题

小儿与青少年妇科学是一门研究女性性发育成熟前生殖系统生殖病理的学科，生殖系统器官及其内分泌系统发育异常是最主要的研究内容。虽然，妊娠期胎儿和出生后新生儿的激素、环境内分泌干扰物和病原体的暴露、营养和全身健康状态等外源性因素均可影响女性生殖系统的正常形成和发育，遗传学因素无疑是女性儿童生殖系统发育障碍和先天畸形的最重要因素，与其他遗传性疾病一样，导致儿童生殖系统器官异常和生殖内分泌系统功能紊乱的遗传性因素大致也可分为染色体异常、单基因病和多基因病。

一、染色体异常

染色体是基因的载体，一个人类单倍体基因组含有20 000～25 000个结构基因，分布在由1～22号常染色体和二条性染色体X、Y组成的一个单倍体染色体组上。因此，一条染色体或一个染色体片段均带有一组基因，染色体数目或染色体片段增加或减少引起的染色体病（chromosome diseases）多涉及一组基因的增加或减少，遗传学效应显著，表型改变严重。除13、18、21-三体以外，常染色体数目异常和较大片段的缺失和重复无活婴出生。能长期存活的21-三体和部分结构异常表现为生长滞缓，智力低下，五官、躯体和器官畸形的临床综合征。但X染色体存在剂量平衡失活机制，额外X染色体和结构异常X染色体可选择性地发生表达失活，使X染色体单体、X染色体多体和X染色体不平衡结构异常可有活婴出生，且智力改变和全身、四肢、内脏畸形表现远比常染色体数目和结构异常轻，出生后多可长期存活，但其性腺组织的正常发育过程和生殖内分泌功能常受影响，导致个体内外生殖器官发育滞缓和畸形，以及生殖内分泌功能的紊乱。Y染色体携有的结构基因量少，主要与男性性别确定、性征发育和精子发生有关。若个体携有Y染色体，或因染色体易位等结构畸变而携带Y染色体上性别决定因子（sex determination region on Y，SRY）等特殊DNA片段，可发生内外生殖器官的发育紊乱，表现出性征异常和两性畸形。常染色体数目和结构异常，在引起全身生长滞缓，智力发育低下，五官、躯体、器官组织结构异常的同时，也可影响女性生殖系统的发育和成熟。

（一）染色体病

1. X单体　45，X，X单体是经典的特纳综合征、先天性性腺发育不全患者的染色体核型，人类唯一能够活婴出生的染色体单体综合征。45，X的新生儿发生率约1/5000，活婴出生45，X个体多无躯体外表的严重畸形，但98%的45，X妊娠会因自然流产和胎儿囊性水肿而在早孕期终止，宫内继续生长者可表现出不同程度的宫内生长迟缓。出生后新生儿时期的特纳综合征除表现身材矮小外，足背部非感染性淋巴水肿是婴儿期的较常见改变，一般次年才会消失。儿童期患者除可见不同程度的身矮、蹼颈、后发际线低、肘外翻等特纳综合征征象外，患儿开始呈现眼距较宽、上睑下垂、上颌偏窄、小下颌、上唇圆曲、下唇直短的特殊面容，但此时平胸、乳头间距宽、第二性征发育不良，尤其是性腺和内外生殖器改变很少被关注。

特纳综合征患者的诊断确立常需到青春期，因第二性征不发育和原发闭经而就诊，体检发现身矮、后发际低、颈蹼、胸平、乳头间距宽，肘外翻、无腋毛、阴毛稀少、外生殖器幼稚型，并可有物体形态和物体相互位置辨认等方面的认知缺陷。影像学检查显示条索状性腺、始基子宫，以及主动脉狭窄和马蹄肾等脏器发育畸形，血内分泌激素检测发现 E_2 值低下，LH、FSH 显著升高，血染色体核型分析为 45, X 可以确诊。

2. X 染色体不平衡结构异常　X染色体断裂重排后发生 X 染色体片段缺失或重复称为 X 染色体不平衡结构异常，相对较常见的有环状 X 染色体［r（X）］、长臂等臂 X 染色体［i（Xq）］、X 染色体长臂缺失［del（Xq）］、X 染色体短臂缺失［del（Xp）］等（图 32–1）。因缺失和重复的 X 染色体区域不同，临床可呈现不同程度的卵巢发育不全、身矮、后发际低、颈蹼、胸平、乳头间距宽等特纳综合征征象，此类患者有时也被称为非经典特纳综合征。通常认为 X 染色体短臂（Xp）末端缺失，可发生身矮等特纳综合征体征，但对卵巢发育功能影响较轻；Xp 全区域或大部缺失，卵巢发育不全并伴明显的特纳综合征体征；X 染色体长臂（Xq）近侧或远侧区域缺失，临床表现以卵巢发育不全为主；Xq 中段发生缺失，以特纳综合征体征等临床表现为主。

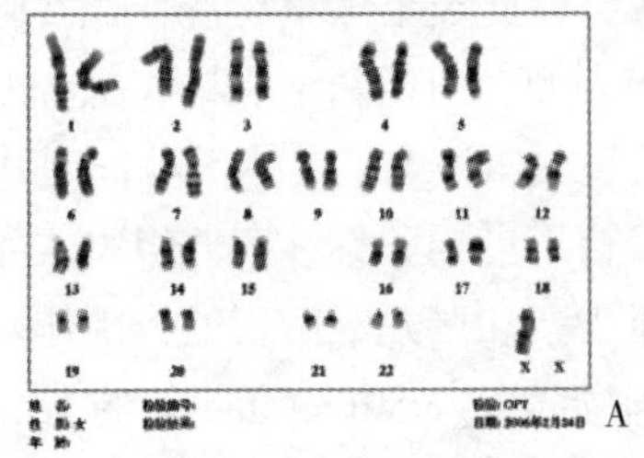
A

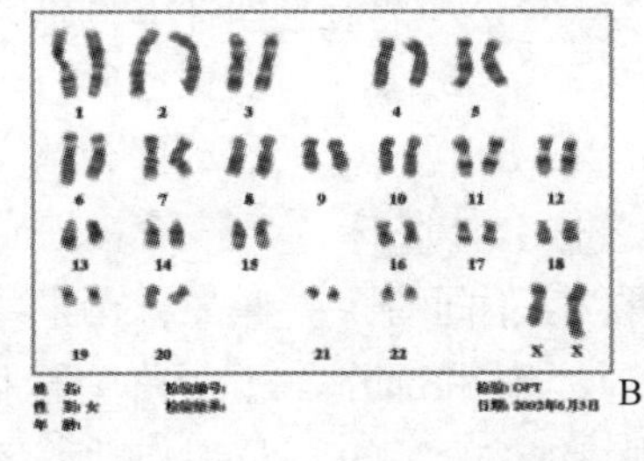
B

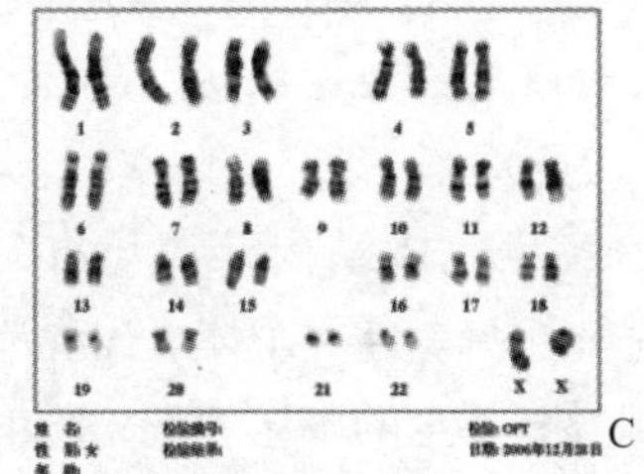
C

图 32–1　X 染色体不平衡结构异常

A.45，X；B.46，X，i（Xq）；C.46，X，r（X）

与 X 单体经典特纳综合征一样，此类患者新生和婴幼儿期临床表现可不明显，多数在患者进入青春期后以原发闭经、月经稀发、继发闭经前来就诊，其性腺发育从条索状性腺到卵巢功能低下等均可出现，子宫及第二性征也可呈现从完全不发育幼稚型，到接近正常的多样临床表现，诊断原则同经典特纳综合征。

3. X 染色体平衡结构异常　染色体断裂后断裂片段旋转 180° 与原染色体断裂点重接形成的倒位，或断裂片段与其他染色体片段交换位置后重接形成的相互易位，没有染色体片段丢失和增加，通常个体表型正常，被称为染色体平衡结构异常携带者。但因存在 X 染色体失活机制，为保护常染色体基因的正常二倍体剂量，涉及 X 染色体的平衡结构异常，尤其是 X 常染色体相互易位，常选择性失活正常 X 染色体，使女性性腺的正常发育和功能多受影响，发生从性腺不发育到卵巢功能低下的各种临床改变，除极少数重排位点与 X 染色体特纳综合征体征决定区域重叠者外，X 染色体平衡结构异常个体无身矮，蹼颈等特纳综合征象，智力正常。此类患者的新生和婴幼儿期临床表现可更不明显，临床表现出现及其诊断过程基本同上。

4. 47，XXX和多X综合征　47，XXX曾被称为“超雄”综合征，但实际多数X三体女性外表、性功能与生育能力均为正常，少数表现出卵巢功能发育不全征象。其儿童期临床改变不易察觉，但至青春期，部分47，XXX个体因第二性征发育迟缓、月经稀发、闭经而就诊，经染色体诊断而确诊。

通过X染色体失活，X四体、X五体的X染色体表达基因组量与正常女性仍可接近。此类个体也可长期存活，但其性腺发育不全征象会随X染色体拷贝数增加而逐渐加重，可并发内外生殖器的发育异常，伴有骨、关节等多发畸形及不同程度的智力改变。有明显临床表型者，通过染色体核型检查，可在婴幼儿期完成诊断。

5. X染色体数目和结构异常嵌合体　X染色体数目异常和结构异常嵌合体，如45，X/46，XX、46，XX/47，XXX、45，X/46，XX/47，XXX，以及46，X，r（X）、46，X，i（Xq）、46，X，del（Xq）、46，X，del（Xp）等X染色体结构异常与46，XX嵌合体临床并非罕见。此类个体可出现严重程度不同的性腺发育不全的临床表现，X单体嵌合体和部分X染色体结构异常嵌合体可呈现特纳综合征的身矮等体貌体征，但其临床表现差异很大，从条索状性腺的原发性性腺发育不全，到卵巢功能低下，再到卵巢功能基本正常的各种临床表现均可出现，一般认为临床表现的异常程度与异常细胞系的占比存在关联。虽然部分临床表现显著者可在婴幼儿期完成诊断，但多数仍需在青春期开始以后才被临床关注，并经染色体检查而确诊（图32–2）。

6. 45，X/46，XY和46，XX/46，XY嵌合体　虽然多种两性畸形为单基因病，但诸如45，X/46，XY和46，XX/46，XY一类混有46，XY（甚至结构异常Y染色体）细胞系的嵌合体患者，两性的内外生殖器可同时存在。其中45，X/46，XY个体一侧可在45，X细胞系的作用下，呈现条索状性腺等原发性性腺发育不全的病理改变，另侧在Y染色体引导下生成睾丸或类睾组织。睾丸组织分泌雄激素启动苗勒管（mullerian duct）分化，引导男性内外生殖器形成，使此类个体呈现混合性性腺发育不全的临床表型。同理两个受精卵融合的异源嵌合体46，XX/46，XY个体，可同时出现发育良好或发育不良的卵巢、睾丸组织或卵巢睾，在卵巢雌激素和睾丸雄激素的分别作用下，苗勒管和中肾管（wolffian duct）的分化同时启动，又相互干扰，导致患者内外生殖器官形成紊乱，发生真两性畸形。

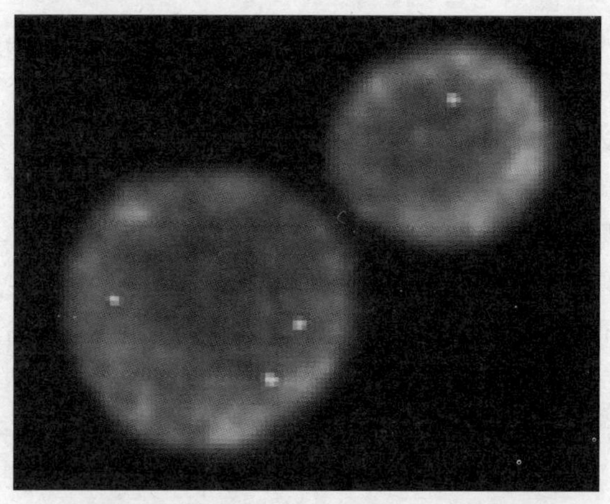

图32–2　FISH显示45，X/47，XXX嵌合

模糊不清的外生殖器在患儿出生时便可发现，大阴唇、腹股沟睾丸样包块触及是两性畸形的重要临床改变，大阴唇、腹股沟、盆腔等影像学检查可以作为两性畸形的初步诊断，探查手术及其组织病理学检测的同时发现条索样性腺和睾丸组织是混合性性腺发育不全的确诊依据；同时发现卵巢和睾丸组织存在，真两性畸形诊断才能确定。染色体核型检查结果 45，X/46，XY 和 46，XX/46，XY 是混合性性腺发育不全和真两性畸形重要的诊断依据，但该两类疾病患者核型可以是 46，XX、46，XY 或其他性染色体嵌合体。患者一旦发现存在睾丸或类睾组织，建议及时切除，以防性腺肿瘤的发生。外生殖器整形手术通常视患儿内外生殖器畸形状况、生长情况和社会性别综合考虑，择期进行，原则上建议按女性体征行整形修复手术。

7. 常染色体异常和染色体微缺失综合征　常染色体数目异常和结构异常出现内外生殖器发育异常并不罕见，如 21- 三体唐氏综合征女性的卵巢功能不全、13q- 综合征及 21q- 综合征的外生殖器畸形。但此类个体智力低下严重，五官、四肢、躯体、内脏器官畸形多发，多严重影响患儿的生存，故其女性生殖系统结构和功能常不被重点关注。而部分常染色体微小片段的结构异常，因智力和全身结构改变较轻，可长期生存，其先天性性腺发育不全征象反而突出，其中最为突出的是普拉德 – 威利综合征（Prader–Willi syndrome，PWS）。

PWS 又称为肌张力低下 – 智力障碍 – 性腺发育不全 – 肥胖综合征，妊娠期胎儿主要表现为胎动减少，出生后肌张力偏低，婴儿期喂养困难，语言发育差，儿童期出现智力发育迟缓、食欲旺盛、嗜睡、肥胖、小手小脚；青春期表现出促性腺激素水平低下性性腺发育不全的临床征象，女性表现为闭经或月经稀发、阴唇和阴蒂发育不良、营养性糖尿病、血生殖内分泌检测 LH、FSH 和 E_2 水平的明显降低下。

PWS 属于基因印记性疾病，多起因于父方 15 号染色体长臂近端 15q11–q11.3 约 5Mb 区域（关键区域为 15q11.2，SNRPN）缺失，母源性单亲二体（uniparental diploid，UPD）或印记基因 SNRPN 的 DNA 差异甲基化区 CpG 岛高甲基化改变，导致 SNRPN 基因表达下降也可导致 PWS 的发生。

常规染色体核型分析一般无法检出 DNA 拷贝数<4Mb 的微缺失综合征，采用 15q11–q13 的 PWS 特异探针的染色体荧光原位杂交技术（fluorescent in–situ hybridization，FISH）可诊断该微小染色体片段的缺失，但无法判断缺失起源（图 32–3、图 32–4），不能与母源性 15q11–q13 缺失引发的安格曼综合征（Angelman syndrome）鉴别。而单核苷酸多态芯片（single nucleotide polymorphism microarray，SNP array）技术既可确定有无染色体微缺失 / 微重复综合征，还可以辅助诊断出单亲二体。至于基因甲基化修饰异常引起的 PWS，需行特异片段 DNA 甲基化修饰分析方可诊断。

A

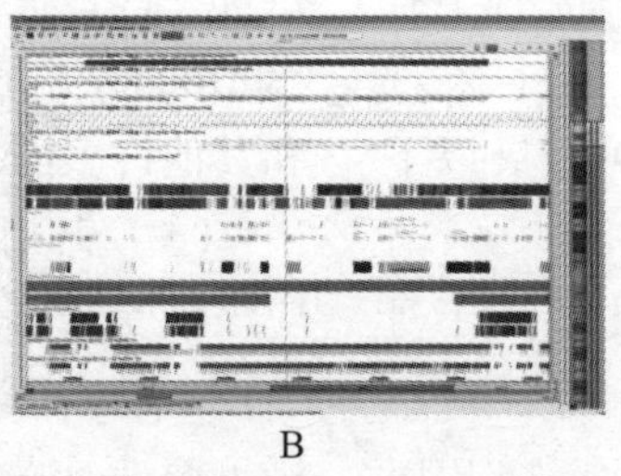
B

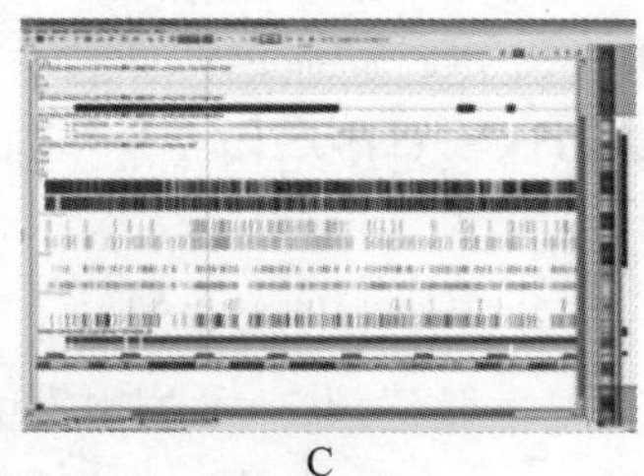
C

图 32–3　FISH 和单核苷酸多态芯片（SNP array）

A.FISH 显示 15q11–q13SNRPN 缺失性普拉德 – 威利综合征；　B.SNP array 显示 15q11.2q13.1（5254kb）缺失性普拉德 – 威利综合征；　C.SNP array 显示 15q11.2q22.2（35.6Mb）hmz（杂合性丢失），母源性单亲二体普拉德 – 威利综合征

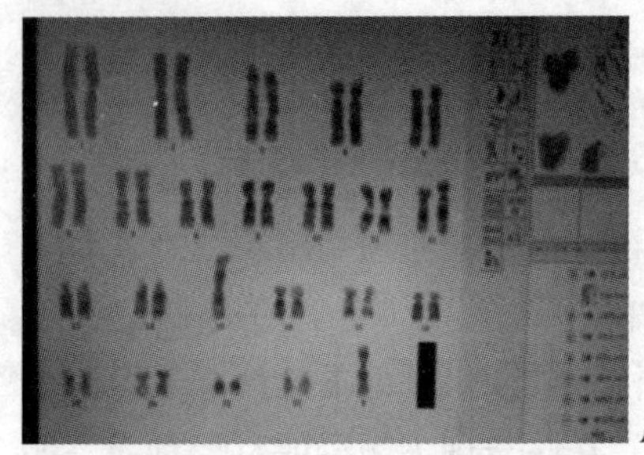
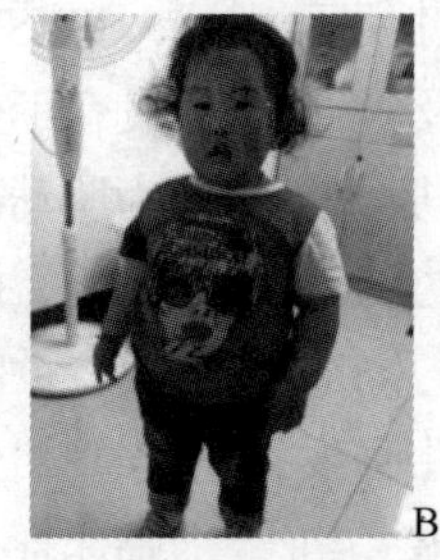
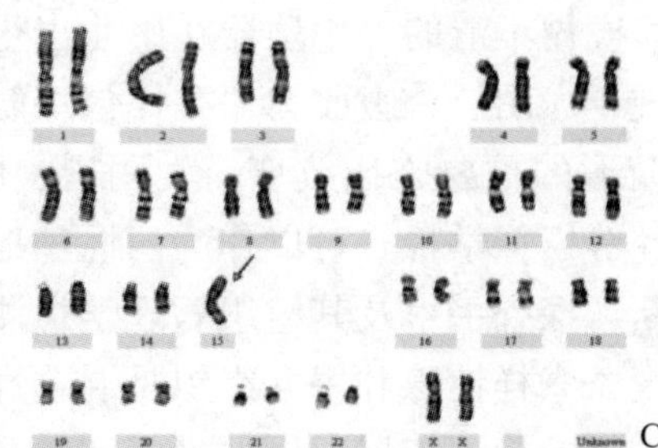

图 32-4 染色体片段缺失的表现

A. 唐筛高风险，羊水染色体 45，XN，der（15；15）（q10；q10）；B. 出生儿肥胖、智力低下、生长迟缓、普拉德 – 威利综合征儿；C. 母亲血染色体 45，XN，der（15；15）（q10；q10）。患儿普拉德 – 威利综合征起因于母源性 der（15；15）递，父亲 15 号丢失，母源性单亲 15– 二体

（二）染色体病的遗传学咨询和父母再生育指导

儿童染色体病诊断　携有两条结构完整，功能正常 X 的正常二倍体女性是女性生殖系统正常形成和发育的必备条件。无论染色体数目异常，还是结构异常，包括染色体微缺失微重复综合征，均可通过染色体核型分析、FISH、比较基因组杂交芯片（comparative genomic hybridization microarray，CGH array）、SNP array 和高通量测序（next generation sequencing，NGS）染色体拷贝数（copy number variation，CNV）分析等细胞遗传学检测方法获得明确的诊断。但除明显的外生殖器畸形病例外，染色体病尤其是部分 X 数目异常或嵌合体患者，其儿童期卵巢发育不全征象多不明显，常需待至青春期，因第二性征不发育、闭经、月经稀发就诊，经盆腔 B 超、血内分泌检测、血细胞遗传学分析后方才确诊。此时身矮和子宫不发育一类的异常改变已很难纠正。故有学者建议新生儿进行脐血染色体检查，一旦发现为 X 染色体数目或结构异常，即可开展以下处置。

（1）外源性生长激素治疗：主要用于身矮防治，一般建议 2～8 岁开始治疗，重组 GN 0.375mg，每周注射一次，至骨龄 14 岁以上停药。

（2）性激素治疗：主要用于子宫等生殖器官的发育，促使女性第二性征和月经的发生，维持个体相对和功能。通常在 GN 停药后开始。单纯低剂量雌激素治疗 6 个月或雌激素使用后发生第一次阴道出血，开始每 1～2 个月周期增加一个 13～14 天的孕激素用药时期。剂量逐渐增加至青春期年龄后维持。用药期间注意记录患儿血压、心理和情绪波动。一般认为药物应该用至绝经年龄。

（3）具有 Y 染色体嵌合，探查组织发现睾丸或囊性组织，择时及时手术切除，以降低性腺肿瘤的发生风险。

（4）具有一定卵巢功能的卵巢功能低下者，激素替代治疗和血 LH、FSH 水平调整稳定，可考虑婚后卵巢刺激 – 体外受精 – 胚胎移植（in-vitro fertilization，IVF-ET）；异常染色体高风险子代传递者，建议实施胚胎着床前遗传学诊断（preimplantation genetic diagnosis，PGD）；卵巢功能不全者，可考虑供卵 –IVF 获得妊娠；子宫不发育者，代孕（surrogacy）是可能的选择，但该技术在我国和其他许多国家禁止开展。

（5）患儿父母若有再生育意愿，再孕后应该接受产前诊断，进行胎儿染色体、FISH、CGH array、SNP array 或高通量测序染色体拷贝数改变分析，防止染色体异常儿的再次出生。父母为染色体异常携带者或伴有不孕不育，可考虑接受 PGD 治疗。

二、单基因病

单基因病遵循孟德尔遗传规律，分为常染色体显性遗传病、常染色体隐性遗传病、性连锁显性遗传病和性连锁隐性遗传病等。由于存在基因的异质性、表现度差异及新发突变，部分单基因病可同时存在多种遗传方式，部分单基因病并不呈现经典的孟德尔遗传传递规律。单基因病起因于结构基因的DNA 突变，突变通常只累及致病基因的一个或一对等位基因，因此单基因病的临床表型通常比较局限。但如先天性甲状腺功能低下和先天性生长激素分泌低下一类常染色体隐性遗传疾病，低下的甲状腺激素和生长激素水平除引起全身生长发育异常外，还可反馈引发垂体多种激素的分泌紊乱，在发生身矮、血管和呼吸道等重要脏器病变的同时，导致促性腺激素性性腺发育异常。本节主要讨论与儿童和青少年妇产科疾病关系密切，相对局限于性腺发育不全和性征发育异常的生殖系统异常单基因病。

（一）生殖系统异常单基因病

1. 努南综合征（Noonan syndrome）　又称假性特纳综合征，通常为常染色体显性遗传病，也有常染色体隐性遗传的报道。女性患者临床表现与特纳综合征相似：身矮、后发际线低、颈蹼、胸平、乳头间距宽，以及性腺发育不良导致的青春期第二性征不发育，子宫发育和月经异常。努南综合征染色体检查正常，50% 以上的患者由酪氨酸磷酸酶SHP2 编码基因 PTPNI1 突变所致，PTPNI1 基因定位于 12q12.1，突变类型多变，其他报道的致病基因还有 KRAS 等。

与特纳综合征一样，婴幼儿期的努南综合征患者常漏诊，其类特纳综合征征象多随青春期逐渐变得明显，染色体核型正常，PTPNI1 等基因检出突变可以确诊。PTPNI1 基因突变患者可伴先天性血管畸形，并易患心脏病变。故对先心和婴幼儿时期心血管病变的患者，要注意身高、性腺的发育性状，行相关的基因突变检查。

努南综合征患儿治疗类似于染色体核型为 45，X 的特纳综合征，心脏畸形应外科手术及时纠正。明确先证者和父母的基因突变类型，可指导父母再育时防止努南综合征患儿的出生。

2. 劳 – 穆 – 比综合征（Laurence–Moon–Biedl syndrome）　又称性幼稚 – 视网膜色素变性 – 多指畸形综合征，是一种以性幼稚、肥胖、智力低下、视网膜色素变性、多指（趾）畸形为临床特征的遗传性综合征，患者尸检可见下丘脑和垂体病变。

女性患儿伴发卵巢功能低下、外生殖器发育不全，可合并肾损害、高血压、先天性心脏病、泌尿道畸形、眼球震颤、斜视、多毛及卵巢基质增生。临床依据肥胖、智障、视力改变、多指（趾）畸形和外生殖器发育不良，分为：①完全型，上述 5 个基本临床表现全部存在；②不完全型，缺少 1～2 种基本的临床表现；③顿挫型，仅有 1～2 种基本的临床表现或有几种不明确的表现；④非典型型，无视网膜变性，而代之以其他的眼部疾病，如高度近视、视神经萎缩，小眼球、眼外肌麻痹、无虹膜，无眼球及跟部缺损等；⑤扩大进展型，延展型。除了 5 个基本临床表现外，还伴随有其他的先天性异常或遗传性疾病，如癫痫、脊髓 – 小脑或锥体外系疾病等。劳 – 穆 – 比综合征近亲婚配子女发病率上升，但遗传方式不易确定，多认为属常染色体隐性遗传，报道的致病基因有位于 19 号染色体 p3.2 的 PNPLA6 基因。

3. 卡尔曼综合征（Kallmann syndrome）　经典的卡尔曼综合征多指男性原发性低促性腺激素性睾丸功能减退症，但实际女性患者也可出现，表现为原发性促性腺激素低下性卵巢发育不全，因病检可见嗅觉的部分或完全性缺失，该病又名性腺－嗅觉发育不全。患者还可伴有其他中线器官组织的发育异常，如唇腭裂、小脑共济失调和神经性耳聋等异常。

卡尔曼综合征的遗传方式有多种（图32-5），包括X染色体连锁隐性（Ⅰ型），致病基因为KAL1基因；常染色体显性（Ⅱ型），致病基因为KAL2；常染色体隐性（Ⅲ型），致病基因为KAL3。KAL1基因编码嗅觉缺失素（anosmin-1），缺乏导致胚胎时期嗅球、嗅束的异常发育致使GnRH-1神经细胞不能完成从鼻基板迁移至下丘脑，使下丘脑GnRH神经元缺如。除KAL2、KAL3外，卡尔曼综合征发病相关基因还有细胞生长因子受体1基因（FGFR1）、成纤维细胞生长因子8基因（FGF8）、前动力蛋白2受体基因（PROKR2）、前动力蛋白2基因（PROK2）等，其发病机制多涉及GnRH神经元生成缺失及其向下丘脑迁移障碍。

图32-5　应用XPp22.3LSIKAL探针进行FISH卡尔曼综合征诊断

如无唇腭裂、耳聋等其他明显的中线器官组织发育异常，患儿青春期前的临床表现多不明显，青春期女性患者的临床表现主要是第二性征不发育、原发闭经、卵巢体积偏小，血LH、FSH和E_2指标低下，但注射外源性GnRH后，LH、FSH和E_2水平上升，垂体刺激反应阳性，临床诊断建立。基因检测如能发现致病基因突变，疾病确诊。

女性促性腺技术性腺性功能不全治疗如下所述。

（1）雌激素：11岁后可予雌激素治疗，以促进女性第二性征发育。注意监测骨龄，避免骨骺早闭，治疗6个月后停药观察，如内源性激素上升，可停药随诊。

（2）促性腺激素：可模拟女性生殖内分泌周期，注射HCG-HMG-FSH等促性腺激素，当雌激素水平达正常成年女性中位数值后，维持用药。

（3）GnRH脉冲治疗：当腺体功能正常时，可考虑行GnRH脉冲治疗。使用便携式输注泵，以每1.5～2小时脉冲样皮下输注GnRH，模拟GnRH生理分泌模式，促进腺垂体促性腺激素的合成、释放和维持。

4. 雄激素不敏感综合征（androgen insen-sitivity syndrome）　多起因于X染色体上的雄激素受体基因AR突变，为X-性连锁隐性遗传病。患儿染色体核型多为46，XY，在Y染色体上性决定基因（SRY）作用下，原始生殖细胞移动行并形成睾丸，其大小多正常，并分泌雄激素。但因患者AR基因突变，位于细胞核内的雄激素受体结构异常，睾丸分泌的雄激素无法与雄激素受体结合，或雄激素－雄激素受体复合物不能与靶基因DNA有效结合，无法启动午非管分化形成附睾、精囊、输精管，睾丸留置于大阴唇、腹股沟或盆腔内。由于睾丸组织支持细胞分泌抗苗勒管激素抗体，抑制苗勒管分化，所以患者在保留阴道下段、阴蒂、阴唇等女性外生殖器特征外，无输卵管、子宫、宫颈和阴道上段苗勒管衍生物的形成。儿童期患儿除阴唇、腹股沟隐睾外，临床表现甚轻，青春期前可开始乳房、阴毛及外生殖器等女性第二性征发育。如女性第二性征发育较好，称为完全性雄激素不敏感综合征或睾丸女性化（testicular feminization）。若出现胡须、喉结增大、骨骼肌肉粗大等男性化改变，称为不完全性雄激素不敏感综合征。

雄激素受体基因 AR 位与 Xq11–12，含有 8 个外显子，基因突变类型包括序列插入、提前终止编码、mRNA 剪切异常、单个碱基替代、缺失和框架移动，其中 2、3、7、8 位点突变最常见，多数患者还有 2 种以上的复合突变。因外显子 4、5、7、8 编码雄激素结合区，故此类区域突变易发雄激素结合障碍，导致完全性雄激素不敏感综合征。而 2、3 外显子突变主要导致雄激素 – 雄激素受体复合物不能很好地与细胞核中反应元件 DNA 结合，临床表现多为不完全性雄激素不敏感综合征。

关注家族原发闭经、隐睾病史，早期发现小儿阴唇、腹股沟包块，及时进行染色体核型检查，有助于雄激素不敏感综合征的早期发现（图 32–6）。雄激素不敏感综合征患者异位睾丸组织生殖细胞具恶变风险，并考虑此类先天异常个体自幼社会认同性别多为女性，建议尽早施行睾丸切除术，术后应实施外源性雌激素替代治疗。因少数患者核型可为 46，XX，故确诊的依据是活检组织的病理学诊断确认睾丸组织存在，以及 DNA 检测发现致病性 AR 突变。DNA 检测还可用于患者家庭母亲的突变携带检测、再生育的遗传学咨询及其产前诊断再出生防治。

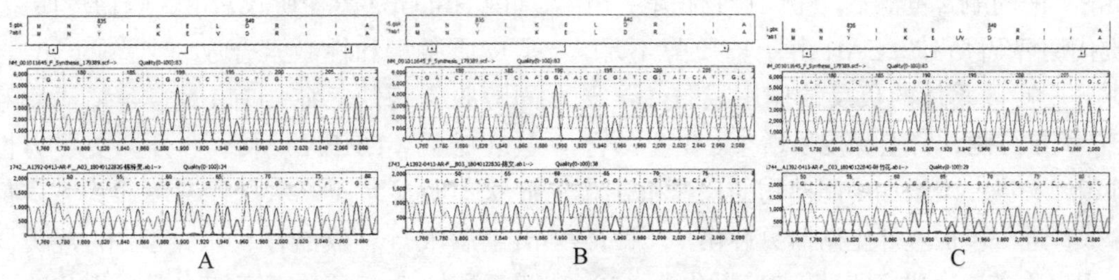

图 32–6　一个不完全雄激素不敏感综合征家系检出

A.46，XY，不完全雄激素不敏感综合征患者；AR：c.2515C>G，半合子；B. 父亲：正常；AR：未见明显异常；C. 母亲：携带者，AR：c.2515C>G，杂合子

5. 纤维性骨营养不良综合征（McCune–Albright syndrome）　又称多骨纤维发育不全，为常染色体显性遗传病，以性早熟为主的内分泌异常、骨骼增生和皮肤色素沉着为三大特征。纤维性骨营养不良综合征的性早熟病征多发生在儿童期，但也有婴儿期起病者，表现为阴道出血，B 超卵泡成熟和卵巢激素改变等性腺成熟发育征象，部分甚至出现周期性排卵月经。同时伴甲状腺肿大、甲状腺功能紊乱、甲状旁腺及肾上腺功能亢进征象。此类患者的骨骼改变以四肢长骨、骨盆及头颅为多见，表现为无痛性骨肿大、易发病理性骨折或骨骼畸形。色素沉着为颈背部多见，多为局限于中线一侧，以不规则咖啡色素改变最为常见。

本病致病基因为 GNAS1，定位于 20q 13.2，编码尿嘌呤核苷酸结合蛋白，基因突变、蛋白功能异常或缺失可导致细胞内环磷酸腺苷（cAMP）水平上高，激活多条激素代谢通路，引起内分泌和骨骼改变。

患儿婴儿期的阴道出血、子宫增大、卵巢性激素分泌上升及甲状腺、肾上腺激素水平异常，B超卵巢卵泡发育，X检查骨骼病理性膨胀，即可完成临床诊断。纤维性骨营养不良综合征患儿的治疗以对症处理为主，如GnRH-拮抗剂用药等。纤维性骨营养不良综合征有自愈倾向，骨骼畸形矫正可在青春期后进行。患儿和父母行GNAS1基因突变检测，不仅可对疾病进行精准诊断，而且可以开展有效的遗传咨询，指导患儿父母再生育避免病患儿的出生。

6. 先天性肾上腺皮质增生症（congenital adrenal cortical hyperplasia，CAH） 由肾上腺皮质激素合成所必需的酶存在缺陷，致使皮质激素合成不正常。其以女性婴儿性征异常和水电解平衡紊乱为主要临床表现。性征异常主要由皮质醇合成途径中断，中间产物积聚，产生额外雄激素效应所致。水电解平衡紊乱则为皮质醇、醛固酮含量低下，中间产物积聚，电解质代谢障碍所致。CAH由于皮质醇不足，其对下丘脑－垂体的负反馈作用减弱，导致ATCH大量分泌，肾上腺皮质增生。增生的肾上腺组织又进一步增加中间产物的积聚和雄激素合成，进一步加重外生殖器男性化。三种肾上腺素皮质激素合成必需酶，21-羟化酶、3β-羟类固醇脱氢酶和11β-羟化酶缺乏，可导致胎儿时期雄性激素分泌增高，发生生殖器男性化，即两性畸形。

（1）21-羟化酶缺乏症：最常见的CAH之一，新生儿发生率为1/15 000。疾病起因于人类CYP21A2基因的纯合或复合杂合突变，该基因编码21-羟化酶，位6号染色体p21.3的人类白细胞组织相容性抗原（HLA）-Ⅲ区，与无活性的假基因CYP21A1P串联排列，相距3.4kb。至少1/4的21-羟化酶缺失症起因于减数分裂时期的基因重组和不对称交换，交换的不对称程度常与基因活性改变一致。因21-羟化酶主要基因紧临HLA位点，故21-羟化酶缺乏症家系可有连锁的HLA基因型（图32–7）。21-羟化酶可分为三类：男性型、失盐型和晚发育非典型型，晚发育非典型型可在青春期发生男性化改变。

21-羟化酶缺乏导致17-羟孕酮转化为11–去氧皮质酮和黄体酮转化为去氧皮质酮的过程受阻，两者前体积累，使肾上腺雄性激素水平上升，导致出生女婴阴蒂增大、大阴唇和尿生殖前庭融合，但子宫、输卵管和卵巢等生殖器发育正常。3/4的经典型21-羟化酶缺乏症可伴有盐类缺失，出现低钠、低钾和低血压症状，可危及新生儿生命。

经典型21-羟化酶缺乏生长偏快，可出现青春期提前，导致骨骺提早愈合身材矮小，出生后的合适治疗可防止身矮发生。21-脱氢酶缺失症的临床诊断的主要依据为外生殖器畸形和17-羟孕酮上升。

（2）3β-羟类固醇脱氢酶缺乏症：由编码基因HSD3β2突变所致，可影响糖皮质激素、盐皮质激素和性激素合成。典型的3β-羟类固醇脱氢酶缺乏症伴有17-羟孕烯酮醇和脱氢表雄酮（DHEA）水平上升。女婴男性化症状不明显，而以水盐代谢障碍为主。但若出生后未行有效治疗，非典型3β-羟类固醇脱氢酶缺乏症可在青春期出现男性化改变及肾上腺皮质增生。该病也为常染色体隐性遗传，致病基因HSD3β2位于1号染色体。

（3）经典的11-羟化酶缺乏症占CAH发生率的5%～8%，其起因为CYP11B1基因突变，导致去氧皮质酮转化为皮质醇的途径终止，使雄激素前体物质积聚，去氧皮质酮和脱氧皮质醇水平上升，去氧皮质酮的盐皮质激素活性可导致血压升高。

CAH的治疗包括药物替代治疗和手术治疗，药物治疗包括以下几种。

① CAH小儿应按20mg/m^{2}体表面积给予氢化可的松，反馈压制垂体ACTH分泌，进而降低雄激素水平。在氢化可的松使用时，

需密切观察小儿的生长速度、骨骼和各项激素水平，防止骨骺愈合提前。早期诊断和早期开展替代治疗可将女性患儿身高控制在正常范围之内。

②不论是否出现盐缺失现象，21- 羟化酶缺乏症患者均应补充盐皮质激素，控制 17-α 羟孕酮水平在 300～900mg/dl 范围内，每天适量氟氢可的松用于血浆肾素活性控制。

③妊娠期羊水 17-α 羟化酮和 21- 羟化皮质醇检测，或 DNA 分析可产前诊断 21- 羟化酶缺失症。因泌尿生殖器的分化发育开始于妊娠第 9 周，若患病胎儿诊断为女性，孕妇可在第 9 周开始服用地塞米松，不过此类妇女妊娠期可出现库欣综合征，药物对胎儿的长远效应也存在争议。

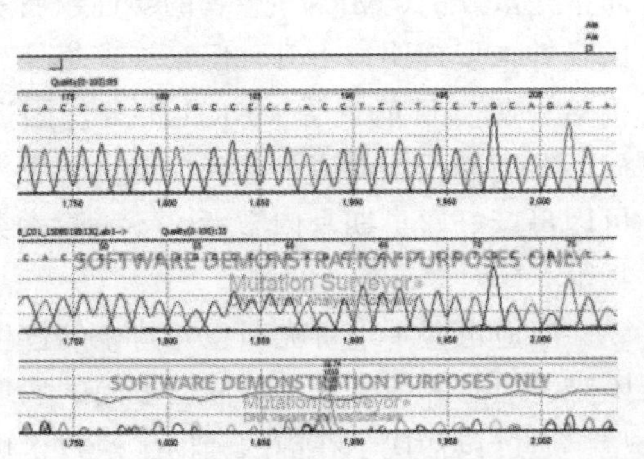

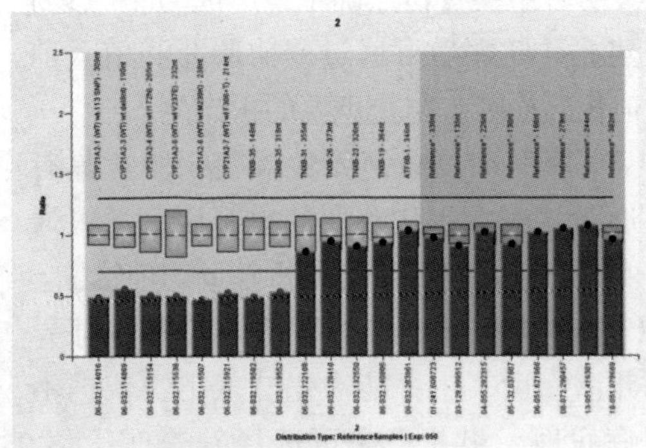

图 32–7 21– 羟化酶缺乏症家系可有连锁的 HLA 基因型

一前胎肾上腺皮质增生症患儿，已去世，夫妻 CYP21A2 基因检测提示分别存在 1–10 号外显子杂合缺失及 c.293–13C>G 的杂合突变，再次妊娠胎儿产前诊断结果：胎儿存在 CYP21A2：c.293–13C>G 和 1–10 号外显子复合杂合缺失

CAH 患者外生殖器模糊，可通过整形手术纠正。手术包括阴蒂缩小术、阴蒂切除术、阴道重塑术等，手术时机应考虑女婴生长情况。

（二）单基因病生殖系统异常处置原则及再生育指导

局限于生殖系统异常的单基因病，智力发育和其他重要组织器官结构功能异常发生率较低，正确的诊断、性别选择和手术整形重塑，不仅可以消除患儿的主要病理生理异常，而且可以维护患儿和家庭的心理健康。建议的新生儿性征模糊处置原则如下所述。

1.17- 羟化孕酮、睾酮、促性腺激素和电解质等检测，排除 CAH 及可能存在的水电解质紊乱，若 CAH 诊断确定，开始相关药物替代和对症治疗。

2. 儿科、内分泌科、遗传科、妇产科医生会诊，向患者父母提供性别评估报告。报告需要依据以下内容。①遗传学：染色体核型分析、X/Y 染色体特异性片段检测、致病基因 DNA 检测报告；②生化：17- 羟化孕酮、睾酮、促性激素和抗苗勒管激素和电解质检测；③影像学：腹部盆腔 B 超确认各生殖器官、排除异位睾丸等组织；④病理学：性腺组织活检病检结果。

3. 部分性征模糊病例可在发生数年之后方才确认，按哺养的社会性别进行性别选择治疗与公认的治疗原则常发生冲突，整形成功率也低。建议施行阴蒂缩小、阴道成形及睾丸组织切除手术，纠正为女性，2 岁之前的哺养性别纠正，通常对小儿无明显心理问题。

单基因病起因于致病基因的 DNA 突变，突变可来自父母的遗传，患儿如能获得生育能力，也可将突变传递给自己的后代。为防止家庭患儿再出生，指导患儿将来的生育，建议开展以下遗传学检查和咨询工作。

（1）致病基因（候选基因）的DNA突变筛查，寻找家系DNA突变位点和（或）多态连锁标记，建立疾病的DNA诊断和产前诊断的方法。由于存在遗传异质性，即便是同一单基因病，在不同家系中其突变基因、突变位点和突变类型都可以是不同的。因此，各家系DNA诊断技术应该在妊娠发生前建立。

（2）家系突变位点确定，产前DNA诊断方法建立，妊娠后可通过产前胎儿和植入前胚胎遗传学诊断，防止患儿的再出生。

（3）家系突变位点不能确定，胎儿具有明显形态学或血生化改变的单基因病，可通过影像学和脐带血等生化分析辅助产前诊断。

（4）多数先天性卵巢发育不全和性征异常患儿治疗后，生育能力仍然低下，依据不同疾病病理，患儿将来可选择领养、代孕、供卵－体外受精－胚胎移植、常规体外受精－胚胎移植、植入前胚胎遗传学诊断等获得后代。

三、多基因病

多基因遗传病由环境和遗传因素共同作用所致，可累涉机体各系统的组织器官，其中局限于卵巢功能不良或两性畸形经典的是多基因遗传病是女性生殖道畸形综合征（Mayer–Rokitansky–Kuster–Hauser syndrome）。

女性生殖道畸形综合征（MRKH），又名Mayer–Rokitansky–Kuster综合征或Rokitansky–Kuster–Hauser综合征。临床表现从单纯的阴道上2/3缺如，到阴道的完全性缺如，合并子宫、输卵管发育障碍，伴耳、脊柱、心脏、泌尿道畸形等。患者的卵巢发育和功能通常正常，阴唇、阴蒂正常，如无其他明显结构畸形，儿童和少年期易发漏诊，女性青春期第二性征发育良好，可因月经排出障碍引发的周期性腹痛，但无月经排出。

MRKH是起因于苗勒管发育异常的一种先天性女性生殖道畸形，正常妊娠5周两侧苗勒管中部和尾端融合，发育形成子宫、宫颈、阴道上2/3，未融合的两侧苗勒管上部生成输卵管，卵巢则发生于原始中胚层。故苗勒管发育分化障碍可以导致苗勒管衍生物阴道、宫颈、子宫和输卵管的形成异常，但多不累及卵巢。

MRKH的发生率为1/5000～1/4000，其通常是散发的，MRKH患者的女性亲属发病风险并未发现明显上升，但家族聚集性现象仍然可见。目前认为MRKH属多基因遗传病，发病易感性受多个基因控制，易患人群可因母亲妊娠早期宫内激素、环境激素类似物等不良因素暴露而发病。

阴道再塑手术可克服患儿将来的性生活困难，但月经恢复较难，依据不同的病理类型，通过包括代孕在内的辅助生殖技术可以获得出生自己后代的可能。

多基因病相关的候选基因多，又受环境因素影响，且临床表现与部分染色体异常（尤其是各种染色体微小片段的缺失/重复）和部分外显不全的单基因病可有广泛的重叠，故建议此类家庭再育前接受以下生育指导。

（1）进行患儿染色体核型、array-CGH、SNP-array，或候选基因突变检测（包括依据症状群进行的高通量测序）等遗传学分析，若染色体病和DNA突变检测结果阳性，按染色体病或单基因病行产前遗传学咨询和诊断。

（2）患儿未发现上述遗传学异常，但疾病胎儿可出现影像学、母血清、羊水或胎儿血生化指标改变，母亲再孕时，通过相应的生化和影像学检测辅助产前诊断。

（3）无上述有效产前遗传病诊断手段的疾病，家系中一、二级亲属无发病者，再发风险率低于5%，建议采用孕前服用叶酸，孕期避免各种生物、化学、物理因素暴露，参加常规产前生化、影像、细胞遗传学（包括array-CGH或SNP-array）等检查，以降低疾病的发生风险。

（4）一、二级亲属为相同疾病的患者，再发风险高于 10%，若无有效的疾病胎儿的产前诊断方法，再育患儿风险大，可考虑接受配子捐赠等辅助生殖技术。

（金 帆）

参考文献

杜传书，刘祖洞，1993. 医学遗传学 . 北京：人民卫生出版社：175–202.

陆国辉，徐湘民，2007. 临床遗传学咨询 . 北京：北京大学医学出版社：389–503.

邬玲倩，张学，2016. 医学遗传学 . 北京 . 人民卫生出版社：483–500.

邬玲倩，梁德生，2015. 人类单基因遗传疾病 . 西安 . 西安交通大学出版社：349–399.

Gendrel AV, Heard E, 2014. Noncoding RNAs and epigenetic mechanisms during X–chromosome inactivation. Annu Rev Cell Dev Biol, 30(30): 561–580.

Tajan M, Pernin–Grandjean J, Beton N, et al, 2018. Noonan syndrome–causing SHP2 mutants impair ERK–dependent chondrocyte differentiation during endochondral bone growth. Hum Mol Genet，27(13): 2276–2289.

Geets E, Meuwissen MEC, Van Hul W, 2018. Clinical, molecular genetics and therapeutic aspects of syndromic obesity. Clin Genet, 10(6): 1–10.

Ye Y, Cong P, Yu P, et al, 2012. Preimplantation and prenatal genetic diagnosis for androgen insensitivity syndrome resulting from a novel deletion/insertion mutation. Clin Genet, 82(3): 295–296.

Maione L, Dwyer AA, Francou B, et al, 2018. GENETICS IN ENDOCRINOLOGY: Genetic counseling for congenital hypogonadotropic hypogonadism and Kallmann syndrome : new challenges in the era of oligogenism and next–generation sequencing. Eur J Endocrinol, 178(3): 55–80.

Ledig S, Wieacker P, 2018. Clinical and genetic aspects of Mayer–Rokitansky–Küster–Hauser syndrome. Med Genet, 30(1): 3–11.

第33章 小儿与青少年女性出生缺陷

出生缺陷（birth defects，BD）是指因遗传、环境或遗传、环境共同作用，也可是目前原因不明，使胚胎发育异常引起的个体器官结构、功能代谢和精神行为等方面的先天异常。环境因素（10%）如放射、感染、母体代谢失调、药物、环境化学物质等；遗传因素（25%），原因不明（65%）出生缺陷关系到人口素质，人口素质可分为先天及后天两方面。先天的是通过遗传由祖先继承下来的，而后天是在遗传继承基础上受环境、社会、精神心理等影响，经一定的世代对先天素质进行一定修饰或改变而形成。

一、常见出生缺陷的分类

（一）形态异常

1. 变形缺陷　异常外力作用正常组织，如羊水少、子宫畸形。

2. 裂解缺陷　正常发育胎儿受到破坏性因素，如羊膜带。

3. 发育不良　细胞不能形成正常组织。

4. 畸形缺陷　组织发育不良引起的一系列缺陷。

（二）功能障碍

代谢病，染色体病、基因（单、多基因）。

二、国内外出生缺陷概况

全世界每年有790万新生儿有出生缺陷（birth defect，BD）儿出生。来自美国2006年全球出生缺陷报道，全部或部分源于遗传。每年数十万因为母亲暴露环境因素导致的出生缺陷，如乙醇、风疹病毒、梅毒、营养缺乏等。全球死于出生缺陷的5岁以下的儿童每年约为330万，每年约有320万存活儿童有残疾。

中国出生缺陷发生率卫生部《中国出生缺陷防治报告（2012年）》指出，我国出生缺陷总体发生率约5.6%，围生期出生缺陷发生率呈上升趋势。

我国数据来自31个省132个监测市县，460～470所县级或以上的具有产科职业资格的医院、出生缺陷登记卡、围产儿数季报表、省级数据来自各省省级医院监测数据。凡在监测医院分娩的孕满28周至生后7天的围生儿。BD在我国为平均每30秒就有一名BD儿出生，占新生儿总数的3%～5%，孕妇年龄>35岁，BD儿发生率增加，产妇年龄高，生育年龄推迟，不利于降低BD。现今我国每年有80万～120万出生缺陷儿，1987年全国出生缺陷发生率为130.1/10 000，浙江省出生缺陷发生率为116/10 000，居全国中等水平。

全国主要出生缺陷发生率顺位变化（1/万）1996年资料：①总唇裂（14.5/10 000）；②神经管缺陷（13.6/10 000）；③多指（趾）（9.2/10 000）；④脑积水（6.5/10 000）；⑤先天性心脏病（6.2/10 000）。

2007年资料：①先天性心脏病（25.1/

10 000）；②多指（趾）（16.3/10 000）；③总唇裂（13.2/10 000）；④神经管畸形（7.2/10 000）；⑤脑积水（6.8/10 000）。

出生缺陷可能在胎儿出生时即可发现和相应表现，也可能在出生后多年才发病。我国人口基数大，又仍是发展中国家，许多影响人口数量或质量的因素在我国可以说几乎全部存在，又因环境保护因素等与衣、食、住、行、空气、水质等影响因素的种类和范围非常大，几乎无处不在，所以出生缺陷的筛查和预防工作十分繁重。

出生缺陷是导致围生儿、婴儿死亡和婴儿患病或致残的重要原因，严重影响出生人口质量，给社会和家庭带来沉重经济负担，出生缺陷发生是一个重要的社会公共卫生问题。我国每年有 20 万～30 万的先天缺陷儿出生，加上出生后才显现出来的遗传或缺陷疾病，先天残疾患儿多达 100 万～120 万，占年出生人口数的 4%～6%。控制出生缺陷率是各个国家提高经济竞争力的一项重要举措。

2007 年 6 月第三届发展中国家出生缺陷国际会议（巴西里约热内卢）报道 23 例通过助孕技术出生的孤独症患儿，通过代谢指标检测发现其有代谢亮氨酸、异亮氨酸、赖氨酸等的乙酰还原酶缺陷。

三、影响出生缺陷的因素

1. 环境因素

（1）人体与环境关系：环境污染对人体健康危害（急、慢性中毒，致畸，致癌，致敏）。

（2）原生态：当地的碘、氟、水质硬度、高放射性、气象等。

（3）环境污染。

（4）嗜好：烟、酒。

（5）治疗物质：X 线、放射线、药物。

2. 职业因素　职业活动中接触有害物。

3. 营养和食品卫生　蛋白质、糖、脂肪、无机盐、微量元素、维生素。

4. 微生物　TORCH 等。

5. 遗传因素　染色体。

辅助生育技术后出生缺陷风险增加，主要包括消化道畸形、心血管畸形、骨骼肌缺陷、室间隔缺损、唇裂、食管闭锁、肛门闭锁等。

有关因素：①促排卵药及促排卵过程中的高雌激素环境；②保胎期间使用大剂量孕激素；③不孕夫妇本身的不孕年限，生活方式，代谢特点，卵子及精子质量；④女性年龄，生活习惯，合并代谢性疾病（高血压、糖尿病、胰岛素抵抗等）；⑤母体肥胖与子代神经管畸形、脊柱裂、心脏病、唇腭裂、肛门闭锁等有关；⑥母体高血压增加流产、胎儿宫内窘迫、死胎、死产、早产、低体重儿、新生儿颅内出血等风险，还可增加子代尿道下裂、食管狭窄，闭锁等风险；⑦糖尿病合并妊娠也增加出生缺陷风险，如神经管缺陷、尾部退化综合征、心脏畸形、子代或年后糖尿病风险；⑧不孕也有一定的遗传因素，通过 ART 垂直传播给子代；⑨ ART 胚胎体外培养液中培养与体内环境差异，lCSl 穿刺和（或）注射等造成副损伤。

随着人口数量逐渐进入平稳缓慢增长，国家经济实力的提升，2013 年 11 月 15 日，中国共产党第十八届中央委员会第三次全体会议做出了《中共中央关于全面深化改革若干重大问题的决定》，决定提出了启动实施“单独两孩”政策，2016 年十八届五中全会又迅速提出了全面开放二孩的政策。对迅速转变的二孩开放政策使许多有生育意愿的家庭想抓住生育年龄的黄昏季完成生育二孩的家庭计划。因为生育二孩的家庭普遍生育年龄偏大，是否会影响生育的质量。

出生缺陷儿的母亲年龄情况：1625 例出生缺陷儿中，小于 20 岁组和 20～24 岁组出生缺陷率较高，差异有统计学意义，其他年龄组之间比较无明显差异（表 33–1）。

表 33–1 不同年龄组出生缺陷发生率

年龄（岁）	围生儿数（名）	缺陷儿数（名）	发生率 %，*P* 值
<20	69	8	11.6
20～24	2616	124	4.7
25～29	21 309	632	2.9
30～34	20 966	517	2.5
≥35	12 406	344	2.8

四、出生缺陷在胎儿发育的各阶段都有可能发生

实际出生缺陷的形成应从精子、卵子、受精后胚胎形成，以及生命开始、胚胎生长发育已有影响，对日后及一生，甚至下一代等均有影响。胚胎发育的各阶段对致畸因子的感受性也不相同（图 33–1）。当一个致畸因子作用于发育的第 1～2 周的胚胎，可能 出现 2 种不同情况：一种是致畸因子只使少数细胞受害，此时若胚胎的调整潜力强就会使这些损害得以补偿而不出现异常；另一种是致畸因子把胚胎的全部或大部分细胞都损害而引起胚胎死亡，50% 的妊娠终止于此阶段。

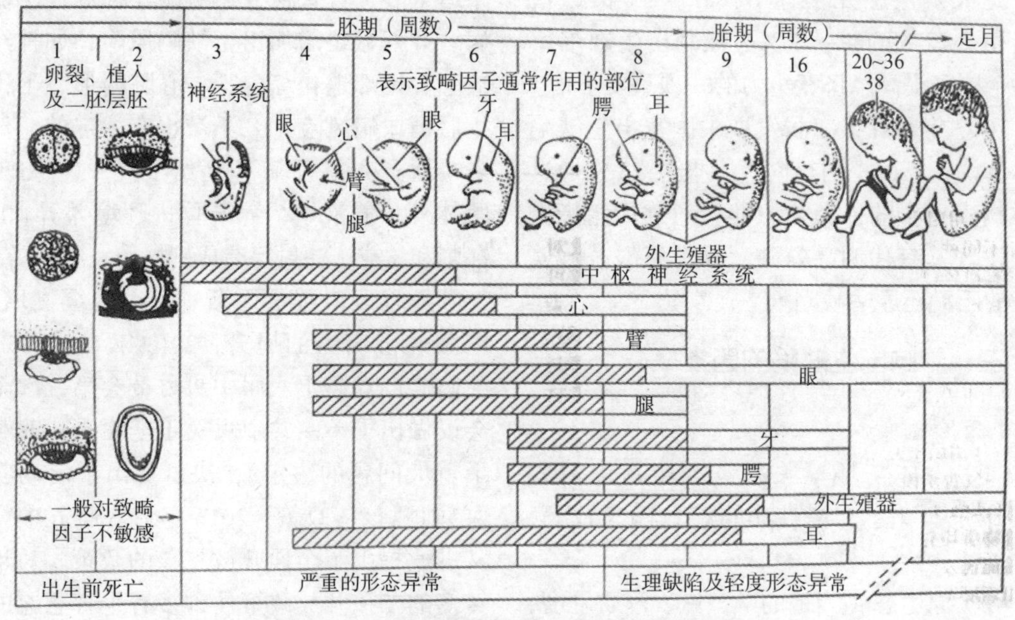

图 33–1 人体各器官系统对致畸因子的敏感性

1. 胚胎畸形 各系统均可产生畸形，如神经管畸形，肢体缺如，肾发育不全，先天性心脏病或泌尿道畸形，唇裂和（或）腭裂。

2. 胎儿畸形 神经系统、骨骼系统、泌尿系统在胎儿期继续发育。

出生缺陷的发生、发育在妊娠 3～9 周是主要关键时期，此后直到足月也有一些影响，但最主要还是妊娠 3～9 周。泌尿系统主要是妊娠 3～4 周。又因临床所见，在小儿与青少年妇科中女性生殖与泌尿系统发育异常

可合并存在，当然出现症状早晚与患者年龄、身体发育、内分泌等有关。如女性外生殖系统的异常，常在出生或稍迟可发现；月经有无出现早晚，有无相应痛经、腹痛、经血排泄不畅，或性交困难，或日后不孕不育，或反复流产等后才发现内生殖器（子宫、宫颈、卵巢、输卵管、阴道等）异常；也有全身发育或智能等异常，经检查后才发现。先天性骨骼发育异常，如脊柱严重畸形、软骨营养障碍、成骨不全、下肢短畸、先天性髋关节脱位、骨盆异常等，除对行走、生活、工作、学习等带来诸多不便外，对其日后的性功能、内分泌、结婚、孕育和分娩，甚至产后对下一代的抚养等均有影响，也易造成心理、精神方面许多相应的问题。所以，小儿与青少年妇科医务人员也应关注和了解所接诊的小儿与青少年妇科患者，不论就诊接待时有无明显与出生缺陷相关的疾病或症状和体征等，均不能疏漏出生缺陷问题，这对诊治均十分有帮助。

五、出生缺陷三级干预

为了减少出生缺陷，提高人口素质，应采取三级干预。

1. 一级干预指　在妊娠前采取干预，预防出生缺陷的胚胎、胎儿形成。具体开展食品强化项目预防出生缺陷；面粉中添加铁、叶酸等微量元素，防止新生儿神经管缺陷；同族通婚、文化风俗的差异、被迫迁徙、贫困、卫生条件与 BD 有关；开展遗传学检查、影像学、尸检、细胞遗传学检测；医学遗传学的远程教育；孕妇均衡营养；风疹病毒、巨细胞、弓形虫感染防治（对胎儿将来智力、视力、听力及其他器官功能影响）；孕妇心瓣膜置换后抗凝药（华法林）致畸；癫痫者用药对胎儿影响；流行性感冒、发热、抗生素、解热镇痛药对胎儿可能发生神经管畸形。

2. 二级干预　指在妊娠期胎儿能存活前，阻止严重缺陷儿的活产分娩。强化产前诊断；母亲年龄增长染色体异常 21、13、18– 三体综合征发病增多；无创伤产前诊断较影像学、绒毛、羊水细胞学准确性高。

3. 三级干预　指在胎儿娩出后采取措施预防缺陷儿发病。如各国开展的苯丙酮尿症、先天性甲状腺功能低下、血红蛋白病，新生儿筛查、少见综合征。

所以，上述也和小儿与青少年妇科对女性幼小时和出生后的相应防治工作有关。具体如下所述。

1. 婚前咨询　要教育青春期女性受孕前咨询，包括婚前咨询和婚后孕前咨询。有遗传咨询，询问家庭人员中遗传性疾病发病情况（近亲结婚、遗传方式、发病风险等）。对其婚育提出建议和指导，做出暂缓结婚、可以结婚但禁止生育、限制生育、不能结婚的附和劝告。

2. 婚后孕前咨询　要在男女双方身心健康，家庭及工作环境良好的情况下妊娠，有疾病先给予治疗（如肿瘤、结核、急性肝炎等），查明流产、畸胎史、死胎等原因，确定某些疾病类型，能否妊娠，避免有害物质接触，改变不良生活习惯等。

3. 产前筛查　通过孕妇血清学，影像学等非侵性方法对普通孕妇进行筛查。此是出生缺陷干预的重要内容，以及发现出生缺陷儿及早处理。具体有血清 hCG，AFP，游离雌三醇，超声测量胎儿颈项处透明层厚度（NT），胎儿结构筛查等。

4. 产前诊断　指在胎儿期应用检测手段，诊断有无畸形，染色体和（或）基因病或遗传综合征；也包括有异常产科史和因素，胎儿结构异常可用二维、三维、彩色多普勒或磁共振等辅助诊断；也常用染色体分型（绒毛、羊水、胎儿血细胞培养等）或基因检测（利用羊水、绒毛、胎儿血液测定特定蛋白质、酶和代谢物）等。

5. 注意妊娠前和妊娠期用药　妊娠前和妊娠期用药可通过胎盘屏障对胚胎和胎儿产生影响或致畸。

六、药物对胚胎、胎儿的危害

药物的妊娠期分类索引如下所述。

1. A 级　妊娠 3 个月妇女中未见药物对胎儿产生危害迹象，其后 6 个月也未见。该类药物对胎儿的影响甚微。

2. B 级　动物繁殖中未见药物对胎儿影响或有副作用，在妊娠 3 个月及其后 6 个月中无发现。

3. C 级　动物研究对胎儿有危害性（致畸或死亡，但无对照孕妇研究 / 本药只有权衡对孕妇益处大于对胎儿的危害之后，才可使用）。

4. D 级　药物对人类胎儿有危害，尽管如此，孕妇用药后绝对有益（用于抢救孕妇生命）。

5. X 级　药物对胎儿有危害，孕妇应用此类药物无益，妊娠期禁用。

健康与疾病起源（development origins of health and disease，DOHaD）理论提出，在特殊的敏感发育阶段，个体的细胞、组织和器官的生长方式会导致整个生命期的功能发生改变，以适应当时的环境条件。也说明在生命最初 1000 天是各器官和身体发育的关键时期。

现今出生缺陷又提出精子，卵子“配子源性疾病”学说，要提高 ART 安全性，优化助孕流程，从源头阻断遗传性出生缺陷。我国每年出生 1800 万新生儿，BD 占 5.6%，有 BD 的新生儿中遗传性缺陷占 30%。在 ART 基础上研究胚胎着床前的遗传诊断，减少缺陷儿出生。

（石一复）

参 考 文 献

安笑兰，钱宇平，1984. 出生缺陷监测 . 北京：人民卫生出版社：11–12，122–124.

Firth HV, Hurst JA, 2018. 临床遗传学 . 祁鸣，黄涛生，译 . 杭州：浙江大学出版社 .

Erans MI, Johson P, Yaron–Y, et al, 2010. 产前诊断 . 段涛，胡娅莉，吕时铭，译 . 北京：人民卫生出版社 .

中华人民共和国卫生部，2014. 2014 年全国妇幼卫生监测及年报通讯 . 4 期 . 北京：全国妇幼卫生监测办公室 .

李颖，杨柳，杨文方，2010. 出生缺陷的相关因素 . 中国计划生育杂志，18（12）：755–757.

中华人民共和国卫生部，2012. 中国出生缺陷防治报告（2012）问答 . 中国实用乡村医生杂志，19（20）：3–5.

第34章

小儿与青少年女性保健

第一节　儿童保健

儿童的生长发育是一个连续渐进的动态过程。在实际工作中，常根据解剖、生理、心理、病理等特点，人为地将小儿时期划分为七个时期，不同阶段或年龄期各有特点，有利于掌握保健和医疗工作中的重点。做好儿童保健，可有效降低婴儿和儿童的死亡率、预防儿童时期常见病、减少发病率、促进儿童心理行为健康发展、保护儿童健康。

一、不同儿童时期的保健

（一）胎儿期

从受精卵到胎儿出生的阶段称为胎儿期，约40周。其中受精卵迅速分化，到初具人形的阶段称为胚胎发育期，通常指受精后的前8周，在第3～8周胚胎细胞高度分化期，对大部分致畸因子都高度敏感，能产生许多缺陷和畸形。从第9周起是胎儿组织和器官迅速生长和功能渐趋成熟的时期，胎儿生长发育迅速，营养完全依赖母体。母亲的营养状况、情绪、疾病、用药等均可直接或间接地影响胎儿的生长发育。

胎儿期保健是指通过对孕母的保健，达到保护胎儿宫内健康发育生长，直至安全娩出，重点在于预防。

1. 预防遗传性疾病　应避免近亲结婚，有遗传性家族史者或曾出生畸形胎儿的孕妇后可通过遗传咨询，预测风险率和产前诊断，决定是否能妊娠或者胎儿是否能保留。

2. 预防先天性发育不良　①预防TORCH感染；②避免放射线照射；③积极治疗孕母妊娠合并症或妊娠并发症如妊娠期高血压疾病、肝内胆汁淤积综合征等，但应在医生指导下谨慎用药；④避免接触有机磷和铅汞等化学物质或被化学物质污染的环境；⑤孕母应禁烟、禁酒；⑥保证充足的营养和叶酸、维生素、铁锌等微量元素的摄入。

3. 预防早产　早产可造成新生儿呼吸窘迫综合征和感染等风险，增加围生儿死亡风险，故应尽可能避免。早产病因复杂，应针对早产的病因进行预防，如孕母妊娠期高血压、生殖道感染、双胎等。一旦发现高危因素，应加强产前检查，发现问题及时处理，防止给胎儿造成危害，引起早产。

4. 加强孕母营养　妊娠期孕母的营养不仅影响到胎儿的正常发育，也关系到出生后婴幼儿的体质和智力，应注意营养丰富的同时搭配合理。妊娠早期是胎儿神经管发育的关键时期，如果叶酸摄入不足，可引起胎儿神经系统发育异常，妊娠期血浆增加较红细胞明显，且胎儿摄取量增加，易造成缺铁性贫血，锌的需要量也会增加1倍，故从准备怀孕就可以开始补充叶酸和微量元素。妊娠的中晚期是胎儿迅速发育和增重的时期，对营养需求相对更多，特别是能量、蛋白质、钙和铁，此期要保证充足的蛋白质和能量摄入以促进胎儿的生长发育并减少低出生体重儿的概率。

（二）新生儿期

此期是指自出生后脐带结扎时起至出生后满28天。此期实际包含在婴儿期内，是人类独立生活的开始阶段，也是婴儿出生后适应环境的阶段，生理上出现血液循环的改变和自主呼吸的建立，其他功能也逐渐完善。但由于新生儿机体发育尚未成熟，对外界环境的适应能力差，易受外界环境的影响而发病，不仅发病率高，而且死亡率也高。我国新生儿死亡的主要原因是早产、产时窒息及并发症、先天畸形、感染等。WHO指出新生儿早期的保健措施如出生后即可母婴皮肤接触、延迟脐带结扎、新生儿复苏等干预措施，可以显著改善新生儿的健康水平。所以新生儿期应加强护理，注意保暖，预防各种感染以降低新生儿发病率和死亡率。

1. 分娩前准备　分娩前应保持产房温度在26～28℃，准备好产包和助产相应的器械、物品及新生儿复苏区，对母胎进行密切监测，根据情况及时处理，同时助产人员接产前应认真洗手、穿隔离衣、产台应铺无菌保护垫，器械排放整齐有序。

2. 出生时保健　新生儿娩出后迅速清除口鼻内黏液，保持呼吸道通畅，预防早期新生儿缺氧和窒息。迅速并彻底擦干新生儿，擦干顺序为眼睛、面部、头、躯干、四肢和背部，注意保暖，断脐时应严格无菌操作，并注意保护好创面，保持清洁、干燥。做好Apgar 1分钟和5分钟评分，根据评分决定下一步处理。若新生儿状况良好，尽早让新生儿与母亲皮肤接触，在此期间观察新生儿的生命体征和觅乳征象，知道母亲母乳喂养，促进早吸吮和早开奶。

3. 新生儿的日常生活保健

（1）保暖：新生儿时期是特殊时期，刚从母体出来与外界环境不适应，很容易引发疾病，所以特别要注意给新生儿做好保暖工作。新生儿居室温度以20～22℃、湿度以55%为宜，衣被要轻软，应根据外界温度变化对新生儿加减衣服，一般来说比大人多穿一件衣服就可以了。切不可怕着凉而穿的过多，否则易导致捂热综合征，危害新生儿健康，严重时可危及生命。

（2）喂养：尽可能母乳喂养，鼓励按需哺乳。喝完奶不要忙着让新生儿躺下，应该要先拍嗝，排出胃里的空气，以防吐奶。母乳喂养的好处为营养全面，最适宜新生儿；有助于增进母子感情和新生儿发育；容易消化和吸收利用；预防感染；有助于推迟再次妊娠；保护母亲健康；较人工喂养经济等。

（3）眼部护理：常规进行新生儿眼部护理可以预防严重的眼部管理，尤其是生殖道感染发生率较高的地区。WHO发布的新生儿早期基本保健指南建议预防应用眼部感染的药物一次，推荐使用红霉素软膏，也可使用各地医疗卫生机构批准和推荐的药物。如果眼睑发红、肿胀或分泌物过多，需专科诊疗。

（4）新生儿鼻腔护理：新生儿鼻腔黏膜柔软又富含血管，分泌物多，所以遇到轻微的感冒容易充血、水肿，吸奶和睡眠时易发生鼻塞。若是鼻腔分泌物造成的堵塞，可用小棉签蘸上水或眼药膏使其变得松软后，再轻轻地拔出来，若是鼻黏膜充血、水肿引起，可用0.5%麻黄碱溶液点鼻。

（5）新生儿的耳朵护理：新生儿出生后除检查耳朵外形有无畸形外，还需进行听力筛查，有异常需要及时处理。新生儿洗头时应将左右耳郭覆盖外耳道，以防水流进耳道；吃奶后应轻轻拍背排出奶嗝，防止吐奶造成奶水流入耳道等。

（6）新生儿乳腺护理：由于妊娠晚期母

体内的雌、孕激素和催乳素通过胎盘到达新生儿体内，使乳腺组织增生，新生儿的乳房在出生后 4～5 天可出现轻度肿胀，甚至可伴有少许乳汁溢出，7～10 天达到高峰，2～3 周可自然消失，男婴和女婴均可出现，属生理现象，切忌挤压。

（7）脐部和皮肤护理：脐带脱落前若无感染迹象，无须给脐带断端外敷任何药物，脐带断端应暴露在空气中并保持清洁和干燥。如果脐带断端被粪便或尿液污染，可用清洁的水清洗后擦干保持干燥。如果脐带断端出血，需重新结扎脐带。如果脐带断端红肿或流脓，每天用 75% 乙醇溶液护理感染部位 3 次，用干净的棉签擦干。如果流脓和红肿且 2 天内无好转，应转诊治疗。

（8）新生儿肛门护理：新生儿的皮肤非常娇嫩，特别是臀部长期用尿布或尿不湿包裹，容易造成肛门周围感染和尿布疹，需要细心护理。尿布或尿不湿需定期更换，先用纸巾擦去粪便，然后用湿巾根据由上而下、由前向后、由内而外的原则进行清洁。定期清洗阴部。若发生红臀或尿布疹需保持局部干燥用药，必要时局部用药治疗。若发生肛门周围持续红肿或感染，需及时就诊。

（9）全身护理：衣服和尿布尽量柔软、透气；每天睡眠保证在 20 小时左右，睡眠时要变换体位。新生儿的皮肤非常娇嫩，即使正常的生理功能如出汗、大小便、流口水等，也会对皮肤造成刺激，所以要勤洗澡；同时应控制水温，防止烫伤。使用爽身粉时，注意遮挡新生儿的眼睛和口鼻，以防粉末迷住眼睛或吸入爽身粉而呛咳。

（10）预防感染：新生儿抵抗力差，容易受到感染，所以护理新生儿前应洗手，患有感冒或各种传染病的人尽量不要接触新生儿。避免跟新生儿亲嘴或口对口呼吸，以减少消化道和呼吸道传染风险，母乳哺乳结束后清洗奶头。

（三）婴儿期

婴儿期是指出生后至 1 周岁的一段时期，是婴儿出生后生长发育最迅速的时期，是人的一生中生长发育最旺盛的阶段，也是最短的一个阶段。婴儿在这个阶段是个体身心发展的一个加速期。婴儿不仅身体迅速长大、体重迅速增加，脑和神经系统也迅速发展起来。同时，婴儿的心理也在外界环境的刺激下发生了巨大的变化。从吃奶过渡到断奶，学会了人类独特的饮食方式；从躺卧状态、不能自由行动发展到能够随意运用自己的双手去接触、摆弄物体和用两腿站立，并学习独立行走；从完全不懂语言、不会说话过渡到能运用语言进行最简单的交际等。这一切都标志着婴儿从一个自然地、生物的个体向社会的实体迈出了第一步。他们在遗传的生物性的基础上形成社会化人性——社会性，逐渐适应人类的社会生活。此期易患消化紊乱及营养不良，此期的保健主要内容有以下几点。

1. 合理喂养　4 个月以内鼓励母乳喂养，若存在母乳喂养禁忌或母乳不足，可考虑添加配方奶，此阶段婴幼儿不适宜原奶、炼乳和酸奶等奶类制品。4 个月后开始添加辅食，根据婴幼儿消化能力循序渐进，由稀到稠，由一种到多种，由少量逐渐增加，待适应后逐渐增加种类和数量，添加辅食过程中应注意观察婴儿的食欲和消化功能，防止发生消化不良、腹泻和过敏等，出现情况及时处理。5～6 个月后建议食用富含铁的谷物类，提供适当的零食如水果、无盐饼干等，一方面满足婴幼儿生长发育的需要，另一方面培养婴儿的咀嚼能力，为过渡到断乳做准备。提倡母乳喂养，限制含糖饮料和食物的摄入，培养良好的喂养方式，不要将食物通过自己的筷子或将食物在自己嘴中嚼碎后喂给孩子，否则易将口腔中的细菌传播给婴幼儿。

不宜母乳喂养的情况有母亲患有活动性

肺结核、活动性肝炎、精神病等，母亲接触毒物如农药、铅、汞等化学毒物或特殊用药可分泌至乳汁影响哺乳者。

2. 生长监测和健康检查　婴儿在出生后第一年应定期健康检查4～5次，监测婴儿头围、体重、身高和胸围等，应用生长发育检测图监测婴儿的生长和营养状况，早期发现偏离，及时分析原因，采取针对性的措施并及时纠正。这个时期动作发育主要是手的抓握技能和独立行走。

3. 保证婴幼儿足够的睡眠　睡眠有益于婴幼儿脑的发育，有助于增强记忆力，睡眠状态下垂体分泌的生长激素较多，有利于婴幼儿快速生长，新生儿每天睡眠20小时左右，随着年龄的增长睡眠时间逐步缩短，婴幼儿期睡眠应在15～20小时；足够的睡眠还有利于消除疲劳。睡眠时应注意卧室温度适宜，最好控制在18～25℃，空气新鲜，光线不能太强，被褥干净柔软、不能穿太多衣服，睡前不做剧烈活动，不过度兴奋，应洗脸、洗足和清洗臀部。

4. 观察大小便情况　大小便情况可以反映出婴幼儿母乳喂养量是否充足及一定程度地反映健康状况。母乳喂养婴幼儿的粪便呈黄色或金黄色，稍有酸味，不臭，有时稀薄状，微带绿色，每天3～6次，人工喂养婴幼儿的粪便为淡黄色，略干燥，质偏硬，有臭气味，每天粪便1～2次，混合喂养的婴幼儿粪便介于两者之间。出现绿色粪便提示可能存在婴幼儿饥饿或受凉情况，黑色粪便提示上消化道出血或服用铁剂；果酱样粪便提示有肠套叠可能；粪便中带血丝提示粪便太过干燥或肛门破裂；脓血便提示细菌性痢疾；泡沫多有酸味提示糖类摄入过多。

小便：婴幼儿的尿量随哺乳量增加而增加，如果尿量少，考虑奶量或摄食量过少，正常尿液清亮透明，无色无味，若尿液出现红色或混浊呈脓样，多见于血液病、肾炎、尿道损伤和尿路感染等，应及时就诊。

5. 预防接种　按照计划免疫程序，完成1周岁内各种疫苗的基础免疫。疫苗分为计划内疫苗和自费疫苗两种。计划内疫苗由政府免费提供，公民依照政府的规定接种的疫苗；自费疫苗有公民自费并且自愿受种的疫苗，费用由接种者监护人承担。大部分为注射类，如卡介苗，小部分需口服如轮状病毒。但有以下情况的婴幼儿不宜接种介苗：①急性传染病的潜伏期、发病期和恢复期；②发热或患严重的慢性疾病，如心脏病、肝病、活动性结核病、化脓性皮肤病、免疫缺陷病；③过敏性体质，如反复发作的支气管哮喘、荨麻疹、血小板减少性紫癜等；④有癫痫或惊厥史；⑤孩子腋下或颈部淋巴结肿大；⑥某种疫苗特殊禁忌证，如孩子有腹泻症状，不能服用脊髓灰质炎疫苗糖丸。

预防接种的反应及其处理：预防接种制剂对人体来说是一种外来刺激，有些制品在接种后一般会引起不同程度的局部反应和（或）全身反应。主要有发热和局部红肿，同时可能伴有全身不适、倦怠、食欲缺乏、乏力等全身症状。①局部反应：一般在接种疫苗后24小时左右局部发生红、肿、热、痛等现象。红肿直径<2.5cm者为弱反应，2.6～5cm为中等反应，>5.0cm者为强反应，凡发生局部淋巴管/淋巴结炎者均为局部强反应；局部反应一般24～48小时逐步消退。轻度的局部反应一般不需要任何处理，较重的局部反应可用干净的毛巾热敷，每天数次，每次10～15分钟。卡介苗的局部反应不能热敷。②全身反应：主要表现为发热，接种疫苗后8～24小时体温在37.1～37.5℃为弱反应，37.6～38.5℃为中反应，>38.5℃为强反应。此外，还可有恶心、呕吐、腹痛、腹泻等症状，一般无须特殊处理。全身反应严重者，可以对症治疗，如使用退热剂等。③异常反应：一般少见，主要表现为晕厥，多发生在空腹、精神紧张状态中注射者。此时应让小儿立即平卧位，保持安静，可以给热水或热糖水喝，一般不需要使用药物，在短时间内即可恢复正常。严重者可皮下注射 1 ： 1000 肾上腺素，剂量为每次 0.01～0.03ml/kg。经过处理 3～5 分钟仍不见好转者，应立即送附近医疗单位进行抢救治疗。

6. 坚持户外运动　增强身体对外界环境的适应能力。接受日光浴，预防佝偻病，但应防止阳光直射婴幼儿的眼睛。

7. 预防常见病　呼吸道感染、腹泻等感染性疾病，贫血、佝偻病等营养性疾病，是婴幼儿期常见病，威胁婴儿健康，必须积极预防。

8. 清洁和消毒　婴幼儿的抵抗力较弱，适应外界环境的能力较差，应对婴幼儿的卧具、餐具、玩具和家具进行定期严格的消毒。室内经常通风换气，注意个人卫生，注意皮肤皱褶处和臀部会阴部的清洗和清洁，保持干燥。

9. 婴儿期心理护理　婴儿期心理健康是人一生的起点，对成人的心理素质将产生深远影响。婴儿出生后，接受各种各样的生理和心理上的照顾和刺激，婴儿自身对母亲或其他照顾他的人之间形成“依恋”这种感情联结，依恋的形成和健康发展使婴儿产生愉快的情绪和情感，减少恐惧和焦虑，获得安全感，建立自信。如果婴儿早年丧失母爱，未获得生理和心理上的满足，他就建立不起对他人的信任感，也就无感情依恋过程。这样的儿童无安全感，胆小、孤僻、呆板，受到压制、欺辱、虐待则变得敌视。因此，家长在哺喂、护理婴儿时应经常对孩子笑、抚摸、说话、唱歌等，母爱的温暖是婴儿健康心理的重要保证。婴儿早期与环境接触取得的早期经验，尤其是早期母子之间牢固的依恋关系，对人的一生发展至关重要。

（四）幼儿期

幼儿期是指 1～3 周岁，体格生长速度较婴儿期渐变缓慢，中枢神经系统发育也开始减慢，语言和行动与表达能力明显发展，能控制大小便，前囟闭合，乳牙出齐，在正确的引导下，开始养成讲卫生、爱劳动的好习惯。可固定时间训练坐盆，每次 5 分钟。

1. 合理安排膳食　幼儿期仍需供给营养丰富的食物，以满足体格生长、神经心理发展和活动增多的需要。各种营养素及热能供给要全面，比例平衡，烹调上要做到细软，易于消化吸收。全天热能合理分配，即早餐占 25%，午餐占 35%，晚餐占 30%，午后点心占 10% 较为合适。

2. 培养良好的饮食习惯　除膳食平衡外，要让幼儿期的孩子养成良好饮食的习惯，如定时、定量，不挑食、不偏食，进餐时对孩子不要过分迁就，可以明确地告诉孩子，若这顿不吃好，过了时间没得吃，零食也绝对不能吃，以此强迫他形成良好的进食习惯。家长督促孩子在餐桌用餐，规定孩子必须吃完自己的那一份餐食，鼓励孩子独立进食，切不可为了让孩子多吃些，在幼儿后面追跑喂食，这样不仅不利于孩子健康和合理营养，更不利于自律性和专注力的培养。

3. 定期健康检查　每 3～6 个月检查 1 次。加强听力和牙齿的检查。发现龋齿或其他健康问题及时就诊。

4. 预防接种　按照计划免疫程序对有关疫苗进行加强免疫。

5. 防治常见病　如厌食症，需排除可能导致厌食的慢性疾病、缺锌等微量元素原因，让幼儿养成规律生活和规律饮食的习惯，适度加强体育锻炼，切不要盲目吃药。如鹅口疮，家长发现孩子突然不愿意吃东西或吃东西哭闹不安时应及时检查确诊，日常生活中应注意幼儿餐具、被褥和枕套的卫生，定期清洗、消毒，进食后喝水漱口，若因疾病

（如肺炎等）原因长期使用抗生素引起菌群失调等出现鹅口疮，可适当补充益生菌，注意口腔卫生的护理，必要时予以局部用药对症处理。如缺铁性贫血、维生素D缺乏病，除均衡饮食、不偏食不挑食外，适当补充钙剂和维生素D，多参加户外运动，秋冬季节多晒太阳等。如呼吸道感染，幼儿抵抗力相对低下，在注意保暖的同时，家长切不可给孩子穿着过多，应根据天气情况及时增减衣物，一般来说比大人多穿一件衣服即可，鼓励孩子多饮开水，出现呼吸道感染时切不可随意使用抗生素。

6. 预防意外事件　幼儿期刚开始学步，走路不稳，极易摔倒或碰到桌角等尖锐物体造成皮外伤，家长应在儿童经常活动区域做好一定的防护措施，如将锐利的桌角包上保护套等，随时注意幼儿的动态。幼儿期的孩子走路不稳而且喜欢跑动、加上对危险的经验意识不够，也容易出现烧烫伤，家长一定要注意防范，一旦发生应立即用大量流动的冷水浸冲局部以降温，随即脱掉被热源浸透的衣服，若衣服和皮肤粘在一起，切勿暴力撕拉，除轻度灼伤外均应送医院处理。烧伤面积大，切不可随便涂药。此时期的幼儿危险意识薄弱，家长在教育孩子安全知识的同时，需警惕溺水、脱臼、脑震荡、被拐骗、蚊虫叮咬等各种可能，做到不让孩子离开大人的视线。

（五）学龄前期

学龄前期是指3周岁至入小学前（6～7岁），相当于“幼儿园”阶段。此期的特点包括生长发育变慢，动作和语言能力均逐步提高，能跳跃，登楼梯，唱歌画图，并开始识字写字，社会集体活动增多，往往好奇、多问。此期也易发生意外事故，如溺水、烫伤灼伤、坠床和坠窗等，应做到事前预防。由于此时期的小儿可塑性很强，在环境生活、体育锻炼和启发教育方面幼儿教师能发挥很大作用。

1. 合理膳食和良好的饮食习惯　食物应多样化，继续养成定时进食，不偏食、不挑食的良好饮食卫生习惯。

2. 学前教育　通过讲故事、组织各种游戏、参观、郊游等，培养儿童学习能力、分辨是非的能力和品格、毅力等，发展儿童的好奇心和求知欲，还要通过日常生活内容锻炼独立生活能力，为入小学打好基础。

3. 合理安排日常活动　除保证定时进食、睡眠外，还要合理安排户外活动、锻炼、游戏、绘画等。开始识字写字，要培养坐立、看书绘画的正确姿势等注意培养孩子的专注力和想象力。鼓励参加集体活动，鼓励孩子用语言表达自己的想法。

4. 定期健康检查　每6个月至1年检查1次，要测量身高、体重，检查牙齿、视力、听力、血红蛋白等，对检查出来的问题及时处理。

5. 预防接种　按计划免疫程序进行。

6. 预防疾病和意外事故　此期儿童传染病明显减少，而呼吸道感染、外伤、食物中毒、龋齿、弱视等相对增多，应重视预防教育，加强保护性措施。

（六）学龄期

学龄期泛指进入小学到青春期前这一个年龄阶段，一般是入小学（6～7岁）至青春期前（12～14岁）。这个时期脑的形态结构基本完成，智能发育进展较快，能较好地综合分析，克制自己，并在学校和社会生活中开始适应各种复杂的关系。乳牙全部更换。此期主要的保健任务是注意坐、立的姿势，避免学校作业太重和精神过度紧张，保证足够的营养和体育锻炼，安排适宜的作息日程，避免学习困难和异常心理，设法防治龋齿、保护视力。

1. 培养良好卫生习惯　培养按时进食、按时睡眠习惯；每天早晚刷牙、饭后漱口的习惯；饭前便后洗手的习惯；喝水时用自己的水杯，不随地吐痰等良好习惯。

2. 培养正确姿势　这个时期骨骼正处于生长发育阶段，若听课、看书、写字时经常弯腰、歪头、扭腰，站立时歪肩，走路时低头、驼背，都可影响胸廓的正常发育，长久下去就会形成驼背、脊柱异常弯曲等畸形。因此培养学生正确的坐、立、行走等姿势，特别重要。

3. 小学课间加餐　小学生因早晨赶着上课经常进食不足，最好在上午课间补给营养食品以保证其体格发育，减少疲劳，促进注意力集中和学习。

4. 预防近视眼　教室光线要适宜；桌椅高度要适合学生的身高、坐高；教材应印刷清楚；教育学生看书写字的姿势要端正，书本和眼睛的距离应保持在 33cm 左右，禁止躺卧看书写字。

5. 健康检查　每年 1 次，包括身高、体重测量，视力听力筛查及心理发育筛查等。

6. 体育锻炼　要适应学龄儿童发育特点安排适当的内容，循序渐进，持之以恒，增强孩子的体质，锻炼孩子的意志。

7. 安全教育　开展适合学龄儿童的安全教育，如防溺水、防触电、地震和火灾时的逃生，交通规则、法制宣传教育，提倡校园零暴力，培养正确的、良好的同学友好关系。

8. 预防常见病和意外事故　常见病如近视眼、龋齿、单纯性肥胖、营养不良、脊柱弯曲异常；常见意外事故如车祸伤、中毒、溺水和外伤等。重在预防，一定要注意良好饮食卫生习惯的培养，注意交通安全，不乱吃药物和食物，剧烈体育活动前应要有充分准备活动等。

二、儿童口腔保健

口腔健康不仅是全身健康的一面镜子，而且是一个人，甚至是全社会文明程度的标志。儿童口腔保健是整个儿童身心健康的重要组成部分，儿童的牙齿与口腔正处在生长发育的重要阶段和关键时期，因此，保持与增进口腔健康必须从儿童时期抓起。儿童口腔保健关键是落实到日常生活当中，由于儿童年龄小，理解力和配合度差异较大，故在不同时期表现会有所区别。

1. 胎儿期　牙的生长发育是一个长期和复杂的过程，牙齿和颌骨的生长发育按一定的顺序和规律进行。在胎儿发育期间，牙齿在妊娠 5～6 周即开始形成乳牙胚，乳牙钙化在胎儿 5 个月左右开始，出生前釉质已完成钙化，胎儿 4～5 个月时，恒牙胚也已形成，恒牙钙化的关键时刻是从出生到 3 岁期间，并一直延续到 8 岁左右。所以为了使胎儿颌骨和牙齿正常发育，孕妇必须摄取足够量的蛋白质、钙、磷和维生素，预防感染。

2. 婴幼儿期　平衡膳食和健康行为是维护婴幼儿口腔健康的必要条件。此时期全部的乳牙和大部分的恒牙都在形成和钙化，也是身体快速生长发育期，因此，保证给予充足的蛋白质、维生素和富含无机物如钙、铁、磷等事物，有利于牙齿的正常发育。

3. 学龄前期和学龄期　鼓励儿童多吃纤维性食物，增强咀嚼功能。儿童应注意平衡饮食，做到不挑食、不偏食，特别是多吃蔬菜和新鲜水果等纤维含量高、营养又丰富的食物。此时期的儿童喜甜食，含糖量高，易发酵产酸，加之儿童不能有效清洁口腔，使得龋齿发生的风险明显增加。尽量不喝或少喝酸性饮料，频繁饮用酸性饮料（如果汁、碳酸饮料）可使牙面与酸性物质直接接触的时间增加，引起牙齿脱矿，导致牙齿过敏，饮料中的糖也易被细菌代谢，长期大量饮用使龋齿的风险大大增加。因此，最好让儿童养成喝白开水的习惯，尽量减少喝酸性饮料的量和频率，喝完饮料后应以清水漱口，稀释口腔内的酸性物质。

学龄前儿童自制力差，饮食行为很难管理，口腔疾病高发，乳牙龋齿不仅影响患儿咀嚼功能，还会导致恒牙无法正常萌出或影响颌面部发育。应采取以下预防保健工作：①相关人员对家长进行口腔健康教育，提高口腔保健意识，鼓励家庭、学校参与口腔卫生的自我保健活动，让儿童和家长都意识到正确刷牙的重要性，采取措施（如开发刷牙APP等）不仅让儿童体会到刷牙的乐趣，还能记录儿童刷牙行为，有利于及时纠正不良习惯，增加刷牙次数和刷牙时间。②提倡儿童均衡饮食，纠正不合理的膳食结构，鼓励儿童喝白开水，减少含糖量高的饮料，减少糖的摄入次数和摄入量。③家长应指导并督促儿童建立良好口腔卫生习惯，避免含奶瓶入睡、睡前进食，指导儿童掌握科学的刷牙方法，保持牙面清洁，养成抗龋齿的良好习惯。

4. 养成良好的口腔卫生习惯　刷牙是儿童口腔保健的重要内容，一般提倡竖刷法，上牙从上向下刷，下牙从下向上刷，咬合面来回刷，但对学龄前儿童建议采用转圈法刷牙，即在上、下牙轻轻咬合的情况下，用牙刷在牙面上顺时针或逆时针划圈清除菌斑，建议选用适合孩子年龄段的保健牙刷。由于儿童刚开始尚未完全掌握刷牙方面，且自控力差，家长必须要帮助或监督孩子刷牙，直到养成自觉的良好刷牙习惯。

5. 定期口腔检查　牙齿的萌出与替换：乳牙从6个月到2岁半陆续萌出，6～7岁时乳牙开始脱落，并逐个被恒牙取代，到12～13岁乳牙被替换完毕，初步完成恒牙列。乳牙一萌出即可得龋齿，目前认为龋齿主要与三个因素有关：细菌、饮食和宿主。细菌在牙面形成牙菌斑，其中的变形链球菌能使饮食中的糖发酵产酸，酸可使牙齿脱矿、变软，形成龋洞。预防龋齿的主要方法有应用氟化剂和窝沟封闭剂。定期口腔检查可以了解口腔健康状况，对口腔疾病做到早发现、早治疗；获得更多的口腔保健知识，学会正确而有效的自我口腔保健方法；某些全身性疾病最早表现为口腔异常，还有助于发现这些疾病。婴幼儿期口腔检查应3～6个月1次，学龄前和学龄期儿童建议每半年1次。

6. 防止牙齿意外伤害　牙外伤好发于1.5～2.5岁的幼儿和8～10岁的学龄儿童，由于发生外伤后治疗是否及时对预后有明显影响，所以外伤后建议尽快诊治。

三、儿童眼保健

儿童视觉功能有一个不断发育和不断完善的过程，其最终表现受多种内外因素的影响。已知新生儿即有光感，在光刺激下可出现闭眼动作，2～3个月表现有注视能力，4～5个月可识别物体形状和颜色、认识母亲，1～1.5岁时有不完全的集合功能，2岁时视力可达0.5，3岁时即有正常视力。视觉的正常与否关系到儿童未来的生活质量和工作能力，而且直接关系到人的智力思维和心理发育。据统计，我国儿童弱视发病率为2%～4%，斜视为1%～5%，因其发病率高，危害大及治疗的时限性，使其在儿童保健工作中显得尤为重要。由于电视、电脑的普及，学生学业的加重，以及其他遗传与环境因素的影响，近视眼发病年龄提前，发病率达20%～70%。儿童眼保健就是根据儿童眼及视功能的这些生长发育特点，开展眼保健和医疗工作，做到早干预，保障儿童眼睛的健康，以求功能完善、眼睛明亮，除从遗传学角度广泛积极进行婚前和孕前咨询以实现优生优育外，具体眼保健内容还要按儿童的不同年龄阶段而做不同选择。

1. 胎儿期　了解各周龄胚胎发育状况特点，避免母亲在妊娠期可能受到的一切不良因素的影响，如孕母患病、营养不良、接触有害射线和有毒物质等，均可影响胎儿眼的正常发育，开展眼疾病遗产咨询，保护儿童眼的正常生长发育。

2. 新生儿期 尽量不用器械助产，防止或减少视网膜出血及视觉系统部位的产伤，防治源于产道的感染性眼病。注意观察新生儿双眼情况及朝向注视反应，尽早发现先天异常。加强早产儿监护，防止早产儿视网膜病变。

3. 婴幼儿期 为眼球发育最快时期，也是视觉发育的关键期，注意避免外界因素对眼的不良影响。继续观察和及时发现眼结构和功能有无异常，有无多泪、多分泌物及视力低下等情况，及时了解婴幼儿眼屈光状态，尽早发现斜视和弱视。

4. 学龄前期 基本完成眼的功能发育，是眼在一定范围内争取利用结构可塑性及功能可塑性的关键时期，是儿童眼保健的重点时期。争取每个儿童都能接受一次眼的全面健康检查，包括视力、眼位、屈光和眼底。积极合理矫正病理性屈光，出现视功能异常者应尽早进行功能训练，为视力异常患儿提供验光、治疗性配镜等视光学服务，开展并培养以正确的坐姿和良好的用眼习惯为主要内容的健康教育，积极防治各种流行性眼病。

5. 学龄期 是近视眼发生发展的重要阶段，故仍需继续开展视力监测工作；重点进行近视眼的防与治，教育学生养成良好的用眼习惯，改善视觉环境，尽量避免长时间近距离用眼，定期复查视力，发现视力下降，规范验光，合理矫正；提倡平衡膳食；及时治疗角膜病变和防治各种流行性眼病。

儿童眼保健要做到早期干预，各级行政主管部门要将儿童眼保健工作列入常规计划，将“保护视力，防治眼病”列入儿童保健重点内容之一，贯彻预防为主的方针，加强科普知识宣传，提高广大家长的儿童眼保健意识。各级医院和妇幼保健机构要建立弱视与斜视专科和儿童眼保健科，发展儿童眼保健网络，不断引进先进的诊疗技术诊治儿童眼病。各幼儿园和学校应定期为儿童检查视力，发现异常及时通知家长，督促其按时诊治。家长应密切配合，从出生起应仔细观察眼部的情况，发现异常视物现象，应及时到专科门诊诊治。督促儿童从小养成良好的用眼习惯，包括坐姿和握笔姿势，均衡营养，少看电视，不玩电子游戏，加强身体锻炼，预防近视。

四、儿童听力保健

听力障碍是儿童常见的出生缺陷，听力障碍不仅影响儿童语言的形成，还影响其心理、智力的正常发育，不利于儿童的健康成长。儿童听力保健的目的是保护和促进儿童正常的听力发育，及早发现小儿听力障碍，尽早佩戴助听器，并进行听力语言康复，让大部分听力障碍儿童能听、会说，能够基本像正常儿童一样健康成长。

新生儿普遍听力筛查在早期发现和诊断儿童永久性听力障碍中的作用已经得到公认，目前大部分发达国家和地区的覆盖率已达到或接近 95%，对于一般人群，在新生儿期应普遍进行一次听力测查，对于筛查未通过者 3 个月后复查 1 次，若仍未通过或小儿同时可能存在影响听力的高危因素，则及时转诊，做进一步检查。但新生儿普遍听力筛查无法发现出生时并不存在的迟发型听力损失（出生时不表现听力损失，出生后发生的耳聋），学龄前儿童迟发性听力损失总患病率随儿童年龄的增长而逐渐增加，一项英国的统计数据表明，相对于同一人群而言，纯音听阈 > 40dBHL 者的患病率从出生时的 1.6‰ 增加到 9 岁时的 1.66‰（校正后可达 2.55‰）。故对于有高危因素的小儿（如家族遗传史、中耳炎和腮腺炎、上呼吸道感染、外伤、孕母妊娠期巨细胞病毒感染等），在整个婴儿期定期每半年进行一次听力筛查，并嘱家长根据小儿正常听觉发育规律，观察小儿生活中的表现，如发现睡眠过分安静，不怕吵闹，随年龄增长出现言语简单、吐字不清、对自然环境声音无反应等，应及时就诊。

对于已经确诊的听力异常儿童，若延迟治疗可导致言语问题，甚至脑发育和成熟，故在进一步查找病因或进行一些可能的治疗同时，应尽早为小儿佩戴合适的助听器，并开始语言训练，尽可能发挥和促进被限制的言语能力，促进患儿的社会适应能力。

儿童听力异常的预防：广泛宣传，禁止近亲结婚，减少遗传性耳聋的发生；积极做好母亲妊娠期保健，减少妊娠期合并症和感染性疾病的发生，降低极低出生体重儿和胎儿宫内窘迫的发生率；做好儿童期保健，减少脑膜炎、麻疹、腮腺炎、猩红热等疾病和头部外伤的发生；避免使用耳毒性药物。

五、早期教育

智能与心理发育不仅受到先天因素的影响，后天良好的环境刺激同样对婴幼儿各方面发展起到重要作用。婴幼儿早教作为儿童保健工作的重要组成部分，从根本上说是让儿童拥有幸福完整人生的奠基工程，对促进儿童心理健康发育、开发潜能具有重要指导意义。随着社会的进步和发展，人们越来越重视对儿童早期潜能的开发，早期教育可使儿童入学后成绩提高，减少资源浪费，增加社会经济回报。要加强早期教育，促进语言、动作和神经心理健康发展。但早期教育应按照儿童的年龄特点和生理心理发展的规律进行，要遵循循序渐进和经常性的原则，因地制宜地采取措施，充分利用家中的一切物品让孩子玩耍。早期教育的同时应该尊重儿童的个性，注意趣味性和灵活性。

0～3 岁婴幼儿是身心、神经各系统发展最迅速阶段，可塑性强。经常对新生儿进行抚触，和他说说话，可以促进新生儿触觉和听觉的发育。婴儿具有一定的先天知觉能力，但其发展和完善，很大程度上还需后天经验的作用，婴儿期是感知觉发展的快速时期，要利用带有声、色的玩具促进感知觉发展，培养婴儿的专注力和观察力。2 岁前的婴幼儿处于“感觉动作期”，他们通过听、看、摸、闻、尝等方式来认识周围的环境，获取信息。随着感性经验的增加、语言的丰富，3 岁婴幼儿的思维逐渐从动作中解脱出来，向具体形象思维转变。根据婴幼儿这一思维特点，成人在对 3 岁前婴幼儿进行教育时，要注意提供真实的情景、材料和实际事物的模像，帮助他们准确地理解事物；在运用言语进行说明时，语言要形象生动，内容要与幼儿的经验相联系，为幼儿的抽象思维奠定基础。

第二节　青春期保健

一、青春期相关概念和生理、心理及社会特点

（一）青春期概念

青春期又称青春发育期，是指乳房等第二性征开始发育至生殖器官逐渐发育成熟，获得生殖能力（性成熟）的一段生长发育期。WHO 规定，青春期的年龄范围为 10～19 岁。此时期是心理上的断乳期，其身心发育错综复杂、充满矛盾，通常经历着更大的健康风险，产生着各种健康问题。另外，由于青春期各种疾病的发生及死亡比例相对较低，其健康保健问题极易被忽视。因此，应当更加关注青春期的健康需求，在青少年出现相应的健康问题之前，给予必要的和适宜的卫生保健指导及帮助，以避免各种疾病和伤害的

发生。青春期保健重点应围绕提供健康教育和咨询指导进行，主要包括有关于青春期发育和健康的基本知识、基本生殖健康保健技能、发展促进性与生殖健康的责任感和道德意识、提高青春期心理社会适应能力、预防各种青春期常见疾病与生殖健康相关疾病等。

（二）青春期生理、心理和社会特点

1. 生理特点

（1）体格及功能发育：女孩进入青春期后，身体生长加快，出现了继儿童期后人体生长发育的第 2 个突增阶段。

①生长突增：女性的青春期身高生长突增起始年龄在 10～12 岁。在生长突增期，每年增长 5～7cm，最多可达 9～10cm。青春期生长突增后生长速度再次减慢，在 17～18 岁身高停止生长。

②体重变化：体重在青春期有很大幅度增长，体重的突增时间比身高晚 1～2 年，但体重的突增高峰不如身高的明显。

③体质及体型的变化：青春期开始后，女青少年的肌肉发育也逐渐加快，肌肉发育的高峰紧随身高生长高峰之后出现。由于雌激素的作用，体内脂肪增加较多，形成女性的丰满体态。青春期形态发育可分为早、中（平均）、晚三种类型。

（2）内分泌的变化特点：下丘脑、垂体、卵巢之间的相互调节与影响和女性的内分泌变化密切相关。女童期时下丘脑 – 垂体 – 卵巢轴一直处于受抑制的状态，性激素分泌很少。青春期后，中枢神经系统的抑制作用随着下丘脑的发育成熟而逐渐减弱或消失。随着下丘脑 – 垂体 – 卵巢轴的迅速发育，分泌的促性腺激素释放激素逐渐增多，作用于垂体，使垂体分泌黄体生成素（LH）及促卵泡激素（FSH）逐步增多；同时，在体内脂肪含量增加、松果体及肾上腺等多方面因素的作用下，少女的性腺开始发育，雌激素及孕激素的分泌迅速上升，青春期发育开始启动。随着卵巢的逐渐发育成熟，血中促卵泡激素、黄体生成素及雌激素、黄体酮的浓度逐渐接近青年女子月经周期的典型变化。

（3）性发育：是少女青春期的主要特征，具体反映在生殖器官发育、月经初潮和第二性征发育三个方面。

①生殖器官发育：进入青春期后，在体内性激素的作用下，卵巢和子宫先开始发育，功能日趋完善。卵巢具有了周期性排卵和分泌性激素的功能。子宫增大，尤其是子宫体明显增大，使子宫颈与子宫体之比成为 1 ∶ 2。外生殖器由幼稚型向成人型发展，阴阜隆起，阴毛出现，大阴唇变肥厚，小阴唇变大且有色素沉着。阴道的长度及宽度增加，阴道黏膜增厚，出现皱襞，阴道内环境由碱性变为酸性，并开始排出分泌物（白带）。

②第二性征发育：一般开始年龄（8～13 岁），平均开始于 11 岁，主要表现在乳房隆起、阴毛、腋毛出现、骨盆变宽及臀部变大等。乳房发育是女性进入青春期的第一信号。

③月经初潮：少女出现第一次生理子宫出血称月经初潮，它是女孩性成熟过程中的一项重要标志。初潮年龄在 11～16 岁。初潮后第 1～3 年，月经周期常不规则，一般到 18 岁卵巢发育方达成熟。

2. 心理及社会特点　青春期心理发展主要以自我意识，认知发展，性意识发展及社会适应性等方面表现出显著特点。

（1）自我意识的发展：青春期成人感和独立意向增强；自我意识的强度和深度不断增加；主观自我和客观自我由最初的混沌状态开始逐渐分化；自我评价逐渐趋于成熟。

（2）认知发展：青少年的抽象逻辑思维能力不断增强，系统思考问题的逻辑关系能力增强，而且思维的独立性、批判性、创造性都有显著地提高。青少年逐步开始用批判的眼光来看待周围事物，有独到见解，喜欢质疑和争论。

（3）社会化发展：青春期是个体社会化发展的重要阶段，家庭和学校在青少年社会化过程中起着十分重要的作用。

（4）性意识的萌发与发展：性意识是指青少年在性生理变化趋向成熟的过程中产生的对性别特征、两性交往、接近异性和产生性需要等一种特殊的心理变化。性生理发育促使青少年性意识的萌生和发展。我国一些学者也将此阶段性意识的发展过程分为疏远期（抵触期）、接近期（仰慕期）、向往期和恋爱期。

二、青春期常见问题流行趋势、防治、评估方法和防治核心内容

1. 青春期的营养需要及膳食指导　青春期是体格和智力发育的关键时期，也是行为和生活方式形成的重要时期，充足的营养摄入可以保证其体格和智力的正常发育，为成人时期乃至一生的健康奠定良好的基础。应摄入充足的蛋白质、热量、维生素及矿物质，三餐定时定量，保证吃好早餐，避免盲目节食，养成多饮水的好习惯（详见青春期营养需要章节）。

2. 贫血　是指人体外周血液中红细胞容量（主要是血红蛋白浓度）减少，低于正常范围下限的一种常见临床症状，青少年贫血的诊断 WHO 对青少年贫血的诊断标准为：① 6～13 岁的男女孩，Hb＜120g/L；② 14 岁及以上男孩，Hb＜130g/L；③ 14 岁及以上女孩，Hb＜120g/L。

青春期少女所患的贫血，大多属于缺铁性贫血。发现贫血，应积极查找病因，积极治疗。应关注日常保健，积极预防贫血。其防治核心在于：①加强宣传教育，提高公众对贫血的防治意识。②均衡膳食，摄入富铁食品，选择含铁量高和铁吸收率高的食物，膳食中加醋或口服维生素 C 等，可促进铁的吸收。③辅以铁强化食品，如强化饼干、面粉、酱油、盐、糖等。④中度以上贫血应给予铁剂治疗。⑤对于身体其他系统疾病引起的贫血，如消化道疾病、肠道寄生虫感染及月经不调等，应积极治疗原发病。除了加强营养和服药之外，锻炼身体、增强体质，对贫血防治也很有益处。

3. 痛经　是指月经期间发生的、有明显的下腹部痉挛性疼痛，有时疼痛会放射到会阴部、腰骶部，伴有全身不适，严重者可伴发恶心、呕吐、腹泻、头晕、乏力，并影响生活和工作。痛经分为原发性痛经和继发性痛经。原发性痛经指生殖器官无器质性病变的痛经，占痛经的 90% 以上；继发性痛经指盆腔器质性病变引起的痛经。少女痛经多为原发性痛经。

原发性痛经的发生多与月经时的子宫内膜前列腺素含量增高，引起子宫平滑肌过度收缩、血管痉挛，造成子宫缺血缺氧导致。此外，痛经还与精神、神经因素及个体痛阈有关。

痛经的防治核心是：①加强健康教育；②加强营养和体质锻炼，经期保持有规律的生活，保证充足的睡眠；③注意经期卫生，避免剧烈运动、防止过劳及受寒；④对症治疗。

4. 青春期性行为和青春期妊娠　近几十年来，少女性行为发生率不断上升，初次发生性行为的平均年龄不断提前，越来越多的少女面临妊娠的危险。青春期妊娠也称少女妊娠，是指年龄在 10～19 岁的女性发生的妊娠，且以未婚少女妊娠为多。少女妊娠是世界性的公共卫生难题。根据联合国 2001 年的报道，全世界每年有 1.32 亿婴儿出生，其中 1400 万为青春期少女所生，占 10.6%，其中多数是非意愿妊娠，每年有 440 万少女流产。其中少女妊娠率最高的是非洲。青春期妊娠对少女的身体和心理健康都有非常大的影响，孕产妇死亡率高，易发生宫颈裂伤、子宫出

血、盆腔感染和自卑心理，严重者抑郁而有自杀现象。

青春期性行为和妊娠的防治核心在于预防，应适时适宜地对青春期女孩开展必要的性健康教育。开展青春期性生理性心理知识教育及性道德和法制教育，让其了解婚前性行为的危害，避免婚前性行为的发生，呼吁媒体、家庭、学校和健康中心应注意开展性健康教育，普及性知识。同时应进行正确的避孕教育，让其能选择适当的避孕措施，应该向他们提供足够的相关信息，包括了解各种避孕措施的避孕效果，正确使用方法，常见副反应。

5. 青春期生育力保护　所谓的生育力保护，即保护自己孕育新生命的潜能。它既是身体健康的标志，也是今后生儿育女、获取人生幸福的前提条件。随着少女性行为平均年龄逐渐提前，必须从青春期就开始加强生殖健康和生育力保护科普宣教。

生育力的保护要从以下几方面做起：养成良好的生活习惯、全面系统地学习避孕方法，正确看待两性关系、预防性传播疾病等。除了学校常规性的教育课程之外，还要宣传和支持模范项目如生育力保护课程等。

6. 青春期抑郁症　是由社会心理因素引起的一种情绪障碍，好发于 13～18 岁阶段，以女孩多见。青春期抑郁症的表现常以早晨较重，晚上较轻，有明显的昼夜节律性变化。

治疗原则：青春期抑郁症的治疗是基于对个人和家庭的综合评价后给予的治疗，包括心理咨询、心理治疗、家庭治疗和抗抑郁的药物治疗。

预防措施：加强青少年心理健康教育，提高青少年自我心理素质；创造良好的家庭情感气氛，帮助青少年掌握必要的生活自理和独立处理问题的能力；加强校园文化建设和心理咨询工作的开展。

7. 青春期焦虑症　表现可因人而异，可严重危害青少年的身心健康，长期处于焦虑状态，还会诱发神经衰弱症，因此，必须积极预防和及时予以合理治疗。

主要治疗原则：①心理咨询和辅导；②心理治疗包括认知干预法、行为放松训练等；③抗焦虑药物治疗。

预防措施：注重培养青少年对负面事件的正确态度；学校应改善教育方法，注重素质教育，适当地减少学习压力，丰富学生生活，使青少年保持良好的情绪状态；应重视心理咨询工作的开展。

三、青春期常见疾病流行趋势、防治及其核心内容

1. 异常子宫出血　大多数是月经周期、月经量及持续时间的异常。主要表现有月经周期紊乱、经期长短不一，阴道不规则出血；有时先有数周或数月停经，然后发生大量出血，因病程长，失血量多常导致贫血。

其防治核心在于：①加强营养和体育锻炼以增强体质；合理安排生活与学习，保持良好的作息制度；②青春期异常子宫出血治疗原则是先止血、然后调整月经周期至排卵功能恢复，其目的是使少女的下丘脑－垂体－卵巢性腺轴的功能逐步成熟，建立正常的排卵性周期。

2. 闭经　可分为原发性和继发性闭经两类。女性年龄超过 16 岁，第二性征已发育，或年龄超过 14 岁，第二性征仍未发育，且无月经来潮者，称为原发性闭经。曾经建立正常月经，但以后因某些病理性原因月经停止 6 个月以上者，或按自身原来月经周期计算停经 3 个周期以上者称为继发性闭经。

防治核心：①凡年满 16 岁仍无月经来潮者应引起高度重视。如全身及第二性征发育接近正常时，可观察等待半年至 1 年，同时，应注意营养和合理地安排生活、学习。如发育显示迟缓或无第二性征发育应及早就医，

进行全身检查，明确闭经的原因。②继发性闭经超过6个月者，应积极查明病因，给予针对性的治疗。

3. 青春期性发育异常　包括性早熟和青春延迟。青春延迟是指超过正常青春期开始平均年龄2.5个标准差以上尚无性成熟表现者，又称性延迟，通常指女孩在13岁以后乳房尚未开始发育，或15岁时仍无月经初潮。常见病因有体质性青春发育延迟、低促性腺激素性性腺功能低下和高促性腺激素性性腺功能低下。防治核心：原则上体质性青春延迟不需要特殊处理，等待观察，但后两者应给予积极纠正和调整，若合并中枢神经系统肿瘤者，考虑手术切除。注意营养均衡。

性早熟是指女童在8岁以前出现乳房增大，阴毛、腋毛等第二性征的一种或一种以上者，或月经初潮开始于10岁以前者。分为真性性早熟和假性性早熟。性早熟的治疗原则需针对病因治疗，同时应早期抑制第二性征的发育；延缓骨成熟的时间，防治骨骺线早期闭合所导致的身材矮小；防治患儿和家长出现心理和社会适应障碍；预防性伤害、性行为紊乱和妊娠。有报道表明预防肥胖的发生及过多高能量的摄入对性早熟有重要的预防作用。

4. 青春期盆腔炎性疾病和性传播性疾病　盆腔炎性疾病一般发生在性活跃期、有性生活的女性，随着青春期少女初次性生活平均年龄提前，曾报道在16～19岁性活跃的青春期女性中沙眼衣原体感染率最高，这可能和不成熟的宫颈，柱状上皮细胞移行区的外翻有关。我国目前没有青少年性传播性疾病流行病学的相关报道。美国调查了5种传播性疾病在14～19岁女性中的流行病学，其中人乳头瘤病毒23种高危亚型及6/11阳性率为18.3%，有性经验阳性率为29.5%；衣原体感染率为3.9%，有性经验感染率为7.1%；滴虫感染率为2.5%，有性经验感染率为3.6%；HSV-2感染率为1.9%，有性经验感染率为3.4%；淋球菌感染率为1.3%，有性经验感染率为2.5%。

防治措施：加强青春期女孩性教育，尽可能延迟性生活起始时间，并且进行安全的性教育。对于<26岁，有活跃性生活史的女孩，建议每年进行沙眼衣原体筛查，若筛查为阳性则及时进行治疗，可以减少盆腔炎性疾病的发生率。对于有症状，且有高危风险的人群，积极做出诊断及治疗，可明显降低后遗症的出现。对于有相关病史的女孩加强管理，避免疾病的反复。

5. 青春期妇科肿瘤　青春期少女生殖器官肿瘤比较少见，青春期少女的妇科肿瘤并不多见，多发生于卵巢，占98.5%，且以良性肿瘤为主，恶性或有恶性倾向者占20%～30%。但近年来少女的妇科恶性肿瘤呈上升趋势。此外，由于青春期少女的性行为较以往频繁，近年来报道宫颈癌和滋养细胞肿瘤的发病率有增多趋势。

青春期良性肿瘤尽可能行卵巢肿瘤剔除术，恶性肿瘤多以生殖细胞来源和性索间质来源为主，尽可能行保留生育功能的分期手术，保留患者的内分泌和生育功能，术后根据情况辅以化疗或放化疗。

青春期肿瘤患者的防治核心主要是早期发现，早期诊断和早期治疗。

6. 女性生殖器官发育异常　生殖器官发育异常的病因尚不清楚，常见的生殖器官发育异常有外生殖器发育异常（处女膜闭锁、尿道直肠隔发育障碍、妊娠期应用雄激素造成的外阴异常）、内生殖器发育异常（先天性无阴道、阴道隔、子宫发育异常、输卵管发育异常和卵巢发育不良）、性分化异常（即两性畸形）。其诊断需要通过病史、妇科检查、妇科和泌尿系超声，必要时染色体检查等确诊。

防治核心内容：生殖器官发育异常目前

认为是多因素和多基因遗传引起的，故孕妇在妊娠期保健中需注意慎防雄激素或有雄激素作用的人工合成孕激素，妊娠期避免接触放射线和有害物质。治疗需要根据畸形的部位和类型区别处理，两性畸形者还要结合患者的条件和意愿进行矫治。

四、青春期保健健康教育核心信息

（一）养成良好的生活方式

青少年时期正是各种条件反射建立和形成的阶段，对各种营养的需求量远高于成年人，特别是蛋白质和热量的需要量大大增加，对维生素和矿物质的需要也非常迫切。因此青春期营养问题尤为重要，需要青少年养成良好的生活方式有效地摄取营养，合理安排饮食，补充足够的蛋白质和能量，同时还要养成良好的饮食习惯，三餐应定时，少吃零食，不偏食、挑食，也不能暴饮暴食。还要做到科学运动，但是锻炼前要有充分的准备活动，训练后要有整理活动；应掌握正确的技术动作；避免运动损伤。

（二）青春期个人卫生指导

青春期女孩处于代谢旺盛期，汗腺和皮脂腺分泌多，外生殖器易藏污纳垢，应特别重视会阴部的卫生，勤洗外阴。同时要注意口腔卫生和用眼卫生，保持皮肤和毛发的清洁，出现面部痤疮忌用手挤压。科学地安排生活，注意身体锻炼和适当劳动，保证足够睡眠，合理安排个人生活时间，慎防不良习惯养成。

（三）经期保健

女性青春期是从月经出现到性器官成熟和具有生殖能力的时期。几乎每个少女都会经历月经异常。由于此时卵巢功能尚未成熟，昼夜雌激素和孕激素的量高低不一，对子宫内膜的增殖和剥脱出血程度不一，所以月经也不规则。

青春期月经异常常见四种类型。

1. 月经稀发　月经周期较长，40～50 天来潮一次或更长，经期一般较短，经量较少，少数可持续淋漓不净或经量增多。

2. 月经频发　周期一般较短，20～30 天不到来潮一次，经期长，淋漓不净或经量很多，伴血块，有贫血症状，如头晕、乏力、食欲缺乏、失眠、面色发黄、指甲苍白无血色等。

3. 经间期阴道流血　常在末次月经前 2 周左右出现阴道流血，量少，色鲜红，2～3 天自净，此种常于青春后期出现，因排卵期雌激素水平轻度或短暂下降引起。通常自测基础体温也可诊断，每天清晨醒后即测体温，逐日记录，可见体温呈双相，排卵后体温可升高 0.4～0.5℃，但排卵日有体温上升后下降，此常为经间期阴道出血时期。

4. 闭经　是青春期月经异常的常见症状，有原发或继发两种，其有生殖道畸形、垂体肿瘤、脑部疾病、子宫内膜结核、卵巢肿瘤、精神创伤、内分泌疾病等引起，应及时就医，查明原因，防止拖延诊治，影响生殖健康。

月经期保健具体内容如下所述。

所有人应知道月经生理、月经异常类型、初潮及以后的月经周期、经期、经量、经血色泽等。初潮不惊慌，初潮年龄因身体发育、种族、气候、环境和社会生活而异。认识月经周期、经期，学会月经周期计算知道经前、经期可能出现的身体不适，如腹胀、腰酸、乳胀、疲劳等现象和如何正确对待。

心理保健：不忧虑焦急，正确认识青春期是卵巢功能发育到完全成熟的过渡时间，是女性的必然过程之一，一旦垂体、卵巢内分泌发育成熟，月经也逐渐转为正常，但应警惕潜在的器质性疾病的可能，需适时做进一步检查。

饮食保健：保证足够的营养、不挑食、不追求身材苗条而盲目节食，必须保证身心、内分泌的正常发育。

参加正常的文体活动。工作学习不宜过累，不过度紧张，劳逸结合，保证身心愉快，一般活动体操、青年舞蹈等均可参加。

经期保健：月经期不游泳，不盆浴，不受冷水刺激，不受凉，每晚清洗外阴，更换内裤。清洗外阴和足分别准备盆和布，切勿混用，经期淋浴则无妨。

性保健：避免早恋，避免性活动。

药物保健：必须在医生指导下使用，切勿任意服用中成药、中药、激素类药物等。有痛经者也同样应就医后服药，切勿乱吃偏方、补药等。治疗不当反而加重病情。

认识经前期紧张综合征：是伴随月经周期出现的一系列不适症状，可因体质和功能方面的因素影响发生多种变化。一般在经前7～14天出现，经后消失。其主要表现为精神紧张、易怒、烦躁或忧虑抑郁，失眠或注意力不集中，也有血管舒缩功能和胃肠道功能失调等自主神经功能紊乱、体内或器官内水钠潴留增加而形成水肿，盆腔充血有下腹沉重感、腰背不适、便频等。乳房肿胀，乳房出现小结节，经后会消失好转。应在行经前低盐清淡饮食，适当予以心理疏导，充足营养，体育锻炼，改善心理和机体状态等有助于改善和好转、消失等。

经期物质准备：主要是卫生护垫或卫生棉条的准备和使用，两者的选用由少女自选，但卫生护垫是放入内裤之内，而卫生棉条则要放入阴道内。卫生棉条对塞入阴道内会有顾忌，怕损伤处女膜，试剂应用因人而异，也有白天使用棉条，晚上使用棉垫；也有先用棉垫，年龄稍大再用棉条者。应让青春期女性月经来潮后学会使用卫生护垫或卫生棉条。通常3～4小时应更换1次，若经血量多时则更换时间缩短。更换的棉垫或棉条切勿随便丢入抽水马桶，以防阻塞下水道。选用卫生棉垫或棉条均应合理选用，注意说明书上的书写内容、大小、厚薄、吸湿性、棉质厚薄、有效日期、防止霉变等事宜。初次使用宜由长者女性指导，日后自行根据具体情况掌握使用。

（四）青春期精神卫生指导

青春期是各种心理品质形成的关键时期，由于学习压力大、体内激素水平的变化，此阶段容易产生各种精神卫生问题，尤其是叛逆心理。

防治要点：要根据青春期少女生理和心理特点，做有针对性的教育引导，培养他们健康的心理、健全的性格、乐观的情趣和适应环境、改善环境的意志。要了解青春期的叛逆心理及其主客观原因，正确区分叛逆与任性，化解孩子心中的逆反，帮助孩子在青春期形成健全的人格。

（五）性教育

青春期是人生的一个关键期，是女性身体生长、生殖内分泌系统发育成熟及第二性征形成的重要阶段。同时，青少年性别角色开始出现明显分化，萌发性意识和性情感，渴望与异性交往，迫切希望获得性生理和卫生知识。性教育是一种健康行为的教育，更是一种人格教育。青春期性教育大体包括性生理、性心理和性道德三个方面。

青春期性教育核心信息包括：性教育应与德育教育相结合的原则，适时、适度和适当原则，正面疏导、尊重和理解的原则及言教和身教并重的原则。充分发挥学校、家长及社会教育在青春期性教育中的作用。

（六）青春期乳房保健

乳房是女性第二性征的重要标志，女孩到了11～12岁，乳房便开始迅速发育，一般在15～16岁乳房发育基本定型。所以青少年时期是乳房发育的关键阶段，需要加强乳房保健。乳房保健需注意以下几点：选择合适的胸罩，走路、坐立位和睡眠保持正确姿势，同时注意乳房的卫生保健，经常清洗乳头、乳晕和乳房，但不能随便挤弄乳房。

青春期一般指 10～18 岁的青年男女，这时期全身各系统发育较为显著，尤其是内分泌功能处于旺盛阶段，是性腺发育更为明显。女孩的乳房因雌激素水平升高，一般从 12～13 岁开始，乳房逐步发育，突出于胸壁，到 15～16 岁乳房显得丰隆而饱满，并富有弹性，逐渐发育成熟。此时若不注意乳房保健，易发生一系列疾病。此期乳房保健包括以下内容。

1. 避免束胸　青春期女性随身体发育，心理上也有复杂和微妙的变化，乳房发育和胸壁突出，有羞怯的心理反应，有因上辈或老年妇女的影响，穿紧身内衣，把胸部箍紧，或用布直接将胸部缠绑，此对女性乳腺正常、自然发育十分有害：①影响乳房正常发育，因胸部受压，直接限制乳腺管和腺泡发育。②影响身体健康，因束胸使胸腔内脏受压，影响正常呼吸和心脏搏动，心功能受损，易引起心肺疾病。束胸也限制胸部运动，妨碍胸大肌发育，胸大肌是乳房重要的支撑组织，直接影响乳房发育和大小。③易致乳头内陷，因束胸或紧身内衣直接压迫突出的乳头，挤压而埋入乳房组织内。待婚育后影响婴儿吸吮哺乳，或可使乳汁排出不畅，也可使乳汁淤积，造成乳房胀痛及乳腺炎症等。

2. 正确选择和及时佩戴合适乳罩　少女到了青春期，乳房发育基本成形，应及时佩戴乳罩，应根据身体胖瘦、乳房大小、工作强度、活动或运动等确定戴乳罩的时间。戴乳罩过早或过紧，会影响乳腺的正常发育和日后功能。一般女性在 16～18 岁，测量乳房上底部经乳头至乳房下底部的距离大于 16cm 就可戴乳罩，若乳房发育早或肥胖，乳房过大，运动或体力劳动都应提前佩戴乳罩。

乳罩应注意式样、质地，以柔软、吸水性好，不刺激皮肤、通透性好，有利于保护乳房为原则。

选择乳罩应测量底胸围（乳房下紧身胸围）和顶胸围（乳房最高处紧身胸围）。2 个胸围尺寸之差为“胸围差”。胸围差 6～8.5cm 为 AA 胸，8.5～11cm 为 A 型，11～13.5cm 为 B 型，13.5～16cm 为 C 型，16～18.5cm 为 D 型。选用过大则对乳房保健无作用，过小会压迫乳房发育。太高或太垂均不雅观，以手指从罩杯尖端下压，正好能触及乳头为宜。

3. 体育锻炼和健美运动　能促进乳房正常发育，坚持做扩胸运动和胸肌发育的运动，保持挺胸收腹的良好姿势。

4. 合理营养　少女应多食富含动物蛋白质及维生素 E 的食物。乳房发育也离不开营养的提供。

5. 防止滥用丰乳药物　由于种族、地理环境、气候、体质和先天遗传关系，乳房本身有大小差别，因人而异，也与生长激素、甲状腺素、胰岛素、泌乳素等有关。少数与乳腺上皮缺乏雌激素受体有关。如月经、阴毛正常，而乳房偏小、平坦，身体瘦长，可能与营养有关，缺乏足够的脂肪，影响乳房的隆起。胸部外伤、胸部组织发育不良，也影响乳房发育。少年发现乳房发育不良，切勿任意滥用药物，必须及时就医，寻找原因和获得正确的指导。激素治疗（口服或涂药）等必须在医生的指导下使用，防止激素副反应如月经紊乱、阴道不规则出血、水肿、乳头乳晕变黑等，也应防止子宫肌瘤，诱发子宫内膜癌、乳腺癌等发生。

物理治疗、乳房按摩、刺激乳腺发育等，也不能随意应用，应在正规医务人员和医疗机构指导下使用。

6. 乳头内陷纠正　少女乳头内陷多因发育受阻或束胸或过紧胸罩有关，发现后应及时纠正。可用五指呈鸡爪样扣住乳头下方轻轻往乳房基底部旋转揉摩，每侧乳房每天各 10 次；或左手将右侧乳房托起，右手示指、中指、环指并拢，从乳房基底部用三指向乳头做旋转轻揉，先从近胸骨处的乳房基底部向乳头逐步向外侧移动按摩，往返20次；或用拇指、示指、中指捏住乳头，向外做牵拉按摩，每侧20次。

7. 防止乳房损伤　运动、跑步使乳房冲撞或震荡，乳房下皮下组织出血，或受外伤等，应尽量避免和防止。

8. 注意乳房清洁　包括乳头、乳晕或有皱褶处。

9. 及时发现乳房疾病　囊肿、感染、肿瘤等，若有乳房疼痛也应查明原因，有无内分泌因素或器质性病变。

（七）避免意外伤害

随着社会的进步，不少国家意外伤害的发生率却越来越高，尤其是青少年的意外伤害已成为不容忽视的问题。我国报道12～17岁组意外死亡占22.35%，居同龄死亡原因的第一位。意外伤害主要包括交通意外、溺水、烧烫伤、触电、高空坠落、运动伤害、性侵犯、自杀等。

防治措施：学校、家庭和社会应该对此予以足够重视，加强安全意识教育，加强保护措施，建立宽松的生活环境，帮助青少年解决心理矛盾，及时发现和制止自杀行为的早期倾向，防止意外伤害的发生。

（李娟清）

参考文献

张帝开，罗燕，2005. 青春期妊娠与避孕 . 实用妇产科杂志，21（12）：716–718.

张枫，2005. 国内青春期性教育的现状及思考 . 中国性科学，14（2）：21–22.

陆国平，张灵恩，2004. 儿童意外伤害 . 上海：上海科技教育出版社 .

中华医学会妇产科学分会妇科内分泌学组，2014. 异常子宫出血诊断与治疗指南 . 实用妇产科杂志，49（11）：801–805.

朱铭强，傅君芬，梁黎，2013. 中国儿童青少年性发育现状研究 . 浙江大学学报（医学版），42（4）：397–404.

李夏芸，徐韬，2017. 世界卫生组织新生儿早期基本保健技术的理论与实践 . 中华围产医学杂志，20（9）：689–691.

国家卫生计生委妇幼健康服务司 . 2016. 年全国妇幼卫生信息分析报告：1–48.

胡亚美，江载芳 . 诸福棠实用儿科学 . 第7版 . 北京：人民卫生出版社：114–139.

Skiadas VT, Koutoulidis V, Eleytheridaes M, et al, 2004. Ovarian masses in young adolescents: imaging findings with surgical confirmation. Eur J Gynaecol Oncol, 25(2): 201–206.

Baams L, Dubas JS, Overbeek G, et al, 2015. Transitions in body and behavior: a meta–analytic study on the relationship between puberty development and adolescent sexual behavior. J Adolesc Health, 56(6): 586–598.

Croak A, Gebhart JB, 2005. Congenital Anomalies of the Female Urogenital Tract. Pelvic Med Surg, 11(11): 165–181.

Sara EF, Sami LG, Maya RS, et al, 2009. Prevalence of Sexually Transmitted Infections Among Female Adolescents Aged 14 to 19 in the United States. Pediatrics, 124(6): 1505–1512.

Workowski KA, Bolan GA, 2015. Sexually transmitted diseases treatment guidelines. MMWR Recomm Rep, 64(3): 1–137.

Greydanus DE, Dodich C, 2015. Pelvic inflammatory disease in the adolescent: a poignant, perplexing, potentially preventable problem for patients and physicians. Curr Opin Pediatr, 27(1): 92–99.

第35章 小儿与青少年的性相关问题

第一节　小儿与青少年的性

以前一般认为小儿与儿童期无性感觉，最初出现要到青春期。但现今已接受在极年幼的儿童已有性感觉的观点，如新生儿男婴可有自发性勃起，新生儿女婴可有阴道分泌物。

一、小儿与青春期女性的性发育过程

生理性的性发育在妊娠期即开始，产前超声证实，男性的性反应在妊娠中期开始发育，阴茎勃起反应在妊娠16周左右开始出现，此可由超声技术发现和证实。虽然女性胎儿的性反应还未能观察到，但都认为其润滑功能也是此时开始的。

实际上性教育在分娩室内已经开始，当然并非我们告诉新生儿有关生育和性行为之事，但父母在孩子出生后首先最关心的问题是“生的是男孩还是女孩?”，这是关于性别角色的性教育。接着在生命的最初1～2年是孩子学习爱和抚摸时期，是他（她）们被爱的体现。

婴儿在7、8个月时开始注意自己的手指、足趾，男孩注意自己的阴茎，女孩稍晚2个月左右也注意女阴。不论男孩或女孩，也会抚摸自己生殖器，男孩会周期性出现阴茎勃起。

洗澡和换尿布时是开始教孩子身体部位和名称的最好时间。生命期3岁开始让小孩了解男孩、女孩间的差别，开始识别和鉴别自己的性别，在家中或在学前班学会区分男性和女性。

3～5岁开始形成强烈的性别感，此时（学前）也均有不同程度的抚摸自己生殖器的行为，此种现象也很自然。学前儿童常有“过家家”“扮医生”等性玩耍，“扮医生”较常见，有脱衣服、检查身体等，通常是好奇，而非寻求性兴奋满足欲望。

3～5岁的小孩也会涉及“生殖”问题，会询问“我从哪里来”，对孕育和分娩好奇。此时可以告知他生长在母亲子宫内，由来自母亲体内的小卵子和来自父亲体内的更小的精子结合而成。然后开始在母亲子宫内生长，直到10个月左右出生来到人间。

从幼儿园到小学三年级是小儿快速生长和变化时期，对性问题有浓厚的兴趣，专家们认为此时期是讲述道德观念的最重要时期，且对成人的性健康非常重要。此时媒体（电视、电影、杂志等）均是重要的性教育方式和场所之一，需正面引导。其实从幼儿园开始直到小学和中学均应进行性教育。

国外常用弗洛伊德的性心理发展的5个阶段来阐述婴幼儿及青少年时期的性教育。“性心理发展”是西格蒙德·弗洛伊德在19

世纪末20世纪初提出的一个概念。弗洛伊德认为，性冲动的根基在新生儿身上就已经存在了，它们持续发展一段时间，然后就被渐进的压抑过程所遏制，儿童的早年环境、早期经历对其成年后的人格形成起着重要的作用，许多成人的变态心理、心理冲突都可追溯到早年期创伤性经历和压抑的情结。因此，性教育应从婴儿的出生开始。

（一）口腔期

口腔期是弗洛伊德所提出的性心理时期中的第一个阶段。这个阶段发生在婴儿出生后0～18月龄。

此期的一些活动直接与性心理发展有关。感受自己及别人的身体，如母亲对婴儿的抚摸、搂抱等身体接触、体温传递，敏感带集中于口唇，吸吮奶嘴、自己的手指、足趾同样可有满足感。逐步也有手握生殖器的行为，1岁女婴16%有手淫行为。女孩的性器官大多隐藏在体内，从外面看不到。在2岁左右，幼儿已能认识到自己的性别，此后难以逆转。

弗洛伊德把拇指吸吮作为儿童时期性欲表现的例子。拇指吸吮在幼儿早期就出现了，可以持续到成年期，甚至保持终身。任何够得着的部分都可以成为吮吸的对象。与此同时，一种抓取本能也出现了，可以表现为有节奏的拉耳垂或抓取别人身体的一部分，其目的与吸吮相同。吸吮可以吸引婴儿全部的注意力，使其很快入睡，或者引发一种类似性高潮时的动态反应。它还经常伴随着抚摸身体的敏感部位，如乳房或者外生殖器等。通过这个途径，许多儿童从吸吮发展为手淫。弗洛伊德认为那些嘴唇快感区天生比较发达的孩子，如果优势继续保持，成年后将成为热衷于接吻的人，而且有变态接吻的倾向，如果是男性，就会有很强的吸烟和喝酒的欲望。在这个时期受到压抑的话，他们又会对食物感到恶心，会发生歇斯底里的呕吐。

因此，这个时期的性教育更多的是生理性性教育，家长和看护人要帮助孩子充分满足其吮吸、拥抱、抚摸的生理需求，从而促进孩子的健康心理发展。适度的身体清洁和婴儿的抚触都能带给婴儿良好的身心体验，抚摸不仅仅是成人对婴儿的抚摸，婴儿对成人身体的抚摸也极大满足了孩子性心理的需求。

嘴唇也是儿童认识世界的一种方式，许多成人在养育孩子的过程中，看到孩子吮吸手指，往往会拉开孩子的手，阻止孩子吮吸的行为。其实只要保持孩子手部的清洁，适当的满足孩子需求，有利于孩子安全感的形成。

（二）肛门期

2～3岁这一阶段是性心理发展的关键时期。大小便训练常带有性色彩，此种情绪对女孩的影响较大。

该阶段排泄功能成为婴儿性快感的主要目标，有些孩子会利用肛门区测试快感刺激的承受能力，这一阶段的主要任务是通过按时大小便的训练（potty training）培养幼儿的自我控制能力。通过自己掌握大小便，孩子们迈出了重要的一步，即学会了独立、发展了自信，并知道何时应该“放弃”。如果这一阶段性心理发生冲突，即强迫孩子排便，或对时间、卫生要求过于严格，就可能会造成肛门期停滞人格，这取决于孩子的反应。

该时期的性教育重心需放在养成良好的排泄习惯上，学会控制自己的生理排泄，养成良好的卫生习惯。符合社会的要求，以获取更多的认可和尊重。孩子的排泄习惯养成中应关注孩子是否正确地表达自己的排泄需求，创设安静、整洁、温馨的排便环境，将孩子的注意力吸引到关注排泄的快感上。利用电子产品等其他各种方式来吸引或安抚孩子排便会给孩子心理和生理造成不可逆的损伤。

幼儿从自己的排泄过程中获得满足，同时会对自己的排泄物也有充足的兴趣。有的孩子会用手足去触碰自己的排泄物，有的孩子甚至会用嘴去品尝。这时候，家长和看护人需要关注的是让孩子在充分观察的基础上，进行卫生和健康上的教育，而不是呵斥。同时还可以用适合动画片和绘本等文学作品来满足孩子对其丰富的好奇心。

（三）性蕾欲期

学前期（3～6 岁）神经生理发生重大变化，不论男女，雄激素均有轻度增加，雄激素会使男女两性的性欲增加，使阴蒂和阴茎对触觉的敏感性增加，性要求相应增高。此期也是因脑部嗅区的发展，对父母散发的气息有独特的感觉，并有不同的情绪变化，对性的幻想有直接指向异性。

该时期是最重要的心理性欲阶段。此期幼儿也会发现两性在解剖结构上的差异，会产生好奇，对自己从何而来、生孩子等事情产生好奇。随身体活动量增大、活动范围扩大、与外界人员接触交往增多、获得信息和外界影响扩大等原因，幼儿也开始有探索两性生殖器的差异，有手淫或与小朋友玩性游戏，玩过家家，扮演父亲、母亲等游戏。此期父母也把各自男性、女性特点影响给孩子，女孩温柔、文静，通过梳妆打扮、给女孩穿花衣、打蝴蝶结、涂胭脂口红等让女童接受潜移默化的教育。此时语言能力发展最佳，受外界影响会向大人提出许多与性有关的问题，但由于父母的知识和观念对孩子不是正面诱导，而是认为大人的事，孩子不要也不能问，给儿童造成错误观念或负面影响。小孩此期也有触碰性器官带来快感，开始手淫，可出现性高潮的生理表现，包括全身突然松弛和出汗。随儿童生长，就有可能把刺激生殖器当成一种快感，并且重复而有目的地寻求性满足。

这一时期，性器官成为最重要的动情区。性器期的孩子，会很容易发现并去碰自己的性器官。当孩子意识在触碰性器官的时候会变硬，而且会有特殊感觉时，这些感觉就引起了孩子对性的兴趣和好奇。你会看到孩子将手放在自己的裤裆上，甚至伸进裤子里触摸；或用大腿进行摩擦；或是跨坐在椅子扶手上做有规律的来回移动。另外，这阶段的男孩子和女孩子对彼此的身体都有着很大的好奇；可能在被允许的情况下，便会裸露自己身体的某个部位，甚至让对方触摸。发现孩子有这些行为时，成人会表现出惊怒的表情，并且严厉禁止。孩子可能会因此而停止动作，但他们的快感并没有随之消失，孩子很可能会再找机会一试，满足自我的好奇。

该时期的性教育重点应该是：带孩子了解身体结构与性别的不同，用健康、正面的态度来看待每个身体与每一种感觉，而不是以恐吓的神情、罪恶的想法来阻止孩子在成长中必然发生的行为。与此同时，让孩子多和异性家长在一起，以充分满足孩子的好奇心和求知欲。在幼儿园，接触更多事物后，身体的部位就不会是他们唯一关心的事情了，他们的注意力会渐渐转移到其他地方。有部分入睡困难的孩子会因为在抚摸自己的行为中无意中触碰了自己的性器官，带来快感，被子和毯子的遮挡使其有较好的隐蔽性，从而大大增加了儿童体验的频率，成人可通过观察面部表情，脸颊的红潮、额头的汗量而留意儿童在被子下的行为，可采用阅读、交谈等方式转移儿童注意力，同时增加户外活动或体能运动等方式排解儿童体能发泄的需求。

幼儿园环境创设也是幼儿性教育的重要组成部分，如幼儿厕所的设计需考虑保护幼儿的隐私，男女分厕，蹲位前设置挡板或布帘等，让儿童理解男女性别的差异和隐私的不可侵犯性；教室环境创设应有隐私空间，以便孩子在便溺后，教师和保育员帮助孩子更换内衣裤的时候使用，以帮助孩子树立隐私部位不裸露于人前的意识。

该时期还是儿童对生殖过程发生兴趣的阶段，孩子对“我从哪里来？”“我是怎么来的？”等问题具有浓厚的兴趣。成人对儿童的疑问可以借助科学图片、视频、文学作品等方式对幼儿进行教育。

家庭成员在养育孩子的过程中性别意识的培养也是性教育的一部分，给男女生符合社会男女角色倾向的衣着打扮、游戏指导、影视节目的观看等都有利于对儿童正确性别意识的培养。

（四）潜伏期

潜伏期即学龄期（自7岁逐步进入青春期）。此期男孩、女孩界限分明，相互排斥。8～9岁开始说脏话，看有关性内容的图片等，此期文静、听话、学习成绩好的女孩相对较多，但此期开始注意父母卧室里的事，窥探父母亲昵行为。性游戏会自幼儿期一直持续到学龄期，儿童个人或相互手淫，好奇观看或模仿别人身体，或模仿成人性活动都可发生，但均是不被允许的，会受到斥责和惩罚。有些发育较早和一些青春期孩子可有早恋发生，甚至有偷食禁果的行为。

潜伏期阶段很长，其间没有明显的性发展表现。这个阶段的特点，是儿童失去对与性相联系的活动兴趣，而把他们的注意力集中在其他的事情上，如学校的课业，良好的习惯，意识到男女间性别的差异，将自己局限在与自己同性的团体中，没有表现，故称为潜伏期。

该时期的性教育应该渗透在家庭教育的环境当中，我国的传统和社会习俗的要求应该潜移默化于其中，尤其是父母的言谈举止是性教育中重要的组成部分。如男孩的母亲，在家庭中也应该注重衣着，不宜过于暴露，在如厕和洗澡时也应该回避儿童，该时期的儿童心理发展也为孩子的独立创设了良好条件，可以让孩子独立睡眠，甚至分房间睡眠，尽可能避免儿童和成人同铺同眠，避免过度的身体接触。

该时期儿童认知发展已经从零散、片段、简要描述发展到具体连续的过程描述，且有了一定的辨别能力，因此在对儿童进行性教育的时候应包含防止侵害的教育内容。如不能在陌生人面前脱衣服和换衣服，尽量避免一对一相处；自己的身体部位，尤其是背心和短裤覆盖的地方只有父母和医生可以看，但也不是随时都可以，父母只有在洗澡、上厕所、衣服替换时可以，医生只有在你生病去医院检查身体时可以；告诉儿童，当有人对你做你不喜欢的事情时，请大声喊停，如果你不同意，你不喜欢，没有人可以亲你、抱你、摸你。让孩子拥有身体界限意识，是从家长开始的。家长不要碍于成人亲友之间的面子，而不顾儿童的意愿，强迫儿童接受亲友对其的拥抱和抚摸。家长应该尊重儿童的“不”，不要让孩子无条件顺服。不要让孩子轻易为他人保守秘密。80%以上的性侵儿童者都是熟人。这些亲戚、老师、邻居很可能会在实施犯罪后告诉孩子：这是我和你的游戏，是我们的秘密，不可以告诉别人哦。许多儿童会一直保守着这个“秘密”，被罪犯控制和侵害多年。所以，一定要让儿童知道，有些秘密是不安全的，一定要告诉父母，如触摸私密部位、别人给你的礼物，或是别人对你做的游戏等。

（五）青春期

青春期是性生理的成熟阶段，青少年开始对异性产生好奇、爱慕，有些开始逐渐有目的地追求异性，并与异性建立性关系。

此期第二性征发育，男女体型明显有别；第三性征（性别程度或性度）明朗化，在性格、气质、感觉、感情、智力等方面差异明显，女孩温柔、羞涩、腼腆、多愁善感、文雅、对爱的要求被动。也有人提出第四性征，即男女气质的双性化，相互取长补短，强调两性互补，这在以后可以促进家庭和谐和稳定。

女性青春期通常在 9～12 岁，较男性提前 2 年左右，卵巢分泌雌激素遂增多，乳房和子宫发育，脂肪分布呈女性体型，女性也分泌雄激素，使阴毛、腋毛生长，阴蒂、大阴唇增大。雄激素影响男、女两性的性欲及生殖器的敏感度。下丘脑开始周期性释放性激素，也出现了月经，首次月经为初潮，被作为女性从儿童期向成熟转变的重要标志。月经初潮对少女心理发生重要影响，及早授予经期卫生知识，少女对月经会有正确和积极的态度。

行经时多数女性会出现和感受到不同程度的下腹胀痛和腰部酸痛，可持续到月经结束，此因盆腔脏器在月经期有充血之故，又因子宫内膜脱落，伴有经血排出，需靠子宫肌肉收缩，所以下腹胀痛等以月经第 1～2 天为较重；女性经期较平时易疲劳，随经期结束好转。也有女孩在经期前几天会有情绪变化，如烦躁易怒、焦虑不安、精神紧张、注意力不集中，或有失眠、乳胀、头痛、腹胀、泌乳等，待月经结束这些症状恢复正常，此为经前期紧张综合征。

除月经外，性意识也逐步发展，遂对异性产生兴趣并愿意接触异性，逐步发展到初恋，此时性意识更为成熟，有明确的白马王子或白雪公主形象，有的已开始一对一的异性交流，甚至初恋。此期家长、学校、青年组织、社会舆论、网络信息等均应给予正确教育和引导，使青少年健康成长，使他们懂得如何面对和处理两性交往，切忌采用高压手段，常适得其反产生逆反心理。

青少年与异性交往中会产生愉悦的感受，但青少年的性情不稳定、变化多端、情绪不稳定、易激惹、行为不定是少男少女的特点，此为“青春期躁动”，主要与性激素分泌增加有关，所以有上述心理特点。也可常出现幼稚浮躁、情绪变化不定、自以为是、与人顶撞、与人格格不入的现象。

青春期男女少年间的性活动主要有同性间的性游戏，国外调查女孩的性游戏在 9～12 岁达高峰，随年龄增长，少数可有正式的性活动。

青春期男女少年均可出现有意识的手淫，通过手淫性欲得到释放，并获得身体和情感上的愉悦体验。通过手淫时与生殖器的接触所引起的快感，尤其是女性可逐步改变人们对生殖器的态度，改变对生殖器肮脏的错误看法。对于少女而言，这种自我刺激的方式提供了一个积极了解自己生殖器感觉的途径。手淫时阴道分泌物的气味、身体在性反应时的微妙变化，插入阴道内的体验等，使其更好认识自己的身体，认识到性活动的真实情况，也可说只要不过度，注意卫生，手淫不失为一种促进心理发展的积极因素。

女孩子在 16 岁之后，相当于高中时期，个体的性发育日趋完善，开始逐渐从集体生活到二人活动。青年男女约会可为人格的形成和性心理发展提供一个途径和机会。

二、性教育问题

我国性教育有正式记载始于汉代，东汉建初四年（公元 79 年）朝廷组织了一次全国性的性学讨论会，由皇帝亲自主持，会议的记载整理编辑成《白虎通德论》(简称《白虎通》)，此为官方正统的书，对性问题甚为重视。当时有“辟雍”，是古代的学宫，男性贵族子弟在里面学习各种技艺，其中也有性教育。这些贵族子弟从 10 岁开始寄宿于城内的“小学”，至 15 岁进入郊外的“辟雍”，从 10 岁起至 20 岁行冠礼表示成年。中间有 10 年离家在外过集体生活。性教育要在学校中进行而不在家中进行。当时贵族子弟 15 岁进入“辟雍”，20 岁毕业，其间有性教育。此可与现今中学生青春期性教育相似，但前者是为少数贵族子弟服务，而后者是为广大青少年服务。

我国古代男女结婚年龄较早，常为15、16岁，甚至更早，实际上也就是处于现代人的青少年或青春期阶段。我国古代人很重视性教育，并不保守落后，因为性有三大功能，即快乐的功能、健康的功能和生育的功能，尤其重视的是生育功能。因为古代人把繁衍后代看成人生的头等大事，认为“不孝有三，无后为大”，所以对性生活的指导甚为重视。

古代女性出嫁时有“嫁妆画”，由父母购后放在嫁妆中，随女儿带到夫家，到新婚之夜，小夫妻（因为当时对性是无知的）把“嫁妆画”铺在床上，参照进行。“嫁妆画”始于汉代，至民国初期还有不少发现。此外还有“压箱底”，是我国古代的性教育工具，是一种瓷器，外形如水果状，有盖，内藏有一对交合状男女，在女儿出嫁前母亲把“压箱底”取出，揭盖示女，让其女知晓夫妻之道。古代对女性性教育在母女之间进行，此为尊重当时的“授受不亲”原则，母子、父女间不能进行。一般百姓中，对新婚的小夫妻而言，妻子的性知识常比丈夫多，而女性比男性发育也早，妻子年龄又比丈夫大几岁，所以性生活常是妻子教丈夫。

我国现代性教育要到20世纪才开始萌芽。

小儿及青少年的性教育问题和性问题在现代社会则突显起来。著名的美国性学家金西在20世纪40年代做过详细的调查，发现2～5岁儿童性活动主要是紧抱和亲吻，自己玩弄生殖器，向其他儿童暴露生殖器，手摩或口摩其他儿童生殖器，之后也有一些孩子开始性游戏，常是扮演“爸爸和妈妈”“过家家”，也有扮演“医生看病”，甚至当小男孩趴在小女孩身上做模仿性交动作，但双方均没想到生殖器可交合，也没想到这样的活动会产生性意义的乐趣。

20世纪后，许多国家的小儿和青少年有性生理发育提前趋势。当代青少年的许多性问题就是在这种情况下出现。现今的青少年有不少早恋现象，在14、15岁开始有性兴趣和性要求，出现性萌动、性幻想等现象，主要因性腺和内分泌激素变化，性激素影响神经系统，把性信息集中和统一在一个概念系统中，而出现性意向的表现。其中也有“性空洞幻想期”或“性饥饿期”“性好奇期”，也有缺乏性教育和避孕知识等所引发的早恋和性失控现象。

青春期是人变得有能力通过性行为实现生殖的成熟阶段，在发展中国家或热带地区一些国家青少年一进入青春期就结婚，开始担负作为成年人的责任。但性教育可能从未接受过，所以有关教育必不可少。

青春期的变化，主要为第二性征的发展，乳腺、阴毛的变化，先是乳房逐渐隆起，约半年后阴毛、腋毛逐渐出现，内生殖器（卵巢、子宫）和外生殖器（阴唇、阴蒂）逐渐发育成熟，12、13岁出现第一次月经（初潮）。青春期平均为3～4年。

此时也有情感变化和情绪的变化。有手淫寻求欢愉，手淫对减轻偏头痛、痛经、子宫内膜异位症的危险有益，但也有感染，甚至以后引起不孕的可能。所以应控制频度和次数，合理对待。

2004年美国性信息与教育委员会修订由国家指导特别工作编辑的《综合性教育指导：幼儿园至十二年级》（第3版）提出：“性教育最首要的目标是促进成人性健康，它应该帮助年轻人培养一种积极的性观念，为他们提供所需要的信息以保证性健康。下列几条列出了应用这些信息和技巧后学生们可以采取的行动。

一个性健康成人会进行如下事情。

1. 欣赏自己的身体。

2. 寻求所需要的关于性的进一步信息。

3. 肯定人体发育包括性发育，性发育可以包括也可以不包括生殖或性经历。

4. 与各种性别的人以尊重对方和合适的方式交往。

5. 肯定自己的性取向，并尊重别人的性取向。

6. 肯定自己的性别身份，并尊重别人的性别身份。

7. 以合适的方式表达爱和亲密。

8. 培养并保持有意义的人际关系。

9. 避免利用性或操纵性的人际关系。

10. 对于家庭选择和人际关系做出让家人获益的选择。

11. 运用增强人际关系的技巧。

12. 鉴别并尊重自己的价值观。

13. 对自己的行为负责。

14. 实践有效抉择。

15. 培养批判思考技巧。

16. 与家人、同龄人和爱人有效地交流沟通。

17. 享受并表达生活中的性欲。

18. 以与自己的价值观相符的方式表达自己的性欲。

19. 享受性感觉而并不必靠此行动。

20. 区分有益生命的性行为与有害自己或他人的性行为。

21. 尊重他人权利的同时表达自己的性欲。

22. 寻求新的信息增强自己的性欲。

23. 在双方自愿、非利用性、诚实、愉悦和受保护的前提下进行性行为。

24. 实践促进健康的行为，例如定期检查，乳房及潜在问题的早期识别（如宫颈癌前病变、宫颈癌等）。

25. 有效运用避孕方法以避免无准备的妊娠。

26. 避免感染或传播性感染性疾病，包括艾滋病等。

27. 处理无准备妊娠时根据自己的价值观行事。

28. 寻求妊娠早期前照顾。

29. 帮助阻止性虐待。

30. 对不同性价值观的人表达尊重。

31. 实践民主责任来影响处理性问题的方法。

32. 评定家庭、文化、媒体和社会舆论对于自己关于性问题的想法、感觉、观念和行为的影响。

33. 评判地审视周围世界在性别、性取向、文化和种族上的偏见。

34. 加强对不同人获得确切性信息的权利。

35. 避免有偏见和狭隘的行为。

36. 拒绝与不同人群性的固定模式。

37. 在性问题上教育他人。

性教育可以分为生理性性教育和社会性性教育两种。生理性性教育主要是让孩子关注自己的身体特征，帮助孩子正确表达生理需求；社会性性教育主要是关注儿童通过对自己行为的约束，使自己的言行符合社会的公共标准。

当然有关性教育应根据年龄、文化程度、民族、宗教等因人而异，利用不同方式、方法，但涉及道德、法律、人文、生殖健康、防疫等原则是一致的。

性教育包括性卫生，性传播疾病防治，避孕、受孕、流产、育婴，性启蒙教育，色情读物、影视网络等。涉及社会、学校、家庭，小学体育课中的性教育，生理卫生；初中性教育，如建立健康和安全意识，人体发育，第二性征，性欲与性行为；高中性教育如人的生理和心理功能，性器官功能，性欲、性欲满足的表现，健康性生活，有关妊娠、生育的基本知识，少女妊娠的危害，各不同年龄段性骚扰现象及防范和法律教育。

（李　奕　石一复）

第二节 性 侵 犯

2017年1月至2018年4月全国检察机关共批捕未成年人犯罪案件4.42万起，起诉6.03万人。发生在幼儿园的侵害儿童犯罪181人，起诉231人；在中小学校园侵犯未成年的犯罪案3081人，起诉3923人。犯罪主体尤其是性侵案件，熟人作案次数高于陌生人作案次数，有些地方甚至70%～80%案件犯罪嫌疑人和被害人是邻居、亲戚、朋友、师生等关系。

当前性侵犯未成年人发生原因是“综合的”，包括一些低级趣味的淫秽色情信息并通过网络等渠道流传，家长看管不到位，学校轻视安全管理等。也有谎称招聘童星猥亵女童或在QQ聊天软件结识女童或青少年女性，以检查身材比例和发育等为由。2018年6月3日钱江晚报报道邻居以物质等诱骗迷奸14岁留守青少年女性，致阴道裂伤大出血，失血性休克，连续几次就医，骗称外伤所致，前几次医院医生未给予重现，后某医生警惕，在陪伴就医者不知情下报警，终弄清案情并惩治犯罪者。此折射出我国许多医院均无小儿和青少年妇科意识；留守女童和青少年女性的保护和安全问题；国内有关未成年性侵案件的数量不容忽视的问题；有关法律和法治教育应加强的问题；保护儿童和青少年女性健康和安全权益应加强的问题。

一、小儿、青少年和青年女性遭受性侵犯

性侵犯是指任何恶意的、带有威胁性的、并与性相关的攻击行为，如性骚扰、强奸等。遭受性侵犯以女性为多见，也包括性骚扰。

性侵犯可分为：①非身体接触，对女性青少年说下流话，开性玩笑，打性骚扰电话，向女性暴露生殖器；②身体接触，如触摸青少年或女性的隐私部位或令人反感的部位，实施性暴力。

小儿及青少年女性均有遭受骚扰的可能。但常因小儿及青少年女性对性骚扰的概念认识不全，或处于弱势地位，或遭受性骚扰后顾及面子等种种因素而选择忍受、隐瞒等。

小儿及青少年女性，可遭到“性偏好障碍”（又称性欲倒错）者由于各种原因而失常的让正常人不能接受甚至觉得不可思议的异常行为，也触犯了法律，如露阴癖、窥阴癖、挨擦症、恋童症等。

恋童症又称童奸，是指反复多次把青春期前未成年的儿童或青少年作为性幻想和性行为、性活动的性对象，靠猥亵或奸污她们来引起性兴奋和获得满足。患者主要是男性，性对象是8～10岁女童（也有年龄更小的女童），其性活动限于窥视或抚摸胸部或阴部。对年龄接近青春期女孩，或发育较成熟者可有性交行为。同性恋的恋童者则指向同性儿童。

实际性骚扰无处不在。亚洲职业女性、在读女青少年、青年女性等受性骚扰比例较高。有些国家童婚率超过43%，60%18岁以下未成年人遭受过不同形式的身体、精神或是性暴力。美洲、大洋洲等街头遭性骚扰或工作场所，或学习场所，或公共场合等遭性骚扰也不计其数，尤其晚上回家路上毫无安全感。北欧女性表示15岁起至少有过一次性骚扰。德国、美国更有性骚扰以隐晦形式出现，如“瞄胸”行为，对异性说“荤段子”等。

遭受性骚扰者绝大多数是不同年龄的女性（以青少年及以上女性为主），但举报者中也有16%是男性受害者。

小儿与青少年遭受性骚扰，常是被异性的

老者、老师、同学或公共场所人群（公交车、街头、走夜路、地铁、电梯、追星、酒吧、KTV 等）；或以单独谈话、辅导作业等由时所侵犯；常见形式有遭受袭胸、靠近摸擦、手搭肩膀、撩裙子、揽腰挽裍或摸臀、通过网络传递淫秽图片；或上厕所、洗澡、换衣时遭人偷窥或偷拍等，有些甚至有更严重的行径。

性骚扰已时有报道。“性骚扰”一词最早出现在 20 世纪六七十年代的西方国家，许多国家已将性骚扰列为一种违法行为。主要是骚扰者因性的需要，向被骚扰者做出不受欢迎的与性有关的行为，表现形式不仅是指身体接触，还包括语言、文字、图像、电子信息、肢体动作，甚至说黄段子，发黄色短信，QQ 发黄色图片，色迷迷的眼神等行为都在其中。当然也包括了强奸等暴力行为，性骚扰是外来语，中国人常说为“调戏”“耍流氓”或“吃豆腐”也包括在内。

有关于性骚扰的调查显示，10 万名投票网民中约 74% 表示曾遭遇过性骚扰，主要在公交车、地铁；次为网络；另外为办公室、电梯、迪厅、网吧等地方。性骚扰者为“陌生人”最多；其次为单位领导、同事、朋友、亲戚、教师等。

性骚扰有男性对女性，也有女性对男性，当然以前者为多。在单位常见为被上司有事没事的叫到办公室，说些与工作无关之事，借机将手搭在对方的腰上、肩膀上较长时间不放手，经常打电话、发短信说暧昧肉麻的话；或经常被点名随其出差，常被点名作为陪伴上饭局、夜总会、酒吧，喝酒后解酒兴或发酒疯，动手动脚；或借故加班，留下陪伴，借机有越轨言行；或出差时午夜突然闯入房间或邀到房间“谈工作”，而且穿着暴露，袒胸露肩等。也有女下属为职场升迁，主动暗示或挑逗男上司、领导，主动借机以胸部去接触和摸擦男上司，或主动放开最上面的扣子；也有女老板对自己中意的下属男员工借故谈工作与之单独相处，显示出难得的小女人样，或发嗲撒娇主动进攻，也会装酒疯主动拥抱等。教师性侵犯学生各地各国均见发生，教师对学生的猥亵性侵犯、诱奸、强奸等以找学生谈话、个别辅导、通过学业、学生去问作业，或小恩小惠诱惑或恐吓、哄骗、威胁或闯入寝室；或在校园、教室、空旷房屋等地对女童性侵犯。现今远僻的地区，留守女儿童，其父母在外，仅有年老体衰的老年人照料，很少顾及孙女的心理、生理健康问题，受害者均属年幼无知。所以外出打工者对留守女童也应多关注，对已临近青春发育的女孩应加强对其性保护知识的教育。

夏日衣着单薄，尤其女性在公共场所、偏僻地方会有遭袭胸部等骚扰，所以不论男女均应警惕性骚扰，注意自我防护。

1. 公众场合，避免穿着暴露，夏天避免无袖衫和短裙，如要结伴而行，少去拥挤和僻静之处。

2. 如遇异性有暧昧的语言，接触行为，要明确表示你的不欢迎的态度，不能在态度上给对方有误会的感觉，应斩钉截铁地表示你的态度。

3. 在公共交通场所遇有性骚扰情况，应大声斥责，如穿高跟鞋可用后跟猛踩色狼的足，让对方发出惨叫。

4. 避免单独出入暧昧场所，如酒吧、KTV、包厢、电影院等。

5. 进入单独一人的办公室，应保持开门状态，即使关门也要虚掩。

6. 如与异性单独就座，应挑选对面单独座位，避免双人座位。

7. 女性在酒桌上应保持清醒、自重、自尊，不主动敬酒，要提前通知家人自己所在的地点、位置。

8. 遭遇突然事件，要头脑清醒，与对方周旋，设法保留证据；如遇暴力，应自始至终保持反抗，并用拳打脚踢，打击周围物品，以发出巨响，也可用你的牙齿、指甲等作为“武器”，也可用膝盖撞击对方的胸、腹、生殖器等。若非麻醉、酒灌醉、捆绑等情况下，一般单一男性难以成功强奸女性。

9. 充分利用手机的录音、拍照、摄像等功能，电子网络查询，电子监控等收集证据，对性骚扰者绳之以法。

10. 夜间独自行走的女子，在桥边、弄堂、楼道口、偏僻昏暗的小路（包括村道），务必小心，这也是夜间独自走夜路女子应特别引起重视的多发地段。

由于少儿及青少年涉世浅和对性知识的缺乏，对法律界限更是不清，对各不同年龄阶段的小儿及青少年女性，父母或相关机构应加强对其性教育。在不同年龄段，知道什么是“允许和不允许”，及早建立防范意识，对超越正常范围的行为应提高警惕；遇到性骚扰不能沉默和忍气吞声，要大声喊出来，当面呵斥，或向身边人求助，保留证据，及时告知父母，或报警，不能让犯罪者得寸进尺和有恃无恐。

二、性侵犯，性骚扰的范围

2007 年 7 月 26 日浙江省地方立法通过新规，将性骚扰扩大到肢体行为以外，把语言、文字、图片、电子信息等均视为“实施性骚扰”方式之一。

广义的性骚扰主要指发生在工作、学习地点、公共场合等区域中的针对异性的性侵犯行为。具体主要包括以下内容。

1. 性攻击行为　如强奸、性虐待及任何造成身体伤害的性暴力动作或异常行为，即我们说的“性侵”，这种行为构成犯罪。

2. 语言骚扰　包括带有性含义的性别歧视、性别偏向的言论，以及侮辱、贬低、敌视异性的言论。

3. 性挑逗　即一切不受欢迎、不合时宜的带猥亵的性挑逗行为，如掀衣服，触摸异性器官，向异性暴露性器官，展示色情图片等。

4. 性胁迫　使用胁迫或者威胁等手段，在违背异性意志的情况下强迫其进行性服务或者性行为，如强吻、强行搂抱或强行猥亵等行为。

狭义的性骚扰常指广义性骚扰中的后三种行为，即语言骚扰、性挑逗和性胁迫。

不少国家把性骚扰问题列入劳动法。因性骚扰经常发生在工作或学习环境中，西方许多国家将此立法作为劳动法的一部分。2000 年欧美国家提出对性骚扰视而不见的单位领导，也应受到惩处。此外，日本、法国、新加坡等针对性骚扰也分别有相应的处罚，如监禁、罚款、鞭刑等，单位领导有责任监管，否则也可有上述惩处。

2017 年浙江大学和美国俄克拉荷马州立大学合作报道 436 起儿童遭性侵案件中，归纳出儿童性侵的分类和特种，以及各类统计学趋势。将儿童性侵分为六大类。

1. 机会性侵害　占各类侵害中比例最多，在情侣、教师、近亲中更容易发生。受害者年龄为 1～13 岁，平均为 8.5 岁，施害者与受害者年龄相差 28.4 岁。97% 的施害者单独作案，93.4% 针对单个受害者作案。平均持续侵害事件 42.1 天，也是所有各类侵害中持续时间最短的。

本型又分为三个亚型。

（1）单纯机会型：占这类案件中的一半以上，主要特征是施害者并不主动制造犯罪机会，大多是临时起意。如施害人独自走夜路时遇到 12 岁的被害人，临时起意将被害人拖入公路旁的田间强奸。本亚型中有部分施害者与摄入酒精、观看色情作品有关。

（2）机会制造型：占 41.8%，施害者创造机会实施性侵害，早有预谋，采用哄骗、强迫或跟踪等手段。哄骗手法有给零食、借手机给小孩玩，让小孩看电视，趁被害人母亲外出，假扮校医以“检查身体”为名，对13岁被害人实施强奸。哄骗时也可能有多名儿童，将其他儿童支开可猥亵女童。也有使用纯粹强迫手段，如教女孩骑自行车过程中实施猥亵、强奸，在此过程中警告被害人如发出声音或事后报警会杀死被害人。4个月后又跟踪被害人进入厕所再次强奸被害人。也有将5～6名小女孩锁入房内，将其中1名女孩带上床，打耳光并堵住嘴而强奸。

（3）利用被害人的不便和缺陷：将残弱女孩多次骗至犯罪场所强奸。

2. 连环侵害　主要特征为施害者多次针对被害人实施侵害，侵害平均持续46天之久，具有高度计划性；侵害发生涉及各类地点和多名被害人（平均为4.1人）；暴力行为发生率高；施害者同事对成年人和儿童实施性侵害；大多针对陌生人。

连环侵害又分两型。

（1）连环性侵害型：主要以团伙或单独作案等形式实施犯罪，团伙人员长期对4名17、18岁和2名13岁女性施以一系列猥亵。施害者之一对不同村6名女性留守儿童进行强奸。

（2）重罪型：除性犯罪外还进行其他犯罪活动。85%的性犯罪发生在其他犯罪过程中。如先由卫生间窗口闯入被害人家中抢劫，捆绑被害人，对其施行猥亵将其溺死。

3. 情侣关系　被害人与施害人存在“自愿”性关系，但被害者年龄<14周岁，犯罪现场在酒店旅馆，少数常往外地强奸。

4. 校园侵害　施害者常单独作案，大多为“师生”关系，易寻找潜在受害者，不易发现，侵害时间平均为192天，在小学占多数，平均年龄接近10岁。施害者以辅导作业、关心学业、个别谈话等为借口达到目的，可随心所欲地反复进行性侵害。本组猥亵数量多于强奸。

5. 以聚会为基础的犯罪　多人参加聚会，寻找机会对儿童、青少年侵害。如13、15岁2名女少年，被其他学生强迫参加生日聚会，并被带入旅馆遭强奸，也有参加烧烤聚会，在聚会中饮酒，趁酒醉遭轮奸。

帮派分子盯上被害目标，有计划实施性侵害。如强制将盯上的女孩带到某一人家中，实施轮奸。也有强制与被盯女孩见面，抢走书包、相机，强迫加入帮派，在酒店实施强奸，其他人望风。这类施害者有多人，发生在旅店或隐蔽公共场所，涉及酒精或麻醉品。

6. 近亲侵害　施害者有亲生父亲（41%），继父或养父（27%），母亲男友（23%），其他亲戚（9%）。被害人平均年龄为11.7岁，发现之前一般持续非常长的时间，无法精确统计，最长持续4870天（长达10余年之久），平均为601天（2年左右），因父母受侵害的平均为757.6天（也2年余）。绝大多数被性侵害者为1人，但也有例外，将自己2名女儿（10岁和11岁）强奸3年余，也有对其母、姐和女儿（13岁），以及2名同村非家族成员女性施奸。

根据WHO分类，儿童性侵害中还有“非接触性性侵害”，如给儿童看色情书画，在儿童面前裸露身体及传播想要侵害儿童的意愿。此类常被忽略，未引起重视。

我国许多医生不知如何接诊和帮助受到性侵的儿童和青少年，尤其女性受性侵者；也未阅读有关材料，更未接受有关的培训。现今因社会、家庭、网络、影视、社交等多种外界环境影响和小儿及青少年自身的知识、防范意识、辨别能力、精神状态等关系，性侵事件也并不因我们大家重视度不够而减少，所以必须引起高度重视。

我国对前期防范和后期治疗严重缺乏。前期防范是指成年人表现出对儿童性欲或者侵害倾向，如在社交网络上发布自己的意欲或告知周围人，但未实施性侵害，在这阶段可进行防范，或进行适当治疗，可以阻止不良后果，甚至惨案发生。如使用黄体生成素释放激素，通过激素来减低发生伤害行为的冲动。后期治疗是指对已实施伤害行为的人进行治疗。除对其绳之以法外，还应在出狱后防范再犯罪。国外的治疗除应用促黄体生成素释放激素外，还包括应用雄激素阻断激素和脑外科手术。

三、性侵害实例警示

2010～2013 年中国检方起诉了共 8069 起儿童性侵事件嫌疑人，2008 年 1881 件，2013 年已达 2300 件。由于存在许多未报或未统计，故而实际数字更多。

2018 年 4 月 8 日，湖南衡阳某小学校长罗某供认性侵 20 余名小学女生。

2018 年 3 月 21 日，大连 17 岁女生在坐 40 路公交车回家的路上遇到“咸猪手”，连续碰摸她，当时即喊起来，后公交车乘客将其控制。该犯在 2015 年和 2017 年均有因故意裸露生殖器和厕所偷窥被拘留过。

2018 年 4 月 1 日山西 2 名小女孩乘坐电梯，有一陌生男子尾随进入，开始亲小女孩，女孩按电钮想下电梯，猥亵男不让，电梯门开后又关上，如此多次，最后因其他人坐电梯，两女孩逃出，相拥哭泣，后通过网络将猥亵男捉拿。

四、防范

我国前期防范和后期治疗严重缺乏。有女孩上厕所，有男子跟随进入，后还说把屁股抬起来让叔叔看看之类话，小女孩给看了，又给摸和亲后跑出来，回家后告知其父母。其父脾气暴，将小女孩打一顿，还说“叫你夏天不要穿裙子，你还敢不敢了！”哭声震动院子，事后家长都陪伴小孩上下学，但无人报警，也没人跟小女孩说她没错，错的是那坏人，穿裙子也没错。这说明社会、父母中不少人对猥亵、强奸、性侵的容忍度。

未成年女性越来越多地成为身体和心理虐待、性骚扰、性攻击、强奸、强迫卖淫及各种暴力威胁的受害者。许多女性过早性生活可能是受到强迫或暴力，也有受经济条件的影响，被逼性生活以获得学费或贴补家用，帮助父母交纳昂贵的医药费等。

应培养青少年女性建立防范意识，要让青少年女性及早了解无论何人，即使熟人、朋友，如果采用暴力威胁、哄骗手段、触摸人的隐私部位，强迫观看色情影片或进行色情摄影，向你说下流话，开下流玩笑或通过电话进行性骚扰等都是属性侵犯，都属犯罪行为。一旦遇上，不能保持沉默，否则会让犯罪者逍遥法外，还可能让坏人变本加厉，再次或多次遭受伤害，一定要主动告诉父母、单位、上级或向公安部及法律机关报告，通过法律惩治犯罪者。

有女孩的家长，应阅读女童保护组织推行的儿童防性侵指南并告知女孩，她的身体是纯洁又无暇，容不得任何来历不明和肮脏的人侵犯。

遭遇性侵怎么办？周围人多时，有陌生人抚摸你身体，觉得不舒服，应大声喊“我不认识你，别碰我”。如对方继续，则继续喊“我还未满 14 岁，你想坐牢吗？”

周围人少时遭遇性侵，要尝试拒绝和适当反抗，大喊“你要干什么？”，并尽快试图离开；如有些视频所见，尽量试图离开；如果没有办法逃离，记住对方的长相（如胖瘦、面部特征等），碰到坏人的哪个部位。

如果被坏人带走，在沿途留下便于家人寻找的记号，如发夹、衣物、书本、鞋、手表、帽子等。

被坏人侵害了怎么办？

记住，被侵害者没有错，错的是坏人，应该受到惩处。

对坏人沉默，就是纵容二次伤害，把他

详细信息、经过告诉你身边最信任的亲人，在家人的陪同下尽快报案。

青少年女性应自尊自爱，不沾染烟、酒、吸毒等不良嗜好，不随便进入酒吧、夜总会、歌厅等危险场所，不要贪图物质享乐，不贪小便宜，不随便接受他人财物，不屈辱于上级、老板、包工头等。如果面临意外，也要沉着冷静，寻求自救和求救的方法，适时逃脱或及时报警，请求司法援助。

在需要关注的情况下，把信息扩散到网络和媒体，呼吁社会关注。

2017 年《时代》杂志组织由百万女性和部分男性组成的全球反性骚扰运动，称作 MeToo（我也是），主要是“打破沉默者”，揭露了各种领导、上层、政企要员等对下属实施性骚扰的行径。

五、小儿与青少年女性自卫

自卫是法律赋予每个公民的权利，尤其对女性，即使是幼小女孩，青少年女性也均有自己的权利，所以说自卫并非只对成年人。

幼儿园的老师应教育女童，她们自己的胸部、阴部不能被他人触摸；女童解小便时，男生不能看等，这是从小对女童的自卫教育。青少年女性在成长过程中需拿起法律赋予自己的权利，保卫自己很重要。青少年女性必须自卫，在日常生活、学习、工作甚至家庭中均需正确掌握。

1. 乘车时的自卫　外出上学、放学回家、其他外出等都离不开交通工具，如火车、汽车、电车等。乘车时难免遇拥挤、碰撞、踩脚、弯腰等情况。若对方主动致歉，则也应有礼貌回应。若对方不礼貌，甚至有流氓言行，则也应有礼有节地回敬，并争取取得周围群众的声援，以群众声势压倒对方。必要的克制，避免事态扩大，遭到殴打等，争取周围的声援。

乘车时防盗贼，保管好自己的财物，长途汽车谨慎防骗子“套近乎”而丧失警惕。

乘车时防流氓利用拥挤时遭调戏、猥亵，尤其是夏季，女性穿着单薄，流氓在拥挤时抠、摸、袭胸及阴茎对女性摩擦等。许多女性青少年、女青年害羞，不敢声张，使其更为猖狂，此时应大声训斥，谴责流氓行径，取得周围群众的支持，以正压邪，保护自己。

2. 遭遇抢劫的自卫　青少年女性等夜间独自行走，也会遭到抢劫、袭击、猥亵等。此时虽感突然，会大吃一惊，但应迅速镇静，不慌张，快速观察歹徒个头大小、单一一人或为群伙、有无凶器、体型特征、方言口音等为报警、破案提供线索；不论对方情况如何，应设法拖延，等待或争取路人帮助，如讨价还价，哀求，寻找时机，一有路人经过，可大呼大叫，有利于捉拿歹徒；也可寻找时机能跑则跑，向灯火明亮、大路方向边喊边跑，争取声援，也可吓退歹徒。夜间独行也可在包内身边带有辣椒水的喷雾剂，作防身之用。若有防身术，身体强壮，面对歹徒应严厉训斥，压住对方气焰，也可奋力反抗，对歹徒要害（眼、下身）部位攻击。均应尽量记住遭攻击的时间、地点，以及歹徒身材、脸形、口音、年龄等特征，及时报案，为破案提供线索，以保护自己，惩治歹徒。

3. 青少年女性自卫　青少年女性貌美，楚楚动人是女性天赐的幸运，切勿过分沾沾自喜，有时美貌加上不自重、自律也会带来麻烦，导致不幸，所以告诫美貌少女更应加强自卫意识，保护好自我。不为殷勤、甜言胡语、情书等所迷惑，因有时也会成为寻花弄草、玩弄女性的不良分子猎取的目标。需保持清醒的头脑，在社会中自尊自爱，庄重大方，不贪便宜，抵抗诱惑，切莫轻信，上当受骗，随便解除自卫防线，步入不幸境地。

注意自己，应是气质庄重、风度文雅、

作风正派、不可侵犯，凛然不可侵犯、一正压百邪本身就是一种使坏人、色狼难以接近的自卫武器。自身应提高自卫和抗暴能力，遇到歹徒应设法避开，或警惕，或呼救，或自卫，智斗勇搏，常能慑服对方，脱离险境。

此外，少女避免夜间独自行走，应结伴而行，拒不参加陌生人的家庭聚会，也应注意不出入舞厅等场所。

4. 待业期的自卫　中学、大学毕业有些少女一时在家待业。有充裕时间，本应利用时间进一步学习和积极寻找合适工作，可有些人则会闲得无聊，会结帮成群，酗酒寻乐或聚赌等，甚至染上吸毒等恶习，不良习惯缠身，走上邪路。待业寻找工作中当心上当受骗，误入歧途，进入坏人圈，被欺骗或被犯罪集团勒索钱财。

5. 舞会时的自卫　舞会也是青少年女性娱乐活动的场所，对阅历不深的青少年或青年女性，进入该场所也必须保持充分的自卫能力，选择文明、健康的舞会场所，家庭聚会、个体舞厅也是流氓淫乱活动的场所，所以舞会必须严格选择，有出售摇头丸、k粉、冰毒等场所绝不能进入，否则无安全感。

参加舞会应文雅友好，以礼待人，不争舞伴；进入舞场打扮应庄重、大方，切勿轻佻、放荡，也应警惕被人引诱、威逼；不贪图便宜，拒收财物，防止背后陷阱。对不轨之徒，利用舞蹈之际进行调戏、猥亵等不可默然忍受，应立即严厉训斥，严重者应报案，保卫自己。

6. 独自在家的自卫　在家也应保护自己，如对来客不能随便开门，尤其是陌生访客、送广告、送货、维修人员，以防不测。关键时刻可拨打家中急用电话，或左邻右舍、家人的电话及110电话等。必要时可喊人，以应急和及时获得求助。

7. 防范性自卫　少女、女青年防被偷窥，防电梯内被骚扰，防电话骚扰，防出租车内骚扰，搭便车骚扰；被人跟踪，毒品上瘾等，也均应引起青少年女性的警惕和重视。

8. 家庭性虐待的自卫　性虐待是指受到他人胁迫或暴力，而做出违反本身意愿的性行为。性行为是指碰触、抚摸、拥护、爱抚、亲吻或舔舐，到真正性交等所有行为。

大多性虐待受害者是女性，受到父亲、继父、叔父、兄长等男性家庭成员的胁迫，发生这类情况。受害者应告诉他人，也可电话告知有关部门，打电话时也不必告之自己的姓名，让有关部门协助调查处理，至少可起到威慑和阻止作用，甚至可让嫌疑人获得应有的惩处，以绝后患。若被侵害或被强暴，应立即求援，及时去医院检查、诊治。同时应报警，即使不需要医疗协助，也需要情感支援。报警也应保留证据，不要立即冲洗外阴、更换内裤等，以防失去证据。

总之，青少年女性或其他女性在自卫时应注意：①在心理上压倒歹徒，该喊叫则喊叫，该反抗则反抗，保持清醒的头脑，才能急中生智，想尽办法与罪犯斗争。②防止摔倒，罪犯近身要奋力反抗，用拳猛击罪犯的头，用手抠眼，用肘击腰、胸或掰折其手指。即使倒地，尽量弯腰收腿，当罪犯扑上时，猛踢其头部、胸部、下腹部，两大腿裤内，力求将其蹬倒。③痛击罪犯分子要害和薄弱部位，如脸部、眼、鼻、舌、嘴唇、小腹和生殖器，可使其四肢无力甚至剧痛，抓男性睾丸可使其立即应剧痛而无法继续活动，也可蹬犯罪分子的膝部。④充分利用环境特点，如向亮处跑，争取援助，用路旁石块、木块、泥土、沙等防卫，或身上的钢笔、圆珠笔、发卡、雨伞、鞋跟或食品罐等打击对方或扔到室外，引起响声，向外界传递信息，或争取援助等。

（李　奕　石一复）

第三节　小儿与青少年女性的受摧残和受伤害

古今中外由于女性所处社会地位、经济掌控、民族和宗教习俗、生活条件、环境因素、母亲疾病等诸多因素的直接和间接影响，对女性小儿及青少年所遭受的摧残会对女性小儿及青少年近期和远期造成伤害，也会影响女性的一生。除身体、生长发育、精神、情感等方面引起伤害外，也可因身体器官、内分泌功能变化对女性的一生带来不良影响，也常可表现为许多妇产科问题，如不同程度的生长发育、月经疾病、孕育、妇科炎症、创伤、性与性功能、功能或器官、肉体或精神、可逆或不可逆的伤害。

有关女性小儿及青少年的受摧残形式和种类甚多，如女性割礼、缠小脚、束胸、长颈、性侵犯、家庭暴力折磨、女童工、小新娘、精神暴力、高强度体育运动（举重）、杂技训练、节食、束腰束腹、母体疾病和恶劣环境下导致下一代的健康问题等。

一、女性割礼

女性割礼（female circumcision，FC）是一种以非医疗指征为目的而进行的一种生殖器损毁。

目前世界仍有 1 亿～1.4 亿女童及妇女遭受生殖器切割 / 割刑（female genital cutting/mutilation，FGC/M）。

FGC/M 是指出于非医疗目的包括部分或全部切除外生殖器，或其他损害女性生殖器的所有程序，多实行于 4～14 岁女童，在某些群体中，对婴儿及成年妇女也实行。

WHO 将女性割礼形成的生殖器损毁程度分型如下：Ⅰ型，部分或全部切除阴蒂和（或）阴蒂包皮（阴蒂切除）；Ⅱ型，在切除或不切除大阴唇的情况下，部分或全部切除阴蒂和小阴唇（切除）；Ⅲ型，通过制造一个覆盖的缝合口来缩小阴道口，该缝合口是在切除或不切除阴蒂的情况下，通过切割和改变小阴唇和（或）大阴唇的位置而形成（锁阴术）；Ⅳ型，出于非医疗目的对女性生殖器而采取的所有其他有害程序，如刺伤、刺穿、切入、刮擦和烧灼。

国际妇产科联盟（FIGO）、人类生殖和妇女健康伦理委员会和妇女性与生殖权利委员会共同研讨女性生殖器割礼伦理学问题，均认为女性生殖器割礼不符合伦理，也违反人权的原则，这些脆弱的女孩为其父母的信仰而遭受伤害，她们大多数在 4～10 岁，对此需要特别保护，利用性作为一种控制妇女性生活方法的极端方法，割礼手术否定了女孩和妇女所有来自个人身体和心理完整的、权利的和自由的乐趣；割礼术是一种对女孩不可补救、不可挽回的虐待，这些女童应该有健康生长发育的机会，获得充分医学照顾，避免受到各种形式的暴力、伤害和损害，遭受割礼术的各年龄段，应该在所有阶段，包括妊娠和分娩时得到治疗、同情和尊重。

二、缠小脚

人类的足部由 26 块骨头、114 条韧带和 20 块肌肉组成，能支撑整个身体重量，可作为跳跃的跳板，进行持续的无意识的微小动作调整以保持平衡。足部直到 20 岁才真正定型。

小脚被认为是女人的标志，过去女人拥有大脚（像庄稼汉一样）会被鄙视。我国古代一直到清朝末年民国初，裹小足的风俗作为有地位家庭的社会规范。当然现今已成为历史，不过直到 20 世纪初才逐渐结束。

过去我国缠小脚（或裹小脚）是由于缠足的审美观念，以“脚小为美，脚大为耻”，自然会有人去欣赏，也有将小脚视为“性感带”，也有作为达官贵人“寻欢作乐”，和以“妓鞋行酒”之事，缠小足后的足部称为“金莲”，通常仅有7.5cm长，故又称“三寸金莲”。

我国缠小脚常在小女孩4、5岁或稍大些年龄开始，把小孩的足用绷带布绑紧压低，使4个脚趾向脚底弯曲，只留踇趾在外。一旦缠小脚以后，足部就再也不能伸直，也无法正常行走。由于各种理由，认为女性的足部曲线非常性感，她们的足纤细如莲，非常女性化；她们无法胜任多种工作或行走，但借此强调她们的地位。

西方国家和现今中国也有，年轻女性花费大量时间把自己的足挤到各种各样的鞋中：有的太窄，有的太短，有的太高或三者兼有。为了追求一双看上去柔美漂亮的足，虽非我国古代女性的缠小足，但也可以说是目的相同、程度不同而已。现今修足店中女性修足、治疗引起趾甲生长异常及嵌入足趾引起疼痛、炎症者非常多见。上述均是对足的伤残或伤害。

三、腿

腿部几乎占成年女性身高长度的一半。女性下肢比例是其主要性感区域，使女性看上去性感。腿传达信号（张开、并拢、交叉），腿的长度配合衣着、裙子显示性感度。

某些社会风俗中女性采用装饰的圆环将自己的腿部束缚起来。尼日利亚的Waririke部落的年轻女性在她们婚前1个月会在足部带上铜环。西方国家一些女性也喜欢在足踝处戴上环以示性感。

上述足和腿部如此缠绕、压缩、变形等易引起相关疾病，如腿部损伤，有致瘸的可能，小者影响行走，也可致膝及关节损伤，软骨、韧带损伤；多动腿综合征，此为下肢自发和难以忍受的痛苦异常感觉，又名Ekbom综合征，多见于女性，开始于青春期，此后可自行消失，但到妊娠和围绝经期又开始出现。此外因足缠绕、紧压的女性40%或更多有足部问题，如足癣、真菌感染、趾甲内生和踇囊炎、足底汗腺分泌异常、锤状趾（尖头鞋将大踇趾、小踇趾向中间挤压时，中间足趾被迫向上抬起），神经瘤（高跟鞋、足趾被挤入鞋尖，第三、四趾基部第一块骨不时受摩擦而形成）、鸡眼、足茧、足疮等，多因青春期女性穿鞋不合适逐渐造成。

四、束胸

女孩在青春发育期，因乳房逐步发育而隆起，在女性同伴中迟早不一，发育的乳房大小不一。由于怕羞或怕被议论或指点，也有受不良思想和风俗影响，少女穿紧小缩胸内衣、束胸衣或用宽布绑紧胸部。青春期少女或青年女性也有穿“美体胸衣”，美体“束胸衣”“大胸显小内衣”等行人为束胸。实际长期束胸对身体有害无益，长期裹得严实影响胸廓发育，导致胸围变小，肺活量降低，影响呼吸功能，甚至可致胸廓畸形；也会压迫乳房组织，影响乳腺正常发育，造成乳头凹陷，影响日后泌乳、乳汁减少等。

五、长颈

缅甸的长颈族（paduang）在少女时期就开始人为地增加头颈长度。女孩5岁时就会在颈上戴金属环，以后在成长过程中不断增加。其结果是使肩膀压低，颈部更长。当颈部的金属环去除，则颈部将不能支撑头部重量，引起颈椎异常畸形、甲状腺发育异常、血液供应等异常而引起相关疾病。

六、性侵犯

“性侵犯”可见本书有关章节。

七、家庭暴力、折磨

由于女性受社会地位，或因战争、父母

离异、再婚、经济条件、童工等影响，女性自幼至未成年阶段遭家庭肉体、精神虐待的现象在世界各国普遍存有。虽有儿童、未成人、妇联、法律等条文和保护机构，但现实生活中仍有存在。女孩遭受强体力劳动、生活条件和环境卫生状况恶劣、饮食营养不足、忍饥挨饿、睡眠不足，则严重影响身体、精神、内分泌等发育，可致妇科疾病频发。

八、女童工

经济状况低下，战争频发的国家及地区，以及落后或边缘地带，或又因家庭人口众多，则有女童工，因劳动强度，体力、负重、饮食、营养、卫生、劳动中伤残、精神压力和摧残等对女性发育影响易致多种妇女病发生。

九、小新娘

因风俗、经济条件影响幼小女孩，8、9岁即被迫出嫁，丈夫为成年人甚至大年龄男性。幼小女孩身体等各方面均未发育成熟，易致生殖道创伤、出血、感染等，易致多种妇科病及影响孕育。我国古代也有少女 12 岁、小男子 14 岁即成婚的记载，主要是早日生儿育女、传宗接代、劳动力接替等，是当时的社会需要。

十、烫乳礼

此与女孩“割礼”类似，多见于西非地区。2016 年《每日邮报》报道，“烫乳礼”是一种将烧热的物件放到女孩胸部上，以阻止乳部发育的风俗。“烫乳礼”在非洲等地十分流行。这种伤害很难发现，通常由小孩母亲将烧热的石头、锤子或刀等放在女孩胸部，阻碍女孩胸部正常发育，可使女孩胸部不引起男性注意，从而减少性侵的可能性，更是为了阻止未婚先孕。在喀麦隆，富裕家庭则给女孩穿上裹胸带以阻止女孩胸部发育。

十一、精神暴力

因重男轻女、传宗接代、家庭离异、收养、重组家庭，以及被性侵、性暴、性奴、生殖道畸形影响夫妻生活、孕育等以致女孩自幼起即受抑郁、焦虑等影响。

十二、高强度体育运动

某些高强度、超出生理体能所能忍受的运动，在幼小女孩或青少年女性需要因人而异，切不可强求。因身体各部位开始长年、持续训练、竞技、比赛等易致下丘脑性闭经，造成促性腺激素分泌抑制，导致不排卵闭经，如长时间举重运动，对女性盆底（子宫脱垂、阴道前后壁膨出、尿失禁等）及盆腔充血、盆腔静脉淤血等疾病必须考虑和有待于进一步研究。

十三、杂技训练

女孩自幼即行高强度训练，对脊柱、骨盆、关节等易影响，以及肌肉、韧带、关节的牵引及内脏压力也易受影响。剧烈运动和高强度训练，如长跑、芭蕾等均可导致闭经，体内脂肪含量降低和营养低下引起瘦蛋白水平下降及应激、生殖轴功能下降、GnRH 释放受抑，引发闭经等内分泌紊乱。

十四、节食

女孩爱美，唯恐肥胖，故盲目节食，由于中枢神经对体重急剧下降特别敏感，无论是单纯体重下降还是真正的神经性厌食，均可引起闭经。为保持体形而强迫节食，而引起下丘脑功能失调。GnRH 浓度降至青春前水平，促性腺激素和雌激素水平低下而发生闭经，均属下丘脑性闭经中之一。

十五、束腰、束腹

现代女性则用锻炼和节食方法来追求骨感的苗条身材。所以商业也出售塑形裤、收腹裤、紧束腰部的布条等，以收腹束腰。束腰可使腰部甚细、腹部及内脏受极度压缩。束腰有临时性使用和终年穿戴2种，材料有尼龙、化纤、聚酯纤维、腈纶等。虽身材显出曲线和美，“清除”腹部赘肉（脂肪），但因化纤、尼龙等易致皮肤过敏，穿着不适，且对阴部的温度、湿度改变，影响阴道微生态，易致妇科炎症等。也可因束腰压迫腹主动脉等影响血循环，而引起相应疾病，当然对妇科疾病也有或多或少的影响。所以少女请勿随便束腰、束腹。

上述种种现象对儿童及青少年女性均可造成直接或间接的、或不同程度的摧残、伤害或侮辱，对小儿与青少年妇科工作者均应了解过去和现今存在的社会情况，对小儿和青少年妇科疾病的病因、诊治和预防深入和全面的了解有所裨益。

（李娟清　石一复）

参考文献

孙爱军，2013. 实用生殖内分泌疾病诊治精要 . 北京：中国医药科技出版社：49.

杨冬梓，石一复，2008. 小儿与青春期妇科学 . 第2版 . 北京：人民卫生出版社：264，269，374.

Miriam S, 2014. 周兰姝，王肖练，译 . 女性人体，上海：上海科技技术出版社 .

阿夏，肖瞳，2003. 身体的故事 . 西安：陕西师范大学出版社：297.

Ward CL, Artz L, Leoschut L, et al, 2018. Sexual violence against children in South Africa: a nationally representative cross-sectional study of prevalence and correlates. Lancet Global Health, 6(4): e460-468.

Turner D, Briken P, 2018. Treatment of paraphillic disorders in sexual offenders or men with a risk of sexual offending with Luteinizing hormone-releasing hormone againsts: An updated systematic review. J Sex Med, 15(1): 77-93.

第 36 章 小儿与青少年女性的精神、心理健康

第一节　小儿与青少年女性心理变化

小儿与青少年女性是社会中的弱势群体，由于还处在身心发育的关键时期，保持健康的心理和身体状态是至关重要的。然而，这个群体中不少的个体需要面对不利的生活和成长环境，可能会被拐卖、卷入性交易，或是遭受性侵害，或是面临家庭暴力的摧残，又或是得不到父母足够的关爱，最终对他们的心理和日常生活造成负面的影响。

一、拐卖儿童、女童性交易

有资料显示，全世界约有 1000 万未成年人被卷入性交易，每年约有 100 万未成年人进入色情行业。未成年人可能通过皮条客、脱衣舞俱乐部、按摩店、色情网站与成年人进行交易。研究显示，性虐待的经历对未成年人而言是发生性交易的重要危险因素。那些被性虐待、进过少管所的、离家出走或被父母抛弃的青少年是卷入性交易的高危人群。美国的研究者曾对来自 9 个国家共 854 位正在或曾经参与过卖淫的个体进行了深度访谈，评估她们是否有遭受性暴力或躯体暴力的经历。这项研究的数据显示，卖淫会造成诸多方面的创伤：71% 的个体遭受过身体攻击；63% 的个体曾被强奸；89% 的个体有意逃离这个工作，但没有别的生存方式；75% 的个体曾在一段时间内无家可归；68% 的个体符合创伤后应激障碍（PTSD）诊断标准。对于正处于性发育和身体发育关键期的青少年来说，被卷入性交易的经历不可避免地会给他们造成心理创伤，这将影响他们未来的成长和依恋模式。既往的研究提示，未成年人性交易与 PTSD、复杂性创伤（complex trauma）、自我意识受损、人际关系界限缺乏、对他人缺乏信任、自杀倾向、焦虑、抑郁、物质滥用（Nadon et al.，1998）等密切相关 。

二、童年期创伤与心理障碍

1. 家庭暴力对儿童的影响　近年来，随着脑科学的不断发展，研究者开始关注家庭暴力对儿童或青少年的心理健康（认知、社会性、情绪、行为等方面的功能）的长期影响 。常见的家庭暴力形式有躯体虐待、性虐待、情感虐待、忽视等。家庭暴力可能对儿童认知、行为和情绪等多个方面造成的影响，常见的包括遗尿、多梦、睡眠不足、夜惊、厌食、易怒、社交退缩、攻击行为等。在青少年群体中的典型表现是冒险行为、恐惧和羞愧感，自责、安全感缺失、无力感、绝望感、孤独感和焦虑不安等。家庭暴力是损害儿童心理发展的危险因素，包括目击母亲遭受家庭暴力、情感虐待、搬进收容所、父母物质滥用、贫穷、单亲母亲家庭等。

目前的研究主要集中在探索遭受虐待或者目击家暴，对儿童大脑发育的影响及可能的机制。Kaufman 等研究了 5- 羟色胺能神经递质系统的功能，他们发现受过虐待后罹患抑郁症的儿童，其 5- 羟色胺能系统要比其他抑郁症的儿童和健康儿童要更为混乱。此外，这些人员使用促肾上腺皮质激素释放激素对这些研究对象的下丘脑 - 垂体 - 肾上腺轴的功能进行了研究，发现遭受过虐待的抑郁症患者存在敏感化的现象，即皮质对激素的反应更为强烈。由于对刺激更为敏感，经历过家庭暴力的儿童也会出现 PTSD 的症状。Kendall-Tackett 等的回顾性研究发现，遭受性虐待的儿童只有约 20% 没有出现任何临床症状，其余的儿童出现了强烈的恐惧、PTSD、行为问题、自尊受挫等问题。对虐待幸存者的研究也有类似发现，有儿童期虐待经历的成年人更可能出现情绪和感情方面的问题。

既往对家庭暴力的研究主要集中在儿童心理病理学层面，但事实上，55%～65% 经历家暴的儿童在评估的时间段内并未表现出暴力带来的严重影响。因此，在近 20 年内，研究者们开始关注适应力强（心理顺应性好）的儿童。这些儿童虽然也经历了暴力带来的创伤，但是仍然能够适应并相对健康地成长。儿童的心理顺应性通常与母亲的心理健康、家庭环境密切相关。然而，有的研究者也指出，表现出较更强的适应力可能是一种过度补偿，随之而来的是一些个人生活方面的困境。这些儿童虽然能够适应不利的家庭环境，但他们发展出的生存模式可能会同时伴随对情绪的回避、交友困难、不愿参加课外活动等问题。

2. 单亲家庭和父母离异对儿童的影响　单亲家庭环境和父母离异一直被认为是青少年成长的不利因素。父母离异可能会导致对青少年陪伴和关注减少，离异前父母之间的冲突、离异后家庭经济情况的改变都可能是造成离异家庭青少年心理和行为问题的主要原因。长期的随访研究显示，父母离异对孩子的负面影响是持久的。在童年期，父母离异的儿童会普遍体验到孤独感、迷惑和恐惧，对父母感到愤怒。到了青少年期，这些儿童普遍比正常家庭的孩子更不愿遵守规则，向外表露出更多的问题行为，女孩子发生初次性行为的年龄会更早。到了成人初期，这些孩子接受高等教育的比例更低；随着年龄的进一步增长，他们对亲密关系会更缺乏信心，与父母未离婚的孩子相比，他们更不愿意组建家庭，即使结婚了，也不愿意生儿育女。

我国研究者曾对四川省广元市的 5 所中学 300 名离异家庭的青少年采用 SCL-90 症状自评量表和行为问题量表（CBCL）进行评估，研究发现，离异家庭的青少年 SCL-90 症状自评量表中强迫、焦虑、抑郁、人际关系等因子得分显著高于其他青少年。在这 300 名离异家庭的青少年中，有 96 名存在 1 种以上行为问题，发生率达 32%，主要行为问题包括孤僻、顽固、违纪、敌对、退缩及强迫行为。通过对行为、认知方面进行干预，这些青少年的强迫、焦虑、抑郁、人际关系的得分均有明显的下降，其中女生的交往不良、攻击、多动、违纪、焦虑、强迫的得分也明显降低。

从 20 世纪 90 年代开始，研究者通过对离婚与小儿及青少年心理发展关系的研究提出了新的理论，即认为离婚虽然会对孩子产生负面影响，但是影响具有时效性。这些研究都发现，父母离婚对孩子的负面影响会随着时间的推移而逐渐减少。虽然小儿与青少年在父母离婚后的 1.5～2 年感受到压力迅速增加，但离婚的负面效应从父母离婚 2 年之后开始显著降低。另有研究发现，离婚时间在不同的心理发展领域造成的负面影响持续时间是不同的。父母离婚对儿童问题行为和亲子关系的影响是长期的，但是对同伴关系和情绪乐观性的影响，却会随着在单亲家庭中生活时间的增加而逐渐减少 。

3. 留守女童的心理问题　随着我国城镇化进程的加速，不少农村地区的青壮年去城市打工，将子女留在家中。加之重男轻女的思想仍然存在，大部分外出务工人员选择让女童留守在家，从而导致近年来留守女童的数量急剧上升，许多农村留守女童成了性侵犯的受害者。导致这一现象的主要原因是家庭和学校监护和教育的缺失。由于留守儿童一般由老人照顾，但老人的观念比较保守，通常对性教育重视不足。同时，农村中小学校的青春期性安全教育和自我保护意识教育比较缺乏，导致留守女童未获得必要的性知识和自我保护的能力。　另一个特殊原因是农村的地理环境缺乏安全性。农村女童在野外活动或劳动时，很容易成为犯罪分子的侵犯对象。需要指出的是，性侵害的实施者很多都是与留守女童相熟的邻居或亲戚，因为缺乏足够的自我保护意识和性防卫能力，加上侵害人对其情况比较了解，这些孩子很容易被实施侵害。

童年期性创伤已被研究证明与多种内化的心理问题和外化的行为问题相关。内化的心理问题包括抑郁、焦虑、创伤后应激障碍等；外化的行为问题包括物质滥用、有风险的性行为等。同时有研究指出，依恋模式是性创伤与创伤导致的症状之间的调节变量。由于留守儿童常年与父母分离，更容易形成不安全的依恋模式，因此遭受性创伤时，这种依恋模式可能会加剧创伤造成的影响。

除了容易成为性侵犯的受害者，留守儿童还面临着亲情缺失、孤独感等心理问题。研究表明，农村留守儿童与父母间的紧密情感联结对于促进其心理适应具有保护作用，同伴接纳对儿童的亲情缺失也具有补偿作用。由于部分家长存在着“重男轻女”的固有思想，对留守女童关心较少，期望值较低，农村留守女孩存在较大的心理健康问题和言行偏差。国内的研究发现，年龄较大的内地留守女童更易出现学习焦虑和恐怖倾向，而沿海地区的留守女童更多出现情感饥渴和厌学、厌世倾向。

第二节　青少年女性生殖系统疾病所致精神心理障碍

一、我国青少年女性生殖健康现状概述

青春期是女性生长发育的重要阶段，这个时期罹患妇科疾病，不但可能损害患者的生活质量，甚至会对生育能力造成影响。由于青少年女性生理解剖和临床表现的特殊性，此类疾病的早期确诊受到许多因素的影响，中南大学湘雅医院通过对 2011 年 1 月至 2015 年 12 月期间收治的 14 岁以下的 147 例妇科疾病患者的临床资料进行回顾性分析并发现：在这些妇科疾病患儿中，妇科肿瘤居首位，共 57 例（38.8%），其中卵巢肿瘤 53 例，占妇科肿瘤的 93%；第 2 位是生殖道发育异常或畸形 29 例（19.7%）；第 3 位是青春期功血（12.2%）。虽然缺乏大样本、多中心的综合数据，但多家医院近年来报道的青少年女性妇科疾病的发病率及住院人数占比呈上升趋势。由于青少年个体在解剖、生理、病理、代谢等方面都与成人存在着一定的差异，加之社会公众对青少年女性妇科疾病的认识不足，国内绝大多数医院均未开设小儿妇科。除青春期功血外，青少年女性妇科疾病患者的首诊大多在儿科和外科，容易耽误疾病的正确诊断和及时治疗。

在国内的性病患者中，青少年占有一定的比例。早在 1992 年中国疾控中心的年度报告中就表明，青少年性传播疾病（STD）的感染率惊人，每年 300 万青少年中每 8 人就有 1 人感染 STD。一项对未婚性病患者的调查发现，25 岁以下患者占到 66.08%。艾滋病在我国的发病率逐年上升，其中有相当比例的青少年患者，而性病患者感染艾滋病的危险比一般人群高 10 倍。一项对卖淫妇女的调查发现，19 岁以下者占 18.30%，其中 26.70% 的卖淫妇女感染性传播疾病。在高危行为的群体中，人类免疫缺陷病毒的覆盖率在 1～2 年可以从不到 5% 迅速增长到 50%。性病不仅会危害青少年的身体，如不及时治疗，同样可能对心理健康造成严重的危害。

二、青少年女性生殖健康知、信、行状况

1. 性知识　国外的资料提示，性教育往往滞后于性行为的发生。有些地区青少年性知识严重缺乏，尤以发展中国家为著。许多发达国家的青少年对 STD/AIDS 的知识也严重缺乏。我国调查显示，不同人群对性知识的了解有所差异。在农村中学生中，约有 50% 的女生不知道男女第二性征、月经和遗精的概念，以至于不少女生对月经的到来产生焦虑和恐惧心理，甚至自卑感和其他心理障碍。其次，我国青少年，尤其是中学生对 STD/AIDS 的传播途径、主要症状及预防知识了解甚少；对于受孕、避孕的知识了解更少，甚至有 15.2% 的学生认为男女拥抱、接吻或抚摸可导致怀孕 。此外，有相当比例的女生经期保健知识掌握不足，没有良好的卫生习惯，这种情况在农村更为普遍 。

2. 性态度　各国对青少年性活动的态度有所不同，我国青少年对婚前性行为的态度日益开放，且男性开放程度高于女性。一项对 12～18 岁青少年的调查发现，有 1.98% 的青少年认为可以同时建立多个恋爱关系，13.81% 认为可有婚外恋。

3. 性行为　近 10 年来，我国婚前性行为的发生率也急剧增多，青少年性活动的发生率已从 1981 年的不足 1%，上升到现在的 7%。对中学生的调查发现，分别有 3.5% 的男生和 0.58% 的女生曾发生过性行为。值得注意的是，青少年婚前性行为中也存在非意愿性行为。在对北京市 11 所大医院寻求人工流产、年龄低于 22 岁的未婚女性的调查表明，至少经历过 1 次非意愿性行为的比例高达 52.5%；首次同房时，非意愿性行为的比例达 32.5%；15.9% 的初次人工流产与非意愿性行为有关 。

三、青少年女性生殖系统疾病的精神心理影响

生殖系统疾病可能对青少年女性的精神心理发育、学习生活、成年期的恋爱婚姻及生育造成极大的影响。在临床上，这些患者心理发育问题主要表现为性格内向、害羞、不太愿意交友，或是喜欢独处。此外，她们会认为自己与正常发育的女孩不同，容易出现自卑、焦虑和情绪的压抑。

在适合恋爱的年龄，却不敢谈恋爱，担心受到男性的轻视和拒绝，也不敢接受男性的感情。这些青少年女性的精神心理障碍，具体可以表现为以下几点。

（1）恐惧心理：担心性病难以治愈，对自身造成严重的永久性损害，担心造成不育或后代畸形，担心影响性功能，担心日常接触会把性病传染给家人及朋友，严重者可以发生强迫性洗手等心理障碍，导致机体长期处于警觉紧张状态，导致机体抵抗力下降、食欲缺乏或失眠等症状。

（2）羞耻心理：视生殖系统疾病为“脏病”“见不得人的病”，产生羞耻感，不愿意

以病示人，希望在别人不知道的情况下尽快痊愈；部分患儿及其监护人不愿意到正规医院治疗，转而求助不正规的小诊所医治，因此延误病情。

（3）抑郁心理：生殖系统疾病长期未得到根治，给患儿及其家庭造成了沉重的心理压力和经济负担，使一些患儿产生了悲观、绝望的心理，认为治愈无望而自暴自弃，不配合治疗或放弃治疗。

（4）逆反心理：患儿对自己所患的性病表现为无知或误解，故而自暴自弃，甚至报复社会。

（5）悔恨心理：多发生在患有尖锐湿疣、生殖器疱疹等易复发性病的青少年女性，患者表现为沉默寡言、烦躁易怒或是悲观绝望。

（6）负罪心理：患有性传播疾病的青少年女性对自己的行为感到愧疚，认为自己的错误无法得到家人和社会的谅解，甚至不敢回家，想要一死了之。

四、青少年女性生殖系统疾病所致精神心理障碍的干预治疗

在对这些患者进行长期的随访中，不仅要进行医学方面的指导，还需要对她们进行心理的咨询和治疗，尽早对于不同心理状况的患者实施不同的干预措施，帮助和指导她们更好地成长和发育，使她们获得健康的身心，有利于她们的学习、生活和日后的婚姻幸福。

首先，应建立良好的医患关系，与患者真诚相待，耐心沟通，有利于解除患者的思想包袱，取得患者的信任，让患者尽情倾诉心中的积郁，减少其焦虑、自责及羞耻的心理，帮助其正确面对现实，树立战胜疾病的信心，积极配合治疗。医护人员对待她们的态度应与其他患者一样，不歧视、不指责、不训斥，以避免触及患者过度敏感的内心和损伤其自尊心，应尊重她们的人格和隐私权。

其次，进行有针对性的心理干预。对于焦虑、恐惧的患者，在治疗时需要充分消除患者心中的顾虑，在分析患者病情时尽量提到相应的治疗方法和疗程及治疗时的注意事项。对于抑郁、悲观的患者，根据患者的具体病情将其淡化，提高患者信心，但应同时向患者明确说明性病的传染性，以防传染给他人。对子宫和卵巢发育异常的患者，她们不仅在青春期会面临上述问题，在成年期还需要面对婚姻和生育问题，如无法生育及性功能障碍带来择偶的困难，自认为会被社会和家庭遗弃等。对于这些患者的诊断和治疗及心理发育的指导将更加复杂和重要。她们对自身生理和生育问题缺乏合理的认识，可能导致婚姻的不幸，造成女性精神心理发育的异常。所以，应与患者及其家庭成员进行广泛的医学知识、技术信息的交流和必要的随访。同时，让患者对自身的生理状况获得充分的了解，从而可以对将来的婚姻生活和生育可能性做出合理的判断。此外，获得良好的教育和婚姻可减少女性精神心理疾病的发生。

最后，做好家属的思想工作，及时对其监护人及家属进行相关性病的知识宣教，充分告知生殖系统疾病的治疗方案和预期结果，使之认识到经过正规、系统的治疗，绝大多数疾病是可治愈的，并让他们意识到自己的情绪对患者的治疗有极大的影响，从而使家属更好地能配合医护人员对患者的治疗工作。

综上所述，生殖系统疾病对青少年女性的危害已成为严重的社会问题。尤其性传播疾病患者中青少年女性的占比增长较快，社会形势严峻。对于患有生殖系统疾病的青少年女性，性健康教育及身心治疗应该是综合性的，它既包含科学知识及思想品德的教育，也包含全面的早期普查及积极的临床治疗与心理干预，共同帮助她们培养健康的身心，树立起积极向上的人生观。

第三节 青少年女性进食障碍及体像障碍

爱美之心，人皆有之，追求美是人类的天性，对于正处在发育期的青少年女性尤其如此。许多青少年女童受到社会价值观念、媒体主流舆论的影响，以瘦为美的思想深入人心，容易将媒体中所呈现的女性形象内化为自己心目中的理想体形标准，并有可能引发一系列的精神障碍，如进食障碍（eating disorders）和体像障碍（body image disturbance）。其中进食障碍主要包括神经性厌食症（anorexia nervosa）和神经性贪食症（bulimia nervosa），以下分别做简要介绍。

一、神经性厌食症

神经性厌食症是指个体通过节食等手段，有意造成并维持体重明显低于正常标准为特征的一种进食障碍，其主要特征是以强烈害怕体重增加和发胖为特点的对体重和体形的极度关注，盲目追求苗条，体重显著减轻，常有营养不良、代谢和内分泌紊乱。最新版精神障碍诊断与统计手册 DSM-5 中关于神经性厌食症的诊断标准为：①相对于需求而言，在年龄、性别、发育轨迹和身体健康的背景下，因限制能量的摄取而导致显著的低体重。②即使处于显著的低体重，仍然强烈害怕体重增加。③对自己体重或体形的体验障碍，体重或体型对自我评价的不当影响，或持续的缺乏对目前低体重的严重性的认识。根据西方流行病学的研究，神经性厌食症的发病高峰期是 14～19 岁，神经性贪食症的发病高峰期是 15～19 岁，约有 10% 的青少年女性会出现不同程度的进食障碍症状。

（一）病因及发病机制

本病的发病机制尚未完全明确，目前已知的病因主要有以下三个方面。

1. 生物因素　主要包括遗传、神经发育和下丘脑－垂体－卵巢轴功能紊乱等因素。有研究表明，神经性厌食症有遗传倾向，双生子的研究发现神经性厌食症遗传率在 33%～84%。进食障碍也与神经发育有关系，早产的婴儿可能由于消化器官发展不够完善增加了神经性厌食症的患病风险。另外，因女童进食过少，可造成营养不良、神经衰弱等异常，进而导致下丘脑－垂体－卵巢轴功能紊乱，引发一系列症状。

2. 心理因素　青少年女性因害怕肥胖，希望有一个苗条的体型而主动限制食物的摄入；还有部分女童有完美主义、缺乏内感受意识、人际间不信任、社交不安全感，以及成熟恐惧等心理行为观念，也容易引发厌食症。

3. 社会因素　节食和“快速容易”的减肥计划是这种“以瘦为美”文化的进一步体现，甚至多达 80% 的青春期女性存在通过节食来控制自己体重的情况。这种不良的社会风气驱使许多青少年女性有意地限制进食，最终导致神经性厌食。

（二）临床表现

神经性厌食症的并发症可累及全身多个器官系统，包括心血管、骨骼、消化、生殖、神经系统和皮肤。患者害怕进食，体重极低，进而引发营养不良，月经周期紊乱甚至闭经。还可表现为脱发、头晕乏力、恶心呕吐等症状。此外，患者还常同时患有抑郁症、焦虑症、强迫症等精神障碍。

（三）治疗及预后

本症可选用三环类抗抑郁药（TCA）和 5-羟色胺再摄取抑制药（SSRI）治疗，初始用药时宜低剂量。此外，还需重点加强营养治疗，纠正患者营养不良状态。心理治疗可改善患者怕胖的心理，采用电刺激治疗、中医药等配合均可见一定疗效。经过治疗，患儿的体重逐渐恢复，较多可在治疗后恢复月经，消除其他不良症状，提示本症预后较佳。

二、神经性贪食症

神经性贪食症是以反复发作性暴食，并伴随防止体重增加的补偿性行为及对自身体重和体形过分关注为主要特征的一种进食障碍。其主要表现为反复发作、不可控制、冲动性地暴食，继之采取防止增重的不适当的补偿性行为，如禁食、过度运动、诱导呕吐、滥用利尿药等。DSM-5 中关于神经性贪食症的诊断标准为：①反复发作的暴食行为，发作时感到无法控制进食；②反复出现不适当的代偿行为以预防体重增加；③暴食和不适当的代偿行为同时出现，在 3 个月内平均每周至少 1 次；④自我评价过度地受身体的体形和体重影响。同样地，青少年女性也是神经性贪食症的高发人群，应引起人们的高度重视。

（一）病因及发病机制

现代医学研究证明神经性贪食症属于心理疾病，并与情感障碍相关，可与神经性厌食症交替出现，大多数患者是神经性厌食症的延续。因此，两者具有相似的病理心理机制。神经性贪食症的发病机制也可以归为生物、心理及社会因素，具体见“神经性厌食症”。

（二）临床表现

不同于神经性厌食症，神经性贪食症主要是慢性的过程并且伴有间断的缓解过程。但是同样地，神经性贪食症也会对患者的身心健康造成严重影响。因患者有担心发胖的恐惧心理，常采取引吐、导泻、禁食等方法以消除暴食对体重的影响，故神经性贪食症患者体重不一定增加，反而可能表现为消瘦的体态。患者的躯体损害明显，如营养不良、闭经、精力不足等，以及引发其他疾病，如唾液腺肿大、牙釉的永久性损害、食管黏膜脱落、胃的损伤及心动过缓、肥胖、高血压等。据最新统计，患有进食障碍的青年女性更易共病抑郁症、药物滥用、嗜酒及过度肥胖等问题，有更高的自杀风险。

（三）治疗及预后

除了治疗患者躯体症状外，神经性贪食症的治疗需要更多的关注调节患者的情绪，从而避免情绪调节障碍导致的自残行为和情绪冲动导致的强制行为。国外近年来把神经性贪食症的认知障碍作为其主要的研究机制，基于此发展起来的认知行为疗法（Cognitive behavioral therapy，CBT）在近几年的临床实践中疗效显著。此外，还有学者加入了正念认知疗法（mindfulness-based intervention，MBI）来增强 CBT 的情绪调控策略和提高治疗结果，尤其对情绪容易波动的女性患者有更好的效果。

三、体像障碍

体像障碍是“对自己躯体有强烈的消极感知”或“对自身躯体形态的歪曲意识”，即客观上身体外形并不存在缺陷，而个体想象出自己的缺陷或仅仅存在轻微的缺陷而将其夸大，并由此产生心理痛苦的心理病征，又称为躯体变形障碍或变形恐惧症（dysmorphophobia）。20 世纪 80 年代中期，西方国家的研究人员开始注意到妇女的饮食紊乱现象并发现体像障碍可能是饮食紊乱的原因。存在体像障碍的妇女怀有强烈的求瘦欲望，她们通常认为自己很胖，需要通过节食来减肥，其中严重者可能发展为神经性厌食症，导致极度的营养不良，甚至因营养不良而死亡。美国精神疾病分类与诊断统计手册第四版修订版（DSM-Ⅳ-TR）将其作为独立的疾病，称为体像障碍。DSM-Ⅵ-TR 关于体像障碍的诊断标准为：①持久地对自身外貌持有偏见，认为外貌具有缺陷；若外貌的确有轻微异常，患者明显的过度关注这种异常。②这种偏见引起临床上明显的痛苦或社会功能、职业或其他重要方面的功能受损。③这种偏见不能用其他精神病来解释（如神经性厌食对于体型和体重的不满意）。

（一）病因及发病机制

体像障碍的病因至今不明，目前研究发现主要与以下因素有关：①遗传倾向；②性格特征，如害羞、完美主义、焦虑气质；③童年或青春期的不良经历，如因外貌或能力被嘲弄、被欺负、与同龄人关系欠佳、与社会隔离、缺乏家庭支持、性虐待、青春期有皮肤病史或外貌上有缺陷史等；④教育与社会文化背景。

（二）临床表现

患者对自己外表的某些部位持有想象的或过分夸大缺陷的先占观念，表现为对这些缺陷的厌倦、反感、羞耻，经常深受这些观念的折磨，丧失正常的思维。常见的先占观念发生部位是：面型不对称或比例失调，如鼻子过小，形状不满意；雀斑、痣太大或太显眼；痤疮粉刺；微小的瘢痕或擦伤；面部或躯干上太多的毛发；脱发、秃头；乳房、胸部的大小；肌肉太小或无力；生殖器的形状或大小等。其中牙齿、头发和皮肤是青春期女性重要的关注点。为此，患者常采取各种手段遮掩或改变自己厌恶的部位，如反复寻求整形手术、利用衣物进行遮盖等。

（三）治疗及预后

药物治疗常选用选择性 5- 羟色胺再摄取抑制药（SSRI），包括氟西汀、帕罗西汀、氟伏沙明、舍曲林等，且需长期服用。心理行为治疗尤其是认知行为疗法，或行为矫正治疗被推荐与 SSRI 同时治疗。此外，系统脱敏疗法、暴露疗法、自我对抗技巧和认知想象疗法也可被应用于患者。手术 - 心理治疗，即在心理治疗基础上施行手术治疗，经研究也证明有一定疗效。

体像障碍是一种慢性疾病，患者的就医过程常从内科到皮肤科或整形科，最后才到精神科，起病后平均 6 年才会到精神科就诊。一般认为，患者如果能同时接受充足、恰当的药物及心理治疗，其预后一般是良好的。一些未经治疗的患者可能发展成妄想，或是出现抑郁甚至自杀。

第四节　青少年女性妊娠低龄化对其心理精神的影响

一、我国未成年女性妊娠现状

目前我国每年约有 1300 万人次的人工流产。近年来，流产群体低龄化趋势逐渐明显，据统计，未成年人做人工流产的占比达 40%～50%。江苏昆山市卫生和计划生育委员会曾对当地 20 所公立医疗结构妇产科人工流产调查中的分析统计发现，在 2010 年共有分娩产妇 13 225 例，其中少女妊娠分娩 202 例，占 1.53%；终止妊娠 27 763 例，少女妊娠 1716 例，占 6.93%，其中少女怀孕 14 周以上终止妊娠者占 2.86%。同时，流动人群、无业的青少年女性妊娠分娩与终止妊娠的发生率明显高于有户籍及有业人群，这表明未成年少女发生性行为与个体的人口学特征、家庭关系、受教育程度等关系较大。未成年怀孕不仅给本人的人身健康及家庭和谐带来危害，也会影响社会稳定与发展，流产是大部分青少年女性势在必行的选择，而这又对她们的身心造成极大伤害。此外，部分少女因经济拮据不能及时采取终止妊娠手术，导致孕龄增大无法实施人工流产手术，需要引产甚至导致胎儿出生成为未婚妈妈，严重妨害青少年女性健康和儿童的健康成长。甚至一部分少女怀孕后不敢告诉家人，也不敢到正规医院终止妊娠，故而选择私自堕胎或到所谓有“隐蔽性”的黑诊所进行非法的、不安全的人工流产或分娩，会严重危害母婴安全。

二、未成年女性妊娠的心理分析

我国有研究发现，近 30% 的青少年有过婚前性行为，且仍在逐年增加。由于存在多性伴侣的现象，性爱分离严重，这使得青少年女性婚前性行为产生负面结果的风险大大增加，包括梅毒、HIV 等的感染和传播，以及意外怀孕对青少年女性造成的身心伤害。

青少年的性知识，包括其对生理知识、性交知识及性安全知识的掌握情况，会直接影响他们的性态度与性行为。性态度是个体对性行为进行判断和认识的价值标准，它是一定时期人的性心理固定化、系统化的思想反映，其核心问题是对于性问题的道德评价。青少年对婚前性行为的态度是影响婚前性行为的首要因素，且性态度比较开放的青少年与异性发生性行为的可能性是性态度保守青少年的 3～4 倍。

青少年女性的自我概念也是影响其早发性行为甚至怀孕的重要因素。自我概念是指个体对自己的感知，具体而言包括对自己性格、能力、兴趣、欲望的了解，个体与别人和环境的关系，个体对于处理事物的经验，以及对生活目标的认识与评价等。它反映自我认识甚至自我意识发展水平的高低，对自我体验和自我调节有着深刻的影响。有学者指出，一个没有健全自我概念的青少年，容易迷失自我或产生行为、思想上的偏差，进而造成许多社会问题，如未婚怀孕等。

三、未成年女性妊娠的精神心理影响

我国青少年发生性行为现象越来越普遍，未婚先孕问题已向普通学生蔓延，呈低龄化趋势。但与此同时，我国现有的教育体系对青少年女性的性教育却极其缺失，导致她们缺乏自我保护意识。由于青少年女性妊娠知识及心理承受能力相对成年女性薄弱，对人工流产手术给身体的损伤程度及危害性缺乏了解，加之自身心理调节能力差，因此产生心理问题的风险更高。意外怀孕的压力与恐惧、家庭社会的舆论压力及学习压力等各种不利因素，使未婚怀孕的青少年女性更容易出现敏感、焦虑甚至抑郁等问题。

近年来，关于人工流产术妇女的心理问题研究较多。这些研究表明，焦虑、抑郁是人工流产术术前普遍存在的情绪障碍，在未婚先孕者尤为甚之。据资料报道，人工流产术前 40%～50% 的妇女有焦虑症状，20% 有抑郁症状。究其原因，未婚人工流产术者不仅要承受一般外科手术所带来的心理应激，而且还要承受社会道德、性道德的谴责及婚后夫妻感情问题等多重心理负担。严重的焦虑、抑郁情绪，不仅加重了患者的心理负担，甚至可能会导致自杀自伤等后果的发生。

未婚先孕客观上是有悖于传统的伦理观念，文化因素和社会舆论因素使未成年少女感到害羞、自责、负罪感。未成年少女的生理发育迅速，心理的发育相对滞后，怀孕对这个时期的女性造成巨大的心理压力，包括应对来自社会舆论和长辈的压力，对周围环境及孩子父亲态度的压力，以及对未来的不确定性和茫然感。这些因素使得未成年少女的心理状况较成年妇女更为敏感、脆弱。

未成年青少年女性常缺乏基本的医学常识，对怀孕本身害怕，对引流产手术造成的疼痛及对手术安全性的怀疑、对手术费用的担心，以及对以后正常生活的顾虑，都会给这个群体造成不小的压力。由于害怕责骂，而不敢面对父母、老师、同学，同时又期望得到家人、老师、同学的关心，沉重矛盾的心理压力使其惶恐不安，对手术产生强烈的抵抗和忍耐。一部分的青少年女性怀孕后甚至会选择隐瞒，生下孩子后又将其抛弃，更有甚者选择杀害，造成犯罪事实，结局令人扼腕。

综上所述，未成年人工流产术术前可能存在严重的焦虑、抑郁情绪，心理压力较大，医务工作者应给予积极的治疗与干预，以维持其良好的心理状态，有助于顺利实施人工流产术，减少意外发生。更重要的是对未成年女性进行教育和保护，尤其对于低社会经济地位的青少年女性，作为意外妊娠的高发人群，在妊娠发生时，更需要得到正确的指导和帮助，提供更多保护身心健康的渠道，以灌输正确的性知识，提升其自我概念的认知度，使其在面对性行为时能适切地抉择与判断，从根本上减少其再次未婚先孕的可能性。

第五节　青少年女性的自杀、自残问题

因各种意图或动机，自己采取致死性手段方法伤害自己性命，并由此导致死亡的结局称为自杀（suicide）。自杀是一个严重的公共健康问题，我国的研究发现，我国每年有28.7万人死于自杀；在15～34岁的青年人中，自杀是第1位的死亡原因，这一年龄组的农村自杀死亡率是城市的2.98倍；我国是世界上唯一报道女性自杀死亡率较男性高的国家，且集中表现在农村同年龄段的青年女性群体。据WHO估计，全世界每年自杀的人数超过100万，当前在许多工业化国家，自杀均为死因的前10位。但实际上，官方提供的数字可能对真实的自杀率低估了20%～200%，这意味着实际自杀的人数远大于报道人数。

相较自杀而言，青少年女性的自残（self-mutilation）问题同样不容忽视。青少年自残指的是"在青少年当中发生的、不以死亡为目的、故意伤害其身体组织的行为"。在包括我国在内的世界各个国家和地区，青少年自残行为具有一定的普遍性，其发生率近年来呈现不断上升的趋势。来自中南大学湘雅二医院的学者在我国9个城市的初中和高中学生群体中的调查发现，8.2%的男生和1.9%的女生在过去的12个月里曾有用咬伤、抓伤、撞击等方式伤害过自己；13.8%的女生和9.5%的男生在过去的12个月里曾试图割伤或烫伤自己；12.97%的女生和9.96%的男生在过去的12个月里有自杀的想法；4.2%男生和6.8%的女生在过去的12个月里计划过自杀；2.2%的男生和2.8%的女生在过去的12个月里有过自杀行为。而在来自不同的国家的调查中，青少年自残行为发生率基本在10%～20%波动，而15～19岁的青少年人群的自残行为发生率是所有人群中最高的。

实际上，自杀和自残是紧密联系的一个整体，自残行为发展到极端，就会演变为自杀。研究揭示，50%以上的自杀者都曾经有过自残经历；有自残经历者，其自杀风险是一般人群的100倍。从以上数据不难看出，自杀和自残都是一个广泛存在的社会问题，对青少年身心健康具有极大的负面影响。青春期是由儿童发育为成年人的过渡时期，受认识水平的局限，尚不能正确、客观地评价现实，有可能出现一系列的心理问题。特别是青少年女性团体，她们心智尚未发育成熟，内心往往敏感脆弱，当遇到剧烈的负性生活事件时，极易产生心理问题，若未得到及时

正确的干预，这种长期存在的心理失衡便可能导致自残乃至自杀问题的出现，给家庭、社会带来巨大的伤害和负担。

一、自残及自杀的原因

青少年女性采取自残乃至自杀的原因是多方面的，包括家庭环境、校园环境、社会经历、自身心理障碍、遗传因素等。

1. 家庭环境　家庭是青少年女性成长的主要环境因素，良好的家庭环境是青少年心理健康的重要保证。2001 年，我国研究者采用家庭环境量表（中文版），对自杀组和对照组的青少年进行问卷调查发现，有自杀意念的青少年所处的家庭环境较对照组差，说明家庭环境可能是造成青少年自残、自杀问题的重要因素。随着社会经济的发展，我国社会结构发生巨大变化，我国出现了许多单亲家庭、再婚家庭、隔代抚养家庭及寄养家庭等特殊家庭结构，这些家庭孩子的自残自杀率明显高于普通家庭。如在单亲家庭中，孩子得到的家庭支持相对较薄弱；在再婚家庭中，孩子对于新家庭的融入存在困难；隔代抚养家庭及寄养家庭中，孩子长期处于与父母分离的状态，在儿童成长过程中父母角色的缺失，对其出现的问题无法及时地知晓并进行干预。另外，父母过于溺爱孩子也会增加青少年自残自杀的风险。父母过度溺爱，出现性格缺陷，如自尊心强、脾气暴躁的孩子，一旦受到家长责备、老师批评，自身不具备调节心理压力的能力而导致悲剧的发生。除此之外，家庭暴力、父母酗酒和吸毒等不良现象的存在也会增加青少年自残自杀的可能性。

2. 校园环境　不健康的校园环境，如校园欺凌、孤立等人际问题；学业压力、紧张的师生关系等，同样也会增加青少年女性自残自杀的风险。调查发现，受同学欺侮的现象在中小学学生中并不少见。英国、德国等国的研究发现，有 4.2%～24.0% 的学生受到过同学的欺侮；对我国中小学生的研究发现，受同学欺侮者占 6.7%～22.7%。我国学者曾对普通中学的 851 名初、高中学生进行横断面调查，发现 23.6% 的中学生在过去 1 个月中有过被同学欺侮的经历，7.8% 受到过暴力伤害，9.9% 受到过威胁，17.3% 受到过语言伤害。自杀意念与受同学欺侮的经历相关。对女生而言，被语言伤害是自杀意念的预测因素。此外有研究发现，校园氛围中的教师支持和同学支持对青少年自杀意念 / 企图具有显著的负向预测作用，而自尊在教师支持和同学支持与自杀意念 / 企图之间起着重要的中介作用。良好的校园人际关系有助于青少年女性形成对自我的积极看法，对其自残自杀行为具有保护作用。

3. 社会经历　一些不良社会经历，如剧烈的人际冲突、朋友或熟人曾有过自杀行为、有血缘关系的人有过自杀行为、社会交往少、遭遇性侵、媒体对自残自杀事件的不当报道等，均是青少年女性发生自残自杀行为的危险因素。有研究发现，个体暴露的危险因素越多，自伤的危险性越高。

4. 心理障碍　有调查显示，精神心理障碍是自杀的重要原因，特别是青少年的自杀行为。美国一项针对 13～19 岁自杀患者的研究发现，有 92.6% 患有某一种心理障碍，其中抑郁占 41%，心境恶劣占 22%。也有研究对符合 DSM-3 边缘人格障碍诊断标准的 180 例自杀未遂者进行统计，发现 65% 伴情感障碍，70% 伴物质滥用。另有研究提示，自杀者中绝大多数（＞90%）有精神障碍，且与其他多种心理、人格障碍并存。

5. 遗传因素　已经有研究表明，有自杀家族史的家庭成员的自杀率要高于一般家庭。血缘关系越近（如同卵双胞胎），自杀的相关性越高。国外的研究者指出，一起长大的同卵双生儿之间的自杀相关性要高于一起长大的异卵双生儿之间的自杀相关性。虽然这样的研究结论尚不明确，但仍提示自杀行为也许与某些遗传因素有关。

二、自残及自杀的预防

自残及自杀是一个迫切需要解决的重大公共卫生问题。鉴于其复杂性，预防青少年女性自残自杀需要许多不同机构采取协调的行动，否则就会造成效率低下。

在家庭层面，要积极开展家庭教育辅导与亲子辅导，在家庭教育中培养孩子的社会责任感，帮助青少年女性培养良好的心理素质。家庭成员要注意形成积极健康的家庭氛围，给予青少年女性正面的引导。当青少年女童出现不良嗜好，如吸烟、酗酒、暴力倾向等，或形成负面性格，如孤立、自闭等，家庭应及时介入干预，帮助女童纠正不健康的性格或行为，引导其形成健康向上的心态。此外，家长必须改变粗暴的教育方法，要尊重青少年的自尊和人格，加强预防自残自杀的意识。

在学校层面，学校应加强政治教育、职业指导、心理教育、情感教育等正面教育。建立学生心理档案，健全对具有自杀意念学生的测查及危机干预长效机制，完善“学生、家庭、学校”三结合的联动心理教育机制。此外，学校还应加强关注青少年女性的在校表现，及时发现可能出现的欺凌、孤立等问题，以便及时干预解决。近年来，时常有新闻爆出学校相关人员对青少年女性的虐待、性侵事件，对于此类事件，相关人员应当依法重罚，严惩不贷，此外更需要加强对受害女童的心理疏导和支持。

在社会层面，预防青少年女性自残自杀从宏观方面的推动相关立法，建立相关的法律禁令以逐步削弱传统文化给民众的不良心理暗示及促进整个社会对自残自杀现象的宽容；发展国家一级的自残自杀预防策略，展开问题研究，设立危机干预机构并进行及时的危机干预；在微观方面，可以运用个案、小组、社区三大工作方式进行助人服务活动，以调适服务对象的社会适应能力，促使其潜能的发挥，最终使他们能够回归社会。具体方式包括心理健康辅导、学业辅导与人际交往辅导。此外，对患有抑郁症等情感障碍的女童一方面需进行早期发现和有效干预，有利于降低其自残自杀的风险；另一方面需加强发生自残或自杀后的临床治疗和心理干预。

（胡少华）

（本章节的完成承我科来建波、张鹏、杜彦莉、诸骁丽、张梦频和张含之医师协助查阅文献和整理，特此致谢）

参考文献

余小鸣，2001. 澳大利亚青少年生殖健康促进现状. 中国学校卫生，22（1）：92-93.

程怡民，2000. 非意愿性行为影响因素的研究. 中国行为医学科学，9（5）：373.

赵天恩，1998. 卖淫妇女的社会、心理和行为及性病危险因素研究. 中国性病艾滋病防治，4（2）：69-72.

李海，2009. 性病心理障碍分析及预防. 中国性科学，9（9）：33-35.

邓林园，赵鑫钰，方晓义，2016. 离婚对儿童青少年心理发展的影响：父母冲突的重要作用. 心理发展与教育，32（2）：246-256.

赵桂军，何凤梅，刘雯，等，2015. 离异家庭青少年行为问题分析及干预效果研究. 国际精神病学杂志，42（4）：39-42.

蒋平，2012. 农村留守女童性安全与性教育问题. 当代青年研究，（8）：32-36.

JardinC, VentaA, NewlinE, et al, 2017. Secure

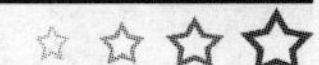

attachment moderates the relation of sexual trauma with trauma symptoms among adolescents from an inpatient psychiatric facility.Journal of Interpersonal Violence, 32(10): 1565-1585.

NixonE, GreeneS, HoganD, 2015. "It's what's normal for me" : Children's experiences of growing up in a continuously single-parent household.Journal of Family Issues, 36(8): 1019-1043.

ColeJ, Sprang G, LeeR, et al, 2016. The trauma of commercial sexual exploitation of youth.Journal of Interpersonal Violence, 31(1): 122-146.

第37章 小儿与青少年女性妇科疾病中医诊治

第一节　小儿与青少年女性的生理特点

《素问·上古天真论》云："女子七岁，肾气盛，齿更发长；二七而天癸至，任脉通，太冲脉盛，月事以时下，故有子；三七，肾气平均，故真牙生而长极……七七，任脉虚，太冲脉衰少，天癸竭，地道不通，故形坏而无子也。"这是描述女性生理特征的最早记载。此说明肾气的旺盛、天癸的产生、任通的冲盛对月经的来潮有着极为重要和直接的作用，主宰着女子的生长、发育与生殖。随着肾气的臻熟消长和天癸的泌至调节，小儿及青少年女性的生理特征如下所述。

童年期："七岁肾气盛"，至13岁左右，肾气由稚弱而初盛，表现为乳牙开始更换，身体生长较快，头发渐渐茂密，开始出现女性特征。

青春期：肾气由初盛至充盛，14～18岁天癸成熟，冲任通盛，女性特征明显，14岁左右，生殖器官发育成熟，月经初潮，继而潮之有时，行之有度，具有了生育能力。

一、月经生理与调节

（一）月经产生机制与调节

月经的产生，是女子发育到成熟的年龄阶段后，脏腑、天癸、气血、经络协调作用于子宫的生理现象。

1. 脏腑与月经　五脏之中，肾藏精，精化血，心主血，肝藏血，脾生血摄血，肺主气，气帅血，在月经产生中各司其职，如肾气旺盛，使天癸泌至；心主血，肝藏充足，气机条达，则经候如期；脾胃健运，生化无穷则血海充盈，血循常道。故月经产生的机制与肾、心、肝、脾关系尤为密切。

（1）肾：月经的产生以肾为主导。肾藏精，主生长、发育与生殖。精，是由禀受于父母的生命物质与后天水谷精微相融合而形成的一种精微物质。《素问·上古天真论》曰："肾者，主水，受五脏六腑之精而藏之。"肾藏精，是指肾具有生成、贮藏和施泄精气的功能，而以贮藏为主，使精不无故流失。肾为天癸之源：在特定的年龄阶段内，肾气初盛，天癸尚微；肾气既盛，天癸泌至，月事以时下；随肾气的充盛，呈现气血阴阳消长的月节律变化，经调而有子嗣。肾为冲任之本：冲脉为血海，汇聚脏腑之血，使子宫满盈；任脉为阴脉之海，使所司精、血、津液充沛。任通冲盛，月事以时下。然而冲任的通盛以肾气盛为前提，故冲任之本在肾。肾为气血之根：血是月经的物质基础，气为血之帅，血为气之母。气血和调，经候如常。《病机沙篆》云："血之源头在于肾。"《冯氏锦囊秘录》说："气之根，肾中之真阳也；血之根，肾中之真阴也。"阐明了肾有阴阳二气，为气血之根。肾与子宫相系：子宫司月经。肾经与冲脉下行支相并，与任脉交会于关元，与督脉同贯脊，故肾与冲、任、督脉相关，肾与子宫相系，而冲、任、督同起于胞中。肾与脑髓相通：肾主骨生髓通脑，脑为元神之府，主宰人体的一切生命活动，月经的产生受脑的调节。肾为五脏阴阳之本：肾气调节机体的代谢和生理功能活动，是通过肾中阴阳来实现的。所以说，肾是月经产生的根本。

（2）心：主血脉，主神志，为五脏六腑之大主，关系到脑的主宰功能，能够下达各脏腑，发挥其统领的作用。

（3）肝：藏血，主疏泄。脏腑所化生之血，除营养周身外，皆贮藏于肝。在月经的产生中，肝血下注冲脉，司血海之定期蓄溢，参与月经周期、经期及经量的调节。肾藏精，肝藏血，精血互生，同为月经提供物质基础。

（4）脾（胃）：脾为后天之本，气血生化之源。又脾主运化，其气主升，具有统摄血液，固摄子宫之权。胃主受纳，为水谷之海，足阳明胃经与冲脉会于气街，故有“冲脉隶于阳明”之说。《女科经纶》引程若水之言：“妇人经水与乳，俱由脾胃所生。”指出了脾胃在月经产生中的重要作用。

（5）肺：主气，朝百脉而输精微，与心同居上焦，下达精微于子宫，参与月经的产生与调节。

2. 天癸与月经　天癸，男女皆有，是肾精肾气充盛到一定程度时体内出现的具有促进人体生长、发育和生殖的一种精微物质。天癸来源于先天肾气，靠后天水谷精微的滋养、支持而逐渐趋于成熟，此后又随肾气的虚衰而竭止。马玄台注释《素问》时说：“天癸者，阴精也。盖肾属水，癸亦属水，由先天之气蓄极而生，故谓阴精为天癸也。”《景岳全书·阴阳篇》说：“元阴者，即无形之水，以长以立，天癸是也，强弱系之。”天癸使任脉所司的精、血、津液旺盛、充沛、通达，并使冲脉在其作用下，广聚脏腑之血，冲任二脉相资，血海满溢，月经来潮。因此，天癸主宰月经的潮与止。

3. 血气与月经　月经的主要成分是血。然而气为血之帅，血为气之母，血赖气的升降出入运动而周流不息。气血均来源于脏腑。血是月经的物质基础，气能生血，又能行血、摄血。气血和调，经候如常。

4. 经络与月经　经络是运行全身气血、联络脏腑形体官窍、沟通上下内外、传递信息的通路，把人体各部分组织器官联成一个有机的整体，并藉以运行气血、营养全身。与妇女的生理、病理关系最大的是奇经八脉中的冲、任、督、带脉。其生理功能主要是对十二经脉气血运行起到蓄溢和调节作用，并联系子宫、脑、髓等奇恒之腑。其中尤以冲、任二脉与月经、生殖关系最为密切。

（1）冲脉：总领诸经气血，是经脉气血运行之要冲。冲脉起于胞中，并任脉出会阴，上行与胃经交会于气街穴，并肾经行脐旁五分，与肾经的横骨、大赫、气穴、四满、中注交会，折至任脉的阴交穴，再折循肾经的肓俞而上行，并肾经的商曲、石关、阴部、通谷、幽门至咽喉部，以渗灌头面诸经，别出绕唇口而终，故曰冲脉“上渗诸三阳”。其分支一向后贯脊里与督脉相通，称为“伏冲之脉”；一从气街浅出体表，沿腿内侧至踝后分两支，一支直进足底，一支斜入足背入足大趾趾缝与足厥阴脉相通。故冲脉“下灌诸三阴”。

冲脉与任脉同出胞中，与任脉交会于会阴、阴交，与十二经相通，与胃经交会以得后天精气滋养，与肾经交会以得先天精气煦濡，于会阴及足趾与肝经相络，肝血之余纳入冲脉，故冲脉又受肝血调养。冲脉与任脉同源相资，由是冲脉大盛，故冲脉又称“五脏六腑之海”“血海”“十二经之海”。

冲脉在女性生理中的重要作用乃是“冲为血海”。脏腑之血皆归于冲脉，冲脉得肾气煦濡、脾胃长养、肝血调节、任脉资助发挥其作用。血海气血的调匀与蓄溢，直接关系着乳汁与月经的生化，所以《景岳全书·妇人规》说：“经本阴血也，何脏无之，唯脏腑之血皆归冲脉，而冲为五脏六腑之血海，故经言太冲脉盛则月事以时下，此可见冲脉为月经之本也。”

（2）任脉：总任人体之阴经，主胞胎，有妊育胎儿的作用。任脉起于胞中，出于会阴，经曲骨以上毛际，沿腹部正中线上行，至中极、关元，行腹里，过石门、气海至阴交，经脐中神阙穴而止，过水分、下脘、建里、中脘、上脘、巨阙、鸠尾、中庭而入膻中，上行经玉堂、紫宫、华盖、璇玑、天突、廉泉而至咽喉，再上颏部，过承浆绕口唇，上至督脉经龈交穴而分行，止连两目下中央，交足阳明、阳跷脉于承泣穴。其分支出胞中，向后与督脉、足少阴之脉相并入脊里。

任脉于中极、关元穴与足三阴交会，于天突、廉泉穴与阴维脉交会，于阴交穴与冲脉交会，手三阴经脉通过足三阴经与任脉相通，又足厥阴肝经与手太阴肺经相交、手少阴心经与足少阴肾经相交、手厥阴心包经与足少阴肾经相交，而任脉与足三阴直接相会。可见任脉联系了所有阴经，故任脉为“阴脉之总纲”。

任脉在女性生理中的重要作用乃是“任主胞胎”。任脉受脏腑之精血，与冲脉相资，得督阳相配，乃能通盛。任承阴血、津液以养胞胎、泌带液。凡人体的阴液（精、津、液、血）皆归任脉所主，故任脉又称“阴脉之海”，主一身之阴。

女子冲任二脉皆源于胞中，其循经最主要之处在女性特有器官部位，故它的作用又与经、带、胎、产、乳有密切关系。由于冲任的生理直接受脏腑的生理支配，其中又以脾、胃、肝、肾与冲任的生理联系更为紧密，故前人有“冲脉隶于阳明，八脉隶于肝肾”、“病在冲任二脉，责之肾、肝、脾三经”之说。脏腑生理功能正常，肾气充盛，天癸泌至，肝气冲和，气血调匀，则冲任二脉盛通，月事依时而下，生理白带津津常润，胎孕得固，乳汁充盛。

5. 子宫与月经　子宫是化生月经和受孕育胎的内生殖器官。其生理由肾、天癸、气血、冲任调节。其周期性变化主要表现为子宫的周期性出血。

综上所述，脏腑、天癸、气血、冲、任、督、带与子宫，在月经产生的机制中各有其重要作用。其中肾、天癸、冲任、子宫是产生月经的中心环节，各环节之间互相联系，不可分割。

（二）月经周期的调节

1. 月经周期节律　月经具有周期性、节律性，是女性生殖生理过程中肾的阴阳消长、转化，气血盈亏的规律性演变的体现。月经按照阶段的不同分为行经期、经后期、经间期、经前期 4 个时期，形成月经周期。①行经期：此期子宫泻而不藏，排出经血，呈现“重阳转阴”的特征。②经后期：指月经干净后至经间期前，此期血海空虚渐复，子宫藏而不泻，呈现阴长的动态变化。阴长，是指肾水、天癸、阴精、血气等渐复至盛，呈重阴状态。重阴，是指月经周期阴阳消长节律中阴长的高峰时期。③经间期：也称氤氲之时，或称“的候”“真机”时期（即“排卵期”）。在正常月经周期中，此期正值 2 次月经中间，故称为经间期，是“重阴转阳、重阴必阳”之际，必阳的结果正是排卵的时候。④经前期：由经间期之后至行经期之前，此期阳长阴消，“重阳必阴”，重阳，是指月经周期阴阳消长节律中阳生的高峰时期，以备种子育胎。若已受孕，精血下聚以养胎元，月经停闭；如未受孕，则去旧生新，血海由满而溢泻成为一次月经。月经周期中 4 个不同时期的连续与再现，形成了月经周期的节律。

2. 月经周期的调节机制 《素问·上古天真论》中从肾气、天癸、冲任、子宫之间的关系及其调节进行了论述，表明“肾 - 天癸 - 冲任 - 子宫”对女性生长阶段的生理变化起到关键的促进作用。根据脏腑的功能活动，阴阳气血的变化，通过胞脉、胞络引发冲、任、督、带脉的气血变化，调控月经周期的节律有序变化。

在周期变化过程中，阴阳气血的变化是周期活动的表现形式，五脏共同起到相互协调的作用。心 - 肾 - 子宫轴在生殖生理活动中，有着极为重要的作用。肾为元阴元阳，心为五脏六腑之大主，主神志是脑的功能，具有主宰之功，共同作用产生天癸、气血，输注冲任，任通冲盛，气血和调，作用于子宫，依时行经，发生周期性的变化。根据中医学理论认识月经的产生及其调节机制具有重要临床意义，也是调经、调周治法的理论依据。

二、带下产生与调节的机制

女性阴道排出的一种阴液，色白或无色透明，其性黏而不稠，其量适中，无特殊臭气，津津常润，是正常生理现象，称为带下，俗称白带。《沈氏女科辑要》引王孟英说：“带下，女子生而即有，津津常润，本非病也。”虽然带下生而即有，但要在发育成熟后才有明显的分泌。

带下的产生是脏腑、津液、经络协调作用于子宫的结果。

（一）脏腑与带下

带下属阴液，五脏之中肾、脾与阴液关系最密切。《素问·逆调论》曰：“肾者水脏，主津液。”《灵枢·五癃津液别》云：“五谷之津液，和合而为膏者，内渗入于骨空，补益脑髓而下流于阴股。”带下又随肾气的充盛、天癸的分泌而产生，呈周期变化。《景岳全书·妇人规》曰：“盖白带……精之余也。”指出生理性带下，由精所化，精又有滋润、濡养补益之功，故可以认为，生理性带下的产生由肾精所化，禀肾气藏泻，布露于子宫，润泽于阴道；脾为气血津液生化之源，主运化，赖脾气之升清，将胃肠吸收的谷气和津液上输于肺，而后由肺宣发和肃降，使津液输布全身而灌溉脏腑、形体和诸窍，其下泌子宫、阴道，为生理性带下的组成部分。

（二）津液与带下

《灵枢·五癃津液别》中说：“津液各走其道……其流而不行者为液。”《灵枢·口问》又说：“液者，所以灌精濡空窍者也。”说明带下源于津液。

（三）经络与带下

带下为阴液，任脉为阴脉之海，主一身之阴液，任脉出胞中循阴器，任脉与带下的生理、病理直接相关。如《素问·骨空论》曰：“任脉为病……女子带下瘕聚。”《素问玄机原病式》曰：“故下部任脉湿热甚者，津液溢，而为带下。”这两段所言“带下”，虽然是指病理性带下，但是均说明了任脉与带下的关系。带脉环腰 1 周，约束诸经，与冲、任、督三脉纵横交错，络胞而过。《傅青主女科》云：“盖带脉通于任督……带脉者，所以约束胞胎之系也。”可知任脉、督脉、带脉三脉互相联系，任脉所司之阴液，若失去督脉的温化，则化为湿浊之邪，伤于带脉则为带下病。带脉约束带液，使带下分泌有常。

（四）子宫与带下

《景岳全书》曰：“盖白带出自胞宫”，《血证论》又说：“带脉下系胞宫”，认为带下由子宫渗润阴道，并能防御外邪入侵。

因此，生理性带下的产生与调节，是以脏腑功能正常为基础的，是脏腑、津液、经络协调作用于子宫的生理现象。

第二节 月经异常

一、青春期功能失调性子宫出血

青春期功能失调性子宫出血，简称青春期功血，是指除外器质性因素，由于下丘脑－垂体－卵巢轴的反馈调节功能未臻成熟而发生的。青春期的异常子宫出血多属于中医妇科学的“月经过多”“月经先期”“室女崩漏”等范畴。其临床表现为：月经周期紊乱，经期长短不一，量时多时少，多时如注，少时淋漓不净，常继发贫血。

（一）病因病机

引起青春期功血的原因有很多，如生殖系统发育未完善、压力过大、经期运动、营养不良等，都可导致肾－天癸－冲任－子宫生殖轴功能失调，从而出现子宫异常出血。中医学认为，由于青春期女性，肾气初盛尚稚弱，天癸始泌，冲任尚虚，若因先天禀赋不足，或后天失养，或过度伤神劳形，更易致肾阴阳失调、气血逆乱、封藏不固而成崩漏。青春期女子的思想情绪和心理状态往往不稳定，尤其是很多青春期女孩因为承受现行学校教育升学考试下的巨大压力，更容易产生精神过度紧张、过度劳累导致食欲缺乏而发生营养不良等，或饮食偏于肥甘厚腻，导致痰湿内生、瘀阻胞宫，与女子月经密切相关的脏腑（如肾、肝、脾等）功能失调，冲任失固，不能制约经血。在发病过程中，又常是因果相干，气血同病，多脏受累，但发病之本在肾，病位在冲任、胞宫，变化在气血，表现为子宫藏泻无度，而又可累及心肝脾肺诸脏。其主要的病因分型可归纳为阴虚血热、脾肾亏虚、湿阻血瘀。综上，青春期功血的治疗多从虚、热、瘀三个方面进行辨证论治。

（二）辨证论治

功血患者由于出血量多，或出血时间长，常导致气血阴阳的亏虚。因此功血的治疗应积极止血，改善全身情况，纠正或防止血虚。中医药治疗，常分为出血期的止血和血止后的调经两步进行。本着“急则治其标，缓则治其本”的原则，若表现为血崩者，多采用塞流止血治其标、澄源复旧治其本的措施，并可在急性出血期配合针灸止血。一般而言，出血之治多针对气虚失摄，或血热内迫，或血瘀阻滞、血不归经；调经之治多着重在补肾，兼顾扶脾，佐以疏肝调气等；也有主张“中药周期疗法”，在周期不同阶段分别采取相应的治法。总之，青春期功血的治疗，重在补肾气，益冲任。

1. 治疗原则　止血、调整月经周期。

2. 治疗方法

（1）止血（塞流）：①血崩证，可选用独参汤（人参 30g）大补元气、固脱止血；或生脉散（人参 9g，麦冬 15g，五味子 6g）气阴双补、复脉固脱；或参附汤（人参 9g，制附子 6g）回阳固脱，使气能摄血、阳能敛阴，减少乃至制止出血。②治疗功血的漏下证，可选用失笑散（五灵脂 6g，蒲黄 6g）或生化汤（当归 25g，川芎 9g，桃仁 6g，黑姜 2g，甘草 2g）加益母草 30g 化瘀止血。③肾虚证，可给予寿胎丸（菟丝子 15g，续断 15g，桑寄生 15g，阿胶 10g）合固本止崩汤（人参 10g，黄芪 30g，白术 12g，熟地黄 12g，当归 12g，黑姜 6g）加鹿角霜 12g，补骨脂 12g 补益肾气、固冲止血；或右归丸（制附子 6～18g，肉桂 6～12g，熟地黄 24g，山药 12g，山茱萸 9g，枸杞子 12g，菟丝子 12g，鹿角胶 12g，当归 9g，杜仲 12g）加减，可温肾壮阳、固冲止血；或左归丸（熟地黄 24g，山茱萸 12g，枸杞子 12g，龟甲胶 12g，鹿角胶 12g，山药 12g，川牛膝 9g，菟丝子 12g）加减，可滋肾凉血、固冲止血。④脾虚证，可选用固本止崩汤加升麻 9g，可补气健脾升阳、固冲养血摄血；或用补中益气汤（黄芪 15～20g，甘草 5g，人参 10g，当归 10g，陈皮 6g，升麻 3g，柴胡 3g，白术 10g）加减。⑤血热证，可选用保阴煎（生地黄 10g，熟地黄 10g，黄芩 10g，黄柏 6g，白芍 12g，山药 15g，续断 15g，甘草 5g）加地榆 12g，茜草 12g，焦栀子 12g 以清热凉血、固冲止血。⑥血瘀证，可选用失笑散合桃红四物汤（桃仁 6g，红花 4g，当归 12g，川芎 8g，熟地黄 15g，白芍 10g）加减，可活血化瘀、养血止血。中成药：云南白药胶囊每次 2 粒，每天 4 次，止血祛瘀止痛；宫血宁胶囊，每次 2 粒，每天 3 次，缩宫止血，化瘀止痛；葆宫止血颗粒，每次 1 袋，每天 2 次，可固经止血、滋阴清热。

（2）调周（澄源复旧）：①血止后的复旧，肾虚证，可给予通脉大生片（杜仲 15g，续断 15g，菟丝子 15g，桑寄生 15g，艾叶 6g，砂仁 3g，茯苓 15g，山药 15g，鹿角霜 10g，制何首乌 10g，台乌药 6g，当归 12g，肉苁蓉 12g，车前子 15g，枸杞子 15g，紫河车 3g，荔枝核 10g）加减，可补肾、理脾、调气；或赞育丹（杜仲 15g，巴戟天 12g，仙茅 10g，淫羊藿 10g，菟丝子 12g，蛇床子 10g，熟地黄 12g，山茱萸 10g，肉苁蓉 10g，当归 10g，白术 10g）加黄芩 10g，黄精 10g，可温肾壮阳、养血健脾；或上下相资汤（人参 10g，麦冬 12g，五味子 6g，沙参 12g，玉竹 12g，玄参 10g，熟地黄 10g，山茱萸 10g，车前子 15g，牛膝 12g）加减，可滋阴益精、补气养血。②脾虚证，可给予归脾汤（白术 30g，茯神 30g，黄芪 30g，龙眼肉 30g，酸枣仁 30g，人参 15g，木香 15g，甘草 8g，当归 3g，远志 3g）益气补血、健脾养心。③血热证，可给予两地汤（生地黄 10g，玄参 10g，白芍 12g，麦冬 12g，地骨皮 10g，阿胶 10g）加减，可滋阴清热、调冲止血。④血瘀证，可给予血府逐瘀汤（桃仁 12g，红花 9g，当归 9g，生地黄 9g，川芎 5g，赤芍 6g，牛膝 9g，桔梗 5g，柴胡 3g，枳壳 6g，甘草 3g）加减，可疏肝理气、活血祛瘀。

中药周期疗法，多采用经后期（出血停止后或明显减少后）、经间期（即排卵期）、经前期、行经期四段法进行调理。一般而言，经后期由于阴血亏少，多以滋肾填精养血、调养冲任为主，常用左归丸加减。经间期因气血充足、阴精气盛，应当以阴化阳，促使阳气内动，故宜加淫羊藿 10g，桂枝 5g，茺蔚子 12g 等，可益肾壮阳、调气活血。经前期当气血盈盛、阳气壮旺，故多提倡以补肾壮阳益精为主，使阴阳平衡，常用右归丸加减。行经期因血海盈满，满则当泻，故用行血理气、逐瘀通经之法，促使正常月经的来潮，可用膈下逐瘀汤（当归 9g，川芎 6g，桃仁 9g，红花 9g，枳壳 5g，延胡索 3g，五灵脂 9g，牡丹皮 6g，赤芍 6g，乌药 6g，制香附 3g，甘草 9g）加减。

（三）其他疗法

1. 针灸疗法

（1）针刺：神阙、关元、隐白、肾俞、三阴交等穴位。

方法：根据不同的病情，采用补法和泻法，每天 1 次，每次留针 20～30 分钟，10 次为 1 个疗程。

（2）艾灸：百会、大敦（双）、隐白（双）等穴。

方法：每次取 2～3 穴，每穴灸 5～7 壮，7 次为 1 个疗程。

2. 饮食疗法　①炒鸡冠花 30g，红糖 30g，水煎代茶饮；②乌贼骨粉 1g，吞服，每天早晚各 1 次。

（四）预防与调护

1. 预防　尽量减轻精神负担和压力，避免过度操劳。加强体育锻炼，增强机体适应环境、气候变化的能力。陶冶情操，提高心理承受能力及应变能力。加强营养，注意休息，改善机体状况。经期宜少食辛燥之品。平时治疗用药，应避免过度温热动血或克伐生气。

2. 调护　出血期避免剧烈运动和疲劳。出血多时应卧床休息，增加营养，纠正贫血。

二、青春期闭经

青春期闭经是指女子年逾16周岁月经尚未初潮，或已行经而又中断达6个月以上者。前者称原发性闭经，后者称继发性闭经。青春期闭经以继发性闭经多见。因先天性生殖器官发育异常或后天器质性损伤、肿瘤等严重病变而致无月经者，非药物治疗所能奏效，不属于本节讨论范围。

随着现代生活水平的提高，社会竞争日益激烈，青春期少女的学习压力逐渐增大，加之饮食不健康，不节制或节食减肥等多因素的影响，轻者引起月经紊乱，重者闭经，已成为临床常见症状。本病难治，疗程长，疗效较差，值得重视。

（一）病因病机

青春期闭经病因复杂，但归纳起来不外乎虚实两端。虚者多为青春期肾气不充，天癸不至，冲任不通盛，胞脉不充盈，或肝肾虚损、精血匮乏、冲任不盛，或阴虚血燥、血海干涸，或脾胃虚弱、气血乏源，以致血海空虚，无血可下；实者则为气滞血瘀、痰湿阻滞、痰瘀胶结冲任子宫，血海阻隔，经血不得下行。由于气机郁滞，或阳气衰微不能正常运行津液，使津液停留积聚，逐步蕴结成痰。五脏六腑气血功能失调，使血液运行不畅，产生瘀血。津血间又存在着互生互化的关系，所以一旦津病成痰或血病成瘀之后，便相互影响，产生痰瘀同病，痰瘀互结，阻滞冲任，发生闭经。临床以肾虚和痰瘀较为多见。

现代对本病证病因病机的认识，既注重月经产生机制中脏腑、气血、经络的正常生理活动失常，更强调肾－天癸－冲任－子宫轴生殖功能失衡。月经的形成有赖于肾、天癸、冲任、子宫的生理功能的协调。肾为先天之本，天癸之源，脾胃为后天之本，气血生化之源，肝藏血，脾统血，冲为血海，任主胞胎，精血同源而互生，气为血帅，气行则血行，诸虚不足或痰湿瘀滞均可为闭经之由。

概而言之，闭经的病因病机虚者多责之肾、肝、脾之虚损，精、气、血之不足，血海空虚，经血无源以泻；实者多责之气、血、寒、痰之瘀滞，胞脉不通，经血无路可行。临床当辨虚实以补益通调。

（二）辨病论治

由于闭经疗程长，临床也多见仅有闭经而无他症可辨者，故可据肾主生殖理论，从基本病机出发治疗，或补肾调冲，或补养气血，或配合针灸、食疗等而达到治疗效果。

1. 中药周期疗法　是根据月经周期各阶段生理病理特点和脏腑阴阳动态变化的规律，在辨证论治的基础上结合西医学的相关知识，吸取西医的长处，所创立的调经方法，多分以下4期，选用相应的方药加减治疗。现举例如下：

（1）行经期：治疗的重点在于活血调经，促使月经正常来潮，以通利为主。组成：当归10g，川芎10g，桃仁10g，川牛膝10g，益母草15g，香附10g，丹参10g，泽兰10g，甘草5g。

（2）经后期：以滋阴养血、调补冲任为主。组成：熟地黄10g，白芍10g，山茱萸10g，当归10g，菟丝子15g，山药10g，丹参10g，香附10g。

（3）经间期：以补肾调气血，助于阳生、络通，促使阳气内动为治疗重点。组成：菟丝子15g，枸杞子20g，覆盆子10g，淫羊藿12g，巴戟天12g，益母草15g，丹参10g，桃仁 10g，红花 5g，香附 10g。

（4）经前期：以补肾阳、养血为主。组成：菟丝子 15g，淫羊藿 12g，巴戟天 12g，续断 10g，怀牛膝 10g，鹿角片 15g，制附片 3g，肉桂 3g，党参 10g，白术 10g，香附 10g。

2. 经验方治疗

（1）王加维给予补肾化痰通经汤：枸杞子 30g，山药 15g，山茱萸 10g，熟地黄 30g，菟丝子 15g，制半夏 10g，胆南星 10g，茯苓 10g，陈皮 10g，枳壳 10g，红花 10g，桃仁 10g，川芎 10g，赤芍 10g，炙甘草 6g。治疗肾虚痰瘀型青春期闭经。

（2）曾真用开肺温肾法：麻黄 9g，桑叶 9g，桑皮 9g，白芥子 6g，淫羊藿 30g，石楠叶 30g，熟地黄 12g，鹿角霜 12g，香附 9g，牛膝 9g，桔梗 6g，益母草 15g，另加服乌鸡白凤丸，治疗青春期继发闭经。

（3）韦雄等自拟通经汤：女贞子 30g，墨旱莲 10g，菟丝子 15g，柴胡 10g，赤芍 10g，茯苓 15g，枳壳 10g，益母草 10g，牛膝 10g 等，治疗肾虚肝郁型青春期闭经。

（4）郑惠颖用补肾疏肝化痰中药：菟丝子 20g，淫羊藿 12g，鹿角胶 12g（烊化冲服），巴戟天 12g，肉苁蓉 12g，紫石英 20g，制香附 10g，当归尾 12g，白术 15g，制苍术 10g，茯苓 12g，姜半夏 12g，制天南星 6g，益母草 15g，泽兰 10g，治疗肾虚肝郁痰阻之青春期闭经。

（三）辨证论治

闭经的辨证，首当分清虚实。年逾 16 周岁尚未行经，或已行经而月经渐少，经色淡，经期延后，继而停闭，伴或不伴全身其他虚象，多属虚证。平素月经正常，骤然停闭，或伴痰饮、瘀血等征象者，多属实证。

本病虚多实少，虚实可并见或转换，临证时需细辨。

1. 治疗原则　虚者补而通之，实者泻而通之。病变部位涉及肾、肝、脾、心、肺等各脏器，而以肾虚为根本，故治疗以补肾为主导，贯穿始终，或补益肝肾，或调补气血，或活血化瘀，或理气行滞，或化痰除湿。切不可不分虚实，滥用猛攻峻伐之方药，以通经见血为快，也不可一味峻补，反燥涩精血。至于因他病而致经闭者，又当先治他病，病愈则经可行。

2. 分证论治

（1）肾气不足证

主要证候：年逾 16 周岁尚未行经，或初潮偏晚而常有停闭，或月经已潮而又后期量少渐至停闭，长于 3 个月以上。体质纤弱，第二性征发育不良，或腰膝酸软、头晕耳鸣，或不伴有全身征象。舌淡红，苔薄白，脉多沉弱或细涩。

治法：补肾益精，养血调经。

方药：加减苁蓉菟丝子丸（《中医妇科治疗学》）。

组成：肉苁蓉 12g，菟丝子 12g，覆盆子 12g，淫羊藿 12g，桑寄生 15g，枸杞子 15g，当归 12g，熟地黄 12g，焦艾叶 6g，紫河车 3g。

（2）肝肾虚损证

主要证候：既往月经正常，或大病久病后，或月经骤然停闭，或月经逐渐减少、延后以至停闭，或腰酸腿软，或形体瘦削、面色少华、毛发脱落、神疲倦怠。舌黯淡，苔薄白或薄黄，脉多沉弱或细数无力。

治法：补肾养肝，调理冲任。

方药：补阴益肾汤（《罗氏会约医镜》）去金樱子，加紫河车 3g，制何首乌 10g。

组成：熟地黄 12g，山药 15g，菟丝子 12g，山茱萸 12g，五味子 6g，杜仲 12g，续断 12g，当归 12g，枸杞子 15g，金樱子 6g 紫河车 3g，制何首乌 10g。

（3）阴虚血燥证

主要证候：月经量少或后期淋漓不尽，经色紫黯，质稠，渐至停闭，潮热或五心烦热，咽干舌燥，甚则盗汗骨蒸，形体消瘦，咳嗽，咯血。舌红，苔少，脉细数。

治法：滋阴益血，通盛冲任。

方药：①加减一阴煎（《景岳全书》）加枸杞子 15g，菟丝子 15g，女贞子 15g。

组成：生地黄 10g，熟地黄 10g，白芍 10g，知母 10g，麦冬 10g，地骨皮 12g，甘草 5g，枸杞子 15g，菟丝子 15g，女贞子 15g。

②归肾丸（《景岳全书》）合玉女煎（《景岳全书》）易熟地黄为生地黄，加天冬 12g，玄参 10g。

组成：熟地黄 10g，石膏 15g，知母 10g，牛膝 12g，麦冬 12g，山药 15g，山茱萸 10g，茯苓 15g，当归 10g，枸杞子 15g，杜仲 12g，菟丝子 15g，天冬 12g，玄参 10g。

（4）气血虚弱证

主要证候：月经周期逐渐延长，月经量逐渐减少，经色淡而质薄，继而经闭；或有头晕眼花，心悸气短，食少，面色萎黄或苍白，神疲体倦，眠差多梦，毛发不泽，或早见白发。舌淡，苔少，脉沉缓或虚数。

治法：益气养血，调补冲任。

方药：①十全大补汤（《太平惠民和剂局方》）加菟丝子 12g，制何首乌 10g。

组成：人参 3g，白术 10g，茯苓 8g，炙甘草 5g，当归 10g，川芎 5g，白芍 8g，熟地黄 15g，黄芪 15g，肉桂 8g，菟丝子 12g，制何首乌 10g。

②滋血汤（《证治准绳·女科》）加紫河车 3g。

组成：人参 6g，山药 15g，黄芪 15g，茯苓 15g，川芎 10g，当归 10g，白芍 12g，熟地黄 10g。

若眠差多梦者，加五味子 6g，夜交藤 15g。

（5）血瘀气滞证

主要证候：既往月经正常，突然停闭不行，伴情志抑郁或易怒，胁痛或少腹胀痛拒按。舌质正常或黯或有瘀斑，苔正常或薄黄，脉弦或紧。

治法：活血化瘀，调理冲任。

方药：①膈下逐瘀汤（《医林改错》）加牛膝 12g。

组成：见“青春期功血”。

②温经汤（《校注妇人良方》）。

组成：人参 6g，当归 9g，川芎 6g，白芍 6g，肉桂 3g，莪术 10g，牡丹皮 6g，甘草 6g，牛膝 12g。

（6）痰湿阻滞证

主要证候：月经量少、延后渐至停闭，形体日渐肥胖，或面部生痤疮，或带下量多色白质清稀，或胸胁满闷，或呕恶痰多，或神疲倦怠。舌淡胖嫩，苔白腻多津，脉滑或沉。

治法：除湿消脂，调理冲任。

方药：苍附导痰丸（《叶天士女科诊治秘方》）加皂角刺 10g，菟丝子 12g。

组成：苍术 6g，香附 12g，茯苓 15g，半夏 9g，陈皮 6g，甘草 5g，胆南星 6g，枳壳 10g，生姜 5g，神曲 6g，皂角刺 10g，菟丝子 12g。

若呕恶胸胁满闷者，加厚朴 9g，竹茹 6g，葶苈子 6g；痰湿化热、苔黄腻者，加黄连 3g，黄芩 10g；顽痰加昆布 10g，浙贝母 10g，山慈菇 6g；肾虚者，加枸杞子 15g，山茱萸 10g，淫羊藿 10g，肉苁蓉 10g。

（四）其他疗法

1. 针灸疗法

（1）肾俞、志室、气海、三阴交、太溪。

方法：上穴分成两组交替使用，针用补法，三阴交穴或用泻法。留针 20 分钟，隔日 1 次。适用于肾气不足证。

（2）肾俞、命门、关元、气海、归来。

方法：上穴可分两组交替使用，归来针用补法或平补平泻，余穴针用补法，并加艾灸。适用于肾气不足证。

（3）足三里、三阴交、气海、归来、脾俞、胃俞。

方法：三阴交、归来可用平补平泻法，余穴针用补法。适用于气血虚弱证。

（4）合谷、三阴交、地机、血海、气冲。

方法：合谷针用补法，余穴针用泻法，留针20分钟，间歇行针。适用于血瘀气滞证。

（5）脾俞、三焦俞、次髎、中极、三阴交、丰隆。

方法：上穴可分两组交替使用，针用平补平泻或泻法，或酌加艾灸。适用于痰湿阻滞证。

2. 饮食疗法

（1）新鲜胎盘1个，洗净，瓦上培干研末，黄酒调服。每次15g，每天服2次，每月服胎盘1个。适用于肾气不足证。

（2）当归、黄芪各30g，生姜65g，羊肉250g。将羊肉洗净切块，生姜切丝，当归和黄芪用纱布包好，共放瓦锅内加水适量炖至烂熟，去药渣，调味服食。每天1次，每月连服5～6次。适用于气血虚弱证。

（3）鸡血藤30g，白砂糖20g，鸡蛋2枚。鸡血藤、鸡蛋二味同煮至蛋熟，去渣及蛋壳放入白糖熔化即成。每天1次，连服数天。适用于气血虚弱证。

（4）山楂60g，鸡内金、红花各9g，红糖30g，水煎服。每天1剂，分2次服，每月连服7剂。适用于血瘀气滞证。

（5）薏苡仁60g，炒扁豆、山楂各15g，红糖适量。上药同煮粥食。每天1剂，每月连服7～8剂。适用于痰湿阻滞证。

（五）预防与调护

1. 预防　经期尽量避免过食生冷、涉水、感寒；不宜过分节食减肥；注意及时治疗某些可能导致闭经的疾病，如结核、糖尿病、肾上腺及甲状腺疾病。

2. 调护　调整情绪，不急不躁，劳逸结合，加强营养及锻炼，增强体质。

三、青春期多囊卵巢综合征

青春期多囊卵巢综合征是常见的妇科内分泌疾病之一，以持续无排卵、雄激素过多和胰岛素抵抗为主要特征。其临床表现为初潮后月经紊乱、稀发持续至少2年或闭经；常伴有多毛、痤疮、黑棘皮症、肥胖；高雄激素血症；B超提示双侧（或单侧）卵巢多囊样改变。中医无此病名，根据其临床特征及表现，归属于“月经后期”“闭经”“崩漏”“癥瘕”“不孕症”等范畴。

（一）病因病机

肝脾肾虚，气滞痰湿及瘀血阻滞子宫所致，其中以肾虚为主要因素。肾虚天癸迟至，脾肾阳虚，肾虚不能温化水湿，脾虚不能运化水湿，水湿停留聚而成痰，痰浊阻滞子宫或寒湿外袭，脾肾之阳被困，气化失司，水湿停留，蕴而成痰，阻滞胞中。肝肾阴虚，阴虚内热，或肝郁化火，煎熬津液，炼液成痰，或肝郁气滞，气滞血瘀，痰瘀互结胞中均可导致本征。青春期正处于初、高中学习阶段，学习紧张，压力大；然而心理上尚不成熟，情绪不稳，“易为物所感”，加之“女子善怀而多郁”，“女子郁怒倍于男子”；郁则气滞，怒则伤肝，气郁化火；或青春期素体肝旺，肝木升发太过，相火妄动。

（二）辨病论治

1. 辨病要点　中医对多囊卵巢综合征的论治散见于经闭、不孕、崩漏、癥瘕等病之中，以辨证为特色。近几十年来开展了对多囊卵巢综合征的辨病论治，从临床和实验室探讨其规律性。

2. 治疗方法

（1）俞瑾经验方

组成：熟地黄10g，山药12g，补骨脂10g，淫羊藿10g，黄精10g，桃仁10g，皂角刺9g，冰球子6g。怕冷加附子6g，肉桂3g。

功效：补肾化痰，活血调经。

（2）张玉珍的加减龙胆泻肝汤

组成：龙胆草15g，黄芩10g，山栀子15g，泽泻10g，车前子15g，当归6g，生地黄15g，柴胡10g，牡丹皮15g，夏枯草20g。

功效：疏肝泻火，清利湿热。

（3）尤昭玲经验方

组成：紫石英15g，补骨脂10g，锁阳10g，覆盆子10g，桑寄生15g，菟丝子12g，山茱萸12g，地龙10g，三七6g，泽泻10g，泽兰12g。

功效：补肾固冲，活血调经。

（4）林至君用中药人工周期疗法治疗多囊卵巢综合征。以补肾—活血化瘀—补肾—活血调经为中药人工周期的立法公式。根据患者临床证候，可分为肾阳衰惫、冲任虚寒和肾阴不足、冲任郁热两型。

①肾阳衰惫，冲任虚寒型：经期错后，量少色淡，甚至闭经；腰酸肢冷，面色黯黄，口淡无味，白带清稀，小便频数。舌质淡，舌苔薄白而润，脉沉细或沉弱。

A. 经后期汤：仙茅、淫羊藿、当归、山药、菟丝子、巴戟天、肉苁蓉、熟地黄各10g。

B. 经间期汤：当归、丹参、茺蔚子、桃仁、红花、鸡血藤、续断各10g，香附6g，桂枝3g。

C. 经前期汤：阿胶、龟胶、当归、熟地黄、制何首乌、菟丝子、续断各10g，山药15g。

D. 活血调经汤：当归、熟地黄、丹参、赤芍、泽兰各10g，川芎4g，香附6g，茺蔚子15g。

②肾阴不足，冲任郁热型：月经先期，经量多，质稠色黯，或淋漓不绝；唇红面赤，口苦咽干，夜卧多梦，腰膝酸软，小便短赤，大便燥结。舌净少苔，脉数无力。

A. 经后期汤：女贞子、墨旱莲、丹参、山药、菟丝子、熟地黄、肉苁蓉、制何首乌各10g。

B. 经间期汤：丹参、赤芍、泽兰、熟地黄、枸杞子各10g，桃仁、红花各4g，薏苡仁5g，香附6g。

C. 经前期汤：丹参、龟甲、枸杞子、女贞子、墨旱莲、熟地黄、制何首乌、肉苁蓉、菟丝子各10g。

D. 活血调经汤：丹参、赤芍、泽兰、茯苓、茺蔚子各10g，当归、香附各6g。

服法：经净后服经后期汤4～6剂，假设氤氲期前服经间期汤4剂，假设氤氲期后服经前期汤6～9剂，假设月经期服活血调经汤3～5剂。

（三）辨证论治

1. 辨证要点　多囊卵巢综合征多因肝、脾、肾三脏功能失调，痰湿、血瘀为标，两者互为因果作用于机体而致病，故临床以虚实夹杂证多见。辨证主要根据临床症状、体征及舌脉。根据月经失调史、体胖、痤疮、多毛等特点，临床常配以祛痰软坚、化瘀消癥之品治疗。

2. 治疗原则　以补肾化痰、补肾化瘀、养阴清热、理气活血、健脾燥湿为原则。青春期多囊卵巢综合征的治疗，重在调经，以调畅月经为先，恢复周期为根本。

3. 分证论治

（1）肾虚证

主要证候：月经初潮迟，或月经稀发、量少、色淡质稀，渐至停闭，偶有崩漏不止，或经期延长；面色无华，头晕耳鸣，腰膝酸软，乏力畏寒，大便溏薄，白带量少。舌淡红，苔薄白，脉沉细。

治法：补肾调经。

方药：归肾丸（《景岳全书》）

组成：见“青春期闭经”。

（2）气滞血瘀证

主要证候：月经后期量少或数月不行，经行有块，甚则闭经；精神抑郁，烦躁易怒，胸胁胀满，乳房胀痛。舌质黯红，或有瘀点、瘀斑，脉沉弦涩。

治法：理气活血，祛瘀通经。

方药：膈下逐瘀汤（《医林改错》）。

组成：见“青春期功血”。

若经血不行者，加牛膝 12g，泽兰 12g；若寒凝血瘀，见小腹凉、四肢不温者，加肉桂 3g，巴戟天 12g，石楠叶 12g。

（3）脾虚痰湿证

主要证候：月经后期，量少色淡，或月经稀发，甚则闭经，形体肥胖，多毛，头晕胸闷，喉间多痰，肢倦神疲，脘腹胀闷，带下量多，纳少便溏。舌淡胖，边有齿印，苔厚腻，脉沉滑。

治法：健脾化痰燥湿，通络调经。

方药：①苍附导痰丸（《叶天士女科治法秘方》）加黄芪 30g，党参 12g。

组成：见“青春期闭经”。

月经过少者加当归 12g，川芎 10g，鸡血藤 15g；若兼血瘀加蒲黄 12g，五灵脂 12g，益母草 15g。

②施今仪经验方

组成：穿山甲 12g，皂角刺 12g，昆布 9g，丹参 12g，莪术 9g，白芥子 9g，葶苈子 9g。

本方治疗痰实型多囊卵巢综合征。

（4）肝郁化火证

主要证候：月经稀发，量少，甚则闭经，或月经紊乱，崩漏淋漓；毛发浓密，面部痤疮，经前胸胁、乳房胀痛，性情急躁，心烦易怒，口苦咽干，大便秘结，小便黄，带下量多色黄。舌质红，苔黄，脉弦数。

治法：疏肝理气，清热调经。

方药：丹栀逍遥散（《薛氏医案·内科摘要》）。

组成：牡丹皮 3g，栀子 3g，当归 12g，白芍 12g，柴胡 12g，白术 12g，茯苓 12g，生姜 5g，薄荷 5g，炙甘草 5g。

（四）其他疗法

1. 针刺促排卵　经后期取关元、中极、子宫、三阴交。

方法：每天 1 次，共 3 次，每次留针 30 分钟，平补平泻；或用电刺激 30 分钟。

2. 艾灸　取穴关元、中极、足三里、三阴交、子宫等穴。

方法：每次取 2～3 穴，每穴灸 5～7 壮，每天 1 次，7 次为 1 个疗程。

3. 耳针　取肾、肾上腺、内分泌、卵巢、神门等穴。

方法：可用耳穴埋针、埋豆，每次选用 4～5 穴，每周 2～3 次。

（五）预防与调护

1. 预防　平素要精神舒畅，避免七情所伤，生活要有规律，睡眠充足；调整饮食，避免服用高雄激素制剂或食品，饮食清淡；坚持锻炼身体，增强体质，控制体重。

2. 调护　出血期间避免过度劳累，注意休息，禁食辛辣香燥助热生火之品。闭经者忌食生冷寒凉之品。对情绪焦虑、恐惧不安的患者，应做好心理护理。

四、青春期痛经

痛经是指女性在月经前后或月经期呈周期性下腹疼痛、坠胀、腰酸等不适，症状严重者影响学习和生活。痛经分为原发性和继发性。原发性痛经是指不伴有盆腔器质性病变的痛经，多见于青年女性。继发性痛经是指由于盆腔器质性疾病如子宫内膜异位症，盆腔炎或宫颈狭窄等所引起的痛经，多见于育龄妇女。本篇仅讨论青春期女性的原发性痛经。

（一）病因病机

青春期的痛经，发病有虚有实，虚者多责之于气血肝肾之虚，实者多责之于气郁及寒、热、湿邪之侵。病位在冲任、胞宫，变化在气血，表现为痛证。青春期少女每临经期，大多生冷不忌，易使寒邪客于胞宫，血为寒凝，则瘀阻作痛；或因学习压力过大引发情绪低落，抑郁不畅；或对月经生理缺乏正确的认识而烦躁焦虑，都会加重痛经，或诱发痛经。其之所以伴随月经周期而发，与经期及经期前后女性处于特殊生理状态有关。未行经期间，由于冲任气血平和，致病因素尚不足以引起冲任、胞宫气血瘀滞或不足，故平时不发生疼痛。经期前后，血海由满盈而泄溢至暂虚，冲任气血变化较平时急骤，易受致病因素干扰，加之体质因素的影响，导致胞宫气血运行不畅或失于煦濡，不通则痛或不荣而痛。痛经实者多发生在临行之际，因此时血海气实血盛，若因气郁或寒、热、湿邪干扰血海经血，以致血滞作痛，经水溢出则瘀滞随之而减，故经后疼痛常可自止。虚者多发生在经将净及始净之际，乃因患者血气本虚，肝肾亏损，行经之后血海更虚，胞脉失于濡养之故，待经净后，随着冲任气血渐复，胞脉得养，则疼痛渐除。故多数医家认为痛经的主要病机为：①实者是由于各种致病因素引起胞脉、冲任经血不畅，“不通则痛”，如罗元恺认为，痛经主要是因瘀致病；②虚者主要是因冲任、胞宫胞脉失于濡养，导致“迟滞而痛”或“不荣则痛”。无论虚实，如得到适当的调治，使病机逆转，病可向愈；若病因未除，素体状况未获改善，则下一次月经来潮疼痛又复发作。

痛经虽有虚实之分，但因女性本不足于血，即属实证亦常兼不足，如肝郁血虚、肝郁肾虚等；又如气血本虚，血少则不畅，气虚则运行迟滞，便是虚中有实之例，所以痛经“夹虚者多，全实者少”。

基于以上认识，论述青春期痛经病机如下所述。

1. 气滞血瘀　素多抑郁，复伤情志，肝郁则气滞，气滞则血亦滞，血海气机不利，经血运行不畅，发为痛经。

2. 寒湿凝滞　经前经期感寒饮冷或冒雨涉水，或久居湿地，致寒湿或寒邪客于冲任、胞中，经血凝滞不畅，发为痛经。

3. 气血虚弱　脾胃素虚，化源不足或大病久病后气血俱虚，或大失血后，冲任气血虚少，行经后血海气血愈虚，不能濡养冲任胞宫；兼之气虚无力推动血液运行，因而发为痛经。

4. 肝肾亏损　禀赋素弱，冲任精血不足，行经之后血海空虚，冲任胞宫失于濡养，发为痛经。

（二）辨病论治

气血运行不畅，不通则痛，故气滞血瘀为痛经的基本病机，行气活血、祛瘀止痛应为主要治法。在经行腹痛无他症可辨的情况下，根据基本病机，辨病论治，可选用如下方药。

1. 朱南孙的化膜汤　血竭末 3g（另吞），生蒲黄 15g（包煎），五灵脂 10g，生山楂 9g，刘寄奴 12g，青皮 6g，赤芍 9g，熟大黄、炮姜炭各 4.5g，参三七末 3g（另吞）。治疗膜样痛经。

2. 张厚英自拟补肾活血汤　菟丝子 45g，熟地黄 18g，山萸肉 12g，怀牛膝 15g，丹参 18g，桃仁 12g，红花 12g，当归 15g，川芎 15g，延胡索 15g，川楝子 8g。治疗青年女性原发性痛经。

3. 范京国等用化瘀镇痛汤加减治疗原发性痛经　生蒲黄（布包）、五灵脂各 15g，丹参、红花各 12g，延胡索 30g，白芍 30～60g，柴胡 12g，炙甘草 15～30g。小腹胀痛，伴胸胁、乳房作胀者，加枳壳、香附、乌药各 15g；小腹冷痛者，加肉桂、吴茱萸各 10g；小腹绵绵作痛者，加黄芪、党参各 15～30g，熟地黄、当归、阿胶（烊冲）各 10～15g。自经前 5 天开始服药至经行第 2 天，连服 3 个月经周期。

4. 许金珠自拟痛经汤加减　延胡索 15g，全蝎 3g，当归、川芎、制香附、台乌药、广郁金、炒白芍、续断各 12g，石菖蒲、炙甘草各 6g。寒邪凝闭者加制附子 6g，干姜 5g；血瘀甚者加失笑散 6g，血竭 1g；呕吐剧烈者加吴茱萸 3g，姜半夏 6g。从经前 3 天开始连服 7 天，连续服用 3 个月经周期。

（三）辨证论治

痛经辨证首当识别疼痛的属性。根据疼痛发生的时间、性质、部位及疼痛的程度，结合月经的期、量、色、质、兼证、舌、脉及患者的素体情况等辨其寒热虚实。

1. 治疗原则　以调理冲任气血为主。又需根据不同的证候，或行气，或活血，或散寒，或清热，或补虚，或泻实。治法分两步：月经期调血止痛以治标；平时辨证求因而治本，或调肝，或益肾，或扶脾，使之气顺血和，冲任流通，经血畅行则痛可愈。痛经实证多，虚证少。服药时间：实证痛经宜在经前 3～5 天开始服药，至月经来潮，痛止停服；虚证痛经，则重在平时服药治疗；虚实夹杂者，经前按实证治疗为主，经后则按虚证治疗。治疗应持续 3 个月经周期以上，疗效方能巩固。

2. 分证论治

（1）气滞血瘀证

主要证候：经前或经期小腹胀痛拒按，经血量少，行而不畅，血色紫黯有块，块下痛减，经前乳房胀痛，胸闷不舒。舌质紫黯或有瘀点，脉弦。

治法：理气行滞，化瘀止痛。

方药：①膈下逐瘀汤（《医林改错》）（组成见“青春期功血”）。痛甚，加血竭末 1g 或另冲服田七末 2g；肝郁化热，症见行经时间延长、经色紫黯、经质黏稠、口苦、苔黄者，加栀子 12g，夏枯草 15g，益母草 15g 清肝泄热；肝郁伐脾、胸闷食少者，加炒白术 12g，茯苓 15g，陈皮 6g 健脾理气；肝气夹冲气犯胃、痛而见恶心呕吐者，加吴茱萸 3g，法半夏 6g，生姜 5g；兼前后二阴坠胀者，加柴胡 6g；膜样痛经，酌加莪术 12g，山楂 12g，血竭末 1g，益母草 15g，水蛭 6g。

②痛经方（许润三经验方）

组成：当归、川芎、生蒲黄、生五灵脂、枳壳、制香附、益母草各 10g。

诸药合用，共奏行气活血、散瘀止痛之效。

刺痛剧烈者加血竭 3g，三七粉 3g；膜样痛经加丹参 20g，䗪虫 10g；夹寒加肉桂心 5g；体弱加党参 15g。

（2）寒湿凝滞证

主要证候：经前或经期小腹冷痛，得热痛减，月经或见推后，量少，经色黯而有瘀块，畏寒，手足欠温，或带下量多。舌苔白或腻，脉弦或沉紧。

治法：温经散寒除湿，化瘀止痛。

方药：①少腹逐瘀汤（《医林改错》）加苍术 6g，茯苓 15g。

组成：小茴香 2g，干姜 3g，延胡索 3g，当归 9g，川芎 3g，肉桂 3g，赤芍 6g，蒲黄 9g，五灵脂 6g。

胀甚于痛者加台乌药 6g，香附 12g，九香虫 10g；兼腰痛者，加杜仲 15g，川续断 15g，狗脊 10g；若寒邪凝闭，阳气失宣，痛甚而厥，症见手足发凉、冷汗淋漓，加附片 6g，干姜 5g，艾叶 6g。

②温经散寒汤（蔡小荪经验方）

组成：当归 10g，川芎 10g，赤芍 12g，白术 12g，紫石英 20g，胡芦巴 6g，五灵脂 12g，金铃子 10g，延胡索 10g，制香附 12g，小茴香 6g，艾叶 6g。受寒重者，可加吴茱萸 3g，桂枝 5g；血瘀甚者，加桃仁 10g，红花 5g。

（3）气血虚弱证

主要证候：经后小腹隐隐作痛，喜按，小腹及阴部空坠，月经量少，色淡，质清稀，面色无华，神疲乏力。舌质淡，脉细无力。

治法：益气补血，调经止痛。

方药：①圣愈汤（《医宗金鉴》）

组成：人参 10g，黄芪 18g，熟地黄 20g，当归 15g，川芎 8g，白芍 15g。

血虚甚者，加鸡血藤 15g，阿胶 10g；血虚肝郁，症见胁痛、乳胀、小腹胀痛者，加柴胡6g，丹参15g，香附12g，乌药6g；兼腰酸痛不适，加菟丝子12g，杜仲15g，桑寄生15g以强腰补肾；小腹痛喜热熨，酌加艾叶6g，小茴香6g，吴茱萸3g。

②养血和血汤（黄绳武经验方）

组成：当归10g，白芍20g，枸杞子15g，川芎10g，香附12g，甘草6g。

黄氏认为痛经多属本虚标实之证，治疗上不可一味活血化瘀，还应顾护精血，青少年时期顾护精血尤为重要。气滞血瘀型加柴胡6g，丹参15g，益母草15g；血瘀偏重加蒲黄12g，血竭1g；阳虚寒凝型加泽兰12g，鸡血藤15g，巴戟天12g；阴虚血滞型去香附，加生地黄12g，牡丹皮12g，麦冬12g，川楝子10g；肝肾亏损型加熟地黄10g，山茱萸10g，续断15g；便溏加土炒白术10g，茯苓15g；呕吐兼畏寒肢冷加吴茱萸3g；兼口苦、心烦加竹茹6g。经前7天开始服药，直至月经来潮。若有条件或肝肾亏损较重，平时服药以调补肝肾为主，大多服用2～3个月经周期。

（4）肝肾虚损证

主要证候：经后1～2天小腹绵绵作痛，伴腰骶部酸痛，经色黯淡，量少质稀薄，或头晕耳鸣，健忘失眠，潮热。舌质淡红，脉沉或细。

治法：补养肝肾，调经止痛。

方药：①调肝汤（《傅青主女科》）

组成：当归12g，白芍12g，山茱萸12g，巴戟天12g，阿胶10g，山药15g，甘草5g。

兼少腹或两胁胀痛，乃夹肝郁之候，加川楝子10g，香附12g，郁金12g；腰骶酸痛不适者，加续断15g，菟丝子15g，杜仲15g；伴肢冷畏寒等肾阳不足征象者，酌加仙茅10g，补骨脂10g，艾叶6g，肉桂3g；夜尿多而小便清长者，加桑螵蛸10g，金樱子10g，益智仁10g；潮热者，酌加鳖甲15g，青蒿10g，地骨皮10g；肝阴不足者，加女贞子15g，枸杞子15g。

②益肾调经汤（《中医妇科治疗学》）

组成：巴戟天10g，熟地黄10g，续断15g，杜仲15g，当归10g，白芍12g，台乌药6g，焦艾叶6g，益母草15g。

（四）其他疗法

1. 针灸疗法

（1）气海、太冲、三阴交

方法：针用泻法。本方适用于肝郁气滞证。

（2）中极、水道、地机

方法：针灸并用。本方适用于寒湿凝滞证。

（3）肝俞、肾俞、关元、足三里、照海

方法：针刺补法。本方适用于肝肾虚损证。

（4）地机、足三里（双）、三阴交（双）

方法：每次经期前1～2天开始，连针5天，同时中药（乳香、没药药饼）敷脐加艾灸，连续治疗3个月经周期。

（5）气海、行间、三阴交、血海

方法：总宜毫针刺，施泻法为宜，至其痛止后，在2次月经周期中，可加灸数天，以维护之。适用于气滞血瘀证。

（6）中极、水道、地机

①温针泻法：中极、水道行呼吸补泻法（吸进呼出，一进二退，深入浅出），后再将艾条1寸置于毫针针柄上，点着后急吹速燃，烧完后待针凉，再行于合泻法出针。

②隔物灸：以姜片或附子饼均可，或将温灸器置于上穴，艾炷隔物灸，每穴10壮，体壮脉实者可酌加3～5壮。

③艾条悬灸：以雷火神针灸条为主，可以雀啄悬灸法，逐穴施用，直到痛止。适用于寒湿凝滞证。

（7）耳针：子宫、内分泌、交感、肾。

方法：每次选2～4穴，用中、强刺激，

留针 15～20 分钟，也可用耳穴埋针。

（8）耳穴：神门、子宫、内分泌、皮质下、交感、肾、肝。

方法：选用单侧耳穴点刺放血，两耳交替，每天 1 次。于痛经当天开始治疗，连续 3 天。连续治疗 3 个月经周期。

2. 推拿疗法

基本操作：患者仰卧位，医者于其右侧，自膻中至中极，抹其任脉，继之顺摩少腹部约 5 分钟，再指推，按揉气海、关元、中极，拿揉血海、三阴交，然后令其俯卧位按揉肝俞、脾俞、膈俞、肾俞及八髎穴，擦八髎穴及腰骶部。

去气海，加拿揉章门、期门，掐太冲，适用于气滞血瘀证。

加按大椎，拿风池，按揉曲池、丰隆，适用于寒湿凝滞证。

去肝俞，加按揉胃俞、足三里，推运中脘，振关元，适用于气血不足证。

（五）预防与调护

1. 预防　消除恐惧、焦虑情绪，保持精神愉快，气机畅达；不恣食生冷、寒凉、油腻之品，以防伤脾碍胃，寒从内生，寒凝血瘀。

2. 调护　经期注意保暖，避风寒，忌冒雨涉水、游泳，以防寒湿直侵胞宫；经期避免剧烈运动和过重体力劳动。

第三节　外阴阴道疾病

一、幼女性外阴阴道炎

婴幼女生殖系统发育未成熟，阴道黏膜薄；阴道又邻近肛门，易受病菌感染而发病。故本病是婴幼儿女性中常见疾病之一。本病属于中医学的“带下”“阴痒”范畴。

（一）病因病机

本病的病因病机是肾气不足，感受湿热之邪，伤及任带，任脉失固，带脉失约，导致带下量多，外阴瘙痒、肿痛或破溃。

（二）临床症状

患儿常见外阴疼痛、瘙痒，或小便困难；乳婴则烦躁不安，时常哭闹，或搔抓前阴。妇科检查发现外阴红肿，或有搔伤，常见带下量多，或见脓样或豆渣样，或夹血，或糜烂破溃。

（三）辨病论治

1. 中医外治法　针对不同的病因选择相应的治疗方法，现举例如下：①妇炎洁泡腾片 2 片，溶于开水 500ml，外阴敷洗，每天 1～2 次，7 天为 1 个疗程；②双黄注射液（金银花、连翘、黄芩各 0.5g/ml）20ml，用小号导尿管注入阴道内，平卧保留 30 分钟，每天 1 次，7～10 天为 1 个疗程；③冰硼散涂搽（用于真菌性阴道炎）。

2. 中医内治法

（1）大分清饮（《景岳全书·新方八阵》）。

组成：茯苓 10g，泽泻 6g，通草 3g，猪苓 6g，栀子 5g，枳壳 3g，车前子 3g。

全方有清热利湿、杀虫止痒作用。

（2）六味地黄汤（《小儿药证直诀》）合五味消毒饮（《医宗金鉴》）加减。

组成：生地黄 8g，山药 10g，山萸肉 5g，土茯苓 10g，牡丹皮 5g，泽泻 5g，金银花 10g，菊花 10g，紫花地丁 10g。

全方有滋肾清热、除湿止带之功。

（四）辨证论治

1. 辨证要点　首先辨带下的量、色、质及气味。例如，带下量多色黄绿或灰黄色，质清稀或黏稠，或呈豆渣样，或有秽臭，或鱼腥臭、腐臭气，属湿热、湿毒证。其次检查外阴，若红肿疼痛属湿热（毒）证；红肿不明显、触痛，多为虚中夹热证。再审其起病诱因，如浴具、内裤不洁等，还要注意素体有无肾虚及伴全身兼症、舌象、脉象。并结合实验室检查，辨明湿热或湿毒或本虚标实之证。

2. 治疗原则　治疗按“审因论治”的原则，以除湿为主。湿热者予以清热利湿，兼肾虚者，佐以滋阴益肾。局部用药以清热解毒、杀虫止痒为法，采用熏洗坐浴。内外合治，可以提高疗效。

3. 分证论治

（1）湿热（毒）证

主要证候：带下量多，黄绿色脓样，或黄白色黏稠状，或赤白相间，有臭秽气。外阴瘙痒或疼痛，口苦，溲少，淋漓涩痛。大便干燥或臭秽。苔黄腻，脉弦滑数。

治法：杀虫止痒，清热，健脾除湿。

方药：①丹栀逍遥散（《薛氏医案·内科摘要》）（组成见“青春期多囊卵巢综合征”）。宜加车前子 6g，茵陈 12g 以增其清热除湿之力，用于湿热（毒）不盛者。

②四妙散（《成方便读》）合五味消毒饮（《医宗金鉴》）加减。

组成：苍术 6g，黄柏 5g，薏苡仁 12g，牛膝 5g，金银花 6g，紫花地丁、白鲜皮各 10g，百部 6g。方中白鲜皮、百部以杀虫止痒，诸药合用共奏清热解毒、利湿杀虫止痒之功。

③妇科止带片：口服，每次 2～3 片，每天 3 次。全方有清热燥湿、健脾和胃之功。

④外治法

苦参洗方：苦参 20g，黄柏 12g，蛇床子 20g，乌梅 10g，煎水坐浴，每天 1～2 次，7 天为 1 个疗程。

（2）脾虚湿热证

主要证候：带下量多，色黄或黄赤、白赤或淡黄，或水样或质黏稠呈豆渣样，气味异常，前阴奇痒或灼热肿痛，腰骶酸痛或小腹坠胀，神疲纳呆，或尿频痛，面色㿠白或萎黄，舌苔黄腻或白腻，脉濡缓。妇科检查：可见外阴红肿，有白膜，拭去后有腐烂。

治法：除湿杀虫，健脾，清热。

方药：①完带汤（《傅青主女科》）加黄柏 5g，土茯苓 12g。

组成：人参 3g，苍术 6g，白术 12g，山药 15g，陈皮 1.5g，白芍 6g，黑芥穗 1.5g，车前子 6g，柴胡 2g，甘草 3g。

全方寓补于散之中，寄消于升之内，脾、肝、肾三经同治，具健脾益气、升阳除湿之功。加黄柏、土茯苓可清热利湿。

②萆薢分清饮（《医学心悟》）加减。

组成：川萆薢 9g，石菖蒲 6g，黄柏 5g，茯苓 12g，白术 6g，丹参 6g，车前子 6g。加鹤虱 6g，白鲜皮 6g，贯众 6g 可加强燥湿止痒之功。诸药合用共奏健脾除湿、清热解毒、杀虫止痒之功。兼神疲乏力、气短、舌淡等脾虚之证者，加山药 12g，太子参 6g；小便淋漓涩痛者，加滑石 6g，甘草梢 3g；带下色赤，可加牡丹皮 6g，地榆 9g，马齿苋 9g 以凉血止血。

③渗湿消痰饮。

组成：苍术 6g，地肤子 12g，白术 6g，猪苓 6g，白芷 6g，香附 6g，生甘草 5g，薏苡仁 15g。痒甚者加苦参 6g，蛇床子 9g，鹤虱 6g；带多者加白头翁 6g，土茯苓 12g；痰湿重者加法半夏 6g，石菖蒲 6g；带下黄臭者加鱼腥草 15g，黄柏 5g，红藤 12g，败酱草 12g。

（3）肾虚湿热证

主要证候：带下量多，色淡黄或灰黄色，质清如水样，鱼腥臭或腐臭气，前阴肿痛灼热，哭闹不安，或用手搔抓前阴。苔薄，脉沉细。妇科检查：外阴红肿，有搔伤。

治法：清热除湿，益肾滋阴。

方药：知柏地黄丸（《医宗金鉴》）加车前子 6g，败酱草 12g。

组成：知母 6g，黄柏 6g，熟地黄 8g，山药 10g，山萸肉 5g，茯苓 10g，牡丹皮 5g，泽泻 5g，车前子 6g，败酱草 12g。

（五）其他疗法

1. 单验方

（1）冬瓜子 10g，白果 5 个，与一杯半水一起入锅煮，煮好食用，用于湿热证。

（2）白果 3 个，捣碎冲豆浆，晨服；或白果炒熟，每天服 3 粒；或白果 3 粒去芯，和豆腐炖服。

（3）红鸡冠花 15g，煎汤分 2 次服。

2. 外用方

（1）洁尔阴洗液，5% 浓度 500ml，坐浴，每天 1 次，7 天为 1 个疗程。

（2）蛇床子 10g，川椒 5g，白矾 5g，苦参 10g，百部 10g，煎水先熏洗后坐浴，每天 1 次，7～10 天为 1 个疗程。

（3）细辛 5g，蛇床子 15g，煎水坐浴，每天 1 次，7～10 天为 1 个疗程。

（4）防风 10g，苦参 10g，黄柏 10g，地肤子 15g，白矾 5g，煎水先熏洗后坐浴，每天 1 次，7～10 天为 1 个疗程。

3. 针灸疗法

（1）清热利湿

主穴：中极、曲骨、横骨、蠡沟、地机。

配穴：身热者加合谷、大椎；阴道分泌物为脓血者加大敦；小腹坠胀者加气海、关元俞。

方法：中等强度刺激，隔天 1 次，5～10 次为 1 个疗程。

（2）清热利湿止痒

主穴：气海、归来、复溜、太溪、阴陵泉。

配穴：阴痒甚者加风市。分泌物为脓血带腥臭者加大敦。

方法：中等强度刺激，隔天 1 次，5～10 次为 1 个疗程。

（3）祛风利湿止痒

主穴：气海、曲骨、归来、风市、太冲、阴陵泉。

配穴：奇痒难忍者加神门、三阴交。

方法：中等强度刺激，隔天 1 次，5～10 次为 1 个疗程。

（4）健脾益气，利湿止带

取穴：气海、带脉、白环俞、足三里、三阴交。

方法：中等强度刺激，隔天 1 次，5～10 次为 1 个疗程。

（5）补益肾气，除湿止带

取穴：关元、带脉、肾俞、命门、阴陵泉、白环俞。

方法：中等强度刺激，隔天 1 次，5～10 次为 1 个疗程。

4. 推拿疗法

治疗原则：清热解毒，除湿止带。

取穴：大肠俞、次髎、中极、肓俞、气冲、血海、阳陵泉、三阴交、太冲。

手法：俯卧位，拇指重按揉按大肠俞、次髎。仰卧位，拇指揉按肓俞、中极、气冲 2 分钟后，再用拇指揉按血海、阳陵泉、三阴交、太冲。

5. 饮食疗法

（1）鲜马鞭草 20g（干品 10g）洗净切断，猪肝 20～40g 切片，混匀，用瓷碗装，蒸熟服食，每天 1 次。适用于湿毒证。

（2）马齿苋粥：大米 50g 淘净，加水 600ml，煮沸 10 分钟，再把鲜马齿苋 12g 洗净切断，放入熬成粥熟，每天服 1 次。适用于湿热带下。

（3）乌骨鸡炖汤：乌骨鸡 1 只，洗净，把白果、莲米、糯米各 15g，胡椒 3g 研细，装入鸡腹内，用文火炖至鸡肉烂即可，空腹食肉喝汤，每天 1 次，常吃。适用于脾肾两虚证。

（4）鸡蛋清 1 只，鲜马齿苋 20g，加水适量炖熟，温食之，每天 2 次。适用于湿热带下。

（六）预防与调护

1. 预防　注意个人卫生，保持外阴清洁，便后外阴要擦干，婴幼儿忌穿开裆裤；加强卫生宣传，提倡淋浴，不用他人浴巾、浴具；公厕应用蹲式。

2. 调护 患外阴阴道炎时，注意内裤、浴具等消毒，防止重复感染，还必须注意消毒隔离，防止交叉感染；注意局部卫生很重要；衣物、被单等洗净后，最好煮沸杀死虫卵。治疗期间忌食辛辣、油腻之品，以免湿热缠绵难去，病情反复。

二、外阴瘙痒

外阴瘙痒是外阴各种不同病变所引起的一种症状，但也可发生于外阴完全正常者。当瘙痒严重时，患者多坐卧不安，以致于影响生活和学习。外阴瘙痒属于中医学“阴痒”“带下”的范畴。《肘后备急方》首载治疗“阴痒汁出”“阴痒生疮”的方药。

（一）病因病机

本病主要发病机制有虚、实两个方面。因肝肾阴虚、精血亏损、外阴失养而致阴痒者，属虚证；因肝经湿热下注，带下浸渍阴部，或湿热生虫，虫蚀阴中以致阴痒者，为实证。

1. 肝肾阴虚 素体肝肾不足；或久病不愈，阴血不足，以致肝肾阴虚。肝脉过阴器，肾司二阴，肝肾阴虚，精血亏少，阴部肌肤失养，阴虚生风化燥，风动则痒，发为阴痒。

2. 湿热下注 郁怒伤肝，肝郁化热，木旺侮土，脾虚湿盛，以致湿热互结，流注下焦，浸淫阴部，导致阴痒。

3. 湿虫滋生 外阴不洁，或久居阴湿之地，湿虫滋生，虫蚀阴中，均可导致阴痒。

（二）辨证论治

1. 辨证要点 根据阴部瘙痒的情况，带下的量、色、质、气味及全身症状进行辨证。

2. 治疗原则 治疗以止痒为主，实者宜清热利湿，杀虫止痒；虚者宜滋阴养血止痒。要着重调理肝、肾、脾的功能，遵循“治外必本诸内”的原则，将内服与外治、整体与局部相结合进行治疗。

3. 分型论治

（1）肝肾阴虚证

主要证候：阴部干涩，奇痒难忍，或阴部皮肤变白、增厚或萎缩，皲裂破溃；五心烦热，头晕目眩，时有烘热汗出，腰膝酸软。舌红苔少，脉弦细而数。

治法：调补肝肾，滋阴降火。

方药：知柏地黄丸（《医宗金鉴》）酌加制何首乌9g，白鲜皮9g。

组成：见“幼女性外阴阴道炎”。

（2）湿热下注证

主要证候：阴部瘙痒灼痛，带下量多，色黄如脓，稠黏臭秽，头晕目眩，口苦咽干，心烦不宁，便秘溲赤。舌红，苔黄腻，脉弦滑而数。

治法：泻肝清热，除湿止痒。

方药：龙胆泻肝汤（《医方集解》）酌加苦参6g，白鲜皮9g。

组成：龙胆草6g，黄芩9g，栀子9g，泽泻12g，木通6g，车前子9g，当归3g，生地黄9g，柴胡6g，生甘草6g。

（3）湿虫滋生证

主要证候：阴部瘙痒，如虫行状，甚则奇痒难忍，灼热疼痛，带下量多，色黄，呈泡沫状，或色白如豆渣状，臭秽；心烦少寐，胸闷呃逆，口苦咽干，小便短赤。舌红，苔黄腻，脉滑数。

治法：清热利湿，解毒杀虫。

方药：萆薢渗湿汤（《疡科心得集》）加白头翁9g，苦参6g，防风8g。

组成：萆薢10g，薏苡仁15g，黄柏6g，赤茯苓12g，牡丹皮12g，泽泻9g，通草3g，滑石12g。

（三）其他疗法

1. 外治法

（1）选用蛇床子30g，苦参30g，花椒

10g 等煎水趁热先熏后坐浴，每天 1 次，每次 20 分钟，10 次为 1 个疗程。若阴痒破溃者，则去花椒。

（2）塌痒汤（《疡医大全》）：鹤虱 30g，苦参、威灵仙、当归尾、蛇床子、狼毒各 15g，煎汤，趁热先熏后洗，每天 1 次，10 天为 1 个疗程。临洗时加猪胆汁 1～2 枚，效更佳。适用于各种阴痒。若外阴溃疡者不宜用。

（3）地肤子方（柳艳鸣经验方）：苦参 10g，花椒 15g，白鲜皮、百部、蛇床子各 10g，龙胆草、白芷、黄柏各 9g，每天 1 剂，水煎 600ml，浸泡后擦洗，30～60 分 / 次，连续治疗 10 天为 1 个疗程。

（4）妇洗散（戴玉兰经验方）：苦参 30g，蛇床子 30g，地肤子 30g，金银花 30g，百部 30g，黄柏 15g，苍耳子 30g，地榆 15g，荆芥 10g，白矾 10g。上药打粉，分装为每包 100g（由本院制剂室制备）。每次取妇洗散加开水 1000ml，先熏蒸，温热后坐浴，每次 30 分钟，每天 2～3 次，每周为 1 个疗程。

2. 中成药知柏地黄丸　每次 3～6g，每天 2 次。适用于肝肾阴虚型阴痒。

3. 针灸疗法

（1）取穴：取阴廉、曲骨、会阴穴，中等强度刺激，隔天 1 次，5～10 次为 1 个疗程。

（2）主穴：气海、归来、复溜、太溪、阴陵泉。配穴：阴痒甚者加风市、神门。中等强度刺激，隔天 1 次，5～10 次为 1 个疗程。适用于湿热下注型阴痒。

（3）耳针：主穴：神门、外生殖器、肺；配穴：肾、内分泌、皮质下、肝。留针 15～20 分钟，5～10 次为 1 个疗程。

（四）预防与调护

1. 预防　注意个人卫生，保持外阴清洁干燥。女婴避免穿开裆裤，宜穿纯棉宽松透气内裤，勤换内裤。避免搔抓，忌用热水烫和肥皂水洗浴。饮食有节，忌过食生冷辛辣。

2. 调护　消除和及时治疗引起阴痒的局部或全身因素；忌饮酒，忌食油腻、辛辣刺激性食物或易引发过敏的食物；注意精神卫生，保持情绪稳定，避免过度的精神紧张等刺激。

第四节　妊娠相关疾病

一、妊娠呕吐

妊娠早期（6 周左右），出现恶心呕吐，头晕倦怠，恶闻食气，甚或食入即吐者，称为“妊娠呕吐”，又称“子病”“病儿”“妊娠阻病”“妊娠恶阻”等，多于 3 个月后逐渐消失。如仅见恶心嗜酸、择食倦怠，或晨间偶见呕吐，为早孕反应。

本病最早见于《金匮要略·妇人妊娠病脉证并治》：“妇人得平脉，阴脉小弱，其人渴，不能食，无寒热，名妊娠”。

（一）病因病机

本病病位在胃，与肝脾关系密切。其发病主要机制为冲脉之气上逆，胃气不降所致。

本病初起常为脾胃虚弱，胃气上逆而呕；渐则胃气受损，脾运不力，生化不足，肝血愈虚，肝郁犯脾，加重呕吐。如此反复，屡伤阴液，导致阴损液伤，胃失所濡，甚则肾阴受损，水不涵木，肝脾肾同病，使呕吐日剧，反复不愈。

1. 脾胃虚弱　景岳云：“凡恶阻多由胃虚气滞。”夫妊娠之后，胎元初凝，血聚养胎，胞宫内实，冲脉起于胞宫而隶于阳明，冲脉气壅则上逆。胃虚者则失于和降，反随冲气上逆而作呕。素体脾虚夹痰者，痰饮也随之上逆而呕。

2. 肝胃不和　肝体阴而用阳，孕后阴血下聚，则肝气偏旺，肝旺则上逆，夹胃气上逆而作呕。肝胆相为表里，胆汁溢泄则呕吐苦水。

3. 气阴两虚　呕则伤气，吐则伤阴，呕吐日久，气阴两伤。肝阴不足，则肝气迫索，甚则火动上逆加重呕吐。肾阴虚则肝愈急，因肝为肾之子，日食母气以舒之。肝气愈急，则呕吐愈甚。胃阴不足，则胃失所润，上逆而呕。如此因果互患，可致津燥液涸，直至无阴而作呕，甚至出现阴液亏损、精气耗散之重证。

（二）辨病论治

妊娠呕吐发病机制不外脾虚胃弱、清阳不升、浊气不降，反随上逆之冲气而作呕。因此，见是症即可投以健脾和中、降逆止呕之剂。

1. 经验方（《全国中医妇科验方集锦》）组成：藿香梗6g，新会皮6g，姜半夏3g，炙甘草5g，炒条芩10g，炒川续断12g，桑寄生15g，姜竹茹6g。

2. 何氏定呕饮（何子淮、何少山经验方）组成：当归10g，炒白芍15g，煅石决明18g，绿梅花5g，茯苓10g，陈皮5g，黄芩10g，砂仁5g，苏梗5g，桑叶15g，焦白术10g。

（三）辨证论治

1. 辨证要点　本病辨证，首当重视呕吐物的性状，尤重晨起呕吐物的性状，同时参合形、气、脉、舌，方为妥当。一般而言，呕吐宿食或清水、清涎，神疲乏力，舌淡苔白润，脉缓滑无力者，属脾胃虚弱；呕吐酸水或苦水，心烦胁痛，舌淡红，苔微黄，脉滑者，属肝胃不和；呕吐痰涎，口淡脘闷，舌淡胖，舌边有齿印，苔白腻，脉滑者，属痰湿阻滞；呕吐血水，或咖啡色样物，精神萎靡，低热尿少，舌红少津，苔薄黄或光剥，脉细滑数无力者，属气阴两虚。

2. 治疗原则　本病治则，当为调气和中，降逆止呕。又需辨诸虚实，分而治之。虚者先以补，如脾虚者当健脾化湿，升清降浊；气阴两虚者当养阴益气，阴平阳秘，气机调顺，呕逆自止。实者先以消，如肝郁犯胃者，当疏肝解郁、遏其所乘，则胃气和降；如痰湿内盛、阻遏清阳者，当化痰燥湿，以解其脾困、宽其中焦、调其升降、止其呕逆。若因精神紧张、情志抑郁以致木郁犯土、胃气上逆者，又当调其情志，宽其胸怀，使郁开气畅，升降如常，呕逆自止。

3. 分证论治

（1）脾胃虚弱证

主要证候：妊娠初期，呕吐不食，或吐清水、清涎，头晕体倦。舌淡，苔白，脉缓滑。

治法：健脾和胃，降逆止呕。

方药：①香砂六君子汤（《名医方论》）。

组成：党参10g，白术9g，茯苓9g，甘草6g，半夏6g，陈皮6g，香附6g，砂仁3g。呕吐不止加姜竹茹6g；脘闷加藿梗6g；腰骶酸楚加菟丝子12g，桑寄生12g；呕吐清涎重用茯苓15g。服药呕止，可服香砂养胃丸以善后。

②经验方（《全国中医妇科验方集锦》）。

组成：佛手9g，陈皮6g，藿香6g，荜茇3g，生姜5g，黄芩9g，甘草3g。

③香砂养胃丸（浓缩丸）（《中华人民共和国卫生部·药品标准·中药成药制剂》）。

组成：木香、砂仁、陈皮、茯苓、半夏、香附、枳实、豆蔻、厚朴、广藿香、甘草、生姜、大枣。

用法：口服，每次8丸，每天3次。

（2）肝胃不和证

主要证候：妊娠初期，呕吐酸水或苦水，胸满胁痛，嗳气叹息，头胀而晕，烦渴口苦。舌淡苔微黄，脉弦滑。

治法：抑肝和胃，降逆止呕。

方药：①半夏厚朴汤（《金匮要略》）合左金丸（《丹溪心法》）。

组成：半夏 12g，厚朴 9g，茯苓 12g，生姜 9g，苏叶 6g，黄连 3g，吴茱萸 0.5g。口苦咽干加黄芩 9g，山栀子 9g；大便秘结加全瓜蒌 9g；口干思饮加乌梅肉 6g，鲜石斛 12g；头晕、头胀加菊花 6g，钩藤 6g。服药后症状减轻，呕吐酸水，苦水消失，只是呕吐清水者，为肝火已平，可按脾胃虚弱证论治。如症状加重，呕吐频繁，甚则夹有血丝，尿酮体持续阳性者，需住院中西医结合治疗。

②加味温胆汤（《医宗金鉴》）。

组成：陈皮 3g，半夏 3g，茯苓 3g，甘草 1.5g，枳实 3g，竹茹 3g，黄芩 3g，黄连 2.4g，麦冬 6g，芦根 3g，生姜 2g。呕吐严重加柿蒂 6g；口干咽燥加北沙参 9g，麦冬 9g。小便黄赤加芦根 9g。

③清热止呕汤（《百灵妇科》）加减。

组成：竹茹 10g，陈皮 10g，枳实 6g，茯苓 10g，麦冬 15g，芦根 10g，黄芩 10g。

④和胃平肝丸（《中华人民共和国卫生部·药品标准·中药成药制剂》）。

组成：沉香、佛手、木香、檀香、砂仁、豆蔻、枳壳、厚朴、川楝子、延胡索、陈皮、姜黄、白芍、茯苓。

用法：口服，每次 2 丸（每丸 6g），每天 1～2 次。

（3）痰湿阻滞证

主要证候：妊娠早期呕吐痰涎，口淡而腻，不思饮食，胸腹满闷。舌淡苔白腻，脉滑。

治法：温化痰饮，和胃降逆。

方药：①小半夏加茯苓汤（《金匮要略》）加白术 9g，砂仁 3g，陈皮 6g。

组成：半夏 6g，生姜 5g，茯苓 9g，白术 9g，砂仁 3g，陈皮 6g。

呕吐不止加丁香 3g，藿香 6g；痰饮甚加厚朴 6g，苍术 6g；腰骶酸楚加桑寄生 12g，杜仲 12g；小腹下坠感加太子参 12g，炙黄芪 15g。

②藿砂苍枳六君汤（经验方）。

组成：太子参 12g，炒白术 12g，茯苓 9g，陈皮 6g，姜半夏 6g，藿香叶 6g，带壳砂仁 3g，炒枳壳 6g，炒苍术 6g，炙甘草 3g。

③香砂理中丸（《中华人民共和国卫生部·药品标准·中药成药制剂》）。

组成：木香、砂仁、党参、白术、甘草、干姜。

用法：口服，每次 1 丸，每天 2 次。

（4）气阴两虚证

主要证候：呕吐剧烈，甚则呕吐苦黄水或血水。频频发作、持续日久，以致精神萎靡，嗜睡消瘦，双目无神，眼眶下陷，肌肤干皱失泽，低热口干，尿少便艰。舌红少津，苔薄黄或光剥，脉细滑数无力。

治法：益气养阴，和胃止呕。

方药：①生脉散（《内外伤辨惑论》）合增液汤（《温病条辨》）加竹茹 6g，芦根 12g。

组成：人参 10g，麦冬 15g，五味子 6g，玄参 18g，生地黄 15g，竹茹 6g，芦根 12g。

剧吐不止加姜半夏 6g，枇杷叶 9g 以和中降逆；口干烦渴加石斛 12g，知母 9g 以生津除烦；腰骶酸楚加桑寄生 15g，苎麻根 12g 以固肾安胎；大便秘结可于药液中加入蜂蜜 10g 以润肠通便；五心烦热可频服西洋参浸泡液，每天浸泡 5～10g。

②参麦颗粒（《中华人民共和国卫生部药品标准·中药成药制剂》）。

组成：红参、南沙参、麦冬、黄精、山药、枸杞子。

用法：口服，每次 25g，每天 3 次。

以上汤药均宜浓煎，少量频服，或以饮代茶。

（四）其他疗法

1. 针灸疗法

（1）内关（双）、足三里（双）

方法：补法，留针 10～15 分钟。适用于脾胃虚弱证。

（2）内关（双）、足三里（双）、太冲（双）

方法：泻法，不留针。适用于肝胃不和证。

（3）内关（双）、足三里（双）、丰隆（双）、公孙（双）

方法：捻转泻法，刺激强度不宜过大。适用于痰湿阻滞证。

2. 敷脐　丁香6g，半夏6g加生姜汁熬成膏剂敷脐，适用于各种证型。

3. 饮食疗法

（1）服药前先服数滴姜汁或酱油，或以灶心土煎汤代茶，或以姜汁调服砂仁粉。

（2）砂仁鲫鱼汤：砂仁9g，鲜鲫鱼1尾（约150g），生姜10g，葱白3茎，食盐少许，胡椒10粒。先将砂仁装入洗净去内脏之鲫鱼腹内，再将鱼置于砂锅内，加水适量。武火煮沸，再入姜、葱、胡椒、食盐，文火炖烂，趁热饮汤食鱼。适用于脾胃虚弱证。

（3）竹茹粥：鲜竹茹30g，粳米50g。用竹茹煎水取汁与粳米煮粥，晾凉，少少饮之。适用于肝胃不和证。

（4）茯苓粥：白茯苓粉15g，粳米50g。将茯苓粉同粳米煮粥，加食盐少许，趁热服食。如效不显，可取法半夏6g，生姜10g，同煎取汁，与茯苓、粳米共煮粥服食。适用于痰湿阻滞证。

（5）麦门冬汤（《伤寒论》）煮粥：北沙参15g，麦冬15g，法半夏6g，甘草6g，粳米60g。先煎药物，去渣，取汁1000ml，煮粳米成粥，分次服食。适用于气阴两虚证。

（五）预防与调护

1. 预防　孕前需起居有节，饮食清淡，情志调畅，慎避风寒暑湿入侵，以保脏腑安和、气血旺盛。了解妊娠期生理卫生，对孕早期生理反应有充分思想准备，一旦受孕即应静养、节欲，并保证充分休息与睡眠，以蓄精荫胎。饮食宜清淡、软易消化。避免油炸、生冷、膏粱厚味及辛辣动火之品。并注意宽怀怡志，避免过饱伤胃或喜怒伤肝而防止妊娠呕吐的发生。

2. 调护　青少年女性妊娠，尤其要重视心理护理，解除对妊娠的各种恐惧、忧虑、紧张心理，给予充分的关怀、体贴、安慰、鼓励。保持精神愉快，心情舒畅，切勿过怒过悲，戒除情绪大幅度波动。注意休息，保证充足的睡眠。保持环境安静舒适，整齐清洁，空气流通。避免一切荤腥浊秽气味的刺激。饮食清淡易消化，富含营养及新鲜维生素，少食多餐，可每2～3小时进食1次。并尽量顺应患者要求，调摄口味，忌生硬油腻及辛辣之味。治疗期间忌贪食、饱食以防重伤脾胃。取药宜少量频进。服药前可以鲜姜汁擦舌或于药液中加入少许鲜姜汁，服药与进食宜分时进行。坚持适当户外活动，保持大便通畅，以防腑气不通、胃气不降、呕吐不止。对于大便秘结者，可嘱多服食蜂蜜、麻油、菜汤、黑芝麻糊等以润肠通便。

二、先兆流产

先兆流产是指妊娠28周前，先出现少量阴道出血，继之出现阵发性下腹痛或腰背痛。妇科检查示宫颈口未开大，胎膜未破裂，子宫大小与停经周数相符。经休息及治疗后症状消失，可继续妊娠；若阴道出血量增多或下腹痛加剧，可发展为难免流产。其属于中医学“胎漏”“胎动不安”的范畴。妊娠期间阴道少量出血，时下时止，或淋漓不断，而无腰酸腹痛、小腹坠胀者，称为“胎漏”。妊娠期间仅有腰酸、腹痛或下腹坠胀，或伴有少量阴道流血者，称为“胎动不安”。胎漏与胎动不安，临床表现虽不相同，但其病因病机、辨证论治相近，故一并叙述。

（一）病因病机

胎漏、胎动不安主要发病机制是冲任气

血失调、胎元不固。

1. 肾虚　素禀肾气不足，或房劳多产，或久病及肾，或妊娠后房事不节，损伤肾气，肾虚不固，胎失所系，以致胎漏、胎动不安。

2. 气虚　平素体弱，或饮食劳倦等伤脾；或大病久病损伤正气，气虚不摄，冲任不固；妊娠后气血下聚养胎，导致冲任更伤，胎失所载，以致胎漏、胎动不安。

3. 血虚　素体阴血不足；或大病久病耗血伤阴；或妊娠后脾胃虚弱，恶阻较重，化源不足，血虚则冲任血少，胎失所养，而致胎漏、胎动不安。

4. 血热　素体阳盛，或七情郁结化热，或孕后过食辛热，或外感邪热，或阴虚生热，热扰冲任，冲任失固，以致胎漏、胎动不安。

5. 血瘀　素有癥瘕占据子宫，或妊娠期手术创伤，或妊娠后不慎跌仆闪挫，均可致瘀阻胞脉、胞宫，胎失所养，胎元失固，以致胎漏、胎动不安。

（二）辨病论治

采用辨病与辨证相结合的方法治疗本病，在临证中每获良效。

1. 滋肾育胎丸（罗元恺经验方）

组成：吉林参 10g，党参 12g，白术 12g，菟丝子 15g，桑寄生 15g，川续断 15g，阿胶 12g。

功效：补肾健脾、固气养血，用于先兆流产的治疗。

2. 安胎饮（经验方）

组成：生黄芪 15g，党参 15g，当归 10g，白芍 15g，熟地黄 15g，黄芩 10g，菟丝子 15g，炒杜仲 10g，白术 10g，砂仁 10g，芥穗炭 6g，升麻炭 6g。

功效：益气养血、固肾安胎，用于先兆流产的治疗。

3. 止血安胎膏（天津中医学院二附院方）

组成：桑寄生、当归、白芍、熟地黄、川芎、阿胶、艾炭、棕榈炭、白术、续断、苎麻根、黄芩、炙甘草。

功效：养血止血、固肾安胎。

服用方法：口服，每次 15～30g，每天 3 次。适用于先兆流产属气血两虚及肾虚型者。

（三）辨证论治

1. 辨证要点　辨证重在阴道下血的色、质。一般而言，血色淡红，质稀薄者属虚；色鲜红，质稠者属热。另应详查兼症、舌脉，若伴有腰酸，腹坠痛，头晕耳鸣，小便频数，夜尿多甚至失禁，或屡次堕胎，舌淡苔白，脉沉滑尺弱者，即为肾虚；伴有腰腹胀痛或坠胀，神疲肢倦，面色㿠白，心悸气短，舌淡苔白，脉细滑者，为气血虚弱；若伴心烦不安，手心烦热，口干咽燥，潮热，小便短黄，大便秘结，舌质红苔黄而干，脉滑数或弦滑者，为血热。

2. 治疗原则　安胎为主。虚则补之，热则清之。肾虚者固肾安胎，气血虚弱者补益气血，血热者滋阴清热，跌仆损伤者补气和血。

3. 分证论治

（1）肾虚证

主要证候：妊娠期，阴道少量流血，色黯淡，腰膝酸软，腹痛坠胀，伴头晕耳鸣，小便频数。舌体胖嫩，边有齿痕，苔薄白，脉沉弱滑。

治法：固肾安胎，佐以益气。

方药：①寿胎丸（《医学衷中参西录》）。

组成：菟丝子 15g，桑寄生 15g，续断 15g，阿胶 12g。

偏阳虚者，可加用杜仲 15g，巴戟天 12g，党参 12g，山药 15g 等以温补脾肾。

②罗元恺经验方（《全国名医妇科验方集锦》）。

组成：菟丝子 30g，党参 30g，川续断 15g，桑寄生 20g，阿胶 12g，白术 15g，制何首乌 30g，鹿角霜 15g，杜仲 20g。

③补肾安胎饮（《中医妇科治疗学》）。

组成：菟丝子15g，补骨脂12g，狗脊12g，益智仁12g，续断15g，杜仲15g，人参10g，白术12g，阿胶12g，艾叶6g。

（2）气血虚弱证

主要证候：妊娠期阴道少量出血，色淡红，质稀薄，或伴腰酸腹痛坠胀，神疲倦怠，心悸气短，动则汗出，面色皖白。舌质淡，苔薄白，脉细滑。

治法：补气养血，固肾安胎。

方药：①胎元饮（《景岳全书》）。

组成：人参10g，当归10g，杜仲15g，白芍12g，熟地黄10g，白术12g，陈皮6g，炙甘草5g。偏气虚、血虚重者，可分别酌加黄芪30g，阿胶15g。

②举元煎（《景岳全书》）。

组成：人参10g，黄芪15g，白术12g，升麻6g，炙甘草5g。可加炮姜5g，焦艾叶6g，乌贼骨12g以温经止血。

③裘笑梅经验方（《全国名医妇科验方集锦》）。

组成：清炙黄芪20g，上潞参10g，陈阿胶15g，艾叶炭1g，苎根炭30g，仙鹤草30g，地榆炭10g，陈棕炭10g，冬桑叶15g。

（3）血热证

主要证候：妊娠早期阴道出血，色鲜红，或腰腹坠胀作痛，伴心烦少寐、渴喜冷饮、尿黄便结，或潮热、口干咽燥。舌质红，苔黄，脉滑数。

治法：凉血安胎，或滋阴清热，或清热泻火，或疏肝清热。

方药：①保阴煎（《景岳全书》）（组成见"青春期功血"）。

②清海丸（《傅青主女科》）。

组成：熟地黄12g，白术12g，白芍12g，玄参10g，桑叶12g，山茱萸10g，炒山药15g，牡丹皮10g，地骨皮12g，沙参12g，麦冬12g，炒五味子6g，龙骨15g。

（4）血瘀伤胎

主要证候：妊娠期外伤后阴道出血，腰酸腹坠胀，或腰腹疼痛不适，或因病而妊娠后阴道出血，色黯红，腹满，皮肤粗糙，口干不思饮。舌质黯红有瘀斑，苔白，脉沉涩；或误服毒物伤胎，见妊娠后阴道出血，色红，腰腹疼痛，甚或肢厥，面色青白。舌脉常或舌质黯脉沉弱。

治法：调气和血安胎，或祛瘀消癥安胎，或解毒安胎。

方药：①圣愈汤（《兰室秘藏》）（组成见"青春期痛经"）。

②阿胶散（《济阴纲目》）。

组成：阿胶12g，黄芪15g，当归10g，川芎6g，熟地黄12g，芍药12g，艾叶6g，甘草5g。

③桂枝茯苓丸（《金匮要略》）。

组成：桂枝9g，茯苓9g，芍药9g，牡丹皮9g，桃仁9g。用于因癥致病者。

（四）其他疗法

1. 中成药治疗　滋肾育胎丸，口服，每次5g，每天3次，淡盐水或蜂蜜水送服。适用于阴虚内热证。

2. 饮食疗法　鸡子羹（《圣济总录》）：鸡子1枚，阿胶12g，清酒及盐少许。将阿胶、清酒入锅中，用文火煮使阿胶熔化，打入鸡子1枚，加盐，和匀即成。上药分3次，口服。适用于血虚型先兆流产。

（五）预防与调护

1. 预防　平素适寒温，避免外邪入中，饮食调和，免伤脾胃；情志舒畅，忌过劳，维护五脏和调，血气安和；注重平素预防，忌房事，慎起居，以防跌仆损伤，避免流产发生。

2. 调护　青少年女性妊娠后阴道出血，或腹痛腰痛，更易产生焦虑、烦躁、紧张或易激动等不良心理情绪，心理疏导可消除或减轻患者的焦虑、抑郁情绪以提高保胎效果。

有流产病史者妊娠后宜保持心情愉快，勿操劳过度，给予患者必要的安慰、鼓励，以免除其思想负担，治疗用药谨遵妊娠禁忌。

第五节　产后乳汁调节

一、缺乳

产后乳汁甚少或无乳可下，称为缺乳，又称乳汁不足、乳汁不行、产后乳无汁。

（一）病因病机

乳汁来源于脾胃化生的水谷精微，与血气同源，赖乳脉、乳络输送、经乳头泌出。故血气不足或气机郁滞，影响乳汁的生化和流通，是引起缺乳的主要原因。

血气源于脾胃生化，是以脾胃素虚，或产后劳逸失常，或忧愁思虑，或产时失血过多，均可致气血虚弱而表现乳汁甚少或全无。肝主疏泄，“乳头厥阴所主”，若素性抑郁或产时、产后为情志所伤，啼哭悲哀太过，肝失调达，气机郁滞，乳脉、乳络不通，乳汁运行不畅，以致缺乳。也有因其他缘故所致，如婴儿吮吸不够、哺乳方法不正确、乳房排空不良引起乳汁减少。尚有因添加辅食太多出现乳汁减少者。

此外，素体衰弱，产时耗气伤血或素有慢性病可致缺乳；或因乳腺炎、乳汁淤积不出，以致乳汁不行。

（二）辨病论治

通乳方（《临床辨病专方治疗丛书·妇科》）：葛根 15g，穿山甲 10g，王不留行 10g，漏芦 10g，路路通 15g，川芎 10g，当归 10g，黄芪 15g，白术 10g，陈皮 10g，甘草 6g。本方益气养血、通络下乳，切合缺乳的主体病机，故宜之。

（三）辨证论治

1. 辨证要点　缺乳分为虚实两端，主要据乳汁色质、乳房局部状况、全身证、舌脉，结合病史资料以辨。虚者乳房空瘪，乳汁清稀，或全无，精神欠佳，少气懒言，面色萎黄或苍白，恶露色淡，腰酸膝软，食欲缺乏；实者乳房有硬结，但不红肿，乳汁不行，情志不舒，胸胁胀痛。两者分别兼有虚实不同的舌脉征。

2. 治疗原则　虚则补之，实则疏之。虚者补气养血，健脾和胃；实者疏肝理气、通络行乳。无论虚实均宜佐以通络下乳之品，以助乳汁分泌。

3. 分证论治

（1）气血虚弱证

主要证候：产后乳汁不行，或行也甚少，乳汁清稀，乳房无胀痛，或面色苍白，或精神疲惫，或头晕眼花，甚或心悸气短，食少便溏，舌淡苔薄，脉沉细或弱。

治法：实脾，补血，通乳。

方药：①通乳丹（《傅青主女科》）。

组成：人参 6g，生黄芪 30g，当归 10g，麦冬 10g，通草 3g，桔梗 6g，用猪蹄煮汤煎药服之。

②加味四物汤（《医宗金鉴》）。

组成：当归 10g，熟地黄 10g，川芎 10g，白芍 10g，天花粉 12g，王不留行 10g，木通 3g。手心烦热，口舌少津者，加知母 10g，玉竹 10g，石斛 10g。纳差、便溏者，加山药 15g，茯苓 15g，陈皮 6g；头晕眼花者，酌加枸杞子 12g，制何首乌 12g，鸡血藤 15g，龙眼肉 12g；嗳气胁胀者，少佐柴胡 6g，郁金 6g，香附 10g。

③增乳方（经验方）。

组成：当归 5g，黄芪 10g，黄精 10g，熟地黄10g，桔梗5g，路路通10g，猪蹄（后腿）2只炖汤，前药布包入汤再煎1小时，饮汤，为1天量。

（2）肝气郁滞证

主要证候：产后乳汁不行，或可挤出少量乳汁，乳汁浓稠，乳房胀甚或有硬结红肿，或胁胀，嗳气叹息，苔薄或黄，舌质黯红，脉弦。

治法：疏肝理气，通络行乳。

方药：①下乳通泉散（《清太医院配方》）。

组成：当归10g，白芍10g，生地黄10g，川芎10g，柴胡6g，青皮6g，天花粉12g，漏芦10g，桔梗6g，木通5g，通草3g，白芷10g，穿山甲10g，王不留行10g，甘草5g。

②通经活络汤（《中医妇科治疗学》）。

组成：瓜蒌10g，橘络5g，青皮6g，丝瓜络10g，生香附10g，通草3g，扁豆12g，当归身10g。情志不舒、胸胁胀闷者，加郁金10g，厚朴花6g；肥胖痰多苔腻者，加桔梗6g，枳壳10g，薏苡仁30g，茯苓15g。

③通肝生乳汤（《傅青主女科》）。

组成：当归10g，白芍10g，白术10g，生地黄10g，麦冬10g，柴胡6g，远志10g，通草5g，炙甘草5g。

（四）其他疗法

1. 验方

（1）舒氏通乳汤：当归、桔梗各12g，通草10g，木通、甘草各8g，制何首乌15g。气血不足者，加黄芪12g，淮山药10g；肝郁气滞者，加王不留行、穿山甲各6g，川芎8g。每天1剂，连服3天。

（2）鹿角胶（兑化）、熟地黄、仙茅、淫羊藿、菟丝子、党参、黄芪、当归各12g，桔梗、通草各9g。适用于乳汁点滴不行，形体略胖，面色㿠白，畏寒肢冷，夜间小便较多，舌淡苔白润，脉细尺弱之肾阳亏虚之象者。

（3）党参20g，白术12g，当归身、熟地黄、王不留行各15g，穿山甲、桔梗、通草各10g，加海马6g，效果更佳。如气虚甚者加黄芪30g；肝郁气滞去白术加柴胡10g；有热口干渴者加天花粉15g；乳不通者加漏芦15g，路路通10g。取乌鸡1只去内脏，将上药用消毒纱布裹好放鸡肚内，加水3000ml，文火煎，以肉烂为度，约煎取药汁500ml。取出纱布和药渣热敷乳房，药汁加红糖适量，趁热喝汤吃肉，身微有汗出为佳。

2. 饮食疗法

（1）落花生粥（《粥谱》）：花生45g（不去红衣），粳米100g，冰糖适量，也可加山药30g，或加百合15g。将花生洗净捣碎，加粳米、山药片同煮粥，熟时放入冰糖稍煮即可。本品有健脾开胃、润肺止咳、养血通乳之功。

（2）胎盘蒸鳖肉（《妇科食疗》）：胎盘1个，鳖肉120g，生油12g，食盐适量。将胎盘、鳖肉洗净，切小块。生油烧至八成熟，倒入胎盘、鳖肉速炒30秒，加水2碗烧片刻，一起入钵内，上笼蒸30分钟即可服用。本品有补血、益精催乳之功用。

3. 针灸疗法

（1）取膻中、少泽。普通艾条或加药艾条灸。

（2）取膻中、双侧乳根。虚证配用足三里、三阴交。实证配用期门。采用提插补泻手法。实证用泻法，虚证用补法。

4. 敷贴法　金银花根30g，通草20g，当归6g，芙蓉花叶60g。上药捣烂，敷贴于乳房胀痛部位，每天2次，3天为1个疗程。本法适用于肝气郁滞证。（《新编妇人大全良方》）。

5. 推拿疗法　虚证：取膻中、中堂、步

廊、乳中、膺窗、神藏、胸乡等穴及乳房。用四指揉、双手扭揉、拇指按摩等手法，顺着经络方向施行。实证：取食窦、膻中、灵墟、库房、乳中、乳根、中府、天池、极泉等及乳房。用拇指推压、四指揉压、双手扭揉、中指点压等手法，逆着经络方向稍用力施行。每天 1 次，每次 1 分钟。

（五）预防与调护

1. 合理的哺乳方法。按时哺乳，注意排空乳房中乳汁，按需哺乳，3～4 小时 1 次。

2. 保证营养和充足的睡眠，保持乐观情绪，克服哺乳的焦躁情绪。

3. 乳汁既源于“水谷精微”，故饮食量充足，有利于乳汁生化。应鼓励产妇服用富有营养的煲汤饮食以开乳源；同时注意及时治疗产后自汗、盗汗、产后小便频数、恶露不绝等“耗伤津液”的病证以节流。饮食宜清淡，不可过咸，“盖盐止血，少乳且发嗽”。

4. 父母、婴儿及环境因素（包括负责母亲和围生儿的医疗机构）均可影响哺乳。应注意产妇对哺乳的态度及其感情状态、乳房发育情况和全身状况；家庭成员尤其是直系亲属对产妇的关心程度；婴儿成熟度，有否异常，体重及食欲等，综合分析后采取相应的调护措施。

二、回乳

产妇不欲哺乳者，或因乳母有疾不适宜授乳，或已到断乳之时等，可给予回乳。回乳的方法有以下几种。

1. 麦芽煎　炒麦芽 200g，蝉蜕 5g。煎汤顿服。

2. 免怀散（《济阴纲目》）　红花 5g，赤芍 12g，当归尾 12g，川牛膝 12g。水煎服，连服 3 剂。

3. 朴硝外敷　朴硝 250g，装于布袋，排空乳汁后，敷于乳部，待湿后更换之。

乳汁不多的产妇，逐渐减少哺乳次数，乳汁也会渐渐减少，而达到停止分泌。回乳时不能挤乳或用吸乳器吸乳。另外，此时要注意预防乳痈的发生。

（郑　虹）

参考文献

国家中医药管理局，1994. 中医病证诊断疗效标准 . 南京：南京大学出版社：61-63，66-67.

刘敏如，谭万信，2001. 中医妇产科学 . 北京：人民卫生出版社：291-335，350-359，431-451，474-484.

谭勇，2016. 中医妇科学 . 北京：中国中医药出版社：11-18，84-105，154-159，262-263，282-286.

刘东平，丁丹，2012. 青春期功能失调性子宫出血的临床治疗研究进展 . 湖南中医药大学学报，32（2）：72-75.

郭翠玲，2014. 青春期功血的中医辨证治疗近况 . 内蒙古中医药，33（28）：95-96.

韦雄，2007. 自拟通经汤治疗肾虚肝郁型青春期闭经 63 例 . 广西中医学院学报，10（2）：9-10.

郑惠颖，2007. 补肾疏肝化痰治疗青春期继发性闭经的临床观察 . 贵阳中医学院学报，29（3）：32-33.

桑霞，张玉珍，2008. 青春期多囊卵巢综合征从肝论治体会 . 湖南中医杂志，24（1）：51-52.

彭细波，谈珍瑜，尤昭玲，等，2013. 尤昭玲治疗青春期多囊卵巢综合征经验 . 湖南中医杂志，29（10）：15-16.

王隆卉，蔡小荪，2005. 蔡小荪教授治疗痛经用药经验介绍 . 新中医，37（5）：18-19.

张厚英，张文峰，2015. 自拟补肾活血汤治疗青年女性原发性痛经临床观察 . 中医临床研究，7（3）：37-38.

柳艳鸣，2014. 地肤子方外洗治疗外阴瘙痒 60 例临床观察 . 实用中医内科杂志，28（1）：73-74.

单静华，何嘉琳，2014. 何嘉琳治疗妊娠病验案三则 . 浙江中医杂志，49（12）：879-880.

马爱华，何嘉琅，贾晓航，1987. 全国名医妇科验方集锦 . 杭州：浙江中医学院中医妇科 .

康欣，何贵翔，2012. 中医治疗早期先兆流产的研究进展 . 长春中医药大学学报，28（2）：363-365.

第38章 小儿与青少年妇科急诊

小儿与青少年妇科急诊的年龄段范围较大，从初生的女婴至近20岁的女性均可有妇科急诊；有的不会口述，有的能口述，但出于腼腆、隐私、隐瞒等均会有影响有关疾控的真实性；也有医务人员对小儿及青少年女性疾病的不重视和不作任何相关检查和实验室检测而危及生命也并不罕见；各类交通事故、伤害事件、女性生殖道先天或后天畸形、肿瘤、内分泌疾病等均可在临床出现急诊。儿童期女性生殖器官的解剖生理与成人不尽相同，因而儿童期妇科疾病有其独特的表现。幼儿不能申诉其不适感觉，常躁动不安甚至哭闹，使家长无所适从，在焦急情绪的驱使下常到医院急诊就诊。

儿童的外阴、阴道呈幼稚型，医院需要具备适合儿童妇科检查的特殊医疗仪器设备。医生要熟练掌握检查女婴妇科病的技术，不但要防止发生微小的损伤，还要尽量做到无痛。此外没有高度耐心及和蔼的服务态度也难以达到上述要求。在制订治疗方案时必须考虑不影响全身生长发育和保持生殖功能。对青春期少女的妇科检查更要防止发生性心理学方面的障碍。小儿与青少年妇科急诊应引起各级医疗机构和医务人员重视，以免延误病情，日后影响一生的生殖健康。

第一节 小儿与青少年妇科急诊概述

一、小儿与青少年妇科急诊的诊治原则

1. 根据前来急诊的小儿及青少年女性有关妇科的急诊轻重缓急可分别处理，重、急急诊先以拯救生命为主，应立即检查生命器官的功能及生命体征，注意血压、脉搏、呼吸、体温、神志、表情、肤色等，并尽快抢救，同时检查血常规、尿常规及其他必要检查。若是局部伤病所致生命威胁的直接原因应同时分别进行全身和局部处理。如年龄较大的青少年女性发生异位妊娠腹腔内大出血，或少女妊娠子宫破裂应同时进行抗休克和开腹手术。如为阴道外伤大出血则应边休克治疗，同时做局部压迫、修补缝合手术。

2. 紧急状态是边救治边抓紧时间向有关人员（父母、监护人、陪同者、救护车陪同医务人员、交警和民警等，或能自行诉求者）询问主要病情、相关因素、经过等，对急诊诊治，分清病因和正确后续处理十分重要。其中应警惕隐瞒病情、有意误导等影响诊治。

3. 对小儿与青少年妇科急诊来说在诊治、救治中在拯救生命的同时，尽可能做到保护卵巢功能和保留生育功能问题，为她们今后的生

活质量多加考虑，切勿任意“一刀了之”。

4. 涉及法律问题，接诊时需有家长或监护人、司法、公安人员在场（均应女性人员为宜），及时向医疗单位领导报告，无关人员不得入内，做好保密工作，尊重个人隐私、名誉等。收集病史资料、标本，保留证据，必要时摄影取证等。

5. 参加急诊人员必须做好保护性医疗制度，因女性青少年随年龄增长对日后性生活、婚姻、孕育等均有一定的知识或虽在急诊过程中极度衰弱或休克状，但神志尚清醒，参加急诊诊治人员必须慎言，不利语言或无关语言会引起误解、曲解，对其造成不良影响。

6. 写好病史资料，保管好病历、各种检查记录，正确书写急诊的诊治经过、效果或转科转院记录，为本科或他科、他院提供资料和参考。

7. 向家属或上述有关人员交代病情及有关注意事项或日后可能情况。

二、病史询问及急诊病因思考

1. 正确询问小儿及青少年实足年龄。

2. 区分正常和异常少见妇科症状。

3. 有无先天或后天女性生殖道发育异常。

4. 第二性征发育情况。

5. 月经初潮，月经周期，持续时间，有无痛经或月经异常史等。

6. 个人卫生习惯。

7. 有无女性生殖道炎症史及其诊治情况或严重程度。

8. 有无腹部或盆腔肿块史。

9. 有无性交史（性侵或被强暴，或早恋、早年性交等）。

10. 有无外伤史（骑跨式跌倒、阴部各种损伤、交通意外导致骨盆及女性生殖器损伤、化学性伤害、烧伤、烫伤、性伤害等）。

11. 有无全身性或妇科内分泌异常。

12. 有无少女妊娠及妊娠相关疾病。

13. 有无阴道异物。

14. 有无大小便异常。

15. 有无异常阴道分泌物。

以上内容对了解病因也十分有益。

三、小儿与青少年妇科常见症状

1. 新生女婴和幼小婴儿因不会自述，常以啼哭、拒哺乳、哭闹、不安等反应，所以对新生儿和幼小女婴除一般检查也应对腹部、会阴部予以检查。

2. 幼小的女婴用手抓外阴，或自将外阴在有棱角的硬物上摩擦等常为外阴有奇痒，应予以及时检查。

3. 幼小女童走路异样，双足不易合拢等，当心外阴有无炎症或赘生物等。

4. 给幼小女童外阴洗涤或更换内裤时注意分泌物痕迹及其色泽。

5. 不规则阴道出血或大出血。

6. 急腹痛对少女应注意有无异位妊娠、少女妊娠子宫破裂，或女童、少女有无卵巢肿瘤扭转或破裂等。腹痛时有无恶心呕吐，或伴腹泻，便于鉴别。

7. 痛经者其严重程度，有无周期性，注意经血性状，有无膜样物排出，有无先天或后天生殖道畸形。

8. 慢性腹痛。

9. 会阴痛。

10. 排便、排尿异常。

四、常用辅助诊断及实验室检查

根据急诊病情或鉴别诊断分别选用相关检查，详见本书有关章节。

第二节　常见小儿与青少年妇科急诊

一、正常生理现象

由于家长或监护人或保育员对个别或少数新生女婴的生理性变化不了解，见“新生儿月经”和“新生儿白带”以为是异常阴道出血而前来医院急诊。新生女婴出生 1 周左右有少许血性分泌物或白色黏液出现，但排除赘生物，损伤等属正常现象，此即称新生儿月经或假月经和新生儿白带。此是由于受母体雌、孕激素的影响，胎儿娩出后体内激素水平增高，出生后新生女婴体内雌、孕激素水平迅速下降，使女婴子宫及阴道上皮脱落和分泌物一时增多，均 1～3 天自行消失，所以不必紧张。但应注意外阴卫生，可用小棉签蘸温水轻轻抹洗。也有新生儿乳房增大，其原因如上，此时不要挤乳房及乳头，以免发生感染。

上述均属新生女婴正常生理现象，勿认为异常而前往急诊治疗。

二、新生女婴儿尿布疹，继发感染、脓疮疹、疖肿、烫伤或外伤等

尿布更换不勤，受尿液或粪便较长时间刺激，女婴皮肤嫩薄，阴部及臀部不卫生，洗涤水温过高等易致尿布疹或继发感染，宜保持清洁、干燥，遵医嘱使用抗菌消炎处理及相应治疗。其关键是积极预防，保持女婴阴部和臀部清洁、干燥，适用护肤和滑润涂剂。

三、初潮过早

女孩的第一次月经称为月经初潮。由于受遗传、环境、气候、营养、内分泌等因素的影响，不同种族、地区的不同个体之间，月经初潮的年龄存在很大差异。一般认为女孩初潮年龄为 12～14 岁，12 岁之前发生月经初潮视为月经初潮较早。为此也有家长伴同女孩前来急诊。美国《预防》杂志刊文说明，初潮过早日后可能与某些疾病的发生有关。

1. 乳腺癌　初潮过早者女性比 16 岁月经初潮女性患乳腺癌的风险高 50%。因为月经来潮常伴随体内激素水平的急剧变化，特别是雌激素，它几乎能影响女性体内各个组织。初潮过早导致女性体内雌激素水平过早处于较高水平，从而增加患乳腺癌的风险。

2. 绝经早　与正常女性相比，初潮早的女性 40 岁步入绝经期的风险要高 80%，初潮早且未生育的女性，早绝经的风险最大。

3. 卵巢癌　雌激素对卵巢癌也有一定的影响。与 14 岁以后月经初潮的卵巢癌患者相比，初潮较早卵巢癌患者因卵巢癌致死的风险高 51%。

4. 不孕不育　初潮早的女性更容易出现卵巢储备功能低下，使有受精潜能的成熟卵子减少，容易导致不孕。

5. 骨质疏松症　因为初潮早导致绝经早的妇女更可能发生骨质疏松症。增强力量训练，以及补钙和维生素有助于预防骨质疏松症。

6. 心脏病　肥胖是导致初潮早和心脏病风险高的因素之一，同时体脂过多也是导致糖尿病的重要因素。因此，女性初潮早可能意味患心脏病、糖尿病的概率更高。初潮早患 2 型糖尿病的风险更高。

其问题是发现初潮过早者应与之鉴别，排除性早熟、与内分泌有关的卵巢肿瘤等。具体可详见本书有关章节。

四、阴道分泌物增多或异常

白带是指妇科外阴、阴道、宫颈、子宫内膜、输卵管所排出的分泌物，严格地说阴道无

分泌腺和分泌物，只有渗出液。由于分泌物主要是白色，所以通常均称为白带。它是由外阴双侧前庭大腺、外阴汗腺、皮脂腺、阴道黏膜渗出液、宫颈管、子宫内膜腺体及输卵管内膜分泌物等混合而成，其形成与雌激素、炎症、肿瘤、异物、性生活等多种因素有关，其内容物由主要含有液体、蛋白、黏液、脱落的上皮细胞、白细胞、微生物等混合组成。

白带可分为正常生理性白带和病理性白带两大类。

正常白带为白色稀糊状或蛋清样、黏稠、量少、无腥臭味，正常白带的作用是湿润阴道，性交时起润滑作用，增加性生活质量，也是反映女性卵巢功能的一个侧面。

白带是女性特有的体液，但女性对白带的认识、感觉、重视程度不一；因人而异，有些妇女白带增多，但无自觉症状；有的虽白带不多，但因外阴部潮湿或沾染内裤而惶惶不安，更有引起恐慌；也有对白带异常也不予以重视，可失去早诊断、早治疗的机会；母亲或保育员等也有对儿童更换的内裤不重视等未及时发现异常。总之，如何正确认识正常和异常的白带医患均应重视，并及时发现问题，及早得到诊治。

新生儿、青春期前、青春期、育龄期、围绝经期及绝经期不同年龄段，由于卵巢内分泌变化及不同年龄段的主要疾病谱等均有助于对正常或异常白带的鉴别。

新生儿白带：女胎形成后，胎盘分泌的雌激素可影响胎儿的阴道和颈管黏膜，在出生前阴道内有较多的分泌物聚集，出生后因新生儿女婴体内雌激素水平急剧下降，使原受雌激素影响的增生上皮脱落并随阴道内积聚的分泌物排出体外，故新生女婴在最初的7～10天外阴可有较多无色或白色黏稠分泌物；少数新生女婴由于子宫内膜随雌激素水平下降而剥落，可出现撤退性出血，使白带呈粉红色或血性，甚至有少量鲜红血液流出。

青春期白带：随卵巢的细胞开始发育，女性青春期到来，在卵泡分泌的雌激素作用下，初潮前1～2年开始可有少量黏液样白带，持续至初潮后1～2年，出现有排卵性月经周期建立为止。

白带多少及性状，有无腥臭或恶臭味，有无伴有其他症状，如泌尿系或外阴瘙痒、灼热等症状，与月经周期有关；与性生活的关系涉及性卫生、性伙伴、性频度等有关；与个人卫生情况，发病前是否使用公用浴盆、浴巾、公用浴池、游泳或不洁性生活有关；与家人或同居性伴侣中有无类似白带异常情况有关；与近期是否因其他疾病服用雌激素类药物、阴道用药、阴道灌洗，有无阴道异物、肿瘤、息肉等，以及有无妊娠等有关。

（一）体检及妇科检查

1. 外阴　外阴、会阴体、肛周、大腿内侧有无皮肤红、肿、破损、湿疹、赘生物、外阴湿润或干燥，有无分泌物沾染及其性状，有无闻及异气。

2. 阴道前庭　有无充血、分泌物情况，尿道口有无炎症、赘生物。

3. 阴道　观察白带主要来源于外阴、阴道、宫颈或宫颈管内；白带的性状包括量、色泽、性状；阴道红肿、出血点、破损、结节、赘生物；宫颈有无充血、炎症、柱状上皮外翻和（或）有炎症、肥大、旧裂、宫颈外口开大情况、有无息肉、赘生物、宫颈管内有无赘生物等。

4. 双合诊、三合诊　因除外阴道、宫颈有病变外，妇科其他疾病也可引起白带增多及性状异常，而做双合诊或三合诊检查，了解子宫、附件、盆腔情况，有无盆腔炎症等，则有利于识别和分析白带增多的原因。

5. 全身检查　结合询问病史，也应考虑有无全身性疾病所致白带增多。

（二）辅助检查

1. 白带常规观察和取材　采用膀胱截石

位，正确的白带检查对已婚、有性生活者、未婚、女童、绝经后妇女、手术或放射治疗后均有区别。对已婚、有性生活史者除外阴、阴道前庭等视诊外，需用窥阴器观察阴道前后壁及侧壁、阴道穹窿、宫颈及白带量、性状后，用棉签或吸管取材，使用棉签者应从阴道壁、穹窿部多处取材，棉签应与阴道壁、穹窿接触并且有轻微摩擦，取材时棉签与上述部位接触时间至少 20 秒，否则为不合格取材，常是取材量少或不能完整代表白带的真实情况，对诊断有影响。

未婚或女童取白带应与本人或家长说明情况，切忌动作粗暴，不能引起损伤，常仅在阴道前庭或阴道口或处女膜孔较大处，说明情况后可用蘸有生理盐水的棉签进入阴道部分（常为阴道下 1/3 或中段）取材；绝经妇女一般可选用窥阴器取材，若绝经年份长者宜选用较小的窥阴器取材。

2. 白带常规检查　除上述观察色泽、量、性状外，需做有关常规检查，主要为清洁度、pH、病原体。

（1）清洁度：正常情况下，阴道上皮细胞随月经周期中雌激素、孕激素的作用发生周期性的变化，特别是表层细胞内富含糖原、糖原分解后经寄生于阴道内乳杆作用，产生乳酸，使阴道内的 pH 保持在≤4.4 的酸性环境，从而可抑制部分致病菌的繁殖，故正常阴道液有自净或灭菌作用。当生殖道有炎症或 pH 上升时，阴道内环境及微生态即发生改变，出现大量杂菌和白细胞等。根据阴道液中乳杆菌的存在与否，以及杂菌和白细胞的多少，对阴道的清洁度进行分度，即称为阴道清洁度。阴道清洁度可反映阴道的微生态环境、乳杆菌的数量、杂菌多少和有无感染。

清洁度判断和分度如下所述：

①Ⅰ度：显微镜下见到大量阴道上皮细胞和大量阴道杆菌。

②Ⅱ度：显微镜下见到阴道上皮细胞，少量白细胞，有部分阴道杆菌，可见少许杂菌或脓细胞。

③Ⅲ度：显微镜下可见少量阴道杆菌，有大量脓细胞和杂菌，表明有炎症存在。

④Ⅳ度：显微镜下未见阴道杆菌，除少量上皮细胞外，主要是脓细胞和杂菌，表明有阴道炎症或较重的宫颈炎症。

于妇科或计划生育经阴道手术前，阴道清洁度属Ⅲ、Ⅳ度时，应考虑可能有其他病原体存在，必须先行病因治疗，待炎症治愈后方可进行手术。

（2）阴道 pH 测定：阴道上皮细胞随月经周期而改变，在排卵前期受高水平雌激素的影响，阴道上皮增生、成熟，并富含糖原，在阴道乳杆菌的作用下酸度较高；排卵后至月经来潮前，因受孕激素的影响，阴道上皮细胞糖原含量减少并脱落，阴道酸度下降，但正常的阴道环境为酸性，pH≤4.5（多在 3.8～4.4）。由于经血的稀释作用，经后阴道 pH 可接近中性。阴道 pH 是阴道自净作用的表现，是人体防御外阴阴道的重要机制之一，乳杆菌在正常阴道菌群中占优势，维持阴道菌群平衡起关键作用。当阴道菌群失调时，阴道 pH 也随之改变。

（3）白带酶谱检查：假丝酵母菌外阴阴道炎、萎缩性阴道炎、细菌性阴道病者白带中乳酸脱氢酶（LDH）和过氧化物酶活性下降，滴虫阴道炎 LDH 和过氧化物酶轻度下降；慢性宫颈炎 LDH 明显下降；细菌性阴道病者白带中唾液酸苷酶较正常增加 10～100 倍，脯氨酸氨肽酶也明显增加；萎缩性阴道炎脯氨酸氨肽酶明显增加；滴虫阴道炎者胱氨酸蛋白酶增加。通过上述检测对阴道微生物、病原微生物、阴道宿主细胞反应水平可做出评价。

除上述阴道分泌物酶活性测定外，还有胺类测定、H_2O_2 的测定等。

（4）阴道内细菌代谢物测定

①H_2O_2：阴道乳杆菌可产生H_2O_2，是一种杀菌物质，对阴道致病菌的定居、增殖、维持阴道微生态有重要作用，白带中H_2O_2浓度和杆菌数量呈正比，产生H_2O_2乳杆菌优势的妇女，患阴道炎的概率较少。

②胺类测定：阴道白带正常时只能检出少量精胺，但感染时分泌物中可见出大量单胺、腐胺、尸胺等，是使白带产生异味的主因。细菌性阴道病产生三甲胺，使白带有鱼腥味，滴虫可致产生腐胺，分泌物有臭味。只要取少许白带置玻片上，加入10%氢氧化钾溶液1～2滴，立即嗅到鱼腥味为胺试验阳性，多提示有细菌性阴道病存在。

取材要求：取材前24小时内应无性交、无盆浴、无阴道冲洗，48小时内未使用阴道润滑剂，阴道兴奋剂等。取材准确部位是阴道后穹窿部，一支棉签取积脓液，一支棉签取其他部位。细菌性阴道病在宫颈口取材阳性率几乎达100%，而在阴道口仅为29%。取材标本量应多些。

（5）悬滴法或培养法找阴道毛滴虫：将少许取出白带，置在载玻片上预置的一小滴生理盐水中、立即在低倍显微镜下观察有无活动的滴虫；悬滴法未能找到滴虫，但临床高度疑似可采用培养法，但所需时间较长，操作烦琐，故一般门诊患者少采用。

（6）涂片法或培养法找假丝酵母菌：将白带做涂片，固定后用革兰染色、置油镜下观察，有无菌丝体和孢子体，如上述必要时可做培养或药物敏感试验。

（7）涂片法找线索细胞：取白带置涂片上，加数滴生理盐水混合均匀，用革兰氏染色在油镜下观察有无线索细胞（即阴道复层上皮脱落的表层细胞，其边缘黏附大量颗粒状物，使细胞边缘原有棱角消失，其颗粒状物为阴道加德纳菌厌氧菌）。见有线索细胞即为诊断细菌性阴道病的依据。

（8）涂片法或培养法找淋病双球菌：以前庭大腺、尿道旁腺和宫颈腺体多为淋病双球菌的藏匿之处，故在上述部位取材阳性率高。本法常在宫颈管取材，先揩净宫颈表面分泌物，以小棉签进入颈管内1～1.5cm处，转动1～2周并停留1分钟，然后取出棉签作涂片或培养。涂片法为经革兰氏染色后，油镜检查，如见中性粒细胞内有成对的革兰氏阴性双球菌。通常涂片法阳性率低，宜采用培养法为好。

必要时做宫颈刮片细胞学或液基细胞学检查：前者常称巴氏涂片，后者常称TCT，是发现宫颈癌前病变及宫颈癌最常用的筛查方法。

（三）病理性白带的鉴别

1. 透明黏性白带　性状基本与生理性白带相同，类似鸡蛋清，但量较生理透明黏性白带多，大大超过正常生理范围，有些妇女自感白带增多，沾染内裤或需使用护垫等。一般多见于慢性宫颈炎，颈管柱状上皮外翻、卵巢功能失调或宫颈高分化腺癌者。

2. 白色或灰黄色泡沫状白带　泡沫状白带常为滴虫阴道炎的特殊表现，也是特征性表现，同时常伴有外阴瘙痒，甚至有尿急、尿频等症状。

3. 凝乳状或豆渣样白带　呈白色豆渣状或凝乳状或奶酪状，常见假丝酵母菌阴道炎的特征，常伴有外阴瘙痒或灼痛。妊娠、糖尿病、长期使用抗生素、肾上腺皮质激素或免疫抑制剂均为假丝酵母菌感染的高危因素。

4. 脓性白带　黄色、黄绿色、黏稠呈脓性，伴有臭味，一般是化脓性细菌感染所致，常见滴虫阴道炎、急性淋菌性宫颈炎和阴道炎、急性沙眼衣原体宫颈炎、萎缩性阴道炎，也见于子宫内膜炎、宫腔积脓或阴道内异物残留等患者。

5. 灰白色鱼腥味白带　灰白色白带，稀薄、有鱼腥味，尤在性交后腥臭更明显。其常见于细菌性阴道病。

6. 水样白带 持续性大量如淘米水样白带多见于晚期宫颈癌、阴道癌、子宫内膜下肌瘤伴感染者。阵发性排出淡黄色、水样、粉红色水样白带需首选考虑输卵管癌可能。输卵管积水也有间歇性清水样白带流出。

7. 血性白带 白带中混有血应高度警惕宫颈癌、子宫内膜癌的可能。良性的宫颈息肉、子宫内膜息肉、子宫黏膜下肌瘤、萎缩性阴道炎也有血性白带。放置宫内节育器因嵌顿或虽无嵌顿但有感染者也有血性白带。宫颈炎者，尤其是在性生活后也可有白带内混有少量血液。阴道溃疡、尖锐湿疣也可出现

（四）引起白带异常的常见疾病

1. 外阴阴道病变 患阴道炎时分泌物增多，常引起外阴炎症，所以外阴阴道炎常合并存在，难以截然分开。除上述已提及的多种阴道炎外，对下列阴道炎也应引起重视。

（1）婴幼儿阴道炎：因婴幼儿外阴发育差，不能遮盖尿道口及阴道前庭，细菌易侵入；卵巢未发育雌激素水平低，阴道上皮薄、抵抗力弱；婴幼儿卫生习惯不良，粪尿污染、蛲虫等感染；阴道异物造成继发感染；大人（母亲、保育员等）手、衣物、毛巾、盆等也易致间接传播，均易引起炎症。本病主要是阴道分泌物增多，呈脓性，分泌物刺激外阴引起疼痛、哭闹、烦躁、手搔抓外阴，也可引起尿道感染、尿急、尿频、尿痛。炎症可引起小阴唇粘连，排尿分流，变细不成线。

（2）淋病毒性阴道炎：可引起阴道局部感染，继发化脓性感染，小阴唇粘连。通过性交，或盆、布、被褥等间接污染。淋菌易上行性感染内生殖器，阴道为淋球菌易繁殖地之一，阴道红肿、充血、糜烂、脓性分泌物，也可涉及肛门、直肠，引起直肠炎，也能涉及前庭大腺，个别可有败血症、关节炎、心内膜炎。

2. 阴道病变

（1）蛲虫性阴道炎：蛲虫是一种白色短小线状蠕虫，长5～10mm，儿童消化道有蛲虫寄生者比较普遍，一般并不影响儿童健康，偶有食欲缺乏、睡眠不安、夜惊等。但有20%发展为反复发作的外阴阴道炎。阴道感染蛲虫（eterobiusvrmicularis，EV）是全球性问题，可见于成人、青春期和儿童，以儿童多见。Ponce在调查一所墨西哥儿童医院的415例蛲虫病中，发现78%有外阴阴道炎，特别见于学龄前儿童。

蛲虫寄生于大肠，雌蛲虫在夜间即宿主入睡后2小时内自肛门爬出，因温度（34～36℃）和湿度（90%～100%）适宜，故在肛门周围、会阴部和女阴皱褶内大量产卵。雌虫可经阴道口进入生殖道的各部分，如阴道、子宫颈、子宫和输卵管。由于机械性和化学性刺激，以及自身携带的肠道细菌污染可引起局部过敏反应及炎症浸润。虫卵在体外生存的时间较长，手指搔抓或床单上虫卵，因不注意而再次入口，易反复感染。煮沸、5%石炭酸、10%来苏液可杀灭虫卵。

①临床表现：雌性成虫多在夜晚钻出肛门在肛周及会阴部产卵，引起瘙痒是蛲虫病的主要临床特征。由于反复抓挠外阴皮肤，可出现皮炎和抓痕。大多数肠道寄生虫不侵入阴道，但蛲虫例外，它可钻入阴道并在该处排卵，同时将大量大肠埃希菌带入。因而当阴道有蛲虫寄生时，刺激阴道黏膜，引起急性炎症反应，出现稀薄的黄色的黏液脓性白带并继发非特异性细菌性感染，蔓延扩展形成外阴阴道炎。其白带类型、瘙痒等临床表现与局部病损均为非特异性，因此要明确诊断必须在阴道排液的涂片中找到蛲虫卵。

A. 肛门周围和外阴瘙痒、刺痛，白带增多，可呈黄白色脓性分泌物。

B. 可有轻微的食欲缺乏、腹胀、腹痛及腹泻等消化道症状。

C. 可有精神不安、失眠、夜惊、夜间磨牙等精神神经症状。

D. 检查发现外阴部皮肤潮红、抓痕、湿疹，阴道口轻微红肿。

②辅助检查

A. 粪便：蛲虫一般不在人体肠道产卵，故粪检虫卵法阳性率＜5%。

B. 阴道分泌物检查：可用阴道口涂片，阴道口擦拭法或阴道分泌物涂片。个别妇女阴道分泌物中查到蛲虫卵，进一步用内镜检查发现后穹窿一雌性蛲虫。

C. 肛周检虫法：在入睡后 1～2 小时，可在阴道口、肛周观察到线头状白色小虫，为 3～12mm。

D. 肛周检卵法：在肛门四周皱襞上刮取、擦取或蘸取污物镜检虫卵。常用透明胶纸肛拭法和棉签拭子法。必须在早晨排便前或洗澡前检查，1 次检出率为 50%，3 次检出率可高达 90% 以上。

③诊断方法：教会患儿亲属在夜间直接在肛周观察有无成虫自肛门爬出，也可用普通棉拭子或压舌板包上玻璃纸于清晨大便前拭抹肛周皮肤皱襞一周，然后带至实验室将纸平铺于滴有生理盐水的载玻片上，用压舌板反复刮除纸上的黏附物，最后弃去纸片，镜下找虫卵。

④鉴别诊断：蛲虫可以合并淋病或其他性传播性疾病，必须与淋病等性传播疾病相鉴别。另外，蛲虫性肉芽肿需与肿瘤、结核等相鉴别。

⑤治疗：局部清洁、消炎、抗过敏，尽早驱虫去除病因是治疗的关键。治疗的同时预防再感染。

只有彻底消灭肠道蛲虫才不再复发。给口服枸橼酸哌嗪 50～60mg/（kg·d），早晚分 2 次口服（一天的总量不超过 2g），以后每周服药 2 天，每天剂量同上，共 4 周。睡前洗净外阴部及肛门，将 10% 氧化锌油膏或氧化氨基汞软膏涂于肛门周围皮肤，以杀虫止痒，减少重复感染，家庭成员也要同时检查治疗，否则极易再感染。

（2）细菌性阴道病。

（3）阴道腺病。

（4）阴道癌：小儿少见，可为原发性，或继发于宫颈癌，主要为鳞癌，腺癌少见，早期有阴道血性白带，晚期继发性感染有脓性，脓血白带，肿瘤可成硬块或菜花状，易触之出血。

（5）其他阴道恶性肿瘤：也少见，如阴道中胚叶混合瘤等。

（6）阴道内异物：术后或产后残留纱布、棉球，也有子宫托长期未取出，或幼女自己将异物塞入阴道引起感染，出现脓性或伴血性白带，具有臭味。

3. 宫颈病变

（1）急、慢性宫颈炎：急性充血、渗出多。慢性呈颗粒状、乳头状，白带增多，常与宫颈癌前病变和宫颈癌并存。

（2）宫颈柱状上皮外翻：与雌激素水平有关。

（3）宫颈息肉：可见不同大小表面光滑的赘生物，有时易出血。

（4）宫颈肌瘤：宫颈不易暴露，常在耻骨后，易压迫膀胱，引起泌尿系症状，子宫正常大。

（5）宫颈结核：常继发子宫内膜和输卵管结核，有肺结核史，阴道可有脓血性分泌物，宫颈呈颗粒状或溃疡，肉眼难与宫颈癌区别，活检可鉴别和确诊。

（6）阿米巴宫颈炎：有肠道阿米巴感染史，宫颈呈溃疡状，有脓血，易与宫颈癌混淆。

（7）宫颈癌：多见 40 岁以上女性，现年轻化，有接触性出血、大多菜花状、结节状或火山口状溃疡状，有大量脓性白带；宫颈腺癌常呈桶状，有大量稀薄黏性白带。

4. 子宫病变

（1）子宫内膜息肉：常有不规则阴道出血，B 超见子宫内膜不规则或息肉状图像。

（2）黏膜下肌瘤、肌壁间肌瘤：常见有脱出宫颈管或阴道内的黏膜下有蒂肌瘤，黏膜下肌瘤未脱出至颈管时，子宫颈常均匀性增大。肌壁间肌瘤或肌瘤部分向子宫腔突出者起也均匀性增大，月经增多、感染者有脓性分泌物。

（3）子宫内膜炎：以急性多见，慢性者少见，但绝经者也多见，宫腔分泌物排出不畅易致积液或积脓，B 超有助诊断，应做分段诊刮，排除子宫内膜癌。

（4）宫内节育器：可有月经多、白带增多，尤其是宫颈口及阴道见有尾丝者。

（5）子宫内膜癌：青少年女性少见，多见绝经前后妇女。近年发病率逐渐增高，早期有月经紊乱或不规则阴道出血，晚期合并血性白带，子宫常增大，刮诊可予以确诊。

（6）子宫其他恶性肿瘤：原发性或转移性，前者如子宫内膜间质肉瘤、中胚叶肉瘤等，后者为其他部分转移至子宫者较少见，相关肿瘤指标可升高，但确诊需依靠病理检查。临床也可有白带增多，血性白带等。

5. 输卵管病变

（1）输卵管炎：炎症者可渗出增多，有白带增多、下腹疼痛、不适等，妇科检查附件处增厚、压痛，或者月经异常。

（2）输卵管积水：常为炎症引起积脓、积水，当输卵管远端阻塞，积液可经宫腔排出体外。妇科检查有包块、触痛，B 超可见腊肠型囊性肿块。

（3）输卵管癌：少见，以 40～60 岁妇女多见，常为单独性，有大小不等包块，间歇性腹痛及阴道排液，排出为淡黄色或水样或血性液，B 超有包块实性或囊实性，阴道排出液中偶可找到癌细胞，术前确诊困难，常见手术后病理证实。

五、阴道异物

阴道异物相关内容可见本书有关章节。

六、中毒性休克样综合征

中毒性休克综合征（toxic shock syndrome，TSS）是月经塞使用不当造成的。分娩后和使用隔膜的妇女，手术后或合并有软组织脓肿或骨髓炎的女性。Todd 于 1978 年首先报道 7 例 8～17 岁青少年病例，有 5 例从鼻咽部、阴道或脓肿中分离出金黄色葡萄球菌（简称金葡菌）。1980 年亚特兰大疾病控制中心又报道 299 例，其中发生于月经期者 285 例，占 95%，死亡 25 例（8.4%）。Gysler（1981）分析了 50 例患者，所有患者在整个月经期应用高吸收性纤维阴道塞，17 例患者做了阴道细菌培养，16 例（95%）有金葡菌生长，明确本病是一种与金葡菌感染及其产生的外毒素有关的综合征，可能是女性在经期中连续使用阴道棉塞促使金葡菌外毒素进入血液循环所致，部分发生于 16 岁以下青春期少女。目前市场上妇女使用的卫生杯、卫生棉、阴道塞等品种繁多，使用者对本病应有所警惕。

1. 发病机制　本综合征的发病是由金黄色葡萄球菌产生的外毒素（致热外毒素 C）引起，而与细菌本身无关。这种毒素可引起高热，同时可加强患者对内毒素的易感性，引起休克，以及肝、肾和心肌损害。月经塞插入可能引起黏膜损伤、月经逆流和腹膜吸收细菌和毒素。月经塞放置的时间越长，出现这种危险性的可能性就越大。放弃使用月经塞的妇女可完全避免此病的危险。

2. 临床表现　高热，体温高于 38 ℃（102 ℉），可伴严重头痛、咽痛、呕吐及腹泻，常有咽喉痛、头痛、全身肌肉痛、直立性晕厥及进行性低血压性休克。口咽部、结膜及阴道黏膜充血，早期有猩红热样充血性皮疹或多形性红斑，尿量减少，有脱水表现。

还可出现烦躁不安、定向力障碍或意识改变而无局灶性神经体征；严重者还可出现心功能异常及成人呼吸窘迫综合征。恢复期出现皮肤脱屑，以手掌、足底为主，尤其是手指更为显著。类似毒血症及脑膜炎。48 小时内血压进行性下降至休克，并可有红斑皮疹、肌肉痛、黏膜充血、肝肾功能损害、定向障碍、心功能障碍等。

3. 治疗　抗休克，补液，必要时应用升压药物。治疗前从鼻咽部、阴道取材及抽血做细菌培养及药敏试验。大多数病例为金葡菌感染，首选药物为氨苄西林或头孢菌素类药物（针对耐青霉素金葡菌）。如氟罗沙星抗菌谱广，抗菌作用强，口服吸收好，半衰期长，费用低，对轻中度患者更可作为门诊首选药物，200～400mg，每天 1～2 次，共用 7 天。

4. 预后　中毒性休克综合征的死亡率为 3%～6%，三个主要的死亡原因是成人呼吸窘迫综合征、难治性低血压和继发性弥散性血管内凝血（DIC）的出血。

5. 预防　为避免发生上述病症，使用阴道棉塞时定要注意以下几点：首先洗净双手，然后用温水清洗外阴，拆开包装取出棉塞立即使用，不可乱放，以免污染；棉塞及时更换，勤放月经杯的排出管，让经血及时排出；大部分时间（如睡眠）应用月经垫；有重症宫颈糜烂、阴道炎者禁用阴道棉塞；出现发热、头痛、咽喉部及全身关节痛等症状时停止使用，并及时到医院就诊。

6. 鉴别诊断　本征与感染性休克的鉴别。①本征是金葡菌感染及其外毒素所致，而后者则多半与本征与 G^- 杆菌败血症等细菌感染及其产生的内毒素有关；②本征局部可培养出金葡菌，但血培养几乎皆为阴性，而后者血培养常阳性；③本征常有全身猩红热样充血性皮疹，恢复期有皮肤脱屑，后者无此特征。

七、青春期功能失调性子宫出血

青春期功能失调性子宫出血（DUB）是青春期最常见的妇科急诊之一，指来自子宫腔的无痛性、长时间、大量、不规则出血，而并无局部器质性病变或全身性致病原因，一般在月经初潮后 2 年发病。

本病病因及发病机制详细见本书内分泌章节。

（一）临床表现

青春期 DUB 大多属于无排卵型月经，可分为：①雌激素过多型，子宫内膜迅速增生肥厚，坏死脱落，导致经量过多，月经周期间隔缩短。其表现为月经频发伴月经过多（polymenorrheamenorrhagia）。②雌激素低落型：雌激素水平虽低落，但因卵泡不规则，一些卵泡尚未完全萎缩，另一些卵泡又发育而出现雌激素累积现象，同样使子宫内膜增生肥厚，脱落时出血量多，持续时间长，多有一段停经时间之后出现出血，故常有月经不规则伴经量过多，经期延长（menometrorrhagia）。两型中以后者更为多见。

（二）诊断与鉴别诊断

DUB 应在排除其他病变的基础上确定诊断。因而需要有详尽的病史，细致全面的体检，尤其要重视有无肝脾大以便发现血凝障碍性疾病。妇科检查时要注意处女膜情况，肛诊注意子宫大小及硬度，以排除最常见的妊娠并发症，如先兆流产、不全流产。假如患者母亲在妊娠期间有服用己烯雌酚等合成雌激素药物史，要考虑排除阴道宫颈腺病及透明细胞癌的可能。少女感情脆弱，如有精神紧张（如考试、惊吓）、体力过度消耗（如运动锻炼工作劳累）、甲状腺功能轻度减低都可引起月经紊乱。因此甲状腺功能检查应列为常规检查。

青春期月经过多病例中血凝障碍也占重要位置，尤其是特发性血小板减少性紫癜

（ITP）。Casseus（1981）报道青春期月经过多病例 59 例中有 18.6% 为原发性凝血障碍，其中 4 例为特发性 ITP，3 例为血管性血友病（常染色体显性遗传，是先天性出血时间延长，凝血因子Ⅷ缺乏）2 例为 Glanzmanus 病，地中海贫血、先天性再生障碍性贫血综合征各 1 例。上述 59 例严重月经过多病例中有 49%（29/59）入院时血红蛋白＜100g/L，平均血红蛋白为 79g/L，其中 28%（17/59）为血凝障碍病例。需要输血或血浆的病例中有 35% 由于血凝缺陷，由此可见血凝障碍在青春期月经过多中所占的位置。询问病史时强调了解有无鼻出血、牙龈出血及易致皮肤青紫，以及有无出血性疾病家族史，血常规检查、血涂片及血凝功能检查必不可少，包括血小板计数、出凝血时间、凝血酶原时间及促凝血酶原时间，以便排除出血性疾病所引起的月经过多。还应注意有无结核性盆腔炎，Sutherland 报道 200 例青春期月经过多中有 18 例为内膜器质性病变（8 例为内膜结核，其余 10 例有内膜炎迹象）。

（三）治疗

青春期 DUB 根据其严重度分 3 类，作为治疗依据。

1. 轻度　月经不规则，常推迟，无法预测行经日期，出血量不太大，血红蛋白量与正常值无大差异。可给予精神安慰，消除顾虑，嘱建立月经卡，注明月经持续天数、每天出血情况。并加强体质锻炼，注意营养。不需给予激素治疗，一般在几个月甚至 1～2 年可自行恢复常月经周期。

2. 中度　经期不规则，月经量多，持续时间长，血红蛋白量低于正常值，但不＜100g/L。如距上次月经 40～60 天仍未行经，给予服用甲羟孕酮，每天 10mg，共 5 天，以调整月经。停药后可自行行经，以避免长期雌激素刺激对内膜起累积作用致内膜增生。行经后开始服用以孕激素占优势的 I 号复方口服避孕片（炔醇 0.035mg，炔诺酮 0.625mg）3 个周期，有过性行为者应用更为恰当，并补充铁剂，其他治疗方法同轻度青春期 DUB。

3. 重度　Hb＜100g/L，有时发生危及生命的失血性休克，这类患者应住院急诊处理：①输液、输血；②激素止血；③排除或治疗有关血凝障碍疾病。

（1）大剂量雌激素止血：患者就诊时多半已长期严重月经过多，子宫内膜大多脱落残余无多，孕激素已无起作用的组织存在，刮宫非但无益，且更能使症状恶化，只有通过大剂量雌激素治疗，即可提高血内雌激素水平，促使子宫内膜在短期内修复创面，还可刺激内膜小血管的血栓形成，苯甲酸雌二醇或己烯雌酚 8～10mg，分 2 次肌内注射；第 2 天 6～8mg；第 3 天 4～6mg，一般在给药后 24～48 小时见效，待出血量减少或停止后，每 3 天减量 1/3 直到口服维持量己烯雌酚每天 1～2mg。2 周后加服孕激素，甲羟孕酮每天 10～12mg，共 7～10 天，在雌激素作用的基础上应用大剂量孕激素可导致内膜结构稳定，两者同时撤药时内膜已发生分泌期改变，内膜基质已出现去聚合，内膜容易全部脱落，出血量减少，持续时间缩短。己烯雌酚对黏膜有刺激作用，大剂量应用时可引起恶心呕吐，可同时服用维生素 B_6 及氯丙嗪。

（2）调整月经周期：人工周期治疗，口服 1 号避孕片或口服己烯雌酚每天 0.5～1mg，共 21～22 天，最后 7 天加服安甲羟孕酮 2～4mg，每天 3 次，用 3 个周期可引起周期性出血（人工月经），通过药物的反馈机制来调节下丘脑 - 垂体功能；也可单纯孕激素治疗，用甲羟孕酮 2～4mg，每天 3 次，于周期第 15～16 天起开始服用，共 10 天，其意义与人工周期治疗相同。

（3）防止复发：应用上述人工周期 3 个疗程后，观察患者的行经情况，绝大多数预后好如从月经初潮开始，周期即不正常者预后较差，尤其病程>4年者，建立正常周期的可能性明显少于病程<4年者，如仍为无排卵周期，宜在月经下半期应用甲羟孕酮调节，对少女应避免应用克罗米酚诱导排卵，注意体质锻炼，调整生活规律以增强体质，避免过度劳累和情绪波动。如有轻度甲状腺功能低下，可给予少量甲状腺片，每天0.03g；如持续发生无排卵性DUB，最常见的内分泌障碍是多囊卵巢综合征。

八、痛经

痛经是指经期及前后出现下腹部痉挛性疼痛，并有全身不适，严重影响日常生活者，分原发性和继发性两种。经详细妇科临床检查痛经，原发性痛经是青春期少女中最常见的妇科疾病之一，发生率为30%～50%。

1. 病因及发病机制　详细见本书内分泌章节。

许多因素与痛经有关，原发性痛经主要是子宫肌肉活动性过高，继发子宫肌层缺血而导致疼痛。人类非孕子宫在整个月经周期有典型的收缩类型，排卵前期子宫收缩的振幅低、频度高；分泌期转为振幅高、频率低。子宫肌肉的收缩压力在围排卵期则进一步增高。

应用微型压力传感器测量原发性痛经患者的子宫腔压力，同时测量子宫局部的血流量发现有4项主要异常：①子宫肌层静止态时宫腔基础压力为1.33～6.67kPa（15～50mmHg）而正常情况<1.33kPa；②子宫收缩时宫腔压力升高，>16～20kPa；③收缩频率增高10分钟内>5次；④收缩不协调，节律紊乱，导致子宫血流量减少和缺氧而致患者剧痛。

收缩间隙血流量增加，疼痛减轻。给患者静脉注射250mg特布他林，子宫收缩消失，局部静脉注射250mg特布他林，子宫收缩消失，局部血流显著改善，疼痛完全缓解。由此可见原发性痛经是由于子宫过度收缩引起子宫局部缺血所致。

子宫痉挛性收缩和患者剧烈疼痛程度与同一时间内月经血中PGF2含量及子宫局部血流量下降程度有密切的相关性。其发病机制除外中枢神经系统的调节及疼痛感受阈等盆腔外因素，可用下列简明方程式予以阐明（式中↑表示升高或增加，↓表示降低或减少）。黄体退化→黄体酮撤除→溶酶体脆性↑，PLA2释出→花生四烯酸大量游离，PGF2合成↑→月经血内PGF2及其中间产物↑→子宫肌层收缩↑，节律紊乱→子宫血流量↓→子宫局部缺血，疼痛发生。

精神因素曾被认为在原发性痛经中起重要作用，但根据近年研究，痛经的发生很难归咎于精神因素，且精神因素对身体任何部位的急、慢性疼痛都可产生一定影响，它对原发性痛经的作用并无特异之处，因而这一病因已不为人们所重视。

2. 临床表现　原发性痛经发生于有排卵月经，一般发生于初潮后1～2年，痛经大多开始于月经来潮或在阴道出血前数小时，常为痉挛性绞痛或刀割样锐痛，历时0.5～2小时，在剧烈腹痛发作以后转为中等度阵发性痛，持续12～24小时，经血外流畅通后逐渐消失，也有需卧床2～3天者。疼痛部位多在下腹部，重者可放射至腰骶部或股内前侧。约有50%以上患者伴有胃肠道及心血管症状：恶心、呕吐、腹泻、头晕、头痛及疲乏感，偶有晕厥及虚脱。

3. 诊断　主要是排除继发性痛经。应详细询问病史，注意疼痛开始的时间、类型及特征。根据初潮后1～2年发病，在出现月经血或在此之前几个小时开始痛，疼痛时间不超过48～72小时，疼痛呈痉挛性或阵发性，妇科检查（肛腹诊）阴性，即可得出原发性痛经诊断。

4. 鉴别诊断 如初潮即出现痛经，或迟至 25 岁始有痛经现象，口服避孕药或前列腺素合成酶抑制剂不能缓解疼痛者，均应进一步做妇科检查，看有无器质性病变存在，如子宫内膜异位（EMS）及盆腔炎（PID）是青春期最常见的继发性痛经原因。肛诊检查子宫骶韧带有无结节对排除 EMS 极为重要。Goldstein（1980）报道 140 例青春期少女慢性盆腔痛而行腹腔镜检查，发现 47 例（33.6%）为 EMS（盆腔检查 24% 发现盆腔结节）；术后粘连及 PID 分别有 13% 及 7%。由于青少年 EMS 症状与原发性痛经极为相似，因此凡服用避孕药或 PGS 合成酶抑制剂治疗无效，且进行性加剧或有慢性下腹痛，盆腔检查怀疑异常情况存在者，宜早做腹腔镜检查以明确诊断。

副中肾管融合畸形引起单侧生殖道阻塞而另一侧通畅者难以诊断。阻塞可以发生在下生殖道，如阴道斜隔可引起单侧阴道闭锁伴双子宫、双宫颈。如阻塞发生于较高部位形成一个与下段不相通连的残角子宫，患者有周期性月经，伴有痛经，疼痛进行性加重，肛诊可扪及阴道旁或附件有肿块。B 超、腹腔镜或宫腔镜检查可作为诊断的辅助手段。

5. 治疗 进行体育锻炼，增强体质，注意生活规律，劳逸结合，适当营养及充足的睡眠。重视月经生理的宣传教育，消除患者恐惧、焦虑及精神负担。加强经期卫生，避免剧烈运动、过度劳累和防止受寒。

（1）镇痛药：对轻度痛经有效。严重痛经则可应用 β- 受体兴奋剂使子宫肌肉松弛，降低子宫肌肉活动度，痛经可得到迅速缓解，常用的 β- 受体兴奋剂有沙丁胺醇（舒喘灵）及特布他林（间羟舒喘灵）；在剧烈疼痛时宜用注射法：沙丁胺醇 0.1～0.3mg 静脉注射或特布他林 0.25～0.5mg 皮下注射，4～8 小时 1 次；中度疼痛可口服沙丁胺醇 2～4mg，每 6 小时 1 次或特布他林 2.5～5mg 每 8 小时 1 次，也可气雾吸入 0.25mg，每 2～4 小时 1 次，气雾吸入起效快而用药量小，可维持 4～6 小时。β- 受体兴奋剂偶有心悸等不良反应。钙通道阻滞剂，如硝苯地平（nifedipin，心痛定）20～40mg，服药后 10～30 分钟子宫肌肉收缩振幅、频率、持续时间均下降，基础张力降低而缓解疼痛，持续时间可达 5 小时，无特殊不良反应。

（2）抑制排卵：口服复方避孕药以抑制排卵，可减少内膜 PGS 产量，减弱子宫肌收缩，缓解痛经，成功率达 90% 以上。开始可小剂量应用，口服避孕片 0 号（炔诺酮 0.3mg，炔雌醇 0.035mg），从月经来潮当天起的第 5 天开始，每晚服 1 片，连服 22 天；如疗效不满意可服 2 片或改服避孕片 1 号（炔诺 0.625mg，炔雌醇 0.035mg），服法同前。

（3）前列腺素合成酶抑制剂（PGSI）：不愿服用避孕药或服用避孕药失败病例可改服 PGSI，它抑制内膜合成 PGS，显著降低子宫收缩的振幅和频度，有良好效果，不需要每天服药，只需在疼痛发作前 48 小时开始服用，可持续 2～3 小时。但需试用一个阶段来确定每个人最满意的药物种类及剂量，试用调整时间有时可长达半年。常用的药物有：布洛芬 400mg，每天 4 次；萘普生首次剂量为 500mg，以后 250mg，每 6～8 小时 1 次；吲哚美辛（消炎痛）50mg，每天 3 次；甲芬那酸（扑湿痛）首次剂量为 500mg，以后 250mg，每 6～8 小时 1 次。更换使用可提高疗效，有消化道溃疡及对上述药物过敏者忌用。不良反应轻微，其中吲哚美辛的肠胃道反应发生率较高，还可发生头晕、嗜睡、头痛、视物模糊等症状，如反应严重应停药。萘普生发生作用迅速，作用持续时间长，不良反应小，是目前临床最多选用药物。

九、生殖道积血（隐经）

隐经常出现于 13～15 岁少女，典型的临床表现为：第二性征发育与青春期相符，但未见月经初潮，有间歇性或周期性下腹疼痛，逐渐加重，很有规律的周期性疼痛少见。因少女初潮后的月经不规律。如由于处女膜闭锁所致的经血潴留，只要宫颈发育正常，大部分经血仍潴留于阴道，很少潴留于子宫。

阴道有大量积血后就可出现小便困难，甚至尿潴留。体检：在下腹部有囊性膨起，在阴道口有紧张膨隆的蓝紫色、触痛的球形肿块。肛诊：在盆腔中扪到一囊性包块。治疗很简单，在闭锁的处女膜上做一新月状切口，如膨隆显著则可做“十”字形切口，但在做垂直切口时要注意防止伤及尿道和直肠，剪去多余的组织瓣。不需要擦去阴道积血或做阴道灌洗，术后常规应用抗生素防止感染，潴留的积血数天内即可排完，无并发症的病例不影响生育力。

并非所有的阴道积血都能顺利治愈，如部分阴道闭锁，血液潴留在阴道出口水平之上，诊断及治疗均较困难和复杂。视诊见不到阴道口有突出膨隆的球形肿块，如阴道囊性肿块位置较高，肛诊也不易扪到。虽然可推测阴道有多大部分闭锁，却难以确切评估阴道短缺的长度，给手术处理带来极大的困难，因此一旦遇到复杂的阴道积血，必须慎重考虑治疗方案，切勿贸然从事。

首先应做静脉肾盂造影，排除泌尿系统畸形，如有盆腔肾畸形，术中易发生损伤。术前通过 X 线明确阴道闭锁程度，如短缺部分在 2～3cm，则可安全从阴道口向深层进行分离手术。手术开始阶段要充分游离尿道、膀胱及直肠间隙、直达阴道积血膨胀部的底端，并沿囊壁（阴道壁）向上分离一定长度，再做切开，排除潴留血液，然后把游离的阴道黏膜向下牵引，最后把拉下的黏膜边缘与阴道口的前庭黏膜创缘缝合，覆盖创面，形成阴道下段。阴道黏膜游离一定要充分，绷得过紧会影响愈合。出院后仍需定期复查，必要时就寝前戴上阴道模具，次晨起床取出，即可避免瘢痕挛缩，又不影响日常活动。

如有大段阴道缺如，由于长期积血潴留可引起尿道、膀胱及直肠的变位，常误入直肠，最好行剖腹手术，从盆腔向下观察，明确阴道短缺情况，以确定下一步手术方案。开腹后通过腹腔组手术者的引导，经阴道组手术者自下而上进行组织分离，损伤毗邻脏器的危险可降低到最低限度，潴留血液可顺利向下引流。

最困难的是阴道大部分缺失，仅有一小段贴近宫颈的阴道，子宫常充满积血并有输卵管积血甚至卵巢表面存在子宫内膜异位病灶。最严重的是阴道、宫颈全部缺如，经血全潴留于宫腔及双侧输卵管。这类病例即使保留有功能的子宫，也难以恢复生育力，尤其是输卵管积血，管腔已极度扩张或留下的黏稠血液，刺激组织可引起炎性反应，日后发生粘连等。为避免由于引流导致阴道成形术后感染等不良后果发生，以行子宫输卵管切除更为恰当。

本内容详细见本书相关章节。

十、外阴阴道损伤

（一）外阴挫裂伤

儿童外阴部较显露，阴唇皮下脂肪少，容易受到损伤。伤害多半因意外事故，如从高处坠落，会阴部骑跨在硬物上；或跌倒撞在尖锐棱角的物体上，或受暴力撞击如足踢、车祸等。外阴部皮下组织松弛，血管丰富，发生挫裂伤后，黏膜或皮下血管破裂而形成血肿，外阴高度肿胀。尤其是骑跨伤可引起会阴部及邻近组织严重损伤，表面可能不显，阴道壁可撕裂出血，更严重者可经阴道伤及膀胱或子宫直肠窝。

严重的钝挫伤多引起阴唇血肿，并可向深层扩展直到肛提肌，由于被坚韧的盆筋膜挡住，只能在阴道下 1/3 的阴道周围筋膜下及外阴皮下组织松弛部位扩展，形成外阴阴道血肿。大阴唇、会阴部高度肿胀，皮肤青紫触痛，肛门坠胀难忍。

如跌落在尖锐物体上发生撕裂贯通伤时，最重要的是明确贯通伤的范围及程度，了解尿道、膀胱、直肠、腹腔有无伤及，如发现有损伤迹象，应立刻手术。如确切搞清仅有外阴裂伤时，根据裂伤程度决定是否缝合，外阴组织有较大自愈倾向，需要手术处理者不多。

外阴及处女膜可能由于儿童企图将实物塞入阴道而损伤，一般这一举动，幼小儿童不易完成，常仅发生擦伤。

治疗：小的外阴血肿通过卧床休息、患处压迫包扎、冰袋冷敷，可以控制继续出血。大的血肿或继续出血，血肿持续增大，则宜在全身麻醉下细致检查，明确损伤范围。经洗涤伤口后，从血肿的黏膜破口处切开，取出血凝块，结扎出血点，置引流条，不需要缝合。如找不到出血点，则在清理血肿腔后用消毒纱布条填塞血腔，丁字带压迫包扎止血。广谱抗生素预防感染，24 小时后撤除纱布条，改用凡士林纱条填满血腔，每天换 1 次纱条，并用 1‰ 苯扎溴铵（新洁尔灭）液消毒，随着血肿腔逐渐缩小，纱布条也逐渐减少，直至血肿腔自愈为止，一般填塞时间为 5～7 天。

（二）阴道壁撕裂伤

阴道壁撕裂伤常与外阴部损伤一起发生，偶有尖锐物体刺伤处女膜，戳进阴道而未伤及外阴者，阴道伤口多位于侧壁，流血量一般不多。如损伤仅局限于黏膜，患儿常不感觉很痛。由于多数损伤虽深度不重但黏膜撕裂范围较广，有的甚至向上延伸到穹窿，穿通腹腔伤及邻近脏器，在意外事故发生数小时内可毫无症状出现，如未能及时发现，患儿生命可能受到威胁。因此尽管阴道损伤，当时出血很少，患儿并无痛感，仍应进行阴道检查。术前应给予导尿，如插入尿管困难或出现血尿，则要进一步明确泌尿系统是否受到伤害。如导尿无尿，可注入生理盐水充盈膀胱，然后回收液体，若发现血性，甚至无液体回收，提示膀胱受到伤害。在检查及处理阴道损伤后做静脉肾盂造影、膀胱镜检查或膀胱造影，通过肛诊及阴道窥器检查能明确直肠是否受到伤害。

婴幼儿阴道损伤修复，操作可能很困难，需用儿童专用器械，如无这类特殊设备，可用鼻孔窥器及眼科器械代替，应用可吸收纤细肠线进行缝合。

（三）阴道血肿

严重钝挫伤，如外阴骑跨伤可使阴道黏膜下血管破裂而形成阴道血肿。如微血管破裂，血肿受邻近组织压迫，出血可自行停止，出血不止，血肿增大，即可见阴道壁球形突出，黏膜呈紫红色，患者诉阴道疼痛并有剧烈的会阴及肛门坠胀痛。如阴道侧壁上 2/3 段有较大血管破裂，血液可沿盆筋膜向上扩展，该处组织疏松，盆筋膜上血肿形成初期症状常不明显，直至超越盆腔边缘，形成急性后腹膜血肿时，患儿即有剧烈的盆腔、背部及一侧下腹痛，并可放射至患侧下肢，稍后即出现慢性内出血体征，在下腹部即可扪到质韧压痛肿物。

治疗：经检查明确为单纯阴道血肿，且血肿在短时间内无明显增大，患儿血压、脉搏平稳者，可行保守治疗。除一般支持治疗（输液、抗生素治疗）外主要是应用止血药物：维生素 $K_1$20mg、酚磺乙胺（止血敏）500mg，静脉注射或肌内注射。或卡巴克洛（安络血）20mg，氨甲苯酸（抗纤溶芳酸）200mg+20% 葡萄糖液 40ml 静脉注射，每次轮换选择上述 2 种药物，4～12 小时注射 1 次，同时内服云南白药 0.25g，6～8 小时1次。观察血肿如不再扩大，待血止后 3 天可给予促血肿吸收药，如糜蛋白酶 5mg，每天 1 次肌内注射，泼尼松 5mg，每天 4 次口服，以后每隔 3 天减量 5mg。还可加服活血化瘀类中药方剂促进血肿吸收。

在保守治疗中血肿继续增大，即应切开血肿止血，如找不到出血点则用纱布填塞，24 小时后取出，逐天换药。明确有后腹膜血肿或阔韧带血肿者，应立即进行剖腹探查，切开血肿止血，如找不到出血点，止血有困难，最后只能做同侧髂内动脉结扎、纱布填塞等压迫止血方法。

（四）外阴闭锁，阴唇粘连

外阴闭锁，阴唇粘连多见于 1～6 岁女婴，常为表浅性闭锁，是由双侧小阴唇加上大阴唇后侧部分在中线相互紧密愈合所致，不属于外生殖器的先天畸形，而是由于后天的外阴炎症或机械损伤、糜烂，表面有渗出物，阴唇彼此长期紧贴而相互粘连，未及时处理造成紧密愈合。闭锁膜起自阴蒂向后直至阴唇系带，遮盖前庭、尿道口、阴道口及舟状窝，在阴蒂的后方有一窄小沟管，尿液由此排出，对生活无明显妨碍时可长期被忽视。如尿流不畅，为患儿母亲发现，认为畸形而就诊。

如未被发现，随年龄增长，体内性激素水平增高，愈合部位渐渐松解，可自行消失，无须治疗。也可选用活性较强的雌二醇软膏局部涂抹。数天后如不能自行松解，可用两拇指将阴唇轻轻向外分开。为防止再度粘连，创面用雌激素软膏覆盖，每天换药 3～4 次，直至愈合。对粘连紧固、用手不易分离者，可在局部麻醉下行锐性分离。探针自后方排尿口插入，沿闭锁膜直后方的裂隙向前推进直至阴蒂部的愈合顶端，绷紧闭锁膜，从中线用刀切开，两侧创面用细肠线间断缝合，术后保持外阴清洁干燥，局部涂金霉素或四环素软膏。

（五）性行为所致的创伤

1. 处女膜损伤　未长年女性遭遇性暴力或成年女性初次性交后导致处女膜裂伤，出血可少量至大量出血。

正常处女膜为坚韧的黏膜组织，内含结缔组织、血管和神经末梢，结缔组织越厚处女膜也厚，裂伤时出血可能多，一般情况下处女膜裂伤后伴少量出血，但强奸和暴力性交时可导致处女膜过度撕裂累及周围组织引起大出血。

幼女遭性暴力或成年女性性生活后，阴道口剧烈疼痛，伴少量或多量出血，行走步态异样，多量出血有时可晕厥。

妇科检查见外阴血染，处女膜见裂痕，裂痕部位活动性出血，阴道内见血液，阴道内可有或无裂伤。

鉴别诊断：主要与阴道、外阴前庭裂伤鉴别，一般直视检查可见裂伤口，按压住处女膜裂口处，仍有阴道内血液流出的，需检查阴道及以上损伤可能。

治疗原则：处女膜裂伤后少量出血可消毒后压迫止血。裂伤较深伴活动性出血的应缝合止血。

2. 外阴阴道裂伤　罪犯所为，强奸和性虐待所致的创伤对妇女的危害甚大。强奸是指违背妇女本人的意志，采取暴力威胁或其他手段强行与妇女性交，或诱骗年幼无知的妇女、少女。软硬兼施、以物质金钱作诱饵达到奸淫目的。

外阴及阴道擦伤、红肿、疼痛、尿频、尿急或排尿困难、阴道炎，重者处女膜破裂大出血或会阴阴道广泛性裂伤，引起严重的阴道出血或休克。

如大出血或休克，按急诊手术治疗，注意血压、脉搏变化，对症治疗，补液输血的同时，在严格消毒下选择好麻醉，予以缝合止血。阴道壁及处女膜用 0 号或 2-0 号铬制肠线连续或间断缝合，会阴及皮肤层用 2-0 号丝线间断缝合，术后抗生素治疗，注意尿道口通畅。

3. 肛内性交所致的肛肠裂伤　鸡奸癖、男性同性恋者和不正当性交所致，也有阴茎插入幼女或少女肛门内性交史：肛门疼痛、出血、红肿或直肠膨出，肛门裂伤，肛门静脉曲张，直肠穿孔裂伤，严重者可造成直肠阴道瘘。肛门裂伤好发于截石位 6 点、12 点钟处，与肠管呈纵形裂伤。处理时如表浅裂伤，可用 2 号丝线，从裂伤顶端至肛缘中央做间断缝合，以免引起管腔狭窄。肛门静脉曲张在局部麻醉下做静脉剥离切除术。直肠穿孔做骶神经麻醉后，做会阴切口，黏膜层用 0 号铬制肠线按直肠纵轴间断缝合，肌肉层用 4 号丝线纵轴缝合。浆膜层用 1 号丝线纵轴内翻包埋间断缝合。直肠阴道瘘者，处理直肠壁与上法相同，阴道后壁肌层用 0 号肠线纵轴间断缝合，黏膜层用同号线连续缝合，术后用抗生素治疗 1 周。

卧床休息，应用镇痛药阿片酊 0.5ml，每天 3 次。控制大便，禁食 3 天，改半流质饮食。

4. 尿道前庭裂伤　由于强行或暴力下的性交或幼女生殖器发育尚不完善或老年妇女阴道萎缩，也有因抵抗不合作者，使尿道前庭致伤。剧烈疼痛，出血，如伤及阴蒂可有大出血，因会阴血管神经非常丰富。伤及外阴可致尿频、尿急、尿痛，重者小便失禁，检查阴道口以上有无破裂出血。

详细检查受伤部位及出血程度，在严密消毒下行局部麻醉或阻滞麻醉，术前插金属导尿管，以免尿道闭合。按解剖层次用 1 号丝线间断缝合。如裂伤较深，用 2-0 号丝线间断缝合，尽量保留阴蒂组织完整，维持性功能。缝合以止血为主，术毕抗感染治疗，4～5 天后拆线。

5. 口 - 生殖道性虐待（oral-geni-tal sex）。常见有下列几种病损。

（1）口淫综合征（fellatio syndrome）：多见于硬软腭结合部位，以软腭为主，红斑、紫斑、瘀点和瘀斑，可能是口腔的反复负压、结合腭帆张肌和提肌作用的结果，或单纯由于冲击高位充血软腭所致。病灶部位不痛，无溃疡，不变色，口淫史有助于诊断。

（2）舌淫综合征（cunnilingus syndrome）：起于口 - 生殖道性虐待，舌接触性伴侣生殖器，舌的腹面痛、咽喉擦痛，舌系带溃疡，慢性刺激则来源于系带的创伤性纤维瘤。

（3）气腹：这可能是空气进入阴道，穿过子宫颈管，通过子宫腔，再经输卵管而入腹腔，也有报道这种病例，可见于正常子宫；子宫切除术后的患者，推测空气可经阴道的小裂口，进入腹腔，患者下腹疼痛，上腹一侧痛或肩痛，如没有腹膜刺激症状，可保守治疗。临床经过良好，气体可逐渐自然吸收。

（4）性传播疾病：通过患者的口 - 生殖道性虐待，将性病传播给他人，主要是口腔、生殖道的温度、湿度都适于细菌生长繁殖，因口淫致口腔黏膜剥脱、损伤出血或溃疡，细菌可乘虚而入，若口腔或生殖器带有病原体，如真菌、滴虫、淋菌、衣原体、支原体、细菌、螺旋体等均可致性传播疾病。

十一、尿道黏膜脱垂

尿道黏膜脱垂偶见于 5～10 岁女孩，多有遗传因素，尿道发育不良，周围组织薄弱，黏膜下支持组织松弛，活动度大，在咳嗽、腹泻、便秘等剧烈腹压增加时，使尿道黏膜自尿道外口脱出。

1. 临床表现　根据脱垂程度不同，临床表现不一，有的极轻微，有的比较显著。轻者有局部灼热、瘙痒和下坠感，重者常因活动、内裤摩擦而加重疼痛。局部有血栓形成、组织坏死时则疼痛十分剧烈，患儿哭闹不安，常有尿频、里急后重、排尿困难、尿失禁或尿潴留。

2. 检查　尿道口出现肿物，尿道黏膜呈环形脱垂在尿道口外，充血、水肿、鲜红色，呈蕈状隆起，直径为1～3cm，中等柔软，有少量浆液性渗出。如有嵌顿和血液循环障碍则呈暗紫色，如桑葚样增大。当血性形成后则可发生坏死、感染，表面破溃，则可有持续点滴出血或脓血性恶臭分泌物，触痛显著。

3. 诊断 根据症状体征诊断无困难，但需与少见的尿道肿瘤相鉴别，后者无环形特征，如肿块为柔软充血的黏膜，且呈环形外翻，尿道口位于肿块中央则可明确诊断尿道黏膜脱垂。

4. 治疗 1∶5000高锰酸钾溶液坐浴，局部应用Burrow液或呋喃西林等消炎液湿热敷治疗继发感染，炎症消退后在全身麻醉下做脱垂黏膜环状切除。用解剖镊夹持前后尿道口向前拉直，使脱垂黏膜完全伸展，用0号铬制肠线圆针在尿道外口3点处进针，穿过尿道及脱垂黏膜，至对侧9点处出针，另自12点进针、6点出针，将缝线前面黏膜剪去，便可看到穿过尿道管腔的一横一纵缝线，将其拉出管腔外分别剪开，形成4条缝线，各自相对结扎成上下左右4个扎结，再用细肠线缝合其余黏膜切缘，术中要掌握切除范围，不可伤及尿道外口周围的前庭黏膜，以免发生尿道口狭窄。

十二、卵巢肿瘤蒂扭转

卵巢肿瘤蒂扭转是妇科常见的急腹症之一，以突发性下腹痛为主要主诉，是卵巢肿瘤最常见的并发症，一旦发生，需要及时的诊断和处理，以免损失抢救保留卵巢功能的时机。

卵巢良性或恶心肿瘤，中等体积，未与周围脏器粘连固定时，在物理位置和空间位置改变后，均可发生瘤蒂等扭转而发生该症。

1. 病因

（1）卵巢肿瘤瘤蒂较长：儿童时期卵巢位置较高，固有韧带较长，卵巢肿瘤主要位于腹腔内，儿童期多为囊性畸胎瘤或单纯卵巢囊肿，因而儿童期的卵巢肿瘤易发生蒂扭转。卵巢纤维瘤等游离的实质性肿瘤质量相对较重，有一个较长的瘤蒂，在变动体位时容易发生扭转。

（2）肿瘤中等大小、活动度良好：扭转多发生于中等大小的肿瘤，比较光滑、活动、与周围无粘连，蒂长者可长出盆腔而上升到腹腔，活动范围增大，易发生扭转。肿瘤若体积过大，占满于盆腔，多无活动空间余地一般不会发生扭转。肿物过小缺乏扭转重力也不易发生扭转。绝经后妇女由于腹壁松弛及盆膈肌肉韧带张力下降，卵巢肿瘤蒂扭转也易发生。

（3）肿瘤重量不均衡：如囊性畸胎瘤实质部位（内容物为骨），与囊性部位（毛发、油脂）等重量相差大，肿瘤重心偏向实质为蒂扭转的高危和好发因素。

（4）体位变动或腹压急剧变动：是卵巢肿瘤蒂扭转的常见诱因。如突然的躯体旋转动作，肿瘤处于相对静止的状态，瘤蒂发生扭转，在体力劳动、体育运动、舞蹈、膀胱快速排空、咳嗽、分娩后子宫突然缩小，腹压骤降，肿瘤位置变动较大时，均可发生扭转。

2. 临床特点 扭转的部位在卵巢肿瘤的蒂部，首先是供应肿瘤的血流受阻造成淤血、缺血，肿瘤扭转的程度和时间决定病变的轻重。通常剧烈运动或体位变动后出现突然下腹部剧烈疼痛，可进行性加重，逐渐扩展到下腹部。扭转程度越严重，阵发性腹痛越重，扭转缓慢且不严重者，疼痛发作也较轻缓，且可自行解旋，使腹痛减轻并逐渐消失。扭转后静脉回流阻断，瘤体充血肿胀并有轻度渗出，均可刺激腹膜。腹膜牵引绞窄引起反射性恶心、呕吐症状，腹胀、腹泻、排尿困难、便秘、直肠压迫感、晕厥，急性的严重腹痛可出现休克症状。如不及时处理，蒂扭转进一步发展，动脉血流随之被阻断，血管内血栓形成而梗死、瘤体缺血坏死，继发感染后，出现高热、寒战、持续性腹痛，改变体位时，疼痛加剧，患者仍采取强迫卧姿。

3. 全身及妇科检查 患者急性病容，痛苦貌，脸色苍白，出虚汗，心率加快，血压可下降，继发感染体温升高，患者多为强迫某一体位，拒绝改变体位，改变体位疼痛可加重，下腹部压痛、反跳痛及肌紧张，一侧腹部轻度膨隆，压痛更显著。继发感染者腹肌紧张及反跳痛加重。

妇科检查示外阴阴道多无特殊，摆动宫颈有严重牵引痛，子宫活动度差，检查时腹肌紧张、压痛甚至拒按，在子宫角处可触及触痛显著的增厚组织或张力较大、有触痛、囊性或囊实或实性肿块，边界一般清楚，活动受限。

4. 辅助检查 超声检查是诊断卵巢肿瘤最方便、经济、实用方法，可发现一侧附件囊性或实质性肿块，边缘清晰，有条索状蒂，与宫体相连。彩色多普勒超声显示卵巢动静脉血流减少或断流。盆腔可有少量积液。

血常规检查示外周血白细胞数量可升高，恶性肿瘤时，卵巢肿瘤标志物检测可升高并协助卵巢肿瘤性质判断。

5. 鉴别诊断

（1）卵巢肿瘤破裂：原有卵巢囊肿史，突发出现下腹痛，局限于一侧下腹部或弥漫至全腹部，并向肩、背部放射，剧烈疼痛之后变为持续性下坠痛，常有阵发性加剧。伴有恶心、呕吐和里急后重症状，如并发肿瘤出血多，可使患者瞬间陷入失血性休克状态；出血少或肿瘤内液少，在剧烈腹痛发作之后随即减轻。妇科检查无明显肿块触及，患侧附件区有压痛，后穹窿穿刺可抽出血液或黏液或浆液性液体。超声检查提示肿块缩小或消失，直肠凹液体积聚。

（2）急性阑尾炎：有典型的转移性腹痛，起初表现为上腹及脐周阵发性隐痛或绞痛，伴恶心、呕吐等，数小时后转移并固定于右下腹，呈持续性疼痛。右下腹部腹膜刺激症状明显，可伴有发热、血象明显升高。妇科检查无肿块触及，超声波检查子宫附件区无异常。

（3）输卵管妊娠破裂：发生于停经后的不规则阴道出血，突然出现下腹部撕裂样疼痛，逐渐扩散至全腹；查体见贫血面容，下腹有压痛、反跳痛、肌紧张。妇科检查后穹窿饱满、触痛、宫颈举痛，宫旁一侧附件区增厚、压痛；腹腔内出血多时出现失血性休克症状；hCG 多为阳性；B 超检查一侧附件囊性低回声区，其内或有妊娠囊，宫内未见妊娠囊；后穹窿穿刺可抽出不凝血液。

（4）浆膜下肌瘤扭转：详见“浆膜下肌瘤扭转”章节。

（5）急性输卵管炎：下腹部持续性疼痛，发热，白细胞升高。妇科检查举宫颈时两侧下腹部疼痛，仅在输卵管积液时触及肿块，后穹窿穿刺可抽出渗出液或脓液。B 超检查两侧附件低回声区。详见“急性输卵管炎”章节。

（6）急性子宫扭转：妊娠期子宫扭转非常罕见，可发生于妊娠各阶段，多见于妊娠早中期。妊娠前有子宫畸形、子宫肌瘤病史，妊娠期突发腹痛、子宫卒中及腹腔内出血、胎死宫内等征象，有助于确诊。

6. 处理原则 卵巢良性肿瘤扭转。一般根据患者年龄、卵巢肿瘤扭转程度和时间、卵巢是否坏死和是否有存活可能、生育要求等行附件切除术、卵巢肿瘤切除术、卵巢囊肿剔除术和囊肿复位观察等处理。

近年来，囊肿复位观察等处理临床应用逐步增多。卵巢恶性肿瘤扭转综合年龄、肿瘤病理类型、肿瘤分期等选择个体化治疗方案。

进腹后腹腔镜下大体印象，整体肿胀呈黑紫色。复位后外观无明显变化，蒂部颜色无变化。复位并行囊肿剥除后术后，以温生理盐水反复冲洗，蒂部血供好转，输卵管颜色明显红润，卵巢表面颜色改变不明显。冲洗并观察20分钟后蒂部血供恢复，输卵管血供几乎完全恢复，卵巢表面颜色改变似乎不明显。此可保护卵巢功能，特别对小儿及青少年女性者，大多均获得成功，但事前应充分沟通。

十三、卵巢肿瘤破裂

卵巢肿瘤破裂是卵巢肿瘤常见并发症之一，也是引起以腹痛为主诉的妇科急腹症的原因之一。卵巢肿瘤破裂大多为非赘生性囊肿。

1. 病因　卵巢肿瘤多因挤压、碰撞、性交或腹压增加等外力作用后，也可由于囊肿内压增高而导致囊壁破裂。卵巢囊性肿瘤较囊实性肿瘤更易发生破裂。妊娠黄体囊肿、滤泡囊肿、多发性黄素化卵泡囊肿、子宫内膜异位囊肿等生理性囊肿由于囊壁薄，较易发生破裂出血。妊娠晚期及分娩期合并卵巢肿瘤，因妊娠晚期增大的子宫占据腹腔，推挤压迫肿瘤而致破裂；分娩时腹压增加，肿瘤更易因挤压发生破裂。

2. 病史特点　原有卵巢囊肿病史，卵巢肿瘤破裂后腹痛是主要症状，通常突然开始于一侧下腹剧痛，腹痛严重程度取决于肿瘤的性质、内容物流入腹腔量的速度和多少及有无腹腔内出血。单纯性卵巢囊肿破裂，单纯囊内液对腹膜的刺激小，腹痛症状轻，患者仅感觉轻度腹痛，持续短时间并可自然缓解。卵巢恶性肿瘤或畸胎瘤破裂，囊内内容物或脂肪及毛发等内容物流入腹腔，对腹膜强力刺激，引起剧烈的腹痛及恶心、呕吐等症状。恶性肿瘤血管丰富，自发破裂常伴有内出血，除有腹膜炎、腹膜种植转移外，还可能发生失血性休克。肿瘤穿破囊壁，溢出囊液及刺激腹膜还可造成大量腹水，破裂时间长，易继发感染，出现发热甚至中毒性休克。

3. 全身检查　患者急性病容，脸色苍白，心率加快，血压可下降，继发感染体温升高，下腹部压痛、反跳痛及肌紧张，一侧腹部压痛更显著。继发感染者腹肌紧张及反跳痛加重。原有肿块摸不到或扪及缩小瘪塌的肿块。

4. 妇科检查　幼女及青少年女性常不做妇科检查。需征得家长或本人同意方可进行检查。摆动宫颈有牵引痛，穹窿部有触痛，子宫活动，有疼痛感，检查时腹肌紧张，甚至拒按，在子宫一侧压痛明显，原来附件肿块明显缩小或消失。内出血时，可感到附件区或后穹窿膨满。

5. 助检查　血常规检查白细胞计数及中性粒细胞增加。如果有内出血，可见血红蛋白下降。超声检查可见附件区原来包块缩小或消失，或见张力低或塌陷的包块，盆腔有积液，内出血多时盆腹腔均见积液。后穹窿穿刺抽出囊液、血液有助于做出诊断

6. 鉴别诊断

（1）卵巢扭转：见“卵巢扭转”章节。

（2）急性阑尾炎：起病常为上腹部痛或满腹痛，逐渐转移至右下腹麦氏点，发热、恶心、呕吐较突出，压痛、反跳痛及腹肌强直均较明显。双合诊：宫颈举痛及子宫移动性痛轻微。发生于右侧卵巢肿瘤破裂需与之鉴别，卵巢破裂宫颈举痛及子宫移动性痛明显，轻型者症状渐渐缓解，且有内出血症状及体征。

（3）输卵管妊娠破裂或流产：常短期闭经史、阴道少量出血、反复发作的腹痛。血hCG浓度增高，盆腔触痛明显，可扪到包块。检查下腹部有压痛、反跳痛、宫颈举痛，而子宫大小正常，阴道后穹窿可能饱满，一侧附件区可能扪及包块或增厚、压痛，内出血明显时后穹窿穿刺可抽出不凝固血液。卵巢肿瘤破裂多无阴道出血，可能有外力或妇科检查挤压下腹部或性交后发生腹痛的病史。B超可发现子宫直肠窝内有液性暗区，一侧卵巢增大的改变等，有助于诊断。

7. 治疗原则

（1）保守治疗：仅对卵巢生理性囊肿破裂，症状轻，无腹腔内出血或无活动性内充血可在严密观察下保守性治疗，一旦症状加重，内出血增多应立即手术治疗。

（2）手术治疗：手术范围和方式依据患者年龄、生育要求、病情严重程度、囊肿性质等决定。可行囊肿剔除、卵巢切除、附件切除，恶性肿瘤行分期手术或肿瘤细胞减灭术等。

此外，妇科肿瘤引起的腹痛还有妊娠滋养细胞肿瘤穿孔、输卵管肿瘤扭转或破裂、卵巢子宫内膜异位囊肿恶变破裂等。

十四、阴道蚂蟥叮吸

阴道蚂蟥叮吸见第 7 章第三节。

十五、误服避孕药

女童误将带有色彩和甜味的口服避孕药当糖果误服，家长发现后前到医院急诊事例并不少见，常是虚惊一场。少量误服问题不大，大量误服注意女童有无乳房增大或有无日后阴道出血现象。应妥善保管好避孕药，防止儿童误服。

十六、小儿与青少年妇科肿瘤

小儿与青少年妇科肿瘤详细见本书有关章节。

十七、青少年女性有关妊娠急诊（包含计划生育）

青少年女性有关妊娠急诊（包含计划生育详细见本书有关章节。

（石一复）

参 考 文 献

石一复，2005. 外阴阴道疾病 . 北京：人民卫生出版社：144-147，178-213，292，294.

杨冬梓，石一复，2008. 小儿与青春期妇科学 . 第 2 版 . 北京：人民卫生出版社：264-271.

段如麟，陈解民，徐增祥，1999. 妇产科急症学 . 北京：人民军医出版社：385-392.

薛敏，2018. 实用妇科内分泌手册 . 第 3 版 . 北京：人民卫生出版社：28-44.

孙爱军，2013. 实用生殖内分泌疾病诊治精要 . 北京：中国医药科技出版社：35-39.

Melvin L, Glasier A, 2008. PH-baclanced tsmpons: do they effectively control vagianl pH? BJOG, 115(8): 1069-1072.

Robertson JJ, Long B, Koyfman A, 2017. Myths in the evaluation and management of ovarian torsion. Journal Of Emergency Medicine, 52(4): 449-456.

Bin Z, Yan G, Jingjing L, et al, 2014. Laparoscopic Ovarian-conserving Surgery for Ovarian Cyst Pedicle Torsion: Report of 62 cases. Chinese Journal of Minimally Invasive Surgery, 14(7): 600-602.

第 39 章 小儿与青少年相关综合征

综合征是一些体征和（或）症状的集合，构成某种特殊病患的独特的临床征象。综合征临床各学科均有，除原有的综合征外，随着学科的发展，涌现出许多新的综合征，当然原有的某些综合征也有修正、改名或变化。

结合本书为小儿与青少年妇科学，所以本书收集的综合征均围绕此年龄段，当然也不可能决然划分，因为此年龄段的女性因发育早晚、地域环境、遗传因素、婚姻习俗等不同而有不同表现，所以有些看似成年女性中多见的综合征在本节也有涉及。

小儿与青少年妇科学涉及的综合征包括妇科、产科、新生儿、计划生育、遗传学、肿瘤等多种。

第一节 小儿与青少年妇科综合征

一、多囊卵巢综合征

多囊卵巢综合征（polycystic ovary syndrome，PCOS）是生育年龄妇女常见的一种由内分泌紊乱和代谢异常所致的疾病，以慢性无排卵和高雄激素血症为特征。

PCOS 的病因尚不清楚，涉及的病理生理机制十分复杂。一般认为与下丘脑 - 垂体 - 卵巢轴功能失调、肾上腺功能紊乱、遗传、代谢紊乱等因素有关。近年来，胰岛素抵抗和继发性高胰岛素血症所致的代谢紊乱被大多数学者所接受。高胰岛素血症可使卵巢和肾上腺产生的雄激素增加，同时抑制肝合成性激素结合球蛋白（sex hormone-binding globulin，SHBG），SHBG 减少使游离的有生物活性的雄激素增加。增多的雄激素使未成熟的卵泡闭锁不能排卵及产生高雄激素血症表现。故表现为月经稀发或闭经、不孕、多毛和（或）痤疮、肥胖、黑棘皮症等。实验室检查常发现 LH/FSH 比例失常，雄激素过多，高胰岛素和糖脂代谢异常。B 超下表现为一侧或双侧卵巢增大，每一切面上可见 10 个以上直径为 2～9mm 的卵泡。此外因长期无排卵，子宫内膜在单一雌激素作用下发生持续性增生，长此以往会使子宫内膜过度增生，严重者会出现非典型性增生甚至癌变等。

2003 年荷兰鹿特丹协作组推荐采用如下国际统一的诊断标准：①稀发排卵或无排卵；②高雄激素的临床表现和（或）实验室检查；③卵巢多囊性改变，B 超检查见一侧或双侧卵巢，每侧卵巢直径 2～9mm 的卵泡≥12 个和（或）卵巢体积≥10cm³。符合上述 3 项中任何 2 项者，即可诊断多囊卵巢综合征。但诊断时需除外其他疾病引起的高雄激素血症及其他症状，如先天性肾上腺皮质增生、库欣综合征、雄激素分泌性肿瘤、21- 羟化酶缺乏性非典型肾上腺皮质增生、外源性雄激素应用、高泌乳素血症和甲状腺疾病等。

治疗方案应针对不同症状和生育要求而不同。采用个性化原则，应以恢复正常月经周期和排卵功能为主，对伴有胰岛素抵抗和糖、脂代谢异常者，实施干预治疗，预防远期代谢并发症，故需要长期的关注。主要包括如下治疗方法。

（1）一般处理，以饮食调节和加强运动锻炼，控制体重为主。

（2）药物治疗：①降低性激素药物，常用药物有口服避孕药、促性腺激素释放激素激动剂（GnRHa）、糖皮质激素、螺内酯等；②促排卵药，对于有生育要求的患者，在改善生活方式，降低雄激素水平的同时应予以促排卵治疗。常用的促排卵药物有氯米芬、来曲唑、促性腺激素等。

（3）手术治疗：不作为常规使用，对于药物治疗效果不佳，主要病变在卵巢的部分患者可选用，但疗效不等，术后复发率高的，且有术后并发盆腔粘连等可能。目前首选的外科手术治疗方法是应用热穿透或激光进行腹腔镜下卵巢打孔，术后应用促排卵药较术前有改善。一般每次打孔 4 个，可增加排卵率和妊娠率，并减少手术粘连。腹腔镜下卵巢烧灼术也可收到一定效果，双侧卵巢楔形切除是最早且有效治疗无排卵 PCOS 的方法，手术需切除 1/3 的卵巢组织，但因为术后粘连导致输卵管性不孕和卵巢早衰等不良反应，现已很少应用。

二、闭经溢乳综合征

非妊娠及哺乳期妇女，或妇女停止授乳 1 年后，出现持续性溢乳且伴有闭经者，称为闭经溢乳综合征（amenorrhea galactorrhea syndrome）。

该病是一种由诸多因素造成垂体分泌泌乳素（prolactin，PRL）增加，从而引起下丘脑 - 垂体 - 卵巢轴功能失调所导致的疾病。患者普遍有溢乳、不孕、月经紊乱（包括经量少、月经稀发和闭经等）和头痛、视野缺损或视力障碍等临床症状。诊断上应详细询问病史，首先排除妊娠、哺乳因素引起的生理性高泌乳素血症，同时需了解有无应激、服药和胸壁刺激等引起高泌乳素的因素存在。根据患者闭经、溢乳等临床表现，并进行血清 PRL、甲状腺功能测定，CT 或磁共振成像明确有无垂体肿瘤，眼底检查了解有无肿瘤压迫症状，进行诊断。治疗上主要针对病因治疗，同时用药物抑制 PRL 水平（通常选用溴隐亭），达到阻止溢乳、诱发排卵、恢复月经、防止性器官萎缩等目的。当药物治疗无效，或当肿瘤引起明显压迫症状，或合并有其他激素分泌性肿瘤时应考虑手术治疗和或放射治疗。临床上根据病因、病情、对生育的要求及经济状况，采取个体化方法治疗闭经溢乳综合征，而不是一概而论。

三、经前期综合征

经前期综合征（premenstrual syndrome，PMS）也称经前期紧张综合征（premenstrual tension syndrome），是指生育年龄妇女在月经周期的黄体期，表现出一系列生理和情感方面的症状，如烦躁易怒、失眠、紧张、压抑及头痛、乳房胀痛、颜面水肿等，影响妇女的正常生活和工作。其症状与精神和内科疾病无关，在月经来潮后自行缓解恢复到没有任何症状状态。当有严重证候出现如抑郁、精神心理障碍时称为经前期焦虑症（premenstrual dysphoric disorder）。

其病因及发病机制迄今仍不明确。可能是由于排卵引发的一系列复杂神经内分泌反应的结果，也可能与卵巢类固醇激素、前列腺素、内源性阿片肽等中枢神经递质有关等。社会心理因素对经前期综合征发生也有一定的影响，但相关研究不足。PMS 临床表现多种多样，总体分为精神症状（焦虑、抑郁）和身体症状（水钠潴留、疼痛、肠痉挛、乏力、易疲劳）两大类。部分患者表现为慢性病加重，如变态反应性疾病、哮喘、癫痫等。诊断无特异性临床症状和实验室指标。一般根据症状与月经周期关系判断。需满足以下三种情况方可诊断：①特殊而短暂的与月经有关的症状，发生于黄体期而消失于增生期；②这些症状周期性重复地出现；③症状严重影响生活。PMS 的一般治疗包括精神安慰疗法、生活方式改变、补充维生素和微量元素等。药物治疗主要包括黄体酮、口服避孕药等抑制排卵药物和 5- 羟色胺抗抑郁剂，其他有前列腺素抑制剂甲芬那酸等。对于严重且顽固的 PMS，卵巢切除治疗是最后一种方法，很少采用。

四、空蝶鞍综合征

空蝶鞍综合征（empty sella syndrome，ESS）主要是由于先天性蝶鞍横隔缺损或垂体萎缩，导致垂体窝空虚，蛛网膜下腔在脑脊液压力冲击下突入蝶鞍内，蝶鞍即扩大，垂体受压而产生一系列症状。

其病因至今尚未完全阐明，可原发于先天性蝶鞍横膈缺损、遗传因素、免疫机制、多胎妊娠期间垂体增大而产后缩小故而留下腔隙，继发于鞍内肿瘤破坏，稀罕综合征、垂体瘤手术、放射治疗后等。头痛、视力下降和（或）视野缺损及内分泌功能紊乱为 ESS 三大主要临床表现，少数有意识紊乱、脑脊液鼻漏、尿崩等。当血泌乳素水平升高影响卵巢功能时可有闭经、溢乳、不孕。根据病史和临床症状可做出初步诊断。头颅 X 线片显示蝶鞍扩大，鞍壁光滑；气脑造影显示气体进入垂体窝内，呈片状阴影，有时出现气液平面，有助于与垂体瘤相鉴别；CT 扫描和 MRI 检查发现蝶鞍扩大，出现低密度脑脊液、垂体萎缩，这些影像学检查方法有助于进一步诊断。治疗上一般认为如症状轻微则无须特殊处理，但如有视力明显障碍者应行手术探查，必要时用人工鞍膈；如伴有内分泌功能低下，则酌情予以药物治疗，如泌乳素高，可给予溴隐亭治疗，如发生低促性腺激素性闭经，应给予激素替代治疗，希望生育应给予药物促排卵治疗等。

五、弗勒赫利希综合征

由于下丘脑组织受损，引起下丘脑 - 垂体 - 性腺轴和摄食功能障碍，从而出现闭经，生殖器官和第二性征发育不良及以肥胖为特征的一系列内分泌、代谢紊乱表现，称为弗勒赫利希综合征（Frohlich syndrome）。

本病主要由下丘脑、垂体及其周围组织的创伤、肿瘤或炎症等引起。中脑、第三脑室、下丘脑部位的肿瘤和炎症、垂体肿瘤、颈内动脉瘤、颈咽管肿瘤等是常见的病因，此外脑炎、脑膜脑炎、颅脑外伤也可引起。由于病变殃及丘脑下部腹内核等处，致使人体促性腺激素分泌减少，性激素的分泌也随之减少，造成生殖腺发育不全，同时由于下丘脑存在调节人体的食欲功能，使人体饥而食，饱而止，维持一定的正常体重。当下丘脑受病变影响时，饮食动态平衡被打破，患者出现进食无法抑制而肥胖。此病患者常在 10~20 岁发病，男孩多见。临床表现为短期内多食而肥胖、性发育不全或性功能减退，以及原发病症状（肿瘤引起者，可有头痛、恶心、呕吐、视神经受压等症状，颅脑外伤、脑炎、颅脑结核、梅毒等引发者有相关病史及症状）。此外其他症状包括食欲增加、嗜睡、智力下降、生长发育障碍、尿崩症等。根据病史、临床表现、性激素测定和影像学检查，典型病例不难诊断。无原发疾病者，诊断较困难。性激素测定提示促性腺激素水平和性类固醇激素水平均低。X 线检查、CT、磁共振检查可发现许多患者有颅内病变。治疗上主要针对原发病：肿瘤引起者，可行手术和（或）放射治疗；脑炎、脑膜炎引发者，给予抗病毒治疗；颅内结核引发者，给予抗结核治疗。同时性功能低下者，可予以性激素补充治疗。预后取决于原发病性质及性发育异常发现时间，本病如果早期发现是可以恢复一定的性功能和生育功能，成年后往往失去了治疗机会，多数预后不佳。

六、眼－口－生殖综合征

眼－口－生殖器综合征也称贝赫切特病（Behcet's disease，BD）或白塞病，是一种全身性免疫系统疾病，属于血管炎的一种。其可侵害人体多个器官，包括口腔、皮肤、关节肌肉、眼睛、血管、心脏、肺和神经系统等，主要特征为反复发作的虹膜睫状体炎、滤泡性口腔炎和会阴部溃疡。

BD 目前发病原因尚不完全清楚，现有资料认为病毒感染、自身免疫、慢性中毒、血或凝血系统缺陷、遗传因素及血纤维蛋白溶解活性缺陷等与本病的发生和发展相关。患者在各种发病原因的作用下出现免疫系统功能紊乱，免疫系统针对自身器官组织产生反应，导致器官组织出现炎症，产生破坏。特征性典型表现为：眼部出现虹膜睫状体炎，进而可表现为增殖性出血性视网膜炎及脉络膜炎、视神经炎、视神经萎缩等；口腔表现为复发性滤泡性溃疡，且与月经周期有关；生殖器突出表现为生殖器溃疡，大小不等；皮肤损害为各种结节性红斑、丘疹、水疱、毛囊炎、疖肿等。此外，还有全身性的血管炎、关节炎、脑组织局灶性软化、胃肠道黏膜溃疡等。本病是一种全身性疾病，缺乏组织学及实验室检查的特异性，诊断有一定的困难，需与系统性红斑狼疮、结核性关节炎、克罗恩病相鉴别。Barnes 将口、生殖器溃疡、眼部症状而后皮肤损害作为主要症状，而将胃肠损害、血栓性静脉炎、心血管损害、关节炎、神经系统损害和家族史作为次要症状，认为必须具备 3 个主要症状或 2 个主要症状和 2 个次要症状才能诊断本综合征。治疗上多采用药物治疗为基础的综合治疗，如适当休息，补充多种维生素，发作时可给予肾上腺皮质激素治疗，抗生素、输新鲜血或丙种球蛋白对治疗效果不良的患者可用嘌呤类代谢拮抗药局部对症处理。不同表现的患者预后不同，多数患者病情长期处于缓解－复发交替的状态，部分患者经有效治疗后能达痊愈。不治疗则预后差，严重者可导致失明、肠穿孔或死亡，需积极治疗。

七、DES 接触综合征（阴道腺病）

患者于胚胎期，其母亲曾使用过己烯雌酚（diethylstillbestrol，DES），或类似的合成雌激素，至青春期或 20 岁前，患者阴道壁表面或表皮下结缔组织内出现腺组织，称为 DES 导致的阴道腺病（adenosis vaginae），故即称为 DES 接触综合征。也有非 DES 导致的阴道腺病，不在本节论述。

正常的阴道壁和宫颈阴道部由鳞状上皮覆盖，一般无腺体组织存在，阴道壁出现腺组织被认为是胚胎时期副中肾管残余。一般认为与胚胎期母亲服用己烯雌酚有关，大量雌激素抑制未转化的副中肾管上皮活动增生，因而腺上皮不能转化为鳞状上皮，以后成为腺病，甚至由此发生肿瘤。多数患者无临床症状，若有症状主要表现为白带增多、阴道灼烧感、性交痛、性交出血等。妇科检查可见阴道红斑、溃疡、结节和息肉状突起，鸡冠状宫颈、宫颈外翻等特征。根据病史、临床表现和阴道镜检查结果，以及活组织检查可以确诊。详细询问母亲是否有孕期 DES 药物服用史，对有性生活患者可做阴道检查，也可触诊，检查阴道有无结节，砂粒样病灶等异常表现。阴道镜下可见白色上皮、红色斑点、镶嵌的血管网及不典型病变，碘染色试验可确定病灶范围，可给予活检也可定期随访。无症状者无须治疗，只需定期随访。治疗方法主要有以下几种。

（1）药物治疗：保持阴道高度酸性环境可促进鳞状上皮化生，采用局部坐浴、冲洗阴道，但效果不显著。

（2）化学治疗：如烧灼、冷冻、激光等，适用于病灶小且浅的患者。

（3）手术治疗：适用于黏膜下单个局限病灶，可采用手术完整切除病灶。对发现重度不典型增生或已恶变者，处理原则同阴道癌。

（4）其他治疗：滴虫、白念珠菌可刺激潜伏期阴道腺病转化为临床腺病，应及时治疗。

八、子宫阴道积水综合征

子宫阴道积水综合征（hydrometrocolpos syndrome）是新生女婴生殖道发育异常，并因受母体雌激素的刺激，引起子宫颈腺体分泌过量，致分泌物积聚在阴道所引起的一系列症状。

本病多由下生殖道先天发育异常（如阴道口被无孔处女膜或阴道横隔封闭等）、妊娠晚期母体及胎儿的血液中存在大量雌激素，以及胎儿在母体雌激素的作用下，来源于阴道壁的鳞状上皮和子宫颈管的柱状上皮分泌增多，以致阴道、宫颈、子宫等处的分泌物不能排出而积聚在阴道内所致。其表现为女婴烦躁不安、哭闹不止，可有尿潴留或尿失禁、呼吸急促、腹部膨胀，下腹部可触及囊性肿块，外阴可见有向外膨胀的薄膜。肛查：可触及直肠前有一囊性包块，穿刺可抽出大量白色乳状液体，也可能为血性液体，有时可伴有乳房肿胀及泌乳现象。女婴出生后不久出现哭闹不止、尿潴留，则应做腹部检查，如发现腹部有囊性肿块，应结合妇科检查，一般可确诊。治疗方法主要是通过手术解决下生殖道梗阻，使液体排出，症状迅速缓解消失。

九、Fitz-Hugh-Curtis 综合征

Fitz-Hugh-Curtis 综合征是盆腔感染合并肝周围炎，主要涉及肝包膜而无肝实质损害，在慢性盆腔炎患者中较为常见。

病原体主要是沙眼衣原体和淋球菌两种，通常认为是经子宫颈管上行性感染。途径有三种：宫腔操作引起子宫内膜炎、输卵管炎、盆腔炎甚至腹腔内感染，波及上腹部引起肝周围炎；自右旁结肠间隙经腹膜上行，后经腹膜淋巴回流而感染；血行途径，腹水中沙眼衣原体蔓延至腹腔。临床表现为急性下腹痛，间隔 1 周最多 2 周后出现持续右上腹痛，较剧烈，伴右肩胛部至右上腹部内侧放射痛，可有发热。肝周围炎时，可有右季肋区疼痛，局部压痛或叩击痛。波及同侧胸膜时可伴随相应症状和体征。实验室检查可见血 CRP 增高，但血细胞增多者少见，部分患者可有转氨酶和胆红素异常增高。根据特有症状及宫颈管查出沙眼衣原体，即可疑诊，CT 和 B 超可协助诊断，开腹或腹腔镜下观察肝表面和盆腔脏器的炎症表现或从其表面检出病原体方可确诊。

在治疗上主要是药物抗感染治疗。对沙眼衣原体治疗可选用四环素，500mg，4 次 / 天，口服，共 7 天；或 2g 静脉注射，5～7 天后改为口服，14 天为 1 个疗程。盐酸多西环素（强力霉素）：口服，首次 0.2g，以后 0.1g，1 次 / 天，共 7 天。阿奇霉素：口服，1g，顿服。药物治疗无效，右上腹持续疼痛，可在腹腔镜下行粘连分离术等，术后辅以抗生素。

十、生殖道畸形综合征

生殖道畸形综合征（female genital tract malformation syndrome，FGTMS）是一种副中肾管发育异常导致的先天性完全或部分输卵管、子宫或阴道发育障碍所引起的一系列

症状。通常合并有泌尿系统畸形（包括肾或一侧肾缺失）及脊柱和其他骨骼异常。

FGTMS 病因尚不清楚，可能与遗传因素或胚胎发育在 6～9 周时受某些致畸因素的影响导致副中肾管尾部发育受阻或停止，阴道板不能形成而出现子宫畸形和阴道异常。主要分为以下几类：①阴道异常。先天性无阴道、阴道闭锁或狭窄、阴道横隔、阴道纵隔。②子宫发育异常。子宫未发育或发育不全：先天性无子宫、始基子宫、实质子宫幼稚子宫；双侧副中肾管融合受阻：单角子宫、双角子宫、双子宫、纵隔子宫及重复子宫。③输卵管发育异常。输卵管未发育或发育不全、副输卵管、单侧或双侧各有 2 个发育正常的输卵管，均与宫腔相通。④卵巢发育异常。

其临床表现可有月经异常、经血潴留、性生活困难、不孕与不良生育史、异位妊娠及其他系统发育畸形所带来的症状。其诊断主要依靠病史和临床症状，染色体核型正常，妇科检查或三合诊可发现部分生殖畸形，可行 B 超、子宫输卵管造影、CT、磁共振以辅助诊断、必要时可行静脉肾盂造影，宫腹腔镜可明确诊断。治疗上针对患者畸形发生的部位及带来的临床症状进行个体化治疗，尽可能地通过手术纠正畸形，解决或缓解患者的症状，提高生活质量。

十一、阴道斜隔综合征

阴道斜隔综合征（oblique vaginal septum syndrome，OVSS）是指双子宫、双宫颈、双阴道、一侧阴道因有斜隔至完全或不完全闭锁的先天畸形及其所引发的一系列综合征。本征多数伴有阴道斜隔处于同一侧的肾及输尿管的缺如。OVSS 确切发病机制尚未明确，但目前国内外观点一致认为其与副中肾管异常有关。胚胎发育过程中，副中肾管由左右对称的双侧性管道，通过发育、融合、吸收，形成单一的子宫体、子宫颈和阴道，而输卵管仍保持左右各一。阴道斜隔综合征患者因各种因素导致双侧副中肾管融合失败，两侧各自发展或至其尾部时发育停止，未与泌尿生殖窦接触，因而形成本征。研究发现一侧中肾管发育异常可引起同侧副中肾管畸形发育，故而造成系列的肾、输尿管及子宫、阴道的畸形。Ovss 可分为Ⅰ型无孔斜隔、Ⅱ型有空斜隔和Ⅲ型无孔斜隔合并宫颈瘘管。

其临床表现主要与阴道斜隔的分型、斜隔闭锁的程度、斜隔侧子宫发育的情况及年龄有关。在青春期前通常无症状，月经初潮后出现症状，可有正常月经周期伴有进行性加重的痛经，经期长或阴道流液或流脓，阴道壁肿块（斜隔后阴道腔积血），盆腔肿块［宫腔积血和（或）输卵管积血，甚至出现腹腔内积血或盆腔内子宫内膜异位症］，如积血感染甚而形成阴道内积脓甚至盆腔积脓，并可表现出急性发作的腹痛、发热和呕吐。此外，如合并泌尿系统畸形还可表现为排尿困难、尿失禁等。

如果对阴道斜隔综合征没有概念认识，术前诊断几乎不可能。如果对此病有充分的认识，诊断并不困难。初潮后出现进行性痛经伴有经期长或阴道流液或流脓等临床特征的患者，应行妇科检查，可触及阴道壁囊肿或一侧穹窿消失。B 超可探及双子宫图像（个别有单宫颈子宫纵隔），一侧宫腔积血，表现为液性暗区。子宫输卵管造影可明确内生殖器情况及子宫畸形的类型。目前盆腔磁共振检查被推荐作为影像学诊断金标准。宫腹腔镜联合可对 OVSS 的生殖器官情况做出全面直观的评估。对于青春期女性一经确诊需尽早行阴道斜隔切除术，缓解症状和防止并发症的发生，并保留生育能力。宫腔镜下阴道斜隔切除术是最理想的手术方式，也是解除生殖道梗阻最有效而且简易的方法。宫腹腔镜联合手术可同时了解腹腔内子宫畸形状态、经血反流情况、输卵管积血程度、卵巢巧克力囊肿情况及盆腔子宫内膜异位等情况。

十二、肾上腺生殖综合征

由于肾上腺皮质类固醇激素合成中某一种酶先天性缺陷，导致其合成中某阶段受阻，受阻环节前激素积聚，受阻环节后各种类固醇激素合成障碍，相关激素减少或缺乏，造成性分化异常和代谢性紊乱性疾病，称为肾上腺生殖综合征（adrenogenital syndrome），又称肾上腺性征综合征。

女性患者性染色体为46，XX，卵巢和内生殖器分化正常。其病因为基因突变导致酶缺陷，为隐性遗传病。其临床主要表现为生长快、抵抗力低、男性性征发育、无女性性征，可有单纯男性化型、失盐型、非典型三种类型。在诊断方面若婴儿有外生殖器畸形伴高血压或呕吐、脱水、失盐等表现，小儿和青春期女性原发或继发男性化表现者，应考虑该病的可能。诊断依据除了临床表现外，还基于实验室检查依据表（39-1）。

表 39-1　先天性肾上腺皮质增生症的激素状况

酶缺陷	17- 酮类固醇	血浆代谢物	雄激素	醛固酮
20，22 裂解酶	↓↓↓	-	↓↓↓	↓↓↓
3β- 羟类固醇脱氢酶	↑↑	孕烯醇酮↑	雄烯二酮↑	↓↓↓
		脱氢表雄酮↑	脱氧表雄酮↑	
17α- 羟化酶	↓↓↓	黄体酮↑	↓↓	正常→↑
21- 羟化酶	↑↑↑	17- 羟孕酮↑	↑↑	↓↓
11β 羟化酶	↑↑	11- 去氧皮质醇↑	↑↑	↓↓

治疗上，有产前治疗的报道。孕妇治疗常用的药物是氢化可的松和地塞米松，取得一些疗效，但未见大范围研究报道。儿童期以维持正常的生长发育，并尽早纠正外生殖器异常；青春期应促进性腺发育，调整月经周期并恢复生殖功能。常使用的糖皮质激素有醋酸可的松、地塞米松、泼尼松等。女性患者外生殖器畸形大多需要手术整形。如患者已按男性抚养，可切除女性生殖器及阴茎成形术。

十三、纤维性骨营养不良综合征

纤维性骨营养不良综合征（McCune Albright symdrome，MAS）是一种少见的散发的先天性疾病，表现为皮肤色素沉着斑、多发性骨纤维发育不良和一个或多个内分泌腺体自主性功能亢进的三联征，是假性性早熟较常见的原因。

MAS病因尚不是十分清楚，现认为是胚胎早期体细胞突变所致，突变可涉及3个胚层：内胚层（甲状腺）、中胚层（肾上腺、骨）和外胚层（性腺、垂体），同时还涉及黑色素细胞。典型的MAS表现为皮肤咖啡色色素斑、骨多发性囊性纤维发育不良、一个或多个内分泌腺体自主性功能亢进。内分泌腺体最常见的是卵巢出现自主性地功能性滤泡囊肿，甲状腺是第二常见受累腺体。根据典型的临床表现可以诊断MAS，X线片可以发现骨骼病变。其治疗主要是抑制甾体激素合成，可采用的药物有酮康唑、达那唑、环丙孕酮、睾酮和芳香化酶抑制剂等。我国以前两种制剂为主，近来也有采用雌激素受体拮抗剂他莫昔芬。酮康唑用4～8mg/（kg·d），分2次，并应定期监测肝功能，症状消退后可停药。达那唑3～7mg/（kg·d），睡前顿服，并与螺内酯1mg/（kg·d）合用以对抗达那唑雄激素副作用。伴发甲状腺功能亢进时治疗与格雷夫斯病相同，但它无自身免疫改变，疗程不同，症状缓解时停药，复发时再用。

十四、苗勒管发育不全综合征

苗勒管发育不全综合征，即 MRKH 综合征（Mayer-Rokitansky-Küster-Hauser syndrome）是指表型和基因型为女性，女性第二性征正常，但表现为先天性完全或部分输卵管、子宫和（或）阴道发育障碍的综合征。青春期原发性闭经患者 20% 伴有子宫阴道发育不全。本征主要是由副中肾管发育障碍引起，可能为基因突变所致。

由于副中肾管发育障碍可发生在不同阶段，产生的生殖道畸形也不同，因此本征临床表现各异。有月经异常，甚至原发性闭经；经血潴留、周期性下腹痛；性交困难；不孕、流产、早产及合并其他器官畸形或异常，如泌尿系统畸形、骨骼系统畸形等。

根据病史及症状，加上妇科检查发现生殖道有畸形，诊断不难，还可进行超声检查、子宫输卵管造影、CT 检查及腹腔镜等以协助诊断。

无症状患者可以不需要治疗。幼稚型子宫可给予适量的雌激素以促进子宫的生长发育，对于子宫阴道畸形可进行矫形手术。

十五、库蒂斯综合征

库蒂斯综合征（Curtius’ syndrome）是指患者由于某种因素，使大脑间脑系统各部分的自主神经功能紊乱，从而引起体质性血管不安及卵巢功能不全的一组症状。本征可能是由于间脑垂体的血管具有遗传性的调节障碍，从而使大脑间脑系统各部分的自主神经功能紊乱。

临床表现：①体质性血管不稳定表现（如手足厥冷、肢端发绀、红斑、四肢感觉异常、眩晕、习惯性头痛和血管神经性水肿等）；②卵巢功能不全表现（如无月经、月经不调、月经过多、生殖器发育不全等）；③其他症状有血管紧张性间歇性跛行、胃肠功能紊乱、习惯性便秘倾向等。

根据临床表现诊断本征并不难，但应排除其他疾病，如甲状腺功能障碍，器质性心脏病，胃、十二指肠溃疡，多囊卵巢综合征，特纳综合征，闭经－溢乳综合征，对抗性卵巢综合征等。

本病治疗上采用雌、孕激素治疗以调整月经和促使生殖器的发育。同时适当使用镇静药、镇痛药、谷维素和维生素 B_6 以调整自主神经功能紊乱。

十六、卵泡膜增殖综合征

卵泡膜增殖综合征（hyperthecosis syndrome）是指患者卵巢卵泡膜细胞增生的同时表现出女性男性化一系列症状和体征。目前病因尚未明确。本征的临床表现与多囊卵巢综合征相似，表现为月经稀发甚至闭经，伴有肥胖、男性化现象（如多毛、生须、喉结增大和不同程度的乳房萎缩、阴蒂肥大等），以及双侧卵巢增大。

其临床上有男性化表现，结合卵巢的病理学改变（卵巢间质中出现岛状黄素化卵泡膜细胞，与邻近卵泡无关）时可以确诊为卵泡膜细胞增殖综合征，因此可出现血中睾酮增高。

目前尚无特殊的治疗方法使其排卵或恢复正常月经。药物治疗可参阅多囊卵巢综合征。其症状严重，药物治疗无效者，可手术切除卵巢，术后行激素替代治疗，以维持和保证性发育。

十七、里吉综合征

里吉综合征（Satoyoshi’s syndrome）是指患者全身骨骼肌发作性、进行性剧痛和痉挛，伴有闭经、子宫发育不良、毛发脱落、糖代谢异常等内分泌紊乱及腹泻、吸收不良等一系列症状。其发病年龄在6～15岁。目前本征病因尚未明确。

本征典型的表现为由下而上依次发生的骨骼肌痛性痉挛，多数逐渐发生脱发（包括腋毛、阴毛）、腹泻和糖代谢障碍等表现；儿童期发病时患者的生长、发育可受影响，女性患者发生闭经和子宫发育不良；15岁以后发病的女性患者，其乳房和外生殖器多无异常。

根据临床表现、结合骨骼X线征（长骨骨骺线分离、变形或破坏，或骨骼变形）及胃肠道钡剂有黏膜萎缩等，诊断本征并不难。其治疗主要以对症治疗为主，尚无特效治疗方法。

十八、无法解释的经期延迟综合征

无法解释的经期延迟综合征（unexplained delayed menstrual period syndrome）是指发生于月经初潮或性生活初期及性生活方式有所改变时，出现经期延迟10～60天，随后出现子宫不规则出血等症状。其主要病因是精神因素。

其临床表现有焦虑、恐惧、不愉快或痛苦等精神症状，并出现闭经和不规则阴道出血、乳房胀痛及类似“早孕反应”。患者子宫大小正常，妊娠试验阴性。根据临床表现即可诊断本征。其治疗上主要是做好心理辅导，可不需要药物治疗。

（朱雪琼）

第二节　小儿与青少年产科综合征

一、HELLP综合征

HELLP综合征（hemolysis，elevated live enzymes，and low platelets syndrome，HELLP syndrome）以溶血、肝酶升高和血小板减少为特点，是妊娠期高血压疾病的严重并发症。1954年Pritchard首次提出HELLP综合征，1982年Weinstein对本病进行正式命名和系统描述。HELLP综合征多发生于妊娠晚期，产后较少见。

1. 发病机制　HELLP综合征主要病理改变与妊娠高血压疾病相同，如血管痉挛、血管内皮细胞损伤，血小板聚集和消耗，纤维蛋白沉淀和终末器官缺血等，但发展至HELLP综合征的启动机制不清。目前存在的几个假说包括母胎免疫失衡、胎盘激发的急性炎症反应、补体激活及随后血管生长因子调节异常、血管内皮损伤及血栓性微血管病。

2. 临床表现　HELLP综合征临床症状不典型，表现多样化，主要临床表现为右上腹部疼痛、恶心、呕吐、头痛、视觉异常、出血及黄疸。HELLP综合征患者的体格检查可以没有任何阳性体征。HELLP综合征的发生和妊娠期高血压疾病严重程度无一致性关系，85%的病例存在高血压，66%血压升高严重，但仍有15%患者无血压升高，所以临床上常因孕妇血压升高不明显而忽略本病。

3. 诊断　临床表现仅作为辅助诊断，实验室检查才是确诊的依据。诊断标准：①血管内溶血，外周血涂片见破碎红细胞、球形红细胞，胆红素≥20.5μmol/L（即1.2mg/dl），血清结合珠蛋白＜250mg/L；②肝酶升高，谷丙转氨酶≥40U/L或谷草转氨酶≥70U/L，乳酸脱氢酶水平升高；③血小板减少，血小板计数＜100×10^9/L。乳酸脱氢酶升高和血清结合珠蛋白降低是诊断HELLP综合征的敏感指标，常在血清未结合胆红素升高和血红蛋白降低前出现。

4. 鉴别诊断　HELLP综合征应注意与腹痛有关的疾病如胃肠炎、胆囊炎、胆石症、肾结石和肾盂肾炎等鉴别；与血小板减少有关的疾病如特发性血小板减少性紫癜、溶血性尿毒症性综合征和系统性红斑狼疮等鉴别；与黄疸有关的疾病如妊娠期急性脂肪肝、妊娠病毒性肝炎、妊娠胆汁淤积症等鉴别。

5. 治疗原则　在严密监护母儿情况下，积极治疗妊娠期高血压疾病。早期使用糖皮质激素，适当输注血小板等血制品，适时终止妊娠。

HELLP 综合征在按重度子痫前期治疗的基础上，其他治疗措施如下所述。

（1）有指征的输注血小板和使用肾上腺皮质激素。血小板计数：①>50×10^9/L 且不存在过度失血或血小板功能异常时不建议预防性输注血小板或剖宫产术前输注血小板；②<50×10^9/L 可考虑肾上腺皮质激素治疗；③<50×10^9/L 且血小板数量迅速下降或存在凝血功能障碍时应考虑备血，包括血小板；④<20×10^9/L 时分娩前强烈建议输注血小板。

（2）适时终止妊娠。①时机：绝大多数 HELLP 综合征患者应在积极治疗后终止妊娠。只有当胎儿不成熟且母胎病情稳定的情况下方可在三级医疗单位进行期待治疗。②分娩方式：HELLP 综合征患者可酌情放宽剖宫产指征。

（3）其他治疗：目前尚无足够证据评估血浆置换或血液透析在 HELLP 治疗中的价值。

二、仰卧位低血压综合征

仰卧位低血压综合征（supine hypotensive syndrome）是指妊娠晚期孕妇仰卧位时，出现血压下降甚至休克的一组综合征。当转为侧卧位后，症状减轻或消失。

仰卧位低血压综合征一般认为主要与孕妇体位有关。仰卧位时，妊娠晚期增大的子宫压迫下腔静脉，使下腔及盆腔内静脉回流受阻，回心血量减少，从而引起血压下降出现头晕、胸闷、恶心、呕吐、出冷汗、脉搏加快甚至休克的一系列表现。随血压下降胎儿也受影响，出现急性胎儿宫内窘迫表现。多胎妊娠、羊水过多等子宫异常增大的孕妇更易患本征。

一旦发生仰卧位综合征，要立即进行处理。如改变体位（侧卧位）或将子宫移位，剖宫产时发生应使产妇向左侧倾斜 10°～15°，尽快将胎儿取出。

三、双胎输血综合征

双胎输血综合征（twin-twin transfusion syndrome，TTTS）是单绒毛膜双羊膜囊（monochorionic twins，MCDA）双胎特有的严重的并发症，指通过胎盘间动－静脉吻合，血液从供血儿流向受血儿引起的一系列病理生理变化。TTTS 由 Herlitz 于 1941 年首先发现，1900 年德国学者 Schatz 提出 TTTS 是 2 个胎儿间发生输血所致。

TTTS 发病机制尚未完全明确。目前认为最主要的发病基础是胎盘间双胎血管吻合的失平衡。在单绒毛膜双胎中，血管吻合可以分为三种形式，包括静脉－静脉吻合、动脉－动脉吻合、动脉－静脉吻合。浅表动脉－动脉和静脉－静脉吻合允许双向血流，从而维持双胎间血流动力学平衡；而单纯深部动脉－静脉吻合由于缺乏浅表代偿性血管吻合，造成单向供受血流，从而导致双胎间发生严重血流动力学失衡。这种失衡可造成供血儿的血容量不足、少尿及羊水过少，受血儿的血容量负荷过重、多尿及羊水过多。

诊断：B 超是诊断 TTTS 的主要工具。1999 年，Quintero 等根据 TTTS 的严重程度，提出 TTTS 的超声诊断标准及分期方法。

（1）TTTS 的超声诊断标准：①单绒毛膜双羊膜囊双胎（早孕期超声诊断）；②羊水量差异：受血胎儿胎龄<20 周时，其最大羊水深度≥8cm，胎龄≥20 周时，其最大羊水深度≥10cm，而供血胎儿的最大羊水深度<2cm。

（2）TTTS 的 Quintero 分期：依据膀胱是否可见、脐血流是否异常、有无胎儿发生水肿或胎死宫内进行TTTS分期。Ⅰ期：供血胎儿膀胱可见；Ⅱ期：供血胎儿膀胱不可见；Ⅲ期：双胎中任一胎儿出现多普勒血流异常；Ⅳ期：双胎中任一胎儿发生水肿；Ⅴ期：双胎中任一胎儿或双胎均胎死宫内。

TTTS治疗方法如下所述。

（1）宫内治疗。①期待治疗：即不干预，又称保守治疗。一般对Quintero Ⅰ期TTTS胎儿进行期待治疗。75%以上的孕妇病情稳定或好转，10%～30%进展至更高期。②羊水减量术：指减少受血儿过多的羊水量。羊水减量术能够减轻羊膜腔和胎盘血管内的压力，改善胎盘的血流，并可能降低早产和羊水过多的发生率。③胎儿镜下激光消融术：目前，很多专家认为孕周<26周的情况下，胎儿镜下激光消融术是Ⅱ、Ⅲ、Ⅳ期最有效的治疗方法。激光术存在一些并发症，包括胎膜早破、早产、阴道出血和绒毛膜羊膜炎。④选择性减胎术：通常Ⅲ、Ⅳ期使用。

（2）分娩时机：TTTS的最佳分娩时机取决于疾病分期和严重程度、进展情况、干预效果和产前检查结果，可个体化建议分娩时机。

四、席汉综合征

席汉综合征（Sheehan syndrome）是由于产后大出血，长时间的失血性休克，使腺垂体组织缺氧、变性坏死，继而纤维化，最终导致腺垂体功能减退的综合征。席汉综合征不仅可以发生于阴道分娩者，也可发生于剖宫产术后。

腺垂体的代偿功能较强，即使组织坏死75%以上临床症状仍极轻微，只有当组织坏死超过90%时才有明显症状。腺垂体功能减退时，最敏感的是促性腺激素的分泌减少，其后影响促甲状腺激素和促肾上腺激素的分泌。典型表现为：在产后大出血休克后，最早为无乳汁分泌，然后继发闭经，即使月经恢复，也很稀少，继发不孕。性欲减退，阴道干燥。阴毛、腋毛脱落，头发、眉毛稀疏，乳房、生殖器萎缩，精神淡漠、嗜睡、不喜活动、反应迟钝，畏寒、无汗、皮肤干燥粗糙，食欲缺乏、便秘，体温偏低、脉搏缓慢、血压降低、面色苍白、贫血。

实验室检查：①垂体激素检测示促生长素、促卵泡激素、黄体生成素、促肾上腺皮质激素、泌乳素降低。②甲状腺激素检测示促甲状腺素、总三碘甲腺原氨酸、甲状腺素、游离三碘甲腺原氨酸、游离甲状腺素减低。③肾上腺激素检测：血皮质醇、尿皮质醇下降，空腹血糖降低。④性激素检测示雌激素、孕激素、黄体酮均降低。⑤血常规示血红蛋白、红细胞减少，血细胞比容下降。

影像学检查：①超声检测可见子宫萎缩，卵巢变小、无卵泡发育、也无排卵。②颅部X线显示蝶鞍无明显变化。③颅脑电子计算机断层扫描（computed tomography，CT）及磁共振成像（magnetic resonance imaging，MRI）显示垂体萎缩变小，MRI显示83%的患者虽然垂体影像可辨，但其密度显著减低，甚至在蝶鞍区显示空腔回声，称为“空状蝶鞍”。

根据甲状腺、肾上腺皮质、性腺等功能低下的具体情况，分别予以长期的激素替代疗法。①肾上腺皮质激素：口服可的松或氢化可的松，有水肿者，改用泼尼松或地塞米松。②甲状腺素片：一般在服用肾上腺皮质激素数天之后开始服用。③性激素：可采用人工周期疗法：青年患者口服己烯雌酚，最后5天加用黄体酮，停药3～7天后如月经来潮，可在出血后5天重复使用。有生育要求者，为促排卵可联合应用人绝经期促性腺激素（human menopausal gonadotropin，HMG）或人绒毛膜促性腺激素（human chorionic gonadotropin，hCG），效果良好。

（许张晔）

第三节　新生儿综合征

一、皮埃尔·罗班综合征

皮埃尔·罗班综合征（Pierre Robin syndrome）或称为腭裂－小颌－舌后坠综合征，目前病因尚不明确，以小颌骨、舌后坠为特征，主要表现为呼吸道受阻和呼吸困难，进而导致长期低氧血症。50%～70% 患儿伴有腭裂，可有吞咽困难。本病的呼吸道受阻程度有很大差异，轻症仅在仰卧位时有吸气性喘鸣，而在清醒或哭泣时，气道基本通畅，呼吸受阻，多无声嘶，其喘鸣声与喉源性不同。少数患儿伴心血管畸形，如动脉导管未闭、房间隔缺损、主动脉缩窄、右位心等。本病还可伴有眼缺陷、骨骼畸形、耳郭畸形、中耳内耳结构异常引起的耳聋、增殖体肥大、智力低下等。轻症气道阻塞者，取侧俯卧位，可减轻舌根下坠程度而缓解症状。严重呼吸困难时先行气管插管，然后行外科舌悬吊术和下颌骨修复术。

二、胎粪吸入综合征

胎粪吸入综合征（meconium aspiration syndrome，MAS）或称胎粪吸入性肺炎，是产前或产时发生的最常见的吸入性肺炎。由于胎儿在宫内排出胎粪污染羊水，宫内或产时吸入被胎粪污染的羊水而出现新生儿呼吸困难。胎粪排出的机制尚不清楚，目前发现，其发生率随胎龄增加而增加。由于胎儿肺液的分泌量较大，一旦有胎粪吸入，多位于上气道或主气管。若因明显的宫内缺氧导致胎儿窘迫、出现喘息时，可使胎粪吸入至远端气道。吸入的胎粪会引起机械性梗阻、化学性炎症，使肺表面活性物质减少，导致肺不张、肺气肿、气漏、肺萎陷、化学炎症损伤等。上述多种变化将引起肺血管压力持续增高，即新生儿持续性肺动脉高压。

胎粪吸入综合征多见于足月儿或过期产儿。患儿出生后见指甲、皮肤、脐带、趾甲被胎粪污染，生后早期出现呼吸困难，可表现为发绀、呻吟不安、鼻翼扇动、三凹征和明显的气急、呼吸浅快。胸部体征有过度充气表现。听诊可闻及啰音。上述症状和体征于生后 12～24 小时随胎粪进一步吸入远端气道而更加明显。胸部 X 线片表现为肺斑片影伴肺气肿，由于过度充气使横膈平坦，重者出现肺萎陷，可出现气漏。血气分析显示低氧血症、高碳酸血症和代谢性或混合性酸中毒。气管内可吸出胎粪。

治疗方案主要包括：①产科处理和胎粪吸入综合征的预防。对母亲有胎盘功能不全、先兆子痫、高血压、慢性心肺疾病和过期产等进行产程的监护，必要时进行胎儿头皮血 pH 的监护。②清理气管内胎粪。对羊水污染且“无活力”（即无呼吸或喘息样呼吸，肌张力低下，心率＜100 次 / 分）的新生儿，应采用气管插管进行吸引清除胎粪，在气道胎粪清除前不能进行正压通气。③对症治疗。包括吸氧，必要时机械通气，纠正酸中毒，应用肺表面活性物质，抗菌药物等。

三、新生儿狼疮综合征

新生儿狼疮综合征（neonatal lupus syndrome，NLS）极少见，多发生于 Ro/SSA（抗干燥综合征 A 抗体，又称 Ro 抗体）（+）或 La/SSB（抗干燥综合征 B 抗体，又称 La 抗体）（+），母亲所生新生儿，以女婴多见。此病的发生主要是患系统性红斑狼疮的母亲体内的 Ro/SSA（+）或 La/SSB（+）经胎盘传进胎儿体内所致。抗体在新生儿体内可持续存在数周或数月。

患儿临床特点为：①暂时性皮肤狼疮样皮疹；②血液方面的改变，溶血性贫血，白细胞减少和（或）血小板减少，肝脾大等，库姆斯试验（Coombs text）阳性；③先天性心脏传导阻滞。皮疹是最常见的表现，其外表呈现盘状红斑，多分布于头面部、躯干及四肢，与皮肤界限清楚。皮疹多在生后几天出现，一般在6～12个月自然消退，消退后不留痕迹。血液系统损害多在出生或2个月内发生。最典型和最严重的表现是先天性完全性心脏传导阻滞。心脏各型传导阻滞均可见，而且是永久性损害。

新生儿狼疮综合征除了心脏损害外，病程多呈自限性，有血液系统损害者可酌情应用糖皮质激素或静脉注射丙种球蛋白，伴皮疹和先天性心脏传导阻滞者预后较差。

四、新生儿呼吸窘迫综合征

新生儿呼吸窘迫综合征（neonatal respiratory distress syndrome，NRDS）为肺表面活性物质（pulmonary surfactant，PS）缺乏所致，多见于早产儿，生后数小时出现进行性呼吸困难、发绀和呼吸衰竭。病理上出现肺透明带膜，又称肺透明膜病。其病因包括早产儿、糖尿病母亲婴儿、剖宫产婴儿、围生期窒息、重度RH溶血病、SP-A基因变异及SP-B基因缺陷。肺表面活性物质缺乏时肺泡表面张力增高，肺泡逐渐萎缩，引起肺不张，发生缺氧、酸中毒，肺小动脉痉挛，肺动脉压力增高，导致动脉导管和卵圆孔开放，血液由右向左分流，缺氧加重，肺毛细血管通透性增加，血浆纤维蛋白渗出，形成肺透明膜，使得缺氧、酸中毒加重，造成恶性循环。

NRDS主要见于早产儿，生后不久出现呼吸急促、呼气性呻吟、吸气性三凹征，并且进行性加重，继而出现呼吸不规则、呼吸暂停、发绀、呼吸衰竭。肺部查体呼吸音减弱。血气分析示$PaCO_2$升高、PaO_2降低、BE（碱剩余）负值增加。可根据胸部X线检查典型毛玻璃样改变及支气管充气征而做出诊断。该病的并发症有新生儿持续性肺动脉高压、动脉导管未闭、肺部感染、支气管肺发育不良、肺出血、颅内出血等。

如果不给予治疗，患儿可因进行性缺氧和呼吸衰竭而死亡，存活者出生后2～4天病情开始改善。目前的治疗方案包括支持治疗、PS代替疗法、氧疗及辅助通气。此外，预防治疗也是重要的部分。预防包括产前预防和产后预防。产前预防包括：①有极早产高危因素的孕妇应该转运至具备诊治NRDS经验的围生中心。②妊娠23～34周且有早产高危因素的孕妇产前均应给予单疗程类固醇激素治疗。③孕周<33周，第1疗程产前激素应用已超过2～3周且出现另一个产科指征时应给予第2疗程的产前激素。④足月分娩前需进行选择性剖宫产者也可考虑产前应用激素。⑤对孕周<37周、胎膜早破的孕妇应给予抗生素治疗以减少早产的发生。⑥临床医生应考虑短期使用宫缩抑制剂，使孕妇可以完成1个疗程的产前激素治疗和（或）分娩前转运至围生中心。产后预防包括：对于<27周出生的早产儿，出生后半小时内在产房给予婴儿PS以预防NRDS的发生或减轻其症状，多用于产前孕母未做预防的婴儿。有自主呼吸的患儿使用面罩或鼻罩持续正压通气（continuous positive airway pressure，CPAP），压力至少为4～5cmH_2O。

五、新生儿咽下综合征

新生儿咽下综合征（swallowing syndrome）在新生儿期常见，主要特点为出生后即出现呕吐，进食后呕吐加重，呕吐内容物为羊水，也可带血，持续1～2天后多自愈。在分娩过程中，若胎儿吞入羊水量过多，或吞入被感染或被胎粪污染的羊水，或吞入较多含有母血的羊水，可刺激新生儿的胃黏膜，引起呕吐。

该病多见于有难产史、窒息史或过期产史的新生儿。患儿常于生后未开奶已开始呕吐，呕吐物呈泡沫黏液样，有时带绿色，有时含咖啡色。开始喂奶后呕吐加重，进奶后即呕吐。但一般情况正常，无呛咳，无发绀，胎便排出正常，有时可排出黑便。通常 1～2 天将咽下的羊水或者产道内容物及血液吐净后，呕吐即停止。

一般不需要治疗，吞入液体吐净后，1～2 天自愈。若呕吐严重可用 1% 碳酸氢钠溶液洗胃，洗 1～2 次后，呕吐即停止。

六、婴儿猝死综合征

婴儿猝死综合征（sudden infant death syndrome，SIDS）为看似健康的婴儿在睡眠中突然发生的意外死亡。目前仍认为本病是遗传因素与环境因素共同作用的结果。引起猝死的诸多高危因素中，俯卧位睡眠是增加婴儿猝死综合征发生率的最令人信服的证据。婴儿猝死综合征的诊断是通过排除法，死亡的其他原因如感染、电解质紊乱、遗传代谢性疾病和儿童虐待等在诊断前必须排除。

预防婴儿猝死综合征的建议为：①提倡仰卧位，避免婴儿俯卧位或侧卧位睡眠。虽然已经证实俯卧时有较大的肺容量，可增加通气 / 灌流比例，改善胸腹同步和呼吸肌张力，增加睡眠时间，降低能量消耗，从而改善氧合和功能残气量，但是这些优点主要体现在需要供氧的婴儿，特别是新生儿重症监护病房的危重患儿，对于不需要供氧的患儿优点不明显。②使用较硬的床面，避免柔软的床上用品以防婴儿面部被柔软的物品包裹或盖住。③避免妊娠期吸烟和婴儿被动吸烟。④推荐母婴同室，但非同床睡眠，尤其是对于出生后 20 周内的婴儿。⑤使用安慰奶嘴。⑥避免婴儿过热。

七、新生儿撤药综合征

新生儿撤药综合征（neonatal drug withdrawal syndrome，NDWS）又称新生儿戒断综合征（neonatal abstinence syndrome，NAS），指妊娠期妇女因疾病需要或某种嗜好而长期或大量服用镇静药、麻醉药、镇痛药或致幻药，以致于对药品产生一定程度的依赖。新生儿由于出生后血中药物浓度逐渐降低，从而出现一系列神经系统、呼吸系统和消化系统的症状和体征。引起孕妇成瘾的药物大致分为阿片类药物，如吗啡、美沙酮；中枢神经系统抑制药物，如苯巴比妥、丙米嗪；迷幻药，如麦角酸二乙酰胺；中枢神经系统兴奋剂，如苯丙胺等。以上成瘾药物均是作用于中枢神经系统方面的药物，具有水溶性和脂溶性的双重特性，容易通过胎盘，也易通过胎儿的血脑屏障进入胎儿脑组织。妊娠期用药越早，用药时间越长，剂量越大，或使用多种成瘾剂，对胎儿的有害影响也越大，可导致新生儿胎粪吸入综合征、宫内窘迫、窒息、猝死综合征，使新生儿围生期死亡率升高且存活的患儿可有智力及行为发育障碍等。

新生儿撤药综合征的发病时间和持续时间与多种因素相关，包括了母亲的用药种类、剂量、用药时间的长短、末次用药距离分娩的时间等。患儿的临床表现缺乏特异性，但其共同特点表现为中枢神经系统、消化系统、呼吸系统、循环系统和自主神经方面的症状和体征。患儿的中枢神经系统处于兴奋状态，表现为颤抖、易激惹、睡眠困难、高音调哭声、肌张力增高、角弓反张等。消化系统表现为胃肠功能失常、吃奶差或食欲亢进，不协调，反复不断吮吸和吞咽动作等。呼吸系统表现为加快但无呼吸困难、呼吸暂停。循环系统表现为心动过速或者过缓，血压升高。自主神经方面表现为多汗、鼻塞、频繁打哈欠和喷嚏、流涎、皮肤发花或肤色潮红等。该病根据临床表现分为 3 度：①轻度，稍有异常；②中度，刺激时出现症状；③重度，安静时也有症状。本病临床无特异性，容易误诊，母亲病史，特别是孕期用药史对诊断帮助较大。临床上主要通过母亲病史、临床症状和体征、高效液气相色谱仪、脑电图等进行诊断。

根据起病的早晚、病情的轻重及疾病的进展来制定治疗方案。一般在症状出现前不给予治疗。病情轻度、中度都不需要药物治疗，重度需要药物治疗。治疗开始前需了解药物的毒副作用、新生儿是否能够接受等。药物选择需要针对撤药类型，一般选择与母亲成瘾药同源的药物，如对使用阿片类首先为阿片酊或美沙酮，对使用镇静催眠药首先为苯巴比妥等。需严密观察并且记录症状改变情况，正确评定疗效。症状控制后调整剂量，逐渐减量及停药，但需继续观察，防止复发，定期随访。

八、婴儿捂热综合征

婴儿捂热综合征（infant muggy syndrome，IMS）是冬春季节1岁以下婴儿由于过度保暖或捂闷过久所致的以缺氧、高热、大汗、脱水、休克、抽搐、昏迷等为主要表现的症候群。多器官功能障碍综合征（multiple organ dysfunction syndrome，MODS）是其常见并发症，致死率及致残率均较高。由于捂热或蒙被造成的缺氧及因高热、大汗所致的有效循环血量减少、组织低灌注和微循环障碍、细胞线粒体功能障碍、溶酶体破坏，使全身组织细胞呈缺血缺氧性损伤，电解质紊乱，继而导致脑、心肌、肝、肾、消化道、血液等多脏器功能衰竭甚至死亡。

目前针对捂热综合征并没有特效治疗措施，故重点在于防治。对孩子切不要包裹得太紧、太厚，尤其是夜间睡眠时，保暖过度和缺乏新鲜空气易出现捂热综合征。可采用以下措施：①婴儿出生后尽可能单独睡，可将小床或摇篮放在大人床边；②不宜让婴儿口含奶头睡眠于母亲腋下，可防范乳房堵住口鼻，或呛咳后窒息、缺氧等严重不良后果；③婴儿睡眠时，应将其棉衣棉裤脱去，给予松软、厚薄适度棉被，不可将被盖过头。若婴儿出现捂热的症状，应赶快将患儿移出被窝，放置于空气新鲜的地方，改善缺氧状况。如婴儿同时高热，可松解衣服，减少包裹，更换湿衣服，擦浴，物理降温等，禁用退热药物，以免出汗过多加重虚脱。同时拨打医疗求救电话，立即送医院进行诊治。

（朱敏丽　陈尚勤）

第四节　小儿与青少年计划生育相关综合征

一、避孕药后闭经综合征

避孕药后闭经综合征（post-pill amenorrhea syndrome，PAS）泛指停用各种外源性甾体激素后的下丘脑-垂体-卵巢轴功能紊乱，出现以闭经为主要表现的临床症候群，又称为过度抑制综合征、口服避孕药后排卵抑制综合征。

停用避孕药后闭经的确切机制目前尚不清楚，卵巢早衰、高泌乳素血症、下丘脑失敏（对氯米芬缺乏反应）、神经性厌食、消瘦和心因性疾病可能是发生的原因。口服避孕药引起的下丘脑-垂体功能的过多抑制是导致该综合征的主要原因。PAS常表现为闭经、月经稀发、月经量少、溢乳，部分患者可有恶心、头晕、头痛、乏力、色素沉着、白带增多、腓肠肌痉挛引起下肢疼痛等症状。实验室检查可见雌激素、孕激素、FSH、LH均处于低水平，部分患者合并卵巢早衰或血泌乳素水平升高。

PAS诊断主要根据育龄妇女服药前月经正常，停服避孕药后无排卵，出现上述症状。

雌激素、孕激素、FSH、LH 均处于低水平。垂体兴奋试验阳性，但缺乏高峰或峰值小于基础值 5 倍。

PAS 治疗目的在于恢复下丘脑－垂体的敏感性，恢复排卵和正常的月经周期。可选用雌孕激素序贯周期治疗，小剂量雌激素周期治疗，枸橼酸氯米芬、人绝经促性腺激素（human menopausal gonadotropin，HMG）、人绒毛膜促性腺激素（human chorionic，gonadotropin，hCG）等促排卵治疗。有溢乳或高泌乳素血症者可选用溴隐亭。避孕药后闭经综合征有自愈倾向，停用避孕药 2 年内，除外平行出现的卵巢早衰和垂体腺瘤患者，99% 患者可自行恢复排卵和自然月经周期，如经合理治疗，可使这一恢复过程提前，经过 3～5 个月治疗，几乎所有患者可恢复排卵和正常月经周期。

二、流产后子宫病综合征

流产后子宫病综合征（post abortive metropathic syndrome）指育龄妇女在自然流产、药物或人工流产后阴道出血已经停止，随后出现不明原因的阴道出血、子宫增大、子宫颈变软等症候群，称为流产后子宫病综合征或流产后功能性子宫出血综合征。

PAS 病因和确切发病机制目前仍不清楚。可能与下丘脑－垂体－卵巢轴功能紊乱，子宫内膜炎症反应，胎盘外滋养细胞凋亡后反应等有关。临床表现为阴道出血、失血性贫血。妇科检查可见子宫颈软，子宫体积稍大于正常非孕妇女，部分患者有轻微压痛。B 超提示子宫稍大，宫腔内可有积血或血凝块低回声，动态检查回声可出现动态变化或消失。

流产后阴道出血已停止或已恢复月经周期后出现不明原因的阴道大出血应考虑本病。患者有不同程度贫血，妇科检查无确切的生殖器官器质性改变。B 超或宫腔镜检查排除子宫器质性病变，诊断性刮宫排除胎盘残留和滋养细胞疾病，子宫内膜呈无排卵型功能性子宫出血的改变，则诊断成立。治疗方法主要有止血、调整月经周期和促排卵治疗。雌激素或孕激素止血可收到良好效果，诊断性刮宫可很快止血。口服铁剂或叶酸纠正贫血，必要时可输红细胞悬液。雌孕激素序贯或后半周期孕激素疗法可调整月经周期。氯米芬促排卵治疗。经过积极处理，临床症状和体征很快控制，复发少，预后良好。

三、人工流产反应综合征

人工流产反应综合征（reaction of artificial abortion syndrome）是指在实施人工流产时，受术者出现心动过缓、心律失常、血压下降、面色苍白、头晕、胸闷、大汗淋漓、四肢厥冷、甚至昏厥、抽搐等症状，又称人工流产综合反应或人工流产心脑综合征。

其确切病因和发病机制仍不是很清楚，可能是扩宫、吸宫、钳刮等剧烈机械性刺激引起迷走神经的兴奋性反应，释放大量的乙酰胆碱，作用于全身各器官，以心血管和胃肠道反应最为明显。其临床表现为操作过程中出现恶心、呕吐，心动过缓、心律失常、血压下降、面色苍白、头晕、胸闷、大汗淋漓、四肢厥冷甚至昏厥、抽搐等。可有明显的下腹痛，腰骶部酸胀痛，心电图为单纯性心动过缓。

人工流产中出现心动过缓或较基础心率下降 20 次 / 分以上，即可诊断。同时伴有上述症状，诊断依据更明确。治疗上若心率低于 70 次 / 分，立即给予静脉注射或肌内注阿托品 0.5～1.0mg。若心率低于 50 次 / 分或出现心慌、血压下降等症状应立即停止手术，静脉注射阿托品或异丙基肾上腺素 1.0mg 溶于葡萄糖溶液中静脉滴注。及时发现并给予正确治疗，该综合征可很快缓解消失。

四、流产后疼痛综合征

吸宫流产术后数小时，受术者发生恶心、

呕吐，下腹痉挛性疼痛，心悸，晕厥，脉搏增快，子宫增大并明显压痛，再次清宫可发现子宫腔内大量积血等，称为流产后疼痛综合征（post abortive pain syndrome，PPS）。

PPS发病原因尚不清楚，可能与人工流产手术释放的前列腺素有关。其临床表现为人工流产后腹痛、阴道出血，以及恶心、呕吐、心悸、头晕甚至昏厥等全身症状，血压多正常。妇科检查可见子宫增大，饱满，有明显压痛、举痛。阴道后穹窿穿刺可抽出不凝的淡血性液体。

人工流产术后数小时出现下腹痉挛性疼痛、恶心、呕吐、心悸、晕厥、脉搏增快。妇科检查示子宫增大伴明显压痛。B超提示宫腔内有较大的低弱回声，子宫体积增大，诊断即成立。一经确诊应及时再次清理子宫腔内积血，一旦清除干净，患者临床症状很快缓解消失，术后可应用子宫收缩剂加强宫缩，预后良好。

五、子宫腔粘连综合征

子宫腔粘连综合征（Asherman’s syndrome）是指患者在人工流产、中期引产或足月分娩中造成宫腔广泛粘连，导致闭经、继发不孕、再次妊娠流产等一系列症状。其主要原因是人工流产刮宫过度或产后流产后出血刮宫造成子宫颈、子宫内膜及肌层损害，和（或）有宫腔感染造成炎症性粘连。

此综合征主要表现为人工流产后、自然流产后及产后出血刮宫后，出现闭经、月经过少，伴或不伴周期性腹胀、腹痛。卵巢功能一般是正常的。黄体酮撤退试验为阴性，人工周期也无阴道出血。此外，还表现继发不孕或发生反复性流产、早产、死胎或胎盘植入等。

根据病史和临床表现，配合宫腔探针、宫腔碘油造影、宫腔镜检查可进行早期诊断。应除外妊娠、单纯内分泌紊乱引起的月经失调。本征应着重于预防，刮宫时避免过度吸刮、术前积极治疗感染，同时操作注意无菌。根据粘连的部位和严重程度采取适当的方法。单纯宫颈粘连及轻度宫腔粘连，使用探针或宫颈扩张棒即可分离。较重的宫腔粘连应行在宫腔镜下行宫腔粘连分离术，术后放入宫内节育器以防止再度粘连，同时可采用雌、孕激素人工周期治疗2～3个疗程。

（朱雪琼）

第五节　小儿与青少年遗传相关综合征

一、特纳综合征

特纳综合征又称先天性卵巢不发育，是一种性染色体异常疾病。患儿卵巢呈条索状纤维组织，无原始卵泡，也没有卵子，故缺乏女性激素导致第二性征不发育和原发性闭经。

特纳综合征是由于双亲之一的生殖细胞或受精卵在细胞分裂过程中发生不分离所致，主要有以下几种核型：①X单体型（45，XO），有典型临床表现。②X染色体缺失，如46，Xdel（Xp）、46，Xdel（Xq）。③等臂染色体，如46，X（Xqi），表型与X单体型相似，但约有1/5伴发甲状腺炎和糖尿病。④嵌合体，XO/XX，XO/XXX或XO/XY。其表型有很大差异，可以从完全正常到典型的X单体型表现。特纳综合征有其特殊的临床表现，包括身材矮小（通常身高在142～148cm）、骨骼异常（包括肘外翻、第四掌骨变短、短颈、高颚骨弓和桡骨远端变形及尺骨移位）、骨密度降低、第二性征不发育或发育不良、无乳房发育、外阴幼女型。特纳综合征临床诊断除根据主要临床表现外，B超可协助诊断。染色体核型检查是确诊依据。治疗上一般先促进身高，骨骺愈合后再用雌激素促使乳房和生殖器发育，预防骨质疏松，婚后辅助生育。生长激素疗法在促进身高方面疗效较为肯定，也有应用小剂量雄激素和药物替勃龙（含雌、孕、雄三种激素）促进身高取得效果的报道。总之应尽可能地延迟青春期的发育直至生长完全，避免过早应用雌激素促使骨骺早期愈合。需待骨骺愈合后再用雌激素促使乳房和生殖器发育。

二、XXX 染色体综合征

XXX 染色体综合征由 Jacobs 在 1959 年首先报道，故又称 Jacobs 综合征，是女性较常见的性染色体异常疾病，发生率在活产女婴中占 1‰。

其病因主要是由于正常或异常的卵母细胞或精母细胞在第一次或第二次减数分裂中未发生分离，多一条 X 染色体，呈 X- 三体。68% 的患者额外染色体来自母亲。与其他染色体三体征不同，大部分患者没有明显的临床表现，体态正常。约 70% 有正常月经，第二性征正常，智力、外貌也正常；30% 患者可有异常表现，主要表现为智力稍低、精神障碍、卵巢功能低下、子宫小、原发性闭经及不孕、乳房发育不良。其他征象有体矮、肥胖、眼距宽、斜视、高腭弓、内眦赘皮、先天性心脏病等。

具有上述临床表现者应疑诊 XXX 综合征，确诊依靠染色体核型分析。临床上有以下特征的患者应做染色体核型分析：低出生体重、头围减少、高龄父母、指（趾）弯曲、言语障碍、智商低于同胞或同龄对照组的平均值。

治疗上对性腺发育不全的患者可给予激素替代治疗。如果母亲为 47，XXX/46，XX 嵌合体，应在产前做羊水细胞的染色体检查。XXX 综合征患者多数可生育，且后代发生非整倍体的概率小于 5%，但产前诊断是必需的。对性腺发育不全的患者进行早期诊断、早期治疗可使其具备生育能力。

三、XY 单纯性腺发育不全

XY 单纯性腺发育不全由 Swyer 在 1955 年首先描述，故又称 Swyer 综合征，核型为 46，XY，但具有女性表型。

其病因一般认为是基因突变或异常表达所致，如 WT1 基因突变、SF-1 基因突变、SRY 基因突变、DAX-1 基因表达异常、SOX9 的缺失等。在胚胎早期睾丸不发育，中肾管缺乏睾酮刺激而未能向男性发育，副中肾管未被苗勒管抑制物质（Mullerian Inhibiting Substance，MIS）抑制而发育为输卵管、子宫与阴道上段，外生殖器不受雄激素刺激而发育为女性外阴。因此，其临床表现为生长和智力正常，女性外生殖器官，但发育幼稚，无阴毛、腋毛或稀少，乳房不发育，原发性闭经用人工周期可来月经。体内有条索状性腺，可见发育不全的子宫和输卵管。30%～60% 可产生性腺肿瘤。实验室检查成年后的血清促性腺激素水平升高，雌激素水平低下，而睾酮水平可能高于正常女性，骨密度显著低于正常。诊断主要依靠临床表现，染色体核型。B 超可了解有无子宫及其发育情况。病理学检查可见条索状性腺无生殖细胞，还可发现性腺恶性肿瘤。需与完全性雄激素不敏感综合征和 46，XY17α- 羟化酶缺乏鉴别。治疗上因其性腺有恶变可能，一旦诊断，应给予切除性腺。肥大阴蒂予以整形修复，青春期开始行人工周期疗法。已有通过供卵和体外胚胎移植的助孕技术成功妊娠的报道。

四、雄激素不敏感综合征

雄激素不敏感综合征（androgen insensitivity syndrome，AIS）又称睾丸女性化综合征（testicular feminization syndrome），患者虽有睾丸形成，但因雄激素受体缺陷而导致体形及外生殖器的女性化异常发育。AIS 是一种 X 连锁隐性遗传综合征，患者染色体核型为 46，XY，以家族性患者中居多。

雄激素不敏感综合征发病的根本原因是雄激素受体（androgen receptor，AR）缺陷，导致男性生殖系统靶器官对雄激素无反应。雄激素受体基因定位在 Xq11～Xq12，该基因突变可引起 AR 缺陷［包括 AR 数量和（或）其生理功能的改变］，60%～70% 的病例缺乏雄激素受体。

根据组织对雄激素的不敏感程度的差异，分为完全性和不完全性两种。完全性雄激素不敏感综合征，出生时表型为女性，因而按女性抚养。青春期后原发闭经，乳房发育丰满，乳头发育欠佳，乳晕较苍白，阴蒂不大，阴毛呈女性分布但稀少，腋毛稀少多缺如，阴道为盲端且较短浅，无子宫及输卵管。两侧睾丸大小正常，位置不定，位于腹腔内、腹股沟、偶可在大阴唇内扪及，但以腹股沟部多见。青春期前睾丸外观正常，但至青春期生精小管萎缩，间质细胞增生，无生精能力。患者身材高，四肢长，婚后性生活尚满意，但没有月经，不能生育。不完全性雄激素不敏感综合征较完全性者少见，临床表现呈多样性，最常见的体征是重度尿道下裂。患者往往外阴性别模糊，表现为阴蒂肥大或短小阴茎，阴茎下往往有阴茎系带，阴唇部分融合，阴道极短或仅有浅表凹陷。至青春期可出现阴毛、腋毛增多的多毛征象，以及阴蒂继续增大等男性改变。乳房发育程度不一。

根据临床特征，AIS 染色体核型为 46，XY。青春期后血浆雄激素和促黄体生成素水平比正常男性高。hCG 刺激试验有血睾酮和血双氢睾酮的正常增加，有助于与其他疾病的鉴别。对于 AIS 按女性生活者原则上按女性处理，阴道不够长或狭窄应行适当延长或扩大。青春期前后予以切除睾丸。对于不完全雄激素不敏感综合征的患者，只有大剂量睾酮能使小阴茎增大至正常长度者，才能选择男性性别，并做生殖器矫形术。否则按女性抚养为宜，并做睾丸切除。

五、矮妖精综合征

矮妖精综合征（Donohue’s syndrome）是一种与严重胰岛素抵抗相关的遗传综合征，以身材矮小、奇特精灵样面容为特征，女性多见。

其发病原因可能是胰岛素受体基因突变导致胰岛素受体基因缺陷，从而引起胰岛素受体功能受损所致，属于常染色体隐性遗传，患者双亲常有血缘关系。

其临床表现为宫内发育期和新生儿期的发育迟缓、畸形、A 型胰岛素抵抗的特点（黑棘皮症、严重胰岛素抵抗、卵巢性的高雄激素血症）、多毛症、脂质营养不良、阴茎增大及新生儿期反复低血糖发作。根据双亲近亲婚配史及典型临床表现，可考虑本病。检查胰岛素受体基因改变，可进一步明确诊断。大部分患儿均因反复低血糖发作而在出生后 1 年内夭折，部分患儿可生存至青少年期。该患儿虽身材矮小，但智力发育正常。该病目前无特殊治疗方法，避免近亲结婚是减少本病发生的关键。此外可通过基因检测以确定是否携带致病基因，但由于基因突变发生率低，不作为常规检测，除非有此病家族史者可进行检测。

六、软骨发育不全

软骨发育不全（achondroplasia）是人类最常见的遗传性骨骼发育异常性疾病，约占活产新生儿的 1/15 000，由于软骨内成骨障碍，表现为严重的短肢畸形和侏儒。

软骨发育不全是一种常染色体显性遗传病，认为该病与成纤维细胞生长因子受体 3（FGFR3）基因突变有关。约 90% 的患者存在 FGFR3 基因 1138 位的 G → A 或 G → C 的转换，导致 FGFR3 蛋白跨膜区第 380 位的甘氨酸被精氨酸替代，FGFR 活性增强。软骨细胞 FGFR 表达酪氨酸激酶活性对调节长骨生长具有重要作用。软骨发育不全是全身性骨骼病，出生后即表现为：短肢畸形，身材呈不匀称性矮小，四肢短小，以上臂和股部最明显，躯干正常。成年男性平均身高为 118～145cm，女性为 112～136cm，智力正常。患者常有特殊面容和体态，头大、面部宽、前额突出、鼻梁低平、上齿槽和下颌骨突出、出牙正常。行走后见腹部前突、臀部后突、"O" 形腿。主要根据体征和 X 线做出诊断。X 线表现为颅骨顶部增大，而颅底和枕骨大孔较狭窄，管状骨变短，直径相对增大，密度增高，肌肉附着处的骨皮质增厚，干骺端明显增粗。一般患者可以存活，无智力改变，寿命正常。纯合子的患儿表现为重症，大多数常在 1 岁内死亡。出现脑积水者可有智力障碍。对于软骨发育不全的患者无特殊治疗，短期生长激素治疗可改善身高。

七、21- 三体综合征

21- 三体综合征又称先天愚型或唐氏综合征，是小儿染色体疾病中最常见的一种。活婴中发生率约为 1/700，约 60% 患儿在胎儿早期即夭折流产。

此病中 95% 是由于减数分裂时染色体不分离引起的 21- 三体性。按核型分析可以将本病分为 3 种类型。①标准型：核型为 47，XX（或 XY），+21，此型占全部病例的 90%～95%。其发生机制是亲代（多为母方）的生殖细胞在减数分裂时不分离所致。②易位型：占 2.5%～5%，多为罗伯逊易位，其中 D/G 易位最常见。多数核型为 46，XX（或 XY），-14，+t（14q21q），少数为 45，XX（或 XY），-14，-21，+t（14q21q）。另一种为 G/G 易位，形成等臂染色体 t（21q21q）或 t（21q22q）。③嵌合体型：占 1%～2%，即核型为 47，XX（或 XY），+21/46，XX（或 XY）。嵌合型是受精卵早期分裂过程中染色体不分离所致。

智力障碍为本病的主要症状，多为中至重度智力低下，一般智力较实际年龄落后 3 年左右，且随年龄增长，智力逐渐降低。患儿具有明显的特殊面容体征：眼距宽，鼻根低平，眼裂小，眼外侧上斜，有内眦赘皮，外耳小，硬腭窄小，舌常伸出口外，流涎多。生长发育迟缓及指（趾）畸形：身材矮小，头围小于正常，骨龄常落后于年龄，头发细软而较少。指（趾）畸形在本病中发病率较高，患儿手厚、宽、指短、小指内弯较常见，可有多指或指节缺如。本病患者箕形纹（手指指纹中的一种，外围有开口，如高山流水般的纹路，一般开口朝向同一只手小指方向的为正箕纹，反之为反箕纹）出现者约为 68%，一般为正箕纹，常为通贯手，ATD 角（从示指到小指基部依次定为 A、B、C、D 4 个点，将手掌基部靠近腕部一方的一个点确定为 T，以 T 为顶点形成一个夹角，通常小于 45°，ATD 角越小，智力越高）增大，蹲趾球部多出现胫侧弓形纹，足多宽、厚、第一与第二趾间距增宽。其他系统或器官发育异常：本病患儿可合并先天性心脏病。胃肠道畸形为本病较常见的畸形。这些先天畸形是本病新生儿期的主要死因。

21- 三体综合征主要依靠上述临床表现、核型分析后确诊。本病需与先天性甲状腺功能减低相鉴别，甲状腺功能减低在出生后即可有嗜睡，哭声嘶哑、喂养困难、腹胀便秘等症状，但该病无特殊面容，可检测 F4、TSH 及核型分析来鉴别。此病患儿预期寿命短，寿命长短取决于是否有并发症。处理上目前尚无有效治疗方法，对患儿应注意预防感染，如有其他畸形可以手术矫正。

八、13- 三体综合征

13- 三体综合征（Patau syndrome）发病率为 1/10 000～1/4000，患儿中女性明显多于

男性。

本征发生与母亲高龄有关，主要是双亲中一方的生殖细胞染色体在减数分裂时不分离，导致受精后的个体多一条13号染色体。按核型分析可以将本病分为3种类型。①标准型：约占80%，核型为47，XX（或XY），+13。②易位型：约占15%，通常以13和14号罗伯逊易位居多，患者有t（13q14q）易位染色体，核型为46，XX（或XY），-14，+t（13q14q）。③嵌合体型：约5%，13-染色体与正常染色体嵌合，核型为47，XX（或XY），+13/46，XX（或XY）。

本病畸形及临床表现较21-三体综合征严重。其主要征象是出生体重低，生长发育迟缓，智力低下。颅骨畸形通常表现为小头、眼球小，常有虹膜裂、鼻宽而扁平，2/3的病例有唇裂，并常有腭裂、耳郭畸形、颌小，常有多指、手指相叠盖，足部畸形可呈“摇椅底”足。其他征象：内脏畸形非常普遍，如先天性心脏病、多囊肾、肾积水、结肠异常旋转等。男性患儿可有阴囊畸形和隐睾，女性患儿可有阴蒂肥大，双阴道，双角子宫等。手指弓形纹多，远轴三叉点（手掌基部，大小鱼际之间的掌纹有1个三叉点），通贯掌。

本病诊断主要依靠临床表现，确诊需染色体核型分析。该病患儿大多在2～3个月死亡，极个别患儿活过儿童期。目前尚无有效治疗方法。一般对症治疗。对于高度怀疑者应在母亲孕期做羊水穿刺或脐血穿刺进行染色体核型分析明确诊断。

九、18-三体综合征

18-三体综合征又称爱德华综合征（Edwards syndrome），在新生儿中的发病率为1/8000～1/3500，女性明显多于男性，两者之比为4∶1。

由于减数分裂时染色体不分离所致18号染色体三体。按核型分析可以将本病分为4种类型。①标准型：约占80%，核型为47，XX（或XY），+18。②嵌合体型：约10%，核型为47，XX（或XY），+18/46，XX（或XY）。③双三体型：核型为48，XXX（或XXY），+18。④易位型，染色体断裂易位型造成的18号染色体的部分三体，包括D/E，E/G易位型。

本病临床主要征象为：患儿出生体重低，头面部及手足有严重畸形。头长而枕部突出、面圆、眼距宽、有内眦赘皮、眼球小、角膜混浊，鼻梁细长、嘴小，低位耳、下颌小、颈短，有多余的皮肤。手部畸形主要有：紧握拳，拇指横盖于其他指上，其他手指互相叠盖。指甲发育不全。手指弓形纹过多（6个以上）。其他征象：95%的患儿可合并先天性心脏病，腹部有脐疝、腹股沟疝，肾畸形和肾盂畸形也较常见。男性外生殖器畸形比较常见的是隐睾，女性大阴唇和阴蒂发育不良等；足跟突出，呈现摇椅底样足，马蹄内翻足。

根据典型表现可考虑本病，确诊主要依靠染色体核型分析。此病患儿预后不佳，由于多发畸形，使得患儿多于生后数周死亡。只有极个别患者活过儿童期。嵌合型患儿的存活期则比较长。本病无特殊疗法，主要是对症治疗。对于高度怀疑者应在母亲妊娠期行羊水穿刺或脐血穿刺进行染色体核型分析明确诊断。

十、5-P综合征

5-P综合征为第5号染色体短臂缺失，由于患儿哭声似猫叫，又称猫叫综合征（cat cry syndrome）。其原因在于患儿的喉部发育不良或未分化所致，发生率为1/100 000～1/50 000。

大多数患者是由于突变造成，多数表现为5p不同程度的缺失。染色体核型为46，XX（或XY），5P，缺失的关键片段为5p14或5p14。本病多为新发生的畸变。10%～15%源自父母的平衡易位携带者。其临床表现为出生时体重低，平均体重≤2500g，身高低于正常儿，平均头围为31cm。伴生长发育障碍及智能发育不全。最显著的特征是婴儿期有柔弱的、似猫叫的哭声。患儿颅、面发育不良，小头，圆脸，眼距宽，外眼角下斜，内眦赘皮，耳低位。1/3 病例可有先天性心脏病。

新生儿出生后即有猫叫声便应考虑本综合征，需做染色体核型分析确定诊断。预后较佳，多可活过儿童期，甚至活到成年。随年龄增长，喉肌发育改善，猫叫样哭声可消失。目前无有效治疗方法。注意护理，防止感染。双亲应做染色体检查，如双方之一是平衡易位携带者或嵌合体时，母亲再次妊娠时应在妊娠期做羊水细胞染色体检查。

（朱雪琼）

第六节　小儿与青少年妇科肿瘤相关综合征

一、癌症疼痛综合征

癌性疼痛（cancerous pain）指癌症、癌症相关性病变及抗肿瘤治疗引起的疼痛。癌症疼痛综合征（cancerous pain syndrome）指因癌症疼痛（简称癌痛）所带来的一系列症状。概括起来由以下三种因素所致：①肿瘤压迫或浸润神经；②抗肿瘤治疗；③肿瘤并发症或合并症引起的疼痛。本征可表现为躯体痛、内脏痛、神经性痛、暴发痛。与普通疼痛相比，癌性疼痛有以下几个特点：①疼痛比较剧烈；②疼痛持续时间比较长；③疼痛常伴随有患者的心理变化；④癌性疼痛不仅是一种症状，重度癌性疼痛属于肿瘤急症，需要立即治疗。

癌痛治疗一般采用 WHO 三阶梯镇痛（水杨酸类、对乙酰氨基酚、布洛芬、吲哚美辛等非激素类抗炎镇痛药类→可待因、右旋丙氧酚等弱阿片样镇痛药类→吗啡、二氢埃托啡等强阿片样镇痛药类）。三阶梯镇痛强调：按阶梯给药、尽量口服给药、按时给药、给药个体化和注意具体细节五项基本原则。其他还有一些方法可用来治疗或缓解癌痛，如中医药治疗、放射治疗止痛、神经阻断和神经外科止痛等。

二、梅格斯综合征

梅格斯综合征（Meigs syndrome）指卵巢纤维瘤（fibroma）患者伴发胸腔积液及腹水，但在肿瘤切除之后，胸腔积液和腹水可以相继消失的一组综合征。

对于病因学者们的认识尚有分歧，有盆腔炎症学说、肿瘤压迫、低蛋白血症、腹膜刺激、Selye 应激学说和全身性激素因子作用学说等。本征小儿也可发病。首先有卵巢肿瘤的表现，同时存在腹水和（或）胸腔积液的表现。如果进行胸膜腔或腹腔穿刺抽液后，液体能迅速增长，液体量与肿瘤大小之间无任何关系。但是，合并胸腔积液、腹水的肿瘤都较大，一般直径超过 10cm。胸腔积液常为单侧，也有双侧胸腔积液，有时腹水少而胸腔积液多，但也有相反的情况，胸腔积液与腹水的比重为 1.016～1.020，细胞数常在 400 个以下，蛋白质含量在 3g% 以上，量多少不一，多时可引起压迫症状与体征，肿瘤出血时，腹水可呈血性。患者可能出现腹痛、腹胀、咳嗽、胸闷、胸痛、气短、不能平卧、下肢水肿、尿失禁、体重减轻，也可发生阴道出血。

在明确患有卵巢肿瘤的基础上，如伴发有胸腔积液和腹水体征及 X 线征象时，应考虑本征的可能。活组织病理检查证实为卵巢纤维瘤，术后腹水、胸腔积液消失则可确诊。本征应与恶性卵巢肿瘤伴发胸腔积液和腹水（也称假梅格斯综合征）、癌性胸腔积液、心力衰竭、腹水、肝硬化腹水、结核性腹水等相鉴别。

对于本综合征，最根本的治疗方法是手术切除卵巢肿瘤，术后胸腔积液、腹水随即消失，症状和体征也减轻或消失。如胸腔积液、腹水产生过多，发生压迫症状时，可使用利尿药或穿刺放液。但应注意纠正蛋白质的大量丢失和水、电解质紊乱。

三、假梅格斯综合征

假梅格斯综合征（Pseudo-Meig syndrome）是指由于盆腔肿瘤伴发腹水和胸腔积液，并且肿瘤切除后腹水及胸腔积液仍不一定消失的一种综合征。本征发生腹水的原因多是伴发卵巢、输卵管、子宫等处的恶性肿瘤，尤其是发生有腹膜种植或转移者。腹水可经过膈孔或经淋巴到达胸腔，引起胸腔积液。本症临床表现与真性麦格综合征相似，但本症肿瘤不仅发生于卵巢，还可发生于输卵管、子宫或圆韧带的卵巢转移癌。切除肿瘤后，腹水和胸腔积液不一定消失。

诊断本征应首先具备诊断恶性盆腔肿瘤的临床表现，结合胸腔或腹腔穿刺阳性，即可诊断，但应与梅格斯综合征相鉴别。

本征的治疗原则为手术切除肿瘤。此外，根据肿瘤的性质，可在术前、术后进行放疗及化疗。

四、类癌综合征

类癌是一种组织结构与癌相似的嗜银细胞瘤。90% 以上的类癌发生于胃肠道，卵巢成熟畸胎瘤类癌变可发生类癌综合征（carcinoid syndrome）。类癌综合征指因类癌组织分泌 5-羟色胺（5-HT）、缓激肽、组胺等多种血管活性物质，引起皮肤、胃肠道、呼吸系统及心脏损害而产生面颊潮红、腹泻、支气管哮喘发作及心脏瓣膜损害的一组复杂的临床症候群。此征任何年龄均可发病。

此症诊断较困难。如出现其他症状，如不能解释的严重腹泻、皮肤阵发性潮红或哮喘、肝大时，应考虑此征的可能性。本症需与系统性肥大细胞增生症、更年期面颈部潮红、特发性面潮红病及肝硬化的面颈部潮红相鉴别。

类癌无肝脏转移时，病灶切除可获根治，肝转移后则不宜手术治疗。控制腹泻可采用 5-HT 拮抗剂或 5-HT 合成抑制剂。α-肾上腺素能阻滞剂可减轻潮红发作，吩噻嗪类药物如氯丙嗪也能控制潮红发作。H_1 受体拮抗剂与 H_2 受体拮抗剂联合应用，能使潮红基本消退。肾上腺皮质激素对一些患者减轻潮红有效。异丙肾上腺素对控制哮喘有效。环磷酰胺与 5-氟尿嘧啶联合抗癌治疗，可使转移至肝的瘤体缩小。

五、卵巢畸胎瘤继续生长综合征

卵巢畸胎瘤继续生长综合征（ovarian growing teratoma syndrome，GTS）是描述起源于卵巢的恶性生殖细胞肿瘤在化疗中或化疗后，逆转为成熟畸胎瘤并持续存在或继续增长的现象。GTS 发生率极低，发病机制仍有待研究。GTS 生物学行为属良性，但仍可产生一些并发症，如肠梗阻、胆道梗阻、输尿管梗阻、血栓静脉炎、白血病甚至恶变。GTS 的诊断主要根据 3 个标准：①化疗期间或化疗后，临床或影像学检查表明转移灶继续增大；②之前升高的血清肿瘤标志物恢复至正常范围；③组织学上，转移灶完全由成熟畸胎瘤成分组成，无恶性细胞存在。

原发肿瘤的治疗选择主要取决于患者的年龄、生育情况及肿瘤类型，对于年龄较大、无生育要求、肿瘤恶性程度较高者，多采取扩大根治术；而对年龄小、仍有生育要求或肿瘤恶性程度较低的患者，一般采取保留生育功能的手术（单侧附件及肿物切除）。GTS 预后良好，但仍有产生严重并发症及继发恶性肿瘤的风险，故需严密随访，长期影像学与肿瘤标志物监测是主要的随访手段。

（朱雪琼）

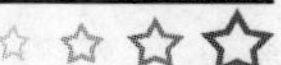

参 考 文 献

曹缵孙，陈晓燕，2003. 妇产科综合征 . 北京：人民卫生出版社：139，263-298，310-330.

曹泽毅，2010. 中华妇产科学 . 北京：人民卫生出版社：330-345，501-508.

李文益，翟琼香，2005. 小儿遗传与遗传性疾病 . 广州：广东科技出版社：11-16.

邵肖梅，叶鸿瑁，丘小汕，2011. 实用新生儿学 . 第 4 版 . 北京：人民卫生出版社：347-351.

颜纯，王慕逖，2006. 小儿内分泌学 .2 版 . 北京：人民卫生出版社：348-374.

Abildgaard U, Heimdal K, 2013. Pathogenesis Of the syndrome of hemolysis, elevated liver enzymes, and low platelet count (HELLP). Eur J Obstet Gynecol Reprod Biol, 166(2): 117-123.

Simpson LL, 2013. Twin-twin transfusion syndrome. Am J Obstet Gynecol, 208(1): 3-18.

Cree-Green M, Rahat H, Newcomer BR, et al, 2017. Insulin resistance, hyperinsulinemia, and mitochondria dysfunction in nonobese girls with polycystic ovarian syndrome. J Endocr Soc, 1(7): 931-944.

Pasquali R, 2018. Contemporary approaches to the management of polycystic ovary syndrome. Ther Adv Endocrinol Metab, 9(4): 123-134.

Bahrami A. Avan A, Sadeghnia HR, et al, 2018. High dose vitamin D supplementation can improve menstrual problems, dysmenorrhea, and premenstrual syndrome in adolescents. Gynecol Endocrinol, 34(8): 659-663.

第40章
小儿与青少年妇科麻醉

小儿及青少年根据年龄分为新生儿期（出生到未满28天）、婴儿期（1个月至不满1周岁的小儿）、幼儿期（1岁至不足3岁的小儿）、学龄前期（3～6岁）、学龄期（6～12岁）、青春期（从儿童时期过渡到成年期的发育时期）。年龄越小，与成人的差异越明显，麻醉与成人的差异也越大，至10～12岁才逐渐接近成人。小儿妇科麻醉，应根据小儿解剖、生理及药理学特点针对性地用药和运用麻醉技术，保障患儿安全。

第一节　小儿麻醉解剖与生理学基础

一、循环系统

出生后卵圆孔和动脉导管闭合，心室尤其是左心室做功明显增加，6周后逐渐达到正常水平。因此，新生儿期左心处于超负荷状态，面临心力衰竭的威胁。新生儿心肌原纤维排序杂乱，数目较成人少50%，可收缩体积明显小，心室顺应性低，心脏舒张末期容积和每搏量增加的能力有限，要显著改变心排血量主要通过改变心率。心率随着出生后年龄的变化而变化。婴儿期心率在出生后前2个月加快，以后在整个儿童期逐渐减慢，至12岁时与成人相近。小儿随着年龄增长，血压逐渐升高。新生儿期收缩压约为60mmHg，舒张压约为35mmHg，这一压力可有较大波动。按年龄计算血压公式：收缩压 = 年龄 ×2+80mmHg，此值的1/3～1/2为舒张压（表40-1）。小儿血压的精确测量取决于正确选择袖带尺寸，正确的袖套宽度应是上臂长度的2/3。袖套宽，血压读数低；袖套窄，则血压读数高。

表40-1　小儿的血流动力学参数

年龄	心率（次/分）	心每搏量（ml）	血压（mmHg）	
			收缩压	舒张压
新生儿	133 ± 18	5 ± 5	67 ± 3	42 ± 4
6个月	120 ± 20	7 ± 2	89 ± 29	60 ± 10
12个月	120 ± 20	12 ± 3	96 ± 30	66 ± 25
2岁	105 ± 25	17 ± 6	99 ± 25	64 ± 25
3岁	101 ± 15	21 ± 6	100 ± 25	67 ± 23
5岁	90 ± 10	28 ± 8	94 ± 14	55 ± 9
12岁	70 ± 17	54 ± 4	109 ± 16	58 ± 9
23岁	77 ± 5	86 ± 6	122 ± 30	75 ± 20

二、呼吸系统

胎儿一旦娩出，其呼吸器官必须尽快接替胎盘功能以保证组织氧供，排出肺内液体。经阴道分娩时产道压力达到 70cmH_2O，胎儿肺内液体 2/3 已被挤出，其余液体将在 24 小时内经肺内淋巴系统吸收和血管系统排出。剖宫产时因缺少这一挤压过程，肺内液体吸收时间拖长，因而常有短时间的呼吸功能不足。由于缺氧、寒冷、CO_2 蓄积、钳夹脐带等刺激，第一次吸气肺泡张开需要较大的压力（40～80cmH_2O），常哭泣后产生规律连续的呼吸运动。最初几次呼吸肺泡张开，所需压力较大，这是新生儿功能残气量（functional residual capacity，FRC，正常为 35～60ml）建立的基础。随着 FRC 的建立，呼吸道开放的压力可以减少。肺泡表面活性物质在维持新生儿肺泡稳定性上发挥重要作用，早产儿肺泡表面活性物质不足，导致肺泡塌陷、通气不良，进而影响换气、降低肺的顺应性，增加呼吸窘迫综合征（respiratory distress syndrome，RDS）的发生率。

小儿肺泡通气量与 FRC 之比为 5∶1，而成人为 3∶2，即小儿肺内氧储备少。但其需氧量［6～8ml/（kg·min）］较成人［3ml/（kg·min）］高 2～3 倍，故对缺氧的耐受远不如成人。婴幼儿呼吸调节功能与成人相似，对 CO_2 反应正常，但新生儿动脉血二氧化碳分压（arterial partial pressure of carbon dioxide，$PaCO_2$）常保持在较低水平（35mmHg），此点可能与代谢性酸血症的代偿有关。新生儿出生后 1～2 周，对缺氧呈双相反应，即短暂的呼吸增强之后，迅速转为抑制，且抑制 CO_2 呼吸增强的反应，因此常出现呼吸节律紊乱，进而呼吸停止。新生儿血红蛋白（hemoglobin，Hb）为 180～200g/L，出生时胎儿血红蛋白占 75%～84%，3～6 个月逐步减少至正常水平，因胎儿血红蛋白与 O_2 亲和力强、2，3-二磷酸甘油酸含量少，故氧离解曲线左移，P_{50}（血红蛋白氧饱和度为 50% 时的氧分压）约为 19mmHg，向组织释放氧量较少。为适应代谢的需要，只有通过增加呼吸频率来得到满足，故年龄越小，呼吸频率越快。

术中动脉血氧分压（arterial partial pressure of oxygen，PaO_2）必须维持在正常范围，但新生儿一般不宜吸入高浓度氧，氧供可满足代谢需要即可。超量吸入氧，即使是低浓度氧，也会引起氧中毒。过量氧通过氧化应激（oxidative stress）引发一些严重的病理改变，如早产儿视网膜病、支气管肺发育不良及影响脑的发育和儿童癌症等。故新生儿血氧饱和度（pulse oxygen saturation，SpO_2）达不到需要水平时，首先改善通气，在此基础上可在吸入空气中补充适当比例的氧，维持 SpO_2 在 85%～95% 即可。

三、神经系统

新生儿脑相对较大（脑重占体重 1/10，成人则为 1/50），出生 6 个月时脑重增长 1 倍，1 岁时增长 2 倍。小儿脑氧代谢率（cerebral metabolism rate of oxygen，$CMRO_2$）也大，任何原因致氧供不足均易造成脑缺氧。小儿脑血流自动调节范围低于成人，麻醉中易受血压剧烈波动的影响。

神经系统的发育最早开始于胎儿期，并延续至婴儿期，甚至整个小儿时期。新生儿神经细胞数目已与成人相同，但其树突和轴突少而短，髓鞘不完整，至 3 岁才发育完善。自主神经系统发育相对较好，出生时支配心血管的副交感神经功能已发育完成，而交感神经在出生后 4～6 个月发育完成。新生儿血脑屏障未发育成熟，且脑血流丰富，因此，很多药物在婴儿脑内浓度均较成人高。

相对成人，新生儿对外伤刺激有更明显的反应，主要表现为低痛阈和较长时间的肌肉收缩。对成年人的一般刺激，如按压胫骨，小儿即可成为疼痛刺激。新生儿期接受任何伤害性刺激均影响个体疼痛功能及其通路的发育，进而影响到痛觉敏感性，这种影响可持续至成年后。因此，麻醉医生在临床实践中应高度重视婴幼儿围术期镇痛。

四、肝肾功能

新生儿的肝功能尚未成熟，大多数代谢药物的酶系统虽然发育但未被诱导，因此新生儿药物降解能力较差，药物半衰期延长。新生儿的血浆白蛋白水平较低，使血液中游离药物浓度较高。早产儿肝脏几乎没有糖储备，也不能处理蛋白。

新生儿肾小球滤过率（glomerular filtration rate，GFR）、肾血流（renal blood flow，RBF）均低，对水的排出受限，浅表肾单位袢长，排钠多，而肾小管发育不成熟，钠重吸收能力差，故钠排泄率高。出生后，足月儿肾小球滤过率迅速增加而钠排泄率迅速下降，早产儿肾小球滤过率低且增速缓慢，钠排泄率相比同期足月儿继续维持高值。因此，新生儿应适量补钠。

新生儿排钾少，因此早产儿或患病新生儿由于酸中毒、低血压、肾灌注少等原因，易致钾潴留。新生儿尿浓缩功能差，排水多的同时也影响尿素氮（urea nitrogen，BUN）的排泄。新生儿肾调节酸碱平衡能力也差，容易发生酸中毒。

五、体温

体温是机体产热和向环境散热之间平衡的结果。新生儿体温调节范围较窄，且易受环境影响，其温度调节下限为22℃（成人为0℃）。这是因为新生儿体脂少，产热不足，而体表面积相对较大，与体重之比为成人的3～5倍，热量更容易散发，早产儿更明显。较大儿童能通过寒战反应产热，而不足3个月的婴儿只能依赖棕色脂肪代谢产热。正常新生儿应置于与皮肤温差2～4℃的环境，该温度下氧耗最低。

全身麻醉可影响棕色脂肪代谢，使体温中枢调节阈值增加。若环境温度过低，可导致术中低体温（<35℃）。低体温对中枢及心血管有直接抑制作用，还可致外周血管收缩，影响组织氧供，细胞缺氧，发生代谢性酸中毒，增加术后通气不足、反流及误吸风险。低体温还可延长药物代谢，使吸入麻醉药最低肺泡有效浓度（minimum alveolar concentration，MAC）降低，非去极化肌松药用量减少，作用时间延长。因此必须重视婴儿手术的保温，采用如热毯、加温输液等措施维持体温。

第二节　小儿妇科麻醉前评估与准备

一、麻醉前评估

术前访视需对患儿仔细评估，包括了解病情、手术部位及方式，询问病史，全面查体，了解实验室和辅助检查结果等。虽然大多数需要手术的儿童身体健康，但少数也有可能伴随遗传、先天性疾病或发育异常等情况。麻醉前详细了解患儿整体病情，可对术中风险通过评估预测，并做好防治准备，是保护患儿顺利度过围术期的重要保证。

对小儿妇科术前的一些并存疾病应引起足够重视，这关系围术期安全及术后并发症的风险。

1. 上呼吸道感染（简称上感） 使小儿呼吸道敏感性增加，麻醉时易发生喉痉挛、支气管痉挛及低氧血症；术后可能病情加重，尤其是在长时间大手术及气管内麻醉后。急性上感伴发热、咳嗽、脓性鼻涕者应推迟手术。体温不超过38℃的轻度发热、无其他症状且手术较小者可进行麻醉（如急诊手术），但术后呼吸系统并发症的可能性增加，因此应取得患儿家属的同意方可手术。麻醉时应尽量选择静脉麻醉或刺激性小的吸入性麻醉药如七氟烷，并做好应对气道痉挛的准备，如肌松药、气管插管等。

2. 哮喘　是小儿较常见的呼吸道疾病，造成气道高反应性，麻醉或手术刺激都可能诱发。术前应用支气管扩张药，插管前充分表面麻醉，术中选用有支气管扩张作用的麻醉药物，如氯胺酮、七氟烷等。拔管期应减少刺激，可在深麻醉下拔管，但应注意拔管后保持呼吸道通畅。术后加强监测，若哮喘发作应给予支气管扩张药雾化吸入，必要时予以呼吸支持。

3. 先天性心脏病　对于并存先天性心脏病的患儿，首先应明确手术禁忌证与先天性心脏病哪个是威胁生命或影响生活质量的主要问题，原则上对主要问题优先解决。术前应明确先天性心脏病诊断，评估心功能及代偿情况，必要时请心脏专科医生会诊协助治疗。术中注意保护心功能，并做好应对心脏突发事件的准备，术后加强监测及治疗。

4. 贫血　贫血的诊断须对应各年龄的正常值。出生后 3 ~ 6 个月 Hb 可降至 90~100g/L，此为生理性贫血。择期手术前应尽量纠正贫血，以增加患儿术中出血的耐受力。肾衰竭所致慢性贫血的年长患儿对贫血的耐受性较好，但术中 Hb 也不宜低于 60g/L。Hb 低于 50g/L 时，即使缺氧也不会出现发绀。

5. 饱胃　小儿食管短，括约肌发育不成熟，屏障作用差，咽喉反射不健全，麻醉状态下易发生反流误吸。择期手术应严格禁饮、禁食。饱胃患儿急诊手术，应尽量排空胃内容物和保护好呼吸道，必要时插胃管，尽可能吸净胃内容物后再行麻醉。诱导行快速插管前充分预给氧，取头高位，面罩通气压力减小，并压迫环状软骨以避免过多气体进入胃内使胃内压增加而发生反流。较大的饱胃患儿可能会选择在非全身麻醉下手术，因而辅用镇静药，若镇静药剂量较大仍有反流误吸的风险，应加强术中观察和管理。

手术创伤是围术期不能回避的风险源头。小儿各种应激反应均已存在，但代偿能力和自身修复能力远不如成人。长时间大手术，造成失血、失液相对较多，第三间隙扩大，低体温等，都会明显增加围术期风险。

二、麻醉前准备

（一）禁饮禁食

术前禁饮禁食旨在通过最小化胃中液体和颗粒物质的体积以降低反流误吸的风险。小儿代谢旺盛，禁饮禁食时间稍长易引起脱水、低血容量、低血糖及代谢性酸中毒。与大龄儿童相比，新生儿和幼儿禁饮禁食更容易患低血糖。现代美国麻醉医师协会（American Society of Anesthesiologists，ASA）禁饮禁食指南（表 40-2）比以前禁饮禁食的指南更为宽松。需要强调的是该指南仅适用择期手术的“健康”患儿，胃排空功能受影响的患儿，如急诊手术、困难气道者该指南不适用。

表 40-2　ASA 禁饮禁食建议

摄入种类	最少禁食时间（小时）
清水 / 清饮料	2
母乳	4
非母乳牛奶 / 配方奶	6
淀粉类固体食物	6
脂肪及肉类食物	≥8

（二）麻醉前用药

麻醉前用药可减轻或阻滞自主神经反射，产生镇静、镇痛作用，便于患儿顺利同家长分开，并使麻醉诱导平顺。其常用小儿麻醉前用药、给药途径及剂量见表40-3。

1. 抗胆碱药　阿托品最常用，但需避免在心率过快的小儿中使用，该类患儿可用东莨菪碱或长托宁。其目的是减少口咽和呼吸道分泌物，保持气道干燥，预防气管插管及手术中牵拉反射。现在该类药物已不是常规用药，麻醉医生应根据实际情况合理应用。

2. 镇静药　小于6个月的幼儿很少需要镇静药，大于6个月的幼儿则会对陌生人及陌生环境产生恐惧，需要给予一定的镇静药。

3. 镇痛药　术前剧痛的小儿可给予适当剂量的镇痛药。芬太尼片剂是目前获得FDA批准唯一可用于小儿的阿片类麻醉前用药。芬太尼胃肠摄取后的缓慢消除过程使之可提供长达数小时的镇痛作用。

4. 给药途径　术前用药提倡口服、灌肠、滴鼻等非注射途径。咪达唑仑针剂和甜味糖浆临时混合液口服，易为小儿接受。氯胺酮口服、硫喷妥钠直肠灌注也可使多数小儿安静入睡。非注射给药的缺点是无标准配方，很难确定准确剂量和起效时间。右美托咪定滴鼻不但可有效治疗术前焦虑，还具有术后镇静、镇痛和预防恶心、呕吐的作用。对已开放静脉的小儿，可直接静脉给药。肌内注射剂量准确、效果稳定，但会引起小儿恐惧、哭闹，不宜作为首选。

表40-3　小儿麻醉前用药和剂量

药名	用法	剂量（mg/kg）
阿托品	肌内注射	0.02（最小0.1mg）
东莨菪碱	肌内注射	0.006～0.01
咪达唑仑	口服	0.5～0.75
	肌内注射	0.05～0.075
	静脉注射	0.025～0.5（<5岁） 0.05～0.1（>5岁）
芬太尼	滴鼻	0.2
	口服	0.015
	肌内注射	0.001～0.002
氯胺酮	口服	6.0～10.0
	肌内注射	3.0～6.0
右美托咪定	滴鼻	1.0～2.0
	静脉注射（缓慢）	0.000 3
	滴鼻	0.001～0.002

第三节　小儿妇科检查与手术常用麻醉药物

一、小儿药代与药动学特点

小儿对药物的反应受很多因素影响，如身体组成（脂肪、肌肉及水比例）、蛋白结合、体温、心排血量分布、血脑屏障成熟度、肝肾大小和成熟度、有无先天畸形等。新生儿总含水量高，脂肪和肌肉含量相对较低，因此水溶性药物的分布容积较大，需大剂量才能达到所需药物浓度（如琥珀胆碱），而需依赖脂肪（如丙泊酚）或肌肉（如芬太尼）再分布消除的药物，其作用时间延长。由于肝功能未发育完善，一些通过肝代谢为无活性产物的麻醉药代谢较慢。药物代谢大部分经 2 个途径：第Ⅰ相或降解反应（氧化、还原及水解），第Ⅱ相或合成反应（结合）。Ⅰ相反应大部分在肝微粒体酶进行，新生儿体内与药物代谢有关的酶系统发育不全，氧化药物的能力最差，而水解药物的能力与成人相仿。小儿肝肾功能未成熟及蛋白结合率低（白蛋白低）也可导致药物代谢延迟，作用时间延长。新生儿药物蛋白结合率低（白蛋白较少、α 酸性糖蛋白生成不足）而影响药物的血药浓度。小儿各脏器系统迅速发育，使麻醉及相关药物的摄取、分布、蛋白结合、代谢、排出不断变化，导致各年龄段对麻醉药物剂量、起效时间和作用时间均不同。总体而言，多数药物对早产儿和新生儿半衰期延长，2～10 岁小儿，半衰期缩短，此后随年龄增长半衰期逐渐延长，接近成人。此外，早产、脓毒症、充血性心力衰竭、营养不良及机械通气也会影响药代学和药效学，使个体差异更明显。

二、镇静药物

1. 咪达唑仑（midazolam） 是唯一可用于任何年龄，包括新生儿的镇静药。其起效较地西泮快，作用时间短，可口服、肌内注射、滴鼻或静脉注射。作为术前用药，口服为首选给药途径。0.5～0.75mg/kg，10～20 分钟可产生镇静、顺行性遗忘作用，改善离开家长和诱导期的合作程度。静脉注射咪达唑仑 0.025～0.5mg/kg，对行妇科检查的青少年具有良好的抗焦虑作用。但是大于 0.5mg/kg 的剂量并不能增加镇静与抗焦虑作用，反而增加恢复期的不良反应。

2. 右美托咪定（dexmedetomidine） 为新型的高选择性 α_2 受体激动剂，具有中枢性镇静、镇痛作用。口服生物利用度低，可滴鼻或静脉给药。静脉注射后分布半衰期约为 6 分钟，消除半衰期约为 2 小时，镇痛作用持续时间可达 2.5 小时，镇静作用可持续 4 小时。主要经肝直接葡萄苷酸化和细胞色素 P450 代谢进行生物转化，代谢产物 95% 随尿液排出，4% 随粪便排出。术前应用可减少全身麻醉药物用量，减少围术期心血管发病率和死亡率。术前单次静脉注射 0.3μg/kg 右美托咪定或经鼻滴定 1～2μg/kg 可缓解小儿七氟烷麻醉后的术后躁动，但增加了手术恢复时的滞留时间。右美托咪定也可用于不能配合小儿的超声、磁共振检查及青少年妇科检查的镇静。

三、全身麻醉药物

（一）吸入麻醉药（inhalation anesthetics）

吸入麻醉药指经呼吸道吸入人体并产生全身麻醉作用的药物。吸入麻醉药的可控性与血 / 气分配系数有关，其在血液中溶解度越低，则在中枢神经系统内的分压越易控制。血 / 气分配系数越小，则该吸入麻醉药可控性越好。氧化亚氮、异氟烷、七氟烷、地氟烷都是可控性较好的吸入麻醉药。吸入麻醉药的强度以最低肺泡有效浓度来衡量。MAC 指某种吸入麻醉药在一个大气压下与纯氧同时吸入时，能使 50% 患者在切皮时不发生摇头、四肢运动等反应时的最低肺泡浓度。吸入麻醉药强度与油 / 气分配系数相关，油 / 气分配系数越大，则其麻醉强度越大，MAC 越小（表 40-4）。

表 40-4　常用吸入麻醉药的分配系数和最低肺泡有效浓度值

药物	血 / 气	油 / 气	最低肺泡有效浓度（%）
氧化亚氮	0.47	1.4	105
异氟烷	1.4	98	1.15

☆☆☆☆

续表

药物	血/气	油/气	最低肺泡有效浓度（%）
七氟烷	0.62	53.9	1.71
地氟烷	0.42	18.7	7.25

1. 七氟烷（sevoflurane） 具有芳香味，对呼吸道无刺激，不增加呼吸道分泌物，诱导平稳，呛咳和屏气的发生率很低，是目前最理想的儿童吸入麻醉诱导药。用面罩诱导，吸入浓度为4.5%加70%的氧化亚氮时，呼吸数次即可使小儿神志消失。停药后可迅速苏醒，儿童平均苏醒时间为8分钟。七氟烷可扩张脑血管并引起颅内压升高。对心肌有轻微抑制作用，并可降低外周血管阻力，引起动脉压和心排血量降低。大于1.5 MAC时对冠状动脉有明显舒张作用，有引起冠状动脉窃流的可能。

2. 异氟烷（isoflurane） 可用于麻醉诱导和维持。异氟烷有刺激气味，儿童常难以耐受，且易引起呛咳和屏气，已逐渐被七氟烷取代。低浓度时对脑血流无影响，高浓度时（>1MAC）可使脑血管扩张，增加脑血流，颅内压增高。其升颅压作用较氟烷或恩氟烷轻，并能为适当过度通气所对抗。心肌抑制较轻，对心排血量的影响较小，可明显降低外周血管阻力而引起血压下降。对冠状动脉有扩张作用，有引起冠状动脉窃流的可能。对呼吸道有刺激，呼吸抑制轻微，对支气管平滑肌有舒张作用。血/气分配系数较低，停药后苏醒较快，一般为10～15分钟。

3. 地氟烷（desflurane） 血/气分配系数很低，甚至低于氧化亚氮，故可控性好，诱导和苏醒都非常迅速，可用于门诊检查或手术的麻醉。但其有较强刺激性气味，易引起呛咳、屏气甚至喉痉挛，不适合用于小儿吸入诱导。其可使脑血管扩张，增加脑血流，增高颅内压，且过度通气不能对抗。对心肌有轻度抑制作用，高浓度时外周血管阻力降低，引起血压下降。呼吸抑制作用轻微，但可增加呼吸道分泌物。地氟烷需要特殊的挥发罐，且价格较贵，影响其临床的推广应用。

4. 氧化亚氮（nitrous oxide，N_2O） 又称笑气，为麻醉性能较弱的吸入麻醉药，吸入50%N_2O有一定镇痛作用，吸入浓度大于60%可产生遗忘作用，可用于青少年妇科检查的镇静镇痛。临床上N_2O更常与其他吸入麻醉药复合应用，可提高其他吸入麻醉药的麻醉效能，降低MAC。应用N_2O时必须维持吸入氧浓度高于30%，以免发生低氧血症。在麻醉恢复期停止吸入N_2O后应改吸纯氧5～10分钟，防止血液中N_2O迅速弥散到肺泡而导致缺氧。N_2O对心肌有一定的直接抑制作用，但对心功能正常的患者心排血量和血压无明显影响，而对于有心脏病或低血容量者，可导致心排血量和血压降低。对肺血管平滑肌有收缩作用，肺血管阻力增加而右心房压力升高。对呼吸轻度抑制，使潮气量降低而呼吸频率加快，但对呼吸道无刺激作用。

（二）**静脉麻醉药**（intravenous anesthetics）

经静脉注射进入体内，通过血液循环作用于中枢神经系统而产生全身麻醉作用的药物，称为静脉麻醉药。与吸入麻醉药比较，具有诱导快、对呼吸道无刺激、无环境污染等优点，但其可控性较差，个体差异大。

1. 丙泊酚（propofol） 具有镇静、催眠作用，起效快，作用时间短，苏醒完全，是目前应用最广泛的静脉麻醉药。其可用于全身麻醉诱导、维持，也可用于门诊无痛检查、无痛人工流产或小手术的麻醉。丙泊酚用于小儿，尤其是婴幼儿时，单位体重剂量大于成人，这是因为按体重计，小儿中央室容积大于成人，而系统清除率也较成人高。

丙泊酚对心血管系统有明显抑制作用，表现为对心肌的直接抑制和血管舒张，导致血压下降、心率减慢。心血管抑制作用与剂量及注射速度相关，大剂量、快速注射或用于大出血等低血容量患者时，有引起严重低血压的危险。丙泊酚的呼吸抑制作用明显，表现为潮气量降低和呼吸频率减慢，其程度与剂量相关。还应警惕丙泊酚引起下颌松弛而导致的上呼吸道梗阻。丙泊酚注射痛明显，小儿多不能忍受而哭闹或躁动，应尽量避免。可选择粗大的肘前静脉注射。丙泊酚加入 1% 利多卡因可有效减轻注射部位疼痛，这可能与改变 pH 有关。

2. 依托咪酯（etomidate）　用于全身麻醉诱导。依托咪酯最大优点在于对心血管功能影响小，不增加心肌氧耗，并能轻度扩张冠状动脉。因此适用循环功能不稳定如先天性心脏病或大出血休克的小儿。对呼吸影响较轻，但大剂量或与阿片类药物合用时，可致潮气量减少及呼吸频率减慢，甚至引起一过性呼吸暂停。依托咪酯的副作用包括注射痛、肌阵挛，以及术后恶心呕吐发生率高。长期持续静脉注射，可抑制肾上腺皮质功能。而单次注射未见此并发症报道，因此，依托咪酯可安全用于麻醉诱导，但不推荐用于麻醉维持。

3. 氯胺酮（ketamine）　是唯一具有镇痛作用的静脉麻醉药。其主要是选择性抑制大脑联络径路和丘脑 - 新皮质系统，兴奋边缘系统，可增加脑血流、颅内压及脑代谢率，有兴奋交感神经的作用，使心率增快、血压增高、肺动脉压升高，但对心肌有直接抑制作用。呼吸影响轻，可使呼吸道分泌物增加。支气管平滑肌有松弛作用，可用于哮喘患儿。精神神经症状发生率较高，表现为苏醒期谵妄、躁狂、精神错乱等。精神症状发生率，成人高于小儿，女性高于男性。因此氯胺酮现很少用于成人麻醉，多用于小儿基础麻醉或短小体表手术的麻醉。

（三）麻醉性镇痛药

麻醉性镇痛药也称阿片类镇痛药，是指作用于中枢神经系统，能解除或减轻疼痛并改变对疼痛的情绪反应的药物。吗啡是此类药物的经典代表，但其大剂量应用会产生严重副作用且易产生药物依赖性，现逐渐被芬太尼及其衍生物所替代。

1. 芬太尼（fentanyl）　镇痛强度为吗啡的 70～125 倍，是一种强效 μ 受体激动剂，通过作用于分布在脑干和脊髓的 μ 受体产生镇痛作用。芬太尼起效迅速，单次注射作用时间短暂，而反复多次给药可导致药物蓄积，因肌肉、脂肪组织及胃壁可储存较多量芬太尼，麻醉结束后这部分药物再次释放入血而出现第二次血药浓度高峰。因此芬太尼单次注射作用时间较吗啡短，但消除半衰期却较长。芬太尼不抑制心肌收缩力，对循环功能影响轻微，但可兴奋延髓迷走神经核，使迷走神经张力升高，心率减慢。可用阿托品拮抗其慢心率作用。芬太尼对呼吸中枢有直接抑制作用，常规剂量引起呼吸频率减慢，而潮气量改变不明显，剂量较大时潮气量也减少。由于药物的再分布，反复或大剂量使用芬太尼后应警惕延迟性呼吸抑制的出现。若静脉注射速度过快，芬太尼可致胸壁强直和呛咳，引起胃内压颅内压升高及肺动脉高压，对饱胃或有反流误吸风险的患者及颅内高压患者不利。

2. 舒芬太尼（sufentanil）　是镇痛效应最强的阿片类药物，其镇痛强度是芬太尼的 5～10 倍。与芬太尼相比，舒芬太尼的亲脂性为其 2 倍，更易透过血脑屏障。消除半衰期较短，而作用持续时间约为芬太尼2倍，原因是其与阿片受体的亲和力强，且代谢产物去甲舒芬太尼也有镇痛效应，强度与芬太尼相当。舒芬太尼较芬太尼对循环功能影响更小，抑制气管插管等应激反应的效果更强。对呼吸的抑制呈剂量依赖性。恶心、呕吐及呛咳、胸壁强直等作用与芬太尼相似。

3. 瑞芬太尼（remifentanil） 是新型超短效阿片类镇痛药，消除半衰期仅为9分钟，镇痛强度与芬太尼相似。其化学结构中含酯键，可被血液和组织中的非特异性酯酶迅速水解，代谢产物无药理活性，这是瑞芬太尼作用时间短、无蓄积且可安全用于肝肾功能不全患者的原因。瑞芬太尼的这一特点使其特别适合用于门诊检查和短小手术的麻醉。瑞芬太尼的副作用与其他阿片类药物相似，如呼吸抑制、恶心呕吐和肌肉强直等，但持续时间较短。由于瑞芬太尼作用消失很快，术后疼痛发生早，因此需提前给予长效阿片类药物进行术后镇痛。

（四）骨骼肌松弛药

骨骼肌松弛药（muscle relaxants）简称肌松药，常用于全身麻醉以利于气管插管及术中肌肉松弛后控制通气。肌松药主要在神经肌肉结合部干扰神经冲动的传导，根据干扰方式不同分为去极化肌松药和非去极化肌松药。琥珀胆碱是唯一用于临床的去极化肌松药，其分子结构与乙酰胆碱相似，与乙酰胆碱结合后也可引起突触后膜去极化和肌肉收缩。但其与受体结合力强，不易被胆碱酯酶分解，使突触后膜处于持续去极化状态，对神经冲动的乙酰胆碱不再反应，肌肉松弛。而非去极化肌松药能与乙酰胆碱受体结合，但不引起突触后膜去极化，从而阻断神经肌肉的传导。

肌松药作用在小儿与成人不同，小儿的神经肌肉接头递质的储量比成人少，在高频率刺激后容易发生衰减，婴儿表现为肌无力反应，且对非去极化肌松药敏感。在实际状况下如需产生相同程度的阻滞，以千克体重计算婴儿和成人需要的剂量是接近的，这与婴儿分布容积大有关。需要指出的是婴儿使用肌松药的平均剂量虽然与成人相似，但剂量变化更大，这可能与婴儿骨骼肌中存在大量接头外受体有关，需要监测肌松药阻滞程度作为剂量调整的依据。

1. 琥珀胆碱（Succinylcholine） 是唯一用于临床的去极化肌松药，其起效和消除比任何其他肌松药都迅速。静脉注射琥珀胆碱（2mg/kg）后20～30秒起效，在40秒达最大效应。尽管6个月内的婴儿血浆胆碱酯酶活性较低，但琥珀胆碱剂量比成人大（2mg/kg对1mg/kg）。可能主要由于药物分布容积相对较大，其肌松恢复与成人相似。对血流动力学影响不明显，不引起组胺释放，也不引起支气管痉挛。但可致血钾一过性升高，可引起心律失常，以窦性心动过缓常见，因肌肉强直收缩，可引起眼压、胃内压及颅内压升高及术后肌痛。心动过缓常发生于儿童单次注射琥珀胆碱，可提前给予阿托品预防。琥珀胆碱在婴幼儿引起胃内压增高的概率低于儿童和成人。

2. 维库溴铵（vecuronium） 为非去极化肌松药，起效时间为2～3分钟，临床作用时间为25～30分钟。临床剂量不释放组胺，可用于哮喘患者。其主要在肝内代谢，以原型或代谢产物经胆道排泄，部分以原型经肾排出。维库溴铵的效应呈现明显的年龄依赖趋势。给予相同剂量的维库溴铵（$2 \times ED_{95}$）（ED_{95}：95%的有效药物剂量），婴儿的作用持续时间（从注药开始到90%神经肌肉恢复的时间）最长，成人次之，儿童恢复最快。常用剂量下婴儿的恢复时间较儿童长1倍。新生儿和婴儿的维持肌松需要量比儿童减少60%，比青少年减少40%。吸入麻醉药对维库溴铵有强化作用，因此，吸入麻醉下上述剂量应当适当减少。

3. 阿曲库铵（atracurium）　为非去极化肌松药，起效时间为 3～5 分钟，临床作用时间为 15～35 分钟，可引起剂量相关的组胺释放，过敏体质及哮喘患者忌用。其主要通过血浆酯酶水解和霍夫曼（Hofmann）降解，不依赖肝肾功能，可用于肝肾功能不全者。儿童每千克体重对阿曲库铵的需要量多于成人，而一般情况下恢复却快于成人。

4. 顺式阿曲库铵（cisatracurium）　是阿曲库铵的顺式异构体，其活性为阿曲库铵的 1.5 倍，临床剂量下两者的起效时间、作用时间相似。较大剂量也不会引起组胺的释放。顺式阿曲库铵消除主要通过霍夫曼降解，约有 15% 代谢产物从肾排出，肾功能不全或肝脏疾病对其代谢影响很小。

5. 罗库溴铵（rocuronium）　是目前起效最快的非去极化肌松药，2 倍 ED_{95} 诱导剂量下，起效时间为 50～90 秒，作用时间为 45～60 分钟。肝摄取和胆汁排泄是罗库溴铵的主要清除途径，肝胆清除约 75%，肾清除约 9%。罗库溴铵在肾功能障碍患者体内的作用时间延长。临床剂量罗库溴铵不引起组胺释放，但有一定的解迷走神经作用，可暂时引起心率增快。其支气管痉挛发生率较一般肌松药高，通常这种痉挛为轻度且对吸入麻醉药有较好反应。儿童比婴儿及成人的血浆清除率高，分布容积小，导致体内残留时间及肌松时间显著缩短。

四、局部麻醉药

局部麻醉药（local anest-hetics）简称局麻药，按其化学结构可分为酯类和酰胺类，常用酯类局麻药有普鲁卡因、氯普鲁卡因和丁卡因；酰胺类局麻药有利多卡因、丁哌卡因、左旋丁哌卡因和罗哌卡因。

（一）小儿局麻药药理学特点

局麻药的选择首先应考虑安全性，其次才考虑起效时间和作用时间。必须注意局麻药神经毒性对小儿特别是新生儿在神经发育过程中的威胁，尽量使用低浓度低毒性的局麻药。酯类局麻药由血浆中胆碱酯酶代谢，与年龄关系小，故丁卡因仍用于新生儿脊椎麻醉。

与小儿和成人相比，局麻药在婴儿和幼儿的药物代谢动力学不同，有如下特点：①药物吸收迅速；②药物分布容积较大，消除半衰期延长；③蛋白结合率低；④局麻药代谢率在小婴儿较低。常用局麻药的单次剂量见表 40-5。

表 40-5　常用局麻药参考剂量

局麻药	剂量（mg/kg）
利多卡因	
不加肾上腺素	5
加肾上腺素	10
丁哌卡因	3
罗哌卡因	3
丁卡因	2
普鲁卡因	10
氯普鲁卡因	10

（二）常用局麻药

1. 普鲁卡因（procaine）　为短效酯类局麻药，脂溶性和蛋白结合率很低，故麻醉强度低，作用时间短，毒性低，是一种较为安全的局麻药。由于弥散功能差，不用于表面麻醉，常用于局部浸润麻醉。普鲁卡因主要由血浆假性胆碱酯酶水解，由于该酶在小儿中含量低，可使普鲁卡因作用增强。

2. 利多卡因（lidocaine） 为中效酰胺类局麻药，麻醉强度中等，起效快，组织弥散广和黏膜穿透能力强，可用于各种局部麻醉。利多卡因具有显著的抗室性心律失常作用，也常用于治疗室性心律失常。其主要由肝微粒体的氧化酶降解，新生儿肝微粒体酶缺乏，利多卡因作用延长。

3. 丁哌卡因（bupivacaine） 为长效酰胺类局麻药，麻醉强度是利多卡因的3～4倍，起效时间为3～5分钟，作用时间比利多卡因长2～3倍，比丁卡因长25%，主要在肝内代谢。所有局麻药中，丁哌卡因对心脏的毒性最大，过量或误入血管可发生严重毒性反应，易引起严重心律失常甚至心搏骤停，复苏较困难。小儿对药物的反应个体差异很大，用药时最大剂量要减少至80%，采用最低有效浓度，缓慢分次给药。

4. 罗哌卡因（ropivacaine） 为长效酰胺类局麻药，其分子结构类似于丁哌卡因，药理学特性也类似。其神经毒性和心脏毒性均比丁哌卡因弱。罗哌卡因具有高度的感觉与运动分离现象，其感觉阻滞时间和运动阻滞程度均随药物浓度的增加而增加。罗哌卡因在新生儿及小于6个月的婴儿中的血浆蛋白结合率及清除率均降低，持续硬膜外阻滞时宜适当降低剂量。

5. 氯普鲁卡因（chloroprocaine） 为中效酯 类局麻药，其麻醉强度为普鲁卡因的2倍，代谢速度是普鲁卡因的5倍，毒性仅为普鲁卡因的1/2，是目前毒性最小的局麻药。起效快、作用时间短、毒性小是其特点。用于剖宫产麻醉，对胎儿几乎无不良影响。

6. 丁卡因（dicaine） 为长效酯类局麻药，麻醉强度大，起效时间为10～15分钟，脂溶性高，黏膜穿透力强，表面麻醉效果好。麻醉强度及毒性均是普鲁卡因的10倍，毒性发生率高。小儿表面麻醉常用1%浓度。

第四节 小儿与青少年妇科手术麻醉选择与管理

由于小儿不能配合，青少年多对手术抱有恐惧心理，故小儿与青少年妇科手术多以全身麻醉为主。随着近年对区域麻醉研究的拓展，复合麻醉的观念越来越深入人心，全身麻醉复合骶管阻滞、外周神经阻滞等技术越来越多地应用于小儿麻醉。以超声为代表的可视化技术的发展，使小儿外周神经阻滞更安全、可靠。具体麻醉选择应根据患儿病情、手术医生和麻醉医生的个人经验及医院条件决定。

一、全身麻醉

（一）麻醉诱导

小儿麻醉诱导根据个体情况、麻醉医生的经验可采用面罩吸入诱导或静脉诱导。

1. 面罩吸入诱导 具有快速、无痛、易接受等优点。七氟烷无刺激气味，诱导快而平稳，是目前较理想的小儿吸入麻醉药。吸入8%七氟烷约1分钟即可令小儿入睡，此高浓度易使小于6个月的婴儿循环和呼吸抑制，加入50%～70%N_2O可减低七氟烷浓度，减轻抑制作用，而诱导时间不受影响。其缺点是麻醉气体易泄漏，污染手术室内环境。

2. 静脉诱导 对于能合作行静脉穿刺或已开放静脉通路的小儿，可采用静脉诱导。诱导药物包括各种静脉麻醉药、肌松药，加用芬太尼（2μg/kg）可减轻气管插管反应。一般先静脉缓慢注射诱导药（如丙泊酚、氯胺酮等），入睡后给予肌松药，视情况应用芬太尼，面罩给氧去痰后插管。

（二）气道管理

小儿因年龄、体质差异大，所用器材的规格类型比成人复杂。麻醉前应选择适当的面罩、喉罩、呼吸囊、口咽通气道、喉镜片、气管导管、吸痰管等，且应准备相邻号导管或喉罩各一备用。

1. 气道评估　麻醉前对气道仔细评估极为重要。对外观有异常、有疾病综合征或有先天缺陷者均应考虑气道异常的可能，对任何有怀疑者，均以困难气道者对待。要仔细询问病史和体检，尤其要注意以前的麻醉记录，检查张口度、颈后伸程度、下颌骨和腭骨的形状及大小、检查口腔和舌以判断插管的难易度。成功的喉镜检查主要决定于口咽到下颌骨之间所允许的操作空间大小，任何畸形如限制了这个空间（短或狭窄的下颌骨）或增加口咽部组织（如大舌）可能预示难以显示声门。Mallampati 气道分级评分在小儿并不可靠，难以预示困难插管。张口受限、颈后伸受阻、大舌或下颌骨“短支”、难以看到咽喉部和悬雍垂预示气管插管困难。

2. 面罩通气　应注意开放气道，选择合适的面罩，保持面罩与患儿面部严密接触，注意防止面罩边缘对眼睛产生损害。提下颌时，婴儿无牙齿且舌体大，咽部易被舌阻塞，可略张口或放置通气道提高通气效率，但应防止浅麻醉引起呛咳和喉痉挛，通气道大小需适合患儿。

3. 气管插管　选择气管导管除需注意导管内径外还应注意导管外径。最常用的方法是根据年龄计算，ID（带套囊导管）= 年龄 /4+4；ID（不带套囊导管）= 年龄 /4+4.5。临床测量气管导管外径相当于小儿小指末节或外鼻孔的粗细。若导管过细会增加呼吸阻力和呼吸肌做功。自主呼吸时指腹堵管口控制呼吸时加压＜30cmH$_2$O，导管周围即有明显漏气可为判断依据。导管过粗是术后喉水肿的主要原因。导管过声门时即有紧涩感，呼吸囊加压 30～40cmH$_2$O 无漏气即为过粗。插管完成后，确定气管导管位于气管内的方法与成人相同。出现呼气末二氧化碳分压正常波形是金标准。婴幼儿和小儿气管长度较短，新生儿仅 5cm 长，导管容易插入过深或过浅。导管头处于气管中段可最大限度减少插入支气管和滑出的危险。导管前端粗黑线平声门为最适插管深度。一般经口插入深度可根据公式计算，即年龄（岁）/2+12cm 或 ID × 3cm，经鼻深度为经口深度 +2cm。在 3 岁以下，双侧主支气管与气管的成角基本相等，行气管内插管如过深，进入两侧主支气管的概率相同。插管后、固定导管后及改变体位后应常规双肺听诊，确保气管导管位置。

4. 喉罩　介于面罩和气管插管之间的一种通气设备，在小儿麻醉中的应用日益增多。最初是为那些保持自主呼吸的患者设计的，近来越来越多应用于控制呼吸患者。在儿童只要气道压在 20cmH$_2$O 以下很少发生胃胀气扩张。小儿喉罩置入方法很多，包括正中置入法、逆转法、部分充气侧入法及喉镜引导下置入等。无论何种方法，均要力求达到最佳位置，即喉罩进入咽腔，罩的下端进入食管上口，罩的上端紧贴会厌腹面底部，通气口正对声门。套囊充气后即在喉头部形成封闭圈，正压通气可见胸廓起伏，两肺均可及呼吸音，且无漏气。套囊内压以＜40cmH$_2$O 为宜，一般仅需标注最大容量的 1/3～2/3 即可，过高压力可导致咽喉痛、吞咽困难等并发症。喉罩的适应证包括：日间手术、一般短小手术气道管理；困难气道的维持或引导气管插管；总气管狭窄，正常气管导管不能通过。禁忌证包括：饱胃或高反流误吸风险；咽喉部感染或肿瘤、脓肿、血肿等；必须持续正压通气的手术、开胸手术；呼吸道出血；扁桃体异常肥大；潜在呼吸道梗阻风险，如气管受压、软化；术中需变换头部位置或俯卧位手术。

（三）麻醉维持

1. 吸入维持　吸入性麻醉药可提供良好的镇痛、肌松并使意识消失，能满足一般手术的维持要求。最常选择七氟烷，或七氟烷

复合 N_2O，可控性好，苏醒快，对心血管和呼吸影响小。

2. 全凭静脉麻醉（total intravenous anesthesia，TIVA）和靶控输注（target controlled infusion，TCI） 近10年以丙泊酚为主的全凭静脉麻醉应用渐广泛，在小儿麻醉中随着对丙泊酚的小儿药代动力学的研究深入，其应用前景良好。小儿丙泊酚在全身麻醉维持期的输注速率较成人高且个体差异明显，年龄越小按体重计算所需剂量越大。儿童诱导后，先以10mg/（kg·h）输注10分钟后减为8mg/（kg·h），然后根据临床指标调整速度，逐步减至6mg/（kg·h）。婴幼儿剂量可适当增加，按照15mg/（kg·h）→13mg/（kg·h）→11mg/（kg·h）→10mg/（kg·h）→9mg/（kg·h）逐渐减量。若与其他麻醉药合用或出现循环抑制时，应减量。值得注意的是，丙泊酚输注速率大于4～5mg/（kg·h）且持续48小时以上，可能发生罕见、致死性的丙泊酚输注综合征（propofol infusion syndrome，PRIS）。该症小儿多于成人，高脂血症是主要病理生理改变，心力衰竭是最终死因，乳酸酸中毒是早期临床表现。

靶控输注麻醉主要根据药物代谢动力学、患者各生理指标（如年龄、体重等）等参数，应用计算机输液泵来自动饱和并维持相应麻醉药的血浆或效应器部位浓度，达到临床麻醉状态。一般认为丙泊酚意识恢复时的血药浓度为1μg/ml，术中应维持血药浓度在2.5～8μg/ml较合适。当然临床实际工作中应根据麻醉深度和外科状况等做出相应调整，且应注意患儿个体差异。

3. 平衡麻醉 复合多种麻醉药物达到抑制意识、遗忘、镇痛、肌松、生理稳定、降低应激反应等良好临床麻醉状态，同时可充分发挥各种药物的特点和克服它们的缺点，降低不良反应。小儿平衡麻醉中麻醉性镇痛药常采用单次静脉注射或泵注，由于外科刺激不同对麻醉性镇痛药和镇静遗忘药的需求剂量变化较大，通常可参考心血管反应指标（±20%的基础值）来调整，一般对短小手术可采用单次静脉注射，长时间的可用泵注。

4. 全身麻醉复合区域阻滞 区域阻滞常应用于小儿麻醉中，对全身麻醉术中、术后镇痛及减少全麻药用量有较大的临床作用。区域阻滞的实施常需在镇静或全身麻醉实施后进行，术中全身麻醉维持可采用吸入低浓度挥发性麻醉药或静脉泵注异丙酚［50～200μg/（kg·min）］的方法。总的来说其取决于外科手术对阻滞平面要求、术后镇痛范围和麻醉医生的技术水平等因素。

（四）苏醒期管理

全身麻醉苏醒期是小儿术后高危期，其间呼吸道并发症远较成人多，发生率达4%～5%，小儿围术期心搏骤停近50%是苏醒期呼吸问题引起的。

1. 停药时机和拔管时机 根据预计手术时间选择相应作用时间的药物，根据手术进度决定停药时间。目前临床常用麻醉药物多为短效，苏醒延迟明显减少。如过早停药、麻醉减浅、吞咽频繁，容易发生拔管前呕吐及拔管后喉痉挛，且影响手术后期处理（包扎、石膏固定等）。

拔除气管导管是苏醒期一项重要操作。拔管的必需条件是自主呼吸平稳，呼吸空气≥5分钟，SpO_2 稳定在95%以上（新生儿88%～94%）。留置胃管和疑有胃内容物或气体潴留者拔管前应吸引胃管，避免反流误吸和腹胀。拔管时机可有两种选择：①清醒拔管，即患儿清醒或基本清醒，呼吸道反射恢复条件下拔管；②“深”麻醉下拔管，即患儿自主呼吸恢复，达到拔管条件，但意识未恢复的情况下拔管。多在保证拔管前后无躁动不安时采用。应避免在“深”麻醉向清醒过渡期间拔管，此时呼吸道反应活跃，易发生喉痉挛、呛咳、屏气等，尤其是呼吸道高敏患儿。两种拔管时机各有优劣，应根据手术、患儿情况，结合手术室条件及麻醉科医生自身经验选择合适时机。

2. 全身状态综合评估　小儿术后循环功能一般变化较小，但仍需评估术中出血量对小儿的影响，因为小儿全身血量少，小量出血也可造成休克。对有心血管及其他严重并存病的长时间、大手术，危重病，急诊手术，更应全面评估。对有脏器功能受累、循环不稳定、需血管活性药物维持者应送儿童重症监护病房（pediatric intensive care unit，PIUC）进行监测治疗。

3. 苏醒期躁动　3~9 岁儿童的发生率最高，术前紧张、焦虑是术后躁动的危险因素。引起苏醒期躁动的原因较复杂，创口疼痛、低氧血症、高碳酸血症、胃胀气及尿潴留、导尿管刺激等都可引起躁动；此外，七氟烷、地氟烷、氯胺酮、阿托品、东莨菪碱等残留药物的影响也可引起躁动。小儿苏醒期躁动的评分标准：1 分 = 平静；2 分 = 不平静但易被安抚；3 分 = 不易被安抚，中度躁动不安；4 分 = 好斗、兴奋、定向障碍。

预防和处理：①维持合适的麻醉深度，充分的术后镇痛，保持充分通气供氧和血流动力学的稳定。②消除引起躁动的因素，如低氧血症、尿潴留。③药物处理。a. 镇静药物：常用丙泊酚，单次 2～3mg/kg，iv，如效果不理想可以加大药量；b. 阿片类药物：可使用小剂量芬太尼（0.5～1μg/kg）；c. 术前或术中应用右美托咪定（1μg/kg）能有效预防苏醒期躁动；d. 其他用药：如可乐定（2～3μg/kg）、曲马多等也可减少苏醒期躁动。④防止因躁动引起患者自身伤害，定时进行动脉血气分析，以免发生低氧血症或二氧化碳潴留。

二、区域麻醉

区域麻醉包括椎管内麻醉、脊椎麻醉和局部麻醉，与成人不同，小儿区域麻醉一般在全身麻醉后实施。近年来研究表明，全身麻醉联合区域麻醉不仅完善镇痛，改善麻醉效果，更重要的是减少全身麻醉负面作用，减轻创伤刺激的上传，从而减轻神经内分泌反应，还可用于术后镇痛，缩短住院时间。因此，区域麻醉在小儿的应用越来越多。

（一）脊椎麻醉

脊椎麻醉（腰椎麻醉）起效迅速、镇痛效果确切、肌松作用良好。小儿蛛网膜下腔血管特别丰富，脑脊液循环快。局麻药在脑脊液中的稀释度，婴幼儿要大于成人。小儿腰椎麻醉维持时间相对比成人短，麻醉药物易排泄。因此，根据体重给药，婴幼儿需要相对较多的药物。小儿脊髓的终止部位与成人明显不同。一般成人脊髓终止于 L1 甚至 T12 椎体；婴儿脊髓终止于 L3 椎体；而在一些早产儿甚至足月婴儿，脊髓尾端较普通婴儿更低。因此，婴幼儿的腰麻穿刺点选择 L3～L4 或 L4～L5 间隙最安全。

丁卡因和丁哌卡因是小儿脊椎麻醉常用的局麻药。在临床工作中，常以丁哌卡因作为脊椎麻醉的首选药物，可将 0.75% 丁哌卡因与 10% 葡萄糖溶液配制为重比重液（葡萄糖的终浓度不能超过 8%），按椎管长度（C7 至骶裂孔，0.15mg/cm）或按体重给药（5kg 以下小儿 0.5mg/kg，体重大于 5kg 者因脑脊液减少，药量也减少，5～15kg 小儿 0.4mg/kg，15kg 以上，则 0.3mg/kg 即可）。罗哌卡因国内使用越来越多，剂量、浓度、用法等同于丁哌卡因，但运动神经阻滞效果略差于丁哌卡因。

（二）硬膜外阻滞

硬膜外阻滞适合于任何年龄的小儿，包括未成熟的新生儿。非常适合小儿与青少年妇科手术。与成人不同，硬膜外阻滞引起的低血压很少见于 10 岁以下儿童。可能与小儿外周血管阻力低而稳定、血管扩张对血流动力影响小、交感神经发育未成熟有关。小儿黄韧带较薄，负压不明显，空气试验有引起空气栓塞的风险，判断阻力以注射生理盐水为好。小儿硬膜外腔神经干细，鞘膜薄，麻醉作用出现较成人快。常用药物包括0.7%～1.5%利多卡因、0.1%～0.2%丁卡因、0.25%～0.5%丁哌卡因。随着骶管阻滞的推广，硬膜外阻滞在婴幼儿的应用明显减少，多用于较大儿童、青少年。

（三）骶管阻滞

骶管实际是硬膜外间隙的终末部，也属于硬膜外阻滞。其主要适用于下腹部、盆腔、下肢和肛门会阴部手术，新生儿和婴儿甚至适用于腹部手术。骶管阻滞最可靠的方法是垂直于皮肤进针，刺破骶尾韧带，然后改为与皮肤成20º～30º，向骶管推进2～3mm即可。近年来，应用超声引导进行骶管穿刺，提高了穿刺和麻醉的成功率。

局麻药在骶管腔扩散受年龄、体重、身长、用药量、用药浓度及注药速度等诸多因素的影响。在实际应用中，局麻药用量多按体重计算。以学龄前儿童为例，应用1ml/kg，阻滞平面可达T7～T8；应用0.75ml/kg，阻滞平面达T12～L1；应用0.5ml/kg，阻滞平面达L5～S1。阻滞平面随年龄增长而逐步下降，新生儿可高达T4，学龄前儿童约达T10，至年长儿已很少超过腰脊神经支配区。局麻药以1%利多卡因或0.2%罗哌卡因最为常用。骶管阻滞失败的主要原因是骶裂孔定位有误或局麻药容量不足。

（四）神经阻滞

髓鞘的发育程度对局麻药的药效学有明显影响。2岁前神经髓鞘发育不完全，疏松包绕神经，年龄越小药液越容易沿神经走行弥散。低浓度（0.2%～0.25%）的丁哌卡因、左旋丁哌卡因或罗哌卡因，可安全地应用于婴幼儿神经阻滞。腹横筋膜、髂腹下神经、腹股沟神经阻滞可用于小儿与青少年妇科手术。近年来，床旁超声技术的发展，神经阻滞技术得以迅速推广。

三、术中监测与管理

小儿麻醉病情变化快，临床监测十分重要。现代化的监测设备越来越普及，但绝不能代替麻醉医生的观察。听诊可直接听取呼吸音有无痰鸣、减弱或梗阻及心音强弱；观察皮肤黏膜色泽，有无发绀或苍白能直接发现重大病情变化，在临床麻醉中仍具不可替代的作用。

（一）无创血压

应常规监测，新生儿、小婴儿也不可省略。监测无创血压应选择合适的袖带，3岁内约为2.5cm，3～7岁为5cm，7～10岁为10cm，11岁以上为12.5cm。过宽的袖带使血压值偏低，反之偏高。

（二）心电图

小儿术中心血管突发事件多见，ECG监测应列为常规，以便及时发现问题并处理。

（三）脉搏血氧饱和度

小儿易发生缺氧，且变化快，连续监测SpO_2更为重要。需要注意的是，SpO_2有一定的滞后性，因此，术中仍应注意观察皮肤黏膜，尤其是口唇黏膜。

（四）呼气末CO_2分压

新生儿、小婴儿机械无效腔与潮气量的比值大、呼吸频率快、新鲜气流量大等因素，使得常规部位采样呼气末CO_2监测的误差较大。因此，不能完全依赖监测数值调节呼吸参数。必要时需查血气进行对照。

（五）体温

术中体温容易发生变化，除极短小手术外，在新生儿和婴儿应常规监测，用以指导调整环境温度和保温措施，以及评估体内组织器官温度和氧合代谢情况。

（六）中心静脉压

用于创伤大、出血多及危重患儿的手术。颈内或锁骨下静脉置管，可作为估计血容量及评估右心功能的指标。作为快速输血输液通路，中心静脉压在小儿中的作用更为重要。

（七）有创动脉压

有创动脉压在心脏手术中已列为常规，其他危重症、大手术患儿可酌情采用。桡动脉穿刺最常用，也可用足背动脉。动脉置管还便于抽取血样进行血气分析。

（八）尿量

创伤大、时间长、出血多的手术，应监测尿量，以维持在 0.5～2ml/（kg·h）为宜。1 周内新生儿尿量变化大，不宜作为评估血容量是否充足的指标。

（九）血糖

新生儿、小婴儿易发生低血糖，会引起一系列病理生理变化，导致不良影响。血糖监测可及时发现高、低血糖，以调整糖输入。

（十）血气分析

血气分析可反映术中呼吸、氧供、血液稀释、组织灌注、电解质及酸碱平衡等方面情况，长时间大手术应给予监测。

（十一）其他监测

肺动脉压、肺楔压、心搏量、食管超声、肌松、胃黏膜内 pH 等均可根据需要和条件进行监测。

第五节　小儿与青少年妇科常见手术类型及麻醉纲要

一、生殖系统畸形矫正手术麻醉纲要

小儿女性生殖系统畸形，由于其解剖、生理特点，多缺乏症状，临床上不易被发现，多因并发症就诊。

（一）外生殖器畸形

外生殖器畸形以处女膜闭锁最多见。手术方式以处女膜切开为主，若合并阴道积血、积脓，需在宫腔镜下将积血积脓排出、引流。可行区域麻醉（阴部神经阻滞、腰椎麻醉或骶管阻滞）、全身麻醉，或区域麻醉复合全身麻醉。应根据患者情况、手术方式、麻醉医生水平及医院条件选择合适的麻醉方式。全身麻醉以充分镇静为主，辅以镇痛，可静脉注射丙泊酚，辅以芬太尼或舒芬太尼；也可在丙泊酚诱导后置入喉罩，吸入七氟烷维持。麻醉深度以手术操作时无体动、呼吸循环不受抑制为宜。不论何种麻醉方法，术中、术后的呼吸道管理是重中之重。

（二）内生殖器畸形

内生殖器畸形包括阴道闭锁、阴道横隔、阴道斜隔、双子宫等。阴道闭锁分Ⅰ型和Ⅱ型。Ⅰ型阴道闭锁指阴道下端闭锁，阴道上端、子宫颈、子宫体均正常。Ⅱ型阴道闭锁手术方式为阴道闭锁段切开，并放置空心模具防止阴道再次闭锁或狭窄。阴道横隔及阴道斜隔手术方式与之相似，行阴道横隔 / 斜隔切除，部分阴道横隔患者也需放置模具待上皮自然延伸愈合。椎管内麻醉能满足手术要求，但需考虑患者年龄及接受程度。此类手术有损伤直肠、膀胱及尿道的风险，要求完善的肌松，创造良好的手术条件。全身麻醉易被患者接受，且肌松完善，常为此类手术首选。Ⅱ型阴道闭锁指阴道上端闭锁，多合并宫颈发育不良，宫体正常或畸形，子宫内膜功能差。手术处理的关键为是否保留子宫。若保留子宫，需行阴道、宫颈成形术，椎管内麻醉或全身麻醉都是可供选择的麻醉方式，视患者意愿和医方条件而定。Ⅱ型阴道闭锁若不保留子宫，则需先行子宫切除，Ⅱ期再行阴道成形。Ⅰ期子宫切除术可行区域麻醉 + 全身麻醉，患者舒适，肌松良好，且术中术后镇痛完善。子宫切除也可在腹腔镜下微创完成，此时全身麻醉为首选，避免气腹给患者带来的不适。

二、生殖系统肿瘤手术麻醉纲要

小儿及青少年生殖系统肿瘤多因急腹症就诊而发现，包括卵巢肿瘤扭转、破裂，黄体囊肿破裂等，多需急诊行剖腹探查或腹腔镜检查术。此时麻醉注意点包括以下几个

1. 所有患者均应视为饱胃，麻醉方案按饱胃处理。可行椎管内麻醉，防止反流误吸。若必须全身麻醉（如腹腔镜手术，患者不配合等），可先放置胃管引流，或快速诱导并行环状软骨压迫。全身麻醉拔管时也应注意误吸风险。应待患者完全清醒，且吸引胃管后再拔管。

2. 伴有休克表现者禁行椎管内麻醉。在快速补充血容量的同时，应尽快施行手术止血。必要时应用血管活性药物维持血流动力学稳定。

3. 若腹腔出血量大，腹腔吸引时不宜过快，或在腹部放置沙袋加压，防止腹内压骤降引起血液重分布，而致血压剧降甚至心搏骤停。

三、乳房手术麻醉纲要

小儿乳房手术少见。青少年多因发育异常、肿瘤或外伤而行乳房手术。浅表乳房手术可在局部浸润麻醉下完成。精神过度紧张或局部麻醉不完善者，可在监测下辅以镇静、镇痛药物。咪达唑仑起效快，抗焦虑作用显著，且有顺行性遗忘作用，呼吸影响轻微。右美托咪定产生中枢性镇静，且有镇痛作用，对呼吸无影响。这2个药物都很适合用于局部麻醉监测下镇静。位置较深的乳房手术也可在硬膜外麻醉下完成。由于阻滞平面较高，应警惕血流动力学变化和呼吸抑制。采用较低浓度的局麻药可减小高平面阻滞的影响。起效快、作用时间短的静脉全身麻醉药的广泛应用，提高了全身麻醉的安全性及舒适性，全身麻醉越来越多地应用于乳房手术。丙泊酚和瑞芬太尼的全凭静脉麻醉组合，无须肌松药即可提供良好的喉罩置入条件，满足手术要求，且苏醒迅速而完全，是乳房手术适宜的麻醉方式。需注意瑞芬太尼作用时间短，不能提供良好的术后镇痛，应辅以少量长效麻醉性镇痛药或非甾体镇痛药，以减轻术后疼痛。

四、小儿无痛检查镇静或麻醉纲要

小儿如需进行检查，尤其是有创检查，多不能配合，需镇静或麻醉后才能施行。CT、MRI、B超等无创检查要求小儿安静无体动，适当镇静下即可完成。多采用0.3～0.5ml/kg剂量的10%水合氯醛灌肠。给药后10～20分钟起效，可持续6～8小时，患儿多能安静入睡，此时勿刺激，即可进行相应检查。外阴或阴道检查有一定的刺激，小儿多不能配合，需在麻醉下进行。氯胺酮对呼吸影响小，兼有镇痛作用，肌内注射或静脉注射都可满足妇科检查要求。但术后苏醒较慢，且精神症状及恶心呕吐发生率高，逐渐被更安全有效的药物代替。丙泊酚起效快，苏醒快且完全，很适合用于小儿妇科检查。丙泊酚呼吸抑制的发生与剂量及注射速度相关，麻醉过程中应尽量缓慢给药，密切关注小儿呼吸情况。

五、青少年意外妊娠麻醉纲要

青少年因性行为保护意识不强或遭受性侵害而意外妊娠并不罕见。这里简述人工流产、异位妊娠及引产或剖宫产的麻醉处理。

（一）人工流产

丙泊酚具有催眠、镇静作用，适合用于少女意外妊娠需行人工流产术的患者。在宫颈扩张时刺激较强，单纯丙泊酚镇静可能引起体动，复合小剂量阿片类镇痛药，如芬太尼或舒芬太尼，可有效预防体动，又能减少丙泊酚用量。需注意两药都有一定的呼吸

抑制作用，联合用药要注意观察患者的呼吸情况。

（二）异位妊娠

青少年意外妊娠有异位妊娠的可能，需行剖腹探查或腹腔镜检查以切除病灶。若无禁忌，剖腹探查可在椎管内麻醉下进行，但应注意青少年心理发育并不成熟，对手术有本能的恐惧心理，且因意外妊娠的社会压力，焦虑更甚。术中给予咪达唑仑或右美托咪定，能有效镇静，利于患者配合完成手术。右美托咪定起效较慢，最好在入手术室后即给予1μg/kg 的负荷剂量（泵注 15 分钟以上），然后以 0.4μg/（kg·h）维持。极度焦虑的患者或腹腔镜手术者，可行全身麻醉。

（三）引产或剖宫产

青少年意外妊娠需引产或剖宫产者较少见。引产者可参照分娩镇痛，在 L3～L4 或 L2～L3 硬膜外置管后给予低浓度局麻药。罗哌卡因具有运动、感觉阻滞分离的特性，很适合用于引产。因顾忌全麻药对胎儿的影响，剖宫产首选椎管内麻醉。如前所述，青少年对手术焦虑、恐惧更甚于成人，术中应给予镇静。咪达唑仑可透过胎盘，对胎儿有一定的影响，应慎用。右美托咪定透过胎盘的量极少，对胎儿影响小，可安全用于剖宫产术。但其可通过乳汁分泌，剖宫产术后需哺乳者慎用。

六、脊柱侧弯矫正术麻醉纲要

脊柱侧弯多为特发性，有两种类型：早期型为婴幼儿期发病，左侧弯为右侧弯的 2 倍，男女比例约为 6∶4；晚发型为青少年发病，以胸椎右侧弯最常见，且多见于女孩。5 岁前即脊柱侧弯明显的患儿，肺发育较差，在侧弯弧度最大处可见肺萎缩。5 岁后发病对心肺功能影响相对较小。

所有脊柱侧弯的患儿，胸腔均较狭窄，表现为阻塞性肺通气功能障碍，潮气量低下，功能残气量减少，肺总量降低。因此，术前应常规对患儿进行心肺功能评估。除了解病史（活动耐受情况、咳嗽能力、有无肺部感染等）外，胸部 X 线片、肺功能测定及血气分析会有助于麻醉医生客观评价患儿心肺功能。Cobb 角指脊柱侧弯最高的一个椎体上缘与最低椎体的下缘做延长线，两线交点所成的角。可依据 Cobb 角测得值对肺功能进行评估，并对术后恢复进行预测。通常 Cobb 角 ≥40° 就可能逐渐出现限制性呼吸功能改变，但 Cobb 角＜65° 的患儿，较少见明显的肺功能改变。

脊柱侧弯矫正术手术创伤大、难度大、时间长，麻醉选择多以全身麻醉为主。对于 Cobb 角较大的患儿，气管插管后应用纤维支气管镜定位导管位置，因为胸部发育畸形可能导致气管畸形。选择静脉或吸入诱导，取决于麻醉医生及患儿状况。麻醉维持多采用静脉维持，丙泊酚和瑞芬太尼持续输注或 TCI，可间断给予肌松药、舒芬太尼或芬太尼（氢吗啡酮或羟考酮长效药物也可）。维持期间可辅助低浓度吸入麻醉药，但可能影响体感诱发电位（somatosensory evoked potential，SSEP）和运动诱发电位（motor evoked potentials，MEP）的监测。术中应常规监测 ECG、SpO_2、$P_{ET}CO_2$、尿量、有创动脉血压和体温，并间断行血气分析。开放中心静脉通路，不仅可快速输血、输液，还能监测中心静脉压，此类手术应列为常规。心肌损害的患儿可能需监测肺毛细血管楔压及经食管超声检查。脊髓功能监测是此类手术重要的环节，临床有三种监测方法：术中唤醒试验、SSEP 和 MEP。

术后鼓励患儿早期进行呼吸功能锻炼，专业的胸部护理是预防肺部并发症的有效手段。良好的术后镇痛能加速患儿康复，是围术期重要的治疗手段。目前多模式镇痛成为业内共识，可采用硬膜外或静脉镇痛，硬膜外镇痛以长效局麻药为主，辅以阿片类药物，静脉镇痛以强效阿片类药物为主，辅以非甾体类药物。术后硬膜外或静脉镇痛应持续3～5天，此后可改用口服阿片类药物或非甾体类药物。

第六节　小儿与青少年妇科麻醉常见并发症及处理

一、呼吸系统

（一）插管并发损伤

1. 损伤出血　小儿咽喉腔狭窄，黏膜脆弱，易损伤出血，尤其是困难插管的患儿。术后表现为咽喉痛，数天可自然恢复。

2. 环杓关节半脱位　表现为声嘶或音哑，常需数周甚至更长时间恢复。

3. 声门下或声带水肿　主要与气管导管过粗有关，表现为拔管后喉鸣音或呼吸困难。喉水肿重在预防。拔管后出现喉鸣音或呼吸不畅，需托下颌吸氧，并严密观察，如是轻度喉痉挛可很快缓解，若呼吸困难进行性加重且伴 SpO_2 下降，应重新插入较细导管并留置导管至水肿消退后再拔管。

（二）气道梗阻及拔管后缺氧

1. 气道机械性梗阻　小儿因头大、颈短、舌大、会厌长等解剖特点易发生舌后坠，加上麻醉药、肌松药残留，更易导致舌后坠而引起气道阻塞。麻醉药引起气道梗阻的解剖部位一直存在争议，传统观念认为舌根后坠阻塞咽后壁是麻醉后气道梗阻的主要原因。影像学研究发现，气道梗阻主要发生在会厌或软腭水平。托起下颌或放置口咽通气道，能解除气道梗阻。

2. 喉痉挛　是常见的严重呼吸道不良事件，指喉部肌肉反射性痉挛收缩，使声带内收、声门部分或完全关闭而导致患者出现不同程度的呼吸困难甚至完全性的呼吸道梗阻。

（1）危险因素：包括患者、麻醉、手术相关因素。喉痉挛的发生率与年龄呈负相关，多发生在≤5 岁儿童，年龄越小发生率越高。上呼吸道感染可使喉痉挛的发生率增加 3～5 倍；哮喘、睡眠呼吸暂停、肥胖也是喉痉挛的危险因素。与麻醉相关的危险因素是浅麻醉，浅麻醉下喉头反射敏感，疼痛、吸痰、插 / 拔管等都可诱发喉痉挛。喉罩、插管比面罩麻醉更易诱发喉痉挛。气道手术包括支气管镜检查及扁桃体手术较其他手术更易诱发喉痉挛。早期识别这些危险因素，麻醉管理中避免浅麻醉下的刺激可预防喉痉挛的发生。

（2）分度及临床表现：①轻度，吸气性喉鸣声调低（鸡啼样喉鸣），无明显通气障碍；②中度，吸气性喉鸣声调高、粗糙，气道部分梗阻，呼吸“三凹征”（锁骨上凹、胸骨上凹、肋间凹）；③重度，具有强烈的呼吸动作，但气道接近完全梗阻，无气体交换，发绀。

（3）处理：纯氧进行持续气道正压（continuous positive airway pressure，CPAP），同时应注意将下颌托起以除外机械性梗阻因素，直至喉痉挛消失。静脉注射丙泊酚 3mg/kg 或使用吸入麻醉药加深麻醉，直至喉痉挛消失。如果上述处理无效，可应用短效肌肉松弛药改善氧合或协助进行气管插管，小剂量琥珀胆碱（0.1mg/kg），不仅可使喉痉挛得到迅速缓解，而且对自主呼吸的干扰小。

3. 支气管痉挛

（1）危险因素：①近期上呼吸道感染。正常机体上呼吸道感染可导致气道反应性显著增高，这种反应在感染后可持续 3～4 周；②有哮喘病史的患者，术中支气管痉挛的发生率为 10% 左右；③浅麻醉下气管插管、吸痰、手术操作等刺激。

（2）症状和体征：气道压力峰值增加；

肺部听诊可及哮鸣音；血氧饱和度持续下降；呼气时间增加，呼气末二氧化碳分压（$P_{ET}CO_2$）增加，并且有上升的 $P_{ET}CO_2$ 波形；压力控制通气时潮气量减少。

（3）处理：高流量纯氧通气及施行辅助或控制呼吸；排除主支气管插管或气管导管打折；改变吸气呼气时间比以保证足够的呼气时间；麻醉过浅者需加深麻醉，宜用氯胺酮、丙泊酚及吸入全麻药；有哮喘史者术前应用激素、支气管扩张药及抗生素治疗；β_2-选择性激动剂为治疗急性支气管痉挛的首选药物，最具代表性的为沙丁胺醇、特布他林，雾化吸入；静脉注射甲泼尼龙、利多卡因，必要时考虑小剂量肾上腺素。

4. 术后低氧血症　全身麻醉抑制缺氧性和高二氧化碳性呼吸驱动，并延续到术后，易导致通气不足和低氧血症。肺不张引起的肺内分流增加是小儿低氧血症的常见原因。麻醉药肌松药的残留作用，气道反射和张力恢复不完全，易发生上呼吸道梗阻。低体温或寒战时氧耗大量增加，氧供稍不足即可导致缺氧。其他原因包括支气管痉挛、误吸胃内容物、气胸、肺水肿等。上呼吸道感染、处于感染恢复期和有肺部基础疾病的小儿发生低氧血症的风险较高。

低氧血症的临床表现包括呼吸困难、发绀、神志改变、躁动、心动过缓等。

处理上，首先保证患儿气道通畅和足够的氧供。其次，针对不同病因对因处理。如肺不张引起的低氧血症，治疗的重点是肺复张，单次手动肺膨胀至 30cmH_2O 保持 30 秒，可以纠正低氧血症。

5. 低二氧化碳血症　低二氧化碳血症主要因过度机械通气引起。术中应维持 $P_{ET}CO_2$ 在 40mmHg 左右。$PaCO_2$ 过低，可致氧离曲线左移、低钾及脑供血减少、增加右心负荷及肺损伤。应及时根据 $P_{ET}CO_2$ 或 $PaCO_2$ 调节通气参数，使之恢复正常。

（三）气胸及纵隔气肿

麻醉操作损伤胸膜，气管插管损伤气管均可能造成气胸或纵隔气肿。小量气胸无明显临床症状，大量气胸则导致肺萎陷、低氧血症等险情。故对可疑病例，术中应注意监测呼吸情况。麻醉手术中伤及肺或气管，正压通气时可能发生张力性气胸，表现为吸气阻力突然增加，一侧胸壁隆起，心脏大血管及纵隔移位，心排血量减少，出现严重低血压及缺氧。应立即经患侧锁骨中线第 2 肋间位置抽气，必要时置胸腔引流管。术毕检查两肺呼吸音，若一侧呼吸音明显减弱或消失，排除支气管插管，则可诊断为气胸，给予抽气同时鼓肺。

（四）负压性肺水肿

负压性肺水肿是短期气道严重或完全性梗阻解除后立即发生的肺水肿。原因可能包括：缺氧，肺泡膜通透性增加及交感神经兴奋；用力吸气时胸腔和肺泡内负压增加，肺毛细血管内外静水压差增加，致血管向肺泡内液体转移增加。各年龄段均可能发生。吸氧、正压通气、适当利尿，可在较短时间恢复。

二、循环系统

（一）心动过缓

心动过缓是指心率低于年龄相应的数值。小于 1 岁的婴儿为 100 次 / 分，1～5 岁的儿童为 80 次 / 分，大于 5 岁儿童为 60 次 / 分。小儿心率减慢意味着心排血量降低。如果心率低于年龄相应的数值，需采取相应的措施提高心率。出血、休克、缺氧、低体温、麻醉过深、内脏牵拉、药物作用都可造成心动过缓甚至心搏骤停。发现后立即停止手术刺激，给予 100% 氧气和通气支持，并判断原因，由迷走张力增高或原发房室传导阻滞引起心动过缓（不是继发于低氧等原因），可静脉给予阿托品 0.02mg/kg。

（二）血压剧降

很多原因可能造成患儿术中血压剧降，包括麻醉过深、腹腔压力骤减造成血容量相对不足、过敏性休克、出血性休克等。应查明原因对症处理。容量不足者应快速扩容，同时静脉注射麻黄碱 0.5mg/kg。过敏性休克，可静脉注射肾上腺素 0.01mg/kg。

三、体温异常

6 个月以下婴儿，尤其是新生儿、早产儿，术中容易发生低体温。术中低体温是多种因素综合作用的结果。吸入麻醉药、静脉麻醉药、麻醉性镇痛药均剂量依赖性地抑制体温调节，椎管内麻醉也可使体温调节阈值升高，并且损害体温调节反应。手术室的环境温度过低，输入低温液体及手术散热也是造成低体温的重要因素。

低体温在围术期产生一系列不良反应，包括药物代谢缓慢、麻醉恢复延迟、心血管疾病、凝血功能障碍、创口感染及术后寒战等。围术期应当采取积极的保温措施以避免低体温的发生，包括术前纠正低体温、控制全身麻醉深度、提高手术室室温（保持在 25～30℃）、术中使用保温毯局部保温、输注温液体、术中采用体温监测、运送途中保暖等。

近来恶性高热报道有增多趋势。紧急处理包括停吸入麻醉和琥珀胆碱，更换麻醉环路，及早使用丹曲林，纯氧过度通气，降温，纠正高钾血症和酸中毒，保护肾功能，防止 DIC 等。

四、术后恶心呕吐

术后恶心呕吐(postoperative nausea and vomiting，PONV）是小儿常见的麻醉并发症，儿童发生率为成人的 2 倍。小儿 PONV 主要高危因素包括：年龄＞3 岁，患儿或其直系亲属有 PONV 史，手术时间＞30 分钟，斜视矫正术。对应 0、1、2、3、4 项者，PONV 发生风险分别为 10%、10%、30%、50% 和 70%。麻醉性镇痛药和 N_2O 是引起 PONV 最主要的麻醉药物，除此之外吸入麻醉药、氯胺酮、依托咪酯都增加 PONV 的发生率。抗胆碱能药物和丙泊酚可以降低 PONV 发生率。

将麻醉相关的危险因素减到最低，如麻醉诱导和维持期使用丙泊酚，术中积极补液，充分给氧，避免或减少吸入麻醉药、N_2O 和阿片类药物的使用，能有效预防 PONV 的发生。术前评估 PONV 风险，对中危以上患儿应采取预防性用药。诱导时使用 0.2～0.5mg/kg 地塞米松和（或）手术结束前使用 5-羟色胺受体阻滞剂，如恩丹司琼 0.1mg/kg 或格雷司琼 0.04mg/kg，能有效防止 PONV。

五、反流误吸

小儿食管短，括约肌薄弱，屏障作用差，麻醉后屏障压更低，容易发生胃内容物反流，导致误吸，在全身麻醉诱导期或苏醒期容易发生。反流风险高的患儿，拔管前应下胃管吸尽胃内容。一旦发现口腔咽部有反流物，应立即清除，并将头侧向一边。若有误吸，应气管插管吸除误吸物。儿童可用生理盐水冲洗支气管，术后应用抗生素预防感染。

六、局麻药不良反应

（一）局麻药毒性反应

局麻药血药浓度超过一定阈值可发生局麻药毒性反应。常见原因包括：①误注入血管；②一次用量超过最大安全限量；③给药部位血供丰富，血药浓度迅速升高；④患者因体质衰弱等原因耐受力降低。

局麻药中毒临床表现以中枢神经系统和心血管系统为主，且中枢神经系统更敏感。早期多表现为兴奋，继而转为抑制。轻度毒性反应可表现为多语、嗜睡、眩晕、寒战及定向障碍等，若此时药物停止吸收，这些症状可自行消失。若继续发展，可出现神志丧失，面部和四肢肌震颤，为惊厥的前驱症状，最终发生抽搐或惊厥。心血管系统的毒性反应，早期表现为血压升高、心率加快，这是中枢兴奋的结果。继而对心肌、传导系统和周围血管平滑肌产生直接抑制作用，可使心肌收缩力减弱，心排血量减少，血压下降。当血药浓度继续升高，导致周围血管广泛扩张、房室传导阻滞、心率减慢甚至心搏骤停。

局麻药毒性反应重在预防。一次用量不超过极量；注药前反复回抽，确认无回血；根据患者情况或给药部位酌减剂量；加入小剂量肾上腺素，可减缓局麻药的吸收并延长作用时间；应用地西泮或咪达唑仑作为术前用药。一旦发生毒性反应，应立即停止用药，吸氧并保持呼吸道通畅。轻度毒性反应可用地西泮或咪达唑仑，可预防和控制抽搐。若发生抽搐或惊厥，可静脉注射硫喷妥钠或丙泊酚控制，必要时行气管插管以保证通气和氧供。若出现心血管毒性反应，应用血管活性药物提升血压和心率。一旦心搏骤停，应立刻行心肺复苏。近年来研究表明，脂肪乳剂在局麻药毒性反应的治疗中有独特作用，在支持治疗的基础上可早期应用。

（二）全脊髓麻醉

由于硬膜外或骶管阻滞的药物注入蛛网膜下腔，导致整个脊髓甚至脑干被阻滞，称为全脊髓麻醉，简称全脊麻。同局麻药毒性反应一样，全脊麻重在预防。预防措施包括：导管质地应较软，前端不应过于尖锐；给药前反复回抽，确保无脑脊液流出再给药；先给予试验量，确认未误入蛛网膜下腔再继续给药。

一旦发生全脊麻，患者可发生广泛感觉和运动阻滞，严重低血压和心动过缓。呼吸停止与呼吸肌麻痹和脑干被阻滞有关，最终可意识消失。应立即行气管插管保证氧供，给予血管活性药物维持循环稳定。若及时发现，且有效地维持呼吸和循环功能，待药物作用时间消退，患者可逐渐恢复而不留后遗症。

（李　军）

参考文献

陈煜，连庆泉，2011. 当代小儿麻醉学 . 北京：人民卫生出版社：627-630.

邓小明，曾因明，黄宇光，2016. 米勒麻醉学 .8 版 . 北京：北京大学医学出版社：2446-2529.

连庆泉，张马忠，2017. 小儿麻醉手册 . 2 版 . 上海：上海世界图书出版公司：26-27，60-66.

Borgeat A, Blumenthal S,2008. Postop-erative pain management following scoliosis surgery. Curr Opin Anaesthesiol, 21(3): 313-316.

Gertler R, Brown HC, Mitchell DH, et al.2005 Dexmedetomidine：a novel sedative-analgesic agent. Proc (Bayl Univ Med Cent), 14(1): 13-21.

John E，Hall JE, 2015. Textbook of Medical Physiology. 13e. Philadelphia: Saunders: 472-474，860-864.

Yuen VM, Hui TW, Irwin Mk, et al, 2008. A comparison of intranasal dexmedetomidine and oral midazolam for premedication in pediatric anesthesia: a double-blinded randomized controlled trial. Anesth Analg, 106(6): 1715-1721.

第 41 章 小儿与青少年患者妇科护理

第一节 小儿与青少年妇科的日常护理

一、皮肤清洁护理

（一）新生儿期

新生儿皮肤娇嫩，且新陈代谢旺盛，应保持皮肤清洁，需指导家长学会正确的眼睛、口腔黏膜、鼻腔、外耳道、臀部和脐部的护理方法。新生儿脐带未脱落前要注意保持局部清洁干燥，使用柔软、浅色、吸水性强的棉布制作的衣服、被褥和尿布，避免使用合成制品或羊毛织物，以防过敏。衣服样式需简单，易于穿脱，宽松且不妨碍肢体活动。尿布以白色为宜，便于观察大小便颜色，且应勤换勤洗，保持臀部皮肤清洁干燥，以防会阴部尿布疹等感染性疾病的发生。

约有 50% 足月新生儿在出生数天后，乳房可轻度增大，内可扪及花生米或蚕豆大小的硬结。此为胎儿在子宫内被动地受到母体雌激素的影响，乳腺处于反应性增生状态的缘故。少数新生儿出生后 1 周左右可自乳头溢出分泌物，这是出生后体内激素水平骤降而致乳汁分泌之故。对此，不必进行特殊处理，忌用手挤以免继发感染。此一般持续不到 1 周，腺体即恢复至无活性状态，乳房即会缩小。

（二）婴幼儿期

婴幼儿期是身体和智力发展较快的阶段。此期小儿皮肤娇嫩且菲薄，生殖器官处于幼稚状态，大小阴唇未发育成熟，阴道黏膜上皮甚薄、皱襞少，易受伤而发生感染，故正确的清洁卫生方法十分重要。

1. 保持皮肤清洁，每天早、晚都应清洗脸部、手足、臀部及会阴部。有条件者应每天沐浴，及时更换衣裤，使婴儿舒适，不易激惹。选用柔软布料做贴身衣裤，衣着简单、宽松、少接缝，以免刺激皮肤，特别是腹股沟部和外阴部皮肤。衣服不宜用纽扣，婴儿颈短，上衣少用高领。不用松紧裤带，以免影响胸廓发育。

2. 进行护理操作时应注意动作轻柔、熟练，严防操作不当导致的损伤。换尿布时，应先以湿巾或柔软棉布拭去粪便，再用温水或加用无刺激性的浴液洗净肛门周围皮肤，清洁时注意手法，以点式擦拭为主，避免用力摩擦。

3. 婴幼儿的外阴特别娇嫩，故从婴儿出生起就应注意预防外生殖器官疾病，每天清洁外阴 1～2 次，有利于炎症的预防。清洗时需注意：外阴及臀部给予仰卧姿势进行洗拭，自上而下拭净尿道口、阴道口及肛门周围，轻轻拭干阴唇及皮肤皱褶处；皮肤如有皲裂，可给予涂无刺激的氧化锌软膏或鞣酸软膏；注意保持外阴干燥。如需使用爽身粉者最好选用滑石粉，有机粉剂不宜用于婴儿。扑粉不宜过多，以免进入阴道，形成小团块而发生刺激。由于女婴体内雌激素水平低，如不注意外阴卫生而发生炎症或外伤就有可能导致阴唇粘连，甚至阴道壁也会粘连，这种情况并不少见。报道显示，对广州市 6 所幼儿园 804 例幼女体检，发现阴唇粘连患病率为 1.49%。另据文献报道，就诊的阴唇粘连患儿年龄最小者仅为 2 个月。这正是由于局部炎症或机械性刺激使十分娇嫩菲薄的小阴唇黏膜上皮脱落形成创面，正常体位时双侧小阴唇十分贴近，创面愈合时结缔组织向对侧延伸，导致双侧小阴唇粘连，盖住了部分或全部尿道口及阴道前庭部。部分患儿可有泌尿道症状，有时可继发泌尿道感染或再次发生外阴阴道炎，从而使粘连加重。由于阴唇粘连影响局部分泌物排出，常引起反复感染，故应予以积极治疗。

（三）儿童期

1. 在小儿妇科疾病中，外阴阴道炎是常见疾病。局部卫生不良是幼女外阴阴道炎病因中的重要因素。以下不良的卫生习惯，如无专用浴盆、大便后擦拭由肛门向外阴方向擦、不能每天洗澡更换内裤等，为与幼女非特异性外阴阴道炎的发病密切相关。集体生活的儿童或在家中与他人共用浴盆或毛巾等盥洗用具时，易发生外阴阴道炎。每位女孩应有自用的毛巾与浴巾，学校盥洗室与厕所应分开。同时需教育儿童清洁卫生的重要性，养成良好的卫生习惯。

2. 女童不宜穿尼龙等化学纤维质地的内裤，以免刺激外阴皮肤。2～3 岁起，应逐步培养女孩养成大小便后清洁的习惯。小便后，用柔软的纸巾拭擦尿道口及其周围的皮肤。大便后，必须由外阴向肛门方向进行擦拭、洗涤，以免将粪渣拭入阴道内。在一些农村中仍有女童穿开裆裤的习惯，这是不利于局部卫生的习惯，应当予以纠正。此期小儿常因汗液及尿液积聚在内裤裆部而刺激阴阜和大腿根部皮肤，尤其是较肥胖的女童，故应每天清洗外阴并更换内裤。清洗外阴时，水流应分散且柔和，如果水流过急也会刺激外生殖器官。最好在临睡前清洗，使其逐渐养成每天清洗外阴的习惯。

3. 女童从 4～5 岁起，如果睡得不安稳、阴部瘙痒，应注意女童是否有蛲虫肠道感染，可指导家长在夜间观察女童的肛周，如见蛲虫，应小心除尽它们，清洗干净肛周，并及时应用驱虫药。

（四）青春期

1. 初潮前期　此期患者阴道自净的防御机制较弱，且阴道分泌物常易积聚于外阴处，引起局部刺激，甚至出现感染，故应经常清洗外阴，更换内裤，保持局部清洁、干燥。一般应每天清洗外阴至少 1 次，使用温清洁盐水或清水即可。若需药物治疗，则给予无刺激性的溶液来清洗。衣物不宜过紧、过硬，以免行走时引起局部刺激。

2. 月经期

（1）月经期间阴道平时正常的酸性环境被偏碱性的血液冲淡，使阴道的自净作用减弱，易受病菌感染。因此，经期应勤用温开水冲洗外阴，每天至少 1 次，但不宜盆浴，最好淋浴。洗涤外阴宜在睡前和晨起时，用流动的温水从外阴向肛门方向冲洗，用水过热或过冷都可能造成局部刺激。外阴部要用卫生纸吸干而不是来回擦拭，以免造成皮肤擦伤而出现发红和皮炎。

（2）勤换卫生巾，以保持外阴清洁，预防感染。选用的卫生巾应注意生产日期，最好用一次性消毒卫生巾。卫生巾应柔软，浸润性强，并注意减少摩擦刺激，并及时更换。目前市场上畅销的卫生巾有使用方便，利于活动的优点，但因较厚，且内层是干燥的，容易造成只要表面不湿就不必更换的错觉，反而易引起外阴瘙痒甚至感染。内裤应注意不被污染，勤换勤洗，放太阳下暴晒，不放阴暗潮湿处。

（3）经期如遇外阴黏膜急性炎症，清洗外阴的溶液应使用中性的，不宜含有椰油、香水等成分，以免产生刺激。月经初潮后青春期女性的阴道由原来的狭短状态而变长增宽，阴道内环境从原来的偏中性逐渐变成酸性，其已具有一定的抗感染能力。故此时不宜使用碱性溶液坐浴或反复清洗或冲洗外阴，否则易破坏阴道内正常的菌群而削弱阴道的自然防御能力，反而容易诱发下生殖道感染。

3. *乳房护理* 乳房发育是青春期女性第二性征中最早出现的征象，此期注意乳房保健护理十分重要。乳房发育后，要及时佩戴乳罩，以防乳房下垂，但不要束胸；保持正确的站、卧、坐、走姿势；保持乳房清洁，注意乳头有无异常分泌物，避免外伤；加强体育锻炼，同时保持充足的营养，以利于乳房发育。

二、安全教育，防范意外伤害

（一）新生儿期

新生儿卧室应安静清洁，定时开窗通风，保持室内空气清新。母亲在哺乳和护理新生儿前均应洗手，新生儿专用食具用后要消毒。注意防止因包被过严、哺乳姿势不当、乳房堵塞新生儿口鼻等意外造成新生儿窒息。此外，应尽量减少亲友探视和亲吻新生儿，以免交叉感染。家人患呼吸道感染性疾病或患其他传染性疾病时应戴口罩接触新生儿或避免接触新生儿。此期婴儿尚应按时接种卡介疫苗和乙肝疫苗，以预防感染。

（二）婴儿期

此阶段小儿有一定的活动能力，但行走不够平稳，对外界充满好奇，但缺乏判断能力，故易发生意外事故。常见的意外事故有异物吸入、窒息、中毒、跌伤、触电、溺水和烫伤等。因此，向家长做好安全健康教育至关重要：睡前去除垫在颌下的小毛巾、纱布；棉被不能盖过头部以防手足活动导致蒙被窒息；衣领处不用别针，以防被吞入口内或刺伤；沐浴后用大毛巾包裹身体以防怀抱时滑落。

（三）幼儿期

幼儿有强烈的好奇心、求知欲和表现欲。在临床上外阴阴道异物多见于2～5岁幼女。此期小女孩活动范围增大，不再经常睡在小床或坐在推车、座椅中，偶有异物甚至小虫等进入阴道可引起局部刺激或损伤。此外，小女孩因好奇而将异物自行或由他人置入阴道内的病例也不少见。因此，对幼女外阴阴道炎应注意排除是否存在阴道异物的可能，尤其是对久治不愈、反复发作的阴道炎更应注意排除阴道异物的可能。另外，需特别注意外生殖器官的损伤问题。如女童不慎跌倒，坐在尖锐的物体上、奔跑时撞到木棍树枝、碰到尖的凸形物等，都有可能损伤大小阴唇、处女膜。外阴损伤通常伴有剧烈疼痛，局部血肿可导致失血严重，甚至休克。在这种情况下，应尽快安置好患儿，查看伤处，局部可给予压迫止血，并迅速送到医院进一步诊治。父母应注意保存好有关病历文件，尤其是处女膜受损的文件资料，以备以后需要。此外，在医疗过程中遵医嘱使用热水袋或外用药时要防止医源性误伤外生殖器官。

（四）学龄前期和学龄期

此阶段小儿智力发展快，活动范围进一步扩大，自理能力和机体抵抗力增强，对外界的信息和知识接受能力提高，可进行安全教育，预防运动外伤、溺水及交通事故所致的意外损伤。

三、饮食与营养

（一）新生儿期

母乳是新生儿的最佳食品，应鼓励和支持母乳喂养，宣传母乳喂养的优点，教授哺乳的方法和技巧，指导母亲观察乳汁分泌是否充足、新生儿吸吮力是否有力等。

（二）婴儿期

注意合理喂养，4～6 个月给予纯母乳喂养，从 4～6 个月起逐渐添加辅食和钙剂，于新生儿出生 1 个月后即可开始补充维生素 D，早产儿可适当提前补充维生素 D；断奶应采取渐进的方式，以春秋季适宜。指导辅食添加的顺序和原则，应根据小儿营养需求和消化能力循序渐进添加，适应一种食物后再增加一种，从少到多，从稀到稠，从细到粗，逐步过渡到固体食物。顺序为：4～6 个月可给予米糊、稀粥、蛋黄、菜泥、水果泥、豆腐、动物血等；7～9 个月可给予烂面、饼干、蛋、鱼、肝泥、肉末等；10～12 个月可给予稠粥、软饭、面条、馒头、面包、碎肉、碎菜、豆制品等。

（三）幼儿期

合理安排膳食，供给足够的能量和优质蛋白质，保证各种营养充足均衡。食物制作要精细、软碎、易于咀嚼，便于消化。种类和制作方法需经常更换，多样化，彩色美观以增进食欲，每天三餐间加 2～3 次点心或牛奶。

（四）学龄前期和学龄期

此期小儿饮食与成人接近，需注意膳食营养充分均衡，以满足儿童体格生长、心理和智力发展。做到粗细粮交替，荤素搭配，避免坚硬、油腻、辛辣食物。重视早餐可课间加餐，特别重视强化铁食品的补充以降低贫血发生率。

（五）青春期

此期身体各方面都经历着一次巨大的变化，如形态上的充实健美、功能上的快速完善和生殖系统的日趋成熟。使青春期女孩体内骨骼、肌肉、器官迅速增长，新陈代谢旺盛，激素分泌增多。这些巨大变化显然要求有足够的营养素供给作为物质基础，此阶段是人一生中营养素需要最多的时期。此时如给予充足的营养，又注意体育锻炼和生活规律，则可以充分发挥人的内在潜力，有利于身心健康，并且对学习效率也有良好的提高作用。实际上，诸多原因可使青春期女孩出现能量平衡失调或某些营养素的缺乏。

1. 足够的热量　热量是各种营养素代谢的基础，热量不足，即使单一营养素达到供给量标准也不能充分发挥作用。青春期女孩的热能需要量是由个体基础代谢率、生长速率和活动强度来决定，青春前期与正处于青春期生长突增阶段的同龄女孩对热能和营养素的需求完全不同，后者显著地超过前者。一般青少年在发育期热量的需要比成人多 25%～30%，这与青春期激素的作用女孩脂肪组织增多，加之活泼好动有关。一般女孩的热能供给量每天约为 2500 千卡。青春期的女孩应该吃得多些，尤其注意增加些水分少、脂肪多、热量较高的食物，如粮食、花生、芝麻酱、黄豆制品和鱼、肉类等。

2. 充足而优质的蛋白质　青少年发育期间，身体细胞大量繁殖，血细胞的构成主要以蛋白质为原料。青春期体内某些物质如激素、抗体及促进体内代谢的酶急剧增多，这些物质的形成都依赖蛋白质的参与。而且性腺的发育，神经冲动能力的加强都需要蛋白质。因此，青少年发育期间应多进富含蛋白质的食物，一般认为蛋白质供能应占到机体总热量的 12%～15%。合适的蛋白质需要量是指摄入的蛋白质应能充分地提供机体所需的全部氨基酸。每个青少年每天的蛋白质供给量中，最好有 1/3～1/2 是优质蛋白质，这就需要有计划地将鸡蛋、牛奶、瘦肉、鱼、豆制品等分配到每天的三餐中。

3. 足量的维生素、矿物质和微量元素　维生素存在于天然的食物中，膳食中某种维生素长期缺乏，可导致维生素缺乏症，影响青春期的生长、发育和健康。青春期女孩应多吃动物肝脏、鸡蛋黄、牛奶、油菜和菠菜等，以增加维生素 A 和维生素 B_2 的摄入；多吃新鲜蔬菜可以提高胡萝卜素、维生素 B_2、维生素 C 的摄入量；多在户外活动、晒太阳，以利于维生素 D 的合成；维生素 B_1 存在于花生、芝麻、核桃及各种绿叶蔬菜中，粗粮、豆类中尤甚。

钙、磷对青春期女孩发育影响极大。此期骨骼增长迅速，因此钙、磷需要量也多。食物中磷含量丰富，只要吃饱就不易缺乏；而钙则是我国膳食中容易缺乏的一种营养素，牛奶及其制品是钙的良好来源。虾皮、绿叶蔬菜、糙米、粗面、豆浆、豆腐等也可提供较丰富的钙。

铁是造血的重要原料。随着体格的增长，血量也在不断增加。女孩因月经失血，则更需要增加铁的摄入量，如铁供应不足，可引起贫血。宜多吃瘦肉、鱼、动物血等以预防贫血发生。维生素 C 有促进铁吸收的作用，多吃一些富含维生素 C 的新鲜果蔬，对预防贫血有益。

锌是很多金属酶的成分或酶的激活剂，参与 RNA 和 DNA 的转录和蛋白质的合成过程，并与性腺发育、活动功能等有密切关系。缺锌时生长激素合成减少，核酸与蛋白质合成障碍，唾液中磷酸酶减少，味觉减退，食欲缺乏；羧基肽酶活力下降影响消化功能，T 细胞功能下降，降低机体免疫力，并引起口腔黏膜上皮增生和角化不全，发生口腔溃疡。缺锌主要表现为身体发育停滞、性发育迟缓、性腺功能低下和贫血。含锌的食品有谷类、豆类、动物的肝脏、肉类和海产品等。

碘是甲状腺素的重要成分，而新陈代谢需要甲状腺素。碘对青春期身体的生长发育影响较大。碘以海带、紫菜、海鱼中含量最多。

4. 饮食宜按需进食　不宜过饱，切忌暴饮暴食。应该注意三餐八分饱，尤其是晚餐不过量，少进动物脂肪与糖类，多吃蔬菜，少吃盐。合理营养，平衡饮食。

第二节　小儿与青少年妇科围术期护理

在妇产科工作中，手术治疗占有相当重要的地位。近年来，随着医学的快速发展和手术技术的提高，手术方式的改进与手术相关条件的不断完善，使妇科手术治疗更趋安全。但手术即是治疗的过程也是创伤的过程，为了保证手术的顺利进行及患者术后如期康复，需要做好充分的术前准备和精心的术后护理。小儿和青春期患者围术期护理具有许多特殊性，如患儿年龄小，认知及心理承受能力弱，情绪易波动等，则更需加强围术期护理，以保证患儿以最佳的身心状态经历手术全过程。常见的手术方式有经腹部开放手术、会阴部手术，以及经腹腔镜、宫腔镜手术。

一、腹部手术围术期护理

（一）手术前护理

1. 心理护理

（1）评估患儿和家长的心理状态，落实好住院期间的各项健康教育工作。鼓励父母和照顾者陪伴患儿，缓解婴幼儿和学龄前儿童因住院产生的分离焦虑。护理人员协同患儿父母通过宣教手册、绘本、视频等多种途径对孩子进行医院环境、功能、治疗检查、手术等的简单介绍，责任护士主动自我介绍，介绍同病室其他患儿，鼓励患儿结交新朋友，有利于患儿尽快适应医院环境，解除不安和恐惧心理。并注意满足陪护者的生活需求，体现以家庭为中心的护理理念。应用游戏或趣味表达性活动减轻患儿的焦虑或恐惧。

（2）青春期患者已具有独立的思维活动，患者常担心住院使其失去日常习惯的生活方式，手术会引起疼痛，或害怕手术有夺去生命的危险，以及担心身体的过度暴露等。护理人员需应用医学专业知识，采用通俗易懂的语言耐心解答患者或家长的提问，为其提供相关的信息资料，以减轻或消除由于手术导致的恐惧心理，保证足够的休息时间。使患者能信任医护人员，相信自己将会得到最好的治疗和照顾，顺利度过手术全过程。有资料表明：术前接受过指导并有充分心理准备、表现镇定的受术者，更能耐受麻醉的诱导，且较少出现术后恶心、呕吐及其他并发症。

2. 进行全面系统的评估　包括询问家族史、用药史、既往史及月经情况，评估各系统器官的功能状况，了解实验室各项检查结果和相关特殊检查结果。

3. 术前健康教育　根据患儿家长及青春期患者个体知识层次给予提供针对性的指导，可采用团体的形式进行相互间分享感受或采用个别会谈方式让患者自由表达自己的情感。用通俗易懂的语言向患者介绍疾病及手术的相关知识，说明术前准备的必要性，解释术前准备的内容及各项准备所需要的时间，必要的术前检查程序及检查时可能出现的不适感觉等。并进行预防术后并发症的宣教指导，包括床上使用便器，深呼吸、有效咳嗽、翻身、收缩和放松四肢肌肉运动等的训练直至可独立完成。

4. 积极处理术前并发症　如贫血、营养不良等，护士给予指导摄入高蛋白、高热量、高维生素及低脂肪全营养饮食，纠正患者的身心状况，以良好的状态接受手术。

5. 皮肤准备　术前 1 天沐浴更衣，特别注意会阴部及脐部的清洁，可用氯己定溶液（洗必泰）进行清洗，若皮肤上有油脂或胶布粘贴痕迹，用液状石蜡和 75% 乙醇溶液擦净。手术区域若毛发稀少，可不必剔除毛发，若毛发影响手术操作，则于术前 2 小时予以剔除，采用脱毛剂或剪毛器去除毛发。研究资料表明，备皮时间越接近手术时间则手术感染率越低，即术前即刻备皮者的伤口感染率明显低于手术前 24 小时备皮者，因此要求临床术前的剃毛备皮尽量安排在临手术时，范围为上至剑突下，下至两大腿上 1/3 处及外阴部，两侧至腋中线。

6. 消化道准备　术前 6～8 小时禁止由口进食，术前 4 小时禁饮。对于小于 5 岁小儿，禁食禁饮时间过长患儿因不适出现剧烈哭吵及体温升高等躯体反应，可采用快速康复外科理念，在术前 2 小时给予适量糖水，以增加患儿舒适感。手术前 1 天灌肠 1～2 次，或口服缓泻剂，使患儿能排便 3 次以上，使肠管空虚，以利于手术，预防麻醉后肛门括约肌松弛而排出残留粪便而增加污染概率。

7. 其他　手术前 1 天晚间护士要加强巡视，注意说话声低、动作轻巧，避免影响患者休息，为患者提供安静、舒适、有助于保证患者获得充分休息和睡眠的环境。术前晚和术晨加测生命体征，认真核对患者药物过敏试验结果、交叉配血情况，全面复习各项辅助检查和实验室检查报道结果，发现异常及时与主管医生联系。

8. 手术日晨间护理

（1）认真检查各项准备工作落实情况，如有体温升高、月经来潮或极度恐惧紧张者需及时通知主管医生。

（2）术前取下可活动的义齿、发夹、首饰、眼镜及贵重物品交于家长保管，长发者应梳成辫子，给予戴无纺布帽子，以防更换体位弄乱头发或被呕吐物污染。

（3）备好患者病历、影像学资料、特殊用药、粗细适宜的双腔气囊导尿管，麻醉后插留置导尿管可减少患者痛苦增加舒适感。

（4）送患者进手术室，与手术室护士认真核对患者姓名、住院号、手术部位和名称、各项术前准备项目完成情况，做好交接并签名。

（5）病房护士根据手术种类和麻醉方式，准备好麻醉床及备好术后监护用品和应急用品。

（二）手术后护理

1. 安置患者　①与麻醉师和手术室护

士做好床旁交班，详尽了解术中情况，及时测量血压、脉搏、呼吸；检查输液、腹部伤口、阴道流血、引流管、背部麻醉管等情况；②妥善固定留置导尿管和安置引流袋；③遵医嘱给予氧，注意保暖，但避免贴身使用热水袋，以免烫伤。

2. 体位　根据手术及麻醉方式安置患者体位，全身麻醉清醒者，取平卧位，头偏向一侧；硬膜外麻醉或蛛网膜下腔阻滞麻醉者一般情况下可取低枕卧位，如术中麻醉有出现特殊情况，则予以平卧或头低卧位 6～8 小时。小儿和青少年大多采用全身麻醉，全身麻醉者清醒后即可根据患者状况调整舒适体位，可取半卧位，有助于腹部肌肉松弛，降低腹部手术切口张力，减轻疼痛；也有利于深呼吸，增加肺活量；同时，半卧位有利于腹腔引流，减少渗出液对膈肌和脏器的刺激。护士加强巡视病房，保持床单清洁、平整，协助患者维持正确舒适的体位，鼓励患者活动肢体，每 15 分钟进行 1 次腿部运动，每 2 小时翻身、指导咳嗽、做深呼吸 1 次，达到防止下肢静脉血栓形成及改善循环和呼吸的功能。

3. 观察生命体征　术后每 15～30 分钟观察 1 次血压、脉搏、呼吸并记录，直到平稳后改为每 4 小时 1 次，持续 24 小时病情稳定者改为每天 3 次测量，直至术后 3 天。患者术后 1～2 天体温会稍有升高，但一般不超过 38℃，此为外科手术热或称吸收热，不需要特殊处理。如术后 24 小时内体温 >39℃或体温降至正常后再度发热，应警惕感染。

4. 引流管和留置导尿管护理　明确引流管放置的位置和作用，做好管道标识，妥善固定，并保持引流通畅，经常检查引流管有无扭曲、压迫或堵塞。观察并记录量、性状和颜色，一般 24 小时内引流液不超过 200ml，性状为淡血性或淡黄色，引流量逐渐减少，术后 1～3 天酌情给予拔除引流管。留置导尿管通常于术后 24 小时拔除，快速康复理念指出术后不放置或应尽早拔除各引流管，临床可于术后 6 小时即给予停留置导尿。拔除导尿管后协助患者排尿，观察膀胱功能恢复情况。留置导尿管期间定时做好会阴护理，保持局部清洁，预防尿路感染发生。小儿及青少年患者因年少、天性多动及配合度欠佳，易致管道固定位置变化及发生脱管可能，护理人员需加强对患儿及其家长的宣教指导。

5. 伤口护理　观察伤口有无渗血渗液，伤口及周围皮肤有无发红及愈合情况，发现异常及时联系医生。保持伤口敷料清洁干燥，注意术后伤口包扎是否限制腹式呼吸。对躁动或不合作的患儿，适当使用约束具以防止敷料脱落。

6. 饮食护理　根据麻醉方法和手术方式做好饮食管理，小儿均采取全身麻醉，麻醉清醒后，观察如无恶心、呕吐等现象，即可恢复饮食，一般先给予流质饮食，如糖水、米汤等；腹部手术后腹腔肠管受到不同程度牵拉影响，术后肠蠕动恢复，肛门排气即可给予流质饮食，之后逐渐过渡到半流质及普食。

7. 术后常见并发症和护理

（1）腹胀：多因术中肠管受激惹、肠蠕动减弱所致，术后患者呻吟、抽泣、憋气等会咽入大量气体则加重腹胀，术后 48 小时，肠管恢复正常蠕动，肛门排气后，腹胀即可缓解。如术后 48 小时仍腹胀明显，则应警惕肠梗阻的可能，给予生理盐水低压灌肠、热敷下腹部等。部分患者肠蠕动已恢复但肛门未能及时排气，可予肛管排气、针刺足三里，或按医嘱皮下注射或肌内注射新斯的明等。术后早期下床活动可改善胃肠功能，预防或减轻腹胀。小儿及青少年患者年龄小，对疼痛及不适感的耐受力差，因此需多给予安慰和鼓励。

（2）尿潴留：是盆腔手术和经阴道手术

后常见并发症之一，也是发生膀胱感染的主要原因之一，患者因不习惯卧床排尿，以及术后留置导尿管的机械刺激或麻醉性镇痛药的使用减低了膀胱膨胀感而导致尿潴留发生。为了预防尿潴留的发生，护理措施有：术后早期拔除留置导尿管，鼓励患者定期坐起排尿，床边加隔帘保护隐私；增加液体摄入量，让患者听流水声，热敷下腹部等以刺激排尿反射；另外，在拔除留置导尿管前，先进行夹管定时开放训练膀胱生理功能，以及在膀胱充盈的状态下指导患者到卫生间排尿时顺势完成尿管拔出，以降低拔管对尿道的刺激损伤程度。如上述措施均无效则应给予再次导尿解除尿潴留，一次导尿量不可超过1000ml，以免腹压骤然下降引起虚脱。

二、会阴部手术围术期护理

会阴部手术是指女性外生殖器部位的手术，在妇科应用比较广泛。会阴部区域血管神经丰富、组织松软，前方有尿道，后面有肛门，这些特点使患者容易出现疼痛、出血、感染等相关护理问题。

（一）手术前准备

1. 心理准备　会阴部手术患者或小儿家长常担心手术会损伤身体的完整性，手术切口瘢痕可能导致将来生活的不协调等；由于手术部位在隐私部位，加重患者的心理负担。护理人员需做到充分理解患者或家长的心理，以亲切和蔼的语言耐心解释手术的必要性，解答疑问，取得患者的信任；帮助患者选择积极的应对措施，消除紧张、焦虑情绪，使其能主动配合手术。进行术前准备和检查时注意保护患者隐私，尽量减少暴露，避免多余人员参与检查。

2. 全身情况准备　详细了解全身重要器官的功能，正确评估患者对手术的耐受力，如有贫血等并发症及时向主管医生汇报。观察生命体征情况，注意有无月经来潮，如有异常及时通知医生，术前做好药物过敏试验、交叉配血等。

3. 健康教育　向患者讲解疾病相关知识，介绍手术名称和简单手术过程，解释术前准备的内容、目的、方法及主动配合的技巧等，以及介绍术后保持外阴阴道清洁的重要性、方法和拆线时间安排。讲解会阴手术常用体位及术后维持相应体位的重要性，教会患者床上肢体锻炼的方法，预防术后并发症。

4. 外阴皮肤准备　术前需特别注意个人卫生，每天清洗外阴，可采用氯己定溶液或沐浴精清洁局部皮肤，清洁方法以冲洗或点式清洁为宜。因小儿或青春期局部无毛发或较少，备皮以清洁皮肤为主，范围为上至耻骨联合上 10cm，下至外阴、肛门周围、臀部及大腿内侧上 1/3，两侧至腋中线。

5. 肠道准备　由于阴道与肛门解剖位置很近，术后如排便则易污染手术部位，因此经会阴手术术前需做好适当的肠道准备。一般的经会阴手术，术前禁食 6～8 小时、禁饮 4 小时，术晨应用开塞露塞肛通便。可能涉及肠道的手术患者术前 3 天进食少渣饮食，术前禁食 10～12 小时、禁饮 4 小时，术前晚及术晨各清洁灌肠 1 次或口服导泻药清洁肠道。

6. 阴道准备　术前 3 天开始行阴道准备，给予阴道冲洗或坐浴，每天 2 次，常用 3% 硼酸粉溶液、0.5% 聚维酮碘溶液等。

7. 膀胱准备　进手术室前嘱患者排空膀胱，根据手术需要，术中、术后留置导尿管。

（二）手术后护理

术后护理与腹部手术相似，需特别加强外阴部护理。

1. 体位　根据不同手术采取相应的体位，处女膜闭锁及有子宫的先天性无阴道患者，术后应采取半卧位，以利于经血引流。行会阴部修补整形、阴道前后壁修补者应取平卧位，禁止半卧位，以降低外阴、阴道张力，促进伤口愈合。

2. 手术伤口护理　外阴阴道肌肉组织少、张力大、切口不易愈合，护理人员要随时观察切口情况，注意有无渗血、红肿疼痛等；观察局部皮肤的颜色、温度、湿度；注意阴道分泌物的量、性状、颜色及有无异味。保持外阴清洁、干燥，勤更换内裤和床单，每天行会阴护理 2 次，因小儿皮肤较娇嫩，宜采用 0.5% 聚维酮碘溶液或氯己定溶液行会阴消毒。每次便后均需清洁外阴部。部分外阴部手术需加压包扎或阴道内留置纱条压迫止血，外阴包扎或阴道内纱条一般在术后 12～24 小时取出，取出时注意核对数目。有引流的患者要保持引流通畅，严密观察引流液的量、性状等。

3. 导尿管护理　注意保持导尿管通畅，观察尿色、尿量，对于尿瘘修补者，如发现导尿管不通畅应及时查找原因并给予处理。拔除导尿管前先训练膀胱功能，拔除导尿管后指导患者尽早排尿。

4. 肠道护理　会阴部手术患者为防止大便对伤口的污染及解大便导致对伤口的牵拉而影响伤口愈合，应控制首次排便的时间。按医嘱给予蒙脱石散剂泡服或盐酸洛哌丁胺(易蒙停)，每次 2mg，2 次 / 天。于术后第 5 天给予缓泻剂使大便软化，避免排便困难。

5. 疼痛护理　会阴部神经末梢丰富，对疼痛特别敏感。护理人员应充分理解患者，定时正确进行疼痛评估，对不同患者采取个性化的缓解疼痛方法。保持环境安静，分散患者注意力，避免过多的打扰，更换体位减轻伤口的张力等。如以上措施无效，可根据医嘱给予适量的镇痛药物，同时观察用药后的效果及不良反应。

三、腹腔镜手术围术期护理

腹腔镜手术是一种微创治疗方法，因其与传统开腹手术相比具有创伤小、术后瘢痕小，又符合美学要求的特点，是青少年患者更乐意接受的治疗手段之一。腹腔镜手术的护理需在做好腹部手术前后的护理措施的基础上，加强以下几方面的护理。

（一）术前护理

1. 心理护理　部分家长及患儿不了解麻醉和腹腔镜手术，担忧手术效果，出现紧张、焦虑甚至恐惧心理，根据术前护理评估，采取图文并茂的健康教育资料，介绍腹腔镜手术的特点、优点，介绍麻醉方法、手术体位、手术方法及术后需配合的注意事项，让病房其他患者进行现身说法，减轻术前紧张情绪和顾虑。

2. 术前准备　①协助做好术前各项检查、准备术前用药；②皮肤准备：术前 1 天做好皮肤清洁，备皮，脐部是腹腔镜手术放置套管针的位置之一，需做好彻底清洁消毒，先使用无刺激的液状石蜡棉签软化脐部污垢，再用肥皂水或沐浴液清洁，最后以碘伏棉签消毒并擦干；③胃肠道准备：禁食、清洁灌肠等同开腹手术；④呼吸道准备：指导呼吸锻炼，进行有效咳嗽；⑤术前排空膀胱，带导尿管至手术室，必要时术中留置尿管。

（二）术后护理

1. 一般护理　①体位：麻醉未清醒前取平卧位，头偏向一侧，麻醉清醒后，即可取半卧位，生命体征平稳者鼓励早期下床活动；②饮食：术后 6 小时，如无恶心、呕吐等不适，即可进食流质饮食，进食后继续观察有无恶心、呕吐现象，术后当天可改半流质饮食，第 2 天可恢复普食；③监测生命体征变化，必要时给予低流量吸氧，提高血氧浓度，促进 CO_2 排泄，预防高碳酸血症，观察伤口敷料情况。

2. 疼痛护理　腹腔镜术后腹部伤口可有轻微疼痛，做好疼痛评估，如 NRS 评分或脸谱疼痛评分≥4 分，则及时给予镇痛措施。少数患者出现肩背部酸痛，与手术人工气腹

时 CO_2 残留排出不完全产生碳酸刺激膈肌有关，可给予延长吸氧时间，按摩肩背部。

3. 并发症观察护理

（1）CO_2 气腹相关并发症：常见并发症包括高碳酸血症、皮下气肿、心包积气、气体栓塞、下肢静脉淤血、体温下降等。相应护理：重点做好预防，术中发生高碳酸血症时，立即通知医生将气腹压力降至 12mmHg 或以下，头胸部抬高 20°，促进体内 CO_2 的排出，术毕在腹壁轻轻加压促进皮下 CO_2 气体排出；术后 6 小时取半卧位，保持呼吸道通畅，低流量给氧，做深呼吸等。

（2）出血：与术中损伤到血管有关。护理：监测生命体征，观察伤口敷料及引流液的颜色、性状及量的变化，遵医嘱使用止血药，必要时给予输血。

（3）感染：护理上注意监测体温变化，保持引流管引流通畅，及时更换引流袋，伤口换药遵循无菌原则，按医嘱应用抗生素。

4. 其他　极少数腹腔镜手术术中难以完成预定手术目标，则需中转开腹进行手术。护士积极配合做好腹部手术相应的护理。

四、宫腔镜手术围术期护理

宫腔镜术（hysteroscopy）是应用膨宫介质扩张宫腔，通过玻璃导光纤维束和柱状透镜将冷光源经宫腔镜导入阴道内、宫腔内，直视下观察阴道、宫颈管、宫颈内口、子宫内膜和输卵管开口，或通过摄像系统将所见图像显示在监视屏幕上放大观看，对可疑病变组织、异物等准确取出。宫腔镜术是作为小儿及青少年女性患者反复不明原因阴道流出血、反复外阴阴道感染、生殖道畸形矫形等疾病诊断和治疗的有效方法。

1. 术前护理要点

（1）术前详细询问病史，排除宫腔镜手术禁忌证；以月经干净后 1 周内施术为宜，因此时子宫内膜薄且不易出血。

（2）心理护理：了解患儿的心理状态，耐心、细致地做好心理疏导。介绍宫腔镜手术的简单过程，告诉患儿及其家长宫腔镜手术的优点、操作方法等。消除其思想顾虑，积极配合手术治疗。

（3）完善术前检查。

（4）术前禁食 6～8 小时，禁饮 4 小时，做好宣教和指导。

2. 术中及术后护理要点

（1）术中注意观察患儿反应。配合医生控制宫腔总灌流量，冲洗所用生理盐水进入患儿体内不超过 500～800ml。如手术时间不超过 1 小时，术中遵医嘱监测血钠变化，发现血钠异常时，密切观察患者有无表情淡漠、头痛、恶心呕吐等变化及生命体征变化，必要时遵医嘱静脉滴注高浓度钠，防止低钠血症和水中毒等并发症。

（2）做好全身麻醉后护理，麻醉未清醒前，取去枕平卧位，头偏向一侧，保持呼吸道通畅，防止舌后坠及呕吐物吸入气管而引起窒息。麻醉清醒后予取舒适卧位。

（3）观察并记录患儿生命体征、血氧饱和度等变化；注意有无腹痛情况；遵医嘱应用抗生素 3～5 天。

（4）观察尿量的变化：80% 患者有留置导尿管，给予妥善固定，防止尿管扭曲、受压、脱落，保持通畅。未留置尿管患者，术后观察排尿情况，早期督促、指导和协助患者排尿，排尿困难者可诱导排尿，必要时给予导尿。密切观察尿液的颜色、量的变化，如果每小时尿量小于 25ml，应及时报告医生，必要时遵医嘱静脉注射利尿药，警惕 TURP 综合征的发生。

（5）观察阴道出血情况：如阴道出血量超过月经量或有活动性出血伴有血块，及时报告医生做必要的处理；对于手术创面大、出血多的患者，多在术后放置宫腔气囊导尿管，起到压迫止血作用，注意观察止血的效果；如为阴道异物取出后，注意观察会阴部渗血、渗液情况，及时更换会阴垫；对以上情况均应及时做好病情观察记录。

（6）指导患者保持会阴部清洁，术后会阴护理每天 2 次，2 周内禁止盆浴。

（7）饮食护理：术后 2～6 小时（根据麻醉方式，时间有所不同）可进食营养丰富的流质饮食或软食，避免进食生冷、辛辣刺激性食物。

（8）活动护理：除高危患者外，鼓励患者及早活动，术后 6 小时内可指导患者床上翻身活动，6～8 小时后可下床活动，并逐渐增加活动量。下床活动时，必须由家属搀扶，避免头晕致摔伤。

第三节　小儿与青少年常见外阴阴道疾病的护理

一、小儿与青少年外阴阴道炎的护理

小儿外阴阴道炎以非特异性感染多见（包括尿布性皮炎、细菌性外阴阴道炎）；也有可能发生特异性外阴阴道炎（包括真菌性、化学性或过敏性外阴阴道炎），以及性传播疾病（STD）等。护理要点如下所述。

1. 保持患儿外阴清洁、干燥，做到勤换尿布，尿布应选择纯棉质地，内裤也以棉质并要宽松，以减少摩擦；不穿开裆裤，减少外阴受污染的概率；大小便后，注意洗净外阴，避免用刺激性强的碱性肥皂或浴液，清洁后扑以婴儿护肤粉或氧化锌粉以保持局部干燥。

2. 指导培养小儿良好的卫生习惯，饭前便后要洗手；父母或保育人员要经常注意婴幼儿的外阴卫生。

3. 家长或幼儿园有人患生殖器官感染性疾病时，要注意使用物品的隔离，洗刷用具（浴盆、毛巾、浴巾等）要与孩子分开，避免交叉感染。

4. 指导家长创造良好的小儿生活环境，如家中有宠物，在孩子患病期间，应该让宠物尽量远离儿童，宠物的毛发带有细菌，会对孩子的身体带来影响，注意室内经常进行通风换气，不让孩子长时间生活在过于潮湿和阴暗的环境内，适当室外活动，多晒太阳。

5. 针对病原体选择相应的抗生素治疗，或用吸管将抗生素溶液滴入阴道。如有蛲虫者，给予驱虫药治疗，观察用药后的效果；若阴道有异物，应及时取出。

6. 如外阴脓性分泌物较多时，使用消毒棉垫，以吸收分泌物并经常更换。给予 1∶5000 高锰酸钾溶液坐浴或 1∶1000 硼酸粉溶液坐浴，每天 2～3 次。坐浴后以干毛巾轻轻抹干局部皮肤，按医嘱涂以抗生素软膏，如红霉素或金霉素软膏，瘙痒明显者，涂以氢化可的松软膏。

7. 小阴唇已形成粘连者，可配合医生洗净外阴后进行小阴唇分离术，分离后的创面每天涂擦抗生素软膏或 40% 紫草油，防止再粘连，直至上皮长好为止，也可涂以 0.1% 雌激素软膏 10～14 天。

8. 饮食护理。当出现外阴炎时，应注意孩子的饮食习惯，对饮食及时进行调整，禁忌辛辣和油腻的食物；指导多饮水，多进食富含维生素的新鲜蔬菜、水果。

9. 合并患有糖尿病的孩子（尿液酸碱度发生变化也可导致真菌性阴道炎），需更加予以重视，每天以女性护理液清洗外阴，积极治疗，以减少真菌性阴道炎的发生。

二、小儿与青少年外阴损伤、血肿的护理

小儿与青少年外阴损伤多见于外伤引起，如不慎跌倒、车祸损伤及外阴触于锐器上等；

幼女受到强暴也可出现局部软组织损伤；由于创伤的部位、深度、范围不同，表现也轻重不同，可出现会阴部疼痛，可从轻微疼痛至剧痛，甚至疼痛性休克；局部肿胀，为水肿或血肿；以及会阴部外出血，严重者出现失血性休克的症状。护理上做好以下措施。

1. 严密观察生命体征变化，预防和纠正休克。对于外出血量多或较大血肿伴面色苍白者立即予取平卧位、吸氧、开通静脉通路、做好血常规检查及配血输血准备；给予心电监护，密切观察患者血压、脉搏、呼吸、尿量及神志的变化。

2. 注意观察血肿的变化，有活动性出血者按解剖位置迅速配合医生予以缝合止血。对小于 5cm 的血肿，应立刻进行冷敷，使血管收缩减少出血；也可用棉垫、丁字带加压包扎，防止血肿扩大。对大的外阴、阴道血肿应在抢救休克的同时配合医生进行止血，并做好术前准备，术后加用大剂量抗生素防治感染。

3.心理护理：突然的创伤常导致患儿和家长恐惧、担忧，护士应在抢救休克、准备手术的过程中使用亲切温和的语言安慰患儿，鼓励其面对现实，积极配合治疗，同时做好家长的心理安慰，使其能够很好地配合支持。

4.保守治疗的患儿的护理：对血肿小采取保守治疗者，给予采取正确的体位，避免血肿受压。保持外阴部的清洁、干燥，每天外阴冲洗 3 次，大便后及时清洁外阴；按医嘱及时给予止血、镇痛药物；24 小时内冷敷，降低局部血流速度及局部神经的敏感性，减轻患者的疼痛及不舒适感；24 小时后可以热敷或行外阴部以红外线烤灯照射以促进水肿或血肿的吸收。

5.积极做好术前准备：外阴、阴道创伤较重的患者有需急诊手术的可能，应做好交叉配血、皮肤准备，予以患儿暂时禁食，充分消毒外阴及伤口，向患儿及其家长讲解手术的必要性、简单的手术过程及注意事项，以取得配合。

6. 术后护理：外阴、阴道创伤手术后阴道内常填塞纱条，外阴加压包扎。阴道纱条取出或外阴包扎松解后应密切观察阴道及外阴伤口有无出血，患者有无进行性疼痛加剧或阴道、肛门坠胀等再次血肿的症状。患者疼痛明显，定时评估疼痛评分，积极采取镇痛措施。保持外阴部清洁、干燥；按医嘱给予使用抗生素。

三、小儿与青少年阴道异物的护理

小儿与青少年阴道异物临床上比较常见，多发生于 4～7 岁的小儿，此期患儿开始接触社会，独立行动的机会较多，求知欲和好奇心增强。异物种类包括谷粒、棉花团、发夹、水彩笔套、瓶塞内垫、玻璃球、塑料玩具等；家长常不注意，不能及时发现异物，常在小儿出现反复外阴感染、流脓性分泌物等到医院就诊时才被确诊。护理措施如下所述。

1. 对小儿及其家长加强安全教育，介绍常见的异物类型，加强辨别能力训练。针对阴道异物发生的年龄段特点，对 4～7 岁的小儿更加注意加强防范，指导家长放手不放眼，随时制止其冒险性行为，防止意外发生。家长一旦发现小儿阴道异物不要试图自行取物，以免增加医生取物的难度。此外，更多时候可因小儿的好奇心而自己将异物塞入阴道，有的小儿穿开裆裤在谷堆上玩耍，使谷粒进入阴道，故此年龄段小儿不宜再穿开裆裤。

2. 心理护理：患儿在医院就诊取异物时由于周围环境的改变、言语沟通困难、害怕与父母分离等引起一系列心理反应，表现为反抗、哭闹、拒绝护士照顾等。护士需耐心与患儿交流，做到态度和蔼，跟患儿交朋友，以取得患儿信任，消除她们内心的恐惧和担忧。告诉患儿及其家长手术的必要性及注意的相关事项。

3. 观察会阴部红肿、疼痛的程度，分泌物的量、颜色、性状及分泌物有无特殊的气味等；观察阴道口有无异物存留；及时做好记录并汇报医生。

4. 积极术前各项准备，包括会阴皮肤清洁、药物过敏试验、禁食6～8小时禁饮4小时及相关的辅助检查。

5. 术后做好全身麻醉后的护理和病情观察。

6. 术后保持外阴部清洁，每天1次外阴消毒冲洗；密切观察体温有无异常，阴道有无异常分泌物及出血等；保持床单干燥、清洁。

7. 根据医嘱给予抗病毒治疗。

（李育梅）

参考文献

郑修霞，2012. 妇产科护理学 . 5 版 . 北京：人民卫生出版社：291-297，332-334.

李乐之，路潜，2017. 外科护理学 . 6 版 . 北京：人民卫生出版社：104-119.

杨冬梓，石一复，2003. 小儿与青春期妇科学 . 北京：人民卫生出版社：259-301.

叶广俊，2000. 儿童少年卫生学 . 4 版 . 北京：人民卫生出版社：40-44.

杨冬梓，邝健全，梁贵尚，1995. 幼女外阴阴道炎临床分析 . 中华妇产科杂志，30（3）：170-171.

张帝开，李秀云，杨冬梓，等，2006. 反复发作的幼女外阴阴道炎病因与治疗方法探讨 . 中华妇产科杂志，41（7）：452-454.

周洁，孙静，屈王蕾，等，2004. 幼女外阴阴道炎病原学分析及防治 . 实用儿科临床杂志，19（11）：961-962.

杨冬梓，邝健全，1994. 阴唇粘连的病因和治疗方法 . 中华妇产科杂志，29（12）：749-750.

朱启娟，2007. 幼女小阴唇粘连 100 例诊治分析 . 咸宁学院学报：医学版，21（1）：51-52.

郑培兰，2007. 幼女小阴唇粘连手术治疗 85 例临床分析 . 浙江医学，29（2）：182-183.

许红霞，张毓洪，杨建军，等，2007. 宁夏地区学生营养状况 . 中国学校卫生，28（1）：10-11.

沈晓青，钟亚，沈惠平，2007. 上海市南汇区中小学生营养状况 . 中国学校卫生，28（1）：59-60.

张玉兰，胡喜梅，2007. 洛阳市学生营养不良和肥胖流行趋势 . 中国学校卫生，28（3）：198-199.

王萍，曾宪柳，严志玲，等，2007. 柳州市青少年吸烟现状分析 . 疾病控制杂志，11（1）：112-114.

第 42 章 小儿与青少年女性法律问题

第一节 有关妊娠问题的确定

医疗过程和社会上时有发生与少女怀孕有关的疑问，如到底有无怀孕？怀孕了多久？这是医生在诊断和治疗妇女各种疾病时必须思考的问题，务使母婴安全；在家庭、社会甚至发生法律纠葛。这也是处理、判断和量刑参考的要素之一，所以这些知识对各方面均有实际意义。

一、确定有妊娠的各种意义

1. 对婚后，怀胎十月后将为人父母是喜悦和责任，各方面安排（工作、经济、抚育等）均能心中有数。

2. 对已婚，已有小孩，但为节制生育，要做流产，确定最佳时机也可有所安排，药物流产以妊娠<49 天为宜，人工流产术以妊娠 50～60 天为宜，再大则虽仍可处理，但因胚胎发育已大，会给手术增加困难，对早孕妇女增加痛苦，延长手术时间，增加出血概率和影响恢复过程。

3. 多个性伙伴，不同时间有性生活，根据月经及性生活时间可大致推算出胚胎的归属及相关事宜（真正确定要做亲子鉴定）。

4. 对涉及法律和胎儿归属，或有关诬告、谎报、隐瞒等要确定是否真的怀孕。

5. 遭人强奸后有无怀孕对被告的罪责更可在减刑、处理、赔偿时作为参考。

6. 牢狱关押青少年女性，量刑时，若已怀孕则可减刑或免刑，怀孕妇女不适合死刑。

7. 因青少年女性怀孕可加重被告罪行，如殴打孕妇，被告判刑可加重。

8. 结婚或离婚案件中需确定女方是否怀孕或分娩的证据或事实。

9. 偷婴案件中了解、推算、检查是否曾有怀孕和分娩。

10. 溺婴、杀婴、抛弃婴儿事件的判别和检查中了解怀孕或分娩的证据和事实，上述情况应根据犯罪嫌疑人的自述，女法医或妇产科医生共同检查确定。

二、是否妊娠的证据

怀孕是指精子和卵子结合的开始，胎儿及胎盘、脐带、胎膜排出母体而终止，俗称“十月怀胎”，要确认妇女是否怀孕可从停经、早孕反应、妇科检查、各期妊娠征象、辅助诊断技术（尿、血妊娠试验、超声检查、X线片、胎儿多普勒检查、胎儿心电图检查等协助）等予以确定；到妊娠 4～5 个月可见孕妇腹部隆起，以后可听到胎心，摸到胎体、胎头等则更为确切。

三、如何推算受精时间

对月经周期为 28～30 天的妇女来说，排卵常发生在2次月经来潮中间的日子，此为月经来潮第1天计算起的12～16天，也可说是下次月经来潮前的14～18天。卵泡从卵巢排出后8～10分钟进入输卵管，射入阴道内的精子约30分钟经子宫到达输卵管。成千上万的精子犹如赛跑那样互相竞争，但真正能到达输卵管的不足100个精子中，而这100个精子中，能与卵子相会的又只有1%，精子平均寿命为48～60小时，推算受精时间是妇女下次月经前的2周左右。所以对月经周期较为规则，即每28天左右行经一次者，未采取任何避孕措施的，受孕即可能是下次月经来潮前14天左右，而对月经周期长，每35天左右行经一次者，则最易受孕的时间也为下次月经前14天左右。因妇女排卵后，卵巢黄体期仅维持14天左右，而对真正月经十分紊乱、规律无常者来说则可根据其他现象和方法推算其受孕的时日。

四、预产期的推算

预产期只是估计的分娩日期，可有上下14天的误差，一上一下可有28天的距离，受月经周期是否规律、妇女本身对末次月经的记忆情况有无误差等影响。虽俗称在孕妇子宫中“十月怀胎”，实际只有280天左右。预产期的计算方法如下所述。

1. 根据末次月经公式计算　预产期=末次月经的月份-3，日期+7；末次月经的月份≤3时，则预产期=末次月经的月份+9，日期+7。以上是以28天为一个月经周期的计算法，若月经周期不是28天者，则需修正。如以30天为一个月经周期，日期算出后再+2。

2. 根据怀孕的日期计算　按印刷好的“预产期大圆盘”计算，圆盘上有2个明显的指针，一个指针注明“末次月经第一天”，另一个指针注明“预产期”，只要将“末次月经第一天”指针调整到符合自己情况的那一天，“预产期”会自然被指示。

3. 根据体温表计算　排卵日加280天（再按每个月的实际天数去推算，排卵日为体温表上体温升高0.3～0.5℃首日）。

4. 超声波检查　通常妊娠5周超声波（B超）就可发现胚囊，若已见胚胎，基本上已是妊娠6～7周，如此也可推算。

5. 其他参考方法　见“少女妊娠”章节。

五、自测是否怀孕

在未采取任何避孕措施的情况下，月经突然停止，加上出现厌食、恶心、呕吐、嗜睡、乏力、反酸、上腹饱胀，厌恶油腻等妊娠反应，要首先考虑是否已怀孕；也可通过药店自购测试早孕的试纸进行检查，初步了解是否怀孕；若到医院抽血化验或做B超则更能了解是否怀孕，并初步估计已怀孕的天数。

六、正常妊娠各期的征象

怀孕后划分为3个时期，怀孕12周末之前为早期怀孕，第13～27周末为中期怀孕；第28周及其以后为晚期怀孕。

1. 早期怀孕　主要有突然而来的停经史，一旦月经过期10天，平时又未采取避孕措施，首先应考虑是否怀孕，停经后又有早孕反应、尿频、乳房逐渐增大、阴道分泌物增多等，再经妇科检查确认，子宫增大、变软，阴道壁和子宫颈充血呈蓝紫色，也为怀孕征象之一。

2. 中期怀孕　子宫逐渐增大，可明显听到胎心音，怀孕5个月左右能自觉有胎动出现，此后随妊娠月份增加，胎动次数和频度也会增加。胎动是小生命逐步发育长大后在子宫内的肢体活动，犹如拳打脚踢。尤其在外界的刺激下更易感受到这种美妙、奇特的胎儿生命现象。孕妇自己可感觉到，并可计数次数，也可用胎儿仪测出。

3. 晚期怀孕　子宫则更增大，母体体重增加，上述奇妙的胎儿生命现象更明显，子宫还有不间断的收缩，尤其到妊娠晚期快进入临产期前更为明显，身体腹部、大腿上部及内侧的妊娠纹，面部的妊娠斑、色素沉着，乳头周围的色素进一步加深等更为清楚或明显。

以上妊娠各期配合医生和相关检测可更为明确地知道母婴状况。

七、推测孕妇子宫内胎儿的大小

精子和卵子在输卵管内结合为受精，受精后约 30 小时受精卵由输卵管向子宫方向移动，受精后第 4 天进入子宫腔，受精后 6～7 天，胚囊植入子宫内膜，这过程称为“着床”，从此慢慢发育增大成胎儿。怀孕开始 8 周内的配体称胚胎，自怀孕第 9 周至分娩前的胚胎称胎儿。怀孕第 26 天可见上肢芽，第 28 天见下肢芽，第 22～23 天起开始形成心管，第 4 周末脑部血液循环初步建立，原始的眼、鼻、耳开始出现。

怀孕第 2 个月可初具人形，内部器官大多已形成雏形，能分出眼、耳、鼻、口、手指、足趾，各器官开始分化发育，头特别大，约占胚胎全长的 1/2。2 个月时胚胎的外形尚不能分清男女。

怀孕第 3 个月末外生殖器可分清男女，骨骼逐步形成，身长约为 9cm，头围为 7.4cm，体重为 20g，四肢可活动。

怀孕第 4 个月可有胎动，胎儿身长约 16cm，头围为 12.6cm，胎盘大部形成，重 40～85g。

胎儿身长在怀孕 20 周前可以用怀孕月份的平方计算，20 周后胎儿身长为怀孕月份 ×5 粗略计算；胎儿的体重计算在 20 周前可以用怀孕月份数的立方 ×2。如怀孕 4 个月，胎儿体重（g）$=4^3\times 2=128$（g），怀孕 5 个月后胎儿的重量（g）= 怀孕月份数的立方 ×3，如怀孕 7 个月，胎儿体重（g）$=7^3\times 3=1029$（g）。相反从得到的胎重，可反推算出怀孕的月份或可能受孕的时间，以供临床或有纠纷或供妇女维权所用。

怀孕第 5 个月末，胎儿身长 25cm，体重约 300g，胎毛分布全身，头发盖过满头皮，若此时娩出胎儿可听到心搏，也可有呼吸运动，胎盘重 80～170g。

怀孕第 6 个月末，有呼吸运动，能啼哭，男胎睾丸尚在腹中，重约 700g，胎儿长 30cm，胎盘重 180～258g。

怀孕第 7 个月末，皮脂出现，脂肪增多，皮肤皱纹消失，大肠内已有胎粪，胎儿长约 35cm，重约 1000g，四肢活动好，胎盘重 274～400g，此时出生可存活，但死亡率甚高。

怀孕第 8 个月末，皮肤浅红，平滑，男胎睾丸已降入阴囊，指甲已达指端，此时出生的活力已强，胎盘重 450g。

怀孕第 9 个月胎儿基本成熟，胎盘重 450～500g。

怀孕第 10 个月末胎儿娩出，一般胎长 50cm，重 3000g，指（趾）甲均超过指（趾）末端，胎盘重 450～500g。

从以上各妊娠月胚胎、胎儿的特点，以及胎儿的重量和长度可供医务人员、孕妇和家属和司法部门在解决纠纷时参考，若在司法纠纷中遇到陈腐的婴儿尸体，上述征象已不显现时，还可通过胎儿的骨核推算出胎儿大小，一般胎儿在怀孕第 5 个月末跟骨出现骨核，第 6 个月末胸骨出现骨核，第 9 个月末股骨下端出现骨核，以此可做出胎龄的判断。

第二节 分娩的确定

分娩是否已生过孩子在恋爱、婚姻、医学和法律中有许多具体问题，有的男子在恋爱和婚姻时对男女是否已有过性生活和分娩过很在意，否则也会引发纠纷。医生即使是妇产科医生对女性有无分娩过在疾病的处置和考虑上也有不同；家庭、社会和司法处置上也有关。所以对是否“生过孩子”问题上，外表不一定能看出和说明问题，那就要有客观和科学的依据予以说明和辨明。

一、分娩过孩子的确定

从医学上讲怀孕满 28 周以后的胎儿及附属物（胎盘、羊胎、羊膜），从分娩发动开始至全部排出母体外的过程称为分娩。

怀孕满 37 周至不满 42 周（259～ 393 天）娩出胎儿及附属物的过程称为足月产；怀孕满 28 周至不满 37 周娩出者称为早产；妊娠期已满 42 周至以后娩出者为过期产。

怀孕不满 28 周，胎儿体重不满 1000g 而终止妊娠者称为流产，不属于分娩范围。但现今儿科哺养技术的进步和发展，怀孕 20～28 周流产的胎儿，有存活可能，这种胎儿称为有生机儿。

二、女性是否生育过的判定

1. 应了解末次月经，有无早孕反应，整个妊娠过程，分娩地点，分娩经过，产后情况，以及有无母乳喂养及产褥期情况。

2.分娩的感觉和感受：个别因子痫、癔症、昏迷、昏厥或醉酒、麻醉等处在无意识分娩中，特别是经产妇，因上述因素，无分娩的感觉很快生出。

正常分娩有分娩先兆，子宫收缩，见红，宫口逐步扩张，破膜，羊水流出，屏气，便意感，胎儿娩出，后羊水涌出，胎盘娩出等经过，整个产程对头生者（初产妇）共 12～14 小时，经产妇 6～8 小时，遇到难产则时间更长。

3.产褥期表现：从胎盘娩出至产妇除乳腺外全身器官回复或接近正常未孕状态的时间称为产褥期，为 6 周，此期内有恶露（子宫腔和阴道排出的分泌物），一般持续 4～6 周，初以红色血性为主，此后逐渐变淡，子宫颈松软，子宫颈 3 点钟或 9 点钟处有裂伤，宫颈开口由圆形变成横裂（但剖宫产分娩者可例外，因子宫颈口未经扩张、损伤之故）。

4. 乳房变化较大，松软，结节状，乳晕增宽，乳头和乳晕色素明显沉着，同时有乳汁分泌，若产后未母乳喂养，则乳房、乳头、乳晕的变化较小，但乳头、乳晕色素均有不同程度的沉着。

5. 腹型较前松弛、起皱，有妊娠纹，尤其是在下腹、臀部、大腿根部、大腿内侧可见妊娠纹（女性因腹水、肥胖、服用皮质激素类似库欣综合征后也可出现妊娠纹样改变，所以应通过询问予以鉴别）。腹部皮肤可有色素沉着。

6. 阴道口处女膜明显裂伤形成痕迹，阴道也较前松软，阴道皱褶减少或消失，但若为剖宫产娩出胎儿者，常无上述表现。

7. 外阴有无裂伤、侧切瘢痕等。

第三节　非法堕胎

一、非法堕胎的原因和多种摧残妇女的方法

堕胎方式的确定与法律处置也有密切关系，常因有不正当男女关系怀孕，又怕在同学、同事、父母、亲友面前暴露事实真相，所以去非法私人诊所、土郎中、非妇产科医生等处非法进行；也有女性被诱骗、引诱或被强奸后怀孕；也有青年男女、学生或地下情、婚外情后怀孕，但又偷偷摸摸自行处理，如采用暴力方法，通过碰击腹部、跳落、重体力劳动、压挤等方式，引起子宫收缩、胎盘剥离、胎儿死亡等导致堕胎；也有将异物如各种条形硬物插入阴道、子宫，除引起上述变化外，还易致胎膜破裂，阴道出血，阴道、宫颈、子宫损伤、感染、坏死；也有服用或注入引起子宫收缩的药物，如垂体后叶素、奎宁等，或服用强力的泻药，或造成胎儿中毒死亡的药物；也有用药物注入子宫，或用热水法、电击等高热电流；也有通过非法诊所，无手术执业证书的非法医务人员，盲目大胆的任意进行流产手术；也有通过土郎中、土接生婆等乱用药物、阴道塞入异物等操作以达到流产和终止怀孕、娩出胎儿的目的。总之，只要能瞒过自己认定的单位、学校、亲朋好友而达到目的，采用任何方式均愿接受，有的是被男方家人逼迫所为，也有的是自己有苦难言，只顾面子和眼前利益而为。

二、非法堕胎的不良后果

上述种种非法堕胎会带来种种不良后果，常有以下危及妇女健康和带来后遗症，甚至死亡的不良后果。

1. 脏器损伤和大出血　各种暴力措施或药物等可引起阴道、子宫颈、子宫，或内脏（肠道、膀胱等）穿孔、破裂、撕裂；子宫强烈收缩破裂或器械、硬物所致穿孔，胎儿排出急速或未充分扩张引起宫颈、阴道、外阴撕裂，胎盘部分残留等引起腹腔内、子宫或阴道大出血或血流不止，也因某些堕胎药物的乱用，引起凝血功能障碍，更是“雪上加霜”，导致出血，且出血不止，直到危及生命。

2. 不同程度的感染　非法堕胎均不在正规医院，使用器械、物品、操作过程根本不消毒或消毒不严，土法堕胎，乱处理，根本谈不上无菌概念，又因出血、损伤、免疫力下降等易引起不同程度的炎症，直至化脓、败血症、中毒性休克，如不及时处置，性命难保。即使保住性命也形成慢性炎症及后遗症。对妇女来说阴道、宫颈、子宫、输卵管等炎症时有发生；盆腔炎症反复发作，对健康、今后婚育蒙上阴影，会影响终身。

3. 中毒　有些堕胎药乱用或使用不当会引起孕妇中毒，轻则过敏，重则因中毒、过敏发生过敏性休克，若还有严重感染不能控制也会有感染性休克，不管哪种休克，救治不及时，均会死亡。

4. 栓塞症状　在非法堕胎中，因使用液体灌入子宫内，或非法诊所操作或因非法堕胎引起子宫强烈收缩，胎膜破裂，羊水进入血液循环，加上粗暴操作，分别可使空气、油状物、羊水等通过子宫等破裂处，破裂的胎盘下血窦等进入血液通道，分别引起肺、心、脑等多个脏器栓塞，短期内即可引起突然死亡，后果十分严重。

三、正确对待堕胎

奉劝女性，若有怀孕，凡要终止妊娠均要到正规医院处理，要为眼前终止妊娠，便

于处置眼前境况考虑，还要为来日自身的生殖健康，甚至为日后组建家庭等着想。

对遭受武力逼迫非法堕胎，要知道它眼前近期和远期的危险性，绝不能用自己的性命去作赌注；对土郎中、土接生婆、非法诊断、无妇产科资质的医务人员和设备、卫生条件差的地下诊所等坚决地说“不”字，必须到有条件和国家认可的医疗单位去处置；对促使你怀孕和（或）逼迫你终止怀孕的人应以你自身的健康和法律武器予以据理力争或上告法院，寻求处理；青年人、学生、热恋中的情人们也应及时与单位、家人取得联系，告之实情，以求合理处理；对非法堕胎的单位和人应大胆检举揭发，通过卫生、工商、司法部门及时查处，以免再贻误她人。

医务人员尤其是妇产科医生在诊疗和处理非法堕胎事件时应对非法堕胎的方法、时间、后果、并发症详细了解，要认定流产是否合法，有无意外伤害所致流产，还是非法堕胎，对相关妇女的外阴、阴道、宫颈、子宫、盆腔等进行详细检查，并提取分泌物做检查或培养，对妊娠结束后残留的胎盘、胎膜等残留物进行检查，对非法堕胎的胎儿必须检查，按胎龄或不同月份胎儿的征象予以确定胎儿大小及推测受孕日期，为法律提供证据。必要时对非法堕胎的妇女进行血液检查，测定有关毒物，细菌培养，也要对体表，特别是腹部有无挫伤、擦伤及内外生殖器的损伤、破裂、坏死、出血等均应详细描述和记录，对非法堕胎致死的还应会同司法部门、法医行尸体解剖，进行胃内容物和血液中毒物分析、测定。

第四节　有关性侵犯和性乱的法律问题

一、猥亵

猥亵是为了满足性欲和性冲动而进行正常性交以外的行为的统称，是社会伤风败俗和社会道德损害的一种表现。

1. 猥亵的表现形式　主要针对年轻女性或少年儿童，用暴力胁迫或其他方式对受害人发泄自己性欲，其表现方式有在女性面前暴露阴部或手淫，抚摸儿童生殖器，在人群拥挤的公共场所（广场、排队时、公交车内）触摸女性阴部、乳房，用阴茎顶撞和摩擦女性身体，或将精液射到女性身体上，也有成年女性胁迫、诱骗儿童刺激其生殖器，强迫男童摩擦其阴部。

2. 手淫也是猥亵的一种　男性用手刺激自己的阴茎和龟头，女性用手指摩擦自己的阴蒂或插入阴道，或用自慰器刺激自己的阴蒂、小阴唇或插入阴道，这种仅是男性或女性的个人行为，未涉及他人，也未在公众场合或强迫他人，仅以满足自己个人的性欲，并不属非法行为。相反则属非法行为，非法的猥亵要受法律处置。

非法的手淫会造成处女膜破裂外阴、阴道炎症或上行性感染波及子宫、输卵管或盆腔。外阴、阴道常有充血、水肿、出血、炎症表现，分泌物增多，色泽改变，也可波及阴道，引起尿路炎症等。

男医生也有被指控猥亵女性患者，主要是在为女性患者或女童诊疗或体检时，有过于亲密的行为或“动手动脚”，如抚摸、亲吻、触摸女性乳房或生殖器，所以医学上有规定，男医生在检查女性胸部、乳房、听诊、叩诊、触诊或下身、臀部、妇科检查、肛门检查等时，最好有一名女医务人员在场，有时难以说清楚，这样对大家都是一种保护，以排除猥亵之嫌。其实，对女性进行处女膜、阴部其他部位检查时，最好也有第三者在场，以免涉嫌。

二、性骚扰、性侵扰

见第 35 章第二节

三、性创伤、割礼和锁阴

见第 35 章第三节。

四、性虐待

猥亵儿童，让女童从事淫猥的行为，具体有强奸、诱奸、教唆、让孩子看生殖器、拍孩子的裸体照、拍黄片等。

1%～2% 受虐儿童患有尖锐湿疣，这提示 50%～75% 生殖道疣是源于性虐待。受性虐待儿童 HIV 感染受社会重视。

第五节　女性被强奸和强奸的鉴定

一、强奸的法律概念

女性被强奸是指男方违反妇女意愿，采用暴力、威胁、利诱、欺骗、药物或其他手段，使女方不能或不敢反抗，强行被男方发生婚姻以外的性交行为。

强奸是一种非法的性行为，而性交在生理上讲，是指阴茎插入阴道内并射精两个主要过程。而在法律概念上就不能完全强调这两个主要过程，只要男子的阴茎接触女子的阴道前庭（两侧小阴唇之间的空间，此处为淡或浅黏膜样粉红色，与阴道皮肤的颜色完全不同，主要有尿道口和阴道口），不论是否射精或处女膜有无破裂，均已构成强奸罪。

二、强奸的手段

对发育不健全（指身体、智能）或不满 14 周岁的幼女（发育未达性成熟，各方面发育未成熟，还缺乏对事物的判断能力，或思想幼稚）、丧失意志、精神病发作时期，或低能、弱智的女性，不论女方是否同意而实施奸淫、性交，也均属强迫，但关键是，被害人已经醉了，处在无知觉状态，无意志表达能力，对性交的行为不知抗拒或无法抗拒。

其他手段，包括很多种情形。如采用药物麻醉、醉酒等类似手段，使被害人不知道抗拒或无法抗拒后，再予以奸淫。如利用被害人自身处于醉酒、昏迷、熟睡、患重病等不知抗拒或无法抗拒的状态，趁机予以奸淫。再如利用被害人愚昧无知，采用假冒治病或以邪教组织、迷信等方法骗奸。

强奸常是有预谋的，强奸场所可以是室内、室外、野外、路边、废弃的房屋或场地；被强奸女性可相识或不相识，如同事、下级、朋友、亲戚、邻居、学生等未有防范或夜班下班、过路女性，遭突然袭击，绝大多数均早有预谋，仅少数是突发歹念。

强奸致被害人死亡，是指在强奸妇女前或强奸过程中，故意采用暴力伤害被害人或因其性行为直接导致被害人当场死亡或经治疗无效死亡。

三、女性被强奸后的伤害

被强奸的绝大多数为女性，年龄可从幼小的女孩至六七十岁的高龄女性，当然绝大多数是年轻未婚女性，或已婚女性或已有性生活经验的女性。

强奸严重侵害女性的人身权利，常可造成对女性肉体和精神的创伤，感染上性病，甚至可诱发精神不同程度伤害或造成暴力死亡，或受害女性上吊、跳河等自杀。幼女则也可遭受严重摧残，造成生殖器损伤及日后婚育及精神伤害等。

女性强奸事件可发生在白领、蓝领或最

底层的女工中。强奸地点有机关、公司、工厂、工地、学校、商店、居民区、居住地、出租屋、田野、路边、夜间僻静的路径等。受害人有女佣、帮工、白领、蓝领等各式各样的女工等。涉及人员有领导、干部、经理、老板、包工头、同事、下级、朋友、亲戚、邻居、学生等。受害者以女性为主，所以女性在日常工作、学习和生活中应警惕，若被侵害应捍卫自己的权益，对被害事实和经过应予以重视，及时收集证据，报案，积极提供线索和证据，协助司法机关处理和惩治坏人，维持社会治安及安定，维护女性健康和权益。

四、强奸的鉴定

强奸，指违背受害人意志，使用暴力、胁迫或其他手段强行发生性交的行为。如果受害者不满 14 岁，即使未加反对或表示同意，也属于强奸。生理上的性交，指阴茎插入阴道，并有射精。法律学认为，只要男性的阴茎与受害人的前庭接触，不论是否射精或处女膜是否破裂，都已构成强奸罪。

（一）接诊须知

来诊者是受害人，接诊者应以高度的同情心接待。不宜在公共诊室待诊，应护送至隔离诊室。首先了解并估计受害人的伤情，如创伤严重、出血不止，应立即在送往手术室紧急处理和实施手术，等病情稳定后，再进行法医学检查。但术前准备及手术过程中，可以适当地采集有关的标本。创伤严重，需立即住院者仅占 1%～2%。

公检法等机关委托检诊的案例，应有委托证件，检诊时公检法的工作人员应在场。亲属和家长陪送来者，检查时也应在场。医疗机构的行政工作人员最好也在场。不能让受害人单独在诊室，隔离诊室应有护士在场。

检查时告诉受害人暂不梳洗、打扮、进饮食等，直至检查全部结束，以保持原有的状态。检查前向受害人讲明检查的意义、步骤、方法等，消除受害人的顾虑，取得受害人的合作。

对遭性强暴受害者的检查、诊断和治疗，不仅是医疗工作，还可以提供物证、书证。注意取证妥善保存或安全送检。详细询问病史，认真检查、记录，必须清楚无误，因为它是书证，是法律文件。

（二）病史与检查

1. 询问病史　受害者姓名、出生年月、住址、职业、未婚或结婚时间；被害发生的年、月、日、时间、地点；犯罪是一人或多人，是否使用阴茎套，阴茎是否插入阴道，是否被轮奸；受何种暴力威胁，是否受伤，何处受伤，衣裤有无撕破，纽扣是否扯落；被害后有否清洗局部，是否更换衣裤；月经初潮年龄、周期、经期，末次月经期；结婚后用什么方法避孕，持续应用时间，被害之前末次与丈夫性交日期；孕次、产次，孕产年月；性病史，盆腔炎史。

2. 生殖器局部检查　动员受害人自行脱去裤子，包括紧身裤，以截石位卧于检查台上。在适当的光线下，注意观察大小阴唇、后联合和阴道前庭，显露其挫伤、裂伤和红肿，应绘图示意，必要时可照相。年轻受害者的后联合极易受伤，但多为细微裂伤，慢性性虐待的病例往往可见后联合及前庭后部的瘢痕形成。最常见的创伤部位是阴道入口的后部、处女膜和后联合。用子宫探针轻轻插入处女膜孔内，沿处女膜的边缘，自内向外拨开处女膜，观察有无破裂，破口的部位、深浅、数目，有无出血、红肿、疼痛等征象。同时注意处女膜的类型、宽度、厚薄、颜色和弹性，游离缘自然切迹的位置、数目、深度和方向，处女膜孔的大小等。详细记录，并绘图说明。

处女膜与强奸的关系如下所述。

（1）已婚或已有多次性交史的妇女，处女膜多处已破裂，如被害，检查处女膜已无诊断价值。

（2）有的处女膜孔很大，膜的弹性强，虽已性交，处女膜并不破裂。未发现处女膜破裂，不能否定强奸。

（3）手淫、外伤、插入手指或异物等，也可引起处女膜破裂，不能一见处女膜破裂，就断定是强奸。

（4）初次性交，处女膜破裂多在后（下）半部，即 4～5 点钟或 7～8 点钟之间，裂口多为对称的 2 条，深达膜的基底部。新鲜裂口的边缘可见出血或血凝块，轻度红肿，有触痛。此时可断定有过性交。3～4 天后，可见少许脓性渗出物附着。后逐渐减轻，约 1 周完全消失。无感染者 2～3 天后开始愈合。裂口修复后，难以推断性交及处女膜破裂的时间。

如见不到大的损伤，有两种方法可以发现细微的裂伤。一是阴道镜，特别容易观察宫颈的裂伤。二是用甲苯胺蓝（toluidineblue）涂于会阴部，以纱布蘸润滑油擦去，甲苯胺蓝是核染色，角化了的皮肤不会被染色，细微裂伤则染成一条蓝线。用窥阴器（不用润滑剂）轻轻插入阴道，可以见到子宫颈的创伤、阴道穹窿的裂伤，甚至子宫直肠陷窝的裂伤，特别是性虐待时放置异物入阴道，可以损伤后穹窿、子宫直肠陷窝、肠管，这种贯通伤是紧急手术的指征。转动窥阴器，可以发现阴道各壁的裂伤，特别见于幼女及绝经后妇女，因为阴道壁脆性较高，易于受创伤。

趁窥阴器检查之便，以吸管或棉拭子采取阴道液、宫颈液做涂片，检查精子，性交后 12 小时内，可于阴道池内检出有活动力的精子。宫颈液则至 7 天仍能发现活动的精子。阴道、宫颈液检查出精子，不一定都是被强奸，因为她可能是与丈夫或其他性伴侣性交后残留的。阴道、宫颈中未见精子，也不能否定强奸，因为可能未射精、体外射精、使用阴茎套或已作男性绝育手术，如很久以前被强奸，也无从检出。窥阴器暴露宫颈后，用 3 个棉拭子，先后插入宫颈内，加以转动，采取宫颈分泌物，用聚合酶链反应（PCR）技术检测淋球菌、衣原体、解尿支原体等，以便即时诊断出这些性病。

3. 全身检查

（1）被奸妇女常因抵抗造成身体各部损伤，如头面部打击伤和咬伤，口周捂痕，唇黏膜破损，颈部的指甲抓痕或绳索勒沟，乳房的抓伤，背部和臀部的擦伤，两大腿内侧抓伤，手腕和肘部的擦伤或捆绑伤等。对损伤的检查，可判断作案的手段。如被害人的身上未发现任何损伤，也不能排除被强奸。

（2）用新梳子套一层纸巾梳头发，注意梳下来的异物，可疑毛发应拔取（最好连根），留作标本。阴毛也同样处理。

（3）以压舌板检查口腔，受害被性强暴时常自咬，而发生颊部黏膜下的小损伤。口淫（fellatio）者常有黏膜下的小出血，多见于硬、软腭接合部。如有口淫史，应以棉签在唇与齿龈之间的口腔内采取标本，做两张涂片，一张直接镜检，另一张送法医学实验室，以确定有无精子的存在。另外，应取唾液，以便检查淋球菌。

观察指甲内的异物，任何异物如污垢等，均用钝性木制探针取出，收集于纸巾内，每个手的污垢等异物应分别收存送检。

（4）分开臀部露出肛门，观察有无裂纹、裂伤和瘢痕。如有血痂，应该考虑潜在的直肠出血。如有肛门贯通伤史，医生应查明病因，证实直肠出血，不明原因的直肠出血，应当警惕肠道穿孔。可做直肠镜检查或弯形乙状结肠镜检查，以明确肠穿孔的诊断。也应该从肛门取标本，精子可能存在于直肠。

4. 儿童的检查　被性侵犯的儿童常有惊恐状，以及害怕、不信任感，故首先应劝慰、安抚，说明检查是不痛的、无害的，争取受害者的信任和合作。

检查时取胸膝卧位较好，较小儿童坐于母亲或护士大腿上，两下肢分开。因幼女尚未发育成熟，成人阴茎难以插入阴道，如强行插入，则造成会阴肛门的严重撕裂伤。如为较大儿童，可致直肠阴道瘘或膀胱阴道瘘。如需小窥阴器检查及阴道或肛门指诊，则应在麻醉下进行。

较常见的是阴茎冲撞外阴、阴唇（也定为强奸）和猥亵儿童，如用手指触摸或伸入及舔淫等行为。检查应注意：①外阴、会阴的挫伤、瘢痕或出血；②股内侧的挫伤、擦伤；③处女膜的瘢痕形成、形状或其他严重变形；④内裤是否撕裂、变色、血染；⑤反射性肛门扩大；⑥肛肠裂伤；⑦外阴、阴道、肛门、体表及衣服上的精液、精斑；⑧从阴道、直肠、口咽等部位采集标本，检查淋球菌、滴虫、白念珠菌及衣原体等。

5. 精斑检查　注意收集精斑。精液排出体外，附着在体表、织物上，干燥后形成精斑，常见于外阴部、大腿、阴阜、阴毛、下腹、衣裤、被褥、手巾纸类等。精斑附于体表，呈鳞片状；遗留在白色棉织品上，呈黄色不规则的斑迹；附着在暗色纺织品上，则呈灰白色浆糊斑状；附着在光滑吸水性差的物品上，可形成灰白色痂皮样物，放大观察可见鳞状小片，精斑的边缘比中央明显，触之有硬感。采集精斑，如在体表、硬物上，可用钝片（如压舌板之类）刮取，如为织物、纸、阴毛等，则可剪取、装入信封，密封，写明姓名、取材部位、时间，尽快送检。临床可做精斑预备试验，以酸性磷酸酶法最为可靠，取约 0.1cm×0.1cm 检材，置试管内，加缓冲液[①] 5～10 滴，经 37℃ 5～7 分钟后再加显色液[②] 5～10 滴，如为精斑，则立即出现浅红色至深红色反应。

精液中的酸性磷酸酶可分解磷酸苯二钠基质，释出游离的苯酚和磷酸盐，苯酚经氧化剂铁氰化钾的作用与 4- 氨基安替比林结合，产生醌类化合物，因而呈红色。

要准确诊断为精斑，尚需送法医学化验室做精斑的确诊试验，例如，①涂片、染色、镜检见到精子；②精液的沉淀反应；③精斑的血型检查等；④ DNA 指纹图谱，即限制性片段长度多态性图像，此法最可靠。

法律调查也有一定顺序和调查内容，被受害者对司法机关和医疗调查应如实反映自己的有关情况，自己有无月经及月经情况、职业、文化、婚姻、生活、工作、社会关系等，以及有无怀孕、生育等；对犯罪人有无抓、咬，具体部位，被强奸时间、地点、次数，有无自卫，加害手段，加害人与自己被强奸的关系，有无插入阴道，有无射精等；犯罪人的身高、体形、面貌特征、衣着、外表情况，有无特征。

此外，在强奸和猥亵后的鉴定中应包含女性不同年龄性成熟的判断（外阴、阴道、子宫等内外生殖器）、第二性征发育、处女膜等检查、摄影、绘图、采样等。具体内容如下所述。

（1）必须具有法律委托文书和（或）伴有女性法院、公安人员或法医参与，在检查时有 2 位有经验的医生参与，检查后共同签名。最好由女医生或女法医参与。

（2）对未满 14 岁或 14 岁左右的未成年女子在强奸事件中应判断性发育是否已成熟。所谓性成熟是指女性内外生殖器是否发育已成熟（指结构、形态、功能）及乳房、体格和第二性征是否已发育成熟，是否已具备性生活、受精、生孩子等生育能力。也正因为被强奸事件以 13～18 岁未成年女子较多，所

① 缓冲液的配制：枸橼酸钠 1.4，4- 氨基安替比林 0.6g，1mol/L 氢氧化钠 12.5ml，磷酸苯二钠 0.2g，蒸馏水加至 100ml。
② 显色液的配制：1mol/L 氢氧化钠 16.7ml，碳酸氢钠 1.4g，铁氰化钾 3.6g，蒸馏水加至 100ml。

以在法律判定女青少年被侵害时，判明受害者是否已达到性成熟是十分重要的问题，对待这些问题，被害人自己、家长（或监护人）、医生、法医等均要有这方面的常识和科学知识。再经法律认可的有关医疗机构的医生和法医等认真检查和确定。要强调的是性成熟是一个逐渐发展的过程，没有截然的分界线，而且随着时间发生变化。判案的根据是发案当时性成熟的情况，这就要求发案后即刻进行检查。如果经过较长时间再做检查，则会给法医鉴定造成相当大的困难，有时甚至不能予以明确的答复。

（3）医生和法医会注意被害女性的表情、神态、精神状态、步态、情绪、身高、体重、营养、发育状况、智力和月经情况等。

（4）检查外生殖器，年轻被性侵女性检查。包括以下内容：①病史；②注意受害女性及青少年女性情绪、行为、精神状态；③原话记录、录音、录像；④体检：处女膜，裂伤多在 3～9 点钟处有裂伤、擦伤、挫伤；⑤搜集证据：全身检查中将所有异物（沙子、草）标记放入标本袋中，搜集指甲中的碎屑，皮肤上的头发、精液（性侵后数小时），紫外线会使精液发出荧光，Wood 灯如发现体内精液，可用湿棉签蘸取皮肤污渍进一步分析；疑有阴道性侵，收集阴道内分泌物分析、制备湿片，进行细胞学检查。酸性磷酸酶与酸 P30 测定，收集标本，尽量不用小儿内镜，而使用鼻镜或穿刺针进行，立即湿片检查可发现活动精子。从直肠、阴道和咽部取拭子检查，所有标本标记、签名封存。具体各项检查如下所述。

外阴部有无红肿、血痕，应绘图、拍照作为证据。处女膜检查很重要，应看有无破裂、形态改变。处女膜是阴道口周围一层较薄的黏膜。其包含结缔组织、血管和神经末梢，大多中央有一孔，称为处女膜孔，一般直径为 1～1.5cm，能插入小手指并有紧迫感，孔的大小、形状、厚薄、韧性差异很大。处女膜常在初次性交时破裂，有疼痛且有少量出血，破裂口大多在 4 点钟和 8 点钟处，以后形成瘢痕。阴道分娩时则处女膜又有一次较大的裂伤，以后留下处女膜痕。

处女膜的形状各异，大多中间有孔，个别处女膜孔很松软，韧性好，即使性生活后也无破损，而经阴道分娩则会有破损。处女膜孔也有筛状、半月状、唇状、锯齿状、叶状、中隔状等，个别女子的处女膜可有先天性和后天性的闭锁，俗称“石女”。青春期后月经血出不来而逐步积聚在阴道内，日后会有假性闭经，经来腹痛，下腹胀垂等现象，婚后影响性生活。若经医生确诊，做一小的手术，将处女膜切开则排出阴道内的经血，日后即有月经来潮，经血能流通，婚后性生活也无问题。

处女膜除在性交时发生破裂外，若女子骑跨式跌倒、外阴部损伤，剧烈大幅度的骑跨、一字步、跨栏、舞蹈、伴有一字步式跳跃、杂技或体操运动，工农业劳动时阴部受伤，或自行塞入异物等也可引起裂伤或破裂，妇产科医生未问清患者是否有性生活经历，任意做阴道检查、窥阴器检查也均有引起处女膜破裂而引起医疗纠纷的案例发生。强奸案件中除处女膜破裂外，也可有阴道壁裂伤外伤。国内外也有较老的男性专找幼女行性摧残和性虐待的犯罪案例发生。

处女膜损伤，常有局部疼痛，初为撕裂样疼痛，后位持续性，持续时间长短不一。在疼痛发生的同时，伴有裂伤处出血，一般为少量新鲜出血，若裂伤累及较大血管则出血较多，若处女膜裂伤，累及阴道壁裂伤，则出血也较多，甚至会引起休克，疼痛也剧烈，持续时间长。若不及时缝合止血也易引起继发感染。

如果处女膜破裂不久，则前庭和阴道口

可见充血，检查者戴手套后示指深入肛门向阴道前庭及处女膜方向顶起，易发现处女膜破裂的部位及破裂的深浅，也可见局部出血，渗血或有血迹或有小血凝块。检查时还应注意有无阴道壁裂伤或尿道口及其周围前庭部损伤，还应注意局部分泌物性状，有无精液，并进行病原体和精液检查，以作为法律处理的依据之一。有时发现部分阴毛黏在一起，这可能是黏稠的精液所造成，可从根部剪下这簇阴毛，做精斑检查是很有价值的。幼小女孩因疼痛及不懂事，检查不合作，遇此情况必须在麻醉下检查。对破裂时间已久的陈旧性裂伤者仅可见处女膜裂痕。

因运动等引起的裂伤经休息、局部压迫止血、清洁等后症状即可缓解，若经上述处理无效者，则可应用止血药物或局部电凝或缝合止血，局部保持清洁，适量应用抗生素预防感染等而愈，如分泌物检查有性传播疾病病原体者则相应地治疗。不论因运动或强暴者，常使她们在心灵上也蒙受创伤，应做好相应的解释和心理安抚工作，对家长也应做相应的说服工作，个别需要者日后也可考虑做处女膜修复术。

处女膜破裂与否常被看作为是否已结婚或“贞节”的标志，实际并非如此。

（5）通过扩阴器观察（幼女有时需要在麻醉下采用鼻腔镜，宫腔镜），阴道有无出血，损伤部位及损伤程度，阴道内取分泌物检查有无精子，子宫颈有无损伤。

（6）妇科双合诊检查，检查子宫大小，附件情况，有无盆腔包块和压痛。

（7）肛门指诊，对盆腔检查内容同妇科双合诊检查，还要检查肛门和直肠黏膜有无损伤。对肛交者取精液检查，男性阴茎未插入阴道，而是插入肛门称为鸡奸，被鸡奸者肛门内会遗留精液，男性生殖器附着少量粪便，因抽动、摩擦，肛门黏膜菲薄，易受损，直肠内会残留粪便，又有大量细菌等，易导致炎症，发生排便、行走时疼痛，也易传播艾滋病等。男性强行插入女性肛门进行肛交，造成女性肛门损伤、撕裂、炎症、感染等。

（8）B 超检查。了解和测定子宫、卵巢大小，以及有无盆腔包块。

（9）检查内裤上有无精斑等，在阴道内精子可存活数小时至数天，一般射精 12 小时内检出率高，5 天后仍可检出少量精子。体外 30 分钟至3 小时精子仍有活力。也有因时间延长，精子已死亡，或外阴部、大腿内侧、腹部、内衣、床上、地上等仅留有精斑，可通过 DNA 监测取得精液、精斑等证据。

现场查看及调查被强奸者暴力留下的证据，常因施行暴力、强行性交，女子也有不同程度的反抗、搏斗，身上会留下部分印记，如绳索捆绑压痕、头部和肢体有无重击伤，身体有无掐伤（尤其是头颈、脸部、肢体、胸部、乳房、下腹、外阴部及大腿内侧等处）。被害人应保留受害时的衣服 / 被撕破碎片、纽扣及内衣裤、床单、被褥等，提供给司法检查人员，地点是室内还是其他场所，现场有无凌乱、物品破碎、家具移动、床单被褥有无凌乱和撕破，野草地、田间有无压痕、拖拉遗留的痕迹，现场有无遗留凶器、毛发、血痕、液体等物证。对以上现场所见内容，均应记录、绘图、拍照留证，均由司法人员处理。

强奸绝大多数是指男子对女子的暴力性行为，但国内外也均有极少数女性对男性的强奸，以多名妇女对一名男性或一对一的发生，也有夫妇之间的强奸，女方非意愿性交。

最近美国扩大强奸定义，首次将男性列为受害人。新定义涵盖违反女性或男性意愿的性行为。无论任何原因，有无使用暴力，只要未取得受害者同意而与之发生性行为，就属于强奸。受乙醇或其他药物影响者、未成年人、精神病患者或身体缺陷者皆属不能正常表达自己意愿的人。多年来，妇女权利维护组织和同性恋权益维护组织一直向政府施压，要求扩大强奸定义。

（石一复）

参 考 文 献

杨冬梓，石一复，2008. 小儿及青春期妇科学 . 第 2 版 . 北京：人民卫生出版社：365-380.

林元益，2006. 法医妇幼学导论 . 北京：军事医学科学出版社：30-48，79-90.

中国职工安全网编，2013. 女性安全防范书 . 北京：经济管理出版社：122-124.

徐晓阳，马晓年，2013. 临床性医学 . 北京：人民卫生出版社：459.

Desilva S, 1989. Obsteric sequelae of female circumcision. European J Obstet Gynecol and Repro Biol, 32(3): 233.

Dirie M, Lindmark G, 1992.The risk of medical complications after female circumcision.J East African Medical，69(9): 479-481.

第 43 章 小儿与青少年女性常用妇科治疗方法

第一节 子宫颈/阴道冲洗

宫颈冲洗和阴道冲洗实际上两者不易决然分开，是常用的治疗措施之一。外阴、阴道及宫颈、颈管都是女性自然防御功能之一，如阴道口的闭合，阴道前后壁的紧贴，阴道上皮细胞在雌激素的影响下增生，表层角化，阴道 pH 保持在 4～5，使适应碱性的病原体的繁殖受抑制，而子宫颈管黏液呈碱性，使适合酸性环境的病原体的繁殖和生长会受到抑制。再加上健康妇女阴道内的寄生细菌较多，又因妇女内分泌的影响，可以影响阴道生态的平衡。此外，不同的妇女因外阴疾病、流产、分娩等宫颈易损伤，以及性传播疾病的病原体影响宫颈，所以宫颈和阴道易患各种炎症。

阴道冲洗虽是妇产科常用的一种治疗方法，设备简单，方便易行，患者在医生的指导下也可自行治疗，更有一些治疗阴道炎的冲洗液附有冲洗器，让患者自行治疗。

阴道冲洗有两面性，是外阴、阴道、宫颈、宫腔操作、子宫切除术前准备时必需的处置步骤之一，但在使用阴道冲洗时选用冲洗液的性状、主要成分、使用量、冲洗压力和速度及宫颈内外口是否闭合等均对妇女有影响，所以使用阴道冲洗要慎重，一般在必要时才选用（如术前、放疗前后等）且冲洗次数也不宜过多。现今一般对各类阴道炎、宫颈炎的治疗均不使用阴道冲洗，因阴道冲洗会对女性造成许多不利因素。

阴道冲洗的不利因素如下所述。阴道冲洗可改变阴道微生态（表 43-1），引发阴道症状。常冲洗阴道的女性，患 BV 的风险较不冲洗者高 1 倍以上；单纯清水冲洗，阴道乳杆菌减少不明显；采用活性剂（如氯己定等各种冲洗液）阴道乳杆菌下降 50%；采用防腐剂（如苯扎氯氨）则乳杆菌消失；阴道杀菌剂：苯醇醚 -9，也是常用阴道冲洗剂，可使肠球菌、大肠埃希菌、动弯菌进居概率增加，引发阴道症状；因不同冲洗液 pH 的影响，可改变阴道 pH；阴道冲洗引起细菌上行感染，所以即使要阴道冲洗也要注意体位和压力，防止和减少上行感染。

表 43-1　冲洗对阴道生态的影响（Onderdon K.Enviorn Microbiol，1987）

微生物	冲洗（%）	非商品冲洗剂（%）	商品冲洗剂（%）
乳杆菌	98	84	64
H_2O_2 乳杆菌	90	70	51
加德纳菌	27	36	41

续表

微生物	冲洗（%）	非商品冲洗剂（%）	商品冲洗剂（%）
厌氧菌	36	51	46
大肠埃希菌	24	30	38
肠球菌	19	27	54

一、炎症性疾病的子宫颈冲洗

（一）脓性宫颈炎和（或）阴道炎

药物治疗前可用 1∶5000 高锰酸钾溶液，在上药前做阴道和宫颈冲洗，然后用消毒棉签擦干，在宫颈上敷药或塞药。

（二）阿米巴宫颈和阴道炎

阿米巴病原体可侵入阴道黏膜，并可侵犯子宫颈等，主要表现为阴道分泌物增多，呈血性、浆性、脓性或黏液脓性，具有腥味，诊断主要有宫颈和阴道分泌物做涂片找阿米巴滋养体或特殊培养，也可做宫颈和阴道病理检查。

确诊后治疗应以全身治疗为主，主要采用甲硝唑或盐酸依米丁口服或肌内注射。局部每天用 1% 乳酸或 1∶5000 高锰酸钾溶液，或甲硝唑稀释液冲洗宫颈和阴道，冲洗后擦干，局部再用甲硝唑栓（200mg），7～10 天为 1 个疗程。

（三）白念珠菌阴道、宫颈炎症

患者有外阴瘙痒，白带增多，白带呈白色或凝乳块或豆渣样。治疗时常先擦干宫颈和阴道分泌物，用克霉唑阴道片塞入阴道内，只使用 1 片足矣，甚至孕妇也可应用，而其他抗念珠菌栓孕妇不宜应用。对念珠菌阴道炎也可不用阴道冲洗，用棉纸擦去阴道豆渣样分泌物，阴道内置入克霉唑阴道片即可。因它的乳酸配方可发挥药效、提高局部浓度和恢复正常阴道酸性环境。其他有抑制白念珠菌的栓剂也可使用。极个别患者必要时可用含 2%～3% 碳酸氢钠溶液（苏打水）或用中药制成的洁尔阴冲洗宫颈、阴道或外阴，但不宜每天冲洗。

（四）滴虫性阴道炎、宫颈炎

滴虫阴道感染也常可累及宫颈，促使宫颈和阴道分泌物增多，典型者为黄色或黄脓样泡沫状分泌物，有臭味，患者常有外阴、阴道灼热和瘙痒感，或伴有泌尿系症状。严重者经常规治疗仍无效，可阴道冲洗后再行阴道塞药。

除典型的症状，取白带在显微镜下寻找滴虫已列入常规检查，常用甲硝唑口服，每天 3 次，7～10 天为 1 个疗程，也可用甲硝唑栓剂，每枚 500mg，在宫颈、阴道冲洗后塞入阴道，7～10 天为 1 个疗程。偶尔可用 0.5%～1% 的乳酸或醋酸溶液冲洗阴道 1 次，主要仍用甲硝唑口服或甲硝唑栓剂塞入阴道。滴虫阴道炎也能导致宫颈炎症，且宫颈滴虫感染也易引起宫颈鳞状上皮发生不典型增生，与宫颈癌的关系密切。滴虫感染也有吞噬精子的作用而影响生育。

二、计划生育手术前的宫颈 / 阴道冲洗

早孕妇女又因宫颈重度糜烂，分泌物多，或白带化验患有滴虫或白念珠菌感染等，或阴道清洁度差，在术前 3 天到医院就诊。用药液连续低压冲洗 3 天，每天 1 次，或冲洗阴道塞药后再次复查，上述情况改善则可做流产手术。

放置或取出宫内节育器前，若发现有宫颈或阴道有严重炎症时，也应先行阴道和宫颈冲洗及阴道塞药治疗，待下次月经净后 3～7 天，再复查白带或观察宫颈分泌物后放置或取出宫内节育器为宜。

三、阴道异物及子宫颈炎症时阴道冲洗

阴道异物留置久后也易并发宫颈炎症，且分泌物增多，可呈黄脓样并有臭味，当异物取出后宜用药液冲洗。子宫托放置时间久后，更易引起宫颈炎症，也有少数为木棒、玻璃棒、玉米秸秆等，久置且未及时取出，对宫颈及阴道均会引起炎症，需给予阴道冲洗和局部塞药治疗。

四、子宫切除术或阴道手术前的子宫颈/阴道冲洗

做子宫全切除术、子宫次广泛切除术、子宫广泛切除术、阴道内子宫切除术，幼女及青少年女性中生殖道畸形等术前均需做阴道、宫颈冲洗，且要用肥皂浆或PVP液擦洗，然后再用肥皂水或1:5000高锰酸钾溶液或低浓度的新洁尔灭冲洗，以使宫颈和阴道清洁，防止因宫颈或阴道消毒不严，子宫切除过程中使阴道与盆腔相通，细菌或病原体进入盆腔，引起感染，或术后阴道残端炎症而引起感染。

五、性传播性疾病子宫颈/阴道冲洗

各种性传播性疾病时，宫颈和阴道最易受累而产生一系列症状，故在治疗时常需做宫颈/阴道冲洗，然后应用相应针对病原体的有效药物治疗。青少年女性STD所引起的宫颈炎，如沙眼衣原体、淋球菌和单纯疱疹病毒对青少年女性因宫颈外翻比成熟女性更易感染上述各种病原体的宫颈炎，多为脓性黏液宫颈炎，治疗主要选用有关药物全身和局部治疗，必要时做宫颈/阴道冲洗。

六、工厂女工卫生室的子宫颈/阴道冲洗

女工集中的厂矿单位，宫颈炎症及各种阴道炎症的发病率相对较高，尤其是未使用淋浴设备和未使用蹲式厕所单位，上述宫颈炎和各种阴道炎发病率均较高。为开展妇女保健工作，积极治疗有关疾病，在医务人员指导下均逐步自行掌握宫颈/阴道和外阴冲洗，但现在已少使用。

七、幼女或未婚妇女的子宫颈/阴道冲洗

幼女或未婚妇女也可因炎症，宫颈赘生物，甚至宫颈肿瘤等引起阴道分泌物增多等症状，但对于幼女或未婚妇女，处女膜完整，根据中国人的习俗或不得已的情况或因疾病急需，应征得家长同意后除使用窥阴器暴露阴道和宫颈做冲洗外，一般采用细软的消毒导尿管，经阴道口小心插入阴道连接冲洗液做冲洗，也可用宫腔镜头置入阴道，既可观察宫颈及阴道情况，又可使用药液冲洗。

其冲洗方法如下所述。

1.在医院由医务人员进行的冲洗：患者排空膀胱后，在妇科检查床取膀胱截石位，臀部垫橡皮垫或塑料垫，灌洗液置输液架，根据不同疾病所需冲洗压力大小，冲洗桶悬挂高处（一般高出检查床60cm）及冲洗头开关来调节冲洗压力和流量。先冲洗外阴，再冲洗阴道。冲洗时窥阴器需左右旋转，以充分冲洗阴道穹窿及前后左右侧壁，冲洗完毕后用干棉球擦干，如为阴道炎则在穹窿部放入相应药物。

2. 如患者自行冲洗，则取下蹲位，下放置便盆，取灌洗液50ml，用冲洗器冲洗阴道后再放入药物。

3. 幼女或青少年女性可用细小导尿管小心放入阴道，用针对不同病原体或病情的消毒药液20～50ml缓慢冲洗或抽吸。

第二节　热　　敷

一、原理

利用各种热源直接接触患区体表，将热能传导至机体，通过其温热和机械压迫作用，促进局部血液循环，改善组织营养，调节神经功能，加速组织再生和消炎、镇痛等。

二、适应证

外阴血肿吸收期、慢性盆腔炎、痛经等。

三、禁忌证

血肿出血未控制时禁用。

四、操作方法

1. 准备热源袋。蜡袋（56～60℃）、热水袋、化学热袋、电热包等。

2. 患者取舒适体位，暴露治疗部位。

3. 把制备完好的热源袋直接敷于患区，固定之，并用毛毯等包裹保温。

4. 治疗时间 20～30 分钟，每天 1 次，12 次为 1 个疗程。

五、注意事项

1. 定期检查各种热源袋的完好性，防止烫伤。

2. 治疗过程中出现疼痛、不适或烧灼感，应立即停止治疗，寻找原因，及时处理，对皮肤感觉异常者应特别注意。

第三节　冷　　敷

一、原理

在患者皮肤或黏膜上应用寒冷刺激，通过快速反应的神经反射或缓慢反应的体液途径，可使机体产生一系列生理反应，能提高中枢神经兴奋性和免疫功能，具有消炎、消肿、镇痛、缓解肌肉痉挛、止血、镇静、止痒和抑制代谢等作用。

二、适应证

外阴挫伤急性期、外阴疱疹、外阴瘙痒、高热物理降温、产后中暑等。

三、禁忌证

局部循环障碍性疾病、冷过敏等。

四、操作方法

1. *准备冷源*　如冰氯乙烷喷筒、好得快喷筒、半导体、冷疗机等。患者取舒适体位，裸露患区，按医嘱取冷源。

2. *冷敷法*　冰袋敷布或半导体冷疗机（约 4℃）作用于患区，治疗时间为 10～25 分钟，每天 1 次，3～6 次为 1 个疗程。

3. *冰块按摩*　将干毛巾包住去除棱角的冰块，直接轻触患区皮肤，轻压患区体表，以患区为中心做圆周移动，约 5 分钟皮肤表面温度至 15℃，皮下组织约为 18℃，使病灶及周围组织皮肤麻木为止。冰块按摩的感觉周期为先感冷，继感发热，再感痒，最后麻木。每天 1 次，3～6 次为 1 个疗程。

4. *喷法*　取氯乙烷或好得快喷筒，将喷嘴对准患区，距离 5～10cm，每次喷射 6 秒，间隔 10 分钟，喷射 3 次。

5. *注意事项*

（1）防止冻伤，对局部血供障碍、皮肤感觉迟钝者更需注意。冻伤常发生于治疗后

24小时内，表现为皮肤红肿、触痛。

（2）发生冷变态反应者（全身瘙痒、面部发红、荨麻疹、关节痛、心动过速及血压下降等）应立即停止治疗，并做相应处理。

第四节 坐 浴

一、适应证

各种外阴炎症，前庭大腺炎、外阴皮肤病变、外阴瘙痒症，各种阴道炎、子宫脱垂、宫颈或阴道黏膜破溃、会阴切口愈合不良。

二、禁忌证

月经期、产褥期子宫颈内口未闭，阴道出血。

三、药物及用法

1∶5000高锰酸钾溶液；1∶2000新洁尔灭溶液；1∶1000醋酸溶液；3∶100碳酸氢钠溶液；中药或中成药，以蛇床子为主药，辨证配伍，煎汤坐浴，也有中成药液，如洁尔阴、肤阴洁、洁身纯等化水坐浴。

以上各种药物根据各种疾病需要而选用。1500～2000ml置入盆中坐浴15～30分/次，1～2次/天。

四、注意事项

药物浓度太高引起刺激反应；高锰酸钾需充分溶解方可坐浴，否则引起皮肤灼伤。水温适中，以37～40℃为宜。坐浴时身体略前倾倒，需将整个外阴部浸入药液中。

第五节 物 理 治 疗

物理治疗是使自然界和人工的物理因素作用于机体，以治疗和预防疾病的方法。其原理是将宫颈病变的上皮破坏，使之坏死，脱落后，为新生的鳞状上皮所覆盖。宫颈的物理治疗包括激光治疗、电熨治疗、冷冻治疗、微波治疗及光热疗法等。凡属宫颈良性病变（宫颈糜烂、宫颈息肉、宫颈腺体囊肿等）、宫颈上皮内瘤样变（CIN）及宫颈管狭窄而无禁忌证者，均可施行此类手术。

一、激光治疗

CO_2激光照射皮肤深度0.2cm，可烧灼和破坏真皮层内神经末梢，阻断瘙痒和搔抓引起的恶性循环。CO_2激光照射后皮肤表面有焦黑痂形成，6周左右可愈合，低功率氦氖激光照射可引起细胞凋亡，光化作用可改善真皮层血循环和营养代谢，每天照射1次，10～15天为1个疗程，需多疗程方能缓解症状。

蒂短附着于子宫颈外口的息肉，可用Nd^{3+}: YAG激光光纤对准息肉进行发白凝固，继而汽化，最后平整基底部；对蒂长附着于子宫颈管内息肉，用Nd^{3+}: YAG激光发白凝固其蒂部后切断之，然后逐渐向子宫颈管内汽化消除根蒂部，直至完全清除息肉根蒂部为止；若根蒂部深入颈管并难暴露者，可做宫颈管锥形或圆柱状烧灼汽化，直至暴露根蒂附着处并彻底汽化，以减少复发。治疗宫颈管息肉时，激光汽化深度不超过3cm，术中若有出血，用Nd^{3+}: YAG激光插入或凝固止血即可。

对宫颈上皮内瘤样变（CIN）可行激光治疗，采用以下方法：①激光锥切；②弧顶圆柱状切开；③高柱状切除；④草帽状切除；

具体按病变而定。术毕，子宫颈管及汽化面涂以金霉素甘油及喷洒呋喃西林粉。

二、高频电熨术或高频电波电凝法

对宫颈上皮内瘤样病变（CIN）可应用大直径环形电极，电热灼除宫颈上皮移行带（LLETZ）。它是用一个由金属丝绕成的环形电极，在阴道镜的引导下，同时切除上皮移行带及周围和其下的部分宫颈组织。用球形电极做宫颈创面，创面浅表部电灼止血。最后将切除的组织送做病理检查。

三、冷冻治疗

冷冻疗法即应用低温技术产生超低温造成病变组织冻结、继发性坏死、脱落而达到治疗目的。一般妇科治疗所需温度为 -196～-60℃，目前以液体氮应用最多。

冷冻疗法有透入冷冻法、灌注冷冻法、喷雾冷冻法及接触冷冻法四种。棉签蘸液体氮，直接涂擦皮损表面，液体氮治疗仪冷冻探头贴于皮损表面，每次 30～60 秒，每周 1～2 次，皮肤 2 周至3 个月愈合。本法常用于治疗外阴疾病、阴道尖锐湿疣、良性小赘生物等。

四、多功能红外治疗仪

多功能红外治疗仪利用红外热能照射组织，使黏膜凝固，血管闭塞，是一种简便高效的治疗手段。在妇科、皮肤、肛肠、性病、外科、耳鼻喉及口腔科用来止血及治疗多种疾病。仪器携带方便，操作简单，安全可靠，无副作用，治疗时间短，患者痛苦小，不需住院，特别适合门诊及基层医疗单位使用。

1. 妇科　治疗宫颈炎症时，将治疗头轻压在宫颈糜烂面，定时 2～3 秒，启动治疗开关，使糜烂处全部发白。如糜烂重而深，则一个点连续凝聚 2～3 次。有那波氏囊肿时可连续凝聚 2 次，囊肿由隆起变扁平。对较小的宫颈息肉，凝聚 1 次便痊愈。

治疗外阴尖锐湿疣和湿疣样病变时需局部麻醉，治疗头接触病灶稍加压力，定时 2～3.5 秒，启动治疗开关，使患处全部发白，烧灼范围直径超过病灶 1～2mm，有效率达 97.5%。

2. 皮肤科　治疗寻常疣、扁平疣、尖锐湿疣、皮脂痣、色素痣、老年斑、海绵状血管瘤及单纯性血管瘤。治疗时，治疗头接触病灶稍加压力，定时 1.5～3 秒，治疗 1 次，经 2～3 周自行结痂脱落。

3. 肛肠科　治疗各期内痔，混合痔的内痔部分，其中一、二期疗效最佳，一期内痔 1 次治疗，二、三期内痔可分几次治疗。

五、物理治疗的注意事项及术后处理

1. 注意事项　术前常规妇科检查，以排除子宫及附件肿瘤及急性炎症。常规进行宫颈细胞学检查，必要时行宫颈活体组织检查，以排除宫颈浸润性癌。取阴道分泌物检查，以排除念珠菌、滴虫及细菌性阴道病。

患有全身性疾病，如严重的心脏病、肝病、血液病及急性传染病者，为禁忌证。术前测体温＜37.5℃，并禁性生活 3 天。手术时间选择在月经干净后 3～7 天。治疗期间及治疗后 3 个月禁性生活、盆浴及游泳，并保持会阴清洁，术中应防止误将探头触到或照射到无病变的阴道壁或小阴唇而造成损伤。

2. 术后处理

（1）阴道出液：术后第 2 天开始由阴道流出混浊液体，以后逐渐增多，并有臭味，10 天后痂皮开始成片地分散剥离脱落，分泌物开始逐渐减少。若阴道分泌物量多，可引起阴道炎或外阴炎，应嘱患者保持会阴清洁，每天冲洗外阴 2 次，必要时口服抗生素预防感染。

（2）阴道出血：往往发生在 2 周之内。宫颈创面痂皮脱落时，有时因底部毛细血管破裂而渗血，出现血性分泌物，一般不需要特殊处理。如果附近深层痂皮剥离遇到动脉或静脉丛或患者的凝血机制发生障碍时，可引起大量出血，这时必须立即止血处理。以局部治疗为主，宫颈创面消毒后，敷以消炎止血药，用无菌干纱布填塞压迫止血，24小时后取出；若仍有活动性出血，可再用纱布填塞。也可用明胶海绵或碘仿纱条填塞。同时可全身用药，给予抗炎止血治疗。

（3）病灶残存：一般在物理治疗后6～8周时，宫颈全部被新生的扁平上皮所覆盖，宫颈部呈整齐、光滑的形态，宫口缩小。如果治疗不够深或覆盖病灶面不够大，尤其在宫口内黏膜治疗太浅，至8周后可见在宫口周围有红色黏膜组织突出，呈息肉状或宫口外翻，或在宫颈部上有散在的红点、红线及红斑，表示新生的扁平上皮尚未完全覆盖创面；若宫颈上、下唇仍稍外翻，则表示整形还做得不够理想。对这些病理的表面应加浅层电凝，隔2～4周再随访1～2次，即可完全治愈。观察2～3个月，如果认为治疗失败，应再做宫颈细胞学检查和宫颈活检，以排除癌症，然后再改用其他物理治疗，最后达到完全治愈的目的。

（4）宫颈口闭锁：某些物理治疗后，宫颈纤维结缔组织收缩，形成瘢痕及扁平细胞生长，可能引起宫颈外口的缩小而闭锁，有碍经血的外流，从而引起腹痛等症状。这时需要重复扩张宫口才能解决。

（5）体弱无力：可能因阴道大量流液，身体内的蛋白质及钾盐消耗所致。因此，必须补充蛋白质（如豆浆、牛乳、蛋及肉类等）及氯化钾片剂。

下腹痛：物理治疗后，少数患者会觉得下腹部有轻微疼痛，这可能是子宫肌层收缩所致，过后就会自然消失。

（6）随访及疗效评定：术后1个月、2个月、3个月、6个月复查。若6个月内病灶完全消失，即为治愈。

六、超声治疗（聚焦超声）

超声波束经体外透入组织内预定深度，局部产生生物学焦域而不损伤超声波所经过的表皮及邻近组织，超声治疗外阴白色病变，焦域定于真皮层，使其中血管和神经末梢发生变性，促进局部微血管形成，改进神经末梢营养而达治疗目的。

七、外阴、宫颈活体组织检查

外阴、宫颈活体组织（Biopsy of the cervix）检查，简称活检，是从外阴或宫颈病变处切下小块组织，固定，切片、染色和进行显微镜下检查，最后做出诊断。大多情况下可作为诊断最可靠的依据。活检主要用于宫颈糜烂，久治不愈者；疑为宫颈癌前病变；明确诊断宫颈癌及其癌细胞类型；宫颈其他疾病（如宫颈息肉、宫颈湿疣、宫颈结核、宫颈乳头状瘤）；其他少见的宫颈恶性肿瘤（如宫颈葡萄状肉瘤）等。

宫颈活检前先消毒宫颈及阴道，先做碘试验，在不着色区取材，或先做宫颈固有荧光检测，或在阴道镜检查后对可疑区取材，以提高阳性率。

活检常用宫颈切片钳，在外阴或宫颈咬取钳，也可用组织钳夹住可疑部位，用剪或刀割取。或阴道镜下取材等多种。一般取材组织要大，直径在5mm以上则能正确诊断，组织太小则对诊断意义不大。

八、子宫颈扩张术

（一）适应证

1. 宫颈管狭窄，有痛经者。
2. 原发不孕者，扩宫后有增加受孕机会。
3. 宫腔积液、宫腔积脓。
4. 宫颈粘连。
5. 宫腔手术的准备步骤。如人工流产术、放置宫内节育器、取出宫内节育器、诊断性刮宫、输卵管子宫造影、输卵管通气、宫腔粘连或内膜息肉摘除术、宫腔镜检查等。

6. 宫颈手术的准备步骤：如宫颈锥形切除术、宫颈切除术、颈管息肉摘除术等。

（二）**禁忌证**

1. 各种原因的外阴及阴道炎症。

2. 急性子宫内膜炎。

3. 慢性盆腔炎急性发作。

4. 哺乳期子宫及滋养细胞疾病者操作时要慎之又慎。

（三）**手术时间选择及术前准备**

1. 手术时间视具体情况而异。一般选择在月经干净后 3～7 天，术前 3 天禁性生活。

2. 术前应行妇科检查，检验白带常规。

3. 常规宫颈刮片，排除宫颈非典型增生及癌肿。

4. 查血常规。测体温、脉搏、血压，疑有心脏病者需做心电图检查。必要时术前 B 超检查。如估计手术有困难可请 B 超监视下操作。

5. 伴有炎症又需急诊手术者，于术前开始使用抗生素，直至术后 3～5 天。

一般无须麻醉。也可选用一些局麻镇痛药，如 1% 利多卡因溶液。采用 1% 利多卡因溶液在宫颈两侧 3 点钟处和 9 点钟处各注射 3ml，可使部分较紧的宫颈略为松弛，同时可减少人流综合征的发生。

手术前应排空小便，取膀胱截石位。消毒、铺无菌洞巾。双合诊检查注意宫颈和子宫大小、位置、屈度及活动度，有无子宫及附件压痛。用窥阴器暴露宫颈，用宫颈钳钳夹宫颈前唇，钳夹位置离宫颈外口 1～1.5cm，以免影响手术操作。用 5%PVP 溶液消毒阴道及宫颈。动作要轻、缓、稳，施用腕力。如果太紧不易伸入，忌用暴力，取出扩张器，用小半号重新扩张。

本术也可有并发症，如宫颈撕裂、穿孔。如在探试和扩张时怀疑穿孔，应立刻停止操作，不应再试探，而应仔细观察患者血压、脉搏、体温、腹痛等。观察期间给予抗生素和宫缩剂。如为穿孔后生命体征稳定，可严密观察；子宫为恶性病变者应及时剖腹探查，并行子宫切除；如为人工流产时穿孔，如一切正常者待 1 周后重新手术；有少量阴道出血，可严密观察，情况逐渐好转者，也应等待 1 周后处理；阴道出血量多者，应请有经验医生将大块组织取出，残留少量者待 1 周后处理。观察期间如有内出血、内脏损伤征象或休克，均应立刻行剖腹探查术。

如有条件的医院，也可选择急诊腹腔镜检查。可以查出穿孔的部位和检查出血及可能存在的损伤。随后可有几种选择，包括只是观察患者，或通过腹腔镜止血，用生理盐水冲洗腹膜腔或直接进行剖腹探查术。

（石一复）

参考文献

石一复，2000. 子宫颈疾病 . 北京：人民卫生出版社：326-335.

石一复，2013. 实用妇产科诊断和治疗技术 . 第 2 版 . 北京：人民卫生出版社：187-191，203.

第 44 章 小儿与青少年女性骨科问题

第一节 概 述

从女婴的先天性脊柱侧凸、髋关节脱位和骨盆畸形，到后天的特发性脊柱侧凸与骨盆异常，小儿及青少年骨科问题存在显著的性别差异。特别是脊柱侧凸对女性乳房、骨盆等第二性征的发育，以及脊柱、骨盆异常对日后婚育、分娩的影响更为女性所独有。因此，小儿及青少年女性骨科问题一直受到临床医生和研究者的广泛关注。

脊柱侧凸（scoliosis）又称脊柱侧弯，是包括冠状面上侧方弯曲、矢状面上失平衡和在横轴位上椎体旋转在内的三维脊柱畸形。脊柱侧凸是最常见的脊柱畸形，且是男女差异最为显著的骨科疾病。除少数先天性脊柱畸形外，80% 以上是发病原因不明的青少年特发性脊柱侧凸（adolescent idiopathic scoliosis，AIS），发病率达 2%～4%，女性发病率远高于男性。小儿及青少年女性 AIS 不仅有高低肩、胸廓和两侧乳房发育不对称等外观改变，严重者可显著影响心肺发育，对患儿未来妊娠分娩时的心肺和盆腹腔脏器功能、位置产生严峻挑战。

发育性髋关节脱位（developmental dislocation of the hip，DHH）为髋臼、股骨近端和关节囊等先天畸形导致的关节不稳直至脱位，发病率为 0.1%～0.4%，女性发病率也高于男性。患有 DHH 的新生儿及婴幼儿症状初不明显，逐渐可出现双下肢不对称和跛行，骨盆偏斜显著，并直接导致女性患者的骨盆畸形、骨产道异常。

骨产道异常主要有三类：骨盆狭窄、骨盆畸形和骨盆其他异常。骨盆狭窄、畸形的发生除了与上述脊柱病变（AIS、脊椎后凸性骨盆畸形）、下肢及髋关节疾患（DHH、髋关节炎病态骨盆畸形）等密切相关，还包括成骨不全（osteogenesis imperfecta，OI）等遗传性、先天性骨盆发育异常。

成骨不全又称脆骨病，是一种少见的先天性骨骼发育障碍性疾病，也称脆骨 - 蓝巩膜 - 耳聋综合征，是一组以骨骼脆性增加及胶原代谢紊乱为特征的全身性结缔组织疾病。相较于男性患者，女性患者除有成骨不全特有表现之外，对妊娠、分娩过程和子女本身都存在许多影响。

骨盆其他异常还包括骨盆骨折、骶尾骨损伤、骨盆肿瘤等，虽不多见，但女性骨盆是胚胎生长发育的场所，也是胎儿娩出的硬产道，其正常的形态、功能是妊娠顺利分娩的关键，应当充分重视。

第二节　脊柱侧凸与发育性髋关节脱位

脊柱侧凸与发育性髋关节脱位是小儿及青少年女性最易出现的骨科疾病，发病率较高，且其诊断、治疗原则有一定相似之处，本节对这两者在小儿及青少年女性中的特点进行介绍。

一、流行病学和分类

我国各地区特发性脊柱侧凸（AIS）患病率的筛查结果不尽相同，在 0.18%～ 2.7%，但都发现 AIS 的发病率在男孩和女孩中存在显著差异。据统计，我国脊柱侧凸患者中女性约占 74.7%，随着年龄增长，女性的患病率也远高于男性：10° 以下脊柱侧凸的发病率在男女性别上无明显差别，但随月经来潮，女孩生长发育加快，在侧凸角度大于 20° 的青少年中男女患病率之比达 1 ： 5.4；而当侧凸角度大于 30° 时，男女患病率之比则上升至 1 ： 10。按病因分类，原因不明的特发性脊柱侧凸占所有侧凸的 80% 以上。非特发性则主要有先天性脊柱侧凸、神经肌肉源性、神经纤维瘤病性及间充质源性侧凸等。研究还报道了侧凸方向和节段中的性别差异：女性整体上以右胸凸最为常见，但初诊在月经初潮之前的女孩比初潮之后的更易发生左侧凸。

发育性髋关节脱位（DHH）发病率在 0.1%～0.4%，不同种族、地区发病情况差别很大，但也都发现 DHH 在女性中显著多于男性，男女患病率之比约为 1∶6。据统计，左侧髋关节脱位比右侧脱位多，双侧发病者也不少见。

二、病因

AIS 具有一定的遗传性，并被认为是显性遗传或多基因遗传，易感位点位于 X 染色体。此观点支持 AIS 女性高发的规律，但不能充分解释为何女性患者的脊柱侧凸程度更重。近年来研究认为瘦素、褪黑素和钙调蛋白等内分泌及代谢调节的异常与 AIS 发生发展明显相关。瘦素是调控女孩生长发育最重要的激素之一，血清瘦素水平与 BMI 呈正相关，而 AIS 女孩多伴有体型瘦高、低 BMI 等异常人体测量学特征；褪黑素由松果体分泌，与雌激素等多种激素相互作用，女性对褪黑素水平变化反应较男性敏感；钙调蛋白也对雌激素受体高度亲和而拮抗雌激素作用，这些因素均提示了内分泌激素及其相关信号通路异常在女性 AIS 中的重要作用。此外，研究还发现 AIS 患者存在多种形式的本体感觉和神经平衡系统异常，以及原因不明的全身性骨密度减低。

DHH 发病原因仍不十分清楚，与种族、地域、基因异常及内分泌等因素相关。约 20% 的患儿有家族史，即有一定的遗传因素。发病与胎位有关，据统计臀位产的 DHH 发病率最高。另外原发性髋臼发育不良及关节韧带松弛症是髋关节脱位的重要原因。

三、危险因素

1. *孕龄*　研究发现孕龄<36 周的早产儿发生发育性髋关节脱位的风险反而更小。妊娠期间各种因素对其他先天性骨科疾病的影响尚无定论。

2. *月经与第二性征*　月经初潮是性成熟的标志，易于识别，且提示进入生长减速期。根据经验，脊柱通常在月经初潮 2 年后停止生长。初潮年龄由于易通过询问获得，最常被用于粗略判断脊柱的生长阶段和生长潜能。既往研究表明月经初潮后的 AIS 患者其侧凸进展的风险明显降低，但月经初潮年龄的早晚对 AIS

是否存在影响目前尚有争议。我国南京大学鼓楼医院对2196例确诊的AIS女孩初潮年龄进行分析后，证实我国AIS女孩的月经初潮存在迟发的倾向，使全体AIS女孩中经历月经初潮者达到75%和90%所需要的年龄分别比正常女孩群体延迟4.2个月和6个月。此外该研究发现Cobb角越大的患者其月经初潮时间越晚，尤其是在严重脊柱侧凸的病例中。月经初潮的延迟往往意味着女孩更长的生长期，增加脊柱暴露于致病因素的时间，增大AIS的易感性和脊柱侧凸的进展潜能。然而，研究者发现月经初潮较迟的女孩的骨盆更宽大、生长发育程度更高，月经初潮较早的女孩的骨盆则明显较小、较不成熟，月经初潮较迟无疑明显更有利于自然分娩。

除月经外，女性乳房发育与阴毛生长情况等第二性征还可根据Tanner分期进行评估：Ⅰ期，发育前期，仅有乳房突出；Ⅱ期，乳腺萌出期，乳房和乳晕略隆起，伴乳晕增大；Ⅲ期，乳房增大与胸壁界限不清，乳头和乳晕增大，但突出不明显，乳晕色泽加深；Ⅳ期，乳头和乳晕进一步突出于乳房表面，形成第二个小丘；Ⅴ期，成熟期，乳房增大，但乳晕部不再明显突起，和乳房融为半球形，乳头单独突起。AIS女性乳房的快速发育（Tanner Ⅱ～Ⅲ级）多提示着AIS快速进展期的到来。在生长成熟之前，Cobb角≤20°者进展的可能性为10%～20%，尤其是在侧弯曲率超过20°的生长发育期青少年中，进展的可能性可达70%。

3. 骨发育成熟度

（1）髂嵴Risser征：Risser征是依据髂嵴骨骺骨化程度进行放射学评估的方法，将髂嵴分为四等分，髂骨骨骺骨化由髂前上棘向髂后上棘依次出现，未出现者为0，仅出现1/4、2/4、3/4者分别为Ⅰ、Ⅱ和Ⅲ度，完全出现则为Ⅳ度（图44-1），与髂骨融合为Ⅴ度，Risser征越低，越易进展。临床上，当女孩达到Risser Ⅳ度时，继发于生长的脊柱侧凸进展迅速减小。

（2）髋臼Y形软骨：青春期女性在Y形软骨闭合之前，脊柱增长最为快速，脊柱侧凸最易发生、发展。

（3）手部X线片：根据儿童腕骨骨龄图谱或多种儿童手腕骨成熟度评分方法可评估被检者的骨发育成熟度和生长潜能，但操作较为复杂，关于预测脊柱侧凸进展风险的临床应用相对有限。

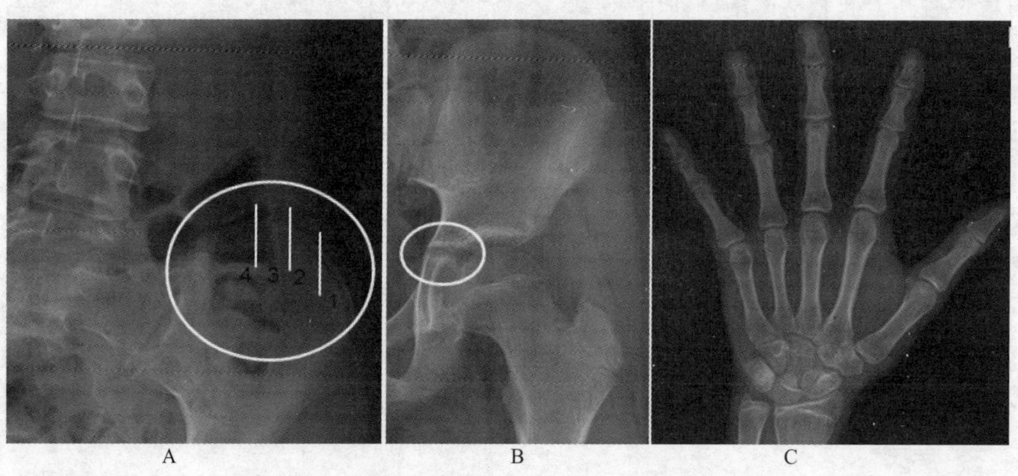

图44-1 X线评估骨发育成熟度

A. 髂嵴Risser征（髂骨骨骺骨化到达1～4区时分别为Risser征Ⅰ～Ⅳ度）；B. 髋臼Y形软骨（未闭合）；C. 手腕X线片

4. 相关畸形特征　不同于男性 AIS，女性 AIS 的进展不仅与其年龄、生长发育状态有关，还和 Cobb 角度等脊柱侧凸畸形特征密切相关：脊柱侧凸角度大、双弯型（存在 2 个侧凸节段）、胸弯大于腰弯、右侧凸、顶椎旋转超过 33%、肋 - 椎角≥30°，则相应的脊柱侧凸更容易进展。

四、病理

AIS 与 DHH 对青少年女性乳房、骨盆等第二性征的发育，乃至对将来妊娠、分娩的影响不容忽视。

1. 胸廓、乳房的改变　椎体旋转导致凸侧肋骨移向背侧，使后背部突出形成隆凸，严重者形成“剃刀背”（razor-hack）。同时，凸侧肋骨互相分开，间隙增宽，而凹侧肋骨互相挨近，并向前突出，其胸廓不对称的发生率高于普通人群。乳房作为附着于前胸壁上基本对称的软组织器官，在脊柱侧凸进展期正处于其生长发育的高峰期。胸廓畸形的动态性进展可能伴随整个青春期乳房发育过程，因而对乳房自身的发育，以及作为乳房地基对乳房外形的定型起着至关重要的影响。而成年后乳房外形的变化则不大。

据统计，女性 AIS 患者乳房不对称的概率明显高于正常女性人群，包括乳房的体积、乳房下皱襞的位置和长度、乳晕的大小等多维乳房形态学指标。Denoel 等的人体测量学研究较为全面地评估了 AIS 乳房的形态学特征，显示凸侧乳房下皱褶更短，腺体更偏头侧，乳头与胸骨的距离也短，乳晕也更小。采用 3D 表面采集技术测量乳房体积，结果表明 75% 的脊柱侧凸患者凹侧乳房较大，而正常女性乳房即使左右体积不等，也并不存在明显侧别优势。同时，AIS 患者凹侧的乳房更外倾，轴高更高且乳房的覆盖角更小，但由于胸廓包括胸骨可能也随椎体发生旋转移位，乳头与胸骨中点之间的距离在凹凸侧有时没有显著差异。随着骨骼的软组织畸形越来越受关注，女性乳房不对称作为其中的典型代表，已成为影响美观的重要因素。部分患者甚至寻求手术治疗来矫正乳房的不对称性畸形。

2. 脏器功能与妊娠、分娩改变　脊柱与胸廓畸形不仅使胸腔容量变小，活动度减少，也可使脏器移位、发育不良，并影响其生理功能。脊柱凸侧的胸内脏器如肺尤其易受压，受压后常扩张受限，右心、主动脉和食管也同时发生移位。随之而来的肺功能障碍和低氧血症会导致血黏度增高、微循环阻力和肺动脉压升高，右心负荷加大，严重者甚至可导致心肺功能衰竭。脊柱畸形越严重，脏器及其功能的影响也越大。

特别是，正常女性在妊娠时本身就伴随生理性的心肺负担增大，当 AIS 女性未来合并妊娠时，其胸廓畸形和脏器变位将使孕产妇的心肺功能障碍进一步加重。研究表明，脊柱侧凸对心肺功能和分娩因素的影响均与脊椎变形的部位相关。脊柱侧凸若发生在颈段，对心肺功能和分娩因素均没有明显的影响。若发生在胸段，对孕妇心肺影响较大，其肺功能损害与胸弯角度呈一定比例相关，但此型对骨盆影响较小，单纯的分娩难度小于腰椎变形者。若发生在腰段，不仅下位腰椎椎体可因重力因素而前凸并悬于骨盆入口处，腹腔脏器也可因腹腔容量小向盆腔移位，导致胎位异常，异常率可达 25%～40%，孕妇难产率较高。加上阴道分娩易诱发呼吸循环功能不全，所以多采用剖宫产，剖宫产率可达 17%～80%，阴道分娩的助产率也较高。若为胸腰段，则可能同时对孕产妇的心肺功能及骨盆产生影响。

同时，不仅胸段以下的脊柱侧凸经常合并骨盆偏斜和产轴异常，先天性、发育性髋关节脱位的继发性病理改变也可显著影响骨盆，单侧的 DHH 极易导致腰段脊柱侧凸和骨盆倾斜，双侧发生的DHH则常出现明显的腰部前凸和骨盆前倾。由此可见，除了患儿骨盆的本身异常以外，小儿及青少年女性存在的多种骨科疾病问题都可能对其日后的妊娠和分娩产生潜在的不利影响，应当充分重视。

五、临床表现

脊柱畸形早期不明显，常不引起注意。在生长发育期，脊柱侧凸发展迅速，患儿可出现身高不及同龄人，双肩不等高，胸廓不对称等改变，女孩常有两侧乳房发育不对称，凹侧乳房较大而偏向外侧，严重者可出现“剃刀背”畸形（图44-2），影响心肺发育。未治疗的AIS可能的后遗症如顽固性背痛，限制性肺通气障碍，可影响机体整体功能。此外，这种不对称的形体极易导致青少年女性缺乏自信，对自身形体认可度低，甚至产生抑郁症、社会隔离、工作机会受限、低结婚率等问题。

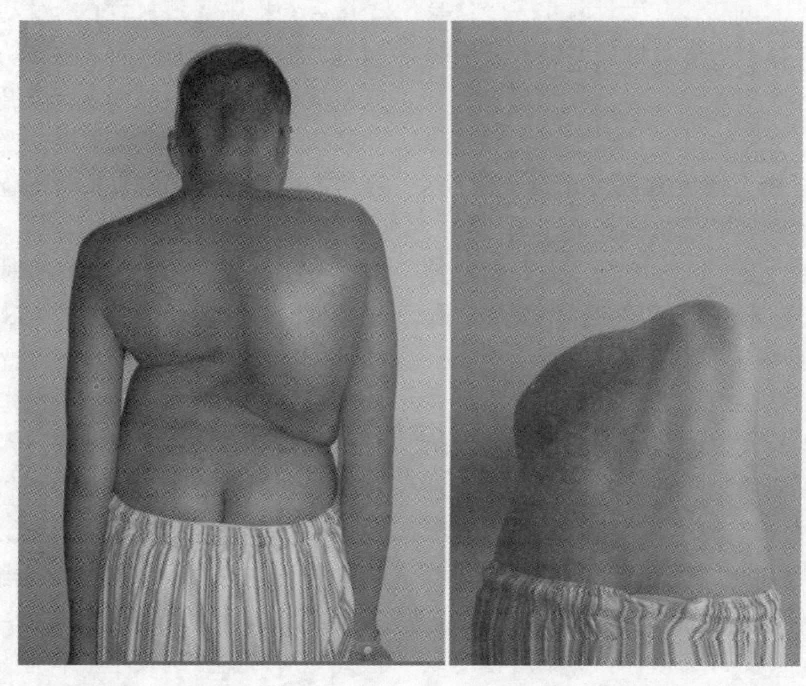

A B

图44-2 16岁女性AIS患者的脊柱外观

A. 两肩不等高，两侧肩胛骨不等高，脊柱偏离中线，一侧腰部皱褶皮纹；B. 前弯时两侧背部不对称，形成“剃刀背”（图中为女性患者，因头部牵引需要暂留短发）

早期DHH症状也不明显，临床表现因站立前期及脱位期而不同，并因患儿年龄不同而存在较大差异。新生儿及婴幼儿站立前期症状不明显，可表现为双侧大腿内侧外观不对称、患侧下肢缩短等。站立期，患儿一般开始行走的时间较正常儿晚，单侧DHH时患儿呈跛行，双侧DHH时患儿走鸭步，对小儿及青少年女性的行走、运动功能、日常生活质量、劳动能力的影响较脊柱侧弯更严重，久而久之还可导致腰肌劳损、脊柱骨关节病和骨盆异常。

六、诊断

早期诊断、及时治疗十分关键。诊断主要根据病史、体格检查及X线检查。

1. 病史　脊柱侧凸大多被家长或老师无意发现，首次发现常在10～13岁。了解平时的健康状况、智力水平、母亲妊娠分娩史对于排除非特发性脊柱侧凸有重要意义。DHH

患儿则常因下肢外观不对称或开始行走较晚、步态异常而就诊。

2. 体格检查　应充分显露，注意皮肤有无色素沉着或皮下肿物，背部有无异常毛发及囊性物，应与神经纤维瘤病性脊柱侧凸和脊髓脊膜膨出等进行鉴别。对于 AIS，注意女孩第二性征和乳房发育情况，胸廓是否对称。站立位下观察双肩、臀部裂缝至经第 7 颈椎垂线的距离、胸椎、骨盆、下肢。患者行前屈时观察是否存在剃刀背畸形。检查脊柱活动范围及侧弯弧度的柔软和僵硬程度。神经系统检查：应进行详细全面的神经系统检查，注意有无侧凸导致脊髓压迫，引起截瘫，早期有腱反射亢进和病理反射等异常。

对于 DHH，髋关节屈曲外展试验、膝高低征、弹入弹出试验等骨科检查有助于诊断。①髋关节屈曲外展试验：使受检婴儿平卧，髋膝关节屈曲，检查者双手握住其膝部，拇指在膝部内侧，其余的四指在膝部外侧，正常的婴儿一般可外展 80° 左右，若仅外展 50°～60°，则为阳性，只能外展 40°～50° 为强阳性；②膝高低征：使新生儿平卧，屈膝 85°～90°，两腿并拢，双足跟对齐，如有本病，可见两膝高低不等，这是患侧股骨上移所致；③弹入弹出试验：将患儿两膝和两髋屈至 90°，检查者将拇指放在患儿大腿内侧，示指、中指则放在大转子处，将大腿逐渐外展、外旋，如有脱位，可感到股骨头嵌于髋臼缘而产生轻微的外展阻力。然后，以示指、中指往上抬起大转子，拇指可感到股骨头滑入髋臼内时的弹动，即为弹入试验阳性。弹出试验与弹入试验操作相反，检查者使患儿大腿被动内收、内旋，并将拇指向外上方推压股骨大转子，可再次感到一次弹动。

3. X 线检查　是脊柱侧弯初步诊断、观察进展和评价疗效的主要手段，要求在站立位下摄脊柱全长正侧位 X 线片，并包括两侧髂嵴，以反映畸形的真实情况和躯干的平衡状态。应用 Cobb 法测量立位 X 线像脊柱弯曲，测得 Cobb 角的角度即为脊柱侧凸角度，如大于 10° 则可诊断（图 44-3，图 44-4）。根据不同需要，可做其他特殊 X 线检查，如仰卧位最大左右弯曲位像、去旋转像等，以了解侧凸的病因、类型、位置、大小、范围和柔韧度等。对于可疑的 DHH 患者，进一步拍摄骨盆正位 X 线可以明确脱位的性质和程度，以及髋臼、股骨头、股骨颈、关节囊的发育情况。

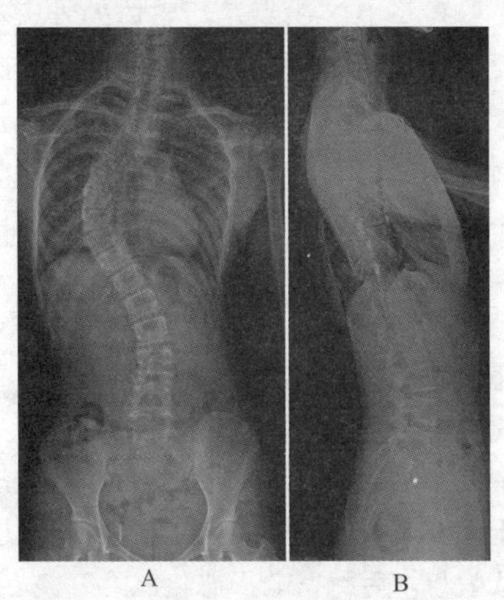

图 44-3　14 岁 AIS 女孩立位 X 线片

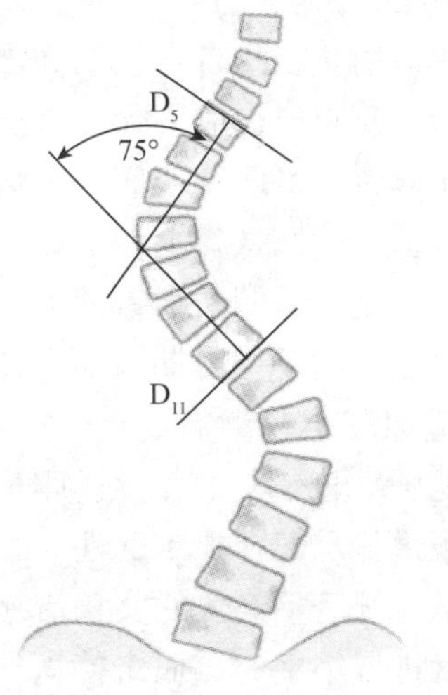

图 44-4　Cobb 测量法示意图

（D_5、D_{12} 为第 5、第 12 胸椎）

4. 特殊影像学检查　①脊髓造影：先天性脊柱侧凸几乎把脊髓造影作为常规检查之一，其目的是了解椎管内有无并存的神经系统畸形；② CT：能清晰地显示椎骨、椎管内、椎旁组织的细微结构，尤其对普通 X 线显示不清的枕颈、颈胸段优势更为突出；③ MR：对椎管内病变分辨力强，但尚不能完全代替 CT 或脊髓造影。

七、治疗

对于不同类型的骨科畸形，其治疗原则与方法不尽相同。AIS 治疗方法包括观察随访、支具治疗、手术治疗三种。治疗原则：① Cobb 角＜25°，应严密观察；② Cobb 角在 25°～40°，应行支具治疗；③ Cobb 角 >40°，且每年加重 >5 °，应手术治疗；④ Cobb 角在 40°～50°，进展加重的概率较大，如果患者未发育成熟或有明显进展，应手术治疗；⑤ Cobb 角 >50 ° 应手术治疗。DHH 预后的关键更强调早期治疗，治疗越早，效果越佳。

1. 支具保守治疗　一般根据脊柱侧凸患者的身材量体定做支具。支具治疗后应立位下摄脊柱全长正侧位片，观察侧弯矫正率如超过 50%，说明支具治疗效果满意。每天至少佩戴支具 20 小时，每 4～6 个月复查 1 次支具情况，以防止因患者身长增高出现的支具治疗无效。复查时，应去除支具摄站立位脊柱全长正侧位，根据 X 线表现评价侧凸的改善情况。治疗时间选择上，女孩月经初潮前生长最快，是脊柱侧凸加重的最大危险期和脊柱侧弯治疗的关键时期。如支具治疗有效，女孩应佩戴至初潮后 2 年、Risser 征Ⅳ度，方可逐渐停止支具治疗，继续随访观察。

最新报道显示，青少年女性 AIS 使用支具治疗的效果显著，74% 的女孩治疗结束时的侧凸角度进展小于 5°，而未接受支具治疗的患者中进展小于 5° 的仅 30%，超过 2/3 的不佩戴支具的女孩侧凸发生进展。相比之下，Karol 等发现 AIS 男孩使用支具治疗的效果则较差，考虑可能与青少年女性脊柱的柔韧性更佳、顺应性更高有关。

对于 DHH，当患儿小于 6 个月时是治疗的黄金时期，无须手术整复，首选采用特制的 Pavlik 吊带固定法使其处于外展屈曲位，2～4 个月后换为外展支具维持，至髋臼指数小于 25°，即可获得较好的疗效。当患儿年龄在 6～18 个月时，首选麻醉下闭合复位，用“人类位”石膏裤固定至外展屈曲位，3 个月后更换外展支具或石膏固定 3～6 个月。

2. 手术治疗　脊柱侧凸的手术主要分为两个部分：侧凸矫形和脊柱融合。矫形方法可分前路矫形和后路矫形，脊柱融合的目的则是保持矫形效果，维持脊柱的稳定。如何正确选择矫形及融合的范围与手术治疗的效果密切相关，而 AIS 的分型对确定器械固定节段和融合范围具有重要作用。近年来新的更符合脊柱三维特点的分型方法，如 Lenke 分型、PUMC（协和）分型等，逐渐取代了传统的 King 分型来指导手术。随着影像学、材料学及解剖学等相关学科的发展，脊柱侧凸手术已经发展为三维矫形、三维固定的新水平。

值得注意的是，我国学者最新研究报道右胸弯型 AIS 患者术后整体的乳房不对称程度反而可能加重：AIS 患者在其侧凸缓慢进展的持续过程中，机体维持在一个整体的相对平衡状态，并已使自身适应了侧凸造成的不平衡。手术对较大 Cobb 角的快速矫正及去旋转等操作，虽然矫正了脊柱的平移和旋转畸形，但打破了这种长期维持的相对平衡状态，术后机体还未能及时重新调整平衡，可能会导致乳房不对称性加重。在另一项研究中，术后患者的前胸壁畸形也可能加重，位于第 9 胸椎上方的小前胸壁角和顶椎旋转被认为与术后胸壁畸形恶化风险有关。

对于 DHH，18 个月至6 岁的患儿手法复位难以成功，应采取手术切开复位、骨盆截骨、股骨近端截骨术等方法，纠正头臼间压力，纠正过大的股骨颈前倾角和颈干角，增加髋臼对股骨头的包容，使头臼达到同心圆关系。6 岁以上的大龄 DHH 患儿的治疗存在争议，常采用放弃复位的姑息性手术，但其手术并发症多，疗效不确定，尤其是对于双侧髋关节脱位患者应谨慎采用。

3. 妊娠合并脊柱侧凸的处理　既往认为脊柱侧凸可能是不良妊娠的高危因素，但最近一些较大样本的研究发现脊柱侧凸合并妊娠的预后尚可，尤其是病情较轻者。

（1）加强产前监护：严重的脊柱侧凸合并胸廓畸形，肺活量（或用力肺活量）<1L 者，不适宜妊娠。一旦发现妊娠，也应该及早终止，以免发生心肺功能衰竭等严重并发症。病情较轻的脊柱侧凸患者可以妊娠，妊娠期应加强监测，定期行心肺功能检查，包括心电图、超声心动检查、血气分析、肺功能检查，并加强胎儿监测，争取达到妊娠足月。必要时可以间断小流量吸氧治疗。

（2）适时终止妊娠：当发生心肺功能衰竭，肺活量（用力肺活量）<1L，胎儿发生宫内窘迫时，应考虑终止妊娠。早产儿应先促胎肺成熟。肺活量在 1～2L 时需严密观察病情进展，若胎龄<28 周，短期内胎儿不能成熟，以终止妊娠为宜；若>28 周，可在密切监测下妊娠，必要时随时终止妊娠。

（3）分娩方式的选择：由于骨盆异常和胎位异常率高，加上分娩易诱发心肺功能衰竭，所以剖宫产较为安全。对于骨盆和胎位正常，心肺功能较好的孕妇，也可以考虑阴道分娩。可采取连续硬膜外麻醉，对于腰骶椎畸形或弯曲致使硬膜外麻醉困难者，可采用全身麻醉。但全身麻醉药可能对胎儿产生不利影响，应选择对胎儿影响最小的药物，待胎儿娩出后再给其他阿片类镇痛药及去极化肌松药。

八、预防

无法预防脊柱侧凸或 DHH 的发生。因此，“预防性”措施仅限于早期检测、早期诊断，以便能够提供及时的治疗。

第三节　成骨不全、骨盆骨折与骶尾骨损伤

女性骨盆在妊娠分娩诸因素中占有重要地位。除了上述 AIS、DHH 等脊柱、下肢及髋关节疾病导致的骨盆狭窄、畸形之外，骨产道自身的异常还包括成骨不全（OI）等先天性遗传性骨盆发育异常，和后天发生的骨盆骨折、骶尾骨损伤等。同时，成骨不全患儿即使轻微的碰撞，也会造成严重的骨折，其骨盆骨折、骶尾骨损伤的风险极高。故本节以成骨不全、骨盆骨折与骶尾骨损伤为例，对 AIS、DHH 相关骨盆异常以外的骨产道异常进行了介绍。

一、流行病学和病因

成骨不全症又称脆骨病，是一组以骨骼脆性增加及胶原代谢紊乱为特征的全身性结缔组织疾病，是一种罕见的遗传性骨疾病，发病率约为 3/10 万，发病男女的比例相近。成骨不全症病因不明，多有家族遗传史，是一种先天性遗传疾病，根据基因突变可分成 4～11 种类型，90% 是由编码Ⅰ型胶原的基因 COL1A1 或 COL1A2 发生突变而引起，其余成骨不全则主要是由于调节Ⅰ型胶原基因转录或翻译的基因（CRTAP、LEPRE1、PPIB、SERPINH1、FKBP10 等）发生突变所致。病变主要表现为胶原纤维不足，结构不正常，全身性结缔组织疾病，故其病变还常累及其他结缔组织如眼、耳、皮肤、牙齿。

骨盆骨折发生率为 20/10 万～37/10 万

人，发病率也较低。骶尾骨损伤以男性多见，可单独发生，也可与骨盆损伤同时出现；前者较少见，而后者在骨盆骨折中占30%～40%，因此，其绝对发生率远较单发者高，常需与骨盆骨折的治疗一并考虑。骨盆骨折常继发于交通伤、高处坠落伤、自然灾害等高能量损伤，多发伤中合并骨盆骨折者占20%，交通伤中合并骨盆骨折者占25%～84.5%。骶尾骨的损伤，包括骶骨骨折、尾骨脱位和尾骨骨折，都是由于受到直接暴力如疾跑、下坡、下楼梯，甚至平地行走，骤然跌倒而臀部落地或失足后仰坐倒，骶尾背侧或尾骨斜行触地所致。其他骨盆异常的发病率不尽相同。

二、病理

1. 成骨不全与妊娠、分娩改变　成骨不全患儿骨脆性增加、骨关节进行性畸形，轻微的碰撞，也会造成严重的骨折，故经常发生扁平骨盆、骨盆骨折及畸形愈合。同时其病变不限于骨骼，还常累及其他结缔组织如眼、耳、皮肤、牙齿导致蓝巩膜、牙本质发育不全、听力下降及皮肤异常。相较于男性患者，女性患者除有成骨不全特有表现之外，对其妊娠、分娩也有一定影响，不仅可因关节松弛和骨盆骨折致骨产道异常而难产，还可因毛细血管脆性增加及血小板功能异常而发生出血倾向。对其生育的子女而言，成骨不全虽是遗传相关疾病，但孕妇的重症度与小儿的重症度常不相关，重症的母亲可生出轻症的患儿（没有骨折，仅有蓝色巩膜关节松弛或逆三角面容），轻症的母亲可生出重症的患儿。

2. 骨盆骨折与妊娠、分娩改变　骨盆骨折多由强大暴力造成，分为前方（耻骨联合、耻骨支）损伤和后方（髂骨、骶髂关节、骶骨）损伤，由于盆腔内含有多个系统的脏器，所以在盆骨骨折的同时，往往伴有腹部损伤，也可伴随大血管、膀胱、尿道等的损伤，并且主要是闭合伤，病情危重。其对妊娠分娩的影响：女性骨盆上口呈横的椭圆形，中骨盆呈竖的椭圆形，出口则呈2个三角形样的菱形。由于女性骨盆宽短，盆腔内腔大，所以盆环承受的压力小，易造成多发性损伤。当前环骨折后，压缩或分离暴力继续作用于骨盆，使后环薄弱的部位发生骨折、脱位，最常见的是骶髂关节脱位，分别造成骨盆向对侧旋转移位或骨盆向伤侧扭转移位的骨盆联合损伤，对产妇的生命及预后造成严重的不良影响。同时，软产道畸形或狭窄也直接影响胎儿的娩出。故稳定性骨盆骨折者即使有轻度的畸形也需复位矫正，方不影响妊娠分娩，而对无明显移位的骨盆骨折脱位者仍可经阴道分娩。

3. 骶尾骨损伤与妊娠、分娩改变　骶骨的骨折多为横断形，多数发生在第3～4骶椎之间。由于妇女的骶尾骨较男性宽，并且角度小，加之青壮年活动量大，因此，骶尾骨的损伤在育龄期妇女最为多见。同时，骶尾骨是构成女性骨盆的不可或缺的一部分，尾骨在妊娠晚期可向后活动2cm之多，使出口前后径增大，以利于胎儿娩出。但如果此关节不能正常活动，尾骨则向骨盆腔内弯曲，严重影响胎先露娩出，而此处已为产道最后关口，若发生问题将给处理带来极大困难。对骶尾骨损伤患者，虽然多数病例骶尾骨损伤不很明显，但畸形明显者其功能障碍是严重的。

三、临床表现和诊断

成骨不全患儿，轻者可无症状，仅轻度易发骨折，重者导致残疾甚至死亡。一般出现的症状为：①骨脆性增加，轻微损伤即可引起骨折，常表现为自发性骨折，或反复多发骨折。骨折大多为青枝型，移位少，疼痛轻，愈合快，依靠骨膜下成骨完成，畸形愈合多见，肢体常弯曲或成角，此外还可有脊柱侧凸，骨盆扁平，或有身材矮小；②蓝色巩膜、巩膜变薄，透明度增加；③进行性耳聋，源自听骨硬化、声音传导障碍或听神经出颅底时受卡压所致；④牙齿发育不良，灰黄，切齿变薄，切缘有缺损。上述 4 项表现中出现 2 项，特别是前 2 项者即可诊断。结合 X 线等影像学检查有助于诊断，实验室检查可见尿羟基脯氨酸异常升高。超声等产前检查手段具有一定价值，但对于病变较轻者不易检出。

骨盆骨折患儿多有严重外伤史。疼痛广泛，活动下肢或坐位时加重。有局部压痛、淤血，下肢旋转、短缩、长度不对称，还可有会阴部肿胀、尿道口出血。脐棘距可见增大（分离型骨折）或减小（压缩型骨折）；髂后上棘可有增高（压缩型骨折）、降低（分离型骨折）、上移（垂直型骨折）。骨盆分离挤压试验、“4” 字征、扭转试验为阳性。对于大多数骨盆骨折，通过正位 X 线片就可以判断骨折的损伤机制，决定最初的急救方案，CT、血管造影等其他检查则有助于骨折分类及指导最终的治疗方式。

骶尾骨损伤者也有不同程度地外伤史，有尾骨及其周围的疼痛，部分患者局部出现肿胀。患者不能正坐及仰卧，当欲坐下或欲站起或排便时疼痛加剧。触诊时，骶尾骨部可呈凹陷或触及断裂骨折线，压痛明显，还有部分患者可摸及尾骨歪斜或向内弯曲。肛门指诊时，部分患者可触及远端成角畸形，骨折后特有骨擦音，异常活动及不平整的骨折线。可用骶尾骨 X 线进一步明确诊断，妊娠分娩者则可考虑肌骨超声或者 MRI 辅助检查。

四、治疗

1. *成骨不全的治疗*　成骨不全本身无特殊治疗，以预防骨折为主，要严格的保护患儿，一直到骨折趋势减少为止，但又要防止长期卧床的并发症。对骨折者应照常规予以复位和固定。药物治疗包括双膦酸盐、雌激素、降钙素、维生素 D_3，但疗效不肯定。

目前成骨不全合并妊娠尚无有效处理措施，故早期的产前检查是关键，其重点在于保证母体和胎儿孕期、围生期的安全。常染色体显性遗传成骨不全的母亲有一半的概率将疾病遗传给胎儿，产前诊断可以辅助判断胎儿是否患病。严重型的成骨不全在超声图像上表现为胎头比相应孕周大，颅骨薄、形态不规则，长骨明显短小；X 线片的典型表现为胎儿全身骨骼普遍稀疏甚至不显影，即所谓无骨影征胎儿。产前超声发现胎儿肢体异常时，应行胎儿染色体和基因检查，排除胎儿遗传问题。但对于较轻类型的成骨不全产前超声检查敏感度不高，此时对胎儿的基因诊断是确诊的最佳标准。

2. *骨盆骨折的治疗*　主要是对休克及各种危及生命的合并症进行处理。骨盆骨折常合并多发伤的占 33%～72.7%，休克的发生率高达 30%～60%。严重骨盆骨折的死亡率为 25%～39%，都是由直接或间接骨盆骨折出血引起。因此，骨盆骨折的早期处理一定要的遵循高级创伤生命支持的基本原则，首先抢救生命，稳定生命体征后再对骨盆骨折进行相应的检查及处理。一旦确定休克是骨盆骨折出血所致，就应根据骨盆骨折的抢救流程进行救治。早期外固定对骨盆骨折引起的失血性休克的抢救十分有意义，如仍不能维持血压，则应采用开腹填塞压迫止血或血管造影动脉栓塞。

妊娠合并骨盆骨折的处理原则如下所述

（1）首先积极抢救孕产妇的生命，再处理其他合并症及多发性损伤，严重骨盆骨折还需特要注意危及生命的脑、胸、腹腔内脏器官的损伤，最后根据全身情况进一步处理骨盆骨折。

（2）B 超检查胎儿情况，密切观察患者有阴道出血、胎动减少等流产现象。如有必要，立即行急诊手术取出死胎。

（3）有效护理：孕产妇应于硬板床进行休息，预防疼痛加重及骨折的再移位等情况。对于疼痛十分剧烈的患者，可以适当地使用镇痛类的药物，以此来减轻患者的疼痛痛苦。仔细的评估患者的情绪及心理状态，并积极做好其思想工作，告知患者骨盆损伤的相关知识与治疗方式，帮助其消除思想上的顾虑，建立完全康复的信心及安全感，使其积极地配合治疗。

3. 妊娠合并骶尾骨损伤的处理

（1）在及时治疗早期并发症和复合伤的同时，还要积极预防晚期并发症的发生，即骶尾骨扭曲变形。

（2）在治疗方法上要针对骶尾骨损伤的部位和程度不同来进行。对于无损于完整的产道，不要强求复位，除了镇痛抗炎和物理缓冲垫保护外，无须特殊治疗；对于产道不完整的患者，要有效而准确地进行复位，以减少晚期并发症。

（3）对于妊娠晚期和末期合并骶尾骨骨折者，分娩时优先考虑剖宫产。

（4）育龄期妇女凡有骶尾骨骨折病史者，积极采取计划生育措施，以保护妇女的安全和健康。

（王向阳）

参考文献

陈孝平，汪建平，2013. 外科学 . 第 8 版 . 北京：人民卫生出版社：622-625.

邱勇，朱丽华，宋知非，等，2000. 脊柱侧凸的临床病因学分类研究 . 中华骨科杂志，20（5）：265-268.

史本龙，毛赛虎，孙旭，等，2014. 后路脊柱矫形术对右胸弯型女性青少年特发性脊柱侧凸患者乳房对称性的美学影响 . 中国脊柱脊髓杂志，24（6）：493-497.

高劲松，杨剑秋，盖铭英，2002. 脊柱侧凸妇女妊娠的临床特点及处理 . 中华妇产科杂志，37（12）：743-744.

吴秀英，张妍，崔健君，2007. 驼背孕产妇剖宫产手术的麻醉管理 . 中国实用妇科与产科杂志，23（5）：382-383.

孙玉强，2013. 微创内固定治疗骨盆损伤新进展 . 中华创伤杂志，29（8）：736-737.

吴茂铸，倪淑红，应琦，等，2012. 多层螺旋 CT 在诊断隐匿性骨盆后环损伤中的价值 . 中医正骨，24（7）：29-32.

吴茂铸，倪淑红，应琦，等，2017.CT 检查对不同类型骨盆损伤的诊断价值 . 影像研究与医学应用，1（14）：87-88.

凌萝达，顾美礼，2000. 头位难产 . 重庆：重庆出版社：1-18.

Raggio CL, 2006. Sexual dimorphism in adolescent idiopathic scoliosis. Orthop Clin North Am, 37(4): 555-558.

Trobisch P, Suess O, Schwab F, 2010.Idiopathic Scoliosis. Dtsch Arztebl Int, 107(49): 875–884.

Kouwenhoven JW, Castelein RM, 2008.The pathogenesis of adolescent idiopathic scoliosis: review of the literature.Spine (Phila Pa 1976), 33(26): 2898-2908.

Denoel C, Aguirre MF, Bianco G, et al, 2009. Idiopathic scoliosis and breast asymmetry.J Plast Reconstr Aesthet Surg, 62(10): 1303-1308.

Mao SH, Qiu Y, Zhu ZZ, et al, 2012. Clinical evaluation of the anterior chest wall deformity in thoracic adolescent idiopathic scoliosis.Spine (Phila Pa 1976), 37(9): e540-548.

CunninghanFG, KennethJL, StevenLB, 2005. Williams Obstetrics, 22nd ed. NewYork: McGRAW-HILL Medical Publishing Division: 32-33.

HarmsJ, MelcherRP, 2001. Posterior C1-C2 fusion with polyaxial screw and rod fixation. Spine, 26(22): 2467-2471.

第 45 章

小儿与青少年妇科有关器械设备和理念

医务人员应了解小儿及青少年女性各发育阶段的解剖、生理和身心的特点，就诊时态度祥和，语气温柔，懂得小儿及青少年女性心理。能取得她们的信任和合作，也要能“哄”不同年龄阶段小儿，以减少恐惧，甚至备有适合儿童活动的设备和环境氛围。小儿与青少年妇科门诊或病房的开设应有适合该年龄段的必要器械和设备。此外在门诊和病房的地方安排、就医环境、人员选择方面均需要考虑。

1.检查床及体位：见第 5 章第一节。

2.观察阴道窥镜(vaginoscope)：观察小儿的阴道及宫颈，因其发育及解剖因素，应备有专用器械，常使用耳鼻喉镜中带有光源的鼻镜，耳镜检查处女膜及阴道，或膀胱镜，国外也有不同型号的阴道窥具，但均为金属材质，幼女或未婚少女均要在麻醉下进行，其外形与现有的金属或塑料材质窥阴器相同。也可用宫腔镜探头等替代，尤其是软管式、能弯曲、较纤细、有强冷光光源的宫腔镜，放大效果好，甚至还有操作孔，放入相应器械能达到直视，发现病变部位，观察有无出血及分泌物性状，取材，或去除细小异物等作用，所以可取代以往常用的相关器械，前者缺少上述优点，且又为金属硬质，易损伤周围组织。

发育良好和完善的青春期女性，若无性生活者，为避免处女膜损伤，现也常用上述提及的宫腔镜探头诊治；若已有性生活者，则可采用小型窥阴器直接检查。虽也有冷光源，大小、直径、长度有三种，但使用不及宫腔镜方便。我国甚少备有和使用。

使用时注意未成熟阴道容量有限，短而狭窄，穹窿尚未形成。初潮后阴道才逐渐如成人的长度、宽度和弹性。当然青少年女性无性生活和阴道分娩者，阴道仍较紧，放置普通窥阴器仍有恐慌，甚至有疼痛感。而早期儿童阴道仅 4.5～5.5cm，阴道壁薄，皱襞少、浅平，阴道黏膜为浅玫瑰色，分泌物少；至儿童晚期在卵巢逐渐分泌雌激素后则阴道长度增加至约 7.5cm，黏膜呈淡粉红色，阴道皱襞逐渐粗大。目前，我国有一次性使用无菌阴道扩张器，半透明，下叶长 95mm，视野口宽 35mm，叶宽 18～22mm，后端外口 30～40mm。较国外 Huffman-Huber 阴道窥镜方便、经济且半透明，阴道和阴道壁视野更清晰，常可用于青春期女性或老年妇女阴道检查所用。

婴儿在生理情况下，约 1/3 的宫颈呈先天性外翻，柱状上皮外移、外翻；青春期时的宫颈管黏膜也有外翻，使用各种窥阴器检查时，切莫认为是宫颈“糜烂”。

若有阴道畸形、炎症、肿瘤或赘生物时，则可见相关异常，有可能确定出血部位，病变范围或异物等，可取材行细胞学检查，直视下行病理组织检查，行白带常规检查或取出异物等。

3.普通放大镜：用于观察外阴大小阴唇、处女膜、会阴体、肛门周围、尿道口浅表和细小的病变（如细小赘生物、外观色泽、有无特异微生物等），可供医生肉眼观察的补充，及时发现异常做相应检查。

4.无菌吸管：吸取阴道分泌物，可做分泌物检查有无滴虫、念珠菌或其他病原体检查和测定阴道内细菌等。

5.阴道细胞学检查：用吸管直接吸取阴道分泌物，或经阴道窥镜直接自阴道壁刮取，然后涂片或制品后做细胞学检查，或了解内分泌情况，直接或间接诊断病情。现均为液基细胞学检测测定，采用TBS系统报告，以供临床诊治参考。

6.内分泌测定：测定促卵泡激素（FSH）、黄体生成素（LH）、雌二醇（E_2）、黄体酮（P）、睾酮（T）、泌乳素（PRL）、苗勒激素（AMH）、17-羟类固醇、肾上腺皮质功能、地塞米松试验等对卵巢功能、生殖道畸形、性发育异常、生长发育等均必不可少，必须有测定上述各项实验室设备和技术。也有排卵监测、妊娠试验、甲状腺功能测定等。

7.肿瘤指标测定：少儿与青少年妇科疾病中妇科肿瘤也是常见疾病，所以有关妇科肿瘤常用肿瘤指标如AFP、CA125、CA19-9、CEA、hCG，HE4等均能测定，以供临床所需。

8.人乳头状瘤病毒(HPV)检测：少儿及青少年女性中HPV感染也不少见。HPV有近200个亚型，有低危型和高危型之分，可引起不同的疾病（HPV病毒携带者、亚临床感染、癌前病变或癌等）。对小儿及青少年女性来说，感染原因除直接性行为（阴道性交、肛交、口交）外，皮肤接触或共用被褥、盆、布等均可引起感染，故幼年女童、幼儿园女童及青春期女性均有HPV感染的报道，尤其是低危型HPV所致外阴、阴道尖锐湿疣等均有报道。个别有喉部乳头状瘤引起气道不同程度阻塞，致呼吸困难者，需反复在气管镜下手术等才能缓解，但易反复复发。所以小儿与青少年女性HPV检测（尤其是女性生殖道）十分重要。HPV检测方式共有70～80种之多，有的大同小异，有的各有优缺点，宜选择可靠和质量高、能区分高危型和低危型，或能测定载量，或能分流的测定方法为佳，此也为小儿与青少年妇科工作的必备检测手段之一。

9.染色体诊断设备和技术：染色体异常对诊断小儿与青少年妇科疾病中有关遗传性疾病、生殖道畸形、性分化异常的诊断非常有意义，腹水中染色体异常对良性、恶性妇科肿瘤的诊断也有重要意义和价值。开展外周血、骨髓细胞、皮肤细胞进行细胞培养、染色、染色体分析、测定、显微摄影、显微描绘等，有利于诊断、分析。

10.病理检查：疑有恶性肿瘤，对可疑病变难以区分良性和恶性，或对某些少见或罕见的外阴、内外生殖器病变，需明确诊断时常需行病理检查，所以有关病检诊断、形态学、快速切片、免疫组化、分子生物学、基因检测应备用或进一步开展相关研究，有条件者有关蛋白组学、电镜等也应考虑建立。

外阴、阴道取材需在麻醉下进行，子宫内膜在少数情况下对子宫内膜病变或苗勒肿瘤也有应用。卵巢肿瘤组织类型甚多，按2014年WHO分类有100余种，有不同组织学类型，又有良性、交界性、恶性、混合性等之分，甚为复杂，必须依靠病理组织学检查才能确诊。

11.腹腔镜：见第5章。

12.宫腔镜：见第5章。

13.阴道镜：见第5章。

14.骨密度测定仪：见第5章。

15. X线检查：见第5章。

16.超声检查：见第5章。

17. CT、MRI：见附录二。

18.剖腹探查：在腹腔镜应用前，剖腹探查在成人或小儿与青少年妇科疾病中应用较多。现在腹腔镜应用于临床后，剖腹探查甚少使用。通过腹腔镜检查这一微创技术，既可诊断又可治疗；对原因不明、诊断不明的疾病可免受开腹之弊端，广受各方欢迎和好评，仅有少数因疾病诊治需要或腹腔镜下处理不能完成情况下才行剖腹探查，行剖腹探查必须具备能开展外科手术的设备、条件和人员及术后护理、治疗和康复的理念和措施。

19.手术：是治疗小儿与青少年妇科中的生殖道畸形、外伤、妇科肿瘤、少数与妊娠相关的刮宫、难产处理、剖宫产，甚至子宫、附件切除等必不可少的技术。有关人员、技术、设备、器械及相关科室等社会相互合作、协调等已在剖宫探查中提及，手术还必须全面和认真结合小儿与青少年女性的生理解剖、心理特点，以及日后的卵巢功能、生育功能、生活质量、生殖健康全面和综合考虑，可归纳为“术前、术中、术后”六个大字，在理论和实践中不断贯彻。

20.探针、标尺：金属或塑料软探针，前者可消毒反复使用、单独包装定期消毒或浸泡在手术器械盒内，定期更换消毒液；塑料软探针一般是一次性使用。探针上均有刻度，外阴消毒后进入阴道探测，凭医生手的感觉，探测阴道长度、有无横膈、有无异物、软硬度、与阴道口之间的距离，取出时有无血染或脓血污染或带有组织等。金属探针探查也可在 B 超或 X 线辅助下了解组织器官间的相互关系等。

21.钩针：细长金属钩针，其上可有或无刻度，在阴道窥器检查发现异物，有时可钩取，使用时谨防损伤黏膜组织等。

22.穿刺：对阴道积血、积脓等，如处女膜闭锁等者用不同粗细或长短的针头，连接注射器后负压抽血，也可扩大穿刺口，置入小儿导尿管，连接针头负压吸引。

23.阴道分泌物吸取器：可有商品化成品，也可自行设计组合使用，国外有 Dacron 尿道刮器取尿道分泌物；也有用注射器及细尿管制成，用细的头皮针管套入细尿管，接上 1ml 或 3ml 注射器，负压抽吸，操作前处女膜用利多卡因凝胶或棉球做黏膜麻醉；也有用无针头的注射器在阴道内快速注入生理盐水把阴唇并拢一会，让患儿咳嗽，使生理盐水流出阴道，用棉签吸取做检查或直接收集液体做相关检查，有时也用反复注入生理盐水，起冲洗作用，然后收集相关液体做相应检查。浙江大学儿童医院孙莉颖主任也自行设计阴道分泌物吸取器（具体见第 5 章第四节），且获国家专利发明权。

24.无损伤圆规：可自制无损伤圆规，购置中学生使用的金属圆规，两尖头请医院技工组人员电焊上细小圆珠各一即可，对外阴或生殖道病变可给予准确测量其长、高、宽径线（在标尺上识读），可避免患者疼痛、出血或损伤周围组织。

25.照明设备：小儿与青少年妇科检查时光照应明亮清晰，灯头照射方向应调节良好，满足检查需要。若用冷光源的纤维内镜做阴道检查时其周围光照也应适宜。若有头戴使用干电池额镜也不失为简单有效的照明设备，尤其在基层单位或外出诊疗和会诊或遇断电情况下时更有优越性和有效解决诊疗过程中的照明问题。

26. 长短镊、剪、血管钳、持针器、手术刀柄、刀片，细小缝针，缝线等，镊子尽量不使用或少使用尖头。浸泡或一次性消毒包封备用。

27.电凝、电切割器械：做急诊或应急时使用或备用。

28.换药盘及相关器械、物品：供术后或转诊患儿原创口检查后使用或备用，如镊子、纱布、凡士林纱布、可吸收止血片等，胶带或创口敷贴材料等。

29.相应的棉球、棉签、纱布：阴道内使用的棉球、棉签与木质或塑料杆必须附着牢靠，切勿因操作中棉球脱落，引起取出困难或不注意而遗漏阴道或腔穴内，引起感染等病变。若为暂时放置，应有带线，易于发现，防遗漏和便于取出。

30.皮尺、称重、测量身高器：测量头围、腹围、腰围、肢长、身高等，是了解胖瘦、体重指数、生长发育等必测内容之一。

31. 血压计、视力表。

32. 手套、指套。

33.必备药物及存柜、推车：黏膜麻醉药物、止血药、止血片、止血带、止血粉、消炎药粉等。

34.必备物品：布垫、纸垫、护垫、绷带、胶布、生理盐水、聚维酮碘溶液、乙醇溶液、润滑油、各类注射器、试管、HPV检测刷及储存管，TCT刷及储存瓶、玻片、活检材料瓶、10%福尔马林溶液、手套、指套、大小导尿管和12～14号Foley导尿管、可粘贴小标签纸等。

35. 诊室内适合小儿和青少年女性的环境和宣教资料。

36.检查被性侵少女的物品：检查被性侵少女时应仔细检查外阴和处女膜。处女膜用无菌性盐水棉签仔细检查，或用12号或14号Foley导尿管，连接10ml注射器（内有5～10ml生理盐水）。Foley导尿管先插入阴道，注入含有气泡的生理盐水后，轻轻牵拉Foley导尿管，使含有气泡的生理盐水水囊位于处女膜缘，沿水囊边缘检查处女膜缘是否光整，有无裂伤痕迹，检查后放出Foley管囊内液体，取出Foley尿管。也要检查外阴、大腿、下腹、内裤上有无精液或干的精斑或观察有无其他伤痕。必要时备有照相机拍摄备做司法鉴定依据。现今手机摄影像素高，也可拍摄。有关上述处理时应有2名以上具有一定资格的医生及有关司法人员在场、拍摄照片及时储存和转发至有关部门存档。

37.照相机：根据实况配置。

38.录音笔：根据实况配置。

（石一复　李娟清）

参考文献

杨冬梓，石一复，2008. 小儿与青春期妇科学. 第2版. 北京：人民卫生出版社：41-48.

蔡桂茹，马庭元，1985. 实用儿童与青少年妇科学. 北京：人民卫生出版社：31，34，39.

郎景和，2011. 青少年妇科学. 北京：人民军医出版社：74-76.

Emans SJ Laufer ME, Goldstein DP, 2007. 儿童及青少年妇科学 · 第5版. 郎景和，向阳，译. 北京：人民卫生出版社：10-11.

第 46 章 小儿与青少年妇科常用药物

一、抗生素

1. 青霉素类　见表 46-1。

表 46-1　青霉素类常用药物

药物名称及规格	剂量及用法	备注
青霉素钠 （Penicillin Sodium） 针剂：20 万 U，40 万 U，100 万 U（1mg=1670U）	肌内注射 新生儿足月儿：每次 5 万 U/kg，第 1 周每 12 小时 1 次，以后每 8 小时 1 次，严重感染每 6 小时 1 次；早产儿减至每次 3 万 U/kg，第 1 周每 12 小时 1 次，2～4 周每 8 小时 1 次，以后每 6 小时 1 次；儿童减至 2.5 万 U/kg 每 12 小时 1 次	过敏反应：轻者出现荨麻疹，重者可有过敏性休克，甚至死亡，用药前应做皮试 二重感染：使用青霉素治疗期间，出现耐青霉素金黄色葡萄球菌、革兰阴性菌或白色念珠菌感染 毒性反应：青霉素肌内注射部位可发生周围性神经炎，有时可出现抽搐、昏迷等 注意：哮喘、湿疹、荨麻疹等过敏史慎用，本药不能与氯霉素、四环素、红霉素合用，以免干扰青霉素杀菌活性
氨苄西林 （Ampicillin） 片剂：0.25g 针剂（氨苄西林钠）：0.5g	口服：每次 25mg/kg，每天 2～4 次 儿童肌内注射：50～100mg/（kg·d），分 4 次； 儿童静脉注射：100～200mg/（kg·d），分 2～4 次 静脉注射： 新生儿：每次 12.5～25mg/kg，出生第 1、2 天每 12 小时 1 次，第 3 天～2 周每 8 小时 1 次，以后每 6 小时 1 次	副反应：毒性较小，但过敏反应高于其他青霉素，故用药前应做皮试 注意：肌内注射部位宜深，速度宜慢，以减轻疼痛。本药在葡萄糖液呈弱酸性，分解较快，宜用中性液体作溶剂
阿莫西林 （Amoxicillin） 颗粒：0.125g，0.25g 分散片：0.25g，0.5g 胶囊：0.25g，0.5g 针剂（阿莫西林钠）：0.5g，1g	儿童口服（颗粒、胶囊）：每次 20～40 mg/kg，每 8 小时 1 次；3 个月以下儿童：每次 30 mg/kg，每 12 小时 1 次；新生儿、早产儿：每次口服 50mg 分散片：儿童：50～100 mg/（kg·d），分 3～4 次 肌内注射、静脉滴注： 50～100mg/（kg·d）分 3～4 次	副反应：偶有腹泻、恶心、呕吐等胃肠道反应及皮疹。 注意：有青霉素过敏史、哮喘及荨麻疹等过敏性病史者慎用

续表

药物名称及规格	剂量及用法	备注
苯唑西林 （Oxacillin） 胶囊（苯唑西林钠）：0.25g 针剂（苯唑西林钠）：0.5g	口服 儿童：70～100mg/（kg·d），分 3～4 次 新生儿：体重 2.5kg 以下，每天 120mg；2.5kg 以上，每天 160mg 口服宜空腹 肌内注射 40kg 以下小儿：12.5～25 mg/kg，每 6 小时 1 次 新生儿：每次 25 mg/kg 小于 2kg 者，第 1～14 天，每 12 小时 1 次，第 15～30 天，每 8 小时 1 次；体重大于 2kg 者，第 1～14 天每 8 小时 1 次，15～30 天，每 6 小时 1 次	副反应：与青霉素有交叉过敏，可出现皮疹、药物热、胃肠道反应等。药物引起的转氨酶升高较其他青霉素类明显 注意：用药前要做皮试，肝肾功能异常的患儿不宜使用
哌拉西林 （Piperacillin） 针剂（哌拉西林钠）：0.5g	肌内注射或静脉注射 儿童：100～200mg/（kg·d），分 3～4 次注入；严重者：可用 300mg/（kg·d） 新生儿：每次 50mg/kg 体重小于 2kg 者，第 1 周每 12 小时 1 次，以后每 8 小时 1 次；大于 2kg 者，第 1 周每 8 小时 1 次，以后每 6 小时 1 次	副反应：可发生轻微皮疹、药物热反应，停药后消失 注意：有青霉素过敏史的患儿禁用

2. 头孢菌素类　见表 46-2。

表 46-2　头孢菌素类常用药物

药物名称及规格	剂量及用法	备注
头孢噻吩 （Cefalotin Sodium）针剂 （头孢噻吩钠）： 0.5g，1.0g，1.5g，2.0g	肌内注射或静脉滴注 儿童：50～100mg/（kg·d），分 4 次。 新生儿：20 mg/（kg·次），1 周内，每 12 小时 1 次；以后每 8 小时 1 次	副作用：肌内注射常会引起局部疼痛，有过敏反应，偶见白细胞减少 注意：使用前必须做皮试；肝肾功能不全者慎用
头孢氨苄（Cefalexin） 片剂、胶囊：0.125g，0.25g	口服：每次 25～50mg/kg，每天 4 次	副作用：腹泻、恶心 注意：与丙磺舒共用可提高疗效
头孢拉定 （Cefradine） 片剂：0.125g，0.25g 胶囊：0.25g，0.5g 干混悬剂：0.125g 颗粒：0.125g 针剂：0.5g，1g	口服 儿童：每次 6.25～12.5mg/kg，每 6 小时 1 次 肌内注射、静脉滴注、静脉注射 1 岁以上：每次 12.5～25mg/kg，每 6 小时 1 次	副作用：偶见皮疹，嗜酸性粒细胞增多，暂时性白细胞降低，中性粒细胞减少；有轻度胃肠反应，转氨酶、尿素氮升高 注意：本药与青霉素有部分交叉过敏反应，有青霉素过敏史者慎用
头孢呋辛 （Cefuroxime） 片剂（头孢呋辛酯）： 0.125g，0.25g，0.5g，0.75g 针剂（头孢呋辛钠）： 0.75g，1.5g	口服：每次 0.125～0.25g，每天 2 次，7 天为 1 个疗程 肌内注射或静脉注射 3 个月以上儿童：50～100mg/（kg·d），分 3～4 次；严重感染可加至 100～150 mg/（kg·d），脑膜炎患儿 200～240mg/（kg·d），分 3～4 次。不超过成人使用的最高剂量	副作用：皮肤瘙痒、胃肠道反应、血红蛋白降低、血胆红素升高、肾功能改变等 注意：对青霉素过敏者慎用。不可与氨基糖苷类抗生素置同一容器注射。肌内注射需深注，静脉滴注应缓慢，片剂不可嚼碎服用，故 5 岁以下儿童不宜使用。应于餐后服用，易获最佳吸收效果

续表

药物名称及规格	剂量及用法	备注
头孢曲松 （Ceftriaxone） 针剂（头孢曲松钠）：0.25g，0.5g，1g	肌内注射、静脉滴注 新生儿（14 天以下）：20～50mg/（kg·d），每天 1 次 14 天至 12 岁儿童：20～80mg/（kg·d），每天 1 次；≥50 kg 儿童，或>12 岁儿童，通常使用成人剂量	副作用：肌内注射会有局部疼痛 注意：消化道不吸收。半衰期长，为 8～12 小时，可每天 1 次应用。28 天及 28 天以下的新生儿不得在使用头孢曲松的同时静脉给予钙剂
头孢哌酮 （Cefoperazone） 针剂（头孢哌酮钠）：0.5g，1g，2g	肌内注射、静脉滴注、静脉注射 儿童：50～200mg/（kg·d），分 2～3 次	副作用：偶见皮疹、发热 注意：大剂量用药时可致出血倾向、肝肾功能损害及胃肠道反应。主要经胆道排泄，可用于肾脏受损患者
头孢他啶 （Ceftazidime） 针剂：1g	肌内注射或静脉注射 2 个月以上儿童：30～100mg/（kg·d），分 2～3 次；新生儿至 2 月龄婴儿（临床经验有限）：25～60mg/（kg·d），分 2 次	注意：对青霉素过敏或过敏体质者慎用
头孢噻肟 （Cefotaxime） 针剂（头孢噻肟钠）：2g	静脉滴注、静脉注射 新生儿 50mg/kg，≤7 天龄者每 12 小时 1 次，>7 天龄者，每 8 小时 1 次 治疗脑膜炎患者剂量可增至每 6 小时 75mg/kg	注意：对头孢菌素过敏者及有青霉素过敏性休克者禁用。婴幼儿不宜做肌内注射
头孢克肟 （Cefixime） 颗粒（世福素）：50mg 胶囊（世福素）：50mg	儿童：每次 1.5～3mg/kg，每天 2 次。重症可增至每次 6mg/kg，每天 2 次	注意：对本品及其成分或其他头孢菌素类药物过敏者禁用。肾功能不全者应调整给药剂量。小于 6 个月的儿童的安全性和有效性尚未确定。不要将牛奶、果汁等与药混合后放置

3. 大环内酯类　见表 46-3。

表 46-3　大环内酯类常用药物

药物名称及规格	剂量及用法	备注
红霉素 （Erythromycin） 片剂（红霉素肠溶片）：0.125g，0.25g 针剂（乳糖酸红霉素）：0.25g，0.3g	口服 儿童：30～50mg/（kg·d），分 3～4 次 静脉滴注 儿童：20～30mg/（kg·d），分 2～3 次（浓度为 1%～5%）	副作用：可有恶心、腹痛、腹泻，还可出现过敏药疹、药物热等，停药后可消失 注意：因局部刺激较大，不宜肌内注射；静脉滴注可引起静脉炎，滴速不宜过快；红霉素必须按一定时间给药，以保证体内浓度
罗红霉素 （Roxithromycin） 分散片、片剂：0.05g，0.075g，0.15g 颗粒：0.025g，0.05g 胶囊：0.15g	口服 儿童：每次 2.5～5mg/kg，每天 2 次，早、晚饭前服用	注意：不可与麦角胺 / 双氢麦角碱及西沙必利合用

续表

药物名称及规格	剂量及用法	备注
克拉霉素 （Clarithromycin） 颗粒剂：0.1g 片剂：0.25g，0.5g 分散片：0.125g，0.25g 胶囊：0.25g	口服 6个月到12岁以下儿童：10～15mg/（kg·d），分2～3次，12岁以上儿童按成人量算	本品与红霉素的体外抗菌作用相当，临床疗效优于红霉素 注意：低钾血症（有QT间期延长风险）、伴有肾功能不全的严重肝功能不全患儿禁用
阿奇霉素 （Azithromycin） 颗粒剂（希舒美）：0.1g 胶囊：0.125g，0.25g，0.5g 分散片（希舒美）：0.25g 针剂：0.125g，0.25g，0.5g	口服、静脉滴注：总剂量30mg/kg。10mg/（kg·d），1次/天，连服3天或10mg/kg（第1天），5mg/kg（第2～5天）	注意：对于已存在QT间期延长、血钾或血镁水平降低、心动过缓的患儿发生致死性心律失常可能性大。不良反应主要消化道反应、神经系统反应、过敏，白细胞计数、中性粒细胞及血小板减少等

4. 氨基糖苷类　见表46-4。

表46-4　氨基糖苷类常用药物

药物名称及规格	剂量及用法	备注
阿米卡星 （Amikacin） 针剂（硫酸阿米卡星）：0.1g（1ml），0.2g（2ml）	肌内注射、静脉注射 儿童：开始用10mg/kg，以后7.5mg/kg，每12小时1次或每24小时15mg/kg；较大儿童可按成人用量	副作用：对第Ⅷ对脑神经有毒性损害，可引起听力减退；可使血中粒细胞减少，偶见药疹 注意：用药期间若出现听力减退，应立即停药。静脉滴注时速度要慢，儿童静脉滴注时间需在2小时以上。氨基糖苷类在儿童中要慎用，尤其是早产儿及新生儿

5. 喹诺酮类　见表46-5。

表46-5　喹诺酮类常用药物

药物名称及规格	剂量及用法	备注
左氧氟沙星 （Levofloxacin） 针剂：100ml（左氧氟沙星0.3g与氯化钠0.950g）	静脉滴注 6个月～5岁儿童：每次8～10mg/kg，每天2次；≥5岁：每次8～10mg/kg，每天1次；一般最大剂量每天750mg。 婴儿、儿童和青少年肾功能损害的剂量调整：调整方案基于基础剂量每次5～10mg/kg，6个月～5岁儿童每天2次，5岁以上儿童每天1次：GFR≥30ml/（min·1.73m²），无须剂量调整；GFR 10～29 ml/（min·1.73m²），每次5～10mg/kg，每天1次；GFR＜10 ml/（min·1.73m²），每次5～10mg/kg，2天1次	副作用：包括胃肠道反应、过敏、精神神经系统症状、肝肾功能损害等。偶可出现QT间期延长或室性心动过速 注意：18岁以下、对喹诺酮类药物过敏者、妊娠及哺乳期妇女禁用。有中枢神经系统疾病及癫痫史患者、有严重心脏病（心律失常、缺血性心脏病等）的患者应慎用。本品不能与多价金属离子如镁、钙等溶液在同一输液管中使用。与茶碱类、华法林等合用时应注意监测

6. 其他用于革兰阴性杆菌感染的抗菌药物　见表 46-6。

表 46-6　常用药物

药物名称及规格	剂量及用法	备注
磷霉素 （Fosfomycin） 胶囊：0.25g，0.5g 片剂：0.1g，0.25g 针剂：0.25g，0.5g，1g，4g	口服（磷霉素钙） 50～100mg/（kg·d），分 3～4 次 静脉注射（磷霉素钠） 100～300mg/（kg·d），分 2～3 次 口服、静脉滴注（磷霉素） 儿童：25～50 mg/（kg·d），分 3～4 次；新生儿不超过 25 mg/（kg·d），分 4 次	注意：β－内酰胺类、氨基糖苷类、氯霉素类、四环素类抗生素有协同作用，但与阳离子型注射剂（氨基糖苷类、红霉素乳糖酸盐）合用时，应分别给药

7. 抗滴虫及厌氧菌　见表 46-7。

表 46-7　抗滴虫及厌氧菌药物

药物名称及规格	剂量及用法	备注
甲硝唑 （Metronidazole） 片剂：0.2g 针剂（注射用甲硝唑磷酸二钠）：0.915g	口服 儿童：20～50mg/（kg·d），分 3 次服，10 天为 1 个疗程 静脉注射 儿童：每 8 小时 1 次，7 天为 1 个疗程	副作用：主要为消化道反应，发生率低 注意：本药可致白细胞减少，服药 1 周以上须监测白细胞数 注意：溶于 100ml 生理盐水或 5% 葡萄糖注射液中，1 小时内缓慢静脉滴注

二、抗真菌药物

抗真菌药物名称，剂量及用法等见表 46-8。

表 46-8　抗真菌药物

药物名称及规格	剂量及用法	备注
制霉菌素 （Nystatin） 片剂：10 万 U，25 万 U，50 万 U 悬浊液：100 万 U，100ml 软膏：10 万 U，1g 栓剂：10 万 U/ 枚	口服 5 万～10 万 U/（kg·d），分 3～4 次 外用 5 万～10 万 U，分 2～3 次	副作用：口服可引起恶心呕吐或腹泻。注意：口服不易吸收，不适用于做深部抗感染。栓剂使用需在医生指导下进行，以免损伤处女膜
两性霉素 B （Amphotericin B） 针剂：10mg	静脉注射 10 岁以上儿童：起始剂量 0.1mg/（kg·d），第 2 天开始剂量增加 0.25～0.5mg/（kg·d），逐天增加至维持剂量 1～3mg/（kg·d）	副作用：舌头麻木感、寒战、发热、头痛、全身不适、关节痛、低钾血症、恶心、呕吐、腹胀痛、肝肾功能异常、血尿、脱发、皮疹、血糖升高、胸闷、心悸、耳鸣及血管炎等。本品与咪唑类抗真菌药可出现拮抗作用；与氟胞嘧啶、四环素、利福平有协同作用
氟康唑 （Fluconazole） 片剂：50mg 针剂：200mg（100ml）	静脉给药 儿童：3mg/（kg·d）第 1 天可给予 6mg/kg 的负荷剂量 口服 >4 周的患儿，3mg/（kg·d）每天给药 1 次；2～4 周的患儿，剂量同上，每 2 天给药 1 次；<2 周的患儿，剂量同上，每 3 天给药 1 次	副作用：头痛、腹痛、腹泻、恶心、呕吐、肝功能异常及皮疹等 注意：16 岁以下儿童使用氟康唑片剂的资料有限，因此除必须使用抗真菌感染治疗而又无其他合适药物可采用以外，不推荐在儿童中使用

三、抗病毒药物

抗病毒药物名称，剂量及用法见表46-9。

表46-9 抗病毒药物

药物名称及规格	剂量及用法	备注
金刚烷胺 （Amantadine） （symmetrel、virofral） 片剂（盐酸金刚烷胺）：0.1g	口服 1～9岁儿童：每次1.5～3mg/kg，8小时1次；或2.2～4mg/kg，12小时1次。9～12岁儿童：每12小时口服0.1g	副作用：有兴奋、共济失调、言语不清、眩晕等 注意：用药疗程不超过10天。孕妇慎用，哺乳期妇女禁用
阿昔洛韦 （Acyclovir） 胶囊剂：0.2g，0.25g 针剂：0.25g，0.5g 滴眼剂：0.1% 眼膏：3% 霜剂：5%	口服 儿童：每次10～20mg/kg，每4小时1次 静脉滴注 12岁以下儿童：每次250mg/m^2，每8小时1次，共5天 严重者：每次10mg/kg，每8小时1次，共10天 最高剂量为每8小时500mg/m^2	副反应：局部偶见皮肤发红、瘙痒、脱皮；静脉注射偶见血尿素氮及肌酐水平升高、口干等
利巴韦林 （Ribavirin） 片剂、泡腾片、口服液：0.1g，0.15g 颗粒：50mg 针剂：0.1g（1ml），0.25g，0.5g（5ml） 滴鼻剂、滴眼剂：0.5%	口服 儿童：10mg/（kg·d），分4次，6岁以下口服剂量未定 静脉滴注：10～15mg/（kg·d），分2次，每次滴注20分钟以上，3～7天为1个疗程	副作用：大剂量长期应用可致游离胆红素升高，网织红细胞升高，并导致贫血，停药后可恢复正常 注意：本药对细胞DNA有一定影响，但仅在血液浓度为200～1000μg/ml时呈现毒性反应，故使用时应注意剂量不宜过大。孕妇禁用
干扰素 （Interferon） 针剂：30μg（1ml）/支	尖锐湿疣：每次10～50μg，均匀注射于各患处基底部，隔天1次，连续3～6周；不能采用此法时可行肌内注射	不良反应有发热、疲乏、头痛、肌痛、关节痛、食欲缺乏、恶心、血象异常等

四、内分泌药物

内分泌药物名称、剂量及用法见表46-10。

表46-10 内分泌物

药物名称及规格	剂量及用法	备注
绒毛膜促性腺激素剂 （Chorionic gonadotropin） 针剂：5000U/支，1000U/支，500U/支	儿童：青春期前隐睾症，每次1000～2000U/m^2，每周3次，疗程为3周，或每次500U，每周3次，1个疗程为4～6周 促性腺激素低下，性腺功能低下，每次500～1000U，每周3次，1个疗程为3周；每次4000U，每周3次，1个疗程为6～9个月；然后减量至2000U，每周3次，1个疗程为3个月	适应证：促性腺激素低下性性功能低下、隐睾症 副作用：精神抑郁、疲乏、性早熟、骨骺提前融合

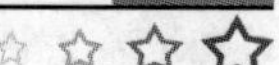

续表

药物名称及规格	剂量及用法	备注
达菲林缓释剂 （Diphereline） 主要成分为 triptorelin 针剂：3.75mg/ 支	每次 50μg/kg，每 4 周 1 次	适应证：真性性早熟 治疗第 1 周时，有时女孩会出现少量阴道出血
抑那通缓释剂 （Enantone） 主要成分为 leuprorelin 针剂：3.75mg/ 支	每次 30μg/kg，根据患者症状可增加至 90μg/kg，每 4 周 1 次	同上
达必佳控释剂 （Decapeptyl） 主要成分为 triptorelin 针剂：3.75mg/ 支	每次 60～100μg/kg，每 4 周 1 次 第 1、14、28 天各 1 次，此后每 4 周 1 次，每次剂量为：20kg 以下儿童半支；20～30kg 儿童 2/3 支；30kg 以上儿童 1 支	适应证：真性性早熟 禁忌证：孕妇，对曲普瑞林、右旋糖酐或药物制剂中其他成分过敏者
醋酸甲羟孕酮 （Medroxyprogesterone） 片剂：2mg/ 片，5mg/ 片	口服：每天 10～30mg，分 3 次服用，出现疗效后减量维持，每天 4～8mg，连服 5～7 天	适应证：真性性早熟 不能改善最终身高，长期服用可出现高血压、水钠潴留等类似长期使用肾上腺皮质激素的作用 适应证：功能性闭经 孕妇及哺乳期妇女禁用
醋酸环丙孕酮 （Cyproterone acetate） 片剂：50mg	口服：每天 70～150mg/m^2	适应证：性早熟 不能改善最终身高 孕妇及哺乳期妇女禁用
黄体酮 （Progesterone） 胶囊：50mg，100mg 针剂：20mg（1ml）	口服：用于先兆流产、习惯性流产、经前期综合征、功能性子宫出血、闭经，常用剂量为：200～300mg/d，分 1～2 次服用。每次剂量不超过 200mg 肌内注射 先兆流产：一般 10～20mg，用至疼痛及出血停止；习惯性流产史：自妊娠开始，一次 10～20mg，每周 2～3 次 功能性子宫出血：用于撤退性出血血红蛋白低于 7g/L 时，每天 10mg，连用 5 天，或每天 20mg 连续 3～4 天 闭经：在预计月经前 8～10 天，每天肌内注射 10mg，共 5 天；或每天肌内注射 20mg，连续 3～4 天 经前期紧张综合征：在预计月经前 12 天注射 10～20mg，连续 10 天	注意：严重肝损伤患者（会使症状恶化）禁用；肾病、心脏病、水肿、高血压的患者慎用。副作用可有头晕、头痛、恶心、乳房胀痛等 黄体酮胶囊服药时间最好远隔进餐时间
地屈孕酮 （Dydrogesterone） 片剂：10mg	口服 痛经：月经周期的第 5～25 天，每天 2 次，每次 1 片 子宫内膜异位症：月经周期的第 5～25 天，每天 2～3 次，每次 1 片	尚无地屈孕酮在初潮前人群中使用的经验，在 12～18 岁青少年中的安全性和有效性证据不充分。

续表

药物名称及规格	剂量及用法	备注
地屈孕酮 （Dydrogesterone） 片剂：10mg	功能性子宫出血：止血，每次1片，每天2次，连续5～7天；预防出血，月经周期的第11～25天，每次1片，每天2次 闭经：月经周期的第1～25天，每天服用雌二醇，每天1次。月经周期的第11～25天，联合用地屈孕酮，每天2次，每次1片 经前期综合征：月经周期的第11～25天，每天2次，每次1片 月经不规则：月经周期的第11～25天，每天2次，每次1片 先兆流产：起始剂量为1次4片，随后每8小时服1片至症状消失 习惯性流产：每天2次，每次1片，至怀孕20周 内源性黄体酮不足导致的不孕症：月经周期的第14～25天，每天1片	尚无地屈孕酮在初潮前人群中使用的经验，在12～18岁青少年中的安全性和有效性证据不充分
雌二醇/雌二醇地屈孕酮 （Estradiol/estradiol and dydrogesterone） 片剂（芬吗通）：雌二醇片（白色片）含雌二醇1mg；雌二醇地屈孕酮片（灰色片）含雌二醇1mg和地屈孕酮10mg	口服：每天口服1片，每28天为1个疗程。前14天每天口服1片白色片（内含雌二醇1mg），后14天每天口服1片灰色片（内含雌二醇1mg和地屈孕酮10mg）。根据临床疗效，剂量随后可视个体需要调整	副作用：头痛、恶心、腹痛、腿部痛性痉挛、乳房疼痛/胀痛、突破性出血、盆腔疼痛、乏力等 不适用于儿童
戊酸雌二醇 （Estradiol valerate） 片剂（补佳乐）：1mg	口服：剂量根据个体调整，一般每天1片。间断治疗（周期性）：连续20～25天后，中断所有治疗5～6天。连续性治疗：无任何治疗中断	不应用于儿童

五、避孕药

常用避孕药名称、剂量及用法见表46-11。

表46-11　避孕药

药物名称及规格	剂量及用法	备注
妈富隆 （Desogestrel and Ethinylestradiol Tablets） 片剂：每片含去氧孕烯0.15mg和炔雌醇0.03mg	口服 月经周期第1天开始服用，每天1片，连续服用21天，随后停药7天，在停药第8天开始服用下一盒	禁忌证：有或曾有血栓性疾病、严重高血压、严重糖尿病、严重脂蛋白血症、怀疑的性激素依赖的生殖器官或乳腺恶性肿瘤、不明原因的阴道出血、已妊娠或怀疑妊娠、哺乳期妇女
达英-35 （Ethinylestradiol and cyproterone Acetate Tablets） 片剂：每片含醋酸环丙孕酮2mg和炔雌醇0.035mg	口服： 月经周期第1天开始服用，每天1片，连续服用21天，随后停药7天，在停药第8天开始服用下一盒	禁忌证：有或曾有血栓性疾病、严重高血压、严重糖尿病、严重脂蛋白血症、怀疑的性激素依赖的生殖器官或乳腺恶性肿瘤、不明原因的阴道出血、已妊娠或怀疑妊娠、哺乳期妇女 对含有痤疮的患者有辅助治疗作用

续表

药物名称及规格	剂量及用法	备注
优思明 （Drospirenone and Ethinylestradiol Tablets） 片剂：每片含屈螺酮 3mg 和炔雌醇 0.03mg	口服：月经周期第 1 天开始服用，每天 1 片，连续服用 21 天，随后停药 7 天，在停药第 8 天开始服用下一盒	禁忌证：有或曾有血栓性疾病、严重高血压、严重糖尿病、严重脂蛋白血症、怀疑的性激素依赖的生殖器官或乳腺恶性肿瘤、不明原因的阴道出血、已妊娠或怀疑妊娠、哺乳期妇女
优思悦 屈螺酮炔雌醇片Ⅱ ［Drospirenone and Ethinylestradiol Tablets（Ⅱ）］ 片剂：每片含屈螺酮 0.03mg 和炔雌醇 0.02mg	口服：月经周期第 1 天开始服用，每天 1 片，连续服用 28 天，包含 24 片活性药片及 4 片无活性的安慰剂药片。正确服用时避孕有效性高，有效治疗育龄女性中度寻常痤疮，且便于服药管理	是中国首个采取 24+4 给药方案的复方口服避孕药 禁忌证同上 适应证：①女性口服避孕药。②中度寻常痤疮，适用于≥14 岁、没有口服避孕药已知禁忌的已初潮女性
避孕针Ⅰ号 复方己酸孕酮注射液 （Compound Hydroxyprogesterone Caproate） 针剂：每支 1ml，含己酸孕酮 250mg 和戊酸雌二醇 5mg	肌内注射：第 1 个月在月经的第 5 天肌内注射 2 支，可避孕 1 个月。以后每月月经后 10～20 天注射 1 次，1 次 1 支（若月经周期短，宜在月经来潮第 10 天注射，即药物必须在排卵前 2～3 天注射，以提高避孕效果）。可维持 1 个月的避孕效果	禁忌证：肝肾病患者、心血管疾病和血栓史、高血压、糖尿病、甲状腺功能亢进、精神病或抑郁症、高血脂、子宫肌瘤、乳房肿块患者及孕妇禁用 副反应：少数患者在用药后有恶心、呕吐、头晕、乏力、乳胀等反应，一般较轻，无须处理。使用过程中，如乳房有肿块出现，应即停止；如发现过敏反应，不可再注射 注意：①为保证避孕成功，并减少月经改变的不良反应，要按时做深部肌内注射。② 注射后，一般维持 14 天左右后月经来潮。如注射后闭经，可隔 28 天再注射 1 次。如闭经达 2 个月，应停止注射，等待月经来潮。闭经期间要采用其他方法避孕，待月经来潮后再按第 1 次的方法，重新开始注射
狄波 - 普维拉 醋酸甲羟孕酮 （Medroxyprogesterone Acetate injection Suspension） 针剂：150mg（1ml）	肌内注射：在月经的第 2～7 天，注射 1 次，每次 150mg，可避孕 3 个月。以后每 3 个月，在月经后 2～7 天注射 1 次，即可维持避孕效果	适应证：避孕 注意：使用以前一定要经过全面体格检查，如有肝炎、肾炎、内分泌功能紊乱或子宫、乳房有肿瘤者，都不宜使用。产妇于分娩后 4 周即可使用。停药半年即可恢复生育
左炔诺孕酮硅胶棒（Ⅰ/Ⅱ） ［Levonorgestrel Silastic Implants（Ⅰ/Ⅱ）］ 皮下埋植针：36mg（Ⅰ），75mg（Ⅱ）	在月经周期的第 1～5 天，局部麻醉下在上臂或股内侧做一长 2～3mm 的切口后，用埋植针将药棒呈扇形植入皮下，每人每次 6 支或 2 支。伤口予以“创可贴”或纱布包扎即可	禁忌证：急慢性肝炎、肾炎、肿瘤、糖尿病、甲状腺功能亢进、严重高血压、血栓性疾病、镰状细胞贫血、原因不明的阴道出血者、癫痫、可疑妊娠者和应用抗凝血药者禁用。计划妊娠者，需取出后 6 个月方可受孕 副反应：为月经紊乱（月经过频、经期延长、月经稀少、闭经或点滴出血等）、类早孕反应（恶心、头晕、乏力、嗜睡等）、乳房胀痛、偶见体重增加、血压上升、痤疮、精神抑郁或性欲改变等及个别埋植局部发生感染

续表

药物名称及规格	剂量及用法	备注
米非司酮 (Mifepristone) 片剂：0.025g，0.01g	性交后5天（120小时）内口服1片（10mg或25mg）	适应证：紧急避孕
安婷 （左炔诺孕酮片） (Levonorgestrel tablets) 片剂：0.75mg，1.5mg	性交后3天（72小时）内口服1片（0.75mg），12小时后重复1次，或者1次性口服1.5mg	适应证：紧急避孕

六、止血药

常用止泻药名称、剂量及用法见表46-12。

表46-12 止血药

药物名称及规格	剂量及用法	备注
氨基已酸 (Aminocaproic acid) 片剂：0.5g 针剂：1g（10ml） 2g（10ml）	口服：每次0.1g/kg，每天3～4次 静脉注射：溶于50～100ml葡萄糖或生理盐水中	副作用：腹泻、腹部不适、结膜溢血、皮疹等 注意：本药排泄较快，须维持给药，保持有效浓度，否则容易引起渗血或不能阻止的小动脉出血
酚磺乙胺 [Etamsylate（dicynone）] 片剂：0.25g 针剂：0.25g（2ml） 0.5g（2ml），1.0g（5ml）	口服：每次10mg/kg，2～3次/天 肌内注射、静脉注射：0.125～0.25g，每次2～3次/天，视病情可增加剂量	注意：不宜与碱性药物配伍。最好单独使用，防止氧化变质，保证用药安全
氨甲环酸 (Tranexamic acid) 片剂：0.25g，0.5g 针剂：0.1g（2ml） 0.25g（5ml），1.0g（10ml）	口服：每次0.25g/次，3～4次/天 静脉注射：0.25g（加入25%葡萄糖溶液20ml静脉推注，或加入5%～10%葡萄糖溶液中静脉滴注），2次/天	副反应：头晕、呕吐、胸闷、嗜睡等，停药后渐消失

七、抗肿瘤药

常用抗肿瘤药名称、剂量及用法见表46-13。

表46-13 抗肿瘤药

药物名称及规格	剂量及用法	备注
环磷酰胺 (Cyclophosphamide，CTX) 片剂：0.05g 针剂：0.1g，0.2g，0.5g	静脉注射：每次25～35mg/m²，每8小时1次，4天为1个疗程，每个月为1个疗程；或450mg/m²，每7～10天1次；或900～1200mg/m²，每3～4周1次 口服：间歇口服，200mg/（m²·d），每月服5天；或每天口服，75mg/（m²·d）	急性毒性：恶心，呕吐 慢性毒性：淋巴细胞减少症，骨髓抑制、中性白细胞减少、血小板减少，出血性膀胱炎，脱发

药物名称及规格	剂量及用法	备注
异环磷酰胺 （Ifosfamide，IFO） 针剂：0.1g，0.2g，1g，2g	静脉注射：50～60mg/（kg·d），每天 4 次，即 0（开始静脉注射 IFO 时为 0 时）、6、12、18 时；连用 4～5 天为 1 个疗程，每 3～4 周重复 1 个疗程 单次治疗，每次 1.2～2.5g/ m^2，连续 5 天为 1 个疗程。联合用药 1.2～2.0 g/ m^2，连续 5 天为 1 个疗程	慢性毒性：消化道反应，白细胞减少，出血性膀胱炎，脱发
紫杉醇 （Paclitaxel） 针剂：30mg（5ml），100mg（16.7ml） 进口：泰素 （Taxol） 针剂：100mg（16.7ml）	静脉滴注 单药剂量为 135～200 mg/m^2，在粒细胞集落刺激因子（G-CSF）支持下，剂量可达 250mg/m^2。将紫杉醇用生理盐水、5% 葡萄糖或 5% 葡萄糖生理盐水稀释成 0.3～1.2mg/ml 溶液，静脉滴注 3 小时。联合用药剂量为 135～175mg/m^2，3～4 周重复用药 静脉注射 135～ 175mg/m^2，每 3 周注射 1 次，每次时间大于 3 小时	急性毒性：过敏反应，恶心、呕吐、心血管毒性 慢性毒性：神经毒性，骨关节疼痛，脱发，白细胞减少 注意：为了预防发生过敏反应，在紫杉醇治疗前 12 小时和 6 小时均分别口服地塞米松 20mg，治疗前 30～60 分钟肌内注射或口服苯海拉明 50mg，静脉注射西咪替丁 300mg 或雷尼替丁 50mg 等预防过敏
依托泊苷（鬼臼乙叉甙、足叶乙甙） （Etoposide，VP-16-213；Vepeside，VP-16） 胶囊：50mg，100mg； 针　剂：100mg/5ml，40mg / 2ml	口服：100mg/m^2，连用 5 天，3 周后重复用药 静脉注射：每天或隔天 1 次，100～150mg/m^2，连续用 3～5 次，3～4 周后重复用药，总量为 1000 ～2000mg	急性毒性：恶心、呕吐、厌食、腹泻，有过敏性反应，发热、寒战 慢性毒性：脱发，白细胞及血小板减少
氟尿嘧啶 ［Fluorouracil（5-Fluorouracil 5-FU）］ 片剂：0.05g 针剂：0.025g	静脉注射：400mg/（m^2·d），连用 5 天，间歇 1 个月可再用 间歇静静脉注射 500～600mg/m^2，每周 1～2 次	急性毒性：恶心、呕吐 慢性毒性：骨髓抑制，白细胞减少、血板减少，口腔炎，胃出血，腹泻，脱发，皮炎
甲氨蝶呤（氨甲蝶呤） （Methotrexate，MTX Amethopterin） 片剂：0.0025g 针剂：0.005g，0.01g，0.05g	口服：3.2mg/（m^2·d） 间歇口服：15～20mg/（m^2·d），每 3～4 周 1 次	急性毒性：恶心、呕吐、厌食 慢性毒性：腹痛，腹泻，口腔溃疡，消化道出血，白细胞减少，血小板减少，脱发，皮炎
多柔比星（阿霉素） （Doxorubicin，Adriamycin；ADM，ADR） 冻干粉剂：每支 10mg	静脉注射：60～75mg/m^2，每 3 周 1 次；或 20～25mg/（m^2·d），连续 3 天，每 3 周 1 次；儿童用 0.4mg/kg；总量不超过 500mg/m^2	急性毒性：恶心，呕吐 慢性毒性：脱发，口腔溃疡，腹泻；白细胞减少，血小板减少；心电图可出现异常波形或心力衰竭
博来霉素 （Bleomycin，BLM） 粉剂：15mg，30mg	静脉注射： 0.3～0.6mg/kg，每天或隔天 1 次，根据病情也可每周 1～2 次	急性毒性：发热，消化道反应，脱发 慢性毒性：肺纤维性变
放线菌素 D（更生霉素） （Dactinomycin，Actinomycin D，ACTD，ACTD，Cosmegen） 0.2mg	静脉注射：常用量：15μg/（kg·d），5～10μg/（kg·d），连用 7～10 天（通常 1 次最大量为 400μg /m^2）；每 3 个月重复疗程；可将溶解药液加到 5% 葡萄糖溶液 250ml 中静脉注射	急性毒性：恶心、呕吐，金属味觉，注射后 12 小时出现 慢性毒性：治疗 1 周后出现口腔炎，腹痛，腹泻，骨髓抑制，中性白细胞及血小板减少，脱发，皮疹，皮炎 注意：1 岁以下幼儿慎用

续表

药物名称及规格	剂量及用法	备注
丝裂霉素 （Mitomycin，MMC） 针剂：2mg	静脉注射 常用量：5～6mg/m²，隔天1次，最大剂量为30mg/m²	急性毒性：恶心、呕吐 慢性毒性：骨髓抑制、白细胞及血小板减少，肝、肾功能损害
长春新碱（醛基长春碱） [Vincristine（VCR，Leurocris tine）] 粉剂、水剂：1mg	静脉注射：1.5～2mg/m²，每周1次，1次最大剂量不超过2mg	慢性毒性：便秘、腹部绞痛，神经性疼痛、感觉异常、运动减弱，尤其是手麻木、脱发、中性白细胞减少、贫血
顺铂（顺氯氨铂） [Cisplatin（Cis-Diamine dichloroplatin，DDP）] 粉剂：10mg，20mg	静脉注射：20～30mg/（m²·d），每天静脉滴注1次，4～5天为1个疗程，4周后可重复用药，可应用4～5个疗程；也可1次用：50～120mg/m²，每3～4周重复用药，可用3～4个疗程（同时进行水化和利尿）	急性毒性：胃肠道反应，恶心、呕吐，骨髓抑制 慢性毒性：肾功能受损，血尿素氮与肌酐升高，常在用药后第2周出现，多为可逆性。听神经障碍、听力失常（5%），低钾、低镁血症
卡铂 （Carboplatin） 粉剂：50mg，100mg，150mg，450mg	静脉注射：300～500mg/m²，一次给药，或分5次5天给药，每4周重复1次	急性毒性：胃肠道反应，恶心 慢性毒性：骨髓抑制，白细胞及血小板减少（用药后2～3周发生）

附：生殖细胞瘤常用联合化疗方案 见表46-14。

表46-14 生殖细胞瘤常见联合化疗方案

方案	药物	剂量	用法	疗程
VAC	长春新碱（VCR）	1.0～1.5mg/m²	静脉推注，第1天	6天为1个疗程，3～4周重复1次
	放线菌素（KSM）	5～7μg/kg	静脉滴注，第2～6天	
	环磷酰胺（CTX）	5～7mg/（kg·d）	静脉滴注，第2～6天	
BVP	博来霉素（BLM）	18～20mg/m²	深部肌内注射，第2天	5天为1个疗程，3周重复1次
	长春新碱（VCR）	1.0～1.5mg/m²	静脉推注，第1～2天	
	顺铂（DDP）	20mg/（m²·d）	静脉滴注，第1～5天	
BEP	博来霉素*（BLM）	18～20mg/m²	深部肌内注射，第2天	5天为1个疗程，3周重复1次
	鬼臼乙叉甙（VP-16）	100mg/（m²·d）	静脉滴注，第1～5天	
	顺铂（DDP）	20mg/（m²·d）	静脉滴注，第1～5天	

*博来霉素可用平阳霉素代替；性索间质肿瘤：采用BEP方案；上皮性恶性肿瘤：采用以铂类为主的联合化疗，CP（环磷酰胺、卡铂或顺铂）或TP（紫杉醇类、卡铂或顺铂）方案

八、外用药

常用外用药名称、剂量及用法见表46-15。

表46-15 外用药

药物名称及规格	剂量及用法	备注
莫匹罗星 （百多邦软膏） （Mupirocin ointment） 软膏：10g/支，2% 本品每克含主要成分莫匹罗星20mg	外用，局部涂于患处，每天3次，5天为1个疗程	儿童必须在成人监护下使用

续表

药物名称及规格	剂量及用法	备注
红霉素软膏 （Erythromycin ointment）软膏：10g/ 支，1% 本品每克含红霉素 10mg	外用，局部涂于患处，每天 2 次	儿童必须在成人监护下使用
盐酸金霉素眼膏 （Chlortetracycline hydrochloride eye ointment） 软膏：2.5g/ 支，0.5%， 本品每克含金霉素霉 12.5mg	外用，局部涂于患处，每天 2 次	适应证：外阴阴道炎症性疾病 儿童必须在成人监护下使用
克霉唑乳膏 （Clotrimazole cream） 膏剂：10g/ 支，3% 本品每克含克霉唑 30mg	外用，局部皮肤真菌感染：涂于患处，每天 2～3 次 外阴阴道真菌感染：每晚 1 次，连续 7 天	儿童必须在成人监护下使用
高锰酸钾外用片 （Potassium permanganate tablet for external use） 片剂：0.1g 本品每片含高锰酸钾 0.1g	外用，使用前需用水稀释，根据不同用法，配成 1 ∶ 5000～1∶1000 不等溶液	适应证：急性皮炎和急性湿疹的湿敷，特别是伴继发感染的湿敷，清洗小面积溃疡。外阴阴道类炎症也可稀释后坐浴 本品有腐蚀性，使用前必须稀释，严禁口服，放置在儿童不易够到处，使用时必须在家长监护下
硼酸洗液 （Boric acid solution） 液体：250ml/ 瓶。3%	外用冲洗或湿敷。湿敷时，用 6～8 层纱布浸于本品冷溶液中，敷于患处，每次 5～10 分钟，每天 3～4 次	用于冲洗小面积创面与黏膜，在小儿与青少年妇科也用于外阴阴道炎症性疾病。 儿童必须在成人监护下使用
利多卡因氯己定气雾剂 （Lidocaine and chlorhexidine acetate aerosol） 气雾剂：60g/ 瓶（每克含利多卡因 20mg、醋酸氯己定 5mg、苯扎溴铵 1mg）	外用，距离患处 10～20cm，揿压阀门喷出药液，每天 1～3 次，喷药次数视症状轻重酌定	适应证：用于轻度割伤、擦伤、软组织损伤、灼伤、晒伤及蚊虫叮咬、瘙痒、痱子等 禁忌证：禁止与肥皂及盐类消毒药合用
聚维酮碘溶液（povidone iodine solution） 溶液（5%）：100ml/ 瓶；500ml/ 瓶	外用。用棉签蘸取少量，由中心向外周局部涂搽。每天 1～2 次	本品为消毒防腐剂，对多种细菌、芽孢、病毒、真菌等有杀灭作用。极个别病例用药时创面黏膜局部有轻微短暂刺激，片刻后即自行消失，无须特别处理。涂搽部位如有灼烧感、红肿等情况，应停用，并将局部药物洗净。本品不得与碱、生物碱、水合氯醛、酚、硫代硫酸钠、淀粉、鞣酸同用或接触
炉甘石洗剂 洗剂：100ml/ 瓶（含炉甘石 15g，氧化锌 5g，甘油 5ml）	局部外用，用时摇匀，取适量涂于患处，每天 2～3 次	使用本品避免接触眼睛和其他黏膜（如口、鼻等）；不宜用于有渗出液的皮肤
过氧化氢溶液 （Hydrogen peroxide solution） 溶液：100ml（3%）/ 瓶	清洁伤口，3% 溶液	本品遇光，热易分解变质。不可与还原剂、强氧化剂、碱碘化物混合使用

续表

药物名称及规格	剂量及用法	备注
糠酸莫米松乳膏（Mometasone furoate cream）乳膏（艾洛松）：10g（0.1%）支	局部外用。取本品适量涂于患处，每天1次	注意：皮肤破损者禁用；避免接触眼睛和其他黏膜。若长期大量使用，可造成的不良反应有刺激反应、皮肤萎缩、多毛症、口周围皮炎、皮肤浸润、继发感染、皮肤条纹状色素沉着等。婴幼儿、儿童和皮肤萎缩的老年人，对本品更敏感，故使用时应谨慎
丁酸氢化可的松乳膏（Hydrocortisone butyrate cream）乳膏（尤卓尔）：10g（0.1%）支	局部外用，取适量本品涂于患处，每天2次	感染性皮肤病禁用；不宜大面积、长期使用；不得用于皮肤破溃处。避免接触眼睛和其他黏膜（如口、鼻等）
呋喃西林氧化锌搽剂（Nitrofurazone and zinc oxide liniment）搽剂（自制）：20g/瓶	外用，涂搽患处，每天2～3次，或遵医嘱	急性期皮疹，糜烂渗液者忌用

（朱雪琼）

参考文献

江载芳，申昆玲，沈颖，2015. 诸福棠实用儿科学. 第8版. 北京：人民卫生出版社：2787-2844.

杨冬梓，石一复，2008. 少儿与青春期妇科学. 第2版. 北京：人民卫生出版社：426-427.

郑伟，2002. 现代小儿妇科学. 福州：福建科学技术出版社：49-61.

附　　录

附录一

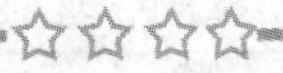

小儿与青少年妇科相关实验室检查正常参考值

1. 血常规

项目名称	标本	正常参考值
红细胞（RBC）	全血	
新生儿		（5.2～6.4）$\times 10^{12}$/L
婴儿		（4.0～4.3）$\times 10^{12}$/L
儿童		（4.0～4.5）$\times 10^{12}$/L
血红蛋白（Hb）	全血	
新生儿		180～190g/L
婴儿		110～120g/L
儿童		120～140g/L
白细胞（WBC）	全血	
新生儿		20×10^{9}/L
婴儿		（11～12）$\times 10^{9}$/L
儿童		（8～10）$\times 10^{9}$/L
白细胞分类	全血	
中性粒细胞（P）		0.50～0.70（新生儿至婴儿期 0.31～0.40）
嗜酸性粒细胞（EO）		0.005～0.05
嗜碱性粒细胞（Bas）		0.0～0.0075
淋巴细胞（L）		0.20～0.40（新生儿至婴儿期 0.40～0.60）
单核细胞（M）		0.01～0.08（出生后 2～7 天 0.12）
未成熟细胞		0.0（出生后 1～7 天，0.03～0.10）
网织红细胞（%）	全血	
新生儿		0.03～0.06
儿童		0.005～0.015
网织红细胞	全血	（24～84）$\times 10^{9}$/L
血小板（PLT）	全血	（100～300）$\times 10^{9}$/L
嗜酸细胞绝对数	全血	（50～300）$\times 10^{6}$/L

2. 血液物理性质测定正常值

项目名称	标本	正常参考值
全血容量		为体重的8%～10%
新生儿		240～300ml
婴儿		800～1100ml
幼儿		1300～1700ml
儿童		2000～3000ml
血浆体积		
新生儿		144～164ml
1岁以下		144～270ml
1～4岁		483～653ml
5～12岁		891～1590ml
13～16岁		2030～2610ml
比重	全血	1.048～1.050 （新生儿1.060～1.085，出生后2周开始下降，直至2～3岁继续下降）
	红细胞	1.080
	血清	1.030
黏度	全血	3.5～5.0
	血清	1.7～2.1
血清渗透压（HCT）	血清	275～305mmol/L
血细胞比容	全血	0.37～0.50
红细胞平均体积（MCV）	全血	80～94fl
红细胞平均血红蛋白（MCH）	全血	26～32pg
红细胞平均血红蛋白浓度（MCHC）	全血	0.32～0.36
红细胞平均直径	红细胞	6～9μm
红细胞容积指数	红细胞	0.8～12
红细胞血色指数	红细胞	0.8～1.2
红细胞沉降率（ESR）	全血	1～15mm/h
纤维蛋白原定量（Fg）	血浆	2～4g/L
凝血酶原时间及活动度（PT）	血浆	11～14秒
活化部分凝血酶时间（APTT）	血浆	25～37秒
血块退缩时间（CRT）	全血	1小时开始，18小时明显收缩，24小时完全收缩
红细胞脆性试验	全血	开始溶血0.42%～0.46%，完全溶血0.28%～0.32%
凝血酶原时间	全血	12～15秒（同时作正常对照，新生儿延长2～3秒）
毛细血管脆性试验	止血带束臂	5cm圈内瘀点不超过10个

3. 血液生化检查

项目名称	标本	正常参考值
钠（Na）	血清	135～145mmol/L
钾（K）	血清	3.5～5.5mmol/L
氯化物（Cl）	血清	98～108mmol/L
钙（Ca）	血清	2.25～2.75mmol/ L 新生儿 3 天内 2mmol/L
离子钙	血清	1.12～1.27mmol/L
无机磷（P）	血清	1.45～1.78mmol/L
铁（Fe）	血清	8.95～21.48μmol/L
新生儿		17.90～44.75μmol/L
婴儿		7.16～17.90μmol/L
儿童		8.95～28.64μmol/L
铁总结合力（TIBC）	血清	250～400μg/dl
铁饱和度（IS）	血清	0.20～0.55
镁（Mg）	血清	0.8～1.2mmol/L
铜（Cu）	血清	12.56～20.40μmol/L
锌（Zn）	血清	7.65～22.95μmol/L（新生儿偏低）
糖（Glu）（空腹）	全血	3.9～6.1mmol/L（新生儿偏低）
丙酮酸	全血	45～140μmol/L
乳酸（LAC）	血清	0.5～2.0mmol/L
血酮	血清	＜0.5mmol/L 半定量法 0.05～0.34mmol/L 半定量法
三酰甘油（TG）	血清	0.39～1.10mmol/L
胆固醇（CHO）	血清	3.12～5.20mmol/L（新生儿、婴儿偏低）
高密度脂蛋白胆固醇（HDL-C）	血清	1～1.55mmol/L
低密度脂蛋白（LDL-C）	血清	0～3.36mmol/L
极低密度脂蛋白（VLDL-C）	血清	0～0.77mmol/L
载脂蛋白 A-1（apo-A）	血清	1～2g/L
载脂蛋白 B-1（apo-B）	血清	0.42～1.2 g/L
脂蛋白 A1/B（apo-A1/B）	血清	1～1.3
血清总胆汁酸（TBA）	血清	0～10μmol/L
胆红素总量（TBIL）	血清	2～19μmol/L
新生儿 1 周内		
早产儿		＜205μmol/L
足月儿		＜274μmol/L
结合胆红素（OBIL）	血清	0～6.8μmol/L

续表

项目名称	标本	正常参考值
丙氨酸氨基转氨酶（ALT）	血清	5～40U/L
天冬氨酰氨基转移酶（AST）	血清	5～40U/L
γ- 谷氨酰转肽酶（γ-GT）	血清	8～50U/L
肌酸激酶（GK）	血清	25～200U/L
肌酸激酶同工酶 MB（CK-MB）	血清	0～25U/L
乳酸脱氢酶（LDH）	血清	50～240 U/L
α - 羟丁酸脱氢酶（HBD）	血清	80～220 U/L
葡萄酸 -6- 磷酸脱氢酶（G-6-PD）	血清	＞0.75
碱木性磷酸酶（ALP）	血清	20～220U/L
铜蓝蛋白（GER）	血清	1.53～3.34μmol/L（新生儿及婴儿偏低）
尿素氮（BUN）	血清	1.78～8.92mmol/L
肌酸	血清	15～61μmol/L
肌酐（CREA）	血清	27～132μmol/L
尿素	血清	3.2～7.0mmol/L
氨（AMM）	全血	＜54μmol/L
D-3 羟丁酸（D-3H）	血清	0.03～0.3mmol/L

4. 内分泌检查

项目名称	标本	正常参考值	
促皮质素	血浆（肝素抗凝）	脐血	130～160ng/L
		1～7 天新生儿	100～140ng/L
		成人	
		8AM	25～100ng/L
		6PM	＜50ng/L
醛固酮	血清、血浆（肝素、EDTA 抗凝）	仰卧位	
		早产儿	
		26～28 周	0.14～17.6nmol/L
		31～35 周	0.53～3.9nmol/L
		足月儿	
		3 天	0.19～5.1nmol/L
		1 周	0.14～4.8nmol/L
		1～12 个月	0.14～2.5nmol/L
		儿童	
		1～2 岁	0.19～1.5nmol/L

续表

项目名称	标本	正常参考值		
		2～10 岁		0.1～0.97nmol/L
		10～15 岁		0.1～0.6nmol/L
		成人		0.1～0.4nmol/L
		直立位		
		2～10 岁		0.14～2.2nmol/L
		10～15 岁		0.11～1.3nmol/L
		成人		0.19～0.83nmol/L
皮质醇	血清，血浆（肝素抗凝）	新生儿		28～662nmol/L
		成人		
		8AM		138～635nmol/L
		4PM		82～413nmol/L
		8PM		≤8AM 值的一半
		过夜地塞米松抑制试验		＜140nmol/L
17- 羟孕酮	血清	早产儿		
		4 天（26～28 周产）		3.76～25.5nmol/L
		4 天（31～35 周产）		0.79～17.2nmol/L
		足月儿		
		3 天		0.2～2.33nmol/L
		1～12 个月		
		男性		30～60 天峰值为 1.21～6.1nmol/L
		女性		30～60 天峰值为 0.39～3.21nmol/L
		青春期前儿童		0.09～2.73nmol/L
		Tanner	年龄	女童
		1	＜9.2 岁	0.09～2.48nmol/L
		2	9.2～13.7	0.33～2.79nmol/L
		3	10.0～14.4	0.33～4.69nmol/L
		4	10.7～15.6	0.55～6.97nmol/L
		5	11.8～18.6	0.61～8.03nmol/L
		成人	卵泡期	0.45～2.12nmol/L
			黄体期	1.06～8.78nmol/L
肾素活性	血浆	0～3 岁		＜16.6μg/（L·h）
		3～6 岁		＜6.7μg/（L·h）

续表

项目名称	标本	正常参考值		
		6～9 岁		＜4.4μg/（L·h）
		9～12 岁		＜5.9μg/（L·h）
		12～15 岁		＜4.2μg/（L·h）
		15～18 岁		＜4.3μg/（L·h）
		正常盐饮食		
		仰卧位		0.2～2.5μg/（L·h）
		直立位		0.3～4.3μg/（L·h）
		低盐饮食		
		直立位		2.9～24μg/（L·h）
雄烯二酮	血清	Tanner	年龄（岁）	女童
		1	＜9.2	0.28～1.74nmol/L
		2	9.2～13.7	1.46～3.48nmol/L
		3	10～14.4	2.78～6.61nmol/L
		4	10.7～15.6	2.68～7.83nmol/L
		5	11.8～18.6	2.78～8.35nmol/L
		成人	卵泡期	2.96～9.57nmol/L
			黄体期	2.96～9.57nmol/L
人绒毛膜促性腺激素	血清，血浆	儿童和男性测不出		
脱氢表雄酮	血清	Tanner	年龄（岁）	女童
		1	＜9.2	1.07～11.96nmol/L
		2	9.2～13.7	5.2～19.76nmol/L
		3	10～14.4	6.93～20.8nmol/L
		4	10.7～15.6	6.93～24.27nmol/L
		5	11.8～18.6	7.45～29.47nmol/L
		成人	卵泡期	5.55～27.74nmol/L
			黄体期	5.55～27.74nmol/L
硫酸脱氢表雄酮		Tanner	年龄（岁）	女童
		1	＜9.2	0.49～2.96nmol/L
		2	9.2～13.7	0.88～3.35nmol/L
		3	10.0～14.4	0.83～8.48nmol/L
		4	10.7～15.6	1.51～6.76nmol/L
		5	11.8～18.6	1.14～6.45nmol/L
			成人	1.56～6.63nmol/L

续表

项目名称	标本	正常参考值		
11-脱氧皮质醇	血浆			＜60mmol/L
二氢睾酮	血清	Tanner	年龄（岁）	女童
		1	＜9.2	＜0.1nmol/L
		2	9.2～13.7	0.17～0.41nmol/L
		3	10.0～14.4	0.24～0.65nmol/L
		4	10.7～15.6	0.14～0.45nmol/L
		5	11.8～18.6	0.1～0.62nmol/L
		成人	卵泡期	0.14～0.76nmol/L
			黄体期	0.14～0.76nmol/L
雌二醇		Tanner	年龄（岁）	女童
		1	＜9.2	18～73nmol/L
		2	9.2～13.7	37～88nmol/L
		3	10.0～14.4	26～220nmol/L
		4	10.7～15.6	77～312nmol/L
		5	11.8～18.6	125～624nmol/L
		成人	卵泡期	110～367nmol/L
			黄体期	257～1100nmol/L
总雌激素		儿童		＜30ng/L
		女性	周期	
			1～10 天	61～394ng/L
			11～20 天	122～437ng/L
			21～30 天	156～350ng/L
			青春期前	≤40ng/L
促卵泡激素	血清	Tanner	年龄（岁）	女童
		1	＜9.2	1.0～4.2U/L
		2	9.2～13.7	1.0～10.8U/L
		3	10.0～14.4	1.5～12.8U/L
		4	10.7～15.6	1.5～11.7U/L
		5	11.8～18.6	1.0～9.2U/L
		成人	卵泡期	1.8～11.2U/L
			排卵期	6～35U/L
			黄体期	1.8～11.2U/L
			绝经期	30～120U/L

续表

项目名称	标本	正常参考值		
黄体生成激素		Tanner	年龄（岁）	女童
		1	＜9.2	0.02～0.18U/L
		2	9.2～13.7	0.02～4.7U/L
		3	10.0～14.4	0.1～12.0U/L
		4～5	10.7～15.6	0.4～11.7U/L
		成人	卵泡期	2～9IU/L
			排卵期	18～49U/L
			黄体期	2～11U/L
黄体酮		Tanner	年龄（岁）	女童
		1	＜9.2	＜0.32～1.05nmol/L
		2	9.2～13.7	＜0.32～1.75nmol/L
		3	10.0～14.4	0.32～14.31nmol/L
		4	10.7～15.6	0.32～41.34nmol/L
		5	11.8～18.6	0.32～30.21nmol/L
		成人	卵泡期	0.48～2.23nmol/L
			黄体期	6.36～79.5nmol/L
睾酮	血清	Tanner	年龄（岁）	女童
		1	＜9.2	＜0.1～0.35nmol/L
		2	9.2～13.7	0.24～0.97nmol/L
		3	10.0～14.4	0.52～1.21nmol/L
		4	10.7～15.6	0.45～1.11nmol/L
		5	11.8～18.6	0.69～1.32nmol/L
			成人	0.35～1.91nmol/L
蛋白结合碘	血清			0.32～0.63μmol/L
血清甲状腺素				
T_3	血清			115～190μg/L
T_4				65～156nmol/L
甲状腺素结合球蛋白	血清			15～34 mg/L
促甲状腺激素	血清			0.4～4.0mU/ml
游离 T_3	血清			2.3～6.3pmol/L

续表

项目名称	标本		正常参考值	
游离 T_4	血清			8.37～29.6pmol/L
C 肽	血清			0.9～4.0ng/ml
甲状腺球蛋白抗体	血清			＜30％
甲状腺微粒体抗体	血清			＜20％
促甲状腺素受体抗体	血清			＜15％
糖化血清蛋白	血清			1.08～2.1mmol/L
糖化血红蛋白	血清			＜6％
胰岛素抗体	血清			＜5ng/dl
类胰岛素样生长因子Ⅱ	血清		0～2 岁	51～196ng/ml
			3～5 岁	45～287ng/ml
			6～8 岁	68～349ng/ml
			9～11 岁	115～472ng/ml
			12～14 岁	275～787ng/ml
			15～17 岁	162～822ng/ml
			18～20 岁	114～772ng/ml
类胰岛素样生长因子结合蛋白 3	血清		0～2 岁	1030～3990ng/ml
			3～5 岁	1400～4250ng/ml
			6～7 岁	2000～4210ng/ml
			7～10 岁	2060～7200ng/ml
			10～12 岁	2690～8410ng/ml
			12～14 岁	2000～7320ng/ml
			15～17 岁	2400～6470ng/ml
			18～20 岁	2310～7480ng/ml
血管紧张肽Ⅱ	血浆	8AM		10～30ng/L
精氨酸加压素	血浆			2.3～7.4pmol/L
肾上腺素	血浆	平卧位		170～520pmol/L

续表

项目名称	标本		正常参考值
去甲肾上腺素	血浆	平卧位	0.3～2.8nmol/L
胰高血糖素	血浆		50～100ng/L
生长激素	血浆	口服 100g 糖后	＜5μg/L
		胰岛素诱导低血糖后	＞9μl
胰岛素	血浆	空腹	35～145pmol/L
		血糖＜2.8nmol/L 时	＜35pmol/L
缩宫素	血浆	随机	1～4pmol/L
		女性排卵期峰值	4～8pmol/L
甲状旁腺素	血清		10～65ng/L
催乳素	血清		2～15mg/L
抗苗勒管激素	血清	＜11 岁	＞38ng/ml
		11～18 岁	2～100ng/ml

5. 常见肿瘤标记物

项目名称	标本		正常参考值
AFP	血清	新生儿	（48 000 ± 34 000）ng/ml
		＜1 个月	（9000 ± 12 000）ng/ml
		1～2 个月	（320 ± 380）ng/ml
		3～4 个月	（74 ± 56）ng/ml
		5～6 个月	（12 ± 10）ng/ml
		7～8 个月	（8 ± 5）ng/ml
		＞8 个月	0～7.00 ng/ml
CEA	血清		0～4.7ng/ml
CA125	血清		0～35U/ml
HE4	血清		32.11～68.96pmol/L
CA15-3	血清		0～25.00U/ml
CA19-9	血清		0～34.00U/ml

6. 尿常规

项目名称	正常参考值	项目名称	正常参考值
蛋白	阴性（定量＜40mg/24h）	白细胞及上皮细胞	＜100 万个 /12h
糖	阴性	红细胞	＜50 万个 /12h
比重	1.015～1.025	管型	阴性

续表

项目名称	正常参考值			项目名称	正常参考值
酸度（pH）	5～7			尿胆素	阴性
沉渣检查				尿胆原	1 ： 20 以上稀释阴性
白细胞	<5 个 / 高倍视野			隐血	阴性
红细胞	<3 个 / 高倍视野			酮体	阴性
管型	无或偶见			亚硝酸盐	阴性
1 小时尿沉渣计数（留取晨尿 5: 30～8: 30）	RBC	男	<3 万 / 小时	酚红试验	2 小时后排出量>55%
		女	<4 万 / 小时	稀释试验	至少有一次尿比重在 1.003 或以下
	WBC	男	<7 万 / 小时		
		女	<14 万 / 小时	浓缩试验	至少有一次尿比重在 1.018 或以下
	管型		<3400/ 小时		

7. 尿液生化检查

项目名称	正常参考值
肌酸	0～456μmol/24h 尿
婴儿	高达＜114μmol·kg^{-1}/24h 尿
肌酐	
婴儿	88～176μmol·kg^{-1}/24h 尿
儿童	44～352μmol·kg^{-1}/24h 尿
尿素	200～600mmol/24h 尿
尿酸	2.4～5.9mmol/24h 尿
尿素氮	357～535mmol/24h 尿
钙	
婴儿	＜1.0mmol/24h 尿
儿童	＜0.2mmol·kg^{-1}/24h 尿
磷	
婴儿	＜6.4mmol/24h 尿
儿童	16～48mmol 或 0.5～0.6mmol·kg^{-1}/24h 尿
钠	＜5mmol·kg^{-1}/24h 尿
钾	（1.03 ± 0.7）mmol·kg^{-1}/24h 尿
氯	＜4mmol·kg^{-1}/24h 尿
淀粉酶	＜64U
纤维蛋白降解物（FDP）	＜0.25mg/L
苯丙氨酸	
新生儿	6～12μmol/24h 尿
儿童	24～109μmol/24h 尿

续表

项目名称	正常参考值
苯丙酮酸	阴性
丙氨酸	
新生儿	45～112μmol/24h 尿
儿童	101～438μmol/24h 尿
半乳糖	
新生儿	≤ 3.36mmol/L
婴儿	＜0.08mmol/24h 尿

（朱雪琼）

参 考 文 献

沈晓明，桂永浩，2013. 临床儿科学 . 第 2 版 . 北京：人民卫生出版社：1100-1109.

杨冬梓，石一复，2008. 小儿与青春期妇科学 . 第 2 版 . 北京：人民卫生出版社：282-293.

孙爱军，杨欣，2013. 实用生殖内分泌疾病诊治精要 . 北京：中国医药科技出版社：229-234.

附录二

小儿与青少年 CT 及 MRI

一、小儿与青少年女性生殖系统 CT、MRI 检查

（一）计算机体层成像（computed tomography，CT）

CT 检查速度快，受呼吸、肠蠕动影响较小，在诊断妇科急腹症、恶性肿瘤或盆腔感染时很有价值。但 CT 因软组织分辨率欠佳，对于诊断先天畸形等有一定的局限性。有研究表明，低剂量 CT 检查可以部分满足小儿及青少年妇科疾病诊断要求，即以最小的代价和最小的剂量获得最有价值的影像。

1. CT 检查适应证　腹盆腔、腹膜后间隙、泌尿和生殖系统的疾病诊断。

2. CT 检查禁忌证　昏迷、烦躁不安；休克，大出血等危重病；妊娠；增强时造影剂过敏。严重肝、肾功能损害；重症甲状腺疾患（甲状腺功能亢进）。

3. CT 检查前的准备　检查前，至少禁食 4 小时；行盆腹部检查之患者，检查前 1 周内，禁服重金属药物；增强检查患者必须全面了解 CT 增强检查须知，并经本人和家属签字。对于生命垂危的急诊患者，需在急诊医护人员监护下进行检查。

（二）磁共振成像（magnetic resonance imaging，MRI）

MRI 成像无放射性损伤，软组织分辨率高，可多方向切层，多序列成像，对生殖系统的肿瘤、先天畸形、炎症感染、内膜异位征、附件扭转等疾病应用越来越广泛，特别对评估先天发育异常有着重要的价值。

1. MRI 禁忌证　①身体内装有心脏起搏器和人工耳蜗、体内存有动脉瘤夹、眼球内存有金属异物者严禁扫描；②体内金属物（义齿、避孕环、金属置入物、术后金属夹）位于扫描范围者应慎重扫描，以防金属运动或产热使患者受伤，金属物也可产生伪影造成误诊；③昏迷、神志不清、精神异常、易发癫痫或心搏骤停者、严重外伤、幽闭症患幼儿、极度不配合者应慎重；④孕妇及婴儿需经医生同意。

2. MRI 检查前的准备　确认排除禁忌证，检查前 4 小时禁食，检查时去除随身携带的金属物品、膀胱适度充盈，小儿不合作者需要采用镇静药，以免检查过程身体移动。需要了解直肠结构时，检查前还需清洁灌肠。

二、小儿与青少年女性生殖系统检查正常影像

由于青春期前幼女的生殖器官未发育完全，生殖道的解剖与生理结构也与成年女性不同。因此，判断生殖器官病变的某些标准也与成年女性有差异。

（一）子宫形态

女性新生儿由于受到母体来源的性激素影响，生殖器官有不同程度的发育，表现为出生

后子宫较大，长约 3.4cm（2.4～3.6cm），仅比青春期稍小一些。MRI 检查矢状面显示子宫卵圆形或仙人掌形，T_2WI 无法区分宫体各层信号，各带之间界限较模糊。7 岁以后，子宫随着身体的生长发育开始增大（附图 1）。进入青春期后，受到卵巢来源的性激素的周期性影响，子宫开始快速发育，尤其是子宫体的发育，表现为前后径迅速增大，到 12～13 岁时，子宫已具成年女性的典型倒梨形子宫外形，宫体长度是宫颈的 2 倍，子宫内膜增厚，受卵巢周期的影响呈现出增生期与分泌期的改变，MRI 在 T_2WI 图像可显示出三层分界清晰的信号带，并清晰地区分出宫体和宫颈。中心高信号带，代表子宫内膜和分泌物；中间薄的低信号结合带，代表子宫肌内层；周围呈中等信号，代表子宫肌外层（附图 2）。

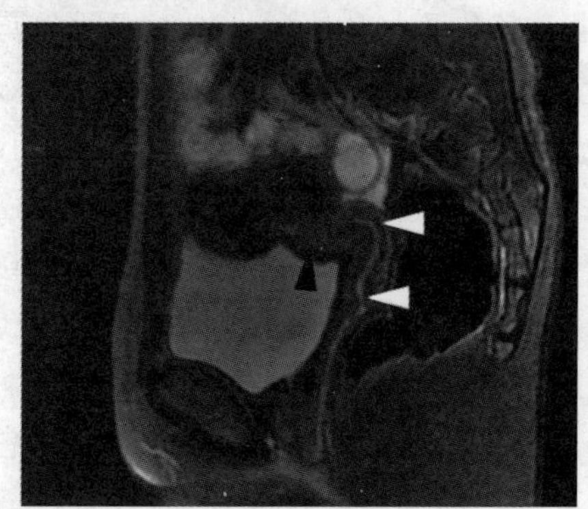

附图 1　女，10 岁，青春前期子宫 MRI 矢状位。脂肪抑制 T_2WI 图像显示子宫体（黑三角形）较小，宫颈较长（白三角形）

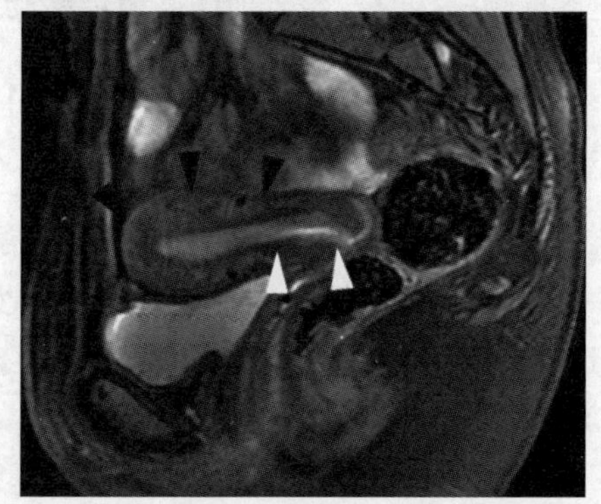

附图 2　女，14 岁，青春期正常子宫、阴道 MRI 矢状位。脂肪抑制 T_2WI 图像显示子宫已发育，宫体（黑三角形）前后径明显变长，长度是宫颈（白三角形）的 2 倍

（二）卵巢

双侧卵巢在外侧盆壁的卵巢窝内，年龄和体内激素水平可协同影响卵巢的大小和外观。新生儿卵巢长径一般为 3mm，育龄女性卵巢长径则为 3～5cm。青春期前卵巢体积为 1cm³，轻度增大的卵巢也是正常的，可以见到卵泡，8 岁半以后，双侧卵巢快速对称性增长，每个卵巢均可以有 6 个以上卵泡发育。发育后，卵巢体积为 1.8～5.7cm³，平均为 4cm³。双侧卵巢大小可以不对称。正常卵巢内含有许多在 T_2WI 图像上呈高信号的生理性小囊肿，包含处于不同时期的滤泡（附图 3）。这些囊肿的大小和数目随月经周期而变化，嵌入卵巢皮质中，在 T_2WI 图像上信号高于中央髓质，排卵前期优势卵泡直径可增大至 17mm。未生育过的女性，其卵巢常呈“直立式”，卵巢的长轴垂直于水平面。怀孕时由于卵巢移位，而且产后并不能恢复到原来位置，因此经产女性的卵巢位置多变。肠蠕动、膀胱充盈及邻近器官的肿块性病变等因素也可导致卵巢位置的改变。

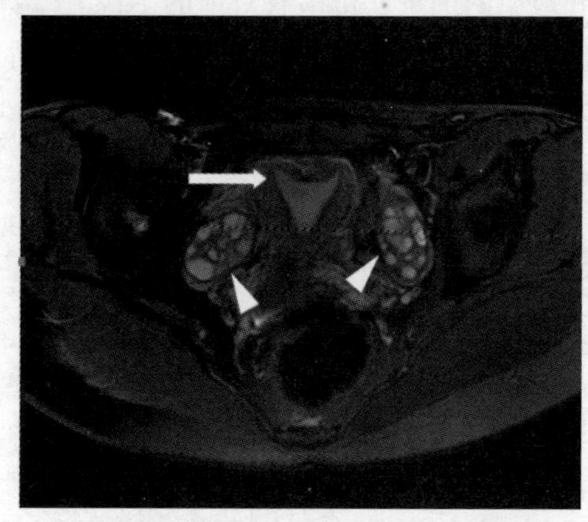

附图 3　青春期正常子宫、卵巢

患者，女，14 岁，MRI 轴位 脂肪抑制 T_2WI 图像清晰显示子宫（白色箭头）、卵巢（白三角形）

（三）阴道

女性阴道的长度出生时仅有 4cm，幼儿期只增加 0.5～1cm，而在儿童后期增加至

7.0～8.5cm，阴道在 MRI 矢状位上表现为一条很薄的管道，T_2WI 图像上前壁和后壁为低信号，其间的黏膜为高信号。

三、小儿与青少年女性先天性生殖器官发育异常影像

（一）性发育异常

MRI 可用于探测有无子宫、附件及其形态、大小；有无子宫内膜，并测量厚度；腹股沟有无肿物；阴囊内有无生殖腺存在。

1. 真两性畸形　染色体为嵌合型，含有男女两种不同的核型。外生殖器变化多样，通常以女性外生殖器特征为主，性腺通常表现为卵巢和睾丸同时存在，有时盆腔内可见发育不良的子宫。MRI 可以显示双侧不对称发育不良的条索状性腺，一侧性腺位于腹股沟、大阴唇内或阴囊内，有时由于体积小而不易被发现。

2. 特纳综合征　先天性性腺发育不全，染色体核型为 45，XO、45，XO/46，XX、45，XO/47，XXX 等。MRI 可探测到盆腔内发育不良的子宫（附图 4），有时也探测不到；卵巢较小，也可呈条索状，未见发育中的卵泡，有阴道。此类患者身材矮小，有特殊的体型。

3. 性激素与功能异常导致的女性假两性畸形　染色体核型为 46，XX，性腺为卵巢，由于胚胎时期受到大量雄激素的作用，外生殖器可表现为阴蒂过长，但内生殖器仍为女性，MRI 可探测到盆腔有子宫、卵巢和阴道，子宫小于正常，卵巢可出现多囊性改变。其最常见的原因是肾上腺皮质增生产生过多雄激素，导致已形成的女性外生殖器发生不同程度的男性化改变，检查肾上腺可发现增生、肥大的皮质。

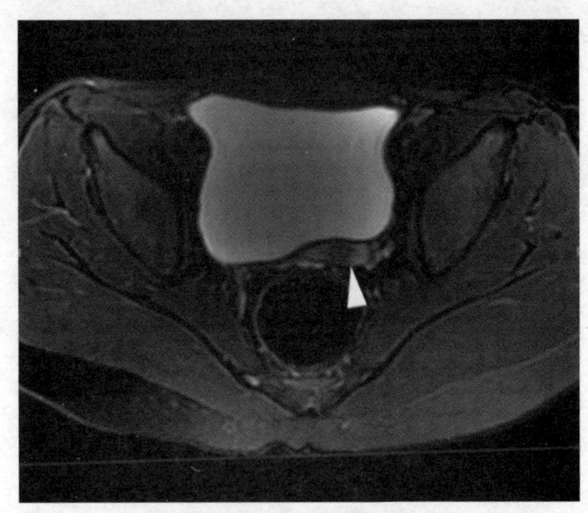

附图 4　特纳综合征

患者，女，11 岁，MRI 轴位。脂肪抑制 T_2WI 图像清晰显示发育不良子宫（白三角形）

4. 性激素与功能异常导致的男性假两性畸形　染色体核型为 46，XY，性腺为睾丸，但由于睾丸产生的睾酮缺乏或器官对睾酮不敏感，导致外生殖器女性化。MRI 检查盆腔，可以探及发育不良的子宫和阴道，有时子宫缺如，但没有卵巢组织，通常睾丸位于双侧腹股沟，可表现为腹股沟疝，疝囊内容物似性腺组织，应引起注意。

（二）子宫先天性发育异常

1. 先天性无子宫和子宫发育不全　两侧副中肾管会合后即停止发育或完全未发育，先天性无子宫常合并无阴道，但双侧卵巢和输卵管发育正常，CT 或 MRI 检查在正常子宫位置均无法看到子宫形态及结构，MRI 矢状位 T_2WI 显示最佳，有时在直肠、膀胱间可见条索状结缔组织，信号混杂（附图 5）。子宫发育不全又称幼稚子宫，子宫的各条径线均小于正常，宫体前后径小于 2cm，MRI 显示宫内膜和肌层厚度下降，宫壁信号减低，层状结构不清（附图 6），阴道发育不良。若为始基子宫，MRI 则显示膀胱后方有实心组织，大小为 1～3cm，无法分辨宫体和宫颈，无宫腔和内膜信号。

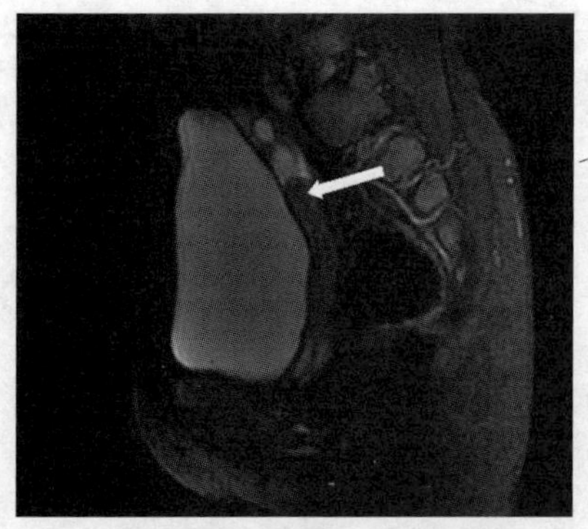

附图 5 先天性无子宫

MRI 矢状位。脂肪抑制 T_2WI 图像示膀胱、直肠之间（黑三角形）未见阴道

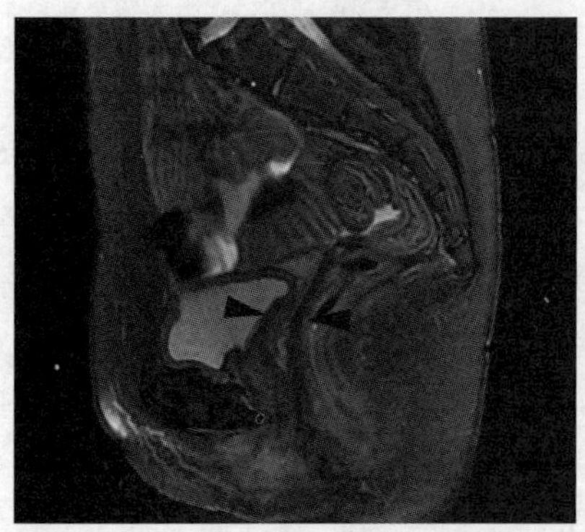

附图 6 子宫发育不全

患者，女，11 岁，MRI 矢状位。脂肪抑制 T_2WI 图像示子宫位于膀胱后方，子宫的各条径线均小于正常

2. 单角子宫与残角子宫 仅一侧副中肾管停止发育，另一侧发育完全，则形成单角单颈子宫，停止发育的一侧也可形成残角子宫。根据单角子宫与残角子宫的解剖关系分为 3 型：Ⅰ型残角子宫有宫腔，且与单角子宫腔相通；Ⅱ型残角子宫有宫腔，但不与单角宫腔相通，仅有一纤维带相连或其中有极细小管相通，青春期后常发生经血潴留（附图 7）；Ⅲ型残角子宫无宫腔，呈一实体肌性组织，应与浆膜下子宫肌瘤鉴别（附图 8）。单角子宫在 CT 上可见子宫偏向一侧，呈香蕉样外形，体积正常或偏小。MRI 上可见解剖分层正常，无正常倒三角宫腔形态。残角子宫可表现为与肌层信号一致的软组织信号，可直接与对侧正常宫腔相连或以纤维带相连。若残角子宫有内膜，可显示内膜与对侧宫腔是否相通，若不相通，可并发残角侧宫腔积血。

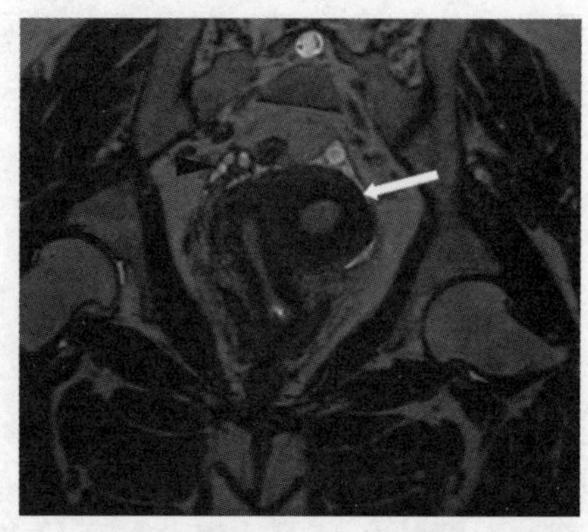

附图 7 单角子宫与残角子宫Ⅱ型

患者，女，18 岁，MRI 冠状位。T_2WI 图像示右侧单角子宫、左侧残角子宫（白色箭头）有宫腔，但不与右侧单角子宫相通，并见积血

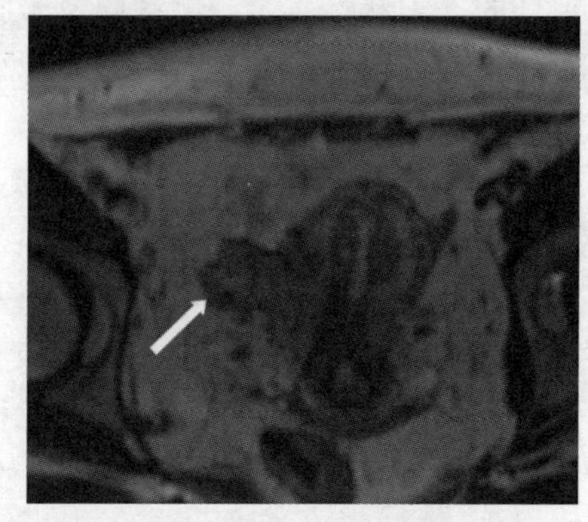

附图 8 单角子宫与残角子宫Ⅲ型

患者，女，16 岁，MRI 轴位。T_2WI 图像示左侧单角子宫，右侧残角子宫（白色箭头）为一实体肌性组织，无宫腔

3. 双子宫 两侧副中肾管未会合，形成双宫颈、双宫体，2 个宫颈可见分开或相连，部分患者伴有阴道纵隔或斜隔，上泌尿系统畸形也比较常见。CT 表现为子宫外形增大，宫底凹陷，密度正常，内膜无法分辨。MRI 显示 2 个独立的子宫、宫颈，宫腔具有完整内膜、结合带及肌层结构（附图 9），部分纵隔可见延伸至阴道。若合并阴道斜隔，可见一侧宫腔积血、输卵管积血等。

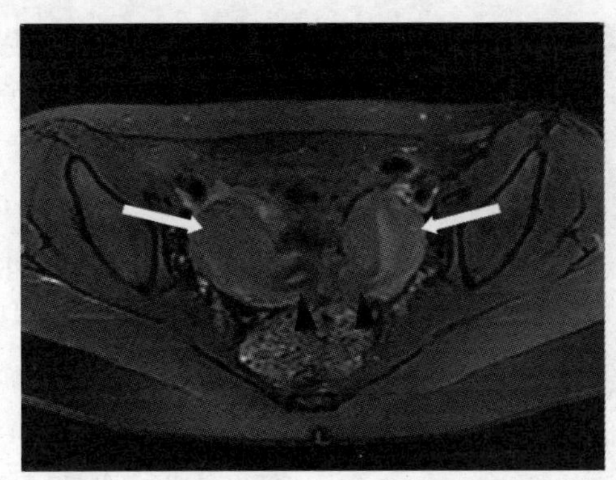

附图 9 双子宫

MRI 轴位，脂肪抑制 T_2WI 图像示双子宫。白色箭头为双宫体；黑三角形为双宫颈

4. 双角子宫 两侧副中肾管在子宫顶端融合不全所致，分为完全双角子宫、不全性双角子宫，CT、MRI 可见显示 2 个分开的宫腔，宫底为不同程度凹陷，内膜信号呈“V”字形，中间隔信号类似肌肉信号（附图 10）。双角子宫两侧宫角距离较大，双侧宫角夹角较大（多>105°）。双角子宫需要与纵隔子宫鉴别，目前文献报道双角子宫与纵隔子宫的鉴别诊断标准并不统一，主要分为以下几种：①宫底浆膜层凹陷不同，双角子宫凹陷>1cm，而纵隔子宫凹陷<1cm；②两者内膜均呈分开状，双角子宫分开距离>4cm，纵隔子宫分开距离<4cm；③两宫角部内膜连线距宫底浆膜层距离<0.5cm 或穿过宫底则认为是双角子宫，若>0.5cm 认为是纵隔子宫。

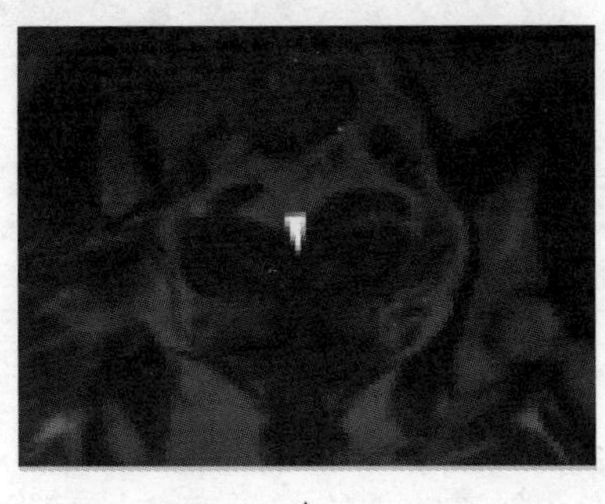

A

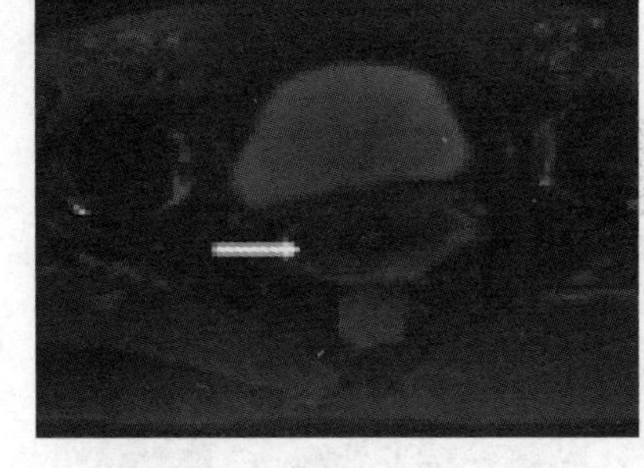

B

附图 10 双角子宫

A、B 为同一患者。A.MRI 冠状位，T_2WI 图像示双角子宫，宫底浆膜面明显凹陷（白三角形），>1cm；B.MRI 轴位，脂肪抑制 T_2WI 图像示双角子宫，只有一个宫颈（白色箭头）

5. 纵隔子宫 是最常见的畸形，两侧副中肾管融合后中隔未完全吸收退化。纵隔子宫可分为完全性纵隔子宫和不完全性纵隔子宫。CT 检查子宫外形可正常，难以清晰显示纵隔情况。MRI 斜冠状位显示纵隔子宫最佳。子宫底部较宽，宫底肌层增厚突向宫腔，宫腔内纵隔向宫颈延伸，分离宫腔，完全性纵隔子宫被完全分离（附图 11），不完全性纵隔子宫内膜呈倒立“Y”形（附图 12）。

6. 弓形子宫 副中肾管宫底部分接近完全融合，子宫大小基本正常，子宫宫底肌层及浆膜层向宫腔内凹陷，宫腔呈浅鞍状，内膜呈弧形改变（附图 13）。

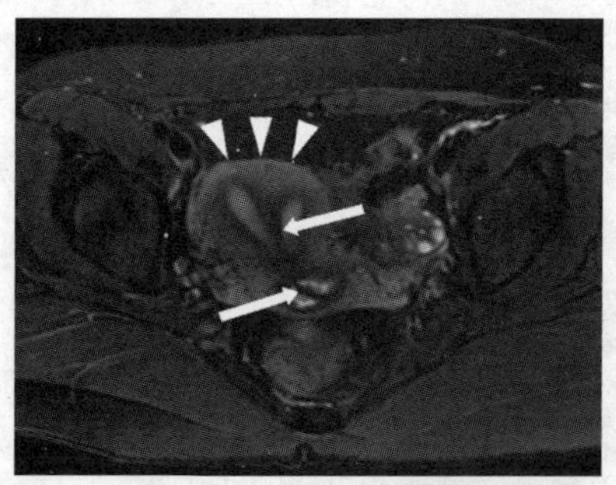

附图 11 完全性纵隔子宫

MRI 轴位，脂肪抑制 T_2WI 图像示子宫底浆膜面平直/未凹陷（白三角形），宫底肌层增厚并突向宫腔，纵隔延伸至宫颈（白色箭头）

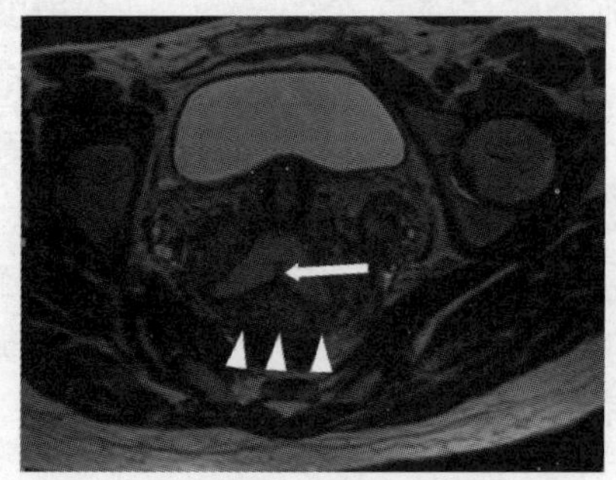

附图 12 不完全性纵隔子宫

MRI 轴位，T_2WI 图像示后位子宫，宫底浆膜面平直/未凹陷（白三角形），宫底肌层增厚，并突向宫腔，纵隔未延伸至宫颈，呈倒"Y"形（白色箭头）

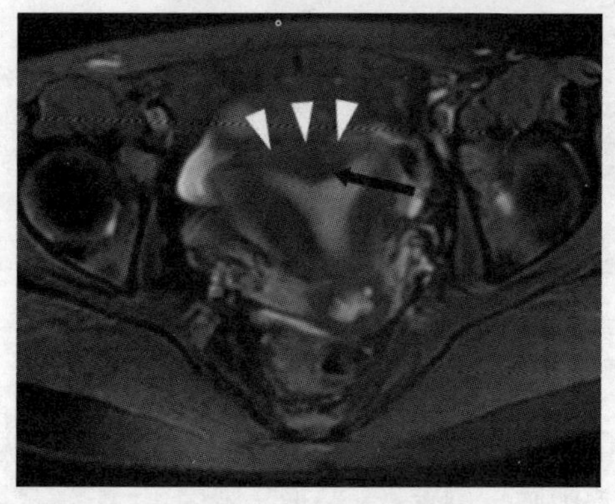

附图 13 弓形子宫

MRI 轴位，脂肪抑制 T_2WI 图像示子宫底浆膜面平直（白三角形），宫底肌层增厚呈弧形突起（黑色箭头），宫腔呈浅鞍状，宫底肌层厚度未超过正常肌层 1.5 倍

（三）阴道先天性发育异常

1. 处女膜闭锁 是胚胎发育过程中，泌尿生殖窦上皮未能贯穿前庭部所致，为最常见的女性生殖器官发育异常，常月经初潮时或因尿潴留发现。妇科检查可见处女膜向外膨隆，呈蓝紫色。CT 见盆腔中线区囊性密度区，矢状位重建图像可帮助病变显示；MRI 矢状位 T_2WI 显示佳，阴道呈腊肠样或纺锤形扩张（附图 14），信号随积血时间不同表现不一，部分可伴宫腔积血、输卵管积血。影像上需要与阴道部分闭锁、阴道低位横隔鉴别，后两者梗阻位置稍高，距离阴道前庭有一定的距离。

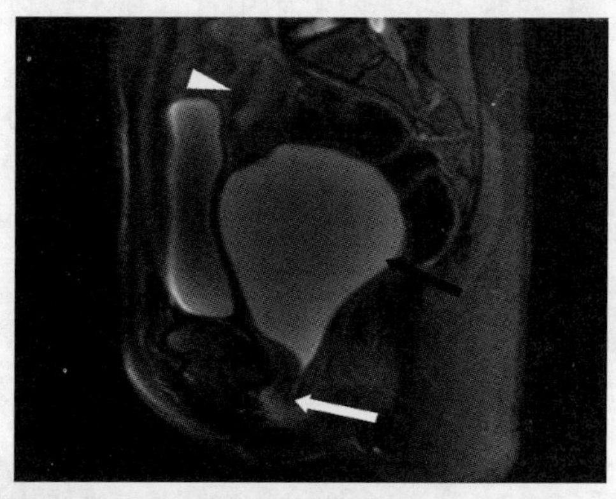

附图 14 处女膜闭锁

患者，女，13 岁，MRI 矢状位，脂肪抑制 T_2WI 图像示阴道下端处女膜闭锁，呈盲端（白色箭头），中上段阴道因经血留滞明显扩张（黑色箭头），子宫被推移至上方（白三角形）

2. 先天性无阴道 因副中肾管未发育，或副中肾管尾端发育停滞未向下延伸所致，阴道缺如，无子宫或子宫发育不良。其常表现为 MRKH 综合征（Mayer-Rokitansky-Küster-Hauser Syndrome）。CT 难以显示，而 MRI 显示子宫小或无子宫，下方无阴道壁肌性结构，仅见一些结缔组织。

3. 阴道闭锁 泌尿生殖窦发育不良所致。根据解剖学特点分为两型：Ⅰ型，阴道下段闭锁，阴道上段、宫颈、宫体正常，子宫内膜功能正常；Ⅱ型，阴道完全闭锁，为泌尿生殖窦发育不良合并有不同程度的苗勒管发育异常，多伴子宫颈、子宫发育不良或子宫畸形。CT：宫腔及阴道扩张或仅宫腔扩张积液。MRI：Ⅰ型，子宫增大，宫腔及阴道上段扩张（附图 15），内见信号随积血时间不同表现不一，部分因含铁血黄素沉着出现分层；Ⅱ型，可见发育不良的子宫，伴或不伴积血扩张，正常阴道区呈实性结缔组织信号。Ⅰ型阴道下段闭锁需与处女膜闭锁鉴别，处女膜闭锁位置更低，妇科检查可予以鉴别，而Ⅱ型阴道完全闭锁与先天性无阴道的鉴别则相对困难。

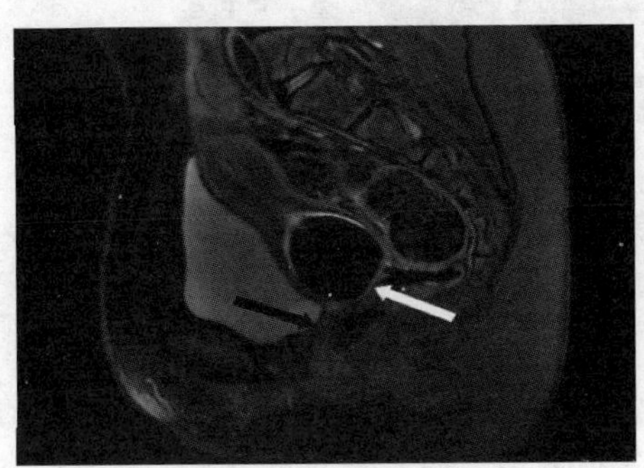

附图 15　阴道闭锁

患者，女，10 岁，MRI 矢状位，脂肪抑制 T_2WI 图像示阴道上端闭锁－呈盲端（白色箭头），宫颈因经血留滞明显扩张，其下方阴道正常（黑色箭头）

4. 阴道横隔　双侧副中肾管会合的尾端与泌尿生殖窦相接未贯通形成完全性和不完全性阴道横隔，多位于阴道中上段交界处。完全性阴道横隔临床症状与影像表现与Ⅰ型阴道下段闭锁相似，横隔梗阻上方宫腔及阴道扩张积血，妇科检查可鉴别。而阴道不完全横隔病变不易显示。

5. 阴道纵隔　由于双侧副中肾管融合，其尾端中隔未消失或未完全消失，分为阴道完全纵隔及不全纵隔。MRI 多因双子宫或纵隔子宫发现阴道纵隔，表现阴道纵行等或略低信号带状影，将阴道分为左右两腔。

6. 阴道斜隔　副肾中管向下延伸未到泌尿生殖窦而形成一个盲端。阴道斜隔综合征主要包括双子宫双宫颈、阴道阻塞（单侧、部分或完全）及闭锁阴道侧肾缺如。阴道斜隔有 3 种类型：Ⅰ型，无孔斜隔，隔后的子宫与外界及对侧子宫完全隔离，该侧经血积聚在隔后阴道腔内；Ⅱ型，有孔斜隔，隔上有一个直径为数毫米的小孔，隔后子宫也与对侧隔绝，经血可通过小孔流出至正常侧阴道内，但引流不畅；Ⅲ型：无孔斜隔合并宫颈瘘管，在两侧宫颈之间或隔后阴道腔与对侧宫颈之间有一小瘘管，有隔一侧的子宫经血可通过另一侧宫颈排出，但引流不畅。MRI 显示双子宫、双宫颈、双阴道，阴道内斜隔起至宫颈，止于一侧阴道壁，造成阴道完全或不完全闭锁，形成囊性隔后腔，隔后腔可见积血（附图 16），正常阴道及宫颈受压，同时显示同侧泌尿系统畸形。

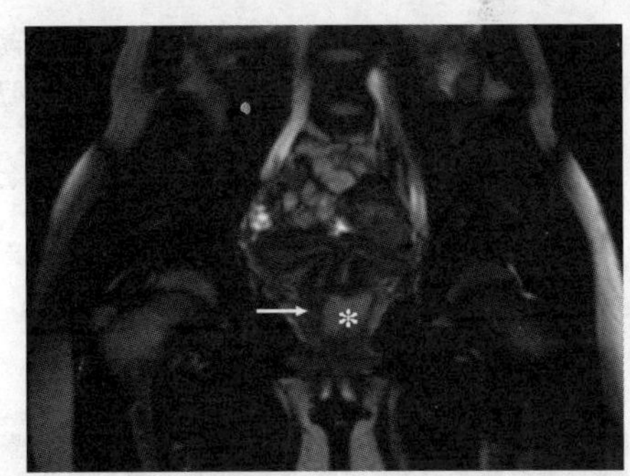

附图 16　双子宫、双阴道伴阴道斜隔

患者，女，14 岁，MRI 冠状位。T_2WI 图像示双子宫、双阴道畸形，斜隔位于左侧致左侧阴道闭锁、积液形成隔后腔（*），隔后腔右侧可见正常阴道（白色箭头）

四、小儿与青少年妇科肿瘤

小儿与青少年妇科肿瘤相对少见，恶性病变更少。其中良性肿瘤较恶性肿瘤多见。小儿及青少年最常见的妇科肿瘤为卵巢的生殖细胞肿瘤，约为 58%，其次为上皮性肿瘤（约为 19%）和性索－间质肿瘤（约为 18%），其他肿瘤约为 5%。卵巢生殖细胞肿瘤多为良性畸胎瘤，少数为无性细胞瘤和内胚窦瘤或恶性畸胎瘤。小儿常见的性索－间质肿瘤主要为幼年型颗粒－卵泡膜纤维细胞肿瘤。

（一）卵巢囊性肿瘤

1. 卵巢滤泡囊肿 可见于新生儿卵巢囊肿，是母体的雌激素影响消失后滤泡膨胀形成，直径超过 1cm 囊性病变可考虑新生儿卵巢囊肿（附图 17）；育龄期少女的卵巢单纯囊肿绝大多数是卵泡囊肿，直径常不超过 4cm 的囊肿一般只需随访，部分可自行退化消失。CT 示薄壁囊性组织，MRI 示 T_2WI 高信号、T_1WI 低信号的单纯性囊肿，当囊肿内伴出血或含有其他可影响弛豫时间的物质时，T_1WI 信号可提高。

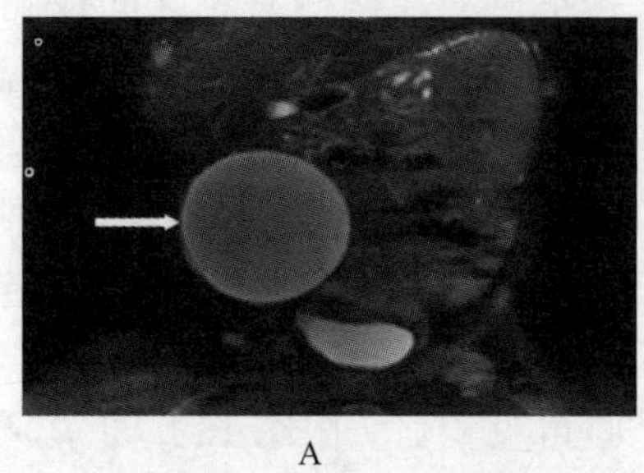

A

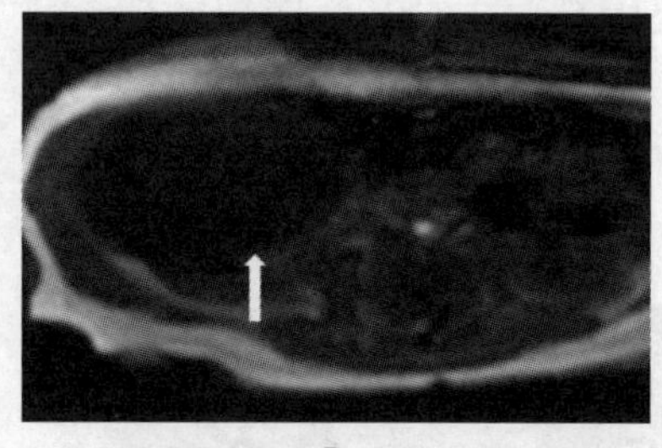

B

附图 17 卵巢滤泡囊肿

A.B 为同一患者，女，1 个月新生儿卵巢囊肿。A.MRI 冠状位，脂肪抑制 T_2WI 图像示下腹部右侧较大高信号囊肿（白色箭头）。B.MRI 轴位，T_1WI 图像示右侧下腹部较大低信号囊肿（白色箭头）

2. 卵巢内膜异位囊肿 是子宫内膜异位灶反复出血形成，月经来潮后有痛经史。囊肿可单发或多发，单囊或多囊，囊壁略厚，包含不同时期的出血，边缘可模糊不清，CT 示囊肿密度稍高，MRI 示 T_1WI 呈高信号，T_2WI 根据出血时间可呈低信号、高信号或高信号背景伴低信号（图 18），增强后可轻度、中度或明显强化。

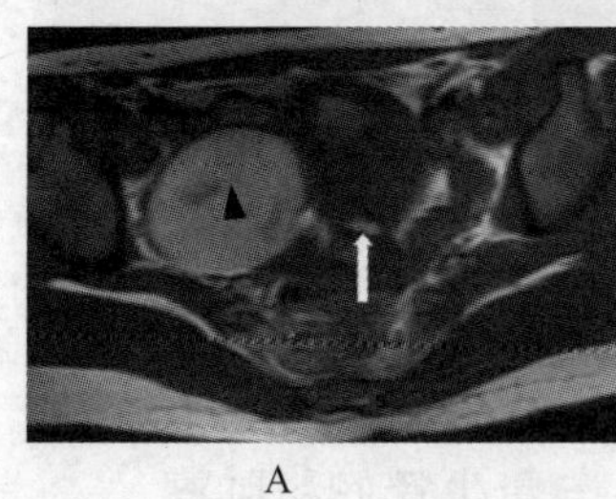

A

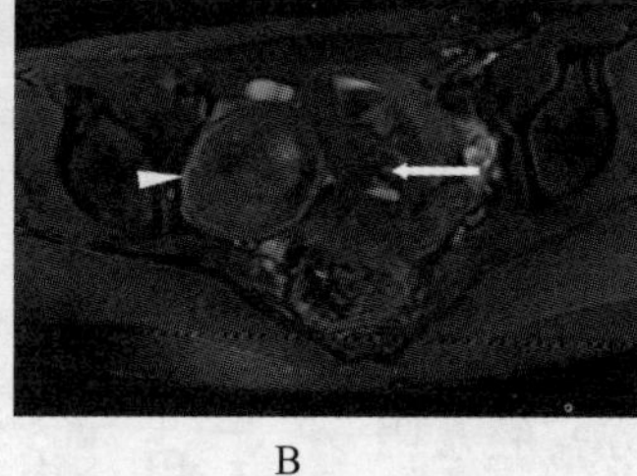

B

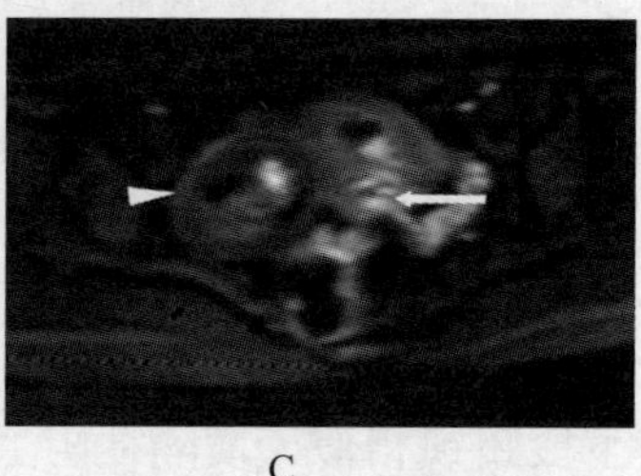

C

附图 18 卵巢内膜异位囊肿

A～C 为同一患者，女，15 岁卵巢内膜样囊肿。A.MRI 轴位，T_1WI 图像示右侧附件高信号囊肿（黑三角形）、子宫肌层斑片状高信号（白色箭头）；B.MRI 轴位，脂肪抑制 T_2WI 图像示右侧附件混杂高低信号囊肿（白三角形），提示不同时期出血，宫腔积血、肌层混杂信号（白色箭头）提示子宫腺肌症；C.MRI 轴位，DWI 图像示右侧附件混杂高低信号囊肿（白三角形），宫腔积血、肌层混杂信号（白色箭头）

3. 成熟囊性畸胎瘤 是小儿及青少年最常见的卵巢良性肿瘤，也是最常见的生殖细胞肿瘤，包含外胚层、中胚层、内胚层。单侧多发，10%～20% 可双侧发病，并发症包括扭转、破裂、感染、恶变。CT 多数为单囊，囊内存在皮脂样成分，CT 图像上呈极低密度，或可伴有极高密度的牙齿及钙化成分（附图 19）。MRI 脂肪在 T_1WI 及 T_2WI 序列均显示为高信号，抑制序列呈低信号是其特点。同反相位有助于识别少量脂肪组织，反相位可出现信号下降。畸胎瘤内部可见脂液平面及分层。钙化及牙齿在 T_1WI 及 T_2WI 呈黑色无信号区，囊液呈 T_1WI 低信号，T_2WI 高信号（附图 20），CT、MRI 增强扫描无强化。脂肪是囊性畸胎瘤的特征性表现。

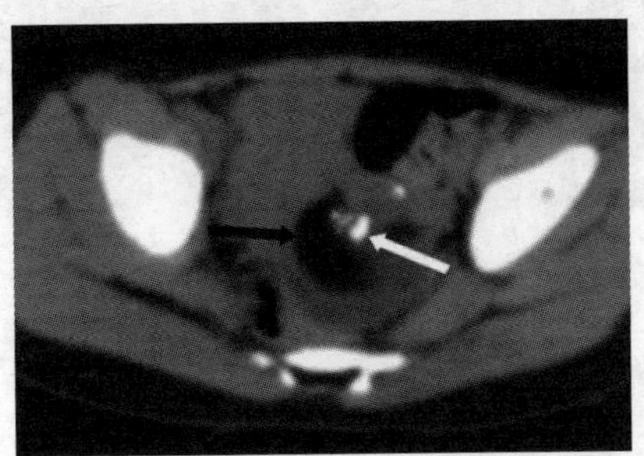

附图 19　卵巢成熟畸胎瘤 1

患者，女，4 岁，平扫 CT 轴位盆腔内混杂密度肿块，可见脂肪密度（黑色箭头）、钙化密度（白色箭头）

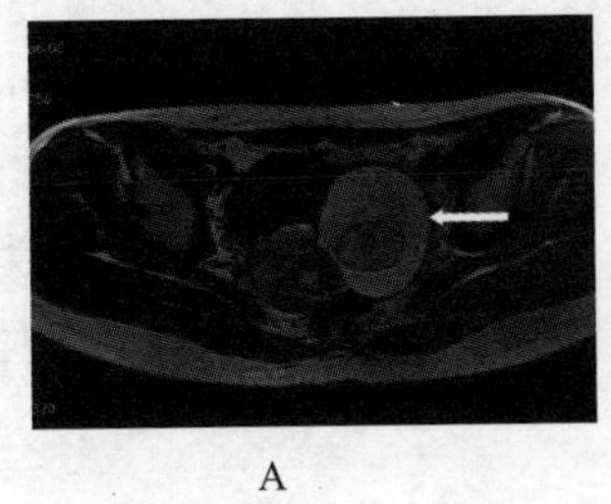

A

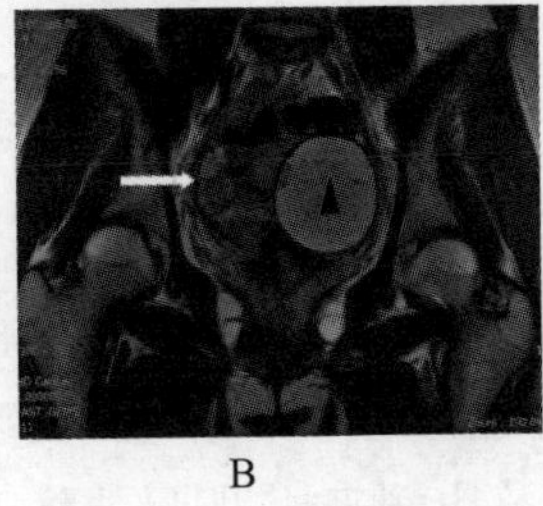

B

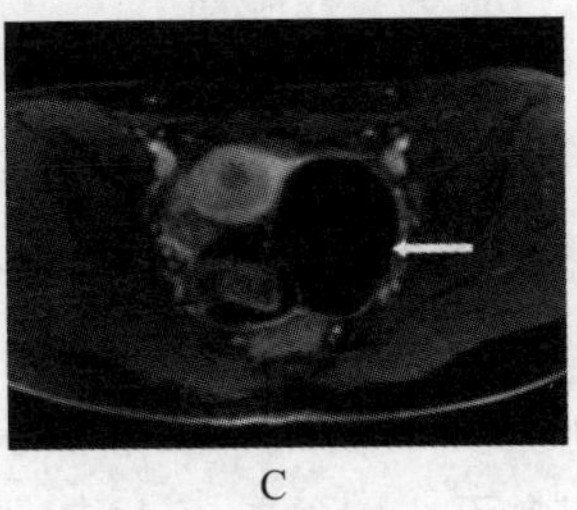

C

附图 20　卵巢成熟畸胎瘤 2

A～C 为同一患者，女，18 岁，卵巢成熟畸胎瘤。A.MRI 轴位，T_1WI 图像示盆腔混杂高信号囊性肿块（白色箭头）；B.MRI 冠状位，T_2WI 图像示盆腔高信号囊性肿块（黑三角形），右侧正常卵巢（白色箭头）；C.MRI 轴位，脂肪抑制 T_1WI 增强图像示原 T_1WI 高信号减低呈低信号（白色箭头），提示有脂肪组织，肿块实性部分及囊壁可见强化

4. 囊腺瘤　包括浆液性及黏液性囊腺瘤，是卵巢良性上皮性肿瘤，儿童少见。影像表现与成人表现类似。浆液性囊腺瘤常为单囊，壁薄，CT 示水样密度；MRI 示 T_1WI 呈低信号、T_2WT 呈高信号（附图 21）。黏液性腺瘤常为多囊（附图 22），各囊内信号不一，发现时往往较浆液性腺瘤大。囊壁增厚且薄厚不均，一般无囊壁结节；伴有壁结节或实性肿块需怀疑卵巢交界性肿瘤及癌的可能。

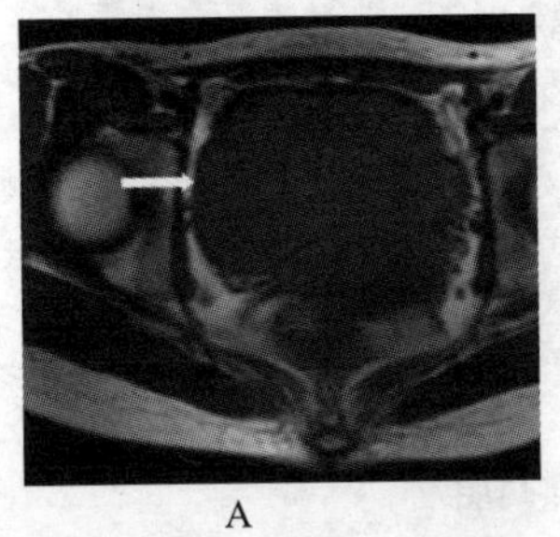

A

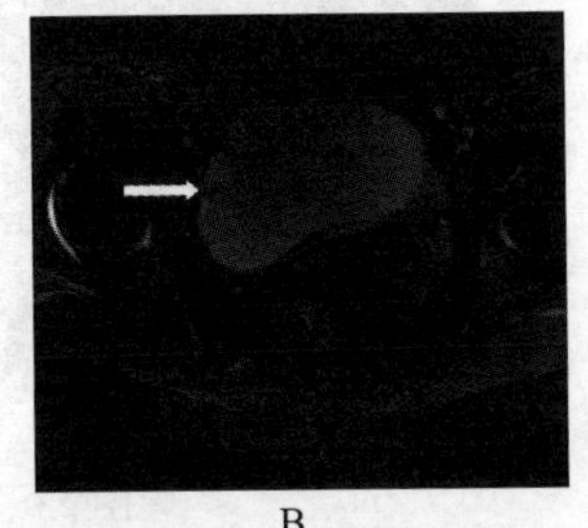

B

附图 21　浆液性囊腺瘤

A、B 为同一患者，女，19 岁，浆液性囊腺瘤。A. MRI 轴位，T_1WI 图像示盆腔稍高信号囊性肿块、囊壁稍厚及条索影（白色箭头）；B. MRI 轴位，脂肪抑制 T_2WI 图像示盆腔高信号囊肿、囊壁稍厚及条索影（白色箭头）

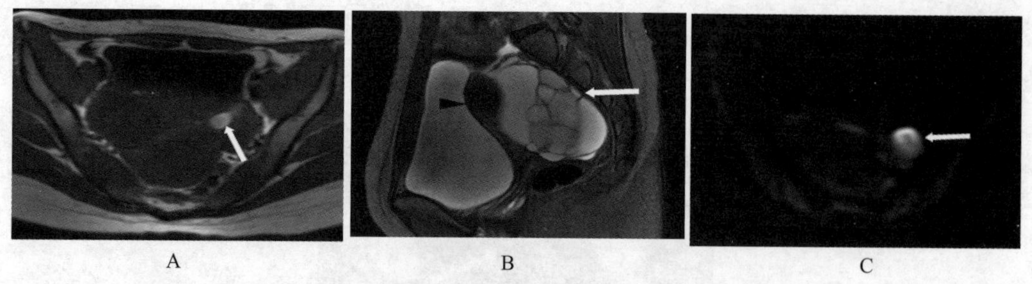

附图 22 黏液性囊腺瘤

A～C 为同一患者，女，12 岁黏液性囊腺瘤。A.MRI 轴位，T_1WI 图像示盆腔多房囊性肿块，多分隔，囊液信号不均匀，部分呈高信号（白色箭头）；B.MRI 矢状位，T_2WI 图像示盆腔内子宫（黑三角形），后方见一高信号多房囊性肿块，多分隔（白色箭头），多个分房的信号不一致；C.MRI 轴位，DWI 图像示盆腔多房囊性肿块，囊液成分不同，部分呈高信号（白色箭头）

（二）卵巢实性肿瘤

1. 卵巢生殖细胞瘤

（1）未成熟畸胎瘤：由 3 个胚层的成熟和未成熟胚胎性组织构成，分化程度不一，多为单侧发病。年龄越小，未成熟畸胎瘤的可能性越大。不成熟畸胎瘤具有潜在恶性，病理级别由不成熟的神经上皮数量及比例来定。CT 示未成熟性畸胎瘤有实性、脂肪、钙化、囊性四种不同密度成分；肿瘤呈囊实性，部分肿瘤不含脂肪成分，增强扫描示肿瘤实性成分不同程度强化。MRI 也为囊实性改变，实性成分常为恶性组织，T_1WI 表现为中等或低信号，T_2WI 为中等或高信号，增强后明显强化，其强化程度变化较大，可以为轻度到明显强化（附图 23）。

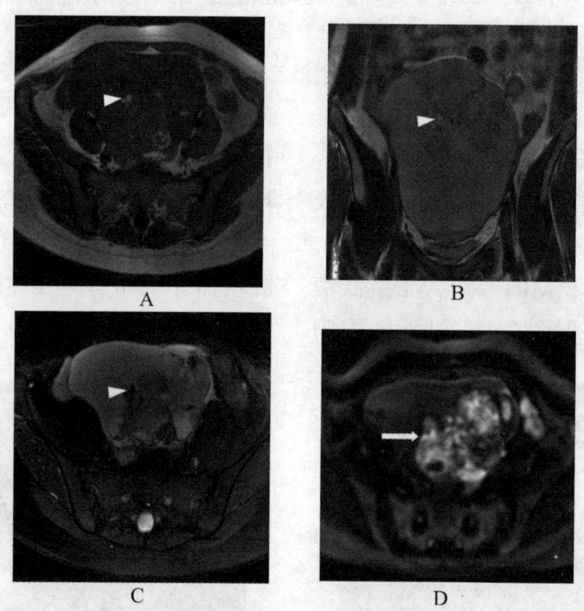

附图 23 未成熟畸胎瘤

A～D 为同一患者，女，18 岁，未成熟性囊实性畸胎瘤。A. MRI 轴位，T_1WI 图像示盆腔巨大囊实性肿块，内见少许高信号（白三角形）；B. MRI 冠状位，T_2WI 图像示盆腔巨大囊实性肿块，内见少许高信号（白三角形）；C. MRI 轴位，脂肪抑制 T_2WI 图像示盆腔巨大囊实性肿块，图 B 示 T_2WI 少许高信号被抑制（白色箭头），提示肿瘤含少许脂肪，肿块巨大、实性部分多提示恶性；D. MRI 轴位，DWI 图像示盆腔巨大囊实性肿块，实性部分弥散受限（白色箭头）

（2）无性细胞瘤：是卵巢恶性生殖细胞瘤的第一位，与男性的睾丸精原细胞瘤对应。乳酸脱氢酶升高有助于诊断及随访。CT 或 MRI 表现为巨大肿块，呈分叶状，边界清楚，密度或信号相对均匀（附图 24），少数肿瘤内散在钙化灶。肿瘤在 T_2WI 可见条索状的纤维血管间隔，增强后可见明显强化，为相对特征性的 MRI 表现，肿瘤较少侵犯邻近器官（附图 25）。

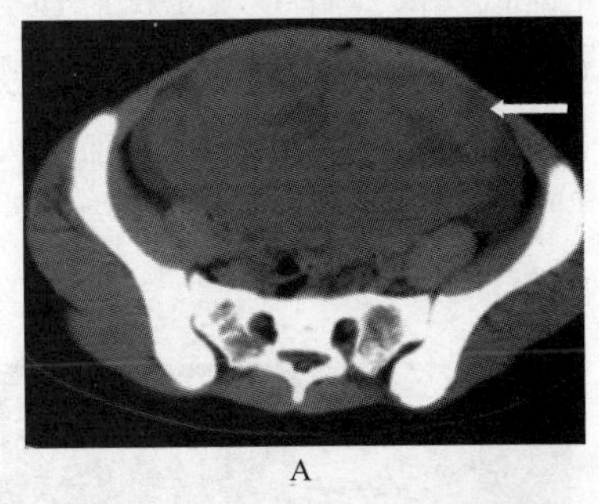

A

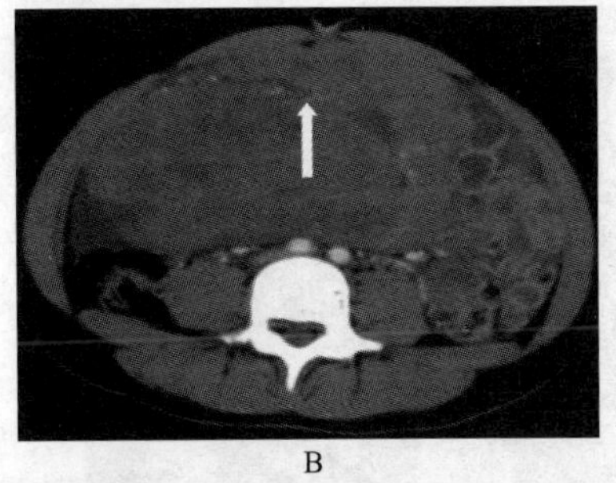

B

附图 24　无性细胞瘤 1

A、B 为同一患者，女，14 岁，无性细胞瘤。A. 平扫 CT 轴位，图像示下腹部巨大实性肿块（白色箭头）；B. 增强 CT 轴位，图像示实性肿块呈中度或明显强化，纤维血管间隔见细条状血管强化（白色箭头）

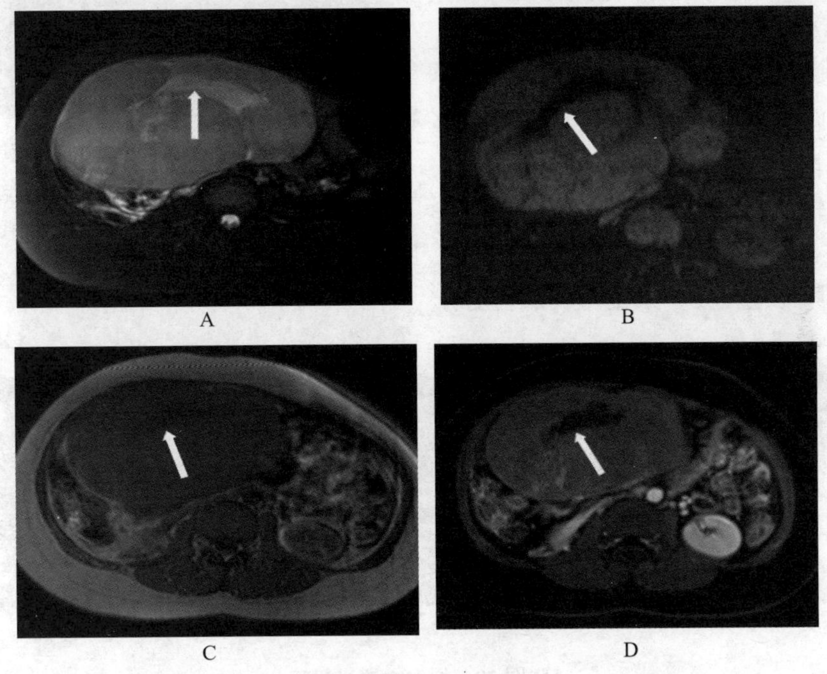

附图 25　无性细胞瘤 2

A～D 为同一患者，女，18 岁，无性细胞瘤。A. MRI 轴位，脂肪抑制 T_2WI 图像示腹部巨大实性肿块，内见条索高信号间隔（白色箭头）；B. MRI 轴位，DWI 图像示肿块呈中等高信号，纤维血管间隔呈低信号（白色箭头）；C. MRI 轴位，T_1WI 图像示肿块呈中度或稍低信号，纤维血管间隔呈低信号（白色箭头）；D. MRI 轴位，脂肪抑制 T_1WI 增强图像示实性肿块呈中度或明显强化，纤维血管间隔见细条状血管强化（白色箭头）

2. 卵巢性索间质细胞瘤　主要为幼年型颗粒细胞瘤，主要发生在青春期和（或）儿童期，肿瘤分泌雌激素，偶尔肿瘤可分泌雄激素引起男性化。影像学缺乏特征性，CT 多表现为实性、囊实性或多囊性，伴有厚的不规则的分隔和实质性成分（附图 26）。MRI

表现为中等信号的实性成分间散在数不清的小囊中，无乳头状软组织结节突入囊腔。因肿瘤常分泌雌激素，导致子宫增大、内膜增厚及出血。转移少见，可播散至腹膜。

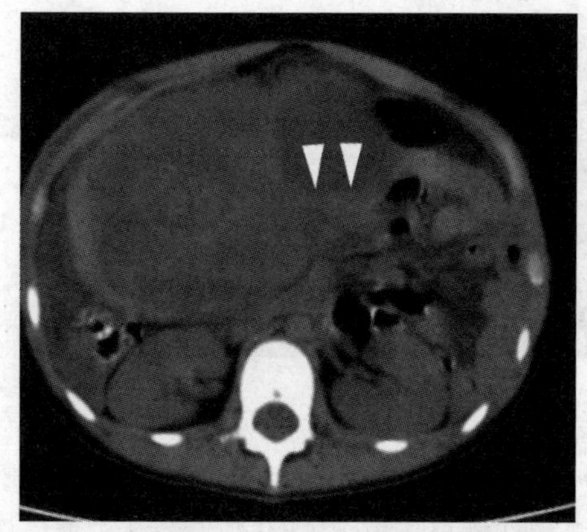

附图 26 幼年型颗粒细胞瘤

女，9 岁，平扫 CT 轴位。图像示腹部巨大囊实性肿块，实性密度内见囊性液性密度影，可见液 - 液平面（白三角形）

3. 卵巢肿瘤蒂扭转 急性卵巢肿瘤蒂扭转是青春期前少女急性下腹痛的常见原因。发生急性扭转后，瘤内静脉回流受阻，高度充血以至出血，肿瘤迅速增大，循环中断，瘤组织发生坏死或梗死。根据扭转的程度分为不完全性扭转和完全性扭转。卵巢囊性肿瘤所致扭转多见，且好发于瘤蒂长、中等大小、活动度大、重心偏于一侧的肿瘤，常发生于突然改变体位或腹压改变时，CT、MRI 可见附件区囊性或囊实性肿块，扭转蒂与瘤体及子宫相连，肿块旁可见鸟嘴征、漩涡征（附图 27），肿块可伴有出血坏死；儿童卵巢可原发性单纯扭转，表现为卵巢明显肿胀呈“果盘征”（附图 28）。

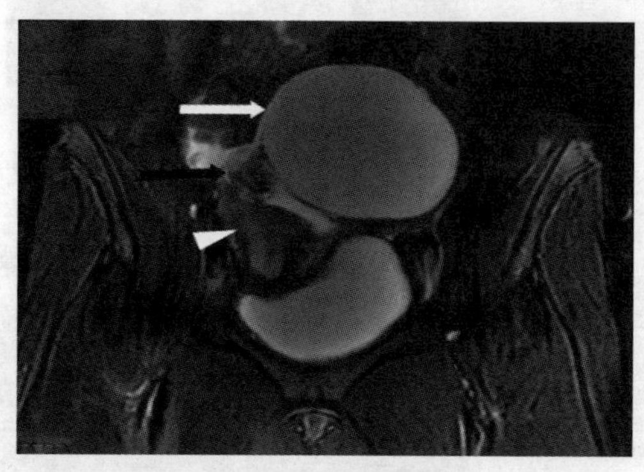

附图 27 卵巢囊肿蒂扭转

患者，女，12 岁，卵巢囊肿蒂扭转。MRI 冠状位，脂肪抑制 T_2WI 图像示下腹部见一高信号囊肿（白色箭头），囊肿与子宫（白三角形）上方间见一“螺旋状”混杂信号结节（黑色箭头），为扭转蒂

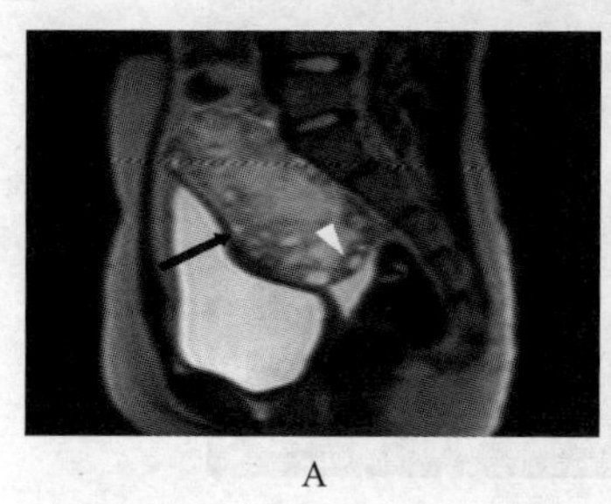

A

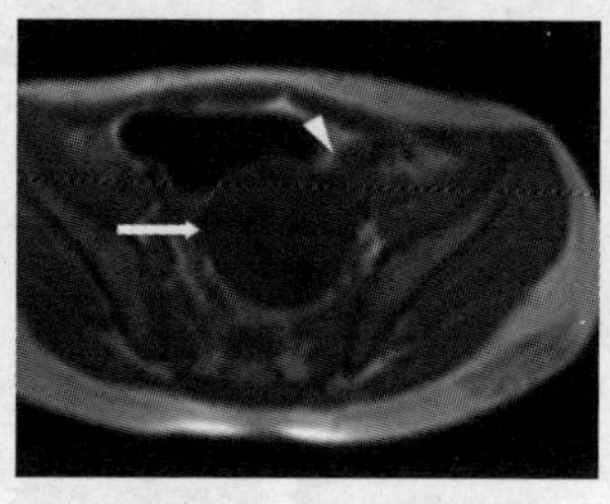

B

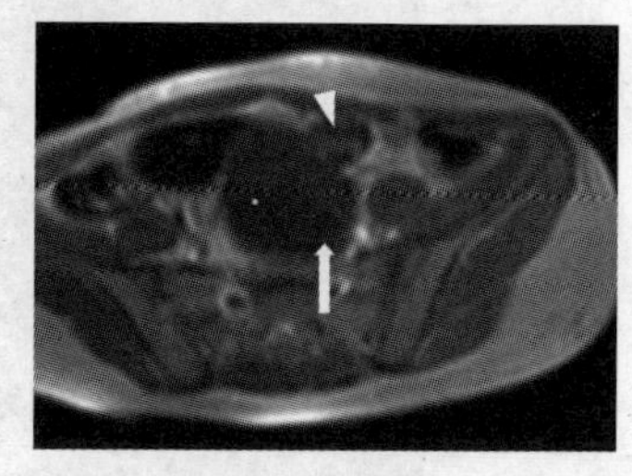

C

附图 28 原发性卵巢扭转

A～C 为同一患者，女，9 岁，原发性卵巢扭转。A.MRI 冠状位，T_2WI 图像示膀胱后方较大混杂高信号肿块（黑色箭头），肿块周边见多发小囊（白三角形），为水肿的卵泡；B.MRI 轴位，T_1WI 图像示膀胱后方混杂等低信号肿块（白色箭头），肿块旁见一小结节（白三角形），呈“双结节”征；C.MRI 轴位，脂肪抑制 T_1WI 增强图像示肿块内小囊状强化（白色箭头），肿块旁小结节扭曲条索样血管强化（白三角形）

（张 弦 方必东）

参考文献

EmansS J, Laufer MR, Goldstein DP，2007. 儿童及青少年妇科学 . 第 5 版 . 郎景和，向阳，译 . 北京：人民卫生出版社：212-267.

杨冬梓，石一复，2003. 小儿与青春期妇科学 . 北京：人民卫生出版社：52-59.

郑伟，郭卫红，2002. 现代小儿妇科学 . 福州：福建科学技术出版社：8，9.

彭芸，段晓岷，于彤，2014. 儿童 CT 低剂量扫描检查方案与临床应用 . 北京：人民军医出版社：119-127.

白人驹，张雪林，2010. 医学影像诊断学 . 北京：人民卫生出版社：475-480.

郎景和，杨佳欣，田秦杰，2011. 青少年妇科学 . 北京：人民军医出版社：78-81.

王青，于德新，2016. 实用妇科影像诊断学 . 北京：人民卫生出版社：20-56.

强金伟，张国福，马凤华，2016. 妇科影像学 . 北京：人民卫生出版社：733-776.

段承祥，杨世埙，2008. 盆腔疾病影像鉴别诊断 . 北京：化学工业出版社医学出版分社：20-24.

张弦，杨月萍，严志汉，等，2010. MRI 及超声对先天性阴道畸形及处女膜闭锁的诊断分析 . 医学影像学杂志，20（4）：529-531.

方必东，王毅，黄群，等，2017. 26 例女性附件扭转的 MRI 表现分析 . 中华全科医学，15（1）：135-138.

Luca Saba, U. Rajendra Acharya, Stefano Guerriero, et al, 2017. 卵巢肿瘤影像学 . 张国福，译 . 天津：天津科技翻译出版有限公司：271-284.

Yoo RE, Cho JY, Kim SY, et al. 2015, A systematic approach to the magnetic resonance imaging-based differential diagnosis of congenital Müllerian duct anomalies and their mimics. Abdom Imaging, 40(1): 192-206.

Heo SH, Kim JW, Shin SS, et al, 2014. Review of ovarian tumors in children and adolescentes: radiologic-pathologic correlation. Radiographics, 34(7): 2039-2055.

Pages-Bouic E, Millet I, Curros-Doyon F, et al, 2015. Acute pelvic pain in females in septic and aseptic contexts. Diagn Interv Imaging, 96(10): 985-995.

附录三

国内外小儿与青少年妇科医生培训

小儿与青少年妇科学（pediatric and adolescent gynecology，PAG）是儿科和妇科交叉的边缘学科，小儿与青少年妇科不是成人妇科的缩小版，无论是从疾病谱、妇科检查方法、辅助检查方法、化验结果的判读、治疗方法还是疾病的预后，与成人妇科截然不同，若治疗不恰当，甚至可能影响患儿的身心健康、随后的生长发育甚至生育健康。这就要求此类疾病的诊治需要有专业的小儿与青少年妇科医生，然而无论是我国还是国外，PAG 发展都比较晚，每个国家 PAG 发展程度不一致，加上各个国家国情也不相同，目前国内外没有统一的规范化培训模式。

当今国内外从事小儿与青少年妇科专业的医生有妇产科医生、内分泌科医生、儿科医生、青春期医学医生及家庭医生。但总体来讲大部分国家小儿与青少年妇科的专业医生来源于妇产科，先完成普通妇产科住院医生专业化培训，这个期限每个国家有所不同，我国需要 3 年，美国则需要 5 年，然后去有小儿与青少年妇科培训资格的医院进行 1～2 年的专科培训。其他专业的医生，大部分国家需要完成自身专业的住院医生规范化培训后，再至有小儿与青少年妇科培训资格的医院专科培训 1～2 年。下面从各个小儿与青少年妇科联盟中分开讲述部分国家或组织对 PAG 医生的培养模式。

1. 国际小儿与青少年妇科联盟（International Federation of Infantile and Juvenile Gynecology，Federation of Internationale de Gynecologic Infantile et Juvenile，FIGIJ） 是国际妇产科联盟（International Federation of Gynecology and Obstetrics，FIGO）的一个分支。第一次的 PAG 国际会议在 1971 年瑞士洛桑举办的 FIGO 会议中进行，有 300 位妇科及儿科医生参加，决定成立国际小儿与青少年妇科联盟，这些成员来自 55 个国家。目前每 3 年举办一次国际会议，第 18 次世界大会于 2016 年 6 月在佛罗伦萨举行，2019 年 11 月将在墨尔本举办第 19 次国际小儿与青少年妇科会议。

FIGIJ（网址：http：//www.figij.org/）目前认证的国际小儿与青少年妇科培训和研究中心分布在 18 个国家，欧洲国家包括捷克共和国、芬兰、德国、希腊、匈牙利、意大利、英国和法国；北美国家包括加拿大、美国；南美国家包括阿根廷、智利、委内瑞拉、古巴；大洋洲国家包括澳大利亚；亚洲国家包括中国、菲律宾、伊朗。目前认证的所有的培训中心，除本国的医生外，也对他国的医生开放。培训中心的地址及联系方式，可见网址（http：//www.ifepag.hk/eng/approved_centers.html）。

为了鼓励妇产科医生、内分泌医生、儿科医生、青春期医学医生及家庭医生在小儿与青少年妇科领域的工作和研究，FIGIJ 成立了国际小儿与青少年妇科考试协会

（International Fellowship Examination of Pediatric and Adolescent Gynecology，IFEPAG）。首次IFEPAG于1997年第7届欧洲PAG会议进行，这个考试在中国香港、以色列、拉丁美洲PAG联盟、欧洲PAG联盟及国际PAG联盟会议期间进行，可以用西班牙语或英语进行，报考资格包括：①医生；②有以下专业认证（儿科医生、青春期医学医生、内分泌科医生、家庭医生、妇产科医生）；③至少2年的PAG临床经验或PAG亚专业培训的正式认证。考试方式包括网上的笔试及线下的口试（IFEPAG网址：http：//www.ifepag.hk/）。

2. 北美小儿与青少年妇科联盟（North American Society for Pediatric and Adolescent Gynecology，NASPAG） 成立于1986年华盛顿特区举办的第8届FIGIJ会议，每年的4月举办一次会议，截至2018年4月底，已举办32届。NASPAG（网址为：http：//www.naspag.org/）有美国和加拿大2个国家，目前认证的培训中心一共13家，其中美国有11家，加拿大有2家，分别是：①美国贝勒医学院（https：//www.bcm.edu/）；培训期为2年；②波士顿儿童医院（http：//www.childrenshospital.org/），培训期为1～2年；③辛辛那提儿童医学中心（https：//www.cincinnatichildrens.org/），培训期为2年；④诺顿儿童医院（https：//nortonchildrens.com/），培训期为2年；⑤菲尼克斯儿童医院（http：//www.phoenixchildrens.org/），培训期为1年；⑥塔夫茨医疗中心（https：//www.floatinghospital.org/），培训期为2年；⑦阿拉巴马大学伯明翰分校（https：//www.uabmedicine.org/），培训期为2年；⑧密歇根大学（https：//www.umich.edu/health-medicine/），培训期为2年；⑨密苏里大学堪萨斯城儿童慈善医院（https：//www.childrensmercy.org/），培训期为2年；⑩华盛顿国家儿童医学中心（https：//childrensnational.org/），培训期为2年；⑪华盛顿大学医学院（https：//medicine.wustl.edu/），培训期为2年；⑫多伦多病童医院（http：//www.sickkids.ca/）；培训期为1年；⑬渥太华大学（http：//med.uottawa.ca/obs-gyne/），培训期为1年。

培训期间除了常见的小儿与青少年妇科疾病外，还包括不常见的和非常复杂的疾病，如先天性生殖道畸形、性发育紊乱、妇科恶性肿瘤、生殖内分泌疾病等，还有一些妇科的社会心理问题，如性别认同障碍、性虐待、身体虐待、青少年怀孕等。除临床培训外，每周或每月有固定的科研及培训时间，以推进PAG领域的发展。

3. 拉丁美洲小儿与青少年妇科联盟（Asociación Latinoamericana de Obstetricia y Ginecología para la Infancia y la Adolescencia，ALOGIA） 每2年举行1次会议，最近一次会议于2017年5月在乌拉圭举办，截至2018年已经在拉丁美洲举行了25届PAG会议（网址：http：//www.alogiaonline.org/）。

4. 欧洲小儿与青少年妇科联盟（EURopean Association of Paediatric and Adolescent Gynaecology，EURAPAG） 每3年举办1次会议，最近一次会议于2017年在立陶宛举办，截至2018年已经在欧洲举行了14届PAG会议。目前EURAPAG联盟有18个成员国，超过2500名会员。（网址：http：//www.eurapag.com/）。

5. 澳大利亚和新西兰小儿与青少年妇科联盟（Australian and New Zealand Society of Paediatric and Adolescent Gynaecology，ANZSPAG） 澳大利亚皇家儿童医院（网址https：//www.rch.org.au/）小儿与青少年妇科提供1年的小儿与青少年专科医生培训，培训之前需要完成普通妇产科医生的培训（网址：http：//www.anzspag.org/）。

6. 亚洲小儿与青少年妇科联盟（Asian Oceanic Society of Paediatric and Adolescent Gynaecology，AOSPAG） 于2017年6月17日在中国香港成立，来自9个地区和国家的

17 位亚洲代表参加了会议。

香港中文大学威尔斯亲王医院（http://www.obg.cuhk.edu.hk/）是我国第一家 FIGIJ 培训中心，提供 2 年临床、手术及科研的 PAG 专科培训。浙江大学医学院附属儿童医院是中国大陆第一家 PAG 培训中心，为 PAG 医生提供 3 个月或 6 个月的专科医生培训项目并颁发培训证书。

（孙莉颖 摘录）

附录四 女性生殖道畸形罗湖系列术式介绍

罗湖术式是罗光楠于2001年11月独创的一种腹腔镜辅助下腹膜阴道成形术的手术方法，经广东省医学情报研究所检索，为世界首创，故以罗湖医院院名和深圳市罗湖区地域名命名为“罗湖术式”。罗湖术式包括罗湖一式和罗湖二式，自2001年11月以来，主要做罗湖一式，自2007年11月以后，在罗湖一式的基础上，逐渐衍变成罗湖二式。与一式比较，二式手术更简单，损伤更小，操作更方便，效果更好，故逐渐代替了一式。罗湖二式还可作为阴道延长术，治疗完全型雄激素不敏感综合征。阴道闭锁Ⅱ型宫颈切除＋罗湖二式子宫吻合术则形成新的术式——罗湖三式。

治疗阴道闭锁Ⅰ型中的高位闭锁和复发阴道闭锁的病例，又新创了罗湖四式。后来对双侧有宫腔的始基子宫进行融合术＋罗湖二式与融合子宫吻合形成罗湖五式。罗光楠团队经17年的不断实践和不断创新形成了不断发展的罗湖系列术式。

这是我国罗湖地区的手术方法，正逐步推广至我国其他地区。

1.罗湖术式的解剖生理基础

（1）特殊的解剖关系：利用道格拉斯窝很小范围的腹膜，最大限度地减少创伤。

（2）腹膜的生理特点：腹膜再生修复能力强，抗感染能力强，无排异反应，故代替阴道成功率高，是最理想的修复材料。

2.手术技巧的创新

（1）水压推开直肠是手术成功和避免直肠前壁损伤的关键。

（2）利用阴道扩张棒扩张阴道隧道，既可减少出血又可避免损伤直肠、膀胱。

3.手术时机的选择

（1）一般观点：结婚前2～3个月手术。

（2）罗湖术式观点：18岁性成熟后即应手术，否则将影响患者的性心理和性格发展，不利于患者恋爱与结婚。

4. 术后阴道不戴模。

5.罗湖术式术后分期：①阴道形成期，术后5～8天；②瘢痕挛缩期，术后8～20天；③瘢痕软化期，术后20天～3个月；④阴道成熟期，术后3～6个月。瘢痕挛缩期是术后处理的关键，变被动戴模为主动模具扩张，既减轻了术后患者长期阴道戴模的痛苦，又有效扩张了阴道。

6.罗湖术式的适应证

（1）罗湖一式：MRKH综合征患者。

（2）罗湖二式：MRKH综合征患者的阴道成形，完全性先天性雄激素不敏感综合征及其他需要阴道延长者。

（3）罗湖三式：先天性阴道闭锁Ⅱ型即伴有宫颈发育异常者。

（4）罗湖四式：①先天性阴道闭锁Ⅰ型高位型，②Ⅰ型阴道闭锁术后复发型。

（5）罗湖五式：适用于先天性阴道闭锁

合并双侧功能性子宫的患者。此类患者双侧子宫呈球形，无宫颈，较大的宫腔有积血，有周期性腹痛。该术式的特点是融合双侧有子宫腔的功能性子宫，其单侧宫腔要大于2cm×2cm，以便吻合后形成一个大小接近于正常子宫形态且有单一宫腔的子宫，然后以罗湖二式形成阴道，吻合融合后子宫与人工阴道，术后子宫腔与阴道是通畅的，内置蕈形引流管，至少半年后才拔除引流管。

也适用于有单侧始基子宫很大者，以及宫腔大于3cm×3cm，有周期性腹痛和宫腔积血者，也可采用此术式。

罗湖五式手术方法为：腹腔镜下阴道形成术罗湖二式＋双侧功能性子宫融合术＋融合后子宫与阴道融合术。

罗湖五式的特点：完全性先天性阴道闭锁合并双侧或单侧功能性子宫的发病率非常低，既往因为没有正常的子宫体，手术方法是切除双侧功能性子宫＋阴道成形术，患者虽然免于周期性腹痛的影响，但彻底丧失了子宫。罗湖五式将双侧功能性子宫融合成一个跟正常子宫大小一致、宫腔大小相仿的新子宫，或单侧功能性子宫与人工阴道吻合，客观上为保留患者生育功能提供了可能。远期效果还需追踪观察。

（6）无功能的双侧始基子宫融合术：大多数MRKH患者的始基子宫无功能，也无宫腔，故无须处理。但有少数患者要求在做阴道成形术时，同时将两侧的始基子宫缝合融合成一个子宫，以便在做B超时在膀胱后方可看到一个疑似子宫的影像，以满足心理上的需求。

（罗光楠）

参考文献

罗光楠，2009. 阴道成形术 . 北京：人民军医出版社 .

罗光楠，2005. 妇科腹腔镜手术学图谱 . 北京：人民军医出版社 .

☆☆☆ 后　记

通过编写本书，发现诸多问题，值得大家结合国情进一步深思和探索，以创建既具有中国特色，又能与国际接轨的小儿与青少年妇科学。虽然本书名为“妇科”，实际与产科、计划生育、儿科、遗传、病理、影像学、生殖医学、麻醉、内分泌、检验等多学科息息相关。

我国青春期人群约有3亿人，加上儿童、青少年则更多，除去将近50%是男性外，又除外我国进入老龄化的人群，小儿及青少年女性仍是个大群体，且承上启下，对今后的种族延续、培养下一代，以及对家庭、社会等承受很大责任，所以自身的健康是极其的重要，其中从小到大的妇科对女性一生的生殖健康、家庭、社会等尤为重要，是坚实的基础，可见小儿与青少年妇科的重要性。更有复旦大学钱文忠教授谈到我国历史上从来没有面临过的问题。这是必须重视的大问题。

小儿与青少年妇科学涉及面广，医学问题中以炎症、内分泌、畸形、肿瘤四大问题为主，但更超出一般单纯的有关医学问题，由此牵涉卵子、精子的发育与成熟，排卵与受精，胚胎发育等各过程；与生命发生、发育、发展的过程；出生缺陷、遗传及其正常与异常，以及营养、环境、法律、教育和教养等，也牵涉家庭离异、单亲家庭、少女妊娠、少女妈妈、性（避孕、妊娠、性伙伴、性传播疾病、性交易、同性恋等）、吸烟、饮酒、吸毒、药物成瘾等问题；影响日后孕育等有关问题。这要求从事小儿与青少年妇科的医务人员也应对此了解和重视，其他各学科人员遇到此年龄段女性患者在诊治过程中也应予以关切。

由于原先绝大多数撰写者均非小儿与青少年妇科的专业人员，国内有关专著稀少，相关论文也少可供参考，所以我们也是边学习，边切磋，边书写，尽力写出内容更丰富、涉及相关学科更多的书籍，小儿及青少年期是人生开始“萌芽和茁壮成长期”和人生发展的“黄金期”，也是身躯和身心的“狂风暴雨期”。精神、文化、人文等，包括生物学、认知、性心理学、社会关系背景下的事宜，家庭对青少年的影响，青少年的同伴、友谊和恋爱，青少年与其生活的社会大环境联系，以及青少年面临的严重问题（自杀、犯罪、离家出走、物质滥用、未婚先孕等），其中也有和小儿与青少年妇科有直接或间接联系等均有所提及，以引起各界重视。但也正因为我们经验和水平不足，肯定会考虑不周全，重点不突出，顾此失彼，甚至有误，敬请读者批评指正，以容修正，可直接与我们联系或通过出版社转达。

在撰写和编辑过程中也仍发现一些目前尚存不统一、有待商榷的问题，或对我国各地开展和发展小儿与青少年妇科有关工作的一些建议，供参考，具体分述如下。

1. 有关小儿与青少年妇科学的年龄段问题　小儿科的业务范围与小儿与青少年妇科的业务范围的矛盾，或发生推诿的情况也仍有发生，使患儿及其家长尴尬或延误诊治，主要原因为：①因为业务的年龄范围划分不清；② 医疗单位开展工作范围问题，未设立儿科，更无小儿与青少年妇科，医生对上述两学科业务也不熟悉；③ 即使有全科医疗业务也仅是处理上述两科一般问题，最后仍需转上述专科；④儿科就医，年龄界定的多个标准，如北京地区多数三级医院对儿童年龄标准划分主要为 14 周岁以下，16 周岁及以下和 18 周岁以下三个标准。

儿童年龄标准划定主要有三个：① 14 周岁以下。标准是源于医学判断。《儿科学（第 7 版）》就将 14 周岁以下作为儿童的年龄标准。② 16 周岁以下。标准是源于社会保险规定，2017 年 11 月北京对儿童的定义为 16 周岁以下，其设立出于保障义务教育期内的儿童的就医需要，儿童经 9 年义务教育后，初中毕业未满 16 周岁及以下。③ 18 岁以下。标准是源于法律准则。我国《民法总则》规定："18 周岁以上的自然人为成年人，不满 18 周岁的自然人为未成年人。"联合国《儿童权利公约》规定："儿童系指 18 岁以下的任何人"，我国政府也是签约国之一。因此同样执行此规定。而奥地利、意大利等国儿童为 21 岁以下，日本、瑞士为 20 岁以下，法国为 18 岁以下。可见我国对儿童的年龄划分存在政策与法规不统一，而国与国之间的标准同样存在不统一，各医疗机构之间因政策、业务水平和技术不统一，给患者就医带来不便。由于标准不一，儿科对 14～18 周岁患者的诊疗行为存在超范围执业的可能。

同样，青春期年龄范围 WHO 规定为 10～19 岁，而根据我国《民法总则》和联合国《儿童权利公约》规定的儿童年龄、与国际上某些国家规定，以及目前又有青春期年龄范围或可适当扩大或延长的提法，建议青春期的划分可由传统的 13～19 岁扩大到 10～24 岁，因为随着青少年身体成长发育及个体社会角色不断变化，加之结婚和生育年龄推迟等，青春期应重新定义。

小儿与青少年妇科学的范围也将会有不同的定义，有关专著、论文、医疗诊治范围也将相应变化以适应实际需求。所以小儿与青少年妇科学与儿科及成年医疗部分人员也需逐步适应需要，包括观念转变、业务知识和水平的扩大和提升、医疗机构内开设科别和人员的变化；以及与卫生行政部门、法律法规、教育行政部门、医疗保险业等相统一。

2. 有关小儿与青少年妇科的名称问题　因医疗单位开展业务的水平、能力、设备条件，分别有小儿妇科、儿童妇科、青少年女性妇科、青春期妇科等名称。也可知其针对的年龄段女性，其本身年龄段也有交叉，如儿童、青少年、青春期之间有交叉，现今女性开始发育的年龄提前，过去女孩月经初潮常为 13～14 岁，现今提前到 8～10 岁也为"正常"；大脑发育过去认为 20 岁之后停止发育，现认为大脑发育会持续到 24 岁；初潮后或进入青春期后能孕育者不少，也与成年生育期女性有交叉，许多妇科病也一样。所以，无论是统一称呼，还是各行其道，均应让医务人员和群众知晓，以减少推诿、矛盾或影响就医。

在绪论中有关新生儿、幼女、儿童、青少年、青春期虽已有提出，现再重复，大多数儿童一般在 11～13 岁时进入发育期，也应该认为是青春期开始的下限，在拉丁语里"puberty"意思是"头发生长"，这是一成熟过程较为恰当的描述；"children"指儿童，跨度范围也大；"teenager"和它的缩略形式"teen"两词严格来说是指年龄在 13～19 岁，也常与"adolescent"交替使用。青少年的单词"juvenile"在法律领域常出现，用以鉴定法律上被认定是未成年的个体，大多指未满 18 岁的青少年。所以正确使用外文表达也有讲究。

3. 小儿与青少年妇科设在怎样的医院为

最佳问题　开设在综合性医院、妇产科专科医院、儿科专科医院还是妇儿医院为佳也有商榷余地，既要有领头人，又要有相关团队及科室配合；从医疗业务范围而言，妇产科学为基础，儿科也是另一重要的学科，再逐步扩大和发展，可成为最佳组合，有利于深入发展，否则可能会有欠缺，毕竟小儿与青少年妇科是以妇产科范围为主。在我国现有情况下，又另作别论，由于我国在古代数千年前中医内科中即有小儿妇科的诊断和治疗，但未成专科。近数十年国外小儿与青少年妇科逐渐兴起，而我国尚在“垦荒”阶段，且缺乏观念，缺少人员，资源匮乏，无专门学术机构，无专门杂志等，能有定期的门诊或逐步能建立专门病房，更有专门医务人员开始小儿与青少年专门医疗服务，满足社会需求，为这一女性人群排忧解难，做好保健和保护工作，即是功德无量的先行者。若能先逐步开设，后不断完善，是首要的任务，并能持之以恒，不断发展。初步工作不能也不会一步登天、十全十美，经验、水平、技术、群众信任是要踏踏实实做出来的。望各卫生行政部门、各医院领导和广大医务人员，尤其是妇儿医疗和保健人员重视。随着小儿与青少年妇科工作的开展，需要家庭、社会、精神心理、法律、教育，司法等相关学科、机构等的配合和协助，本学科定将全面和正规发展。

4. 重视开发原有资源，今后资料积累、交流、协作和深入研究问题　我国人口基数大，实际长期以来在小儿与青少年妇科方面也做了不少工作，也积累了一些经验，但因分散和标准不一等，未形成完整的中国经验。为此，今后应重视资料的完整积累，各医学院校附属医院应起带头和示范作用，定期总结交流，并进一步进行前瞻性的基础和临床多学科的相关研究，使我国小儿与青少年妇科学的基础和临床有进一步发展。开始阶段回顾性的总结，可检阅以往工作，总结以往的初步成效和不足，在此基础上进一步前瞻性的开展基础、临床、多病种、妇产科和儿科中亚学科和多学科研讨，有利于小儿与青少年妇科学的发展，也要发挥祖国医学的特色，创造出中国特色的中西医结合的小儿与青少年妇科学，服务于该年龄段的女性健康。

（石一复）